Thomas Schott · Claudia Hornberg (Hrsg.)

Die Gesellschaft und ihre Gesundheit

Gesundheit und Gesellschaft

Herausgegeben von
Ullrich Bauer
Uwe H. Bittlingmayer
Matthias Richter

Der Forschungsgegenstand Gesundheit ist trotz reichhaltiger Anknüpfungspunkte zu einer Vielzahl sozialwissenschaftlicher Forschungsfelder – z. B. Sozialstrukturanalyse, Lebensverlaufsforschung, Alterssoziologie, Sozialisationsforschung, politische Soziologie, Kindheits- und Jugendforschung – in den Referenzprofessionen bisher kaum präsent. Komplementär dazu schöpfen die Gesundheitswissenschaften und Public Health, die eher anwendungsbezogen arbeiten, die verfügbare sozialwissenschaftliche Expertise kaum ernsthaft ab.

Die Reihe „Gesundheit und Gesellschaft" setzt an diesem Vermittlungsdefizit an und systematisiert eine sozialwissenschaftliche Perspektive auf Gesundheit. Die Beiträge der Buchreihe umfassen theoretische und empirische Zugänge, die sich in der Schnittmenge sozial- und gesundheitswissenschaftlicher Forschung befinden. Inhaltliche Schwerpunkte sind die detaillierte Analyse u. a. von Gesundheitskonzepten, gesundheitlicher Ungleichheit und Gesundheitspolitik.

Thomas Schott
Claudia Hornberg (Hrsg.)

Die Gesellschaft und ihre Gesundheit

20 Jahre Public Health
in Deutschland: Bilanz und Ausblick
einer Wissenschaft

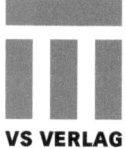

VS VERLAG

Bibliografische Information der Deutschen Nationalbibliothek
Die Deutsche Nationalbibliothek verzeichnet diese Publikation in der
Deutschen Nationalbibliografie; detaillierte bibliografische Daten sind im Internet über
<http://dnb.d-nb.de> abrufbar.

1. Auflage 2011

Alle Rechte vorbehalten
© VS Verlag für Sozialwissenschaften | Springer Fachmedien Wiesbaden GmbH 2011

Lektorat: Frank Engelhardt

VS Verlag für Sozialwissenschaften ist eine Marke von Springer Fachmedien.
Springer Fachmedien ist Teil der Fachverlagsgruppe Springer Science+Business Media.
www.vs-verlag.de

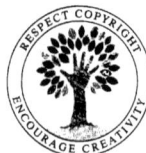
Umschlaggestaltung: KünkelLopka Medienentwicklung, Heidelberg
Gedruckt auf säurefreiem und chlorfrei gebleichtem Papier
Printed in Germany

ISBN 978-3-531-17581-2

Dank

Zum Gelingen dieses Bandes haben viele beigetragen. Ihnen allen gilt unser Dank. Ausdrücklich und herzlich danken möchten wir insbesondere den im Buch vertretenen Autorinnen und Autoren sowie Lene Friedrich-Gärtner, Benjamin Kuntz, Laura Nölke für wichtige und vielfältige Unterstützung in der organisatorischen und redaktionellen Arbeit, Elisabeth Bergner für ihre engagierte Lektoratsarbeit, Reinhard Samson für die Unterstützung bei der Erstellung des Layouts, den Herausgebern der Reihe „Gesundheit und Gesellschaft" für ihre Anregungen sowie Frank Engelhardt und Cori Antonia Mackrodt für die Unterstützung seitens des Verlags.

Bielefeld, im Oktober 2010

Thomas Schott und Claudia Hornberg

Inhalt

IV. Gesellschaftliche Rahmenbedingungen: Systeme, Strukturen, Institutionen

Vorwort

Thomas Schott, Claudia Hornberg

Dieses Buch reflektiert die vielfältigen Zusammenhänge zwischen der Verfasstheit einer Gesellschaft und der Gesundheit ihrer Bevölkerung. Es trägt den Untertitel „20 Jahre Public Health in Deutschland" und will damit die vor ca. 20 Jahren erfolgte Wiederaufnahme einer langen, aber mehrfach verschütteten Tradition akzentuieren. Während die meisten westlichen Länder ihre Tradition von Public Health irgendwo im 18. oder 19. Jahrhundert beginnen lassen, geht die tatsächliche Denktradition der Vorsorge für die Gesundheit und der Verhütung von Krankheit in der westlichen Welt auf die griechische und römische Mythologie zurück. Hygieia, Göttin der Gesundheit und Sauberkeit, war die Tochter des Asklepios, des Gottes der Medizin. Asklepios' Schutzfunktion war eher mit den Begriffen Krankheit und Heilung verbunden, wohingegen seine Tochter für die Verhütung von Krankheit und die Förderung einer guten Gesundheit zuständig war. Eindrucksvoller Beweis dieser Tradition sind noch heute die Frisch- und Abwassersysteme der Antike, die zum Nutzen und für die Gesundheit Aller errichtet wurden.

Dieses Wissen war in Europa jedoch lange Zeit verloren. Bis zum 19. Jahrhundert stank es in den europäischen Metropolen so erbärmlich zum Himmel, dass der Geruch zu einem zentralen wissenschaftlichen Thema wurde (Corbin 1992). Die großen Städte wurden regelmäßig von verheerenden Cholera-Epidemien heimgesucht. Krankheitserreger waren als mögliche Ursachen vieler Krankheiten noch unbekannt. Vielmehr ging man von Emanationen und Miasmen aus, also Ausdünstungen der Erde, die die Luft verpesteten und als Ursache dieser Epidemien angesehen wurden. Leistungsfähige Kanalisations- und Abwassersysteme wurden erst in der zweiten Hälfte des 19. Jahrhunderts gebaut.

Die Wiedergeburt der öffentlichen Gesundheit in Europa wird mit der Veröffentlichung eines sechsbändigen Werkes von Johann Peter Frank (1745-1821) datiert – „System einer vollständigen medizinischen Policey" –, dessen erster Band 1779 erschien. Frank war ein deutscher Arzt und Sozialhygieniker und gilt als Begründer der öffentlichen Hygiene und des öffentlichen Gesundheitsdienstes. Als Professor lehrte er u. a. an den Universitäten Göttingen, Pavia, Vilnius sowie am Wiener Allgemeinen Krankenhaus bevor er schließlich als Leibarzt an den Hof des Zaren Alexander I nach St. Petersburg ging. Frank skizzierte die Grenzen der heilenden Medizin und sah es als Pflicht des modernen Staates an,

Verantwortung für den bevölkerungsbezogenen vorsorgenden Gesundheitsschutz zu übernehmen. Franks Einfluss auf die medizinische Lehre wie auf die Umsetzung der präventiven Medizin als Teil einer *good governance* für das gesamte Europa war überragend. Das Konzept der Verantwortung des Staates für die Gesundheit seiner Bürger ist seitdem fest verankert.

In Deutschland ist die Public-Health-Tradition aber auch eng mit dem Namen Rudolf Virchow (1821-1902) verbunden, der u.a. den Satz prägte: „Die Medizin ist eine soziale Wissenschaft, und die Politik ist nichts weiter als Medizin im Großen." Virchow war politisch aktiv und setzte sich für gesunde Lebensbedingungen, Hygiene und Krankheitsvorbeugung ein sowie für eine medizinische Grundversorgung der Bevölkerung. Darüber hinaus rechnete er aber auch Bildung, Wohlstand, Freiheit bzw. Demokratie zu den Voraussetzungen, von denen die Gesundheit der Bevölkerung abhängt – und stellte entsprechende politische Forderungen (Virchow 1849).

Mit der Frühindustrialisierung kam es zu einer dramatischen Veränderung der Lebensverhältnisse und einer zunehmenden Verelendung breiter Bevölkerungsschichten. Die Zusammenhänge zwischen den sanitären Grundbedingungen, der katastrophalen hygienischen Situation und der hohen Sterblichkeit waren offensichtlich. Im Jahr 1832 wurde Edwin Chadwick (1800-1890) in die britische „Poor Law Commission" berufen, deren Aufgabe darin bestand die Lebensbedingungen der armen Bevölkerungsschichten zu untersuchen, um zielgruppenspezifische Lösungsvorschläge und Strategien zu erarbeiten. Chadwick sah in einer Verbesserung der sanitären Infrastrukturen nicht nur eine wesentliche Präventionsmaßnahme im Hinblick auf die Gesundheit der Bevölkerung, sondern zusätzlich einen entscheidenden volkswirtschaftlichen Nutzen, um der vorzeitigen Erkrankung und dem vorzeitigen Versterben der arbeitenden Klasse vorzubeugen. Im Jahr 1848 wurde der sogenannte „Public Health Act" erlassen, der Abwasserentsorgung, Wasserversorgung, Prävention und Kontrolle von Krankheiten, Registrierung sowie die Inspektion von privaten Pflegeheimen und Krankenhäusern regelte und nicht zuletzt auf die Verbesserung der Gesundheit von Müttern und Kindern zielte (Exner 2008).

Die zentralen Gesundheitsdeterminanten haben sich, ebenso wie die individuellen Lebensweisen, im Verlaufe des vergangenen Jahrhunderts vor allem in den industrialisierten Ländern qualitativ verändert (Hornberg et al. 2008). Vergleicht man den Zugewinn an Lebensjahren in den wohlhabenden Ländern über die letzten 200 Jahre, so kann von einem beträchtlichen gesundheitlichen Fortschritt gesprochen werden. Natürlich wird dieser Zugewinn, je nach eigener Professionszugehörigkeit und Interessenlage, unterschiedlichen Ursachen zugeschrieben. Sozioökonomische und technologische Entwicklungen, Fortschritte in der kurativen Medizin und in der Hygiene, verbesserte Wohn-, Arbeits- und

Ernährungsbedingungen sowie die Verfügbarkeit einer Gesundheitsversorgung haben wesentlich zu dem Anstieg der Lebenserwartung und der Lebensqualität beigetragen. Es ist jedoch unbestritten, dass ebenso enge Zusammenhänge zur Bildung und Ausbildung breiter Bevölkerungsschichten sowie zur sozialen Sicherheit und dem sozialen Zusammenhalt innerhalb der Gesellschaften bestehen. Der Reichtum einer Gesellschaft spielt insofern eine Rolle, als hierdurch mehr Ressourcen zur Umverteilung und Sicherung gesundheitsrelevanter Rahmenbedingungen zur Verfügung stehen. Von besonderer Bedeutung ist und bleibt jedoch immer die gesellschaftspolitische Auseinandersetzung um die Verteilung von Ressourcen.

Veränderungen in der allgemeinen Krankheitslast („Burden of Disease"), vor allem durch die Zunahme von multifaktoriell bedingten chronischen Erkrankungen (z.B. Allergien, Atemwegserkrankungen, ernährungsbedingte Erkrankungen, Herz-Kreislauf-Erkrankungen) sind einerseits durch individuelle, lebensstilassoziierte Risikofaktoren (z.B. Bewegungsarmut, Rauchen) zu erklären, lassen andererseits aber einen deutlichen Umweltbezug erkennen (Malsch et al. 2006, Prüss-Üstün & Corvalán 2006). Hier zeigt sich, dass die bestimmenden Faktoren von Gesundheit und Krankheit überwiegend außerhalb des Gesundheitssektors liegen, wo sich ökologische, soziale, medizinische, ökonomische und technische Fragestellungen miteinander verbinden (Trojan & Legewie 2001).

Während in den Entwicklungs- und Schwellenländern übertragbare sowie mit Armut, mangelnder Wasserversorgung, Abwasserentsorgung und mangelnder Hygiene assoziierte Erkrankungen als häufigste Todesursache gelten, dominieren in den Industrienationen „moderne Gesundheitsrisiken" das Krankheitsspektrum. Sie haben ihren Ursprung in veränderten Lebensweisen, technologisierten Lebensumwelten und globalen Umweltprozessen (z.B. Klimawandel), die sich über die lokale und nationale Ebene hinaus zu einem wachsenden Bedrohungspotenzial für Mensch und Umwelt entwickeln können (Hornberg et al. 2008). Das Auftreten der sog. „(re-)emerging infectious diseases" und „emerging pathogens" geht u.a. zurück auf soziodemographische und sozioökonomische Veränderungen, grenzüberschreitende Mobilität und Migration (Reintjes & Thelen 2006), wachsende globale Urbanisierung, Einsatz neuer technischer Systeme, veränderte Lebens- und Konsumstile, Fortschritte in der medizinischen Versorgung sowie klimatische Veränderungen, die z.B. Einfluss auf die geographische Ausbreitung von Erregern nehmen (Nussbaum & Scheid 2007). Diese veränderten Rahmenbedingungen erfordern eine Neubewertung der Public-Health-Perspektive. Angesichts dieser Herausforderungen gilt es, bekannte und neue Risiken wissenschaftlich zu erfassen, zu analysieren und entsprechende Handlungsstrategien zu entwickeln, die auch von Seiten der Politik die erforderliche Unterstützung erhalten (Exner 2008).

Die Erweiterung der für Public Health relevanten Themengebiete erfordert auch innerhalb des Faches eine interdisziplinäre Bearbeitung. Besonders wichtig erweist sich hierbei die Integration naturwissenschaftlich-biomedizinischer und sozialwissenschaftlicher Fachdisziplinen (wie z.b. Biologie, Medizin, Ökonomie, Pädagogik, Politik, Psychologie und Soziologie). Diese Perspektive erweitert die einseitige biomedizinische Fokussierung auf pathogenetische Zusammenhänge um zentrale Dimensionen der sozialen, ökonomischen und kulturellen Umwelt (Schmidt-Denter 2002) in unterschiedlichen „Lebensbereichen" (Fehr et al. 2005), in denen vielfältige gesundheitsrelevante Einflussfaktoren miteinander korrespondieren.

Die Bearbeitung des breiten thematischen Spektrums des Faches Public Health setzt einen transdisziplinären Austausch sowie eine integrative, Ressort und Institutionen übergreifende Verbindung, z.b. von umwelt-, gesundheits- und sozialpolitischen Aspekten, voraus und ist nicht allein durch das isolierte Vorgehen von Einzeldisziplinen zu leisten.

Das Fach Public Health folgt dabei – im Unterschied zur primär kurativen Ausrichtung des medizinischen Versorgungssystems – vorwiegend einer präventiven und gesundheitsfördernden Ausrichtung. Die Verhinderung und Reduzierung von Krankheitsrisiken, die aus den unmittelbaren Lebensverhältnissen resultieren, stellt seit jeher einen Schwerpunkt der inhaltlichen Arbeit dar. Auf Basis der Erfolge der klinischen Medizin sind auch für die Zukunft weitere Fortschritte und Innovationen im Bereich der biomedizinischen Wissenschaften zu erwarten. Darüber sollte aber nicht in Vergessenheit geraten, dass insbesondere auch das Fach Public Health im nationalen sowie im internationalen Kontext einen bedeutenden Beitrag leistet, um den drängenden Gesundheitsproblemen und perspektivisch zu erwartenden Veränderungen im Gesundheits- und Krankheitsspektrum wirksam begegnen zu können. Besondere Herausforderungen stellt die weltweit zu beobachtende wechselseitige Verflechtung von Gesundheit, Gesundheitssektor sowie Gesellschafts- und Wirtschaftsstrukturen dar, die sich in zentralen gesundheitsrelevanten Entwicklungen widerspiegelt:

Einer salutogenetischen, an Ressourcen und Potentialen orientierten Perspektive folgend, ist reaktives Handeln allein den aktuellen Herausforderungen nicht gewachsen. Ein zentrales gesundheitspolitisches Ziel für Public-Health-relevante Fragestellungen muss vielmehr in einer Belastungs- und Schadensminimierung durch gezielte Prävention sowie in einer Ressourcen stärkenden Gesundheitsförderung bestehen. Trotz unterschiedlicher Blickrichtungen und Strategien können sich Prävention und Gesundheitsförderung hier wirkungsvoll ergänzen (Altgeld & Kolip 2004), indem Ansätze der Verhaltensprävention um

Ressourcen fördernde, verhältnisorientierte Setting-Ansätze, die in der unmittelbaren Lebenswelt und damit im Alltag verankert sind, erweitert werden (Altgeld 2006). Dies umfasst die Aufgabe, die Verletzlichkeit (Vulnerabilität) unterschiedlicher Bevölkerungsgruppen durch potentielle gesundheitliche Beeinträchtigungen (z.B. Umweltnoxen) zu senken und entsprechende Bewältigungskapazitäten (Resilienz), z.B. im Rahmen der Selbsthilfe, zu erhöhen. Ein wichtiges Kriterium ist dabei die Berücksichtigung der bestehenden Alters- und Geschlechterdifferenzen in der Vulnerabilität.

Die Idee zu diesem Buch mit dem Untertitel „20 Jahre Public Health in Deutschland" ist entstanden während des Abschiedskolloquiums für Bernhard Badura anlässlich seiner Emeritierung im Jahr 2008. Prof. Dr. Bernhard Badura nahm 1991 den Ruf auf den ersten Lehrstuhl für Gesundheitswissenschaften in Deutschland nach dem 2. Weltkrieg an. Damals noch im „Zentrum für Gesundheitswissenschaften" an der Fakultät für Soziologie angesiedelt, war dieser Lehrstuhl sowie der bereits seit 1989 aufgenommene Studiengang „Gesundheitswissenschaften und öffentliche Gesundheitsförderung" der Nucleus der 1994 gegründeten Fakultät für Gesundheitswissenschaften. Damit war ein wichtiger Schritt zur universitär-akademischen Wiedergeburt von Public Health getan. Diese Wiederentdeckung und Neubelebung in Deutschland ist seither geprägt von einem sukzessiven Auf- und Ausbau und vom neuen Selbstverständnis einer aufstrebenden Wissenschaftsdisziplin.

Aus dieser Vorgabe leitet sich die Konzeption dieses Buches ab. Es will kein Lehrbuch sein, sondern soll in einem Rückblick Erreichtes bilanzieren, Themenschwerpunkte setzen, zur Auseinandersetzung mit gegenwärtigen Herausforderungen anregen und einen Ausblick auf zukünftige Aufgaben in Forschung, Politik und Praxis der Gesundheitsversorgung der Bevölkerung geben. Zwei Vorbemerkungen sind zu machen: Zum Ersten nehmen viele Beiträge dieses Bandes eine primär sozialwissenschaftliche Perspektive ein und betonen das engagierte Zusammenwirken Vieler zur Erreichung des übergeordneten Ziels der Sicherung der Gesundheit und Leistungsfähigkeit unserer Gesellschaft. Man wird also naturwissenschaftlich-deterministische Modelle einer Technik der Gesundheit der Bevölkerung eher vermissen. Zum Zweiten sind fast alle Beiträge geprägt von einem Praxisbezug, der Public-Health-Handeln ermöglichen soll. Die Gesundheitswissenschaften sind eine Multidisziplin, die im sinnvollen Zusammenwirken ihrer Einzelwissenschaften ein Mehr an Gesundheit schaffen. Es entspricht der Programmatik von Public Health, dass der Anwendungsbezug im Vordergrund stehen soll. Es besteht weiter die Forderung, dass dies nicht ohne theoretische und basiswissenschaftliche Grundlagen geschehen kann, die Weiterentwicklung der wissenschaftlichen Grundlagen, somit die Grundlagenforschung primär jedoch in den jeweiligen „Mutterdisziplinen" erfolgt.

In einem ersten Oberkapitel werden mögliche, theoriegeleitete Grundlagen einer gesunden Gesellschaft vorgestellt und diskutiert. Es sind hier in erster Linie sozial- und politikwissenschaftlich fundierte Argumentationen, die Grundlagen gesundheitswissenschaftlicher Perspektiven liefern. Der zweite Themenblock richtet sich wider das Vergessen und erinnert an die Rahmenbedingungen zu Zeiten der Wiederaufnahme der Idee von Public Health in Deutschland. Ohne Anspruch auf Vollständigkeit werden in einem dritten Oberkapitel zentrale Themenfelder der Gesundheitswissenschaften in Deutschland vorgestellt, um dann im vierten Kapitel wichtige systemische, strukturelle und institutionelle Rahmenbedingungen einer Gesellschaft zur Diskussion zu stellen, die maßgeblich der Gesundheit der Bevölkerung dienen. Das fünfte und letzte Oberkapitel „Lebenswelten und Gesundheit" öffnet den Blick auf Lebens- und Gesundheitsbedingungen unterschiedlicher, zumeist besonders vulnerabler Bevölkerungsgruppen, um zielgruppenspezifische präventive und gesundheitsförderliche Programme anbieten zu können. Damit hat es den stärksten Anwendungsbezug.

Wir sind der festen Überzeugung, dass die Gesundheit der Bevölkerung ein zentraler Indikator für die Leistungsfähigkeit einer Gesellschaft ist, für ihren innergesellschaftlichen Zusammenhalt (Kohäsion, Sozialkapital, Solidarität) und ihre Fairness (Freiheit und Gerechtigkeit). Kurzum, die Sorge um die Gesundheit der Bevölkerung ist eng verknüpft mit der Frage: „In welcher Gesellschaft möchten wir heute und in Zukunft eigentlich leben?"

Literatur

Altgeld, T. (2006): Der Settingansatz als solcher wird es schon richten? In: Kolip, P. & Altgeld, T. (Hrsg.): Geschlechtergerechte Gesundheitsförderung und Prävention. Theoretische Grundlagen und Modelle guter Praxis. Weinheim, München: Juventa Verlag: 75-88.

Altgeld, A. & Kolip, P. (2004): Grundlagen und Konzepte von Prävention und Gesundheitsförderung. In: Hurrelmann, K., Klotz, T., Haisch, J. (Hrsg.): Lehrbuch Prävention und Gesundheitsförderung. Bern: Hans Huber Verlag: 41-51.

Corbin, A. (1992): Pesthauch und Blütenduft. Eine Geschichte des Geruchs. Frankfurt am Main: Fischer Taschenbuch Verlag.

Exner, M. (2008): Hygiene und Öffentliche Gesundheit in Vergangenheit, Gegenwart und Zukunft. Online unter: http://www.hygiene-und-oeffentliche-gesundheit.de/ publikationen/Hygiene_oeffentlGesundheit.pdf (Letzter Abruf: 03.01.2010).

Fehr, R., Neuss, H., Heudorf, U. (Hrsg.) (2005): Gesundheit und Umwelt. Ökologische Prävention und Gesundheitsförderung. Bern: Hans Huber Verlag.

Hornberg, C., Pauli, A., Tauchen, A. (2008): Environmental Health Determinants. In: Kirch, W. (Hrsg.): Encyclopedia of Public Health. Heidelberg: Springer Verlag. (*In press*).

Malsch, A.K.F., Pinheiro, P., Krämer, A., Hornberg, C. (2006): Zur Bestimmung von „Environmental/ Burden of Disease" (BoD/EBD) in Deutschland. Expertise für das Landesinstitut für den Öffentlichen Gesundheitsdienst (lögd) NRW. Abschlussbericht Materialien „Umwelt und Gesundheit" 65. Bielefeld: lögd.

Nussbaum, M. & Scheid, P.L. (2007): Überträgerassoziierte Infektionskrankheiten im Fokus des globalen Klimawandels - Die Malaria. In: Flug und Reisemedizin 14:140-146.

Prüss-Üstün, A. & Corvalán, C. (2006): Preventing disease through healthy environments. Towards an estimate of the environmental burden of disease. Genf: World Health Organisation.

Reintjes, R. & Thelen, M. (2006): Surveillance von Infektionskrankheiten – eine internationale Aufgabe. In: Razum, O., Zeeb, H., Laaser, U. (Hrsg.): Globalisierung – Gerechtigkeit – Gesundheit. Einführung in International Public Health. Bern: Hans Huber Verlag: 189-200.

Schmidt-Denter, U. (2002): Soziale Umwelt. In: Dott, W., Merk, H.F., Neuser, J., Osieka, R. (Hrsg.): Lehrbuch der Umweltmedizin. Stuttgart: Wissenschaftliche Verlagsgesellschaft: 127-135.

Trojan, A. & Legewie, H. (2001): Nachhaltige Gesundheit und Entwicklung – Leitbilder, Politik und Praxis der Gestaltung gesundheitsförderlicher Umwelt- und Lebensbedingungen. Frankfurt am Main: VAS-Verlag.

Virchow, R. (1849): Mitteilungen über die in Oberschlesien herrschende Typhus-Epidemie. In: Archiv für pathologische Anatomie und Physiologie und für klinische Medizin 2: 143-322.

I. Grundlagen einer gesunden Gesellschaft

Kooperation und Gesundheit – Zur Rolle der Soziologie in den Gesundheitswissenschaften

Bernhard Badura

1 Einleitung

Vielleicht die wichtigste Aufgabe der Soziologie im Kontext der Gesundheitswissenschaften ist es, Zusammenhänge zwischen Gesellschaft und Gesundheit zu erforschen und sich daraus ergebende praktische Problemstellungen sowie mögliche Lösungen aufzuzeigen. Nach Jahrzehnten intensiver sozialwissenschaftlicher Public-Health-Forschung muss festgestellt werden: Gesellschaft und Gesundheit hängen enger zusammen als wir bisher angenommen haben. Dass zum Beleg dieser These auch neue Erkenntnisse aus der Biologie und der Neuroforschung beitragen, unterstreicht zugleich die notwendige Interdisziplinarität der Wissensproduktion: Die Gesundheitswissenschaften wachsen zu einer „Menschenwissenschaft" (Norbert Elias) zusammen. Soziologen, Psychologen und Biologen haben über ein Jahrhundert lang die Eigenständigkeit und Unterschiedlichkeit ihrer Forschungsgegenstände betont. Sie stehen jetzt vor einer neuen Phase der Zusammenarbeit zum Verständnis der Wechselwirkungen zwischen sozialen, psychischen und biologischen Prozessen und ihrer Auswirkungen auf die Lebenserwartung und Lebensqualität.

Weltweit besteht gegenwärtig eine große Varianz in der Lebenserwartung (siehe Tabelle 1), warum? Auf der einen Seite legen biologische Erkenntnisse nahe, dass die Kulturentwicklung materiell vorgeprägt ist. Kropotkins Behauptung von der „gegenseitigen Hilfe" als evolutionärem Vorteil des Menschen erlebt eine Renaissance, z.B. mit der These vom „starken Einfluss von Gruppenselektion auf die genetische und kulturelle Evolution des Menschen". Gemeinsames Handeln „half unseren Vorfahren, sich zu verbreiten und andere Menschenarten zu verdrängen" (Wilson & Wilson 2009: 41). Auf der anderen Seite sprechen neue sozial- und gesundheitswissenschaftliche Erkenntnisse für die Revision eines heute auch unter Gesundheitswissenschaftlern stark verbreiteten individualisierten Gesundheitsverständnisses. Dass Menschen in Japan, Italien und Schweden oder der Schweiz im Durchschnitt über 80 Jahre alt werden, in Ländern wie Swasiland, Angola oder Sambia dagegen nur rund halb so lange

leben, lässt sich allerdings weder mit ihren Genen noch mit ihrem Gesundheitsverhalten erklären, sondern zuallererst mit den gesellschaftlichen Verhältnissen.

Tabelle 1: Länder mit höchster Lebenserwartung (LE) links und Länder mit der
niedrigsten Lebenserwartung rechts für die Geburtsjahrgänge Jahr
2005-2010 unterschieden nach Männern (LE m) und Frauen (LE w)
(Quelle: United Nations 2009)

Rang	Land	LE m	LE w	Rang	Land	LE m	LE w
1.	Japan	79	86	175.	Eritrea	57	62
2.	Hong Kong (China)	79	85	176.	Liberia	57	59
3.	Island	80	83	177.	Sudan	56	60
4.	Schweiz	79	84	178.	Guinea	56	60
5.	Australien	79	84	179.	Elfenbeinküste	56	59
6.	Frankreich	78	85	180.	Mauretanien	55	59
7.	Italien	78	84	181.	Ghana	56	57
8.	Gibraltar	79	83	182.	Nauru	55	57
9.	Schweden	79	83	183.	Gambia	54	57
10.	Spanien	78	84	184.	Senegal	54	57
11.	San Marino	77	84	185.	Tansania	55	56
12.	Macao (China)	79	83	186.	Djibouti	54	57
13.	Israel	79	83	187.	Äthiopien	54	56
14.	Kanada	78	83	188.	Botswana	55	55
15.	Norwegen	78	83	189.	Kenia	54	55
16.	Singapur	78	83	190.	Kongo	53	55
17.	Neuseeland	78	82	191.	Burkina Faso	52	54
18.	Niederlande	78	82	192.	Malawi	52	54
19.	Irland	78	82	193.	Uganda	52	53
20.	Österreich	77	83	194.	Südafrika	50	53
21.	Deutschland	77	82	195.	Niger	50	52
22.	Zypern	77	82	196.	Kamerun	50	52
23.	Belgien	77	83	197.	Burundi	49	52
24.	Malta	78	81	198.	Äquatorial Guinea	49	51
25.	Finnland	76	83	199.	Ruanda	48	52
26.	Luxemburg	77	82	200.	Somalia	48	51
27.	Martinique	77	82	201.	Chad	47	50
28.	Großbritannien	77	82	202.	Mali	48	49
29.	Republik Korea	76	83	203.	Nigeria	47	48
30.	Griechenland	77	81	204.	Mozambique	47	49
31.	USA	77	81	205.	Guinea-Bissau	46	49
32.	Guadeloupe	76	82	206.	Demo. Rep. Kongo	46	49
33.	Kanalinseln	77	81	207.	Sierra Leone	46	49
34.	Virgin Islands (USA)	76	82	208.	Zentr. Afr. Republik	45	48
35.	Costa Rica	76	81	209.	Angola	45	49
36.	Kuba	77	81	210.	Swasiland	46	45
37.	Puerto Rico	75	83	211.	Lesotho	44	46
38.	Portugal	75	82	212.	Sambia	45	46
39.	Chile	76	82	213.	Simbabwe	43	44
40.	Dänemark	76	81	214.	Afghanistan	44	44

Neben den Erkenntnissen der Evolutionsbiologie sind es vor allem die Ergebnisse der Neuroforschung, die die These vom Menschen als einem einerseits von Kooperation abhängigen, andererseits aber auch zur Kooperation besonders befähigten Wesen Nahrung geben. Insbesondere die Untersuchung des menschlichen Belohnungssystems und die Entdeckung der Spiegelneuronen belegen den Einfluss sozialer auf psychische und biologische Vorgänge und umgekehrt. Sie liefern zusätzliche Argumente für eine naturwissenschaftliche Untermauerung der Sozialkapitaltheorie und die These vom Menschen als Kooperationsvirtuosen (siehe Kasten).

Biologische Grundlagen des Kooperationsvirtuosen Mensch

Kropotkin (1914): „Gegenseitige Hilfe" ist „ein wichtiges progressives Element der Evolution" (S. 7).

Wilson & Wilson (2009): Gemeinsames Handeln/Kooperation „half unseren Vorfahren sich zu verbreiten" (S. 41).

Insel & Fernald (2004): Das menschliche Gehirn strebt nach gelingender Kooperation und sozialer Resonanz und dem dadurch erzeugten Wohlbefinden.

Rizzolatti & Sinigaglia (2008): „Spiegelneuronen" befähigen Menschen zu Empathie und Kooperation.

De Waal (2006): „Die Evolution hat den Menschen das Bedürfnis eingepflanzt dazuzugehören und sich akzeptiert zu fühlen" (S. 301).

Kooperation unter Menschen ist offenbar biologisch angelegt, bedarf aber einer ergänzenden Ausgestaltung zur Entstehung gemeinsamer Gedanken, Gefühle und Ziele sowie akzeptierter Spielregeln des Miteinanders. Dieses „Mehr" gegenüber der biologischen Ausstattung wird gemeinhin als Kultur bezeichnet. Das Sprachvermögen z.B. gilt als angeboren, die Entwicklung spezifischer Regeln der Semantik und Grammatik als Kulturprodukt. Für Soziologen wird Gesellschaft, verstanden als relativ friedfertige Form menschlichen Zusammenlebens, ermöglicht durch gemeinsame Überzeugungen, Werte und Regeln: als moralische und geistige Ordnung. Zum Verständnis moderner Gesellschaft haben sich in den Sozialwissenschaften noch zwei weitere Konzepte durchgesetzt: das auf Thomas Hobbes („Leviathan" 1970) zurückgehende Modell des staatlichen Ge-

waltmonopols und das auf Adam Smith („Wohlstand der Nationen" 2003) zurückgehende Modell des Marktes.

Im Hobbes'schen Modell von Gesellschaft wird Kooperation im Zweifels-
falle durch Hierarchie und Gesetz erzwungen (Staat). Im Smith'schen Modell
von Gesellschaft wird Kooperation durch materielle, vornehmlich finanzielle
Anreize angeregt (Markt). Im gemeinschaftlichen Modell von Gesellschaft beruht Kooperation auf freiwilliger Zusammenarbeit, gesteuert durch „intrinsische
Motivation", d.h. durch emotionale Bindungen, durch gemeinsame Überzeugungen, Ideen und Ziele sowie durch vereinbarte Regeln (selbstorganisierte soziale
Netzwerke). Egalitäres Verhalten, Teilung der vorhandenen Ressourcen und
intensive Kooperation gelten als für Jäger und Sammler-Gesellschaften charakteristische Lebensformen, für die die Spezies Mensch offenbar auch biologisch
bestens ausgestattet ist.

Zur Analyse und Steuerung hochentwickelter Gesellschaften sind alle drei
Modelle erforderlich: Auch staatliche Bürokratien, Märkte und Unternehmens-
prozesse – so die im Folgenden vertretende These – sind für ihre Funktionsfähigkeit und für die Gesundheit ihrer Mitglieder auf gemeinschaftliche Formen
der Zusammenarbeit angewiesen. Im Folgenden werden Grundlagen gemeinschaftlicher Kooperation als ursprünglichste Form der Vergesellschaftung vorgestellt und es werden Möglichkeiten zu ihrer Analyse und Bewertung aufgezeigt.

2   Soziale Netzwerke

Das Leben in Gruppen, z.B. in Familien- und Verwandtschaftsverbänden, ist ein
wesentliches Charakteristikum des Menschen. Menschen werden als soziale
Wesen bezeichnet, weil sie Einsamkeit vermeiden und soziale Kontakte suchen
sowie stabile Beziehungen mit anderen Mitgliedern ihrer Spezies eingehen. Der
Begriff „soziales Netzwerk" ist zunächst einmal eine Metapher für diese den
Menschen eigentümliche Form der Soziabilität. Im engeren Sinne verstanden
werden unter einem sozialen Netzwerk Beziehungen zwischen ganzen Organisationen, Gruppen oder einzelnen Individuen. Unterscheiden lassen sich mit Blick
auf Einzelpersonen persönliche Beziehungen, z.B. Freundschaften, Verwandt-
schafts- oder Partnerbeziehungen, operative Beziehungen zu Arbeits- und Team-
kollegen sowie strategische Beziehungen zu für die eigenen Ziele, Absichten,
Pläne, Projekte relevanten Personen im weiteren Umfeld. Individuen bilden die
„Knoten" in einem graphisch darstellbaren „Netz" zwischenmenschlicher Kontakte, das durch mehr oder weniger regelmäßige Kommunikation, Kooperation
oder durch emotionale Bindung der Netzwerkmitglieder untereinander lebendig
erhalten wird. „Starke", verwandtschaftliche Beziehungen eignen sich besonders

zur Gefühlsregulierung, „schwache", brückenbildende Beziehungen zu Bekannten oder Arbeitskollegen zur Problemlösung.

Die gesundheitlichen Auswirkungen zwischenmenschlicher Beziehungen waren jahrzehntelang der Hauptgegenstand sozialepidemiologischer Forschung. Im Vordergrund standen ihre psychischen und biologischen Auswirkungen sowie ihre Auswirkungen auf das Gesundheitsverhalten. Geforscht wurde aus der Perspektive der „Empfänger". Die psychischen, biologischen oder verhaltensbezogenen Wirkungen erbrachter „sozialer Unterstützung" auf die „Sender" blieben weitgehend unbeachtet. Unbeachtet blieben auch die möglichen kollektiven Folgen der Zusammenarbeit zwischen einzelnen Netzwerkangehörigen (Badura 1981). Selbst bei Arbeiten zur sozialen Unterstützung in der Arbeitswelt ging es allermeist nur um die gesundheitlichen Effekte auf befragte Individuen, nicht aber um die Effekte sozialer Netzwerkbildung z.B. auf Arbeitsprozesse und Arbeitsergebnisse eines Kollektivs.

Ein auf Individuen und nicht auf soziale Kollektive gerichtetes Erkenntnisinteresse ist für große Teile der populationsbezogenen Forschung kennzeichnend. Wer sich allerdings der Erforschung gesellschaftlicher Einflüsse auf Gesundheit widmet, sollte berücksichtigen, dass nicht einzelne Individuen elementare Bausteine von Gesellschaft sind, sondern soziale Netzwerke und Kultur, und dass zwischenmenschliche Kooperation und ihre individuellen Konsequenzen auch Rückwirkungen auf ein Kollektiv haben, dem einzelne angehören, z.B. auf eine Familie oder auf eine Organisation. Das psychische Befinden ist nicht nur Ergebnis von Kooperation, sondern beeinflusst seinerseits die Qualität privater oder beruflicher Beziehungen.

3 Kultur

Entstehung und Pflege sozialer Netzwerke durch ihre Mitglieder geschieht in erster Linie durch verbale und nonverbale Kommunikation. Menschen sind Kooperationsvirtuosen. Die Entwicklung einer elaborierten Sprache und die präzise verbale Verständigung z.B. bei der Jagd oder im Kampf bildeten das wahrscheinlich wichtigste, die Überlegenheit des Menschen gegenüber anderen Arten sichernde Merkmal und zugleich die Voraussetzung für seine beispiellose Kulturentwicklung. Gemeinsame Regeln der Verständigung sind eine notwendige, aber keine zureichende Voraussetzung friedlichen Zusammenlebens. Erst durch die Entwicklung lehr- und lernbarer moralischer, z.B. religiöser, Überzeugungen, Werte und Verhaltensregeln – so die in der Soziologie und der Kulturanthropologie geltende Auffassung – und durch Konsens über die Verteilung von Ressourcen, Rechten und Pflichten gelingt eine stabile Gemeinschaftsbildung.

Gemeinsame Gedanken, Gefühle und Ziele befähigen Menschen zur gegenseitigen Verständigung und auch zur kollektiven Alltagsbewältigung. Sie ermöglichen es zu kooperieren, und sie werden im Vollzug erfolgreicher Kooperation in ihrem Bestand gestärkt. Kultur wirkt sinn- und beziehungsstiftend, beeinflusst emotionale Bindung nicht nur an Personen, sondern auch an Aufgaben, an Werte und das Kollektiv. Sie erfüllt m.a.W. grundlegende psychische und zwischenmenschliche Funktionen z.b. zur Unterscheidung von wichtig und unwichtig, gut oder böse, richtig oder falsch. Moralisches Bewusstsein, Gemeinsinn und Solidarität sind biologisch vorgeprägte menschliche Eigenschaften, die durch die jeweilige Kulturentwicklung bestärkt oder abgeschwächt werden können. Die gesundheitlichen Konsequenzen von Kultur sind vergleichsweise wenig erforscht. Pionierarbeiten dazu liegen in der Religionssoziologie vor, insbesondere bei Émile Durkheim in seinen Studien über den „Selbstmord" (1897) und die „Elementaren Formen des religiösen Lebens" (1912).

Die Sozialkapitalforschung hat diese Ideen aufgegriffen und neue Impulse gegeben sowohl zur Erforschung des kollektiven Nutzens von Kooperation wie auch zur Erforschung der gesundheitlichen Auswirkungen menschlicher Kultur. Der Begriff Sozialkapital dient der Identifizierung von Qualitätsmerkmalen sozialer Systeme, die erlauben, ihre Leistungsfähigkeit ebenso wie die Gesundheit ihrer Mitglieder vorherzusagen. Im engeren Sinne wird darunter das soziale Vermögen eines Kollektivs – einer Familie, Gruppe, Organisation, Gemeinde – verstanden, d.h. Umfang und Qualität der internen Vernetzung und der Vorrat gemeinsamer Überzeugungen, Werte und Regeln (Badura et al. 2008, Badura et al. 2010a).

4 Verteilungsgerechtigkeit

Die Verteilung materieller („Beute") wie immaterieller („Ehre") Güter ist ein wesentliches Problem jeder Form geregelten menschlichen Zusammenlebens, dessen Lösung Auswirkungen hat auf die kollektive Leistungsfähigkeit einer Gemeinschaft, auf ihr Überleben, aber auch auf die Gesundheit und Loyalität ihrer Mitglieder. Die Gesundheitswissenschaften haben wesentlich zur Erforschung der gesundheitlichen Folgen der Einkommensverteilung beigetragen, unter der Überschrift „Soziale Ungleichheit". Mittlerweile unbestritten ist der Einfluss starker Einkommensspreizungen auf das psychische Befinden und die Lebensdauer. Ab einer bestimmten Höhe des individuellen Einkommens tragen weitere Einkommenszuwächse nicht mehr bei zur Steigerung des Wohlbefindens (z.B. Wilkinson 2005, Layard 2005). Das Konzept der sozialen Ungleichheit ist deshalb meines Erachtens als politischer Kampfbegriff tauglicher denn als wissenschaftliches Konzept. Es werden dabei Dinge in einen Topf geworfen, die zumindest analytisch streng voneinander getrennt werden sollten: Unterschiede in der Verteilung von sozialer Integration, von Geld, Ansehen, Bildung und Macht. In unserer Sozialkapitalstudie z.b. besteht ein sehr enger Zusammenhang zwischen dem Netzwerkkapital und depressiver Verstimmung: Je höher das Netzwerkkapital, umso geringer das Risiko, an einer depressiven Verstimmung zu leiden. Bei Bildung und Einkommen ist das Umgekehrte der Fall: Je geringer die Bildung, umso geringer das Risiko einer depressiven Verstimmung. Personen mit Abitur haben ein um 74% erhöhtes Risiko, an depressiven Verstimmungen zu leiden, Personen mit Real- oder Berufsschulabschluss ein 1,28-faches Risiko im Vergleich zu Personen, die über einen Hauptschulabschluss verfügen. Personen mit einem Nettoeinkommen unter 1000 EUR haben ein geringeres Risiko im Vergleich zu Besserverdienenden (Gröppel 2009) (zur genaueren Darstellung der Studie siehe unten).

5   Prozedurale Gerechtigkeit

Verteilungsgerechtigkeit ist ein Ergebnis prozeduraler Gerechtigkeit. Prozedurale Gerechtigkeit bezieht sich auf Verfahren der Konfliktregulierung in einer Gesellschaft – auch aber keinesfalls nur darauf, wie Verteilungsprobleme gelöst werden. Das Rechts- und Justizsystem, aber auch die parlamentarische Demokratie gelten als für hochentwickelte Gesellschaften unverzichtbare Garanten prozeduraler Gerechtigkeit. Konfliktregulierung geschieht nicht nur in komplexen Institutionen wie den genannten auf hochformalisierte Weise. Sie passiert täglich informell (=selbstreguliert) in sozialen Netzwerken z.B. beim gemeinsamen familiären Abendessen, unter Freunden oder Arbeitskollegen. Wie fair und gerecht Menschen ihre soziale Umwelt erleben, hat – wie wir heute wissen – einen nicht unerheblichen Einfluss auf ihre Gesundheit. Die vielleicht wichtigsten für die gemeinschaftliche Konfliktregulierung geltenden Regeln sind die der „Gegenseitigkeit" (Reziprozität) und die „goldene Regel": „Was du nicht willst, das man dir tu, das füg auch keinem anderen zu". Prozedurale Gerechtigkeit ist ein zentrales Element der Kultur von Gruppen, Organisationen und Gesellschaften. Weder formalisierte noch informelle Formen der Konfliktregulation lassen sich völlig losgelöst von den jeweiligen Machtverhältnissen betrachten: der Art, wie Macht verteilt, reguliert und ausgeübt wird. Der Sozialkapitalansatz versucht, der Bedeutung dieser Problemstellung zumindest ansatzweise gerecht zu werden („Qualität der Führung"). In den vielzitierten Arbeiten von Marmot oder Wilkinson sucht man jedoch vergebens nach einer systematischen Auseinandersetzung mit diesem Thema, was ihre Bedeutung nicht schmälert, aber weitere Grenzen der Forschung zum Thema soziale Ungleichheit verdeutlicht.

6   Sozialisation und Bildung

Sozialisation und Bildung sind von grundlegender Bedeutung für die Entwicklung und Tradierung gemeinschaftlicher Formen der Kooperation und Konfliktregulierung. Die überragende Bedeutung, die heute der Vermittlung von Wissen und kognitiven Fähigkeiten eingeräumt wird, lässt dies allzu leicht in Vergessenheit geraten. Gemessen wird Bildung in der Regel mit der Anzahl der Jahre, die Menschen im Bildungssystem verbringen. Die Frage, was denn genau dort mit ihnen passiert, und eine fundierte Auseinandersetzung mit Bildungsinhalten wird im gesundheitswissenschaftlichen Diskurs vermieden zugunsten des immer wieder gesuchten und tatsächlich auch gefundenen Zusammenhangs zwischen Bildungsabschluss und Lebenserwartung (z.B. Marmot 2004). Setzt man Bildung gleich mit Wissensvermittlung, dann wird übersehen, dass das Bildungssystem – Kindergärten, Schulen, Hochschulen – eine wichtige Quelle von Sozialkapital darstellt. Moralisches Bewusstsein, Gemeinsinn und Solidarität lassen sich weder „top-down" vom Staat anordnen noch am Markt erwerben. Sie entwickeln sich vielmehr als immaterielle Voraussetzungen von Staat und Wirtschaft „bottom-up", von frühester Kindheit an per Vorbild und Sozialisation. Und sie bedürfen später im Bildungssystem und in der Arbeitswelt der ständigen Belebung und Bestätigung durch Personen, die als wichtig oder vorbildhaft erachtet werden.

7   Zwischenfazit

Zwischenmenschliche Kooperation ist biologisch angelegt: insbesondere im Sprachvermögen, im Belohnungssystem und in den Spiegelneuronen. Zur koordinierten Mobilisierung dieser durch die Evolution vorgeprägten Handlungspotentiale etwa bei der Nahrungsmittelgewinnung, Konfliktregulierung oder zur Abwehr äußerer Gefahren sind Menschen auf Kulturprodukte angewiesen: auf eine gemeinsame Sprache, auf Empathie und auf Gemeinsamkeiten im Denken, Fühlen und Handeln. Kooperation kann um ihrer selbst willen gesucht werden oder als Mittel zur Erreichung bestimmter Ziele. Sie kann salutogene Folgen für die Beteiligten haben oder auch pathogene. Der soziale Zusammenhalt (Kohäsion) und Gemeinsamkeiten im Denken, Fühlen und Handeln (Kohärenz) sind entscheidend für die kollektive Funktionstüchtigkeit menschlicher Lebensgemeinschaften. Sie werden gewährleistet durch Egalität, emotionale Bindungen,

Solidarität sowie durch gemeinsame Denk- und Handlungsmuster. Über Jahrtausende hinweg stabilisiert wurden Verwandtschaftssysteme und Stämme durch Tradition, Sozialisation und gegenseitige Kontrolle sowie durch Übereinkunft über spezifische Verfahren der Konfliktregulierung und des internen Interessenausgleichs. Diese Strukturen „gemeinschaftlichen" Zusammenlebens wurden im Verlauf der Entwicklung zur Agrar- und schließlich zur Industriegesellschaft durch weitere kulturelle Innovationen „modernisiert" und ergänzt: zum einen durch die Entstehung staatlicher Zentralgewalt und eine formalisierte Regulation von Kooperation und Konflikten mit Hilfe von Recht und Gesetz bis hin schließlich (im Westen) zur parlamentarischen Demokratie und der Formulierung universeller Menschenrechte; zum anderen durch die Erfindung der Geldwirtschaft bis hin zur Entstehung globaler Märkte.

Staatliche Zentralgewalt und Steuerung wirtschaftlicher Aktivitäten durch Geld, Unternehmen und Märkte bewirkten eine Transformation ursprünglicher (gemeinschaftlicher) Lebensformen und die Entstehung einer Zivilgesellschaft, m.a.W. neuer und erweiterter Formen selbstregulierter (nichtstaatlicher und außerwirtschaftlicher) Kooperation. Und es entstanden innerhalb staatlicher und wirtschaftlicher Organisationen neue Formen informeller Kooperation und Koordination. Der Sozialkapitalansatz dient der Identifizierung und Beschreibung gemeinschaftlicher Strukturen der Kooperation. Und er dient der Entdeckung und Gestaltung von Zusammenhängen zwischen ihnen, der Leistungsfähigkeit komplexer Organisationen sowie der Gesundheit ihrer Mitglieder.

8   Messung des Sozialkapitals und seiner Auswirkungen

Im Zentrum des Sozialkapitalansatzes steht das Konzept der Kooperation, verstanden als zweckorientierte Interaktion (z.B. Putnam et al. 1993, Fukuyama 1999). Menschen sind auf Kooperation angewiesen: zur Problemlösung, zur Gefühlsregulierung und zur Selbstbestätigung. Kooperation wird in der Arbeitswelt praktiziert wegen der damit verbundenen Chancen: z.B. zum Lernen, zum Gelderwerb und zur Sinnstiftung. Kooperation birgt aber auch Probleme: eingegangene Verpflichtungen können unterbleiben oder zu überfordernden Zwängen, Chancen zu unkalkulierbaren Risiken mutieren. Kooperation kann um ihrer selbst willen gesucht werden. Sie kann zur Bewältigung von Herausforderungen zwingend geboten sein. Sie kann als konfliktbeladen oder aber als unterstützend und befriedigend erlebt werden. Was auch immer sonst noch Organisationen auszeichnen mag, sie sind per definitionem kooperative Systeme, die ebenso wie technische Systeme laufend gepflegt werden müssen, wenn ihre Mitglieder dauerhaft hohe Leistung erbringen sollen.

Das Humanvermögen der einzelnen Mitglieder bildet die zentrale Voraussetzung für den Organisationserfolg. Zu seiner Mobilisierung ist neben Zielvorgaben, Technik und Anreizen auch soziales Vermögen erforderlich. Kooperati-
ves und an gemeinsamen Zielen orientiertes Handeln erfordert soziale Vernetzung der Organisationsmitglieder und vertrauensvolle Zusammenarbeit auf der
Grundlage gemeinsamer Überzeugungen, Werte und Regeln, mit anderen Worten: Sozialkapital.

Das Sozialkapital einer Organisation besteht – so unser Vorschlag – aus der
Qualität, dem Umfang und der Reichweite zwischenmenschlicher Beziehungen
(soziale Netzwerke), aus dem Vorrat gemeinsamer Überzeugungen, Werte und
Regeln (Kultur) sowie aus der Qualität zielorientierter Koordination (Führung).
Es trägt dazu bei, dass die Mitglieder einer Organisation einander vertrauen und
ihre Arbeit als sinnhaft, verständlich und beeinflussbar erleben. Es erleichtert die
Zusammenarbeit, fördert das Gefühl der inneren Verbundenheit untereinander
und mit der Organisation als Ganzer und erhöht die Attraktivität eines Unternehmens für Arbeitssuchende. Sozialkapital „treibt" Humankapital, fördert Lernen, Gesundheit und Produktivität (Abbildung 1). Führung allein durch Anord-
nung und materielle Anreize birgt dagegen erhebliche Risiken für die Beschäftigten, die Unternehmen und die sozialen Sicherungssysteme: wegen der dabei zu
erwartenden hohen Kontroll- und Entscheidungskosten, dem dabei zu erwartenden gesundheitlichen Verschleiß und der dadurch mit bedingten Kosten für Arbeitslosigkeit, Krankenversorgung und Frühberentung.

Abbildung 1:   Wechselwirkungen zwischen Sozialkapital, Humankapital und
                  Kooperation

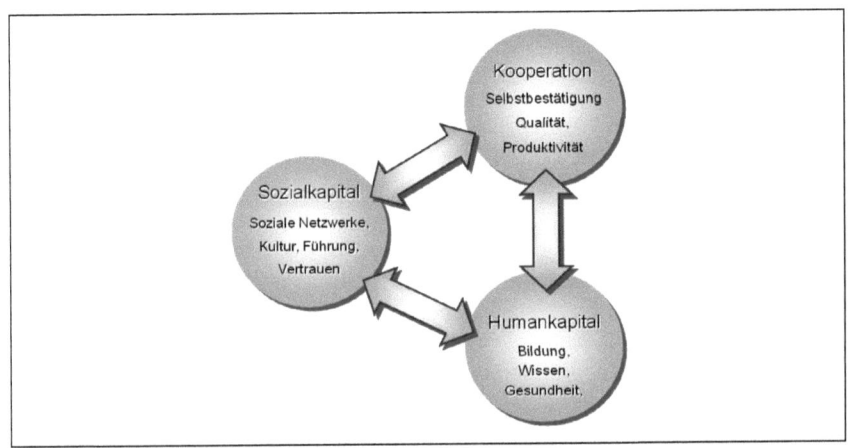

Diesen Thesen ist eine interdisziplinäre Forschergruppe an der Fakultät für Gesundheitswissenschaften an der Universität Bielefeld nachgegangen. Beteiligt an dem Vorhaben waren Wolfgang Greiner, Petra Rixgens, Max Ueberle, Martina Behr und der Autor. Das Vorhaben wurde gefördert durch die Europäische Union und das Land Nordrhein-Westfalen (Badura et al. 2008). Untersucht wurden vier produzierende Unternehmen und ein Finanzdienstleister. Als Datengrundlage diente eine Mitarbeiterbefragung von insgesamt 5000 Beschäftigten (Rücklauf 45%) sowie Indikatoren für Produktivität und Effizienz der beteiligten Unternehmen auf Abteilungsebene. Durch die Verknüpfung beider Datenmengen konnten klare Zusammenhänge zwischen dem Sozialkapital, dem Unternehmenserfolg und der Gesundheit der Mitarbeiterinnen und Mitarbeiter nachgewiesen werden. Die Untersuchungsergebnisse belegen, dass immaterielle Faktoren, entgegen der bisher häufig vorherrschenden Auffassung, sehr wohl messbar und tatsächlich von großer Bedeutung sind für die Gesundheit und Einsatzbereitschaft der Mitarbeiter.

Das der Untersuchung zugrundeliegende Unternehmensmodell gliedert sich in Treiber und Ergebnisse. Die Treiber liegen in Unternehmen in unterschiedlicher Ausprägung vor und haben entsprechend Einfluss auf die Früh- und Spätindikatoren. Zu den Treibern gehören, neben den drei Sozialkapitalkomponenten des Netzwerk-, Führungs- und Wertekapitals, die Arbeitsbedingungen sowie die Qualifikation der Beschäftigten. Zu den Frühindikatoren zählen das psychische und physische Befinden der Beschäftigten, ihr Commitment, Organisationspathologien wie Mobbing und innere Kündigung sowie die Work-Life-Balance. Spätindikatoren sind Fehlzeiten, Arbeitsunfälle, Fluktuation und weitere Indikatoren aus der Betriebswirtschaft (siehe Abbildung 2).

Immaterielle Arbeitsbedingungen wie die Sinnhaftigkeit und die Klarheit der Aufgabenstellung, Partizipationsmöglichkeiten und Handlungsspielraum korrelieren besonders hoch mit dem Commitment der Mitarbeiter, ihrem Selbstwertgefühl, ihrem Wohlbefinden und ihrem subjektiven Qualitätsbewusstsein. Das Netzwerkkapital, z.B. Vertrauen innerhalb des Teams, Zusammengehörigkeitsgefühl und gegenseitige Unterstützung, korreliert besonders hoch mit Organisationspathologien wie innerer Kündigung und Mobbing sowie mit der Work-Life-Balance und mit dem subjektiven Qualitätsbewusstsein hinsichtlich der produzierten Güter oder erbrachten Dienstleistungen, mit psychosomatischen Befinden und dem Selbstwertgefühl. Das Führungskapital, z.B. die Güte der Kommunikation des direkten Vorgesetzten, seine Fairness und Gerechtigkeit und das in ihn gesetzte Vertrauen, korreliert hoch mit allen bereits genannten Frühindikatoren sowie dem Spätindikator Qualitätsbewusstsein. Das Überzeugungs- und Wertekapital, z.B. das Gemeinschaftsgefühl, die erfahrene Wertschätzung der Mitarbeiter durch das Top-Management, das Vorhandensein gemeinsamer

Überzeugungen und Werte und das Vertrauen in die Geschäftsführung, korreliert hoch mit depressiver Verstimmung, psychosomatischen Symptomen und dem Wohlbefinden (Tabelle 2).

Abbildung 2:   Das Unternehmensmodell der Studie: Treiber und Ergebnisse

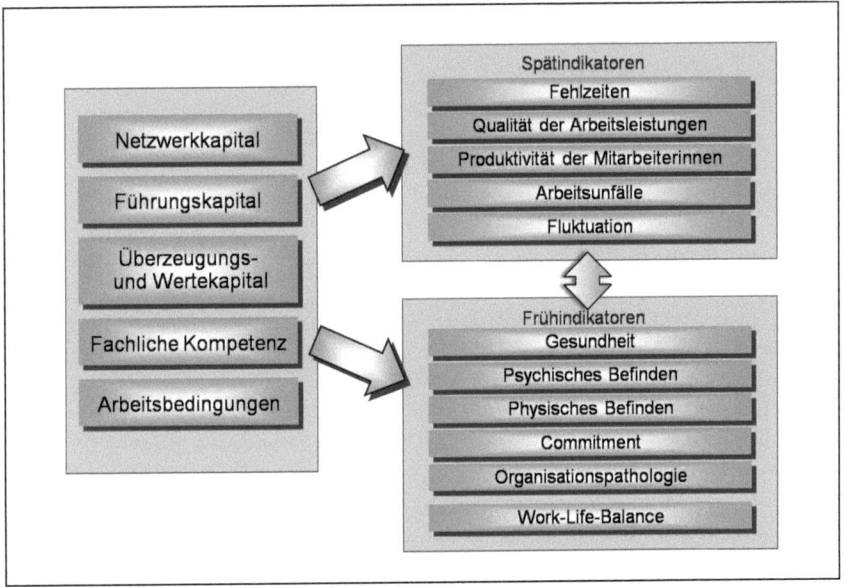

Die eingesetzten multivariaten Auswertungsverfahren zeigen, dass der stärkste Einfluss unter den von uns erhobenen Treibern vom Überzeugungs- und Wertekapital ausgeht, gefolgt von den Arbeitsbedingungen und dem Führungs- und Netzwerkkapital. Neben der Qualifikation der Befragten korreliert auch ihr Alter mit der Höhe des Sozialkapitals und der Gesundheit (Abbildung 3) (Badura et al. 2008).

Tabelle 2: Korrelationsmatrix der verschiedenen Faktoren des Unternehmensmodells

	Krankheitsbeschwerden	Körperliche Gesundheit	Depressive Verstimmung	Wohlbefinden	Selbstwertgefühl	Fehlzeiten	Arbeitsbelastung	Qualitätsbewusstsein	Qualität der Arbeit	Mobbing	Innere Kündigung	Work-Life-Ballance	Commitment
Arbeitsbedingungen													
Partizipationsmöglichkeiten	-,299	,226	-,312	,337	,206	-,136	,326	,339	,243	-383	-,281	,202	,380
Fachliche Überforderung	,261	,187	,289	-,350	-,313	,031	-,283	-,228	-,219	,197	,159	-,310	-,168
Zeitliche Überforderung	,300	-,210	,298	-,258	-,082	,006	-,247	-,135	-,147	,139	-,069	-,499	-,127
Klarheit der Aufgabe	-,178	,123	-,243	,299	,342	-,019	,210	,437	,232	-,239	-,108	,256	,229
Handlungsspielraum	-,208	,153	-,226	,269	,250	-,114	,226	,239	,175	-,242	-,269	,153	,281
Sinnhaftigkeit der Aufgabe	-,273	,226	-,322	,402	,414	-,091	,319	,465	,301	-,264	-,277	,209	,503
Zufriedenheit mit den Rahmenbedingungen	-,382	,288	-,320	,310	,128	-,093	,353	,326	,339	-,323	-,125	,297	,402
Netzwerkkapital													
Ausmaß an Zusammengehörigkeit	-,307	,223	-,326	,377	,265	-,129	,363	,535	,300	-,593	-,279	,260	,403
Güte der Kommunikation im Team	-,233	,246	-,269	,300	,250	-,104	,295	,398	,256	-,442	-,149	,200	,280
Sozialer Fit der Gruppenmitglieder	-,289	,243	-,313	,360	,247	-,117	,337	,508	,291	-,568	-,244	,284	,378
Soziale Unterstützung im Team	-,242	,215	-,274	,308	,236	-,070	,292	,534	,290	-,465	-,184	,214	,346
Vertrauen innerhalb des Teams	-,216	,168	-,242	,300	,244	-,070	,267	,510	,243	-,455	-,232	,179	,337
Führungskapital													
Ausmaß an Mitarbeiterorientierung	-,247	,221	-,275	,283	,242	-,097	,306	,445	,237	-,505	-,222	,256	,384
Ausmaß der sozialen Kontrolle	-,022	,062	-,057	,035	,096	,024	,049	,248	,062	-,040	,080	,028	,089
Güte der Kommunikation	-,196	,187	-,221	,240	,209	-,049	,270	,410	,228	-,501	-,224	,250	,325
Akzeptanz des Vorgesetzten	-,216	,193	-,239	,250	,229	-,084	,277	,432	,252	-,478	-,190	,221	,334
Vertrauen in den Vorgesetzten	-,249	,191	-,278	,282	,226	-,068	,304	,430	,239	-,477	-,181	,259	,322
Fairness und Gerechtigkeit	-,245	,207	-,271	,275	,186	-,081	,288	,380	,235	-,520	-,186	,245	,323
Ausmaß der Machtorientierung	,189	-,152	,211	-,218	-,143	,097	-,259	-,249	-,141	,504	,294	-,223	-,268
Überzeugungs- & Wertekapital													
Gemeinsame Normen und Werte	-,299	,265	-,324	,345	,280	-,108	,314	,464	,346	-,337	-,152	,216	,598
Gelebte Unternehmenskultur	-,304	,232	-,326	,351	,155	-,096	,345	,359	,302	-,326	-,138	,278	,520
Konfliktkultur	-,344	,278	-,365	,382	,180	-,117	,360	,357	,322	-,442	-,116	,296	,513
Gemeinschaftsgefühl	-,296	,273	-,334	,369	,192	-,134	,324	,440	,332	-,347	-,116	,203	,637
Gerechtigkeit	-,361	,295	-,381	,409	,185	-,119	,393	,371	,337	-,448	-,127	,310	,530
Wertschätzung der Mitarbeiter	-,329	,288	-,343	,389	,247	-,111	,348	,400	,334	-,373	-,126	,255	,586
Vertrauen in die Geschäftsführung	-,276	,220	-,293	,305	,270	-,081	,292	,342	,264	-,252	-,096	,244	,483

Die Zusammenhangsanalysen zwischen Sozialkapital (erfasst durch Mitarbeiterbefragung) und den Spätindikatoren (erfasst durch Routinedaten aus der Betriebswirtschaft) ergeben u.a. folgende Ergebnisse: Immaterielle Arbeitsbedingungen, insbesondere Partizipation, Handlungsspielraum und die Sinnhaftigkeit
der Aufgabe, wirken sich deutlich aus auf die Fehlzeiten. Die Führungsqualität
des direkten Vorgesetzten wirkt sich deutlich aus auf die Erreichung vorgegebe-
ner Ziele, die Qualität der Arbeitsergebnisse und auf Produktivitätszuwächse.
Das Netzwerkkapital wirkt sich besonders aus auf Krankenstand, freiwillige
Fluktuation und die Anzahl der Arbeitsunfälle.

Abbildung 3:   Zusammenhang von Sozialkapital, immateriellen
                 Arbeitsbedingungen und Qualität der Arbeit und Gesundheit
                 (N=2.287)

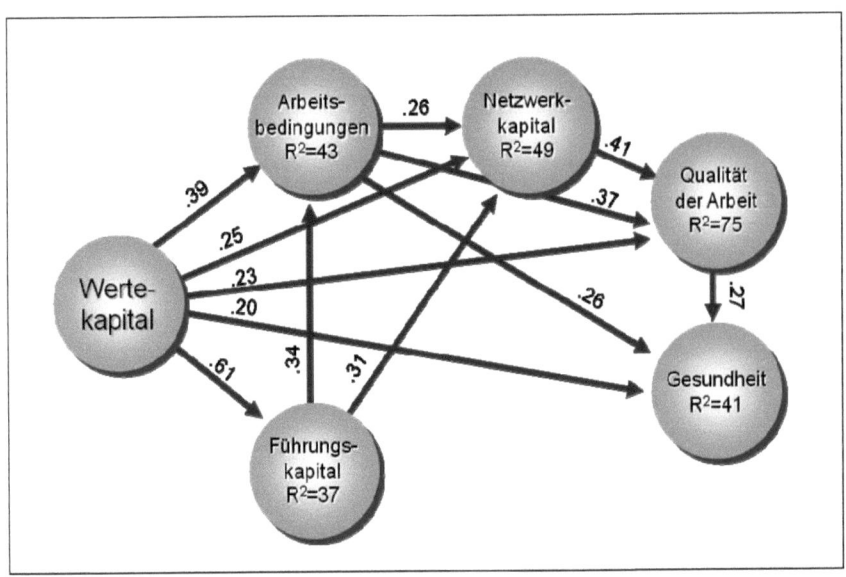

Die Studie bestätigt die These vom Sozialkapital als einer bisher stark unter-
schätzten, treibenden Kraft für den Unternehmenserfolg. Unternehmenskultur,
soziale Netzwerke und Führungsqualitäten lassen sich sehr wohl quantitativ
erfassen und bewerten. Sozialkapital ist eine zentrale Bedingung zugleich gesundheitsförderlicher und profitabler Kooperation. Eine im Nachgang zur hier
kurz skizzierten Untersuchung durchgeführte Interventionsstudie in einem der
beteiligten Unternehmen belegt, dass Investitionen in das Sozialkapital eine

Produktivitätssteigerung von dem Vielfachen der eingesetzten Mittel bewirken können (Baumanns 2009).

Seit Abschluss dieser Studie wurden drei weitere Unternehmen mit dem Befragungsinstrument diagnostiziert. Mit diesem erweiterten Datensatz (N=3.200) wurde der Bielefelder Sozialkapitalindex entwickelt. Dafür wurden die Itemzahl drastisch reduziert und der neue Index auf seine Konsistenz, Reliabilität und Validität getestet (Rixgens 2010).

Mit dem Sozialkapitalansatz verbunden sind Bewertungskriterien, die über eine ökonomische Betrachtung von Gesellschaft hinausgehen. Wenn z.b. die Lebenserwartung und das psychische Befinden neben dem Bruttoinlandsprodukt herangezogen werden zur vergleichenden Beurteilung und wenn damit zwangsläufig die Frage nach den Ursachen festgestellter Unterschiede aufgeworfen wird. Wohl in diese Richtung zielte auch die Entscheidung, den Nobelpreis für Ökonomie 2009 an eine Politologin zu vergeben, der wir zentrale Beiträge zum Sozialkapitalansatz verdanken. „Social capital will become a core foundation for our understanding of how individuals achieve coordination and overcome collective action problems to reach higher levels of economic performance" (Ostrom 2000: 173). Außerökonomische Faktoren scheinen tatsächlich von hoher Bedeutung für beide: den Wohlstand und das Wohlbefinden von Nationen.

Literatur

Badura, B. (1981): Soziale Unterstützung und chronische Krankheit. Zum Stand sozial-epidemiologischer Forschung. Frankfurt am Main: Suhrkamp.

Badura, B., Greiner, W., Rixgens, P., Ueberle, M., Behr, M. (2008): Sozialkapital – Grundlagen von Gesundheit und Unternehmenserfolg. Berlin: Springer Verlag.

Badura, B., Walter U., Hehlmann T. (Hrsg.) (2010a): Betriebliche Gesundheitspolitik. Berlin: Springer Verlag.

Badura, B., Schröder, H., Klose, J., Macco, K. (Hrsg.) (2010b): Fehlzeitenreport 2009. Arbeit und Psyche: Belastungen reduzieren – Wohlbefinden fördern. Berlin: Springer Verlag.

Baumanns, R. (2009): Unternehmenserfolg durch betriebliches Gesundheitsmanagement. Nutzen für Unternehmer und Mitarbeiter. Eine Evaluation. Stuttgart: Ibidem.

Dasgupta, P. & Serageldin, I. (Hrsg.) (2000): Social capital. A multifaceted perspective. Washington: The World Bank.

De Waal, F. (2006): Der Affe in uns. Warum wir sind, wie wir sind. München: Carl Hanser Verlag.

Durkheim, É. (1984) (urspr. 1912): Die elementaren Formen des religiösen Lebens. Frankfurt am Main: Suhrkamp.

Durkheim, É. (2002) (urspr. 1897): Der Selbstmord. Neuwied, Berlin: Luchterhand.

Fukuyama, F. (1999): The great disruption: human nature and the reconstitution of social order. New York: Free Press.

Gröppel, L. (2009): Die Relevanz von sozioökonomischen Faktoren und Netzwerkkapital für depressive Verstimmungen bei Mitarbeitern in Arbeitsorganisationen. Die Bedeutung des Betrieblichen Gesundheitsmanagement. Masterarbeit, Bielefeld.

Hobbes, T. (1970): Leviathan – Erster und zweiter Teil. Stuttgart: Reclam.

Insel, T.R. & Fernald, R.D. (2004): How the brain processes information: Searching for the social brain. In: Annual Reviews of Neuroscience 27: 697-722.

Kropotkin, P. (1975) (urspr. 1914): Gegenseitige Hilfe in der Tier- und Menschenwelt. Frankfurt am Main: Ullstein.

Layard, R. (2005): Die glückliche Gesellschaft. Frankfurt am Main: Campus Verlag.

Marmot, M. (2004): The Status Syndrom: How social standing affects our health and longevity. New York: Times Book.

Ostrom, E. (2000): Social capital a fade or fundamental concept? In: Dasgupta, P. & Serageldin, I. (Hrsg.): Social capital. A multifaceted perspective. Washington: The World Bank: 172-214.

Putnam, R.D., Leonardi, R., Nanetti, R.Y. (1993): Making democracy work: Civic traditions in modern Italy. Princeton: Princeton University Press.

Rixgens, P. (2010): Messung von Sozialkapital im Betrieb durch den „Bielefelder Sozialkapital-Index" (BISI). In: Badura, B., Schröder, H., Klose, J., Macco, K. (Hrsg.): Fehlzeitenreport 2009. Arbeit und Psyche: Belastungen reduzieren – Wohlbefinden fördern. Berlin: Springer Verlag: 263-271.

Rizzolatti, G. & Sinigaglia, C. (2008): Empathie und Spiegelneurone. Die biologische Basis des Mitgefühls. Frankfurt am Main: Suhrkamp.

Smith, A. (2003) (urspr. 1776): Wohlstand der Nationen. München: DTV.

United Nations, Department of Economic and Social Affairs, Population Division (2009): World population prospects: The 2008 revision. CD-ROM Edition; supplemented by official national statistics published in United Nations Demographic Yearbook 2006, available from the United Nations Statistics Division website, http:// unstats.un.org/unsd/demographic/products/dyb/default.htm (accessed June 2009); and data compiled by the Secretariat of the Pacific Community (SPC) Sta-tistics and Demography Programme, available from the SPCwebsite, Online unter: http://www. spc.int/sdp/ (Letzter Abruf: Juni 2009).

Wilkinson, R.G. (2005): The impact of inequality. New York: The New Press.

Wilson, D.S. & Wilson, E.O. (2009): Evolution – Gruppe oder Individuum? In: Spektrum der Wissenschaft 1: 32-41.

Elemente einer Theorie der sozialen Gesundheit

Holger Pfaff, Nicole Ernstmann, Elke Driller, Julia Jung,
Ute Karbach, Christoph Kowalski, Anika Nitzsche, Oliver Ommen

1 Fragestellung

Die Frage nach dem Zusammenhang von Gesundheit und Gesellschaft ist grundlegend für die Medizinsoziologie und die Gesundheitswissenschaften. Zur Erklärung dieses Zusammenhangs gibt es verschiedene sozialepidemiologische Modelle. Diese versuchen meist zu klären, ob und wie soziale Faktoren auf die Gesundheit einwirken. Sie sind oft statisch angelegt und sehen den Menschen tendenziell als Opfer der Gesellschaft.

Sie berücksichtigen dabei kaum mögliche Wechselwirkungen zwischen Mensch und Gesellschaft. Vieles deutet jedoch darauf hin, dass es in der sozialen Realität solche Wechselwirkungen gibt. So gab es schon früh aus der Rehabilitationsforschung Hinweise dafür, dass der soziale Status nicht nur die Gesundheit beeinflusst, sondern dass auch eine angeschlagene Gesundheit den sozialen Status beeinträchtigen kann (z.B. Badura et al. 1987). In den Gesundheitswissenschaften sind daher Modelle nötig, welche die Dynamik zwischen Mensch und Gesellschaft mit in die Betrachtung der Krankheitsentstehung einbeziehen.

Im Folgenden werden einige Elemente einer möglichen Theorie der sozialen Gesundheit vorgestellt. Die zentrale Grundannahme dieses Theorieansatzes ist, dass Gesundheit das Ergebnis individueller und kollektiver Ressourcenakkumulation und -krisen ist. Grundlage der Ressourcenakkumulation ist ein gelingender Ressourcenaustausch zwischen Mensch und Gesellschaft, durch den beide Parteien an Ressourcen gewinnen. Krankheit dagegen wird als Ergebnis von Ressourcenkrisen betrachtet. Da sowohl die Ressourcenakkumulation als auch die Ressourcenkrisen sozial beeinflusst und gesteuert werden, ist Gesundheit auch ein kollektives Ergebnis, genauer: ein Ergebnis kollektiven Handelns. Um dies zum Ausdruck zu bringen, sprechen wir von sozialer Gesundheit. Der Begriff soziale Gesundheit steht dafür, dass die individuelle Gesundheit zum einen Ergebnis von sozialen Strukturen und Prozessen ist und dass die gesundheitsförderliche Qualität dieser Strukturen und Prozesse wiederum von der kollektiven Ressourcenlage und damit auch von der kollektiven Gesundheit abhängt. Die individuelle Gesundheit wird sozial determiniert und durch die kollektive Gesundheit abgesichert. Der Begriff soziale Gesundheit bringt zum Ausdruck, dass Gesundheit nicht nur vom Verhalten und von den Genen des Individuums abhängt, sondern auch von sozialen Strukturen und Prozessen und vor allem davon, ob es dem Kollektiv gelingt, erfolgreich Ressourcenakkumulation und Ressourcensicherung zu betreiben sowie eine gerechte Ressourcenverteilung zu ermöglichen. Im Folgenden wird versucht, einige Grundelemente eines solchen umfassenden Modells der sozialen Gesundheit in Form von 20 Thesen vorzustellen.

2   Thesen zur sozialen Gesundheit

Will man verstehen, wie das Verhältnis zwischen Gesellschaft und Individuum gestaltet ist und wie sich dieses auf die Gesundheit des Einzelnen auswirkt, muss man zunächst verstehen, was den Menschen ausmacht und was soziale Systeme wie Gesellschaft, Organisationen, Gruppen und Interaktionssysteme kennzeichnet. Danach kann dann das Wechselverhältnis zwischen Mensch und Gesellschaft in seiner Auswirkung auf die Gesundheit genauer betrachtet werden.

2.1   Der Mensch

These 1: Der Mensch ist ein bio-soziales Wesen

Wir gehen vom Menschenbild des individualistischen Theorieprogramms, dem RREEMM-Modell (vgl. Esser 1993), aus und ergänzen es um soziale und biologische Komponenten. Lindenberg erklärt das RREEMM-Modell des Menschen wie folgt:

> "*Resourceful*: man can search for and find possibilities; he can learn and be inventive; *Restricted*: man is confronted with scarcity and must substitute (choose); *Expecting*: man attaches subjective probabilities to (future) events; *Evaluating*: man has ordered preferences and evaluates (future) events; *Maximizing*: man maximizes (expected) utility when choosing a course of action; *Man*" (Lindenberg 1985: 100).

Wir gehen davon aus, dass die Merkmale „resourceful", „restricted", „expecting" und „evaluating" zutreffen, aber nicht das Merkmal „maximizing". Wegen der „bounded rationality" des Menschen muss die Maximierungsannahme durch die „Satisficing"-Regel (Simon 1957) ersetzt werden. Es wird nicht die beste, sondern eine subjektiv – und das heißt auch gefühlsmäßig – zufriedenstellende Lösung vom Menschen gesucht. Zudem müssen noch zwei Merkmale – sozial und biologisch – dem Menschenbild hinzugefügt werden. Es gibt ein Grundbedürfnis des Menschen nach sozialer Bindung und Zugehörigkeit (Badura 1981). Menschliches Handeln und Entscheiden ist zudem an den Körper und seine biologischen Bedürfnisse gebunden und wird oft von dieser Seite determiniert. Dies zeigen Forschungen zum „Homo biologicus" (Elworthy 1993). Der Mensch wird von uns daher als „*Resourceful, Restricted, Expecting, Evaluating, Satisficing, Social and Biological Man*" angesehen (RREESSBM-Modell).

These 2: Der Mensch ist von Ressourcen abhängig

Der Mensch ist eine Körper-Geist-Einheit, die nur überleben sowie gut und gesund leben kann, wenn sie ausreichend mit materiellen und immateriellen Ressourcen versorgt wird (Foa 1971, Hobfoll 1989). Der Mensch ist daher von Ressourcen und ihrer Zufuhr abhängig. Wir definieren

> „Ressourcen als jene materiellen und immateriellen Objekte der Handlungsorientierung, wie leblose Körper, Organismen, Symbolsysteme und soziale Objekte (Personen oder soziale Ordnungen), die der Befriedigung von organischen und psychischen Bedürfnissen, der Erfüllung von Bedürfnisdispositionen und/oder der Erreichung oder Bewahrung von geschätzten Werten und Zielen dienen können" (Pfaff 1995: 37 f.).

Wir unterscheiden kulturelle, soziale, psychische, organismische und technische Ressourcen. Kulturelle Ressourcen sind Symbolsysteme wie zum Beispiel Wissen, Grundüberzeugungen und Wertemuster. Soziale Ressourcen sind Personen, Gruppen, soziale Netzwerke und/oder Kollektive, die der Bedürfnisbefriedigung und/oder der Situationsbewältigung dienen können. Psychische Ressourcen sind geistige und emotionale Potentiale, die der Akteur z.B. zur Orientierung und Situationsbewältigung nutzen kann wie Selbstwertgefühl, Kontrollüberzeugung, Resilienz, Wissen und Fertigkeiten. Organismische Ressourcen sind die Körperstrukturen, -funktionen und -prozesse, die der Mensch willentlich oder unwillentlich nutzt, um überleben und Alltagssituationen meistern zu können. Dingliche Ressourcen sind nichtreaktionsfähige physische Objekte (z.B. Werkzeug) oder reaktionsfähige physische Objekte (z.B. Maschinen) mit anorganischem Charakter, über die der Akteur verfügen kann (vgl. Pfaff 1995).

Die Ressourcen, die von Sozialsystemen in unterschiedlichem Ausmaß bereitgestellt werden, sind für den Menschen von besonderer Relevanz. Als gesundheitsrelevante soziale Ressourcen konnten bisher vor allem folgende Faktoren identifiziert werden: Kontrolle/Autonomie (Karasek 1979), Gratifikationen (Siegrist 2007), soziale Unterstützung (Badura 1981) und Sozialkapital (Badura et al. 2008, Ommen et al. 2008, v.d. Knesebeck et al. 2005). Menschen benötigen soziale Ressourcen erstens zur Verminderung sozial bedingter Überlastung, zweitens zur emotionalen und problembezogenen Bewältigung von Situationen und drittens zur Befriedigung des Grundbedürfnisses nach Zugehörigkeit und Bindung.

These 3: Die Gesundheit des Menschen ist eine Funktion verfügbarer Ressourcen

Die Gesundheit des Menschen hängt von der Menge verfügbarer Ressourcen ab. Je mehr Ressourcen zur Verfügung stehen, desto stabiler ist die Gesundheit und desto weniger krankheitsanfällig ist der Mensch. Dabei gilt das Gesetz des abnehmenden Grenznutzens. Der Gesundheitswert einer Ressourceneinheit ist bei der Nutzung der ersten Einheit höher als bei der Nutzung der letzten Einheit. Es gilt auch das Gesetz der Ausgewogenheit der verfügbaren Ressourcen. Es ist für die Gesundheit des Menschen wichtig, dass von jeder Ressourcenart genügend Ressourcen vorhanden sind. Sinken die Ressourcen unter eine für den Menschen kritische Schwelle, entsteht eine Ressourcenkrise. Ressourcenkrisen machen den Menschen generell anfällig für Krankheiten. Kritische Ressourcenschwellen können unterschritten werden, wenn der Mensch extrem belastet ist und dabei viele Ressourcen verbraucht, wenn er mehr Ressourcen abgibt als er bekommt oder wenn er sich zu wenig regeneriert und so sein Ressourcenreservoir nicht richtig wieder auffüllen kann. Eine Ressourcenkrise kann objektiver und/oder subjektiver Natur sein. Bei der objektiven Ressourcenkrise wird die tatsächlich benötigte Ressourcenmenge nicht erreicht. Bei der subjektiven Ressourcenkrise wird ein Mangel oder ein Verlust an Ressourcen wahrgenommen.

These 4: Die Ressourcennutzung kann über soziale Normen eingeschränkt werden

Nicht alle Ressourcen, die vorhanden sind, können Menschen stets tatsächlich nutzen. Natürliche und soziale Hindernisse stehen dem oft entgegen. Soziale Normen setzen der menschlichen Wahl Grenzen (Franz 1986) und können daher auch die Auswahl und Verwendung von Ressourcen einschränken (Parsons & Shils 1951). In diesem Fall ist eine Einschränkung des Handlungsspielraums gegeben. Wir wissen, dass ein geringer Handlungsspielraum das Entstehen von Erkrankungen begünstigen kann (Karasek 1979). In diesem Fall ist eine Ressourcenkrise in Form einer sozialen Nutzungskrise gegeben. Von einer sozialen

Nutzungskrise sprechen wir, wenn die zur Bewältigung von Situationen benötigten Ressourcen aufgrund von sozialen Normen nicht genutzt werden dürfen.

These 5: Belastungen erhöhen den Ressourcenverbrauch

Zur Bewältigung von Belastungen werden interne und/oder externe Ressourcen des Menschen beansprucht. Dies führt bei den meisten Ressourcen zumindest kurzfristig zu einem Verbrauch an Ressourcen bzw. einem Rückgang an Ressourcenpotentialen. Dass bei einem Teil der Ressourcen (z.B. Freundschaft, Muskelkraft, Gedächtnis) diesem kurzfristigen Verbrauch ein mittel- bis langfristiger Gewinn gegenübersteht, weil diese Ressourcen durch Nutzung mittelfristig gestärkt werden, ändert wenig an der Tatsache, dass die Bewältigung von Belastungen kurzfristige Anstrengungen erfordert und damit zumindest kurzfristige Kosten verursacht. In der Orientierungs- und Kontrollphase der Problembewältigung finden zum Beispiel mentale, emotionale und motorische Aktivitäten statt. Es werden körperliche Energien verbraucht und Ressourcen konsumiert (Schönpflug & Battman 1988). Eine erfolgreiche Situationsbewältigung kann zu einem Pyrrhussieg werden, wenn der Erfolg durch zu hohe Kosten im Sinne des Verbrauchs von Ressourcen erkauft wird. Im ungünstigen Fall kann daraus ein Nettoverlust an Ressourcen resultieren, weil weniger Ressourcen gewonnen als verbraucht wurden. Bei der Situationsbewältigung kommt es daher auch auf die Bewältigungseffizienz an, d. h. auf ein günstiges Verhältnis zwischen Aufwand und Ertrag. Fortwährende überfordernde Belastungsbewältigung führt – so die These - zu einem Verbrauch vorhandener Ressourcen. Dies führt zu einer schlechteren Gesundheit, weil dadurch Ressourcendefizite und Ressourcenkrisen wahrscheinlicher werden. In zahlreichen Studien konnte gezeigt werden, dass Stressoren wie z.B. kritische Lebensereignisse (Geyer 1999, Kessler 1997, Hurrelmann 2006) oder chronische Belastungen (Siegrist 1996, Hurrelmann 2006, Peter et al. 2007) die Gesundheit beeinträchtigen. Erfolglose Bewältigungsbemühungen, die trotz der Misserfolge aufrechterhalten werden, können zu einem besonders kritischen, gesundheitsgefährdenden Ressourcenverbrauch führen (Schönpflug & Battmann 1988). Hohe Belastung kann also Ressourcenverschleiß und – als mögliche Folge davon – Gesundheitsverschleiß nach sich ziehen.

These 6: Die individuelle Ressourcenausstattung ist eine Funktion der individuellen Ressourcenakkumulation und -sicherung

Menschen streben gleichzeitig danach, Belohnungen zu erhalten und Verluste zu vermeiden und eine entsprechende Belohnung-Verlust-Balance zu finden (gratification-deprivation balance, Parsons 1951). Fortwährende Belohnungen führen in der Regel zu einer Akkumulation von Ressourcen. Ein erreichter Zustand der Ressourcenakkumulation soll – in einer risikoreichen Umwelt zumal – bewahrt werden. Ressourcenverluste gilt es zu vermeiden (Hobfoll 1989, Lindenberg 1989). Da Ressourcen nötig sind, um Verluste zu vermeiden und Gesundheit zu erhalten, sind Menschen gezwungen, Ressourcen zu akkumulieren und machtpolitisch abzusichern. Da Ressourcen knapp sind, stellen Ressourcenbeschaffung, -nutzung und -konkurrenz zentrale Probleme im Leben der Menschen dar. Ressourcenmangel und der Kampf um Ressourcen können Auslöser für soziale Konflikte sein (Dahrendorf 1969). Der Mensch akkumuliert verschiedene Kapitalformen wie z. B. ökonomisches, humanes, soziales und kulturelles Kapital (Bourdieu 1983, Abel 2008). Ein potentieller und/oder aktueller Verlust geschätzter Ressourcen (Deprivation) löst beim Menschen Stress aus (vgl. auch Hobfoll 1989, Lindenberg 1989). Einmal akkumulierte Ressourcen zu bewahren, ist ein wichtiges Ziel des Menschen. Dieses verfolgt er mehr oder weniger rational. Um knappe Ressourcen akkumulieren und sie vor dem Zugriff anderer Menschen schützen zu können, muss der Mensch Mikropolitik betreiben und letztlich auch Macht- und Verteilungskämpfe austragen. Der Mensch wird so zum Ressourcenpolitiker. Im Rahmen dieser individuellen Anstrengungen fährt der Mensch oft besser, wenn er sich mit anderen Menschen zusammenschließt und eine (politische) Koalition bildet, um seine instrumentellen Interessen über das Kollektiv besser durchsetzen oder absichern zu können. Dies führt u.a. zur Bildung von Gruppen, Stämmen, Organisationen und Staatsgebilden.

These 7: Die individuelle Ressourcenausstattung ist eine Funktion der kollektiven Ressourcenakkumulation, -sicherung und -verteilung

In seiner individuellen Ressourcenakkumulation unterliegt der Mensch energetischen und zeitlichen Begrenzungen. Die Menge an verfügbaren Ressourcen kann nur mit Hilfe produktiver Mitmenschen zusätzlich gesteigert werden. Ein Zusammenschluss von Menschen in Form einer Gruppe oder einer Organisation kann Ressourcen zur Verfügung stellen, die den isoliert agierenden Individuen ansonsten verschlossen bleiben. Durch die Bündelung der Kräfte mehrerer Menschen können zum Beispiel Gewichte gehoben und getragen werden, die ein

Einzelner nicht heben oder tragen kann. Beim Lösen von Problemen können andere Menschen einen begangenen Fehler sehen und korrigieren. In Phasen der Orientierungslosigkeit kann eine Gruppe durch eine klare Definition der Situation eine Lage bestimmen helfen (Hofstätter 1986). Komplexe Aufgabenstellungen können oft nur durch arbeitsteiliges Abarbeiten der Teilaufgaben innerhalb einer Gruppe oder einer Organisation bewältigt werden. Ganz allgemein gilt: Je leistungsfähiger eine soziale Einheit ist, welcher der Mensch angehört, desto eher ist diese soziale Einheit in der Lage, Ressourcen zu produzieren und/oder zu akquirieren und desto mehr Ressourcen wiederum stehen den einzelnen Mitgliedern dieser sozialen Einheit prinzipiell zur Verfügung. Die konkrete individuelle Ressourcenausstattung hängt jedoch noch davon ab, wie gerecht die kollektiv gewonnenen Ressourcen verteilt werden. Mit der Produktivität eines Sozialsystems (Gruppe, Organisation, Land) steigt das Ressourcenniveau der einzelnen Mitglieder, sinkt ihre Krankheitsanfälligkeit, verbessert sich ihr Gesundheitszustand und steigt ihre Lebenserwartung. Es gilt dabei das Gesetz des abnehmenden Grenznutzens. Einen Beleg für diese These liefern die Daten zum Zusammenhang zwischen dem Bruttosozialprodukt eines Landes und der durchschnittlichen Lebenserwartung seiner Bürger. Die klassische Preston-Kurve zeigt, dass in Ländern mit einem Bruttosozialprodukt pro Kopf von unter 5000 $ jeder zusätzliche Dollar einen deutlichen Zuwachs an Lebenserwartung mit sich bringt. Ab 5000 $ BSP/Kopf bringt jeder zusätzliche Dollar nur noch einen marginalen Zuwachs an Lebenserwartung. Der Grenznutzen des BSP/Kopf nimmt dann ab (Preston 2003, Marmot 2006, WHO 2008). Wir gehen davon aus, dass dieser Grundzusammenhang nicht nur für Staaten gilt, sondern auch für andere Formen sozialer Einheiten wie Organisationen und Gruppen. Mitarbeiter florierender Unternehmen dürften dieser ressourcenorientierten Perspektive zufolge gesünder sein als solche aus Unternehmen, denen es wirtschaftlich weniger gut geht. Mitglieder unproduktiver Gruppen dürften aus dieser Sicht eine schlechtere Gesundheit aufweisen als solche aus produktiven Gruppen.

These 8: Die sozial ungleiche Verteilung der kollektiven Ressourcen innerhalb von sozialen Einheiten führt zu ungleichen Gesundheitszuständen

Es ist bekannt, dass die Gesundheit sozial ungleich verteilt ist (Mielck 2000, Richter et al. 2009). In einer auf Ressourcen und ihre Verteilung fokussierten Perspektive kann dies auf eine ungleiche Verteilung der kollektiven Ressourcen zurückgeführt werden. Eine hohe Produktivität einer Gruppe, einer Organisation oder einer Gesellschaft bringt demnach denjenigen wenig, die bei der Verteilung der Ressourcen benachteiligt werden. Ein Beleg hierfür liefert das Einkommensungleichheitsmodell. Bürger aus Ländern mit einer geringen Einkommens-ungleichheit weisen eine bessere Gesundheit auf als Bürger aus Ländern mit einer starken Einkommensungleichheit (Wilkinson & Pickett 2007). Wir gehen davon aus, dass der Zusammenhang zwischen Einkommensungleichheit und Gesundheit nicht nur für Länder gilt, sondern auch für andere soziale Einheiten wie Organisationen und Gruppen. Mitarbeiter aus Organisationen mit großer Einkommensspreizung dürften hiernach im Durchschnitt krankheitsanfälliger sein als solche aus Organisationen mit geringer Einkommensspreizung. Soziale Gruppen mit starken internen Statusunterschieden dürften der Ressourcentheorie zufolge ungesündere Mitglieder haben als Gruppen mit geringen Statusunter-schieden.

2.2 Das soziale System

Im Folgenden stehen soziale Systeme (Luhmann 1993), also Interaktionssyste-me, Gruppen, Organisationen und Gesellschaften, im Zentrum der Betrachtung. Wir gebrauchen hierfür auch den Begriff der sozialen Einheit. Ihre Besonderhei-ten in Bezug auf den Ressourcenaustausch sollen hier kurz skizziert werden. Die Skizze beschränkt sich auf Aspekte des Ressourcenaustausches und des Ressour-cengewinns.

These 9: Soziale Systeme sind von Ressourcen abhängig

Soziale Einheiten benötigen – wie Individuen – Ressourcen aus ihrer Umwelt, um bestehen und produzieren zu können. Zu diesen System-Inputs zählen nicht nur Menschen, sondern auch zum Beispiel Finanzen, Bauten, Technik, Wissen, Werte, Normen und Verfahren. Organisationen benötigen zum Beispiel neben dem Sachkapital auch Finanzkapital, Humankapital und Sozialkapital (Badura et al. 2008). Organisationen benötigen Ressourcen aus der Gesellschaft (Aldrich & Pfeffer 1976) und Ressourcen aus den Beiträgen ihrer Mitarbeiter (Ghorpade 1970). Soziale Systeme benötigen vor allem Ressourcen, die zur Aufrechterhal-tung der vier zentralen Funktionen von Sozialsystemen - Anpassung, Zielerrei-chung, Integration und Kulturmustererhaltung (Parsons & Smelser 1956) - bei-tragen. Sie benötigen Energie für die Anpassung, Informationen, Wissen und Entscheidungen für die Zielerreichung, Solidarität und Sozialkapital für die In-tegration sowie Wertevermittlung für die Funktion der Kulturmustererhaltung. Alle sozialen Systeme sind insbesondere auf den Leistungsbeitrag und die Moti-vation der einzelnen Mitglieder angewiesen. Das Individuum kann zur Funktionsfähigkeit des sozialen Systems einen gestalterischen und/oder einen ausführenden Beitrag leisten (Pfaff 1995).

These 10: Kollektive Ressourcenakkumulation ist eine Funktion der Handlungsfähigkeit eines sozialen Systems

Interaktionssysteme, Gruppen, Organisationen und Gesellschaften sind immer handlungsprägend, aber nicht immer handlungsfähig (Schimank 1985). Legt man den Handlungsbegriff von Max Weber zugrunde, so ist Handeln jede Form des innerlichen oder äußerlichen Tuns, Unterlassen oder Duldens soweit der Handelnde damit einen subjektiven Sinn verbindet (Weber 1985). Kollektives Handeln ist somit kollektives Tun, Unterlassen oder Dulden, wenn und insofern als die Handelnden damit einen jeweils subjektiven bzw. kollektiven Sinn verbinden. Nur handlungsfähige Sozialsysteme können Ressourcen akkumulieren und absichern, und je handlungsfähiger sie sind, desto erfolgreicher können sie Ressourcen durch Akquisition oder Produktion akkumulieren und sichern (Pfaff 1989). Ein soziales System ist zum Beispiel handlungsfähig, wenn kollektive Entscheidungen schnell und ohne Aufwand getroffen werden können, wenn auf dieser Grundlage eine einheitliche kollektive Aktion erfolgt und diese Aktion in Hinblick auf das gemeinsame Ziel und die gegebene Situation von dem System selbstorganisiert gesteuert werden kann. Es ist aber auch dann handlungsfähig, wenn aus taktischen oder strategischen Gründen Handlungen verzögert oder unterlassen werden

These 11: Die Handlungsfähigkeit eines sozialen Systems ist eine Funktion seiner sozialen Kohäsion

Erst die soziale Kohäsion macht aus einem locker geknüpften Netzwerk aus Individuen und Einzelkämpfern eine Einheit und schafft damit die Grundlage für ein handlungsfähiges soziales System (Pfaff 1989). Kohäsion reduziert die Varianz des individuellen Verhaltens in der betreffenden sozialen Einheit. Dadurch wird das Verhalten der Mitglieder vorhersagbarer und verlässlicher, und es wird steuerbarer. Man kann darauf vertrauen, dass bestimmte Dinge getan und bestimmte Dinge nicht getan werden. Kohäsion stärkt zudem die Solidarität. In kohäsiven Einheiten ziehen die Leute eher „an einem Strang" als in nicht kohäsiven. Dies alles erhöht die Handlungsfähigkeit des sozialen Systems.

These 12: Die Handlungsfähigkeit eines sozialen Systems ist eine Funktion der Gesundheit ihrer Mitglieder

Zum Handeln benötigen soziale Systeme Energie. Sie sind erst handlungsfähig, wenn genügend menschliche Energie im Sinne von körperlicher und geistiger Energie zur Verfügung steht. Die menschliche Energie ist notwendig, um die nötigen Lern-, Produktions- und Anpassungsleistungen vollbringen zu können. Sie erfüllt die sozialen Strukturen mit Leben. Neben der rein physischen Energie ist die Motivationsenergie die zweite wichtige Energieart, die ein Individuum in eine soziale Einheit einbringen kann. Ohne menschliche Tatkraft und Energie überleben Gruppen und Organisationen nicht. Steht zu wenig menschliche Energie zur Verfügung, ist die kollektive Handlungsfähigkeit eingeschränkt. Es ist vor allem die menschliche Energie, die soziale Systeme handlungsfähig und agil macht. Diese menschliche Energie wiederum hängt von der Gesundheit des Menschen ab. Gesunde Menschen haben in der Regel mehr Energie als kranke Menschen. Dabei ist dies oft keine Frage der Behinderung oder Beeinträchtigung. Menschen mit Behinderungen können – solang sie körperlich und geistig gesund sind – viel Energie besitzen. Läßt jedoch die Gesundheit nach, vermindert sich die zuvor gegebene Energie oft.

Menschliche Energie kann mindestens drei Formen annehmen: Körperliche Energie, geistige Energie und emotionale Energie. Sind alle drei Energieformen gegeben und setzt der Mensch sie zur Erreichung der Ziele von sozialen Einheiten ein, so ist für die soziale Einheit der Idealfall gegeben. Die Gesundheit des Menschen ist also – wie die Bildung – eine grundlegende Ressource für soziale Systeme (Parsons 1951). Soziale Systeme benötigen zum Überleben und zum täglichen Agieren gesunde Mitglieder. Dies gilt für Gruppen genauso wie für Organisationen und Gesellschaften. Wie wichtig soziale Systeme diese Gesetzmäßigkeit nehmen, lässt sich an Extremfällen beobachten. In Preußen war zum Beispiel der Gesundheitsverschleiß durch Kinderarbeit im Rahmen der Industrialisierung so stark, dass das preußische Militär sich ernsthaft um die Wehrfähigkeit der Armee Sorgen machte. Die Angst vor Handlungsunfähigkeit des sozialen Systems „Armee" brachte das Militär dazu, politisch eine Einschränkung der Kinderarbeit durchzusetzen. Das Militär trug so zur ersten deutsche Sozialgesetzgebung bei (Dörr 2004).

These 13: Die individuelle Ressourcenakkumulation ist eine Funktion der Ressourcenverteilung

Die Ressourcen, die Sozialsysteme durch ihre Handlungsfähigkeit für sich und ihre Mitglieder gewinnen, werden benötigt, um zum einen das System selbst zu stabilisieren und auf Dauer lebensfähig zu halten und um zum anderen den Mitgliedern eine Gegenleistung für ihren Leistungsbeitrag zu geben. In Organisationen kommt dieser Selbstbehalt an Ressourcen in den Verwaltungskosten und in den Kosten für Investitionen in das Sach-, Human- und Sozialkapital zum Ausdruck. Die übrigen Ressourcen werden in Organisationen in der Regel an das Personal und die Anteilseigner weitergegeben. Die Gesellschaft verteilt die in Form von Steuermitteln gesammelten Ressourcen an die verschiedenen Anspruchsgruppen (konsumtive Staatsaufgaben) oder investiert sie in Infrastrukturmaßnahmen (investive Staatsaufgaben). Die Produktivität eines sozialen Systems erzeugt einen Ressourcenpool und damit die Grundvoraussetzung für eine gesündere Gesellschaft. Diese Ressourcen werden allerdings nur dann optimal für die Gesamtbevölkerung genutzt, wenn sie möglichst gleichmäßig verteilt werden (Wilkinson & Pickett 2007). Demgegenüber bewirkt die sozial ungleiche Verteilung der Ressourcen (Geld, Bildung) eine sozial ungleiche Verteilung des Gesundheitszustands in der Bevölkerung (Schichtgradient) (Abel 2008, Richter et al. 2009, Peter et al. 2007, Hurrelmann 2006, Marmot 2006). Es kommt somit für das einzelne Mitglied einer Gruppe, Organisation oder Gesellschaft nicht nur darauf an, wie viel Ressourcen ihre soziale Einheit durch hohe Produktivität zur Verfügung hat, sondern auch darauf, ob sie aus dem verfügbaren Ressourcenpool im Rahmen des „Verteilungskampfes" konkret genügend Ressourcen bekommt.

2.3 Mensch und Sozialsystem: Ressourcenaustausch und Gesundheit

Nachdem die Elemente „Mensch" und „Sozialsystem" einzeln betrachtet wurden, geht es nun darum, das Verhältnis von beiden zueinander zu beschreiben. Dabei stehen der Austausch von Ressourcen und der Aspekt der Schaffung und Vernichtung von Mehrwert zwischen beiden Systemen im Vordergrund der Betrachtung.

These 14: Mensch-Sozialsystem-Kreisläufe stellen „soziale Motoren" des Ressourcenaustausches dar

Der gesunde Mensch ist mit seiner Motivation, seiner Energie und seiner Leistungsfähigkeit eine wesentliche Ressource für das soziale System. Das System benötigt vom Individuum sowohl einen Beitrag zur Gestaltung und Reproduktion des Systems als auch einen geistigen und körperlichen Beitrag zur Leistungserstellung im System (Produktion von materiellem oder immateriellem Mehrwert). Gleichzeitig ist ein handlungsfähiges Sozialsystem (z.B. Gesellschaft, Betrieb, Gruppe) eine Quelle von Ressourcen für den Menschen. Es kann dem Individuum Einkommen, Sicherheit, Zusammengehörigkeit, Anerkennung und Selbstverwirklichungschancen bieten. Die Gesellschaft benötigt Ressourcen, die der Mensch liefern kann. Und umgekehrt gilt: Der Mensch benötigt Ressourcen, die die Gesellschaft zur Verfügung stellen kann. Da beide Systeme Ressourcen vom jeweilig anderen System benötigen, ist ein „sozialer Motor" gegeben, der den Ressourcenaustausch in Gang setzt und den Ressourcenkreislauf zwischen Individuum und System aufrechterhält (Pfaff 1995). Es setzt sich so ein Ressourcenstrom in Gang, der von dem sozialen System zum Menschen fließt und von diesem wiederum zum sozialen System.

These 15: Ressourcen werden in der Regel nach dem Leistungs-Gegenleistungs-Prinzip getauscht

Je mehr das Individuum durch Leistung zum Funktionieren eines sozialen Systems beiträgt, desto eher kann es mit einer leistungsgerechten Gegenleistung rechnen. Umgekehrt gilt dasselbe. Das Prinzip der Reziprozität prägt den Austausch von Ressourcen. Dieser Austausch kann zwischen ego und alter oder zwischen ego und einer Gruppe, Organisation oder Gesellschaft stattfinden. Ob dieser Austausch gesundheitsförderlich verläuft, hängt unter anderem davon ab, ob das Reziprozitätsprinzip von Seiten des sozialen Systems wie von Seiten des Menschen eingehalten wird. Mit Reziprozität bezeichnet man

> „wechselseitige Austauschleistungen zwischen Individuen oder Gruppen (...), wobei sowohl gegenständliche Güter und Dienstleistungen als auch die Vermittlung von Bewusstseins- und Gefühlszuständen in die Bewertung der Reziprozität mit einfließen können" (Diewald 1991:117).

Der Ressourcenaustausch muss zwar dem Prinzip der Reziprozität genügen, aber nicht unbedingt dem der Äquivalenz. Äquivalenz herrscht, wenn die ausgetauschten Medien absolut gleichwertig sind, und zwar entweder durch gleiche

Art und Menge (homomorphe Äquivalenz) oder im Sinne eines über einen einheitlichen Wertmaßstab (z. B. Geld) oder über subjektive Vereinbarungen hergestellten gleichwertigen Austauschs unterschiedlicher Medien (heteromorphe Äquivalenz) (Gouldner 1960). Der Austausch gesundheitsförderlicher Ressourcen kann nicht allein auf dem ökonomischen Tauschprinzip beruhen, sondern muss ergänzt werden um das Prinzip des sozialen Austausches. Sozialer Tausch zeichnet sich im Gegensatz zum ökonomischen Tausch durch unspezifische und unspezifizierte Verpflichtungen aus:

> „Social exchange involves the principle that one person does another a favor, and while there is a general expectation of some future return, its exact nature is definitely *not* stipulated in advance" (Blau 1964: 93).

Zwar gilt beim sozialen Tausch ebenfalls die Norm der Reziprozität, weil sie eine universelle Norm darstellt (Gouldner 1960), doch ist sozialer Tausch aufgrund der unspezifizierten Verpflichtung zur Gegenleistung und ihrer Uneinklagbarkeit und Unverhandelbarkeit immer bis zu einem gewissen Grade Vertrauenssache. Man muss darauf vertrauen, dass der Andere eine Gegenleistung erbringen wird (Blau 1964).

These 16: Niveau und Bilanz des Ressourcenaustausches beeinflussen die Gesundheit

Die Gesundheit des Menschen hängt vom Ergebnis des Austauschprozesses zwischen Individuum und Sozialsystem ab. Wir unterscheiden zwei Dimensionen: Niveau und Bilanz des Ressourcenaustausches. Mittels dieser Dimensionen lässt sich die Dynamik des Ressourcenaustausches beschreiben.

Niveau des Ressourcenaustausches

Das Niveau, auf dem der Ressourcenaustausch stattfindet, ist bedeutsamer für die Gesundheit als die konkrete Bilanz des Ressourcenaustausches. Ein Ressourcenaustausch kann in eine Gratifikationskrise münden und dennoch die Gesundheit nicht wesentlich beeinträchtigen. Dies ist dann der Fall, wenn der aus Sicht des Menschen ungerechte Austausch auf einem komfortablen Ressourcenniveau stattfindet und keine echte Ressourcenkrise oder Ressourcennot gegeben ist. Ein Manager kann zum Beispiel eine Gratifikationskrise erleben, weil er nicht zum Vorsitzenden der Geschäftsführung befördert wurde. Er hat dennoch genügend Ressourcen zur Verfügung, um seinen Alltag gut bewältigen zu können. Die

Gratifikationskrise löst in diesem Fall noch keine Ressourcenkrise aus, weil der Ressourcenaustausch auf hohem Ressourcenniveau stattfindet. Man klagt dann gewissermaßen „auf hohem Niveau". Für einen Arbeitslosen, der im Rahmen der Arbeitslosigkeit eine zusätzliche Gratifikationskrise erleidet, ist diese weitaus gefährlicher für die Gesundheit, wenn sie dazu führt, dass eine kritische Ressourcenschwelle unterschritten und so eine Ressourcenkrise ausgelöst wird. Wir unterscheiden daher aus Sicht der Gesundheitswissenschaft zwei Klassen von Ressourcenniveaus:

- Gesundheitsförderliche Ressourcenniveaus: Der Ressourcenaustausch findet quantitativ und qualitativ auf einem genügend hohen, gesundheitsförderlichen Niveau statt.
- Gesundheitsgefährdende Ressourcenniveaus. Der Ressourcenaustausch findet quantitativ und qualitativ auf einem niedrigen, gesundheitsgefährlichen Niveau statt (z.B. an der Armutsgrenze).

Bilanz des Ressourcenaustausches

Vom Ressourcenniveau zu unterscheiden ist die Bilanz des Ressourcenaustausches. Wir unterscheiden folgende Formen der Bilanzierung des Ressourcenaustausches:

- Die subjektive und/oder objektive Bilanz des Ressourcenaustausches fällt für das Individuum weder negativ noch positiv aus.
- Die Bilanz des Ressourcenaustausches ist für das Individuum negativ. Das Individuum erhält subjektiv und/oder objektiv weniger als es geleistet hat. Diesen Fall bezeichnet Siegrist als Gratifikationskrise (Siegrist 1996, 2007).
- Die Bilanz des Ressourcenaustausches ist für das Individuum positiv. Das Individuum erhält mehr als es geleistet hat.
- Die Bilanz des Ressourcenaustausches verändert das Niveau des Ressourcenaustausches

Fall 1: Bei einer negativen Ressourcenbilanz wird das Niveau des Ressourcenaustausches kontinuierlich oder abrupt gesenkt.
Fall 2: Bei einer positiven Ressourcenbilanz wird das Niveau des Ressourcenaustausches hingegen kontinuierlich oder abrupt angehoben.
    Ist die Bilanz des Ressourcenaustausches negativ (Fall b), können mindestens zwei Ursachen dafür verantwortlich sein. Entweder waren in diesem Fall im Sozialsystem genügend Ressourcen vorhanden, dann profitieren andere Mitglieder oder das Sozialsystem insgesamt von der ungerechten Gegenleistung, oder es

wurden aufgrund einer Minderleistung des Sozialsystems vom Sozialsystem weniger Ressourcen erwirtschaftet als zum gerechten Verteilen an die Leistungserbringer nötig gewesen wären. In diesem letzten Fall liegt eine systemische Ineffizienz vor, die meist durch mangelnde kollektive Handlungsfähigkeit ausgelöst wird.

Ist die Bilanz des Ressourcenaustausches positiv (Fall c) können wiederum mindestens zwei Ursachen dafür verantwortlich gemacht werden. Der Überschuss (Mehrwert), den das Individuum bekommt, kann zu Lasten anderer Mitglieder (ungerechte Verteilung) oder des Sozialsystems insgesamt gehen. Zu Lasten des Sozialsystems geht der individuelle Überschuss dann, wenn er besser für systemische Infrastrukturinvestitionen genutzt worden wäre und wenn das System dadurch gezwungen wird, „von der Substanz" zu leben. Der Ressourcenaustausch geht jedoch dann nicht zu Lasten des Sozialsystems oder anderer Mitglieder, wenn es das soziale System durch eine starke Handlungsfähigkeit schafft, eine hohe Produktivität zu erzielen und so das zum Verteilen notwendige Mehr an Ressourcen selbst erwirtschaftet.

These 17: Ressourcenkrisen erhöhen die Krankheitsanfälligkeit

Eine Ressourcenkrise ist gegeben, wenn Ressourcen nicht ausreichen, um die Alltagsroutine mit all ihren möglichen Störungen optimal zu bewältigen und Grundbedürfnisse zu erfüllen (quantitative Dimension) und/oder wenn ein ungerechter Ressourcenaustausch, ein Ressourcenverlust oder ein Ressourcennutzungsverbot gegeben ist (qualitative Dimension). Wir unterscheiden zwischen quantitativer und qualitativer Ressourcenkrise. Die quantitative Ressourcenkrise wird in These 18 näher erläutert. Bei den qualitativen Ressourcenkrisen sind drei Formen besonders gesundheitsgefährdend: die Gratifikationskrise, die Deprivation und die Nutzungskrise.

(1) Gratifikationskrise: Eine negative Ressourcenbilanz ist gegeben, wenn ein Mitglied eines sozialen Systems weniger Ressourcen erhält als es an das System abgegeben hat. Zahlreiche Untersuchungen haben gezeigt, dass eine Kombination aus hoher Verausgabung und geringen Gratifikationen mit einem erhöhten Krankheitsrisiko einhergeht (Siegrist 2007). Die krankheitsinduzierende Wirkung ist dem Modell der Gratifikationskrise (Siegrist 1996) zufolge allerdings unabhängig davon, auf welchem Niveau der Austausch der Ressourcen stattfindet.

(2) Deprivation: Führt der Austauschprozess oder der Abbruch eines Austauschprozesses (z.B. durch Arbeitslosigkeit oder Verlust einer geliebten Person) dazu, dass schnell Ressourcen verloren gehen, ist Ressourcendeprivation gege-

ben. Dies kann eine Destabilisierung der betroffenen Person hervorrufen. Eine Ressourcendeprivation löst Stress aus und kann die Gesundheit gefährden, unabhängig davon, von welchem Ressourcenniveau aus der Ressourcenverlust erfolgt. Auch vermögende Personen können zum Beispiel durch Finanzverluste gesundheitlich beeinträchtigt werden. Denn: Deprivation löst Gefühle des Kontrollverlusts und der Frustration wegen misslungener Verlustvermeidung aus. Mit dem potentiellen und/oder aktuellen Verlust geschätzter Ressourcen gehen wichtige Mittel und symbolische Werte verloren (Hobfoll 1989, Lindenberg 1989). Ein Ressourcenverlust erhöht die Krankheitsanfälligkeit, wenn der Verlust subjektiv als stark empfunden wird und/oder wenn der Verlust objektiv stark ausfällt. Man sollte daher zwischen subjektiver und objektiver Deprivation unterscheiden. Subjektive Deprivation tritt in verschiedenen Formen auf: (1) Deprivation aufgrund aktueller Ressourcenverluste (wahrgenommener Verlust); (2) Deprivation aufgrund antizipierter Ressourcenverluste (Bedrohung); (3) Deprivation aufgrund der Enttäuschung, dass ein erwarteter Ressourcengewinn nicht eingetreten ist oder eintreten wird und (4) Deprivation in Form der relativen Deprivation. Von relativer Deprivation spricht man dann, wenn in einer Gruppe, in der bestimmte Ressourcen im Überfluss vorhanden sind, diejenigen, die diese Ressourcen besitzen, sie weniger wertschätzen und diejenige, die diese Ressourcen nicht besitzen, sie mehr wertschätzen als sie es tun würden, wenn sie in einer Gruppe wären, wo diese Ressourcen knapp sind (Blau 1964:159).

(3) Nutzungskrise: Eine Nutzungskrise ist eine Krise der Verwertung vorhandener Ressourcen. Die Nutzungskrise entsteht, wenn prinzipiell vorhandene Ressourcen konkret nicht verfügbar und nicht nutzbar sind. Die Nutzungskrise ist umso größer, je mehr Ressourcen nicht verfügbar sind und je mehr die nicht verfügbaren Ressourcen für die Bedürfnisbefriedigung oder die Situationsbewältigung von besonderer Relevanz sind. Wir unterscheiden natürliche Nutzungskrisen von sozialen. Natürliche Nutzungskrisen entstehen dadurch, dass die Natur eine Ausbeutung von Ressourcen verhindert. Eine soziale Nutzungskrise ist gegeben, wenn soziale Faktoren eine Nutzung erschweren bzw. einschränken. Bei den sozialen Nutzungskrisen unterscheiden wir autonomiebedingte Nutzungskrisen von aktivierungsbezogenen Nutzungskrisen. Bei einer autonomiebedingten Nutzungskrise können die zur Bewältigung von Situationen benötigten Ressourcen aufgrund von sozialen Normen nicht genutzt werden. Dadurch sind Handlungs- und Entscheidungsspielräume empfindlich eingeschränkt. Eine aktivierungsbezogene Nutzungskrise ist gegeben, wenn vorhandene Ressourcen, wie z.B. Freunde, zwar genutzt werden dürfen (keine autonomiebedingte Nutzungskrise), aber aus verschiedenen Gründen nicht aktiviert werden können.

These 18: Ressourcenkrisen entstehen durch Unterschreiten kritischer Ressourcenschwellen

Eine quantitative Ressourcenkrise ist gegeben, wenn die Höhe des vorhandenen Ressourcenniveaus es nicht erlaubt, die Alltagsroutine mit all ihren Störungen optimal zu bewältigen und menschliche Grundbedürfnisse zu erfüllen. Wir unterscheiden vier verschiedene kritische Ressourcenniveaus und damit vier verschiedene Ressourcenschwellen. Ein Unterschreiten dieser Ressourcenschwellen führt zu – je nach Ressourcenniveau – unterschiedlich starken Ressourcenkrisen (vgl. Pfaff 1995). Die Ressourcenschwellen sind im Einzelnen die Überlebensschwelle, die Selbstversorgungsschwelle, die Routineschwelle und die Störungsschwelle.

Die niedrigste und damit wichtigste Ressourcenschwelle ist die Überlebensschwelle. Die *Überlebensschwelle* wird durch jenes Maß an Ressourcen definiert, das notwendig ist, um das Überleben des Körpers zu sichern. Selbst wenn man keine Gratifikationskrise erlebt und somit ein ausgeglichener Ressourcenaustausch stattfindet, nützt dies wenig, wenn dieser gerechte Austausch auf einem extrem niedrigen, lebensgefährlichen Niveau stattfindet. Dies ist zum Beispiel dann der Fall, wenn Menschen in einem Milieu leben, in dem sie zwar einen gerechten Ressourcenaustausch untereinander praktizieren, aber die Natur und die kollektive Produktivität es ihnen nicht ermöglicht, Nahrungsmittel für den täglichen Bedarf zu besorgen und hygienische Verhältnisse sicherzustellen.

Die nächste Ressourcenschwelle ist die Selbstversorgungsschwelle. Unter der *Selbstversorgungsschwelle* verstehen wir das Ausmaß an Ressourcen, das notwendig ist, um die Selbstorganisation des Menschen zu gewährleisten. Wird die Selbstversorgungsschwelle unterschritten, ist der Mensch aufgrund der gegebenen Ressourcenausstattung nicht mehr fähig, sich selbst zu organisieren und zu versorgen. Er wird dann zum Beispiel zu einem Pflegefall. Aus der Selbstsorge wird bei Unterschreiten der Selbstversorgungsschwelle „Mitsorge" oder gar „Fremdsorge" (Schulz-Nieswandt 2006).

Die nächste Ressourcenschwelle ist die Routineschwelle. Bei der *Routineschwelle* handelt es sich um ein Ressourcenniveau, das es dem Akteur bei einer Unterschreitung in der Regel erschwert oder gar unmöglich macht, seine bisherige Alltagsroutine aufrechtzuerhalten. Die Unterschreitung der Routineschwelle ist deshalb kritisch für die Gesundheit, weil ab dieser Schwelle nicht nur die Bewältigung der Störungen der Alltagsroutine zum Problem wird, sondern die Alltagsroutine selbst. „Business as usual" kann nicht mehr aufrechterhalten werden. Dies kann Folgeprobleme generieren. Kann die Alltagsroutine (z.B. Arbeitstätigkeit) nicht mehr aufrechterhalten werden, so verringert sich die Chance, dass der Betroffene von den sozialen Systemen auf der Basis des Leistungs-

Gegenleistungs-Prinzips weiterhin genügend Ressourcen erhält. Das grundlegende Problem dabei ist, dass das Individuum auf diesem Ressourcenniveau nicht mehr in der Lage ist, die alltägliche Routineleistung wie z.b. die normale Arbeitsleistung zu erbringen (vgl. Pfaff 1995).

Die nächste Ressourcenschwelle ist die Störungsschwelle. Die *Störungsschwelle* ist der Punkt auf der Ressourcenniveauskala, bei dessen Unterschreiten es in der Regel für das Individuum nicht mehr möglich ist, Störungen der Alltagsroutine souverän zu bewältigen. Lebensereignisse wie z.b. schwere Krankheit, Arbeitslosigkeit oder Versetzungen im Betrieb stellen solche Störungen dar (Geyer 1999). Das Unterschreiten dieser Ressourcenschwelle kann ein erhebliches gesundheitliches Risiko beinhalten, falls Störungen der Alltagsroutine in einem bestimmten Zeitraum gehäuft auftreten oder chronischen Charakter annehmen.

These 19: Gesundheit ist eine Funktion der Produktivität von sozialen Systemen

Bei einem normalen Ressourcenaustausch zwischen Individuum und Sozialsystem führt das Leistungs-Gegenleistungs-Prinzip tendenziell zu einem Null-Summen-Spiel. Das Individuum bekommt ungefähr das wieder zurück, was es abgegeben hat. Rechnet man noch damit, dass der Austauschprozess mit „sozialer Reibung" verbunden ist (z.B. Transaktionskosten, Misstrauenskosten, Zeitaufwand der Einigung, Austauschkosten), so dass „soziale Energie" in Form von Ressourcen verloren geht, so würde die Menge an ausgetauschten Ressourcen in einer abgeschlossenen Mensch-Sozialsystem-Einheit allmählich abnehmen. Soziale Systeme und ihre individuellen Mitglieder sind somit – gewissermaßen – zu Produktivität und Wachstum „verdammt". Ihre Zusammenarbeit muss Früchte tragen und zu einem Ressourcen-Mehrwert führen, zumindest in der Höhe des Verlusts an sozialer Energie, der u.a. durch die soziale Reibung entsteht.

Das Ziel des Sozialsystems ist es, durch die kohäsive, zielgerichtete und flexible Zusammenarbeit der Mitglieder so handlungsfähig zu werden, dass es ihm leicht fällt, einen Mehrwert an Ressourcen zu erwirtschaften. Nach Abzug der Ressourcen, die das System zum Überleben und Handeln selbst braucht (z.B. Verwaltungs- und Investitionskosten), kann dann dieser Ressourcen-Mehrwert an die Mitglieder verteilt werden. Bei einer gleichmäßigen Verteilung der gewonnenen Ressourcen kann dies die individuelle Ressourcenbilanz aller Mitglieder verbessern. Die Mitglieder produktiver sozialer Systeme erreichen dadurch mit der Zeit ein höheres Ressourcenniveau als Mitglieder unproduktiver sozialer Systeme. Mit der kollektiven Produktivität eines Sozialsystems steigt somit die Wahrscheinlichkeit, dass ihre Mitglieder gesund bleiben, im Krankheitsfall besser regenerieren und im Rehabilitationsfall schneller sozial integriert werden. Mitglieder produktiver sozialer Einheiten sollten daher eine höhere Lebenserwartung, einen besseren Gesundheitszustand und eine bessere Lebensqualität aufweisen als Mitglieder unproduktiver sozialer Einheiten.

Wir können hinsichtlich der Ressourcendynamik drei Typen von sozialen Systemen unterscheiden: (a) Sozialsysteme mit Ressourcenwachstum, (b) Sozialsysteme mit Null-Wachstum der Ressourcen und (c) Sozialsysteme mit Ressourcenschwund. Gesellschaften mit Ressourcenwachstum müssten nach den bisherigen Ausführungen einen stärkeren Anstieg der Lebenserwartung aufweisen als solche ohne Wachstum. In Gesellschaften mit Null-Wachstum erwarten wir (i) keine Abnahme der Gesundheit, (ii) eine leicht abnehmende Gesundheit oder (iii) - falls das System effizienter wird - eine leicht steigende Gesundheit der Bevölkerung. Ein Grund dafür, dass die Gesundheit leicht abnehmen kann, ist, dass im Rahmen des Ressourcenkreislaufs z.B. aufgrund der „sozialen Reibung" immer etwas Ressourcenschwund zu verzeichnen ist, so dass – wie im Energiekreislauf – Ressourcen immer weniger werden, wenn nicht neue Ressourcen hinzukommen. Der Rückgang der Lebenserwartung in den meisten Ländern des früheren Ostblocks zwischen 1970 und 1991, der parallel einherging mit einer Stagnation der Wirtschaft, könnte auf diese Weise erklärt werden. Eine leichte Steigerung des Gesundheitszustands ist jedoch auch bei Null-Wachstum möglich, wenn es dem Sozialsystem gelingt, die Effizienz im System zu steigern. Neuere Untersuchungen zeigen, dass Länder, die ein gleichbleibendes Bruttosozialprodukt pro Kopf haben, über die Jahre hinweg eine höhere Lebenserwartung erzielen. Möglicherweise steigt die soziale Effizienz der eingesetzten Mittel. Man erzielt mit den gleichen Mitteln durch ein besseres Public-Health-System, durch bessere Therapien, durch bessere Infrastruktur und durch eine bessere Politik mehr Lebenserwartung (WHO 2008). Sozialsysteme, die schrumpfen statt zu wachsen, werden die meisten Schwierigkeiten haben, die Gesundheit aller Mitglieder aufrechtzuerhalten und das erreichte Niveau der Lebenserwartung zu halten. In Gesellschaften mit Minus-Wachstum ist ein individueller Gesundheitsgewinn durch Ressourcenakkumulation in der Regel nur zu Lasten anderer Mitglieder möglich.

Das Fazit aus dem bisher Gesagten ist: Erfolgreiche, produktive Sozialsysteme machen gesund. Gesundheit ist nicht nur eine Frage des individuellen Verhaltens, der individuellen Gene und der individuellen Ressourcenbilanz, sondern auch eine Frage der Zugehörigkeit zu erfolgreichen, ressourcenakkumulierenden Sozialsystemen.

These 20: Gesundheit ist eine Funktion der Zugehörigkeit zu vielen sozialen Systemen und sozialen Kreisen

Gesundheit hängt von dem Grad der Vernetzung mit der Welt und der dadurch entstehenden Gesamtbilanz des Ressourcenaustausches mit der Gesellschaft ab. Wir wissen aus den Arbeiten von Simmel und der soziologischen Netzwerkforschung, dass der moderne Mensch in der Regel nicht mehr in einer einzigen Gemeinschaft „beheimatet" ist (z.B. Dorf), sondern Mitglied verschiedener sozialer Kreise ist und damit verschiedenen Netzwerken angehört. Da soziale Netzwerke eine besondere Form sozialer Systeme darstellen, gelten die bisherigen Ausführungen auch für sie. Mit jedem sozialen Netzwerk kann der Mensch in einen Ressourcentausch treten, so dass sich verschiedene separate Ressourcenkreisläufe ergeben können. Für die Gesundheit des Einzelnen ist entscheidend, wie seine Gesamtbilanz des Ressourcenaustausches mit diesen Netzwerken aussieht. Was ergibt sich, wenn man die Gesamtergebnisse der einzelnen Ressourcenkreisläufe „addiert"? So kann sich etwa die Situation ergeben, dass ein Alkoholiker zwar gut in eine Clique von Alkoholikern integriert ist und daraus einige Ressourcen zieht, aber kaum Kontakte zu anderen sozialen Kreisen unterhält und dadurch in eine Situation der Unterversorgung mit anderen wichtigen Ressourcen (z.B. Geld; gesellschaftliche Anerkennung) gerät. Die verschiedenen Rollen, die man in den verschiedenen sozialen Kreisen spielt, bringen einerseits den Vorteil mit sich, dass man multiple Identitäten besitzt (Thoits 1986). Dies reduziert die Krankheitsanfälligkeit (Berkman & Syme 1979, House et al. 1988). Andererseits bringen diese verschiedenen Rollen auch einen erhöhten Verbrauch der Ressourcen Zeit und Energie mit sich. Damit stellt sich die Kosten-Nutzen-Frage (Thoits 1986). Im Rahmen der hier vertretenen Ressourcentheorie sozialer Gesundheit stellt die Zugehörigkeit zu mehreren sozialen Kreisen und Netzwerken ein Schutzschild des Menschen dar. Das Ressourcenrisiko wird dadurch verteilt. Fällt ein soziales System (z.B. Arbeitsstelle) aus, kann ein anderes Sozialsystem oder ein anderer sozialer Kreis einspringen. Die Stärke schwacher Beziehungen besteht nach Granovetter gerade darin, dass locker miteinander verknüpfte Netzwerke eine hohe Chance bieten, Ressourcenverluste, wie z.B. den Arbeitsplatzverlust, auszugleichen (Granovetter 2005).

3   Ressourcenspirale und Gesundheit: Gesundheit durch Ressourcenakkumulation – Krankheit durch Ressourcenkrise

Das Konzept der Ressourcenspirale stellt den Ressourcenaustausch zwischen Mensch und Sozialsystem in den Mittelpunkt. Dieser Austausch kann dazu führen, dass sowohl der Mensch als auch das Sozialsystem vom Austausch profitieren und ihren Ressourcenbestand ausweiten. Der Geben-und-Nehmen-Prozess kann so verlaufen, dass mit jedem Austausch ein höheres Ressourcenniveau erreicht wird. In diesem Fall entwickelt sich aus dem horizontalen Ressourcenkreislauf eine Ressourcenspirale, die sich nach oben entwickelt (Aufwärtsspirale). Führt der Austauschprozess dazu, dass eine Partei oder beide Parteien Ressourcen verlieren, entwickelt sich eine Abwärtsspirale. Im Folgenden wird zunächst gezeigt, wie Gesundheit durch die aufwärtsgerichtete Ressourcenspirale (Aufwärtsspirale) aufrechterhalten, gesichert und gefördert werden kann (salutogene Ressourcenspirale). Dann wird auf die abwärtsgerichtete Ressourcenspirale eingegangen. Die Abwärtsspirale erhöht die Krankheitsanfälligkeit und kann daher auch als pathogene Ressourcenspirale bezeichnet werden. Am Ende des Kapitels wird auf die sozialen Sicherungssysteme eingegangen, die moderne Gesellschaften eingerichtet haben, um zu verhindern, dass aufgrund der aufgezeigten Prinzipien (z.B. Reziprozitätsprinzip) im Einzelfall kritische Ressourcenschwellen dauerhaft unterschritten werden und gesundheitsgefährdende Ressourcenkrisen entstehen.

3.1 Die Aufwärtsspirale: Gesundheit durch Ressourcenakkumulation

Wenn ein Individuum mehr Ressourcen von einer sozialen Einheit erhält als es an diese abgegeben hat, so kommt es zu einer individuellen Akkumulation der Ressourcen. Im Idealfall akkumuliert das Individuum im Sinne von Bourdieu (1983) ökonomisches Kapital, soziales Kapital und/oder kulturelles Kapital. Ökonomisches Kapital entsteht dadurch, dass Geld oder (materielle) Güter angehäuft werden. Soziales Kapital besteht aus Kontakten und Netzwerkbeziehungen. Das kulturelle Kapital ist in Form von Wissen, Werten und Symbolen vorhanden (Abel 2008). Die Ressourcenakkumulation ist zwar die Grundlage für die Salutogenese, doch nicht jede Form der Ressourcenakkumulation fördert die Gesundheit. Denn nicht alle Ressourcen sind speicherbar, und in manchen Lebenslagen werden gerade solche Ressourcen benötigt, die man nicht angesammelt oder die man verloren hat. Ökonomisches Kapital kann z.B. nur bedingt den Mangel an sozialem Kapital ausgleichen. Es kommt bei der Gesundheitserhaltung auf die richtige Mischung an Ressourcen an. Betriebswirtschaftlich ausgedrückt hängt die Gesundheit vom richtigen Ressourcen-Portfolio ab. Wohlbefinden und körperliche Gesundheit stützen sich auf verschiedene Ressourcen. Zu unterscheiden sind strukturelle und energetische Ressourcen. Strukturelle Ressourcen wie persönliche Fertigkeiten, Muskeln, Gedächtnis, Maschinen oder Freunde sind instrumentell einsetzbar. Energetische Ressourcen, wie z. B. biochemische Energiepotentiale im Menschen, oder chemische Ressourcen, wie z.b. Benzin, werden unter anderem gebraucht, um die strukturellen Ressourcen aktivieren zu können. Während die energetischen Ressourcen schnell verbraucht werden und deshalb schneller erschöpft sind, halten sich die strukturellen Ressourcen trotz Nutzung relativ lange (Schönpflug & Battmann 1988).

3.2 Die Abwärtsspirale: Krankheit durch Ressourcenkrisen

Die Entstehung einer Krankheit ist dann sehr wahrscheinlich, wenn ein notwendiges Maß an materiellen und immateriellen Ressourcen unterschritten wird. Ressourcenschwellen werden – außerhalb von kollektiven Krisen (Kriege; Hungersnot; Epidemien) - unter anderem unterschritten, wenn der Einzelne aus verschiedenen Gründen weniger für die Gesellschaft leistet und deshalb weniger Ressourcen von der Gesellschaft zurückbekommt. Als Reaktion darauf leistet er noch weniger für die Gesellschaft, so dass die Gesellschaft – solange das Leistungs-Gegenleistungs-Prinzip gilt – wiederum weniger Ressourcen an diesen Menschen abgibt. Es entsteht so ein Teufelskreislauf. Die Abwärtsspirale soll an zwei Beispielen illustriert werden: Depressivitätsspirale und krankheitsbedingter sozialer Abstieg.

Das Beispiel „Depressivitätsspirale"

Wenn ein Mensch depressive Symptome aufweist, kann sich eine Depressivitätsspirale in Gang setzen (Coyne et al. 1981). Depressive Personen versuchen oft, die Unterstützung durch andere Personen auf eine Art zu bekommen, die bei diesen auf Ablehnung stößt. Die dadurch hervorgerufene Zurückweisung und Isolation kann zu Defiziten in der sozialen Verstärkung bei der betroffenen Person führen und die Depressivität zusätzlich verstärken (Coyne et al. 1981). In solchen Situationen testen die depressiver gewordenen Personen oft die Tragfähigkeit von Beziehungen zu Personen, die ihnen wichtig sind. Dadurch jedoch kann erst recht eine Zurückweisung des Depressiven durch die nahestehenden Personen erfolgen, was wiederum die Depressivität fördern kann (Coyne 1976). Damit schließt sich der Teufelskreis.

Das Beispiel „krankheitsbedingter sozialer Abstieg"

Die Schichtgradient-These besagt, dass das Verhältnis von sozialem Status und Krankheit invers ist: Je geringer der soziale Status, desto höher ist das Krankheitsrisiko. Dies kann man zum einen über die Umweltthese erklären („Armut macht krank") und zum anderen über die Selektionsthese („Krankheit macht arm"). Zwar spricht mehr für die Gültigkeit der Umweltthese (Dragano & Siegrist 2006), doch darf die Kraft der sozialen Selektion nicht unterschätzt werden; das lehrt die Betrachtung von Patientenkarrieren (Gerhardt 1986). Nach einer schweren Krankheit z.b. mag ein Betroffener zwar wieder zur Arbeit zurückkehren, ist aber dort oft Diskriminierungen und Stigmatisierungen ausgesetzt. Diese Stigmatisierungen können dazu führen, dass der Betroffene depressiv wird oder sich in der bisherigen Arbeit nicht mehr wohlfühlt (Badura et al. 1987). Dies wiederum kann zur Folge haben, dass man ihm nicht mehr zutraut, die bisherige Arbeitsstelle adäquat auszufüllen, und ihn auf eine andere Stelle versetzt, die eventuell mit einem geringeren sozialen Status verbunden ist. Ist der Patient auf der neuen Stelle wegen der Gesamtlage demotiviert tätig, wird ihm möglicherweise gekündigt oder er kündigt selbst. Findet er als Arbeitsloser nicht innerhalb eines bestimmten Zeitraums wieder Arbeit, wird ihm bald das Stigma des „schwer Vermittelbaren" anhaften. Dauerhafte Arbeitslosigkeit erhöht jedoch die Krankheitsanfälligkeit signifikant. Auf diese Weise kann Krankheit über sozialen Abstieg zu mehr Krankheit führen; insbesondere schwere und chronische Erkrankungen führen oft zu einer solchen sozialen Krankheitsspirale.

Abwärtsspiralen: Typen

Abwärtsspiralen können durch Krankheit, Behinderung, Stigmatisierung oder durch einen Mangel an Bildung, Einkommen oder Status oder selbst induziert werden. Eine *krankheitsinduzierte Abwärtsspirale* ist gegeben, wenn eine Krankheit die Abwärtsentwicklung einleitet (Krankheitsspirale). Von einer *behinderungsinduzierten Abwärtsspirale* sprechen wir, wenn eine Behinderung die Abwärtsentwicklung auslöst und zu sozialem Abstieg führt (Behinderungsspirale). Eine *bildungsinduzierte Abwärtsspirale* ist gegeben, wenn mangelnde Bildung zu Erwerbslosigkeit oder zu unqualifizierten Tätigkeiten führt (z.B. Kohn & Schooler 1973). Von einer *einkommensinduzierten Abwärtsspirale* sprechen wir dann, wenn Einkommensminderungen und -verluste zu einer Minderversorgung an materiellen und immateriellen Ressourcen führen und diese z.B. über Motivationsverlust den Leistungsbeitrag zum Sozialsystem vermindert. Eine *statusinduzierte Abwärtsspirale* ist gegeben, wenn eine Statusveränderung oder ein Statusverlust zu einer Minderversorgung an materiellen und immateriellen Ressourcen führt und dies Reaktanz und Leistungsrestriktion auslöst. Von einer *stigmatisierungsinduzierten Abwärtsspirale* sprechen wird dann, wenn Stigmatisierungsprozesse einen kontinuierlichen Rückgang der Ressourcenausstattung einleiten. Eine *selbstinduzierte Abwärtsspirale* liegt vor, wenn eine Person nicht aus Mangel an Status, Einkommen, Bildung und Gesundheit, sondern von sich aus keinen Kontakt mehr zur sozialen Umwelt sucht, sei es willentlich oder un-willentlich. Ausgehend von dieser Unterscheidung lassen sich personenbedingte Abwärtsspiralen, wie die krankheits-, die behinderungs- und die selbstinduzierte Abwärtsspirale, trennen von den systembedingten Abwärtsspiralen, wie die sta-tus-, die einkommens-, die stigmatisierungs- und die bildungsinduzierte Ab-wärtsspiralen.

3.3 Die Rolle der Sozial- und Gesundheitspolitik: Sozialer Schutz vor gesundheitsgefährdenden Abwärtsspiralen

Moderne Gesellschaften haben zum Schutz gegen die gesundheitsgefährdende Abwärtsspirale (pathogene Ressourcenspirale) soziale und medizinische Siche-rungssysteme entwickelt. Sie verhindern, dass aufgrund des Leistungs-Gegenleistungs-Prinzips eine Mindestgrenze der individuellen Ressourcenaus-stattung unterschritten wird. Falls sie dennoch unterschritten wird, soll das Si-cherungssystem die Möglichkeit bieten, den negativen Trend umzukehren und wieder eine Aufwärtsentwicklung einzuleiten.

Sozialpolitik und soziale Sicherungssysteme

Das Leistungs-Gegenleistungs-Prinzip ist zwar notwendig, damit der soziale Motor des Ressourcenaustausches zwischen Person und sozialem System in Gang kommt und die Gesellschaft durch den Beitrag ihrer Mitglieder genügend Ressourcen (Wohlstand) erwirtschaften kann. Personen mit eingeschränkter Leistungsfähigkeit lässt es jedoch unberücksichtigt. Moderne Sozialstaaten hal-ten deshalb Kompensationsleistungen bereit: sie betreiben soziale Daseinsvor-sorge (Schulz-Nieswandt 2006).
    Die Gesundheit der Bevölkerung hängt damit nicht nur vom gesellschaftli-chen Wohlstand ab, sondern auch von der Sozialpolitik eines Staates. Die Marktwirtschaft lässt dem Ressourcenaustausch im Wirtschaftssystem freien Lauf, mit allen Konsequenzen in Bezug auf ungleiche Formen der Ressourcen-akkumulation zwischen Arm und Reich. Die soziale Marktwirtschaft führt zu-sätzlich zur Marktwirtschaft ein soziales Auffangnetz ein. Dieses soll sicherstel-len, dass auch solche Personen Ressourcen erhalten, die – aus welchen Gründen auch immer – an einem solchen Austauschprozess nicht oder nicht mehr teilha-ben können, wie z.B. Kleinkinder, Kinder, Jugendliche, Menschen mit Behinde-rungen und Kranke. Soziale Sicherungssysteme setzen das Leistungs-Gegenleistungs-Prinzip für gesetzlich definierte Fälle (z.B. Leistungsgeminderte, Menschen mit Behinderung, Krankheitsfälle und Sozialfälle) außer Kraft, so dass

in der Regel auf Gegenleistung verzichtet und das Notwendige geleistet wird. Dabei ist es zunächst das Ziel, durch Ressourcenzufuhr die Selbstversorgungsschwelle zu überschreiten, so dass der Betroffene sich selbst wieder versorgen kann. Falls dies nicht gelingt, wird eine Mit- und/oder Fremdsorge (z.b. Pflegedienst) gewährleistet (Schulz-Nieswandt 2006).

Medizinische Akutversorgung als soziale Krisenintervention

Die medizinische Akutversorgung – insbesondere die Akut- und Notfallversorgung, einschließlich der Intensivmedizin – kann als Einrichtung der Gesellschaft begriffen werden, um krankheitsinduzierte Abwärtsspiralen, die einen kritischen Zustand erreicht haben, noch rechtzeitig zu stoppen, rückgängig zu machen und sie im besten Fall in eine Aufwärtsspirale zu verwandeln. Letztlich geht es darum, den kritischen Zustand des betroffenen Menschen so zu stabilisieren, dass der Abwärtsprozess der Pathogenese unterbrochen und der Aufwärtsprozess der Salutogenese eingeleitet wird, so dass wieder sichere Ressourcenschwellen erreicht werden können.

Verlangsamung der Abwärtsspirale als Versorgungsziel bei chronischer Krankheit

Viele chronische Krankheiten tragen das Potential für eine Abwärtsspirale in sich. So kann ein eingeschränkt funktionsfähiger Mensch nicht die Leistung erbringen, die die Gesellschaft normalerweise erwartet. Zudem verschlechtert sich die eingeschränkte Leistungsfähigkeit tendenziell mit zunehmendem Alter. Ein implizites Ziel der Versorgung von Menschen mit chronischen Krankheiten ist es letztlich, den durch die Krankheit oder die Behinderung drohenden Prozess der Abwärtsspirale (a) präventiv abzuwenden und/oder (b) abzumildern bzw. zu verlangsamen (Schott et al. 2002). Dies gilt auch für die allgemeine Versorgung alter Menschen. Bei chronischen Krankheiten, Behinderungen, Pflegebedürftigkeit und zunehmendem Alter droht zunächst keine Unterschreitung kritischer Ressourcenschwellen. Doch diese Schwellen rücken, falls sich eine Abwärtsspirale entwickelt, mit der Zeit immer näher heran. Dies ist besonders in hohem Alter der Fall. Ziel einer jeden Versorgung von chronisch Kranken ist es, sich abzeichnende Abwärtsspiralen durch gezielte Interventionen zu unterbrechen und, falls möglich, in eine Aufwärtsspirale umzuwandeln.

4   Zusammenfassung

Gesundheit und Gesellschaft hängen nach der hier vertretenen Theorie der sozialen Gesundheit eng miteinander zusammen. Individuelle Gesundheit ist die Voraussetzung für eine produktive Gesellschaft. Gleichzeitig ist eine produktive Gesellschaft die Voraussetzung für individuelle Gesundheit. Produktive Gesellschaften und Organisationen machen gesund. Gesundheitsförderliche Situationen zeichnen sich dadurch aus, dass eine Win-Win-Situation zwischen Sozialsystem und Mensch gegeben ist. Der Mensch leistet seinen Beitrag zur Handlungsfähigkeit des Sozialsystems. Dieses gewinnt dadurch an kollektiver Handlungsfähigkeit und kann darüber wiederum mehr Ressourcen kollektiv akkumulieren und an die Mitglieder abgeben. Die individuell akkumulierten Ressourcen werden durch die kollektiv akkumulierten ergänzt, so dass in produktiven Sozialsystemen die Mitglieder eine bessere individuelle Ressourcenausstattung aufweisen als in weniger produktiven Sozialsystemen. Eine günstige Ressourcenausstattung verhindert, dass der Mensch in Zeiten hoher Belastung und Beanspruchung allzu schnell kritische Ressourcenschwellen erreicht und so Ressourcenkrisen entstehen. Eine gute Ressourcenausstattung ermöglicht nicht nur die Bewältigung des Alltags, sondern auch die Bewältigung der Störungen der Alltagsroutinen. Gesundheitskritische Ressourcenkrisen wie sie bei Unterschreiten der vier skizzierten Ressourcenschwellen (Störungs-, Routine-, Selbstversorgungs- und Überlebensschwelle) gegeben sein können, werden dadurch unwahrscheinlich. Es wurde gezeigt, dass sowohl bei guter als auch bei schlechter Ressourcenausstattung drei zusätzliche Typen von Ressourcenkrisen auftreten können: Gratifikationskrise, Deprivation und Nutzungskrise. Alle drei Krisenkonstellationen sind sozial mitverursacht und haben das Potential, die Krankheitsanfälligkeit zu erhöhen, insbesondere dann, wenn sie gleichzeitig auftreten. Eine weitere besonders kritische Situation ist gegeben, wenn – sozial ausgelöst oder verstärkt – eine Abwärtsspirale in Gang gesetzt wird, die dazu führt, dass auf Dauer alle kritischen Ressourcenschwellen unterschritten werden.

Da das Leistungs-Gegenleistungs-Prinzip die Abwärtsspirale in Gang setzen kann, sind in modernen Sozialstaaten soziale Sicherungssysteme im Einsatz, die dieses Prinzip in gesetzlich definierten Fällen außer Kraft setzen. Sie erreichen dadurch eine Unterbrechung der Abwärtsspirale. Zusätzliche Hilfestellungen sollen die Abwärts- in eine Aufwärtsspirale verwandeln..

Gesundheit ist nach dem hier vertretenen Ansatz der sozialen Gesundheit das Ergebnis kollektiven Handelns und Krankheit das Ergebnis sozial mitverursachter Ressourcenkrisen. Der Begriff der sozialen Gesundheit soll deutlich machen, dass Gesundheit ein soziales Produkt ist. Die Ressourcenaustauschtheorie liefert die Erklärung dafür wie soziale Strukturen und Prozesse mit der Gesundheit verbunden sind. Mit Hilfe des Ressourcenansatzes können konkrete Kausalmechanismen identifiziert werden, die zwischen Gesellschaft und Individuum vermitteln und Gesundheit zu einem sozialen Projekt machen.

Literatur

Abel, T. (2008): Cultural capital and social inequality in health. In: Journal of Epidemiology and Community Health. 62 (7): e 14.

Aldrich, H.E. & Pfeffer, J. (1976): Environments of organizations. In: Annual Review of Sociology 2: 79-105.

Badura, B. (1981): Zur sozialepidemiologischen Bedeutung sozialer Bindung und Unterstützung. In: Badura, B. (Hrsg.): Soziale Unterstützung und chronische Krankheit. Zum Stand sozialepidemiologischer Forschung. Frankfurt am Main: Suhrkamp Verlag: 13-39.

Badura, B., Kaufhold, G., Lehmann, H., Pfaff, H., Schott, T., Waltz, M. (1987): Leben mit dem Herzinfarkt. Eine sozialepidemiologische Studie. Berlin: Springer Verlag.

Badura, B., Greiner,W., Rixgens, P., Ueberle, M., Behr, M. (2008): Sozialkapital – Grundlagen von Gesundheit und Unternehmenserfolg. Berlin: Springer Verlag.

Berkman, L.F. & Syme, S.L. (1979): Social networks, host resistance, and mortality: A nine-year follow-up study of Alameda County Residents. In: American Journal of Epidemiology 109: 186-204.

Blau, P.M. (1964): Exchange and power in social life. New York: John Wiley & Sons.

Bourdieu, P. (1983): Ökonomisches Kapital, kulturelles Kapital, soziales Kapital. In: Kreckel, R. (Hrsg.): Soziale Ungleichheiten. Soziale Welt. Sonderband 2. Göttingen: Schwartz Verlag: 183-198.

Coyne, J.C. (1976): Toward an interactional description of depression. In: Psychiatry 39: 28-40.

Coyne, J.C., Aldwin, C., Lazarus, R.S. (1981): Depression and coping in stressful episodes. In: Journal of Abnormal Psychology 90: 439-447.

Dahrendorf, R. (1969): Zu einer Theorie des sozialen Konflikts. In: Zapf, W. (Hrsg.): Theorien des sozialen Wandels. Köln, Berlin: Kiepenheuer & Witsch: 108-123.

Diewald, M. (1991): Soziale Beziehungen: Verlust oder Liberalisierung? Soziale Unterstützung in informellen Netzwerken. Berlin: Sigma.

Dörr, N. (2004): 165 Jahre Einschränkung der Kinderarbeit in Preußen. Ein Beitrag zum Beginn der Sozialgesetzgebung in Deutschland. In: MenschenRechtsMagazin 2/2004: 141-151.

Dragano, N. & Siegrist, J. (2006): Die Lebenslaufperspektive gesundheitlicher Ungleichheit: Konzepte und Forschungsergebnisse. In: Richter, M., Hurrelmann, K. (Hrsg.): Gesundheitliche Ungleichheit: Grundlagen, Probleme, Perspektiven. Wiesbaden: VS Verlag für Sozialwissenschaften: 171-184.

Elworthy, C. (1993): Homo Biologicus. An evolutionary model for the human sciences. Berlin: Duncker & Humblot.

Esser, H. (1993): Soziologie. Allgemeine Grundlagen. Frankfurt am Main: Campus Verlag.

Foa, U.G. (1971): Interpersonal and economic resources. Their structure and differential properties offer new insight into problems of modern society. In: Science 171: 345-351.

Franz, P. (1986): Der 'constrained choice'-Ansatz als gemeinsamer Nenner individualistischer Ansätze in der Soziologie. Ein Vorschlag zur theoretischen Integration. In: Kölner Zeitschrift für Soziologie und Sozialpsychologie 38: 32-54.

Gerhardt, U. (1986): Patientenkarrieren. Eine medizinsoziologische Studie. Frankfurt am Main: Suhrkamp Verlag.

Geyer, S. (1999): Macht Unglück krank? Lebenskrisen und die Entwicklung von Krankheiten. Weinheim: Juventa Verlag.

Ghorpade, J. (1970): Study of organizational effectiveness. Two prevailing viewpoints. In: The Pacific Sociological Review 13 (1): 31-40.

Gouldner, A. W. (1960): The norm of reciprocity: A preliminary statement. In: American Sociological Review 25: 161-178.

Granovetter, M. (2005): The impact of social structure on economic outcomes. In: Journal of Economic Perspectives 19 (1): 33-50.

Hobfoll, S.E. (1989): Conservation of resources.A new attempt at conceptualizing stress. In: American Psychologist 44 (3): 513-524.

Hofstätter, P.R. (1986): Gruppendynamik. Kritik der Massenpsychologie. Reinbek: Rowohlt Verlag.

House, J.S., Landis, K.R., Umberson, D. (1988): Social relationships and health. In: Science 4865 (241): 540-545.

Hurrelmann, K. (2006): Gesundheitssoziologie. Eine Einführung in sozialwissenschaftliche Theorien von Krankheitsprävention und Gesundheitsförderung. 6. Auflage. Weinheim: Juventa Verlag.

Karasek, R.A. (1979): Job demands, job decision latitude, and mental strain: Implications for job redesign. In: Administrative Science Quarterly 24: 285-308.

Kessler, R.C. (1997): The effects of stressful life events on depression. In: Annual Review of Psychology 48: 191-214.

Knesebeck, O.v.d., Dragano, N., Siegrist, J. (2005): Social capital and self-rated health in 21 European countries. In: Psychosocial Medicine 2: Doc02. Published online 2005 February 23.

Kohn, M.L. & Schooler, C. (1973): Occupational experience and psychological functioning: An assessment of reciprocal effects. In: American Sociological Review 38: 97-118.

Lindenberg, S. (1985): An assessment of the New Political Economy: Its potential for the social sciences and for sociology in particular. In: Sociological Theory 3: 99-114.

Lindenberg, S. (1989): Choice and culture: The behavioral basis of cultural impact on transactions. In: Haferkamp, H. (Hrsg.): Social structure and culture. Berlin: Walter de Gruyter: 175-200.

Luhmann, N. (1993): Soziale Systeme. Grundriß einer allgemeinen Theorie. 4. Auflage. Frankfurt am Main: Suhrkamp Verlag.

Marmot, M. (2006): Harveian oration – health in an unequal world. In: The Lancet 368: 2081-2094.

Mielck, A. (2000): Soziale Ungleichheit und Gesundheit: Empirische Ergebnisse. Bern: Hans Huber Verlag.

Ommen, O., Driller, E., Janssen, C., Pfaff, H. (2008): Burnout bei Ärzten – Sozialkapital im Krankenhaus als mögliche Ressource? In: Brähler, E., Alfemann, D., Stiller, J. (Hrsg.): Karriereentwicklung und berufliche Belastungen im Arztberuf. Göttingen: Vandenhoeck & Ruprecht Verlag: 190-208.

Parsons, T. (1951): The social system. Glencoe, Illinois: Free Press.

Parsons, T. & Shils, E.A. (Hrsg.) (1951): Toward a general theory of action. New York: Harper & Row.

Parsons, T. & Smelser, N.J. (1956): Economy and Society. London: Routledge & Kegan Paul.

Peter, R.,Gässler, H., Geyer, S.(2007): Socioeconomic status, status inconsistency and risk of ischaemic heart disease: A prospective study among members of a statutory health insurance company. In: Journal of Epidemiology and Community Health 61 (7): 605-611.

Pfaff, H. (1989): Stressbewältigung und soziale Unterstützung. Zur sozialen Regulierung individuellen Wohlbefindens. Weinheim: Deutscher Studien Verlag.

Pfaff, H. (1995): Arbeit, Technik und Gesundheit: Zur Soziologie der Gesundheit am Beispiel der Ingenieurarbeit, Habilitationsschrift, Fachbereich Umwelt und Gesell-schaft. Berlin: Technische Universität Berlin.

Preston, S.H. (2003): The changing relation between mortality and level of economic development. In: Bulletin of the WHO 81 (11): 833-841 (Wiederabdruck aus: Popu-lation Studies 1975, 29: 231-48).

Richter, M., Erhart, M., Vereecken, C.A., Zambon, A., Boyce, W., Gabhainn, S.N. (2009): The role of behavioural factors in explaining socio-economic differences in adolescent health: A multilevel study in 33 countries. In: Social Science & Medicine 69 (3): 396-403.

Schimank, U. (1985): Der mangelnde Akteurbezug systemtheoretischer Erklärungen gesellschaftlicher Differenzierung – Ein Diskussionsvorschlag. In: Zeitschrift für Soziologie 14: 421-434.

Schönpflug, W. & Battmann, W. (1988): The costs and benefits of coping. In: Fisher, S., Reason, J. (Hrsg.): Handbook of life stress, cognition and health. Chichester: John Wiley & Sons: 699-713.

Schott, T., Iseringhausen, O., Orde, A.v. (2002): Kontinuität und Prozessqualität in der Behandlung der chronischen Herzerkrankung: Der Zugang zur Rehabilitation und die Schnittstelle zum Alltag. In: Rehabilitation 41: 140-147.

Schulz-Nieswandt, F. (2006): Sorgearbeit, Geschlechterordnung und Altenpflegeregime in Europa. Münster: LIT-Verlag.

Siegrist, J. (1996): Soziale Krisen und Gesundheit. Eine Theorie der Gesundheitsförde-rung am Beispiel von Herz-Kreislauf-Risiken im Erwerbsleben. Göttingen: Hogrefe Verlag.

Siegrist, J. (2007): Effort-reward imbalance model. In: Fink, G. (Hrsg.). Enzyclopedia of stress. 2. Auflage. San Diego: Academic Press: 893-898.

Simon, H.A. (1957): Rationality and administrative decision making. In: Simon, H.A.: Models of man. Social and rational. Mathematical essays on rational human behavior in a social setting. New York: John Wiley & Sons: 196-206.

Thoits, P.A. (1986): Multiple identities: Examining gender and marital status differences in distress. In: American Sociological Review 51: 259-272.

Weber, M. (1985): Wirtschaft und Gesellschaft. Grundriss der verstehenden Soziologie. 5., revid. Aufllage. Tübingen: J.C.B. Mohr (Paul Siebeck).

WHO – World Health Organization (2008): The World Health Report 2008: Primary health care – now more than ever. Genf: WHO.

Wilkinson, R.G. & Pickett, K.E. (2007): The problems of relative deprivation: Why some societies do better than others. In: Social Science & Medicine 65 (9): 1965-1978.

20 Jahre Public Health – 20 Jahre Politik für eine gesunde Gesellschaft?

Thomas Gerlinger, Rolf Schmucker

Public Health hat seit Ende der 1980er Jahre in der deutschen Hochschul- und Wissenschaftslandschaft rasch Verbreitung gefunden und sich als wissenschaftliche Disziplin an zahlreichen deutschen Hochschulen mittlerweile zu einer festen Größe entwickelt, auch wenn diese Entwicklung nicht frei von Rückschlägen war und die Zukunftsperspektiven dieser Disziplin durchaus ungewiss sind (Schaeffer et al. 2010). Public Health ist aber nicht nur Theorie, sondern auch Praxis bevölkerungsbezogener Gesundheitspolitik. Die Public-Health-Perspektive beinhaltet damit auch Anforderungen an die Politik, sich mit ihren Entscheidungen an der Erhaltung und Verbesserung der öffentlichen Gesundheit zu orientieren, idealerweise auf allen Politikfeldern („health in all policies"). Daran schließt sich die Frage an, inwiefern Public Health in den vergangenen zwei Jahrzehnten auch zu einer Leitlinie politischen Handelns geworden ist und Public-Health-Erfordernisse Eingang in politische Entscheidungen gefunden haben.

Im Folgenden werden wir zunächst einige grundsätzliche Überlegungen zum Verhältnis von Politik und Public Health formulieren. Daraufhin werden einige Beobachtungen zum Stellenwert von Gesundheit als Ziel öffentlicher Politik vorgestellt. Anschließend wird die Rolle von Ökonomisierungsprozessen zur Erklärung der dabei beobachteten Widersprüche thematisiert. Schließlich gehen wir darauf ein, welche Konsequenzen die beschriebenen Beobachtungen für das Verständnis von Public Health als wissenschaftliche Disziplin haben können.

1 Politik und Public Health

Um sich der Frage nach der Bereitschaft und Fähigkeit von Politik, Public-Health-Ziele zu verfolgen, zu nähern, sollen zunächst einige grundlegende Beobachtungen zum Verhältnis von Politik und Public Health dargelegt werden. Erstens orientieren sich politische Entscheidungsträger gemeinhin an der Erlangung, Erhaltung und Ausweitung von Macht. Auch bei gesundheitsbezogenen Entscheidungen ist es für Parteien und Regierungen überaus relevant, ob sie

diesem Ziel dienen oder nicht. Zwar ist eine normative Orientierung an gesundheitsbezogenen Belangen auch gegen die eigenen Machtinteressen prinzipiell
möglich – und bisweilen auch anzutreffen –, allerdings auch nicht unbedingt
wahrscheinlich. Politischem Handeln liegen also eigene Relevanzkriterien zugrunde, die keinesfalls mit gesundheitsbezogenen Erfordernissen kompatibel
sein müssen.

Zweitens vollzieht sich die Gestaltung des Politikfeldes „Gesundheit" in der
Interaktion einer Vielzahl von Akteuren – ein Sachverhalt, der in der Politikwis-
senschaft mit dem Begriff „governance", im Unterschied zu „government", bezeichnet wird. Zwar ist der Staat, vor allem in seiner Legislativ- und Exekutiv-
funktion, gleichsam als „Architekt der politischen Ordnung" (Döhler 1995) von
herausgehobener Bedeutung. Aber nicht nur der Staat, der selbst bereits aus einer
Reihe von Akteuren zusammengesetzt ist, die mit je eigenen Interessen und
Problemdeutungen an der Willensbildung partizipieren (z.B. Parteien, Fraktio-
nen, Ministerien, Regierungen in Mehrebenensystemen wie der Europäischen
Union oder dem deutschen föderalen Bundesstaat), sondern auch private oder
parastaatliche Akteure (z.B. Arbeitgeber und Gewerkschaften, Ärzte und Krankenkassen), häufig in Verbänden organisiert, nehmen Einfluss auf Entscheidungen im jeweiligen Politikfeld. Diese Akteure verfolgen dabei, mit unterschiedlichen Machtressourcen (z.B. Geld, Wissen, Einfluss auf die öffentliche Meinung)
ausgestattet, vor allem ihre – zumeist ökonomischen oder institutionellen – Eigeninteressen und lassen sich in aller Regel nicht von Public-Health-
Erfordernissen leiten. Inwiefern sich die unterschiedlichen Interessen in der Gestaltung der Gesundheitspolitik praktisch Geltung verschaffen, hängt vor allem
von der Macht der jeweiligen Akteure ab. Schließlich gilt für alle Beteiligten,
dass nicht selten Zielkonflikte zwischen gesundheitsbezogenen und anderen
Interessen auftreten.

Drittens finden Willensbildungs- und Entscheidungsprozesse stets in einem
historisch-konkreten institutionellen Setting statt. Dabei vollzieht sich das Ak-
teurshandeln in und durch Institutionen. Dies trifft auch auf die Gesundheitspolitik zu. Institutionen nehmen einen entscheidenden Einfluss darauf, wie welche
Aufgaben behandelt werden (z.B. Weaver & Rockman 1993: 6, 31; Héritier
1993: 76). Sie entwickeln eigene Muster der Wahrnehmung, Definition und
Bearbeitung von Problemen und binden sich an formalisierte Handlungsregeln,
die gewohnheitsmäßig Anwendung finden und sich häufig zu einer Handlungs-
routine verstetigen (March & Olsen 1989: 16ff., 159ff.).

Auf diese Weise können Institutionen die Handlungsfähigkeit von Akteuren
beeinflussen: Sie können politikfeldspezifische Veränderungen begrenzen, kana-
lisieren oder stimulieren; das Handeln in bestimmte Bahnen lenken, Handlungs-
korridore eröffnen, bestimmte Lösungen erleichtern und andere erschweren

(Krasner 1988: 67, 83f.). Dabei sind sie üblicherweise bestrebt, ihren Fortbe-
stand zu sichern und ihre eingeschliffenen Handlungsmuster aufrechtzuerhalten;
die Anpassung an veränderte Aufgaben erfolgt in der Regel nur langsam und
allmählich (March & Olsen 1989: 54ff.). Nicht selten können sie ein beachtliches
Beharrungsvermögen entwickeln und ihre Existenz und Handlungsroutinen auch
dann aufrechterhalten, wenn sie unter dem Gesichtspunkt ihrer Problemlösungs-
fähigkeit oder Effizienz als suboptimal gelten müssen.

Sind erst einmal Entscheidungen über eine bestimmte Form der Problembe-
arbeitung getroffen, so sind damit Sichtweisen, Institutionen und Interessen kon-
stituiert, die künftige Wahlmöglichkeiten einschränken und alternative Entwicklungen erschweren, wenn nicht gar ausschließen können (z.B. David 1985). Derartige Entscheidungen können also eine Pfadabhängigkeit künftiger Entwicklungen begründen.

Viertens gehört zu den besonderen Eigenschaften des Politikfeldes Gesundheit der Umstand, dass der Staat Rahmenvorgaben erlassen und Aufsichtsfunkti-
onen wahrnehmen, die Durchführung der Maßnahmen selbst aber nur durch die
unmittelbaren Akteure, vor allem die Leistungsanbieter, erfolgen kann. Vor allem ist dabei von Bedeutung, dass im Gesundheitswesen persönliche Dienstleistungen dominieren. Dabei obliegt – gerade auf dem Gebiet der Krankenversorgung – die Definition des Versorgungsbedarfs den professionellen Experten
(zumeist den Ärzten), was diesen wiederum weitreichende Möglichkeiten für
opportunistische Ausweichreaktionen auf staatliche Steuerungsbemühungen
bietet. Legislative Entscheidungen, die zunächst als noch so vernünftig erscheinen mögen, können also in der Implementierung unterlaufen werden und sich
damit als wirkungslos oder sogar als kontraproduktiv erweisen. Daher ist der
Staat bei der Implementierung von Maßnahmen in der Gesundheitspolitik, wie
wohl sonst in nur wenigen anderen Politikfeldern, auf die Kooperation interme-
diärer Akteure (Körperschaften, Verbände) und von Individualakteuren (Leistungsanbieter, Finanzierungsträger) angewiesen (Mayntz 1977 u. 1983). Diese
Besonderheiten stellen eine zusätzliche Hürde für eine an Public-Health-
Erfordernissen orientierte Gesundheitspolitik dar.

Eine Chance für die Berücksichtigung von Public-Health-Zielen bietet der
Umstand, dass in demokratisch verfassten Gesellschaften Macht über Wahlen
zugewiesen wird und insoweit über kurz oder lang auch an Zustimmung gebunden ist. Gesundheit und Gesundheitspolitik sind somit für die Parteien und Regierungen als wichtigen Akteuren des politischen Systems vor allem insoweit
handlungsrelevant, als sie sich von einer bestimmten Form der Problembearbei-
tung einen Gewinn an Zustimmung oder zumindest eine Reduzierung von Legitimationsrisiken und -defiziten erhoffen können. Ob dieser Mechanismus zu
einer Orientierung der Gesundheitspolitik an Public Health führt, hängt freilich

davon ab, inwieweit die Wahlbevölkerung oder einflussreiche Wählergruppen deutlich machen, dass sie selbst entsprechende Präferenzen setzen.

Schon diese kursorischen Überlegungen verdeutlich, wie voraussetzungsvoll und damit schwierig es ist, Public-Health-Erfordernissen in der Gesundheitspolitik zur Durchsetzung zu verhelfen.

2   Politik für eine gesunde Gesellschaft: Widersprüchliche Entwicklungen

Die Behandlung des Themas „Gesundheit" durch die Politik war in den zurückliegenden zwei Jahrzehnten gravierenden Veränderungen unterworfen und stellt sich in einer aktuellen Querschnittsbetrachtung überaus vielgestaltig und widersprüchlich dar. Es wäre vermessen, die Gesamtheit dieser Entwicklungen hier darlegen, und überzogen, die Auswahl der hier zu betrachtenden Entwicklungen auf einen Nenner bringen zu wollen. Und dennoch lassen sich, so soll im Folgenden gezeigt werden, viele dieser Widersprüche als Ausdruck eines säkularen Trends begreifen, der sich in den vergangenen zwei Jahrzehnten auf einer Reihe von gesundheitsrelevanten Handlungsfeldern bemerkbar machte: einer fortschreitenden Ökonomisierung der Gesellschaft, ihrer Formierung zu einer nationalen Wettbewerbsgemeinschaft (Schimank & Volkmann 2008). Die Gesundheitssicherung war eines jener gesellschaftlichen Handlungsfelder, die ökonomischen Problemwahrnehmungs- und -bearbeitungsmustern traditionell recht weit entzogen waren. Diese Ökonomisierung ist nun im Begriff, den Regulierungsgegenstand „Gesundheit" gleichsam im Wege einer „inneren Landnahme" zu überformen und ihren Handlungslogiken unterzuordnen (Gerlinger & Mosebach 2009). Zahlungsfähigkeit und in fortschreitendem Maße auch Gewinnerzielung werden zu Kriterien der Leistungserbringung und treten neben die „autonome Logik" (Bourdieu) des Gesundheitswesens, die auf den Erhalt, die Wiederherstellung oder die Verbesserung der Gesundheit ausgerichtet ist. Diese Entwicklung erzeugt zahlreiche Konflikte und Widersprüche, wie ein Blick auf die Felder der Krankheitsprävention und der Krankenversorgung zeigt.

Auf dem Gebiet der Prävention richtet sich staatliches Handeln seit einiger Zeit verstärkt darauf, das individuelle Gesundheitsverhalten zu normieren und zu kontrollieren. So wurde in den letzten Jahren eine Reihe neuer gesetzlicher Regelungen zur Beeinflussung des Gesundheitsverhaltens verabschiedet, die mit einer Kombination aus Verboten, finanziellen Anreizen und erweiterten Informationspflichten die Bürger zu einer gesünderen Lebensweise anhalten wollen (z.B. Schmidt 2008; Altgeld 2010; Knobloch 2008). Dazu zählen z.B. das Rauchverbot in öffentlichen Einrichtungen, die Erhöhung der Tabaksteuer, Werbeverbote für Alkohol und Tabak, Verkaufsbeschränkungen für alkoholische Getränke oder

Optionen für Krankenkassen, präventives Verhalten ihrer Versicherten zu belohnen. Andere Maßnahmen, wie z.b. Kennzeichnungspflichten für Lebensmittel, sind in der Diskussion. Diese Interventionen werden ergänzt durch entsprechende Informationskampagnen von Ministerien und Behörden auf Bundes- und Landesebene. Im Mittelpunkt staatlicher Bemühungen steht die Bekämpfung von Adipositas und Suchtmittelkonsum (Tabak, Alkohol). Gleichzeitig ist der Zusammenhang von sozialem Status und Gesundheitszustand in das Blickfeld einer breiteren Öffentlichkeit gelangt und nicht mehr nur für einen kleinen Kreis von Public-Health-Experten von Interesse (z.b. Mielck & Bloomfield 2001; Richter & Hurrelmann 2009 sowie die Beiträge von Schott & Kuntz, Richter et al. und Lampert in diesem Band).

Zu den bemerkenswertesten Entwicklungen auf dem Feld der Verhältnisprävention ist sicherlich die Modernisierung des Gesundheitsschutzes am Arbeitsplatz zu rechnen, der durch das Arbeitsschutzgesetz von 1996 auf eine innovative Rechtsgrundlage gestellt wurde. Es formuliert nicht nur uneingeschränkt verbindliche Schutzpflichten des Arbeitgebers, sondern legt vor allem einen umfassenden Begriff des Arbeits- und Gesundheitsschutzes zugrunde, der sich nicht nur auf die klassischen Gefahren der Industriearbeit bezieht, sondern auch arbeitsorganisatorische Ursachenkomplexe und psychosoziale Gesundheitsbelastungen einschließt und damit einen geeigneten Rahmen für die Bekämpfung von Gesundheitsgefahren in der modernen Arbeitswelt darstellt. Darüber hinaus fordert das Arbeitsschutzgesetz vom Arbeitgeber eine Überprüfung und beständige Anpassung der betrieblichen Maßnahmen und schafft insofern eine wichtige Voraussetzung, den betrieblichen Gesundheitsschutz zu dynamisieren und beständig zu optimieren (Gerlinger 2000). Seine Verabschiedung stellt den vorläufigen Endpunkt jahrzehntelanger Bemühungen um eine Modernisierung des Arbeitsschutzes dar.

Zudem wurden seit den 1990er Jahren, begünstigt durch die Ottawa-Charta der WHO, von Kiel bis Konstanz zahllose Projekte zur Prävention und Gesundheitsförderung aufgelegt – ob im Setting Betrieb, im Setting Schule, im Kindergarten oder im Quartier, wie Stadtviertel neuerdings heißen. Der Gesetzgeber erweiterte die Handlungsfelder der Krankenkassen um die nichtmedizinische Primärprävention und die Gesundheitsförderung (§§ 20 u. 20a-c SGB V), und in diesem Zusammenhang hob er die Verminderung der sozialen Ungleichheit als Aufgabe der Krankenkassen sogar in den Rang einer gesetzlichen Vorschrift – eine Bestimmung, deren emanzipatorische Tragweite in der 130jährigen Geschichte der GKV Ihresgleichen sucht. Außerdem sind die große Aufmerksamkeit und die umfangreichen und aufwendigen Vorkehrungen gegenüber in den letzten Jahren aufgetretenen Epidemien zu erwähnen (SARS, Vogelgrippe, Schweinegrippe).

Eine verstärkte Aufmerksamkeit für Gesundheit lässt sich auch auf zahlreichen Feldern der Krankenversorgungspolitik konstatieren. Allenthalben bekennen sich politische Parteien dazu, dass allen Bürgerinnen und Bürgern der Zugang zu einer hochwertigen Krankenversorgung gewährleistet werden müsse, selbst solche, die ansonsten sozialstaatlicher Umverteilung besonders skeptisch gegenüberstehen (z.b. Koalitionsvertrag 2009). Und in der Tat genießt das Bedarfsprinzip bei aller Berücksichtigung von Kostendämpfungszielen in den vergangenen Jahrzehnten – zumindest rechtlich – nach wie vor Vorrang vor dem Grundsatz der Beitragssatzstabilität (§ 12 Abs. 1 in Verbindung mit § 71 Abs. 1 SGB V). In der Krankenversicherung hat trotz mancher Leistungsbeschränkungen und Zuzahlungserhöhungen die Privatisierung von Risiken bisher nicht jene Dynamik wie in der Rentenversicherung (z.b. demographischer Faktor bei der Rentenberechnung, Einführung der Riester-Rente) oder der Arbeitslosenversicherung (z.b. Einführung von Hartz IV) angenommen – von der Pflegeversicherung, die von vornherein lediglich als Grundsicherung etabliert wurde (Priester 1993; Gerlinger & Röber 2009), ganz zu schweigen.

Gleichzeitig ist auf allen Feldern der gesundheitsbezogenen Intervention die Qualitätssicherung und mit ihr das Bestreben, den Outcome gesundheitsbezogener Interventionen zu verbessern, zu einem Mega-Thema der Gesundheitspolitik geworden. Die Regulierung von Versorgungsqualität ist ein vergleichsweise neues Feld der Gesundheitspolitik. Bis Mitte der 1980er Jahre war die Qualitätssicherung kein Gegenstand politischer Intervention. Gesundheitspolitik nahm überwiegend indirekt (z.b. über die Ausbildungsordnungen für Gesundheitsberufe oder über quantitative Indikatoren bei der Kapazitätsplanung) Einfluss auf die Verfügbarkeit von Versorgungseinrichtungen, nicht aber auf das Leistungsgeschehen selbst. Die Qualität medizinischer und pflegerischer Dienstleistungen selbst war nicht Gegenstand politischer Regulierung, sondern blieb weitgehend der professionellen Selbstregulierung von Leistungserbringern vorbehalten. Mit dem Übergang zu den 1990er Jahren entwickelte der Gesetzgeber rege Aktivitäten auf diesem Feld. Sie führten dazu, dass dieses Teilgebiet der Gesundheitspolitik mittlerweile mit einem dichten Netz von Vorschriften überzogen ist. Dazu zählen u.a. gesetzliche Vorschriften zur Qualitätssicherung und Qualitätstransparenz, die sich primär an die Leistungsanbieter richten (z.b. Einrichtung eines Qualitätsmanagements, Veröffentlichung von Qualitätsberichten), Auflagen für Finanzierungsträger und Leistungsanbieter zur Berücksichtigung von Qualitätsaspekten beim Abschluss von Versorgungsverträgen sowie der Ausbau verbindlicher Kosten-Nutzen-Bewertungen von Untersuchungs- und Behandlungsmethoden durch den Gemeinsamen Bundesausschuss und in diesem Zusammenhang die Errichtung neuer Institutionen („institution building") zur Qualitäts- bzw. Kosten-Nutzen-Bewertung (z.b. des Instituts für Qualität und Wirtschaftlichkeit im Gesundheitswesen). Die Bestimmungen zur Qualitätssicherung erstrecken sich von der Prävention und Gesundheitsförderung über die Krankenversorgung und die Rehabilitation bis hin zur Pflege und Palliativversorgung (z.B. SVR 2006 u. 2008; Kolip & Müller 2009).

Neben diesen Beispielen, die als Indizien für einen hohen Stellenwert des Themas „Gesundheit" in der Politik gelten können, lassen sich eine Reihe von Feldern benennen, auf denen Politik den gesundheitlichen Folgen gesellschaftlicher Entwicklungen und politischer Entscheidungen mit Gleichgültigkeit oder Ignoranz gegenübertritt. Auf dem Gebiet der Krankheitsentstehung sind hier zunächst die wachsende Kluft zwischen Arm und Reich sowie die dramatische Ausbreitung von Armut in der Gesellschaft zu nennen (Bundesregierung 2008) – Entwicklungen, in deren Verlauf auch die gesundheitliche Ungleichheit in der Bevölkerung in Abhängigkeit vom Sozialstatus gestiegen ist (Richter & Hurrelmann 2009). Vergleichbare Tendenzen lassen sich auch beim Gesundheitsschutz am Arbeitsplatz erkennen: Prekäre Beschäftigungsverhältnisse, die Flexibilisierung von Arbeitszeiten sowie die Einführung neuer Produktions- und Arbeitsorganisationsmodelle haben im Gleichschritt mit einer Schwächung der Gewerkschaften zu einer Verdichtung von Arbeit geführt, die insbesondere psychische Arbeitsbelastungen zu einer gesellschaftlich bedeutsamen Krankheitsursache gemacht haben (Pröll 2003). Parallel dazu wurden Überwachungskapazitäten bei der staatlichen Aufsicht und den Unfallversicherungsträgern erheblich reduziert sowie Arbeitsschutzbestimmungen im Zeichen der Deregulierung gelockert. Diesen säkularen Großtrends können die Aktivitäten der Krankenkassen auf der Grundlage der §§ 20 und 20a-c SGB V nicht wirksam entgegentreten, denn erstens ist das zulässige Ausgabenvolumen sehr knapp bemessen, zweitens setzen bereits die Organisationseigenschaften der Krankenkassen ihren Möglichkeiten, in Settings zu intervenieren, deutliche Grenzen und drittens orientieren sich die Krankenkassen trotz mancher Fortschritte nach wie vor sehr stark an Maßnahmen der individuellen Verhaltensprävention und zu wenig an Setting-Ansätzen (MDS 2009).

Aber nicht nur in der Prävention, auch auf dem Gebiet der Krankenversorgung lassen sich zahlreiche Entwicklungen beobachten, die mit einer Politik für eine gesunde Gesellschaft kaum vereinbar sind. So hat die Privatisierung von Krankenbehandlungskosten durch die Anhebung von Zuzahlungen, bei einer gleichzeitigen Verschlechterung der gesetzlichen Befreiungsregelungen, die sozialen Hürden für die Inanspruchnahme von medizinischen Leistungen erhöht (z.B. Reiners & Schnee 2007). Diese Steuerungsinstrumente können durchaus auch gesundheitliche Auswirkungen nach sich ziehen. So zeigte die bis heute umfassendste Untersuchung über die Auswirkungen von Zuzahlungen auf das Inanspruchnahmeverhalten von Patienten, ein in den 1980er Jahren im Auftrag der RAND-Corporation in den USA durchgeführtes Experiment, dass Zuzahlungen, sofern sie einen Steuerungseffekt haben, Patienten dazu veranlassen, sowohl auf notwendige als auch auf nicht notwendige Leistungen zu verzichten (Newhouse 1993; Rice 2004) – ein unter gesundheitlichen Aspekten zumindest problematischer Aspekt. Derartige Risiken für die Gesundheit spielen bei Entscheidungen zur Privatisierung von Behandlungskosten offenbar keine Rolle.

Darüber hinaus haben neue finanzielle Anreize für Leistungsanbieter, die Einführung von Pauschalen und Budgets bei der Vergütung von niedergelassenen Ärzten und Krankenhäusern, zu einer informellen Rationierung von Gesundheitsleistungen geführt (Strech et al. 2009). Gleichzeitig werden in der ambulanten Versorgung aufgrund des fortbestehenden Nebeneinanders von gesetzlicher und privater Krankenversicherung gesetzlich Krankenversicherte bei der Terminvergabe gegenüber Privatpatienten erheblich benachteiligt und müssen z.T. lange – gelegentlich auch unvertretbar lange – Wartezeiten in Kauf nehmen (z.B. Lüngen et al. 2008; Zok 2007). Aufgrund der Standortentscheidungen niedergelassener Ärzte und eines umfangreichen Bettenabbaus im stationären Sektor verstärken sich auch bei der Vorhaltung von Versorgungskapazitäten die regionalen Ungleichgewichte und ist in Teilen des Bundesgebiets mittlerweile sogar eine ausreichende wohnortnahe medizinische Versorgung in Frage gestellt (Segert & Zierke 2005).

3   Nicht „health in all policies", eher „economy in all policies"

Bereits die angeführten Widersprüchlichkeiten verdeutlichen, dass politisches Handeln in Deutschland vom Grundsatz „health in all policies" weit entfernt ist. Ein nicht geringer Teil dieser Widersprüche wird verständlich, wenn man den öffentlichen Umgang mit Gesundheit als Ausdruck eines anderen gesellschaftlichen Basistrends der jüngeren Vergangenheit, der fortschreitenden Ökonomisierung weiter Bereiche der Gesellschaft, begreift. Gesellschaftspolitik in Deutschland hat sich sicherlich weitaus stärker vom Grundsatz von „economy in all policies" als vom Grundsatz „health in all policies" leiten lassen.

Politisches Handeln hat in der Vergangenheit aktiv gesellschaftliche Entwicklungen befördert, die sich negativ auf die Bevölkerungsgesundheit auswirken, und dabei weder zu erkennen gegeben, dass es diesen Auswirkungen wirkungsvoll entgegentreten will, noch hat es von den einschlägigen gesellschaftspolitischen Leitlinien selbst Abstand genommen. Dies wird insbesondere mit Blick auf die wachsende soziale Ungleichheit und die Verbreitung von Armut in der Gesellschaft sowie die Zunahme arbeitsbedingter Gesundheitsbelastungen deutlich. Dabei handelt es sich um Folgen sozial- und arbeitsmarktpolitischer

Entscheidungen, die den vermeintlichen Zwängen einer globalisierten Ökonomie folgen. In ihnen drückt sich zugleich der Bedeutungsverlust sozialer Leitbilder für die Entwicklung der Gesellschaftspolitik aus.

Aber nicht nur im Unterlassen, auch im Tun nehmen ökonomische Motive für gesundheitliches Handeln eine bedeutende und wachsende Rolle ein. So ist in der betrieblichen Gesundheitsförderung der Hinweis auf den ökonomischen Nutzen derartiger Maßnahmen weit verbreitet. Dagegen ist nichts einzuwenden, und in der Tat mag es auch zahlreiche Fälle geben, in denen dieser Zusammenhang tatsächlich existiert oder zumindest als Motiv für Unternehmensleitungen handlungsrelevant wird. Problematisch wird die Bezugnahme auf den ökonomischen Nutzen derartiger Maßnahmen dann, wenn die Felder, in denen gewinnorientiertes und gesundheitsbezogenes Handeln nicht zusammenfallen, aus dem Blick geraten.

Auch die verstärkten Bemühungen zur verhaltenspräventiven Disziplinierung der Bevölkerung haben starke ökonomische Bezüge. Die mit Adipositas und Suchtmittelkonsum assoziierten Krankheiten gelten als künftige Kostentreiber im Gesundheitswesen, und die skizzierten Interventionen zur Verhaltensprävention werden direkt in den Zusammenhang mit der Kostendämpfung in der GKV gestellt. Daher lassen sich auch die verstärkten Bemühungen zur Stärkung der Verhaltensprävention als Versuch interpretieren, die Bevölkerung zu einer nationalen Wettbewerbsgemeinschaft zu formen, die geflissentlich alles zu unterlassen hat, was die Wettbewerbsfähigkeit des Standorts und heimischer Unternehmen beeinträchtigt. Es gibt darüber hinaus gute Gründe, das wachsende Präventionsbewusstsein in der Bevölkerung auch im Kontext einer staatlichen Politik zu verorten, mit der versucht wird, die Selbststeuerung der Individuen im Sinn gesellschaftlicher Ziele in Anspruch zu nehmen. Die „aktivgesellschaftliche Umschulung der Subjekte" (Lessenich 2008: 122) hat nicht vorrangig den selbstbestimmten und gesunden Menschen als Zielperspektive, sondern die Erzeugung produktiver und ressourcenschonender Denkweisen und Verhaltensmuster. Was unter gesundheitlichen Aspekten zunächst also als unbedenklich oder gar positiv erscheint, rückt in ein anderes Licht, wenn man einerseits die darin zum Ausdruck kommenden Regulierungsansprüche des Staates gegenüber Individuen und Gesellschaft, andererseits die Legitimationsrhetorik jener Interventionen in den Blick nimmt. Denn einen prominenten Platz nehmen hier jene Argumente ein, die sonst eher zur Begründung für Leistungseinschränkungen und Reformen der GKV-Finanzierung herangezogen werden: der Hinweis auf den demographischen Wandel und den medizinischen Fortschritt.

Uta Gerhardt hatte zu Beginn der 1990er Jahre das Public-Health-Konzept mit dem Verdacht belegt, die Entwicklung hin zu einem autoritären Gesundheitsstaat zu begünstigen (Gerhardt 1993: 36ff.). Dem lag offenkundig ein Missverständnis über den Charakter von Public Health und eine fehlende Unterscheidung zwischen Old Public Health und New Public Health zugrunde (Baum 2008; Rosenbrock 2001). Wenn wir allerdings heute – durchaus *mit* Uta Gerhardt – hinsichtlich der individuellen Verhaltensprävention eine deutliche Tendenz zu einem überbordenden Präventionsstaat feststellen können, so sind die Gründe dafür nicht in einer „health in all policies", sondern eher in einer „economy in all policies" zu suchen – auch wenn der gesteigerte Stellenwert einer gesunden Lebensweise nicht allein auf ökonomische Sachzwänge oder staatliche Kontrollmaßnahmen zurückzuführen ist.

In der Betonung individuellen Gesundheitsverhaltens bei gleichzeitiger Ausblendung bedeutender Aspekte der Verhältnisprävention kommt auch zum Ausdruck, dass Konzepte, die am Individuum orientiert sind, komplexen Interventionen zur Veränderung von Arbeits- und Lebensbedingungen vorgezogen werden. Hagen Kühn und Rolf Rosenbrock haben diesen Mechanismus mit der einprägsamen Formel vom „Darwinschen Gesetz der Präventionspolitik" charakterisiert (Kühn & Rosenbrock 1994: 39ff.). Demnach konkurrieren bei der Krankheitsvorbeugung unterschiedliche Präventionstypen miteinander. Dabei sind diejenigen Maßnahmen am durchsetzungsfähigsten, die gegenüber ihrer gesellschaftlichen Umwelt am besten angepasst sind. Bei der Vorbeugung von Gesundheitsgefahren haben Interventionen, die am Individuum ansetzen (genetische Disposition, Gesundheitsverhalten) größere Chancen auf Realisierung als komplexe gesellschaftliche Prozessinnovationen, denn sie lassen sich erstens vergleichsweise leicht kommerzialisieren – also als Waren oder Dienstleistungen anbieten – und erlauben es zweitens, gesellschaftliche und ökonomische Strukturen nicht anzutasten. Die Bevorzugung verhaltenspräventiver Ansätze hat zudem den Charme, dass sie die Ideologie von im Kern individuell verschuldeten Erkrankungsursachen unterstützen.

Auch auf dem Feld der Krankenversorgung geben ökonomische Determinanten die Richtung der Gesundheitspolitik vor. Es ist hinlänglich bekannt, dass seit Mitte der siebziger Jahre die Kostendämpfung im Mittelpunkt der Gesundheitspolitik steht. Die wirkungsmächtigste Begründung für diesen Politikwechsel liegt in dem Hinweis, dass die Arbeitgeberbeiträge zur gesetzlichen Krankenversicherung als Bestandteil der sogenannten Lohnnebenkosten möglichst nicht steigen dürften, um die Wettbewerbsfähigkeit der heimischen Unternehmen nicht zu gefährden. Zu den wichtigsten Instrumenten dieser Kostendämpfungspolitik zählt die Verlagerung von Kosten auf die Patientinnen und Patienten, wobei die Politik die möglichen gesundheitlichen Folgen dieser Maßnahme allenfalls als Randproblem behandelt. Im Zentrum steht die Hoffnung auf eine finanzielle Entlastung der Krankenkassenhaushalte: sei es durch den Umverteilungseffekt, also das Aufbürden direkter Kosten bei Leistungsinanspruchnahme, oder den

Steuerungseffekt, auf die Inanspruchnahme von Leistungen aus Kostengründen zu verzichten, ungeachtet dessen, ob eine Leistung medizinisch notwendig ist oder nicht.

Ökonomisierung macht sich in der Krankenversorgungspolitik allerdings nicht nur als externer Einflussfaktor geltend, sondern auch intern, also bei der Steuerung des Leistungsgeschehens in der GKV. Der mit dem Gesundheitsstrukturgesetz 1992 eingeleitete Paradigmenwechsel in der Gesundheitspolitik wollte und will das Ziel der Kostendämpfung durch die Etablierung eines Kassenwettbewerbs, durch eine Verlagerung von Finanzierungsrisiken auf die Leistungserbringer (Budgets, pauschale Vergütungsformen) und durch eine stärkere finanzielle Belastung der Patienten bzw. der Versichertengemeinschaft erreichen (Gerlinger 2002). Auf diese Weise soll ein Regulierungssystem errichtet werden, in dem alle Akteure – Ärzte, Krankenhäuser, Krankenkassen, Versicherte und Patienten – sich bei ihren Versorgungsentscheidungen an ihren eigenen finanziellen Interessen entscheiden, um damit eine Kompatibilität zwischen den individuellen Handlungsorientierungen und dem Globalziel der Kostendämpfung herzustellen. Auch hier waren mögliche gesundheitliche Auswirkungen z.B. ärztlicher Rationierungsentscheidungen nicht von Interesse. Unerwünschte Auswirkungen des Kassenwettbewerbs wurden erst im Nachhinein, schrittweise und bis heute unzureichend korrigiert. Offenkundig hat sich in vielerlei Hinsicht die Zweck-Mittel-Relation zwischen Gesundheit und ökonomischem Anreiz bereits umgekehrt.

Auch der Bedeutungszuwachs der Qualitätssicherung lässt sich in diesem Ökonomisierungszusammenhang verorten und ist keinesfalls allein Ausdruck einer am Wohl des Patienten orientierten Politik. Denn die Orientierung am Ziel der Kostendämpfung erhöht den Druck, für einen effizienten Ressourceneinsatz Sorge zu tragen, zum einen um zu vermeiden, dass die Ausgabenbegrenzungen auch als Qualitätsverluste wirksam werden, zum anderen um die mit der Ausgabenbeschränkung verbundenen Legitimationsrisiken gegenüber den Nutzerinnen und Nutzern zu begrenzen. Die Befunde über die Mängel im Versorgungssystem (z.B. SVR 2002) verdeutlichten, dass in dieser Hinsicht sowohl Handlungsspielräume als auch Handlungsdruck vorhanden waren. Gleichwohl ist unbestritten, dass der Bedeutungszuwachs der Qualitätssicherung erheblich zur Verbesserung der Versorgungsqualität beigetragen hat.

Regelrecht auf die Spitze getrieben wird die Umkehrung der Zweck-Mittel-Relation zwischen Gesundheit und Ökonomie bei den vielfältigen Bemühungen zur Entwicklung der regionalen Gesundheitswirtschaft („Gesundheitsregionen"). Nahezu jede Landesregierung sowie zahllose Landkreise und Kommunen erhoffen sich von einem entsprechenden Ausbau der Gesundheitswirtschaft erhebliche, lang anhaltende Wachstums- und Beschäftigungsimpulse. Unterstützung

finden solche Bestrebungen durch Befunde aus der Wissenschaft (z.b. Goldschmidt & Hilbert 2009), in denen zuweilen sogar davon die Rede ist, gesundheitsbezogene Waren und Dienstleistungen würden – wie z.b. der Eisenbahnbau
im 19. Jahrhundert – einen neuen, Jahrzehnte währenden Wachstumszyklus
auslösen („sechster Kondratieff") (Nefiodov 1999). Hier wird das Thema „Gesundheit" zum bloßen Instrument für die Konzipierung einer ökonomischen
Wachstumsstrategie.

4   Fazit

Will man den Stellenwert von Gesundheit als Ziel der Politik in den zurückliegenden zwei Jahrzehnten vermessen, so gelangt man zu widersprüchlichen Ergebnissen. Ein wichtiger Erklärungsfaktor für diese Widersprüchlichkeit ist die
Rolle gesellschaftlicher Ökonomisierungsprozesse für den öffentlichen Umgang
mit Gesundheit. Sie können einen erheblichen Teil des Nebeneinanders von
neuer Aufmerksamkeit für die Bevölkerungsgesundheit einerseits und der Ignoranz ihr gegenüber andererseits im politischen Handeln verständlich machen. Die
Erhaltung und Verbesserung der Gesundheit ist in der Gesundheitspolitik in der
Regel ein schwaches Motiv, und daran hat sich auch in den letzten zwanzig Jahren nichts Wesentliches geändert. Gesundheit hat als Ziel und Argument im
politischen Handeln vor allem dann eine gute Chance, wenn sie mit anderen
Zielen kompatibel ist und über diese transportiert werden kann. In diesen Zeiten
bedeutet dies, dass sich die Durchsetzungschancen für Gesundheit in dem Maße
erhöhen, wie damit eine gegenwärtige und zukünftige Ausgabenvermeidung
erzielt – zumindest argumentativ konstruiert – werden kann oder sie zur Steigerung der Wettbewerbsfähigkeit von Unternehmen oder des Standorts Deutschland insgesamt beiträgt. Ebenso ist sie aber in Gefahr, aus dem Blick zu geraten,
wenn das Gegenteil der Fall ist. Insofern ist die Stärke des Themas „Gesundheit"
lediglich eine geliehene Stärke.
    Public Health als wissenschaftliche Disziplin hat sich in der jüngeren Ver-
gangenheit aus verständlichen Gründen nicht selten darauf verlegt, die Kompatibilität von gesundheitsbezogenen und ökonomischen Zielen zu betonen, in dem
Kalkül, die – gesundheitsfremden – Eigeninteressen solcher Akteure zu mobili-
sieren, die für die Verfolgung der eigenen Vorhaben wichtig oder unverzichtbar
sind, und somit das eigen(tlich)e Anliegen zu stärken. Die Strategie, gleichsam
im Windschatten ökonomischer Ziele und Vorgaben zu segeln, war nicht ohne
Erfolg und kann im Übrigen ja auch in der Tat helfen, gesundheitliche Potentiale
zu erschließen. So kann eine stärker ökonomisch ausgerichtete Betrachtungsweise von Versorgungsprozessen dazu beitragen, ineffiziente Strukturen zu identifi-

zieren und in Frage zu stellen. Dies gilt etwa für das System der fachärztlichen Versorgung („doppelte Facharztschiene") sowie die immer noch recht strikte Trennung zwischen ambulanter und stationärer Versorgung, wo strukturelle Reformen sowohl das gesundheitliche Outcome als auch die Wirtschaftlichkeit der Versorgungsprozesse verbessern können und in der Vergangenheit wohl auch verbessert haben. Allerdings ist das gesundheitliche Potential einer ökonomisierten Herangehensweise strukturell begrenzt, weil diejenigen Handlungsfelder aus dem Blick zu geraten drohen, in denen ein Zugewinn an Gesundheit nicht mit anderen Interessen kompatibel ist oder gesundheitliche Schäden sogar bewusst in Kauf genommen werden, um andere Ziele zu verfolgen. Daher scheint es uns eine wesentliche Aufgabe von Public Health als Wissenschaftsdisziplin, auch gerade jene Widerspruchskonstellationen in den Blick zu nehmen.

Literatur

Altgeld, T. (2010): Gesundheitsfördernde Pflichten und Verbote – Wie viel staatliche Autorität ist zumutbar? In: Das Gesundheitswesen 72 (1): 3-9.

Baum, F. (2008): The New Public Health. 3. Auflage. Oxford: Oxford University Press.

Bundesregierung (2008): Lebenslagen in Deutschland. Der 3. Armuts- und Reichtumsbericht der Bundesregierung, Berlin: Bundesministerium für Arbeit und Sozialordnung.

David, P.A. (1985): Clio and the economics of QWERTY. In: American Economic Review 75 (2): 332-337.

Döhler, M. (1995): The state as architect of political order: Policy dynamics in German health care. In: Governance 8 (3): 380-404.

Gerhardt, U. (1993): Gesundheit – ein Alltagsphänomen. Konsequenzen für Theorie und Methodologie von Public Health. (Wissenschaftszentrum Berlin für Sozialforschung, Forschungsgruppe „Gesundheitsrisiken und Präventionspolitik", Discussion Paper P93-206). Berlin: WZB.

Gerlinger, T. (2000): Arbeitsschutz und europäische Integration. Europäische Arbeitsschutzrichtlinien und nationalstaatliche Arbeitsschutzpolitik in Großbritannien und Deutschland. Opladen: Leske + Budrich.

Gerlinger, T. (2002): Vom korporatistischen zum wettbewerblichen Ordnungsmodell? Über Kontinuität und Wandel politischer Steuerung im Gesundheitswesen. In: Gellner, W., Schön, M. (Hrsg.): Paradigmenwechsel in der Gesundheitspolitik? Baden-Baden: Nomos: 123-151.

Gerlinger, T. & Mosebach, K. (2009): Die Ökonomisierung des deutschen Gesundheitswesens: Ursachen, Ziele und Wirkungen wettbewerbsbasierter Kostendämpfungspolitik. In: Böhlke, N., Gerlinger, T., Mosebach, K., Schmucker, R., Schulten, T. (Hrsg.): Privatisierung von Krankenhäusern. Erfahrungen und Perspektiven aus Sicht der Beschäftigten. Hamburg: VSA: 10-40.

Gerlinger, T. & Röber, M. (2009): Die Pflegeversicherung. Bern: Verlag Hans Huber.

Goldschmidt, A.J.W.& Hilbert, J. (2009): Gesundheitswirtschaft in Deutschland – die Zukunftsbranche. Beispiele über alle wichtigen Bereiche des Gesundheitswesens in Deutschland zur Gesundheitswirtschaft. Wegscheid: Wikom.

Héritier, A. (1993): Policy-Analyse. Kritik und Neuorientierung. Opladen: Westdeutscher Verlag.

Knobloch, C. (2008): Die Rhetorik des Präventionsstaates. In: Blätter für deutsche und internationale Politik 53 (6): 75-82.

Koalitionsvertrag (2009): Wachstum. Bildung. Zusammenhalt. Der Koalitionsvertrag zwischen CDU, CSU und FDP. Online unter: http://www.cdu.de/doc/pdfc/091026-koalitionsvertrag-cducsu-fdp.pdf (Letzter Abruf: 31.07.2010).

Kolip, P. & Müller, V.E. (Hrsg.) (2009): Qualität von Gesundheitsförderung und Prävention. Bern: Verlag Hans Huber.

Krasner, S.D. (1988): Sovereignty: An institutional perspective. In: Comparative Political Studies 21 (1): 66-94.

Kühn, H. & Rosenbrock, R. (1994): Präventionspolitik und Gesundheitswissenschaften. In: Rosenbrock, R., Kühn, H., Köhler, B.M. (Hrsg.): Präventionspolitik. Gesellschaftliche Strategien der Gesundheitssicherung. Berlin: edition sigma: 29-53.

Lessenich, S. (2008): Die Neuerfindung des Sozialen. Der Sozialstaat im flexiblen Kapitalismus. Bielefeld: transcript.

Lüngen, M., Stollenwerk, B., Messner, P., Lauterbach, K.W., Gerber, A. (2008): Waiting times for elective treatments according to insurance status: A randomized empirical study in Germany. In: International Journal for Equity in Health 7: 1-7.

March, J.G. & Olsen, J.P. (1989): Rediscovering institutions. The organizational basis of politics. New York: Free Press.

Mayntz, R. (1977): Die Implementation politischer Programme: Theoretische Überlegungen zu einem neuen Forschungsgebiet. In: Die Verwaltung 10 (1): 51-66.

Mayntz, R. (Hrsg.) (1980): Implementation politischer Programme. Empirische Forschungsberichte. Königstein: Athenäum.

MDS – Medizinischer Dienst des Spitzenverbandes Bund der Krankenkassen e.V. (2009): Präventionsbericht 2009: Leistungen der gesetzlichen Krankenversicherung: Prävention und betriebliche Gesundheitsförderung. Berichtsjahr 2008. Essen: MDS.

Mielck, A. & Bloomfield, K. (Hrsg.) (2001): Sozialepidemiologie. Eine Einführung in die Grundlagen, Ergebnisse und Umsetzungsmöglichkeiten. Weinheim, München: Juventa.

Nefiodov, L.A. (1999): Der sechste Kondratieff. Sankt Augustin: Rhein-Sieg Verlag.

Newhouse, J.P. (1993): Free for all? Lessons from the RAND health insurance experiment. Cambridge, MA: Harvard University Press.

Priester, K. (1993): Lean Welfare. Mit Pflegeversicherung und Karenztagen zum Umbau des Sozialstaats. In: Blätter für deutsche und internationale Politik 38 (9): 1086-1098.

Pröll, U. (2003): Flexible Arbeit und Gesundheit. Intensivierungsrisiken und Ansatzpunkte nachhaltiger Gestaltung, in: Jahrbuch für Kritische Medizin 39: 31-52.

Reiners, H. & Schnee, M. (2007): Hat die Praxisgebühr eine nachhaltige Steuerungswirkung? In: Böcken, J., Braun, B., Amhof, R. (Hrsg.): Gesundheitsmonitor 2007. Gesundheitsversorgung und Gestaltungsoptionen aus der Perspektive von Bevölkerung und Ärzten. Gütersloh: Verlag Bertelsmann Stiftung: 133-154.

Rice, T. (2004): Stichwort: Gesundheitsökonomie. Eine kritische Auseinandersetzung. Bonn: KomPart.

Richter, M. & Hurrelmann, K. (Hrsg.) (2009): Gesundheitliche Ungleichheit. Grundlagen, Probleme, Perspektiven. 2. Auflage. Wiesbaden: VS Verlag für Sozialwissenschaften.

Rosenbrock, R. (2001): Was ist New Public Health? In: Bundesgesundheitsblatt – Gesundheitsforschung – Gesundheitsschutz 43 (9): 753-762.

Schaeffer, D., Moers, M., Hurrelmann, K. (2010): Public Health und Pflegewissenschaft – zwei neue gesundheitswissenschaftliche Disziplinen. Eine Zwischenbilanz nach 15 Jahren. In: Gerlinger, T., Kümpers, S., Lenhardt, U., Wright, M.T. (Hrsg.): Politik für Gesundheit. Fest- und Streitschriften zum 65. Geburtstag von Rolf Rosenbrock. Bern: Verlag Hans Huber: 75-92.

Schimank, U. & Volkmann, U. (2008): Ökonomisierung der Gesellschaft. In: Maurer, A. (Hrsg.): Handbuch der Wirtschaftssoziologie. Wiesbaden: VS Verlag für Sozialwissenschaften: 382-393.

Schmidt, B. (2008): Eigenverantwortung haben immer die anderen. Der Verantwortungsdiskurs im Gesundheitswesen. Bern: Verlag Hans Huber.

Segert, A. & Zierke, I. (2005): Regionale Ungleichheiten aus der Perspektive nachhaltiger Regionalentwicklung. Das Beispiel ländlicher Räume in Deutschland. 2., durchges. Auflage. Potsdam: Universitätsverlag.

Strech, D., Danis, M., Löb, M., Marckmann, G. (2009): Ausmaß und Auswirkungen von Rationierung in deutschen Krankenhäusern. Ärztliche Einschätzungen aus einer repräsentativen Umfrage. In: Deutsche Medizinische Wochenschrift 134: 1261-1266.

SVR – Sachverständigenrat für die Konzertierte Aktion im Gesundheitswesen (2002): Bedarfsgerechtigkeit und Wirtschaftlichkeit (Gutachten 2000/2001). 3 Bde. Baden-Baden: Nomos.

SVR – Sachverständigenrat zur Begutachtung der Entwicklung im Gesundheitswesen (2006): Koordination und Qualität im Gesundheitswesen (Gutachten 2005). 2 Bde. Stuttgart: Kohlhammer.

SVR – Sachverständigenrat zur Begutachtung der Entwicklung im Gesundheitswesen (2008): Kooperation und Verantwortung – Voraussetzungen einer zielorientierten Gesundheitsversorgung (Gutachten 2007). 2 Bde., Baden-Baden: Nomos.

Weaver, R.K. & Rockman, B.A. (Hrsg.) (1993): Do institutions matter? Government capabilities in the United States and abroad, Washington: Brookings Institution.

Zok, K. (2007): Warten auf den Arzttermin. Ergebnisse einer Repräsentativumfrage unter GKV- und PKV-Versicherten. In: WidO-Monitor 4 (1): 1-7.

II. Geschichtliches: Die Wiederaufnahme der Idee von Public Health

„Selbsthilfebewegung"[1] und Public Health

Alf Trojan

1 Historischer Rückblick

Selbsthilfezusammenschlüsse als Element von „New Public Health" sind in Deutschland vor ca. 30 Jahren zuerst thematisiert worden und seitdem in der Diskussion geblieben. Die Anfänge und Wurzeln dieser neuen Selbsthilfebewegung liegen allerdings noch weiter in der Vergangenheit:

- Ende der 1920er Jahre nannte der Sozialpolitik-Theoretiker Heimann die Selbsthilfe ein „Element sozialer Bewegungen", das dem kapitalistischen Staat Veränderungen im Sinne einer „antikapitalistischen Dynamik" abrang (Badura 1981: 147f.).
- Die Geschichte der Krankenkassen ist in ihren Ursprüngen eine Geschichte von Selbsthilfevereinen zum Schutz gegen die ökonomisch katastrophalen Folgen, die Arbeitern drohten, wenn sie krank wurden. Dies veränderte sich erst mit der Bismarckschen Sozialgesetzgebung.
- Auch die Geschichte der Genossenschaften seit Mitte des 19. Jahrhunderts enthält wesentliche Merkmale einer Selbsthilfebewegung. Dies gilt sowohl für die Konsumgenossenschaften (Lebensmittel-Assoziationen), Handwerker-, Landwirtschaftsgenossenschaften als auch andere „Formen von Vereinen und Assoziationen, für die 1889 ein Reichsgesetz betreffend die Erwerbs- und Wirtschaftsgenossenschaften" erlassen wurde (Bösche o. J.). Die Genossenschaften wurden jedoch im Nationalsozialismus zunehmend zurückgedrängt und 1941 völlig zerstört, indem ihre Einrichtungen in das sogenannte Gemeinschaftswerk der deutschen Arbeitsfront überführt wurden (Bösche o. J.).
- Interessanterweise erfolgte die „Wiedergeburt" der Genossenschaften in starkem Maße unter der Überschrift „Selbsthilfe". 1956 erschien anlässlich der 8. Tagung der Internationalen Konferenz für Sozialarbeit eine Broschüre mit dem Titel „Erfolge solidarischer Selbsthilfe in der Bundesrepublik Deutschland". Der „Ständige Ausschuss für Selbsthilfe" wollte „mit dieser

---

[1] Die Verwendung des Begriffs Selbsthilfe im Text steht allgemein für Selbsthilfe, Selbsthilfeorganisationen/Selbsthilfegruppen und Selbsthilfekontaktstellen bzw. Selbsthilfe-Unterstützungsstellen.

Schrift vor allem den ausländischen Gästen der Münchner Konferenz einen Überblick geben über die mannigfaltigen Bestrebungen, Unternehmensformen und Erfolge der Selbsthilfebewegung in der Bundesrepublik Deutschland" (Ständiger Ausschuss 1956: 1). Darin wird von „fast 30.000 Unternehmen der solidarischen Selbsthilfe" gesprochen. Im Einleitungsabschnitt wird formuliert:

> „Der Selbsthilfegedanke ergänzt auch heute noch in den mannigfachsten Formen die Leistungen der freien Wohlfahrtspflege. Er hilft, bedeutende wirtschaftssoziale, kulturelle, *sozialhygienische* und sozialpädagogische Ziele zu erreichen, indem er den verschiedenen Zielsetzungen angemessene Unternehmungstypen schafft. Unter Selbsthilfeunternehmen im engeren Sinn verstehen wir hier Wirtschaftsgebilde der verschiedensten Rechtsformen (also nicht nur Genossenschaften), deren Träger eine frei gebildete Gruppe sozial Schwacher (oder Gefährdeter) ist, die das Ergebnis oder (und) die Leistungen des Unternehmens wiederum wirtschaftlich Schwachen zukommen lassen." (Ständiger Ausschuss 1956: 8).

Dieses Verständnis von solidarischer Selbsthilfe ging sowohl im Wohlfahrts- wie auch im Wirtschaftssektor in den folgenden 20 Jahren fast vollständig wieder verloren.

Stattdessen begann etwa Mitte der 1970er Jahre eine neue „Selbsthilfebewegung", die zunächst stark auf psychotherapeutische Probleme bzw. seelische Gesundheit fokussiert war. Erste Ursprünge hierfür waren die anonymen Alkoholikergruppen in den USA, die sich thematisch und geografisch ausbreiteten und den Typus der Anonymusgruppen für unterschiedliche psychosoziale Probleme darstellten. Erste umfassende amerikanische Publikationen erschienen ebenfalls erst Mitte der 1970er Jahre (Katz & Bender 1976, Gartner & Riessman 1977). Diese Entwicklungen und die dazugehörige Literatur wurden in Gießen von einer Arbeitsgruppe um Michael Lukas Moeller aufgenommen und führten zu entsprechenden Publikationen (z. B. Moeller 1978).

Die sozialpolitische und Public-Health-Dimension des „Laien" und der Selbsthilfezusammenschlüsse wurde in der Forschung zur Sozial- und Gesundheitspolitik erstmals von Bernhard Badura in seinem Aufsatz „Volksmedizin und Gesundheitsvorsorge" (Badura 1978) thematisiert und alsbald auch von der gesundheits- und sozialpolitischen Praxis aufgegriffen. Der Titel des Aufsatzes verleitet dazu, an Alternativ-Medizin und Prävention zu denken. Faktisch behandelt der Aufsatz jedoch zum größten Teil die Rolle von Selbsthilfeorganisationen und deren Bedeutung für die Gesundheitspolitik. Der Beitrag bereitete eine Expertise für das damalige Bundesministerium für Forschung und Technologie vor, in der das Programm für einen Forschungsverbund formuliert wurde. Titel dieser Expertise war: „Grundlagen einer konsumentenorientierten Gesundheitspolitik"

(Badura et al. 1979). Ab Ende 1979 wurde das Forschungsprogramm in sechs Projekten unter der koordinierenden Leitung Christian von Ferbers und mit dem gewandelten Titel „Laienpotenzial, Patientenaktivierung und Gesundheitsselbsthilfe" gestartet.

Auch wenn in jener Zeit die Wiederentdeckung von Public Health in Deutschland noch nicht begonnen hatte, kann man aus heutiger Sicht sagen, dass mit diesem Forschungsprogramm ein entscheidendes Element des „New Public Health" auf die wissenschaftliche und politische Tagesordnung gesetzt wurde. „Public" war bis dahin nämlich nur die Trägerschaft von Gesundheitsdienstleistungen. Die Bevölkerung kam in der Bevölkerungsmedizin (wie es dann später auch gelegentlich übersetzt wurde) nur als Objekt vor, jedoch nicht als Subjekt oder Akteur.

In der frühen Literatur wurde das „Laiensystem" als „hidden health care system" (Levin & Idler 1981) neben das professionelle System gestellt. Der Ausdruck des „dualen Systems der Gesundheitsversorgung" (Badura 1978) suggerierte allerdings eine Quantität und eine Qualität des Laiensystems im Versorgungsgeschehen, die aus heutiger Sicht überzogen war. Der Ausdruck des dualen Systems der Gesundheitsversorgung hat sich aus diesem Grund auch nicht lange halten können.

Die hohe Bedeutung, die dem Laiensystem zugesprochen wurde, ist nicht vorstellbar ohne die gleichzeitig stattfindende Medizinkritik und die Gesundheitsbewegung in Deutschland (mit Vorläufern in den USA, die aus Frauenbewegung, Umweltbewegung und Konsumentenbewegung stammten) Grunow, einer der Projektleiter in dem genannten Forschungsverbund, fasst als Gründe für die Wiederentdeckung und Neubewertung der Selbsthilfe seit Mitte der 1970er Jahre zusammen:

- Leistungsmängel des Gesundheitsversorgungssystems,
- Finanzierungskrise im Gesundheitsversorgungssystem,
- Akzeptanzkrise professioneller Dienstleistungsgewährung sowie die
- Steuerungskrise in der Gesundheitspolitik.

Diese Krisenphänomene gründeten in Trends zur Ökonomisierung, Verrechtlichung, Bürokratisierung und Überprofessionalisierung des Systems der Gesundheitssicherung in Deutschland (Grunow 2006: 1054-1056).

Die Analyse des Laiensystems wurde forschungspolitisch als „anwendungsorientierte Grundlagenforschung im Verbund" etikettiert. Ohne dass dies von mir explizit nachgewiesen werden kann, bin ich der festen Überzeugung, dass diese Art Forschung direktes Vorbild für die späteren Verbünde der Public-Health-Forschung wurde. Dabei war und ist gerade das etwas widersprüchliche

Konstrukt der „anwendungsorientierten Grundlagenforschung" konstitutiv für die Public-Health-Forschung geblieben.

Abgesehen von zahlreichen Veröffentlichungen der sechs Einzelprojekte (auf die hier aus Platzgründen nicht näher eingegangen wird), gab es zu Beginn des Projektes auch gemeinsame, für die nachfolgende Zeit „grund-legende" Bände zur „Selbsthilfe und Selbstorganisation im Gesundheitswesen" (Badura & Ferber 1981) und zu „Laienpotenzial, Patientenaktivierung und Gesundheitsselbsthilfe" (Ferber & Badura 1983) und schließlich einen gemeinsamen Abschlussband mit dem Titel „Gesundheitsselbsthilfe und professionelle Dienstleistungen. Soziologische Grundlagen einer bürgerorientierten Gesundheitspolitik (Forschungsverbund „Laienpotenzial, Patientenaktivierung und Gesundheitsselbsthilfe" 1986, im Folgenden kurz als „Forschungsverbund" zitiert).

Aus dem genannten Titel des Abschlussberichtes geht eindeutig hervor, dass die Forschung Grundlage einer politischen oder besser gesagt: einer Public-Health-Reformstrategie war, nämlich in Richtung einer bürgerorientierten (oder wie es vorher hieß, einer konsumentenorientierten) Gesundheitspolitik. Dieses Element hat sich erst in den letzten Jahren als Realisierung von Bürger- und Patientenbeteiligung in Gremien des Gesundheitswesens entfaltet. Badura hat maßgeblich dazu beigetragen, dieses Thema weiterzutragen, auszuformulieren und in die Gesundheitspolitik einzubringen (Badura et al. 1999).

Für die Public Health-Forschung ist weiterhin von großer Bedeutung, dass es seit Beginn des Projektes um eine *Beteiligung von Patienten an der Versorgungsgestaltung* ging. In den Publikationen des Forschungsverbundes taucht dieses Thema immer wieder auf:

- Es gehe um die strukturelle Beziehung zwischen gesundheitsbezogenem Laien- und professionellem Handeln und darum, Handlungs- und Gestaltungsspielräume zu entwickeln (Forschungsverbund 1986: 17),
- um Verbindungen und wechselseitige Förderung beider „Systeme" (ebd.: 20f.),
- um Handlungschancen der Bürger unter den Vorgaben eines sozialstaatlichen Systems der Versorgung mit medizinischen und sozialen Dienstleistungen (ebd.: 20),
- um die Nutzung von „Chancen der Selbsthilfe in den verschiedenen Kontexten der Versorgung" (ebd.: 28).

Alle diese Themen sind auch heute noch und stets von neuem aktuell, dies allerdings auf dem deutlich höheren Niveau der inzwischen implementierten Beteiligung des Laiensystems am System der Gesundheitsversorgung und seiner Gestaltung.

In dem folgenden Abschnitt soll auf Selbsthilfezusammenschlüsse fokussiert werden, also einen Teilaspekt des „Laiensystems", der unter Public-Health-Gesichtspunkten besonders interessant ist für die Weiterentwicklung verschiedener Aspekte von New Public Health. Im Einzelnen werde ich in den folgenden Abschnitten eingehen auf

- die Bedeutung der organisierten Selbsthilfe für zivilgesellschaftliches Engagement und von Selbsthilfe- und Netzwerkförderung als krankheitsunspezifischem Ansatz der Gesundheitsförderung (2),
- die Bedeutung für Bürger- und Patientenbeteiligung in den Strukturen des Gesundheitswesens (3),
- die Bedeutung für die Qualitätsentwicklung in den Einrichtungen des Gesundheitswesens (4).

Abschließend sollen von dieser Bestandsaufnahme ausgehend einige Herausforderungen für die Zukunft benannt werden (5).

2   Zivilgesellschaftliches Engagement, Selbsthilfegruppen und Gesundheitsförderung

Aktive Bürgerschaft (active citizenship) und Gemeinwesenengagement (community involvement) werden in der Europäischen Union und in der Bundesrepublik angesichts des strukturellen Wandels, der gegenwärtig insbesondere mit der ökonomischen Globalisierung der Waren-, Finanz- und Arbeitsmärkte stattfindet, auch als Beitrag zur Zukunftssicherung gewertet. Schon Ende der 1980er Jahre wurde von der "Europäischen Stiftung zur Verbesserung der Lebens- und Arbeitsbedingungen" (also einer Institution der Gesundheitsförderung, wenn man so will) ein entsprechendes Forschungsprogramm in sieben Ländern aufgelegt (Chanan 1992, 1997). Darin wurden kleine Netzwerke und Selbsthilfegruppen in ihrer Bedeutung für die Lebens- und Arbeitsqualität untersucht.

Schon seit mehr als zehn Jahren spielt auch in Deutschland die Förderung von freiwilligem sozialem Engagement eine bedeutsame Rolle (vgl. Deutscher Bundestag1995). Der Freiwilligensurvey in Deutschland 1999-2004 zeigt im Ergebnis einen leichten Anstieg der Engagementquote (das ist der Anteil von freiwillig Engagierten an der Bevölkerung ab 14 Jahren) von 34% auf 36% in dem untersuchten 5-Jahres-Intervall. Das Engagementpotential stieg um 6 Prozentpunkte von 26% auf 32% (Gensicke 2005: 9).

Ein aktueller „Bericht zur Lage und zu den Perspektiven des bürgerschaftlichen Engagements in Deutschland" bestätigt den seit Mitte der 1980er Jahre beobachtbaren langsam steigenden Trend der Engagementbeteiligung in Deutschland. In dem Bericht werden auch Angaben über die Zahl zivilgesellschaftlicher Organisationen bzw. die Anzahl der eingetragenen Vereine gemacht: Sie hat sich seit 1960 mehr als versechsfacht, nämlich auf 554.000 im Jahr 2008. Nach langen Jahren des kontinuierlichen Anstiegs gab es allerdings in den Jahren 2005-2008 einen Rückgang der Vereinszahlen um 40.000 Vereine (Alscher et.al. 2009).

Gefördert wird diese „Bürgerarbeit" im Sinne eines Engagements für öffentliche Belange aus verschiedenen Motiven, darunter Finanzknappheit, Entbürokratisierung, Dezentralisierung, und Demokratisierung. Vereine, Genossenschaften und Selbsthilfegruppen sind wesentliche Erscheinungsformen des bürgerschaftlichen Engagements im so genannten Dritten Sektor, dem Sektor jenseits von Markt und Staat.

In gewisser Weise sind alle diese Aktivitäten im Dritten Sektor, soweit sie einer Verbesserung der Lebensqualität dienen, als Beitrag zu Gesundheitsförderung aufzufassen. Dies gilt insbesondere, wenn solche Aktivitäten auf Empowerment, soziale Integration und Entfaltung sozialer Kompetenzen abzielen (vgl. z. B. Keupp 2000).

Für die Gesundheitsförderung – und damit für einen zentralen Bereich von Public Health – hat die Förderung von Selbsthilfegruppen, Initiativen und sozialen Netzwerken eine erhebliche Bedeutung. Tatsächlich sind in den vergangenen Jahrzehnten die (finanzielle) Selbsthilfeförderung und die (praktische) Selbsthilfeunterstützung durch lokale Kontaktstellen in beachtlichem Umfang ausgebaut worden.

In theoretischer Perspektive ist die Selbsthilfeunterstützung ein Teilbereich der Netzwerkförderung. Netzwerkförderung ist ein unspezifischer Ansatz der Gesundheitsförderung und Prävention und hat zum Ziel, auf lokaler Ebene soziale Netzwerke anzuregen, zu stärken und zu unterstützen. Dazu zählen insbesondere auch die gesundheitsbezogenen Selbsthilfezusammenschlüsse. Sie sind somit Mikrostrukturen für vielfältige Hilfe-Aktivitäten und bilden eine Ressource für die Gesundheitsförderung. Selbsthilfezusammenschlüsse treten z.B. ein für die bessere Bewältigung bestimmter Erkrankungen (im Sinne einer Tertiärprävention), für eine Neuorientierung und Verbesserung von Gesundheitsdiensten, für mehr Lebensqualität in Stadtteilen, für mehr ökologische oder Umweltbelange. Diese Strukturen verkörpern damit ein wichtiges Element von Bürger- und Patientenbeteiligung (siehe folgenden Abschnitt).

Die Bedeutung krankheitsbezogener Selbsthilfezusammenschlüsse für Prävention und Gesundheitsförderung liegt auf der Hand. Aber auch andere soziale Netzwerke sind als unspezifische Unterstützungsstruktur für Gesundheit zu verstehen. Soziale Netzwerke und die daraus resultierende soziale Unterstützung sind Grundkonzepte sozialepidemiologischer Gesundheits- und Krankheitstheorien. Selbsthilfe- und Netzwerkförderung sind also Kernelemente jeder allgemeinen (krankheitsunspezifischen) Strategie der Gesundheitsförderung und Prävention. Darüber hinaus haben epidemiologische Untersuchungen vielfach zeigen können, dass eine gelungene Einbindung der Mitglieder solcher Netzwerke mit geringerer Krankheitshäufigkeit und höherer Lebenserwartung einhergeht (vgl. z. B. Berkmann & Syme 1979) als methodisch besonders sorgfältige Studie, die sowohl die Einbindung in primäre wie auch in Gemeinde-Netzwerke berücksichtigt.

In neuerer Zeit wird bezüglich sozialer Netzwerke und Selbsthilfeinitiativen auch von „sozialem Kapital" gesprochen. In der Definition und Messung sozialen Kapitals spielen einerseits Wahrnehmungen und Überzeugungen eine Rolle, insbesondere Ausmaß gegenseitigen Vertrauens und die Geltung von Normen wechselseitiger Hilfe und sozialer Reziprozität. Andererseits geht es um Verhalten; dies wird insbesondere durch Mitgliedschaft in freiwilligen Vereinigungen, z.B. auch Selbsthilfegruppen, und Teilnahme an ehrenamtlichen und sozialen Aktivitäten definiert (vgl. ausführlicher zu den hier zusammengefassten Konzepten und Forschungsergebnissen Trojan & Legewie 2000: 261f.).

Die Bedeutung von Selbsthilfezusammenschlüssen in der sozialepidemiologischen Theorie und der darauf aufbauenden Gesundheitsförderung überlappt sich stark mit ihrer allgemeinen zivilgesellschaftlichen Bedeutung als Teil des bürgerschaftlichen Engagements.

3 Beteiligung von Bürgern und Patienten in den Strukturen des Gesundheitswesens

Die Bedeutung von Laien als Beteiligte und Mitgestalter der Gesundheitsversorgung ist gewachsen. Dabei spielten die demokratietheoretischen Aspekte (Dominanz der Experten, Anbieterdominanz im Gesundheitswesen) zu Beginn des Forschungsverbundes Laienpotenzial eine nicht unerhebliche Rolle. Noch bedeutsamer jedoch ist vermutlich der funktionale Aspekt, der zunächst implizit, schließlich aber explizit formuliert wurde: Wenn Selbsthilfegruppen zumindest teilweise in Reaktion auf Defizite und Mängel des Versorgungssystems entstehen, ist es naheliegend, dies als Kritik am Versorgungssystem aufzunehmen und für dessen Verbesserung zu nutzen. Die Entwicklung von der informellen zur formellen Beteiligung von Patienten an der Gestaltung des Gesundheitswesens ist Bestandteil der Public-Health-Bemühungen um die kontinuierliche Qualitätsverbesserung in allen Einrichtungen des Gesundheitswesens, die seit nunmehr zehn Jahren auch ihren gesetzlichen Niederschlag finden.

Im folgenden Abschnitt wird zunächst der Weg zu struktureller Beteiligung nachgezeichnet (3.1). Danach folgen einige Informationen und Einschätzungen zu der Beteiligung von Patienten in den Gremien des Gemeinsamen Bundesausschusses (G-BA) gemäß § 140 f des SGB V (3.2).

3.1 Der Weg zu struktureller Beteiligung

Wie Patienten an der Gestaltung der Gesundheitsversorgung beteiligt werden können, wird seit langem diskutiert. Vorgeschlagen wurde u. a., die Patienten als „dritte Bank" strukturell (neben Anbietern und Kostenträgern) einzubeziehen (z.b. Ferber 1976, Trojan 1980, 1985).

Einige Beschlüsse und Dokumente aus den letzten Jahren wurden Wegbereiter dafür, dass das Laienpotenzial systematisch entwickelt und gefördert wurde: 1996 verabschiedeten die Gesundheitsminister der Länder „Ziele für eine einheitliche Qualitätsstrategie im Gesundheitswesen", darunter als erstes eine „konsequente Patientenorientierung im Gesundheitswesen". Konkretisiert wurde diese als bessere Information von Patienten wie auch ihre systematische Beteiligung in Gremien des Gesundheitswesens. In der ausführlichen Begründung hieß es zu einer institutionell gesicherten Mitbestimmung von Patienten:

> „Mit einer besseren Verankerung von Patientenvertretung ergibt sich auch die Möglichkeit, Patienteninteressen in Entscheidungsgremien des Gesundheitswesens einzubringen. Beispielhaft könnte dies für die Bundesausschüsse Krankenkassen/Leistungserbringer, für Gremienentwicklung und Implementierung von ärztlichen Leitlinien oder Pflegestandards, oder auch für die Arbeitsstelle für die Qualitätssicherung (AFQ; Koordinationsausschuss auf Bundesebene) von Bedeutung sein" (GMK 1996).

Grundlegend für die weitere Entwicklung war im Weiteren die Studie von Badura et al. (1999).

Der Sachverständigenrat für die konzertierte Aktion im Gesundheitswesen stellte in seinem kurz darauf folgenden Gutachten die Rolle und das Potenzial der Nutzer und Patienten für höhere Qualität auf allen Ebenen des Gesundheitswesen in einem eigenen Kapitel heraus (Sachverständigenrat 2001). Mit Fokussierung auf die Qualitätsdiskussion um Gesundheitsinformationen wurden die Vorschläge in einem ausführlichen Gutachten der Akademie für Technikfolgenabschätzung weiter ausdifferenziert und präzisiert, namentlich Empfehlungen für die Verbesserung rechtlicher Rahmenbedingungen und den Ausbau professioneller Unterstützungsinstanzen (vgl. Dierks et al. 2001).

Mit den vorstehend angesprochenen Dokumenten waren Grundlagen geschaffen worden, den mündigen Patienten Wirklichkeit werden zu lassen. Es darf aber auch nicht verkannt werden, dass sich Patienten bisher nur selten nach dieser neuen Rolle drängen; oft fühlen sie sich noch nicht kompetent genug dafür. Bis zur *vollständigen* Ausschöpfung des Potenzials von Selbsthilfe und Laien für das Gesundheitswesen werden daher trotz eines erheblich gewachsenen Bewusstseins voraussichtlich weitere Jahrzehnte des Bemühens und der Entwicklung erforderlich sein.

3.2 Beteiligungsoptionen und Beteiligung gemäß § 140 f des SGB V

Die Zusammenarbeit zwischen Ärzten und Selbsthilfegruppen hat seit 2004 noch einmal deutlich Rückenwind bekommen: Der § 140 f des SGB V misst der Patientenbeteiligung großes Gewicht bei. Vertreter der Patienteninteressen im G-BA der Ärzte, Krankenkassen und Krankenhäuser und seinen Untergruppen kommen zu ca. zwei Dritteln aus Selbsthilfezusammenschlüssen.

In einer Studie, die vor der Einführung dieses Paragraphen durchgeführt wurde (Kurtz et al. 2004), zeigte sich, dass Kooperation auf der lokalen Ebene recht gut zu funktionieren scheint, dass aber mehr als 50 % von 206 lokalen Selbsthilfegruppen, 97 Bundesverbänden der Selbsthilfe und 83 Selbsthilfeunterstützungs- oder Patientenberatungsstellen die Möglichkeiten für eine Teilnahme an der Versorgungsgestaltung als „schlecht" bewerten.

Die neue Situation ist bisher kaum systematisch untersucht worden. Erste Erfahrungen mit den neuen Entwicklungen werden von Danner und Matzat (2005) und Köster (2006) berichtet. Dabei werden einerseits Einflussmöglichkeiten konstatiert, andererseits werden die schlechten Arbeitsbedingungen und die mangelnde Unterstützung der Patientenvertreter kritisiert. Dies hat inzwischen zur Einrichtung einer Stabsstelle Patientenbeteiligung mit zwei Mitarbeiterinnen beim G-BA geführt. Auf der Ergebniskonferenz der BQS (= Bundesgeschäftsstelle Qualitätssicherung) hat Karin Stötzner, eine Patientenvertreterin im G-BA, zu dem Thema referiert „Können Patienten zufrieden sein?" (Stötzner 2008). In ihrem Beitrag fragt Stötzner auch, ob Patientenvertreterinnen und -vertreter mit Beteiligungsmodellen zufrieden sind. Die Antwort fällt zwiespältig aus: teilweise ja, teilweise nein.

Auch Etgeton (2009) zieht eine Bilanz der Beteiligung in den Strukturen des G-BA. Er bewertet die Entwicklung überwiegend positiv und als eine der wesentlichen strukturellen gesundheitspolitischen Innovationen des vergangenen Jahrzehnts. Sie habe zu mehr Transparenz in der Entscheidungsfindung des G-BA und seiner Gremien geführt und trage somit dazu bei, die Glaubwürdigkeit und Akzeptanz dieser Institution zu erhöhen. Die Verbraucher- und Patientenorganisationen hätten sich als kompetente und verlässliche Partner erwiesen. Insgesamt werde durch die Patientenbeteiligung das Legitimationsdefizit der gemeinsamen Selbstverwaltung im deutschen Gesundheitswesen verringert.

Eine kleine empirische Studie von Meinhardt et al. (2009) basiert auf einer qualitativen Befragung von Patientenvertretern. Die Studie unterstreicht das Bedürfnis der Patientenvertreter nach einer verbesserten finanziellen und strukturellen Unterstützung ihrer Arbeit. Im Großen und Ganzen äußern sich die Befragten zufrieden mit den Entscheidungen der G-BA-Gremien. Sechs der insgesamt acht Interviewpartner wünschen sich langfristig ein Stimmrecht statt des jetzigen Mitspracherechts.

4   Selbsthilfefreundlichkeit als Qualitätsmerkmal

„Selbsthilfefreundlichkeit" bezeichnet die Kooperation von Einrichtungen des Gesundheitswesens mit Selbsthilfezusammenschlüssen. Sie ist mittlerweile Bestandteil von Qualitätsmanagementsystemen (QM-Systemen) geworden, wie im Folgenden gezeigt wird.

4.1   Selbsthilfefreundliche Krankenhäuser

Das Qualitätssiegel bzw. Qualitätskonzept „Selbsthilfefreundliches Krankenhaus" ist ein wesentliches Instrument für die strukturelle Integration von Selbsthilfezusammenschlüssen in das Qualitätsmanagement (QM) von Krankenhäusern. Das Qualitätssiegel wurde an zwei Krankenhäuser in Hamburg vergeben und wird aktuell im Rahmen eines Forschungsprojektes als Ansatz patientenorientierter Versorgungsgestaltung wissenschaftlich untersucht.

Das Qualitätssiegel „Selbsthilfefreundliches Krankenhaus" wurde entwickelt, weil es bis dahin nur wenige dauerhafte, von beiden Seiten als erfolgreich eingestufte Kooperationen zwischen Selbsthilfe und Krankenhäusern gab. Diese Kooperationen waren oft punktuell und auf das besondere Engagement einzelner Personen im Krankenhaus oder in Selbsthilfegruppen zurückzuführen (Werner et al. 2006).

Das Modellprojekt „Qualitätssiegel Selbsthilfefreundliches Krankenhaus" wurde 2004 initiiert und bis 2006 durchgeführt von den Kontakt- und Informationsstellen für Selbsthilfegruppen (KISS) in Hamburg in der Trägerschaft des PARITÄTischen Wohlfahrtsverbandes Hamburg e.V. Finanziell gefördert wurde das Projekt vom BKK Bundesverband (Werner et al. 2006). Das Modellprojekt verfolgte die Ziele:

- die Selbsthilfe in der professionellen stationären Versorgung im Hinblick auf eine systematische Förderung und Unterstützung der Zusammenarbeit zu etablieren,
- die Zusammenarbeit mit Selbsthilfe als Qualitätsmerkmal im QM von Krankenhäusern nachhaltig zu verankern, sowie
- die aus dem Modellprojekt gewonnen Erkenntnisse für den Transfer zu nutzen und damit bundesweit zu einer Verbreiterung des Selbsthilfeansatzes in der professionellen stationären Versorgung beizutragen.

Die Gestaltung des Prozesses war daran orientiert, das Merkmal „Selbsthilfe-freundlichkeit" in die neue Version des QM-Systems KTQ (Kooperation für Transparenz und Qualität im Gesundheitswesen) aufzunehmen. Die Qualität der Zusammenarbeit und Leistungsdarstellung sollen dadurch regelhaft im Rahmen der Zertifizierung von Krankenhäusern erhoben und bewertet werden. Vor diesem Hintergrund wurde das Vergabeverfahren des Qualitätssiegels „Selbsthilfe-freundliches Krankenhaus" analog der Systematik des KTQ-Bewertungsver-fahrens entwickelt. Es besteht zum einen aus einer Selbstbewertung („Self As-sessment") durch die Fachabteilungen und zum anderen aus einer Fremdbewer-tung („Audit"), die durch ein Gremium aus Mitarbeitern von Selbsthilfegruppen, -kontaktstellen und anderen Krankenhäusern durchgeführt wird.

Die Entwicklung der Qualitätskriterien für ein „Selbsthilfefreundliches Krankenhaus" basiert auf Daten einer bundesweiten Befragung zum Status quo der Kooperation von Selbsthilfe und Krankenhäusern (Werner et al. 2006). In einem Abstimmungsprozess unter Beteiligung von Vertretern von Selbsthilfezu-sammenschlüssen, Mitarbeitern von Selbsthilfekontaktstellen sowie den Quali-tätsbeauftragen ausgewählter Krankenhäuser Hamburgs wurden daraufhin die einzelnen Qualitätskriterien festgelegt:

1. Bereitstellung von Räumen, Infrastruktur, Präsentationsmöglichkeiten für die Selbsthilfe
2. Regelhafte Information der Patienten über Selbsthilfe
3. Unterstützung der Öffentlichkeitsarbeit von Selbsthilfezusammenschlüssen
4. Benennung eines Selbsthilfebeauftragten
5. Regelmäßiger Erfahrungs- und Informationsaustausch
6. Einbeziehung der Selbsthilfe in die Fort- und Weiterbildung von Mitarbei-tern im Krankenhaus

7. Mitwirkung der Selbsthilfe an Qualitätszirkeln, Ethikkommissionen u.Ä.
8. formaler Beschluss und Dokumentation der Kooperation.

Aufgegriffen wurden die Erfahrungen aus dem Hamburger Modellprojekt auch in Nordrhein-Westfalen. Ein Anfang 2008 begonnenes Praxisprojekt „Selbsthilfefreundliches Krankenhaus Nordrhein-Westfalen" nutzt die Qualitätskriterien gezielt als Orientierung für die Stärkung einer systematischen Zusammenarbeit zwischen Krankenhäusern und Selbsthilfe. Das mehrjährige Projekt, ebenfalls durch die BKK finanziell gefördert und angesiedelt an der Bielefelder Selbsthilfe-Kontaktstelle BIKIS, hat die Aufgabe, Krankenhäuser für den Selbsthilfeansatz in der stationären Versorgung regional zu gewinnen und die Kooperationspartner bei der konkreten Umsetzung der Qualitätskriterien vor Ort zu unterstützen (Bobzien 2008).

Weitere Elemente der Implementation sind die Entwicklung von Fortbildungsmodulen für alle Adressaten durch die Nationale Kontaktstelle für Selbsthilfegruppen (NAKOS) sowie die Forschung zum „Qualitätskonzept Selbsthilfefreundliches Krankenhaus als Ansatz patientenorientierter, partizipativer Versorgungsgestaltung" (Trojan et al. 2009).

Im Februar 2009 ist ein neuer KTQ-Katalog erschienen. Darin sind in verschiedenen Abschnitten die acht Qualitätskriterien des selbsthilfefreundlichen Krankenhauses in direkter oder indirekter Form aufgenommen worden. Eine Generalklausel stellt fest, dass mit Kooperationspartnern der Krankenhäuser auch Selbsthilfezusammenschlüsse gemeint sind. Explizit werden diese in zwölf Merkmalen erwähnt. In die Schulung der Visitoren für die Anwendung des neuen KTQ-Kriterienkatalogs wurde ein Modul zur Zusammenarbeit mit Selbsthilfegruppen aufgenommen, das inzwischen auch erprobt ist und auf positive Resonanz stößt.

Zwar ist die KTQ nur eines unter verschiedenen QM-Systemen; es ist aber das mit der weitesten Verbreitung. Mit der Aufnahme in QM-Systeme wird ein Anreiz für Krankenhäuser gesetzt, stärker mit Patientengruppen und Selbsthilfezusammenschlüssen zusammenzuarbeiten. Ob dieser Anreiz die intendierten Wirkungen hat, ist eine empirische Frage. Weitere begleitende Forschung ist daher wünschenswert.

4.2 Selbsthilfefreundliche Arztpraxen

Parallel zu dem Ansatz, Krankenhäuser ggf. als besonders selbsthilfefreundlich zu kennzeichnen, haben erfahrene Selbsthilfeunterstützer Überlegungen entwickelt, wie Selbsthilfefreundlichkeit als Kernelement von Patientenorientierung auch in Arztpraxen zu implementieren wäre. Die Idee wurde zuerst in Bayern (Theresa Keidel, Selbsthilfekoordination Bayern, und Dr. Peter Scholze, KV Bayern) formuliert.

Der grundsätzliche strategische Gedanke besteht darin, ein solches Qualitätskriterium mit bestehenden QM-Systemen und darin gesetzten Anreizen zu verbinden.

Die Bedingungen, Selbsthilfefreundlichkeit als Bestandteil des QM niedergelassener Ärzte zu implementieren, sind günstig: Mit dem GKV-Modernisierungsgesetz wurden die Ärzte 2004 verpflichtet, ein praxisinternes QM einzuführen und weiterzuentwickeln. Am 1. Januar 2006 trat eine QM-Richtlinie des G-BA in Kraft (G-BA 2005). Als Grundelemente werden u. a. genannt: „Patientenorientierung, Patientensicherheit, Patientenmitwirkung, Patienteninformation und -beratung". Bis Ende 2007 sollten die Ärzte die QM-Planung abgeschlossen haben. Daran schließt eine zweijährige Phase mit konkreten Umsetzungsmaßnahmen an. Eine Überprüfung der Richtlinie des G-BA ist für 2011 vorgesehen. Auch für die Integration von „Selbsthilfefreundlichkeit" in ambulante Praxis-Managementsysteme wurde ein Modellprojekt „Selbsthilfefreundliche Arztpraxen" des BKK BV konzipiert.

In einer ersten Expertise zu dem Thema wurde gefragt, ob es im Rahmen des obligatorischen QM von Einrichtungen der vertragsärztlichen Versorgung gelingen könnte, die Kooperation mit Selbsthilfezusammenschlüssen als festen Bestandteil alltäglichen Handelns zu implementieren. Dazu wurden umfassende Internet-Recherchen und Dokumentenanalysen der verfügbaren QM-Systeme durchgeführt und Vertreter der sieben bekannten Systeme zum Stand der Integration und zu den zukünftigen Möglichkeiten einer Aufnahme von Selbsthilfefreundlichkeit als Qualitätsmerkmal befragt. In alle Systemen lässt sich die Kooperation mit Selbsthilfezusammenschlüssen integrieren. Für drei QM-Systeme wurde angegeben, dass dieser Aspekt bereits Bestandteil sei oder in Kürze aufgenommen würde in die laufenden Aktivitäten zur Formulierung von Qualitätszielen und -kriterien. Für das QM-System QEP (Qualitätsentwicklung in Praxen) der Kassenärztlichen Bundesvereinigung wurde angekündigt, bei der kontinuierlichen Überarbeitung der Qualitätsmerkmale dieses Kriterium im Manual 2010 deutlich sichtbarer als bisher zu verankern (Trojan et al. 2009). Grundlage dabei sollen sechs Basismerkmale guter Kooperation sein, die von den Kooperationsberatungsstellen für Selbsthilfegruppen und Ärzte in den vergangenen Jahren entwickelt wurden:

1. Informationen zu Selbsthilfe sind übersichtlich an zentraler Stelle in den Praxisräumen für Patienten zugänglich.
2. Die Praxis weist in ihren Medien und innerhalb der Praxisräume auf die Zusammenarbeit mit der Selbsthilfe hin.
3. Der Arzt/Psychotherapeut gibt regelhaft und persönlich und insbesondere bei einer seltenen Erkrankung den konkreten Hinweis auf die Selbsthilfe.
4. Die Praxis benennt für die Selbsthilfe einen Ansprechpartner.
5. Praxis und Selbsthilfe treffen verbindliche Vereinbarungen zur Zusammenarbeit.
6. Die Praxis ist über Strukturen und Arbeitsweise der Selbsthilfe durch regelmäßigen Erfahrungsaustausch informiert.

Wie zügig sich Selbsthilfefreundlichkeit als Qualitätsmerkmal in alle QM-Systeme integrieren lassen wird, lässt sich zum jetzigen Zeitpunkt nicht sagen. Die Fortschritte in diese Richtung in den vergangenen drei Jahren sind jedoch beachtlich. Die Arbeiten in beiden Bereichen werden fortgeführt.

Zu diesem Zweck haben sich die bisherigen Akteure zu einem Netzwerk „Selbsthilfefreundliches Gesundheitswesen – gemeinsam für Selbsthilfe und Patientenorientierung" zusammengeschlossen. Eines der verschiedenen Umsetzungsprojekte ist eine Unterstützungsagentur „Selbsthilfefreundliches Gesundheitswesen", angegliedert an die Bielefelder Selbsthilfekontaktstelle. Sie unterstützt die Akteure bei der Realisierung der Qualitätskriterien, so dass nachhaltige Kooperationsbeziehungen und -strukturen für die Kooperation mit Selbsthilfezusammenschlüssen aufgebaut werden.

5   Resümee zur Bedeutung von Selbsthilfezusammenschlüssen für das Gesundheitssystem und Public Health

Für die potenziellen und faktischen Nutzer des Gesundheitswesens gibt es eine Reihe von Bezeichnungen, die implizit oder explizit Passivität suggerieren: Leistungsadressat/-empfänger, behandlungsbedürftiger Patient (Leidender), Verbraucher/Konsument. Mit den gesundheitspolitisch und -ökonomisch sensibilisierenden Konzepten des „Laiensystems" und „Dritten Sektors" der Erbringung von Dienstleistungen wurde der Blick auf ein lange Zeit unbeachtetes Potenzial geworfen. Dabei stand zunächst im Vordergrund die Rolle des Nutzers als Partner im therapeutischen Prozess, als Ko-Produzent und Leistungserbringer.

Aspekte dieses Rollenverständnisses sind: Durch gesundheitsbezogenes Vorsorgeverhalten wird Krankheit vermieden; durch verstärkte Kommunikation kann der informierte Patient zum Partner in Therapie-Entscheidungen werden;

durch sein eigenes Mit-Tun werden Therapie und Rehabilitation erfolgreicher; als pflegende Angehörige oder als „ehrenamtliche" Helfer entlasten Menschen den Sozialstaat in erheblichem Umfang von kostspieligen Hilfeleistungen.

Eine besondere Rolle nehmen dabei Selbsthilfegruppen ein. In ihnen werden unterschiedliche Handlungsfelder und Funktionen aktiviert: gegenseitige Hilfe, Hilfe für andere (insbesondere Information und Beratung), Interessenvertretung nach außen und Freizeitgestaltung (Verringerung von Isolation und Stigmatisierung).

Aktueller jedoch als die Rolle des Leistungserbringers ist die Rolle von Laien als Beteiligte, d. h. als Bewerter, Kontrolleure, Kritiker und (Mit-)Gestalter des Gesundheitswesens. Seine Wurzeln hat dieses Rollenverständnis in dem schon lange vorgetragenen Idealbild des „mündigen Patienten" und der ursprünglich vor allem demokratietheoretisch begründeten Forderung nach politischer Partizipation der Patienten im gesellschaftlichen Teilsystem „Gesundheitswesen". Die Zunahme von marktförmig organisierten Angeboten im Gesundheitswesen verleiht diesen Forderungen Nachdruck. Eine politische Stärkung der Konsumenten, eine Stärkung der „Patientensouveränität" (vgl. Dierks et al. 2001) wird damit zwingend erforderlich.

Inzwischen kann man von einer echten Patienten- und Bürgerbeteiligung im Gesundheitswesen sprechen. In dem hierzu erschienenen Heft der Gesundheitsberichterstattung des Bundes (Dierks et al. 2004) werden fast 20 Gremien aufgezählt, die eine kontinuierliche Beteiligung von Patientenvertretern, zumeist rekrutiert aus Selbsthilfezusammenschlüssen, eingerichtet haben. Daneben gibt es eine Vielzahl offizieller Ad-hoc-Beteiligungen, die zumeist Beratungscharakter haben.

Diese Entwicklung mag viele Wurzeln haben; auf jeden Fall ist sie ein Element der marktförmigen Umgestaltung des gesamten Gesundheitswesens.

Inhaltlich und substanziell liegt dieser Entwicklung aber maßgeblich die wissenschaftliche Systemanalyse zugrunde, die mit dem Forschungsverbund „Laienpotenzial, Patientenaktivierung und Gesundheitsselbsthilfe" begann und von Anbeginn als politische Reformstrategie für eine „konsumentenorientierte Gesundheitspolitik" (Badura et al. 1979) verstanden wurde.

Literatur

Alscher, M., Dathe, D., Priller, E., Speth, R. (2009): Handeln für das Gemeinwohl. Eine differenzierte Bilanz bürgerschaftlichen Engagements. WZB-Mitteilung 125: 36-39.
Badura, B. (1978): Volksmedizin und Gesundheitsvorsorge. WSI-Mitteilung 31: 542-548

Badura, B. et al. (1979): Grundlagen einer konsumorientierten Gesundheitspolitik. Programmentwurf für einen Forschungsverbund im Auftrag des Bundesministeriums für Forschung und Technologie. Universität Konstanz.

Badura, B. (1981): Sozialpolitik und Selbsthilfe aus traditioneller und aus sozialepidemiologischer Sicht. In: Badura, B. & Ferber, C. v. (Hrsg.): Selbsthilfe und Selbstorganisation im Gesundheitswesen. München, Wien: R. Oldenbourg Verlag: 147-160.

Badura, B. & Ferber, C. v. (1981): Selbsthilfe und Selbstorganisation im Gesundheitswesen. München, Wien: R. Oldenbourg Verlag.

Badura, B., Hart, D., Schellschmidt, H. (1999): Bürgerorientierung des Gesundheitswesens. Baden-Baden: Nomos Verlag.

Berkman, L.F. & Syme, S.L. (1979): Social Networks, Host Resistance and Mortality: A nine year follow up study of Alameda County Residents. In: American Journal of Epidemiology 109: 186-204.

Bobzien, M. (2008): Selbsthilfefreundliches Krankenhaus – auf dem Weg zu mehr Patientenorientierung. Ein Leitfaden für interessierte Krankenhäuser. Essen: BKK Bundesverband.

Bösche, B. (o. J.): Kurze Geschichte der Konsumgenossenschaften. Hamburg: Zentralverband deutscher Konsumgenossenschaften e.V. Online unter: http://www.zdk-hamburg .de/documents/Kurze_Geschichte.pdf.

Chanan, G. (1992): Aus dem Schatten treten. Aktionen auf örtlicher Gemeinschaftsebene und die Europäische Gemeinschaft. Abschließender Bericht des Forschungsprojekts „Bewältigung des wirtschaftlichen und sozialen Wandels auf Nachbarschaftsebene". Europäische Stiftung zur Verbesserung der Lebens- und Arbeitsbedingungen. Dublin.

Chanan, G. (1997): Active Citizenship and Community Involvement: Getting to the Roots. A Discussion Paper. Dublin: European Foundation for the Improvement of Living and Working Conditions.

Danner, M. & Matzat, J. (2005): Patientenbeteiligung beim Gemeinsamen Bundesausschuss – ein erstes Resümee. In: Verhaltenstherapie & Psychosoziale Praxis (1): 141-144.

Deutscher Bundestag (1995): Drucksache 13/3232 vom 5.12. Online unter: www.ehrenamt.de.

Dierks, M.L., Bitzer, E. M., Lerch, M. et al. (2001): Patientensouveränität. Der autonome Patient im Mittelpunkt. Arbeitsbericht Nr. 195 der Akademie für Technikfolgenabschätzung in Baden-Württemberg. Stuttgart: Eigenverlag.

Dierks, M. L., Seidel, G., Horch, K., Schwartz, F.W. (2006): Gesundheitsberichterstattung des Bundes. Heft 32: Bürger- und Patientenorientierung im Gesundheitswesen. Berlin: Robert Koch-Institut.

Etgeton, S. (2009): Patientenbeteiligung in den Strukturen des Gemeinsamen Bundesausschusses. In: Bundesgesundheitsblatt 52 (1): 104-110.

Ferber, C. v. (1976): Volks- und Laienmedizin als Alternative zur wissenschaftlichen Medizin – zur Partizipation im Gesundheitswesen. In: Soziale Sicherheit 24: 203-209.

Ferber, C. v. & Badura, B. (Hrsg.) (1983): Laienpotential, Patientenaktivierung und Gesundheitsselbsthilfe. München: R. Oldenbourg Verlag.

Forschungsverbund Laienpotential, Patientenaktivierung und Gesundheitsselbsthilfe (Hrsg.) (1987): Gesundheitsselbsthilfe und professionelle Dienstleistungen. Berlin: Springer Verlag.

Gartner, A. & Riessman, F. (1977): Self Help in the Human Servicers. New York: Jossey Bass.

G-BA – Gemeinsamer Bundesausschuss (2005): Richtlinie des Gemeinsamen Bundesausschusses über grundsätzliche Anforderungen an ein einrichtungsinternes Qualitätsmanagement für die an der vertragsärztlichen Versorgung teilnehmenden Ärzte, Psychotherapeuten und medizinischen Versorgungszentren (Qualitätsmanagement-Richtlinie vertragsärztliche Versorgung) vom 18. Oktober 2005 (in Kraft getreten am 1. Januar 2006). In: Bundesanzeiger 248: 17-329.

Gensicke, T., Picot, S., Geiss, S. (2005): Freiwilliges Engagement in Deutschland 1999-2004. Ergebnisse der repräsentativen Trenderhebung zu Ehrenamt, Freiwilligenarbeit und bürgerschaftlichem Engagement. Wiesbaden: infratest Sozialforschung (im Auftrag des BMFSJ).

GMK - Gesundheitsminister-Konferenz (1999): Ziele für eine einheitliche Qualitätsstrategie im Gesundheitswesen. Beschluß der 72. GMK am 9./10.6.1999 in Trier.

Grunow, D. (2006): Selbsthilfe. In: Hurrelmann, K., Laaser, U., Razum, O. (Hrsg.): Handbuch Gesundheitswissenschaften. Weinheim: Juventa Verlag: 1053-1075.

Katz, A. H. & Bender, E. J. (Hrsg.) (1976): The Strength in US-Self-Help-Groups in the Modern World. New York: New Viewpoints.

Keupp, H. (2000): Eine Gesellschaft der Ichlinge? Zum bürgerschaftlichen Engagement von Heranwachsenden. München: Sozialpädagogisches Institut im SOS-Kinderdorf e.V.

Köster, G. (2006): Patientenbeteiligung im Gemeinsamen Bundesausschuss. In: Jahrbuch für kritische Medizin 42: 78-90.

Kurtz, V., Fricke, E., Dierks, M.-L. (2004): Selbsthilfegruppen und ihre Organisation - Wie weit sind sie wirklich in politische Entscheidungsprozesse eingebunden? Ergebnisse der SelBSD-Studie. In: Das Gesundheitswesen 66: 176f.

Levin, L. S. & Idler, E. L. (1981): The hidden health care system: Mediating structures and medicine. Cambridge: Ballinger Publishing Company.

Meinhardt, M., Plamper, E., Brunner, H. (2009): Beteiligung von Patientenvertretern im Gemeinsamen Bundesausschuss. In: Bundesgesundheitsblatt 52 (1): 96-103.

Moeller, M. L. (1978): Selbsthilfegruppen. Anleitungen und Hintergründe. Reinbek bei Hamburg: Rowohlt Verlag.

Sachverständigenrat für die konzertierte Aktion im Gesundheitswesen (2001): Bedarfsgerechtigkeit und Wirtschaftlichkeit. Bd. 1 (Zielbildung, Prävention, Nutzerorientierung, Partizipation) und Bd. 2 (Qualitätsentwicklung in Medizin und Pflege). Gutachten 2000/2001. Bonn: Bundestagsdrucksache14/5660, -5661, -6871.

Ständiger Ausschuss für Selbsthilfe (Hrsg.) (1956): Erfolge solidarischer Selbsthilfe in der Bundesrepublik Deutschland. Anläßlich der 8. Tagung der Internationalen Konferenz für Sozialarbeit im August 1956.

Stötzner, K. (2008): Können Patienten zufrieden sein? Berlin: Vortrag BQS-Ergebniskonferenz am 25.11. 2008.

Trojan, A. (1980): Demokratisierung des Gesundheitswesens durch Mitwirkung Betroffe-
ner. In: Forum für Medizin und Gesundheitspolitik 14: 14-33.
Trojan, A. (1985): Ansätze für Mitbestimmung in der Sozial- und Gesundheitspolitik.
WSI-Mitteilung 38: 621-630.
Trojan, A. & Legewie, H. (2001): Nachhaltige Gesundheit und Entwicklung. Leitbilder,
Politik und Praxis der Gestaltung gesundheitsförderlicher Umwelt- und Lebensbe-
dingungen
Trojan, A., Werner, S., Bobzien, M., Nickel, S. (2009): Integration von Selbsthilfezu-
sammenschlüssen in das Qualitätsmanagement im ambulanten und stationären Ver-
sorgungsbereich. In: Bundesgesundheitsblatt – Gesundheitsforschung – Gesund-
heitsschutz 52: 47-54.
Werner, S., Nickel S., Trojan, A. (2006): Ergebnisse einer bundesweiten Befragung zum
Status Quo der Kooperation von Selbsthilfe und Krankenhäusern. In: Werner, S.,
Bobzien, M., Nickel, S., Trojan, A. (Hrsg.): Selbsthilfefreundliches Krankenhaus.
Vorstudien, Entwicklungsstand und Beispiele der Kooperation zwischen Selbsthil-
fegruppen und Krankenhäusern. Essen, Bremerhaven: Wirtschaftsverlag NW: 21-48.

16 Jahre Fakultät für Gesundheitswissenschaften an der Universität Bielefeld

Peter-Ernst Schnabel, Paul Wolters

1 Zur Vorgeschichte der Vorgeschichte

Strukturell, inhaltlich und von der Anzahl ausgebildeter Wissenschaftler, Prakti-
ker und einschlägiger Veröffentlichungen her gesehen, gehört die Fakultät für
Gesundheitswissenschaften zu den wenigen Einrichtungen in Deutschland, die
einen eigenständigen Fachbereich bilden und damit den Titel „School of Public
Health" verdienen. Sich mit ihrem Werden und Wirken auseinanderzusetzen,
bedeutet, den Stand der Gesundheitswissenschaften/Public Health rd. zwanzig
Jahre nach der Etablierung des ersten akademischen Ausbildungsgangs an der
Universität Bielefeld zu würdigen. Dies ist in zweifacher Hinsicht sinnvoll. Zum
einen trägt die historiographische Sicht natürlich zur Selbstverständigung darüber bei, was an der Fakultät für Gesundheitswissenschaften auf welche Weise
erreicht worden ist und wie sie sich als die bisher strukturell und organisatorisch
am weitesten vorangekommene Einrichtung ihrer Art in Zukunft entwickeln
wird. Zum anderen lässt sich an ihrer Geschichte wie in einem sozialen Labora-
torium und stellvertretend für innovative Gründungen unterschiedlicher Art rekonstruieren, auf welche Weise ein ungewöhnliches Projekt in einer nicht immer
freundlichen, oft sogar widrigen Umwelt einigermaßen erfolgreich durchzusetzen ist.

Wer eines der ersten, um Konzeptualisierung bemühten Buchdokumente zur
Hand nimmt – den von U. Laaser, P. Wolters und F.-X. Kaufmann besorgten
Sammelband „Gesundheitswissenschaften und öffentliche Gesundheitsförderung"[1] (1990) – kann sich von der Vielfalt der z.T. konkurrierenden Interessen
überzeugen, mit denen die Entwicklung von gesundheitswissenschaftlichen For-
schungs- und Lehreinrichtungen Ende der 1980er Jahre vorangetrieben wurde.
Die Erwartungen von Seiten der Befürworter in der politischen Administration,
die sich bezeichnenderweise eher im Ministerium für Arbeit, Gesundheit und

---

[1] Die dem Band vorausgegange Tagung (1988) hat seinerzeit noch die Fakultät für Soziologie ausgerichtet. Ab 1989 bot die Universität Bielefeld unter der gleichen Bezeichnung den ersten Fortbil-
dungs- bzw. Zusatzstudiengang in Deutschland an, der sich an Absolventen mit Hochschul-, später
auch Fachhochschulabschluss richtete.

Soziales (MAGS) als im Ministerium für Wissenschaft und Forschung (MWF) des Landes NRW fanden, waren hoch. Einem interdisziplinären, an die Traditionen des öffentlichen Gesundheitswesens aus den 1920er Jahren und die Erkenntnisse der Sozialmedizin nahtlos anschließenden Wissenschaftskonsortium und der von ihm ausgebildeten Expertenschaft traute man durchaus zu, sich mit den Leistungsdefiziten und dem Innovationsstau innerhalb des etablierten Gesundheitssystems   erfolgreich auseinanderzusetzen (Affeld 1990). Auf Seiten der damals schon recht zahlreichen, mit der Entwicklung von Forschungszentren und Studiengängen befassten Wissenschaftlerinnen und Wissenschaftler war strittig, ob man gesundheitswissenschaftliche Lehre und Forschung ohne Medizin als Leitdisziplin oder außerhalb von medizinischen Fakultäten überhaupt sinnvoll würde realisieren können. Auch waren sich viele der in diesem Buch versammelten Autoren noch im Unklaren darüber, ob sich die Gesundheitswissenschaften vornehmlich mit Gesundheit und ihrer Förderung oder auch mit Krankheiten und dem auf sie bezogenen Versorgungssystem befassen sollten und mit welchen Zielen das zu geschehen habe.

Vieles davon, bis auf die fast trivialen Fragen, ob Gesundheit mono- oder interdisziplinär zu thematisieren und welche Einzelwissenschaften als Grundlagen der Gesundheitswissenschaften zu betrachten seien, ist bis heute unbeantwortet geblieben. Man kann zwar sagen, dass sich die Gesundheitswissenschaften wegen der variierenden Rahmenbedingungen an den verschiedenen Hochschulstandorten von ihrem Anfangszustand als Ansammlungen mehr oder weniger tolerant miteinander umgehenden Monodisziplinen unterschiedlich weit weg entwickelt haben. Als bundesweit geschätzte Forschungsinstanz mit hohem Drittmittelaufkommen und als gute, überaus effizient qualifizierende Ausbildungseinrichtung von Gesundheitsexperten kann man die Gesundheitswissenschaften in ihren jeweiligen Ausprägungsformen sogar als erfolgreich bezeichnen. Alles in allem sind sie aber dennoch aus Gründen, über die noch zu reden sein wird, weitgehend theorie- und konzeptionslos geblieben und eine erhebliche Wegstrecke davon entfernt, sich der Politik und Öffentlichkeit als interdisziplinäres, einem gemeinsamen Gegenstand verpflichtetes und an einem Kanon konsensueller Methoden und anwendungspraktisher Leitlinien orientiertes Wissenschaftskonsortium zu präsentieren.

Warum die Bielefelder Fakultät für Gesundheitswissenschaften mit ihren inzwischen sieben Studiengängen trotz vergleichbarer „Mängel" zu einem Sondermodell der Public-Health-Forschung und -Lehre werden konnte, wollen wir, die wir von Anfang an dabei waren und den Aufbau mit gestaltet haben, in Anlehnung an deren Entwicklungsgeschichte untersuchen. Diese lässt sich in vier wichtige Phasen unterteilen, in denen jeweils spezielle Implementationsprobleme zu bewältigen waren und die im Folgenden mit „Morgenröte", „Fakultätsgründung", „Identitätssuche" und „Konsolidierung" betitelt sind. In einem abschließenden Exkurs wird sich der Beitrag mit der immer wichtiger werdenden, aber viel zu selten diskutierten Frage auseinandersetzen, welcher zusätzlichen internen und gesellschaftlichen Impulse es bedarf, damit sich das Public-Health-Projekt insgesamt noch freier entfalten und dauerhaft etablieren kann.

2 Morgenröte – auf der Suche nach einem Verhältnis zur Medizin (1987-1993)

Es ist immer wieder überraschend, wie wichtig die Entschlossenheit und das Engagement einzelner, über Durchsetzungsmacht verfügender Personen ist, wenn es darum geht, durchgreifende Innovationen vom Schlage der Gesundheitswissenschaften nicht nur in Gang zu setzen, sondern auch deren Richtung vorzugeben. Das zeigte sich einmal mehr, als der damalige Rektor der Universität Bielefeld, Prof. Peter Grotemeyer, nach mehreren Einzelgesprächen im Herbst 1985 die Initiative ergriff und Repräsentanten der zwischenzeitlich an der Fakultät für Soziologie eingerichteten Arbeitsgruppe „Sozialisation und Gesundheit" und den neuen Leiter des in Bielefeld ansässigen „Landesinstituts für Dokumentation und Information, Sozialmedizin und öffentliches Gesundheitswesen" (IDIS), Prof. Ulrich Laaser, zu einer ersten gemeinsamen Sitzung einlud, um darüber zu beraten, ob und wie sich die Gesundheitswissenschaften/Public Health in Nordrhein-Westfalen organisieren sollten. Zur Diskussion standen einerseits eine zentrale wissenschaftliche Einrichtung in Bochum, getragen von der dortigen Ruhr-Universität, unter Beteiligung der Universität Bielefeld und des IDIS, die konzeptionell und inhaltlich zu einer sozialmedizinisch-epidemiologischen Variante von Public Health geführt hätte. Auf der anderen Seite existierte ein Entwurf für eine stärker sozialwissenschaftlich orientierte Bielefelder Lösung unter der Federführung der Fakultät für Soziologie in Kooperation mit anderen Fakultäten der Universität, dem IDIS und medizinischen Einrichtungen aus Bielefeld und Umgebung. Mit großer Weitsicht und mit spontanem Verständnis für das innovative Potenzial entschied sich das Rektorat in eben dieser Sitzung für die zweite, breiter angelegte Variante, der sich das IDIS wenig später anschloss und der es über viele Jahre und strukturelle Veränderungen hinweg[2] bis heute treu geblieben ist.

Aus der „Bielefelder Lösung" ging 1988 auf Wunsch der Universitätsleitung und mit wohlwollender Unterstützung des damaligen Dekans, Prof. Schmidt, das „Zentrum für Gesundheitswissenschaften" (ZfG) an der Fakultät

---

[2] Aus dem IDIS wurde das „Landesinstitut für den öffentlichen Gesundheitsdienst" (lögd), welches kürzlich in das „Landesinstitut für Gesundheit und Arbeit" (LIGA) übergegangen ist.

für Soziologie hervor, das als Keimzelle für alle späteren Entwicklungsstufen bis hin zur Fakultät für Gesundheitswissenschaften der Universität Bielefeld betrachtet werden kann. Ihm gehörten neben den Fachvertretern der Fakultät für Soziologie nicht nur der Leiter und weitere Führungskräfte des IDIS an, sondern auch einschlägige Wissenschaftler der Fakultäten für Psychologie und Sportwissenschaft, Pädagogik und Wirtschaftswissenschaften. Das Besondere war aber, dass es bereits zu diesem frühen Zeitpunkt gelang, auch medizinische und nichtmedizinische Mitarbeiter *außer*universitärer Gesundheitseinrichtungen in das Zentrum einzubeziehen. Wissenschaftler und Praktiker des Herz- und Diabeteszentrums Bad Oyenhausen, der v. Bodelschwinghschen Anstalten Bethel und des Evangelischen Johanneswerks Bielefeld, die ihre Kooperationsbereitschaft zuvor schon in mehreren kleineren und einem größeren Projekt unter Beweis gestellt hatten[3], kooperierten in Lehre und Forschung. Dies geschah auf Basis von Kooperationsvereinbarungen zwischen dem Rektorat der Universität und den genannten Institutionen, in denen sie sich verpflichteten, beim Aufbau der Gesundheitswissenschaften mitzuarbeiten und Aufgaben in Forschung und Lehre in einem nicht unerheblichen Umfang zu übernehmen. Nach und nach wurden ähnliche Vereinbarungen mit weiteren Gesundheitseinrichtungen geschlossen.

Die Hauptaufgabe des Zentrums bestand zunächst darin, den 1987 vom akademischen Senat der Universität Bielefeld nach anfänglichem Zögern[4] akzeptierten und vom Ministerium für Wissenschaft und Forschung des Landes Nordrhein-Westfalen 1988 genehmigten ersten gesundheitswissenschaftlichen Universitätsstudiengangs auf deutschem Boden zu planen und schnellstmöglich zu realisieren. Erster Leiter des ZfG und Aufbaubeauftragter für die Gesundheitswissenschaften wurde der Berliner Soziologe und Gesundheitswissenschaftler Prof. Bernhard Badura, der 1991 den Ruf auf die erste, seinerzeit noch an der Fakultät für Soziologie angesiedelte Professur für Gesundheitswissenschaften der Universität Bielefeld angenommen hatte. Bereits im Jahr 1989 begann die erste Jahrgangskohorte ihr Zusatzstudium zum Diplomgesundheitswissenschaftler.

Ihre erste große Bewährungsprobe bestand diese Kooperative aus Sozialwissenschaftlern und Medizinern, Wissenschaftlern und Praktikern, als sie sich zusammen mit der Medizinischen Fakultät der Universität Düsseldorf und deren Kooperationspartnern um die Teilnahme an einem vom Bundesministerium für

---

[3] So z.B. 1985 bis 1987 im Projekt „Einfluss der Medizintechnik auf das Verhältnis von Arzt, Patient und Pflegepersonal", in dem sich vor allem die Zusammenarbeit zwischen der Fakultät und dem Herz- und Diabeteszentrum Bad Oeynhausen bewährte. Das Projekt wurde mit Mitteln des MAGS gefördert.
[4] Vor allem von Seiten der naturwissenschaftlichen Fakultäten gab es Zweifel, dass man an einer Universität ohne Medizinische Fakultät ein seriöses gesundheitswissenschaftliches Studienangebot und eine entsprechende Forschung würde organisieren können.

Bildung und Forschung (BMBF) 1989 ausgelobten Großprogramm erfolgreich bewarb: Die bundesweite Einrichtung von Netzwerken sollte nicht nur die Public-Health-Forschung in ganz Deutschland intensivieren, sondern auch zum Ausbau universitärer Infrastrukturen beitragen. So entstand neben vier weiteren Forschungsverbünden[5] auch der „Nordrheinwestfälische Forschungsverbund Public Health" (NWFPH). Er existierte bis 2001 und ermöglichte es zunächst den Gesundheitswissenschaften in Bielefeld, der Medizinsoziologie in Düsseldorf und später dann auch der Medizinsoziologie, Gesundheitspsychologie und -ökonomie an der Universität Köln, in drei aufeinander folgenden Förderphasen insgesamt 53 Projekte zu realisieren, dafür knapp 150 größtenteils auch in der Lehre einsetzbare wissenschaftliche Mitarbeiterinnen und Mitarbeiter auf Zeit einzustellen und sie für den Einsatz in Lehre und Forschung weiter zu qualifizieren.

Während der zwölfjährigen Förderzeit wurden von den insgesamt 53 Projekten 20 (erst 6, dann 5 und schließlich 9) unter Federführung der Bielefelder Gesundheitswissenschaftler und ihrer Kooperationspartner durchgeführt, darunter zu wichtigen Themenbereichen wie Entwicklung und Qualifizierung des öffentlichen Gesundheitswesens, Analyse der Versorgungsstrukturen und ihre Anpassung an die Gesundheitsbedürfnisse der Bevölkerung, Gesundheitsförderung in Schule, Betrieb und Kommune, Gesundheitssystemforschung für chronisch Kranke, Qualitätsforschung und Evaluation im Gesundheitswesen (DKGW 2009). In zwei Dritteln dieser Projekte wurde das Forschungsfeld durch die mit der Universität Bielefeld kooperierenden Gesundheitseinrichtungen der Region bereitgestellt. In fast ebenso vielen Projekten waren Mediziner und/oder Verwaltungsexperten aus den mit der Universität Bielefeld zusammenarbeitenden Gesundheitseinrichtungen und Krankenanstalten[6] leitend tätig.

Der Fakultät für Gesundheitswissenschaften hat dieses Zusammengehen bis heute einen erheblichen Zugewinn an Praxisnähe in Lehre und Forschung gebracht, Den kooperierenden Akteuren aus den Einrichtungen wiederum bot und bietet sie die an deutschen Universitäten höchst selten gewährte Chance, zusammen mit dem Personal der Fakultät gleichberechtigt zu lehren und zu prüfen. Aber auch die Region Ostwestfalen-Lippe konnte und kann erheblich profitieren, weil die in diesem Sinne angestoßene Kooperation zwischen Wissenschaft und Praxis (Schnabel 1991) bis heute ein fruchtbarer Nährboden für die Entstehung

---

[5] Dazu gehörten für den Süden Deutschlands der „Bayrische Forschungsverbund Public Health" mit Zentrum in München, für den Norden der „Norddeutsche Forschungsverbund Public Health" mit den Zentren Hamburg und Hannover, der „Berliner Forschungsverbund Public Health" und für die neuen Bundesländer der „Forschungsverbund Public Health" in Dresden (DKGW 2009).

[6] IDIS, Herz- und Diabeteszentrum Bad Oyenhausen, die v. Bodelschwinghschen Anstalten Bethel, das Johannes-Krankenhaus Bielefeld, die Klinik für Psychiatrie und Psychosomatik in Gütersloh und später die Krankenanstalten Bielefeld Mitte und Rosenhöhe.

von versorgungs-, präventions- und gesundheitsförderungspolitischen Maßnahmen und Projekten geblieben ist (Badura & Wolters 1998, Universität Bielefeld 2004). Von der Zusammenarbeit zeugen eine ganze Reihe heute noch existierender Kooperationsverträge. Den Bielefelder Gesundheitswissenschaften half sie v. a. in ihrer Anfangsphase dabei, fehlenden medizinischen und verwaltungstechnischen Sachverstand in die gesundheitswissenschaftliche Forschung und Lehre hineinzuholen.[7] Ohne dieses Netzwerk würde es die Fakultät in ihrem aktuellen Selbstverständnis und ihrer jetzigen Gestalt nicht geben.

Das Gründungsanliegen bedurfte nachhaltiger landesministerieller Unterstützung und Genehmigung. Am Prozess waren die Ministerien für Arbeit Gesundheit und Soziales (MAGS) und für Wissenschaft und Forschung (MWF) des Landes Nordrhein-Westfalen auf höchst unterschiedliche Weise beteiligt. Während das MAGS die Universität bei ihren Bemühungen um die Etablierung der Gesundheitswissenschaften und die Gründung einer eigenständigen Fakultät nahezu vorbehaltlos unterstützte,[8] war sehr viel Überzeugungsarbeit seitens des Rektorats und der Fakultätsinitiatoren erforderlich, um Widerstände im MWF zu beseitigen, die sich gegen die Errichtung eines Public-Health-Standorts ohne die Beteiligung einer ortsansässigen Medizinischen Fakultät richteten. Zum Durchbruch in der Überzeugungsarbeit – auch gegenüber ähnlich gelagerten hausinternen Bedenken – verhalfen neben der hohen Qualität inzwischen geleisteter Forschungsarbeit und der regen Nachfrage nach dem Studienangebot v. a. ein öffentliches Hearing, das 1993 an der Universität Bielefeld durchgeführt wurde. Hochrangige Mediziner und Public-Health-Experten aus den USA, England, Kanada, Österreich, der WHO in Genf und aus Deutschland beteiligten sich daran und bestätigten auf dem Hintergrund ihrer internationalen Erfahrungen nicht nur, dass die Etablierung einer Universitätseinrichtung unter den geplanten strukturellen Gegebenheiten sehr wohl möglich sei. Sie sagten dem Bielefelder Fakultätsgründungsprojekt außerdem voraus, dass es sich aufgrund seiner speziellen Bedingungen besonders gut entfalten werde.

Die Hoffnungen der Bundespolitik, dass die Bundesländer aus Dankbarkeit und aus Überzeugung bereit sein würden, in sachangemessener Weise in die Aufrechterhaltung der Strukturen zu investieren, die mit Hilfe der Forschungsverbünde entstandenen waren, erfüllte sich nicht; auch nicht in Nordrhein-Westfalen. Daran und an den jeweiligen örtlichen Gegebenheiten mag es liegen, dass sich vor allem jene Public-Health-Zentren, die sich im Kontext medizini-

---

[7] Inzwischen sind drei der acht Lehrstühle der Fakultät (Bevölkerungsmedizin, Epidemiologie, Umwelt und Gesundheit) mit MedizinerInnen besetzt.
[8] Insbesondere sind der damalige Minister H. Heinemann und der Ministerialdirigent D.E. Affeld (1990) zu nennen, denen viel daran gelegen war, die Public-Health-Ausbildung nach NRW zu holen, weil sie sich davon eine Unterstützung der Gesundheitspolitik des Landes erwarteten.

scher Fakultäten oder Hochschulen herausgebildet hatten, im Hinblick auf eine interdisziplinäre Struktur nicht wesentlich weiterentwickelten. Nur das Zentrum für Gesundheitswissenschaften, später die Fakultät in Bielefeld, expandierte zwischen 1990 und 2000 – in einer Zeit, in der Hochschullehrerstellen überall in Deutschland gestrichen wurden – und wuchs zur einzigen Einrichtung heran, die aufgrund ihres autonomen Status', ihrer personellen Ausstattung und der von ihr wahrgenommenen Aufgaben in Forschung und Lehre mit Recht die Bezeichnung School of Public Health führt.[9]

3 Fakultätsgründung – manch Feind, manch Freund, viel Ehr (1993/1994)

Als der Senat der Universität Bielefeld nach rund dreijähriger Aufbauphase (Fakultät i. A.) seine Bedenken mehrheitlich beiseite schob und die Genehmigungen für die Errichtung einer 13. Fakultät erteilte, verfügten die Gesundheitswissenschaften über zwei ordentliche Professuren („Sozialepidemiologie und Gesundheitssystemanalyse" und „Bevölkerungsmedizin") sowie zwei Mediziner mit der Rechtsstellung eines Professors an der Universität Bielefeld aus kooperierenden Gesundheitseinrichtungen und einen fünfzehnköpfigen Lehrkörper. Er setze sich vor allem aus Mitarbeitern der drei kooperierenden Krankenanstalten, des IDIS und der Fakultäten für Pädagogik, für Geschichtswissenschaft und Philosophie, für Soziologie, für Psychologie und Sportwissenschaft und für Wirtschaftswissenschaften zusammen. Die Lehrenden waren vollauf damit beschäftigt, Drittmittelforschung zu betreiben und den Zusatzstudiengang mit Diplomabschluss [10] „Gesundheitswissenschaften und öffentliche Gesundheitsförderung" zu realisieren, für den sich nach seiner Öffnung für Fachhochschulabsolventen (1991) bis zum Jahr 2000 jährlich durchschnittlich 60 Studierende immatrikulierten. Sie setzen sich durchgängig zu zwei Dritteln aus Frauen, zu einem Drittel aus Männern und zu 8-10 % aus ausländischen Studierenden zusammen. Die Studierenden waren Absolventen medizinischer (rd. 30 %), sozial- und erziehungswissenschaftlicher (rd. 25 %), sozialarbeiterischer und pädagogischer (20 %) und geis-

---

[9] Bis heute ist die Bielefelder Fakultät die einzige in Deutschland, obgleich der Bevölkerung einem auf die USA und andere europäische Länder mit längerer Public Health-Tradition bezogenen Erfahrungswert der WHO zufolge wenigstens sechs bis sieben (mind. 1 pro 10 Mio. Einwohner) zustünden.

[10] Zusatzstudiengang insofern, als er zunächst (d. h. bis zu seiner Umwandlung in einen Master-of-Science-Studiengang nach US-amerikanischem Vorbild im Jahre 2004) nur von Interessenten mit abgeschlossenem Universitäts- oder Fachhochschulstudium und mindestens zwei Jahren beruflicher Praxis absolviert werden konnte.

tes- sowie politikwissenschaftlicher (10%) Erststudiengänge (Schnabel et al. 2005).

Dieser Zusatzstudiengang war bis zu den Hochschulreformen im Vollzug des Bologna-Prozesses seit 1999 der einzige Vollstudiengang der Fakultät für Gesundheitswissenschaften.[11] Als erster seiner Art in Deutschland ist er zum Modell für viele in der Folgezeit entwickelte Public-Health-Studiengänge geworden. Analog seiner Schwerpunktsetzungen und Inhalte hat sich auch der strukturelle Ausbau der Fakultät für Gesundheitswissenschaften seit Mitte der 1990er Jahre vollzogen. So wurde 1995, ein Jahr nach der Überleitung der Professur für Sozialepidemiologie und Gesundheitssystemanalyse aus der Fakultät für Soziologie und der Gründung der zugehörigen Arbeitsgruppe, eine Professur für „Medizinische Grundlagen und Bevölkerungsmedizin" mit dem Mediziner und Infektionsepidemiologen Prof. Alexander Krämer besetzt, der die Leitung der Arbeitsgruppe 2 gleichen Namens übernahm. Wenig später entstand die Arbeitsgruppe 3 für „Sozialmedizin und Epidemiologie", die von dem Leiter des IDIS, dem Sozialmediziner Prof. Ulrich Laaser, kommissarisch geleitet wurde. Nach Ablauf dieser ersten Ausbauphase, an deren Anfang auch der Soziologe und Erziehungswissenschaftler Prof. Klaus Hurrelmann aus der Fakultät für Pädagogik in die Fakultät für Gesundheitswissenschaften wechselte und die Leitung der Arbeitsgruppe 4 „Prävention und Gesundheitsförderung" übernahm, verfügte die Fakultät über eine personelle Grundausstattung, die es nicht nur erlaubte, die bis dahin international anerkannten Kernausbildungsbereiche von Public Health abzudecken (Kolip & Hurrelmann 1995). Mit ihrem interdisziplinären Mischkader aus Universitätsangehörigen und Praktikern war es außerdem möglich, den Studiengangsabsolventen das erforderliche Wissen zu vermitteln, um in zunächst vier einschlägigen Berufsfeldern für Public-Health-Experten: Epidemiologie/Gesundheitsberichterstattung, Gesundheitssystemanalyse und -entwicklung, Prävention und Gesundheitsförderung, Umwelt und Gesundheit erfolgreich Fuß zu fassen.

Die Angemessenheit des eingeschlagenen Weges bestätigte sich, als sich die Fakultät 1996 an einer vom kurz zuvor als erste berufsständische Vertretung gegründeten „Deutschen Verband für Gesundheitswissenschaften e.V." (DVGH) initiierten Befragung zum Verbleib von Absolventen fast aller universitären Public-Health-Studiengänge in Deutschland beteiligte. Durchweg stellte sich

---

[11] Hinzu kamen zwischen 1989 und 1999 ein Weiterbildendes Studium „Angewandte Gesundheitswissenschaften" (FAG) (seit 1997 zusammen mit der HS Magdeburg-Stendal als Projekt und seit 1998 als eigenständiges Regelangebot), der sich an Berufstätige richtet, und der zusammen mit den Universitäten Berlin und München zunächst in einer dreijährigen Erprobungsphase und seit 2001 an drei Hochschulstandorten durchgeführte Master-of-Science-Studiengang „Epidemiologie" (MSE).

heraus, dass die Bielefelder Absolventinnen und Absolventen vom Arbeitsmarkt ausgesprochen gut angenommen wurden (Flaschka, Schnabel 1997). Es zeigte sich aber auch ein Trend, der sich für die Fakultät als charakteristisch herausstellen sollte: Bei etwa gleich hohem Aufkommen an Absolventinnen und Absolventen mit medizinisch-naturwissenschaftlicher und pädagogisch-sozial wissenschaftlicher Erstausbildung kehrten Erstere überwiegend in medizinisch-naturwissenschaftliche, letztere in pädagogisch-sozialwissenschaftliche Bereiche von Public Health zurück. Insgesamt 60 % der Absolventen hatte die Zusatzausbildung zu neuen Tätigkeiten verholfen, während knapp 40 % zu meist besseren inhaltlichen und finanziellen Konditionen in ihre früheren Berufe zurückkehrten.

4 Organisationsentwicklung und Identitätssuche (1995 – 2002)

Die zehn Jahre zwischen 1985 bis 1995 waren vom Elan des Aufbaus geprägt, der von vergleichsweise geringen Widerständen begleitet wurde. Die Fakultät für Gesundheitswissenschaften spielte die Rolle des Vorreiters, an dem man sich entweder orientierte oder rieb (WHO 1991). Die folgenden Entwicklungsjahre sind dagegen von einer stärkeren, durch Strukturentwicklung und die Suche nach interdisziplinärer Identität gekennzeichneten Binnensicht geprägt. Das war einerseits entwicklungslogisch bedingt, hatte aber auch damit zu tun, dass sich der weitere Ausbau insbesondere des Stellenplans immer schwieriger gestaltete. Zwar avancierten die noch jungen Gesundheitswissenschaften schnell zur Fakultät mit dem zweithöchsten Drittmittelaufkommen an der Universität Bielefeld – dazu trugen der NWFPH und der 1998 unter maßgeblicher Bielefelder Beteiligung ins Leben gerufene „Nordrhein-Westfälische Forschungsverbund Rehabilitationswissenschaften" (NWF-Reha) auf der einen Seite und die in der Nachfolge des Sonderforschungsbereichs „Intervention und Prävention im Kindes- und Jugendalter" von Klaus Hurrelmann eingebrachten Projekte zur Kinder und Jugendgesundheit auf der anderen Seite bei. Außerdem wurde der Fakultät die Ehre zuteil, 1999 zum Collaborating Center der WHO für Gesundheitsförderung im Kinder- und Jugendalter ernannt zu werden. Aber dieser externen Anerkennung der Fakultätsleistungen zum Trotz stand für den weiteren Ausbau mit Hochschullehrerstellen die Universitätsreserve kaum noch zur Verfügung. Vielmehr appellierte das Rektorat in seiner Entwicklungspolitik an die Selbsthilfekapazitäten der Fakultäten. Deshalb mussten die Gesundheitswissenschaften neue Wege gehen, um genügend Stellen für den Ausbau zu einem leistungsbreiten und - sicheren Exzellenzzentrum herbei zu schaffen.

Ein erster Schritt dieser neuen vom Dekanat unter Leitung von Klaus Hurrelmann zwischen 1993 und 1998 sehr konsequent vorangetriebenen Ausbaupolitik war die erfolgreiche Einwerbung einer Stiftungsprofessur für Gesundheits-management bei der Volkswagen-Stiftung, die mit dem Schweizer Ökonomen Prof. Bernhard Güntert besetzt wurde und zur Gründung der Arbeitsgruppe 5 (Gesundheitsökonomie und Gesundheitsmanagement) führte. Auf diese Weise gelang es der Fakultät, einen Bereich von hoher gesundheitswissenschaftlicher Relevanz abzudecken, der ihr darüber hinaus neue, bis dahin weitgehend ver-schlossene Zugänge zur Analyse des Gesundheitssystems, insbesondere zur Versorgungsforschung eröffnete. Der Ausbau weiterer designierter Arbeitsfelder der Fakultät wie Soziapsychiatrie, Rehabilitation und Gerontologie, Umwelt und Gesundheit sowie Gesundheitspolitik, wurden wegen der seinerzeit herrschenden Stellen- und Angebotssituation erst einmal zurückgestellt.

Eine besondere Bedeutung kam dem Aufbau der Pflegewissenschaft zu. Im Rahmen der Akademisierung der Pflege hatte das MAGS die Einführung eines universitären Studiengangs „Pflegewissenschaft" geplant und das Konzept für diese innovative Ausbildung zusammen mit Vertretern der Fakultät für Gesund-heitswissenschaften entwickelt. Die vorgesehene Umsetzung an der Universität Bielefeld scheiterte allerdings daran, dass das Wissenschaftsministerium NRW im Unterschied zum MAGS Studiengänge für Pflege nicht an Universitäten, sondern nur an Fachhochschulen etablieren wollte

Um die Pflegewissenschaft trotzdem an einer staatlichen Universität zu ver-ankern, förderte das MAGS die Gründung einer Gesellschaft zur Förderung der Pflegewissenschaft e.V., deren zentrale Aufgabe die Unterhaltung eines Instituts für Pflegewissenschaft an der Universität Bielefeld sein sollte. Das Institut, das zunächst mit Mitteln des MAGS finanziell gefördert und mit einer Professur für Pflegewissenschaft und mehreren Stellen wissenschaftlicher Mitarbeiter ausges-tattet wurde, erhielt vereinbarungsgemäß den Status eines An-Instituts und wur-de 1995 der Fakultät für Gesundheitswissenschaften zugeordnet. Auf die Profes-sur wurde Dr. Doris Schaeffer vom Wissenschaftszentrum Berlin berufen. Als sich die Zusammenarbeit zwischen Vertretern des MAGS und dem Institut we-gen unterschiedlicher Auffassungen über die Ausrichtung des Arbeitskonzeptes schwierig gestalteten, wurde die Professur zusammen mit einer Grundausstattung in die Universität transferiert und in die Fakultät für Gesundheitswissenschaften eingegliedert. Es kam zur Gründung der Arbeitsgruppe 6 „Pflegewissenschaft", die inzwischen aus Gründen ihres breiten Arbeitsprofils die Bezeichnung „Pfle-gewissenschaft und Versorgungsforschung" erhielt.

1997 beschloss die Fakultät zum Zweck der Qualitätskontrolle und -sicherung, sich mit dem so genannten PEER-Review[12] der Begutachtung ihrer Lehr- und Forschungsleistungen nach europäischen Standards durch die „Asso-

---

[12] Public Health Education European Review

ciation of Schools of Public Health in the European Region" (ASPHER) zu unterziehen. Die mit Fachleuten aus der Schweiz, aus Frankreich, Schweden und Holland besetzte Kommission kam nach umfänglicher Dokumentenanalyse und mehrtägiger Begehung zu einem insgesamt sehr positiven, von hoher Anerkennung für die Bielefelder Organisations- und Entwicklungsleistungen zeugenden Votum (ASPHER 1997). Sie übte aber auch Kritik, die in ihrem Tenor den Ergebnissen der seit 1991 institutionalisierten und regelmäßig durchgeführten Lehr-Evaluation der Fakultät entsprach (Schnabel et al. 1996). Im Interesse einer weiterführenden Konsolidierung wurde hier wie dort empfohlen, sich verstärkt um eine identitätsstiftende Leitkonzeption zu bemühen, sich noch mehr für eine berufsqualifizierende Ausbildung der Studierenden zu engagieren, die inhaltlich-fachliche Zusammenarbeit zwischen den Arbeitsgruppen und das Fakultätsmanagement zu verbessern, die Studierendenurteile noch stärker in die Lehrplanung einzubeziehen und im Vorgriff auf erwartbare Entwicklungen an den Hochschulen eine mittelfristige verbindliche und realistische Leistungs- und Finanzplanung aufzustellen.

In der daraufhin realisierten ersten großen Struktur- und Lehrplanrevision entschied sich die Fakultät, das berufsfeldorientierende Lehrangebot zu erweitern und stärker zu bündeln, den Anteil an Wahlpflicht- gegenüber den Pflichtveranstaltungen zu erhöhen und die Anzahl der Studierenden pro Veranstaltung vor allem in den praxisnahen Teilen des Diplom-Studiengangs zu reduzieren. In ihrer Gesamtheit liefen die Maßnahmen darauf hinaus, an die Stelle der ehemals bestimmenden Leitfigur des Public-Health-Generalisten den intensiv qualifizierten Public-Health-Spezialisten mit verschiedenen berufsqualifizierenden Schwerpunkten[13] zu setzen (Kolip et al. 2000). Es wurde eine stärkere Differenzierung und modulare Verknüpfung von Grundlagen-, Vertiefungs-, Schwerpunktveranstaltungen und Projektstudienangeboten vorgenommen, ein regelmäßiges, von allen Arbeitsgruppen unterstütztes Skill-Training als neuer Veranstaltungstypus eingeführt und das studienvorbereitende und -begleitende Beratungsangebot bis hin zur Bildung studienbegleitender Patenschaftsgruppen nach angloamerikanischem Vorbild intensiviert.

Unter dem Dekanat von Prof. Güntert, der das Amt 1996 von Prof. Hurrelmann übernahm, wurde schließlich auch mit der Entwicklung einer Leitkonzeption („mission statement") begonnen, die es den verschiedenen an der Fakultät bereits zusammenarbeitenden Wissenschaftlern medizinisch- naturwissenschaftlicher und pädagogisch-sozialwissenschaftlicher Provenienz ermöglichen sollte, eine über die Grenzen ihrer Herkunftswissenschaften hinausreichende fachliche

---

[13] Dazu gehörten Prävention, Gesundheitsförderung und Organisationsentwicklung, Gesundheitssystementwicklung und –management, Gesundheitsberichterstattung und Politikberatung, Pflegewissenschaft und Public-Health-Forschung.

Identität auszubilden und zu pflegen. Sie wurde über längere Zeit in studenti-
schen Arbeitsgruppen und Fakultätskommissionen beraten, und 1999 schließlich
von der Fakultätskonferenz unter dem Titel „Leitbild der Fakultät für Gesundheitswissenschaften" verabschiedet. In dem Dokument werden die Grundsätze
festgehalten, an denen Denken und Handeln der Fakultätsmitglieder zu orientieren seien. Zur Erreichung dieser Ziele bekennen sich die Fakultätsmitarbeiter
und Studierenden darin zur inter- und transdisziplinären, vom gegenseitigen
Respekt der kooperierenden Disziplinen getragenen und auf die Lösung relevanter gesellschaftlicher Probleme zielenden Arbeitsweise. Passend dazu verstehen
sie die Lehre als partizipatorischen Prozess, der fach- und berufsspezifische
Erkenntnisse und Methoden vermitteln, dem Erwerb von Schlüsselqualifikatio-
nen dienen, die Studierenden zu lebenslangem Lernen und kritischem Denken
anregen und zum Erwerb von Kommunikations- und Teamfähigkeiten beitragen
soll (Fakultät für Gesundheitswissenschaften 1999).

Am Ende der dritten Entwicklungsphase steht die Fakultät als einzige eigenständige deutsche School of Public Health mit sechs Professuren, ebenso
vielen Arbeitsgruppen, einer gleich bleibend hohen Studentenschaft und dem
zweithöchsten Drittmittelaufkommen der Universität Bielefeld strukturell erheblich besser da, als man es ihr vorhergesagt hatte.

Dadurch aber, dass sich ihre Arbeitsgruppen in monodisziplinärer Manier
zunächst darauf konzentrierten, ihren eigenen Platz im Kontext von Public
Health zu finden und über ihre personale und curriculare Präsenz innerfakultativ
abzusichern, kam die interdisziplinäre Arbeit an einer tragfähigen und mit Public
Health kompatiblen Identitätskonstruktion nicht voran. Daran änderte sich auch
in der nächsten Zeit nur wenig.

1998 wurde die Medizinerin, Epidemiologin und Krebsspezialistin Prof.
Maria Blettner auf den bis dahin vom Leiter des IDIS, Professor Ulrich Laaser
vertretenen Lehrstuhl für Epidemiologie und Biostatistik berufen und übernahm
die Leitung der gleichnamigen Arbeitsgruppe 3. In ihre Zeit an der Fakultät, der
sie von 2000 bis 2002 als Dekanin vorstand und die sie 2003 wieder verließ, fiel
2002 die Besetzung einer Professur für „Umwelt und Gesundheit" mit der Um-
weltmedizinerin und Biologin Prof. Claudia Hornberg, die auch die Leitung der
Arbeitsgruppe 7 gleichen Namens übernahm.

5   Konsolidierung – Entwicklungen ab 2002 bis heute

Mit dem Jahr 2002 kann die Aufbauphase der Fakultät für Gesundheitswissenschaften als abgeschlossen bezeichnet werden. Es folgte ein Entwicklungsab-
schnitt, der durch die Sicherung finanzieller und stammpersoneller Bestände, ein

umfangreiches Stellenrevirement, eine unvermindert erfolgreiche Drittmittelein-
werbung[14], aber auch Strukturveränderungen von erheblicher binnenorganisato-
rischer Tragweite gekennzeichnet war.

Nachdem 2001 der multizentrisch durchgeführte und in Bielefeld vor allem
von den Arbeitsgruppen 2 und 3 bediente Master-of-Science-Studiengang „Epidemiologie" in das Regelangebot aufgenommen wurde, begann die Fakultät, sich
auf Druck der Universitätsleitung um den Aufbau eines grundständigen Studien-
angebots zu kümmern.[15] Bereits 2002 wurde das Konzept für einen Bachelor-
Studiengang „Health Communication" zur Beschlussfassung vorgelegt. Den
entsprechenden Vorgaben des in Bologna in Gang gesetzen Reformprozesses
folgend, wurde er als berufsqualifizierender Studiengang konzipiert. Im Zuge
seiner Einführung wurden die Lehrpläne der Fakultät ein zweites Mal revidiert.
Anders jedoch als beim ASPHER-Review zielte die Revision diesmal weniger
auf Fragen der Selbstverständigung als darauf, neue anschlussfähige Lehrinhalte,
deren sinnvolle Modularisierung und eine durch studienbegleitende Berufsfelder-
fahrungen unterstützte Praxisnähe zu erreichen (Schnabel 2006).

Der Studiengang nahm im Wintersemester 2002/2003 den Betrieb mit 75
Studienanfängern auf, die aus 250 Bewerberinnen und Bewerbern ausgewählt
worden waren. Entgegen mancher Befürchtung ließ sich dieser neue Ausbil-
dungsgang nahezu stellenneutral realisieren. Sein vordringliches Ziel war und ist
es, Studierende für die Arbeit in fünf zuvor intensiv recherchierten und für aus-
sichtsreich befundenen Tätigkeitsfeldern (Gesundheitsversorgung und -beratung,
Gesundheitsbildung und Aufklärung, Gesundheitsberichterstattung und Informatik, Gesundheitsmarketing und Consulting, Gesundheitstelematik und Telemedizin), aber auch für das weiterführendes Masterstudium zu qualifizieren. Das
sechssemestrige, modularisierte, aus Einführungs-, Vertiefungs- und Projektstu-
dienanteilen bestehende Angebot erwies sich schnell als Erfolg. Dies bestätigte
sich nicht nur in einer 2005 nach hochschulrechtlichen Vorgaben erfolgten Akk-
reditierung durch die AHPGS.[16] Im Rahmen einer Befragung über die Arbeits-
marktchancen des ersten Absolventenjahrgangs stellte sich außerdem heraus,

---

[14] 2004 wurde unter Leitung und intensiver Beteiligung der Fakultät, insbesondere der Arbeitsgruppe
6 der „Nordrhein-Westfälische Forschungsverbund Pflegewissenschaft" ins Leben gerufen. Zeitgleich und fortlaufend wurden der Fakultät erhebliche Mittel bewilligt, darunter der Arbeitsgruppe 4
für die bundes- und landesweite Evaluation von Gesundheitsförderungs- und politischen Bildungs-
programmen für Schulen, Familien, Kinder und den Arbeitgruppen 1 und 5 Mittel aus dem Nordrhein-Westfälischen Forschungsverbund Rehabilitationswissenschaften
[15] Die Existenz einer autonomen Hochschulabteilung im Range einer Fakultät könne auf Dauer nicht
auf dem alleinigen Angebot von Fortbildungs- oder Zusatzstudiengängen gründen – so lautete das
überzeugende Argument des Rektorats.
[16] Akkreditierungsagentur für Studiengänge im Bereich Heilpädagogik, Pflege, Gesundheit und
Soziale Arbeit
e. V.

dass das Gros der Studierenden ihr Studium in kürzester Zeit erfolgreich abgeschlossen hatte und sich davon 60 % für ein Zusatzstudium im Bielefelder oder
in einem anderen Masterstudiengang entschieden. Von den übrigen, die sich dem
Arbeitsmarkt zur Verfügung stellten, hatten ein Jahr nach ihrem Abschluss alle
eine befristete oder feste Anstellung in den vom Studiengang abgedeckten Tätigkeitsfeldern gefunden (Schnabel & Damm 2008). Zwischenzeitlich hat sich Zahl
der jährlichen Bewerbungen auf die 75 Plätze des Studiengangs von ehemals 250
auf durchschnittlich 750 verdreifacht.

Im der Folgezeit hat man sich an der Fakultät für Gesundheitswissenschaften
ferner bemüht, mit zusätzlichen Ausbildungsangeboten und unter Einbeziehung
externer Experten auf neuere Entwicklungen des Arbeitsmarkts und veränderte
Fortbildungsbedürfnisse zu reagieren. So wurde Ende 2003 der erste sechssemestrige Promotionsstudiengang in Deutschland eingerichtet. Mit ihm verfügt
die Fakultät über ein konsekutives Programmangebot, dessen Nutzer gemäß der
im Bolognaprozess angeregten Reformen bei durchgängig guter Leistung vom
„Bachelor of Health Communication" über den „Master of Public Health" direkt
zum „Doctor of Public Health"[17] graduieren können. Im darauf folgenden Jahr
entschied sich die Fakultät, neben ihren laufenden 5 Studiengängen (FAG, Epidemiologie, BHC, MPH, DrPH) zwei nichtkonsekutive, jeweils viersemestrige
Masterstudiengänge „Workplace Health Management" (MHWP) und „Health
Aministration" (MHA) einzurichten. Sie laufen seitdem mit gleich bleibend
hohen Studierendenzahlen und wurden 2007 im Dreierpaket mit dem zwischenzeitlich (2004) zum Masterstudiengang umgewandelten ehemaligen Diplomstu-
diengang „Gesundheitswissenschaften" akkreditiert.

Im gleichen Zeitraum gelang es unter großem Einsatz des Dekanats, die
Ausstattung mit Professorenstellen zu sichern und sogar noch zu erhöhen. 2004
wurde der vakante Lehrstuhl Epidemiologie mit dem Heidelberger Mediziner,
Epidemiologen und Fachmann für „International Public Health", Prof. Oliver
Razum, wieder besetzt und wie die von ihm geleitete Arbeitsgruppe 3 in „Epidemiologie und International Public Health" umbenannt. Prof. Razum engagiert
sich u. a. sehr stark für den Ausbau eines seit 2002 bestehenden internationalen
und multizentrischen Studiengangs, in dem Masterstudierende den Zusatztitel
„Master of European Public Health" (EMPH) erwerben können.[18] 2005 übernahm der Hannoveraner Ökonom Prof. Wolfgang Greiner als Nachfolger von

---

[17] Die englischen Titel wurden im Vorgriff auf die europaweit angestrebte Internationalisierung der
universitären Studienangebote gewählt.
[18] Als Studienzentren kooperieren Düsseldorf und Bielefeld/Deutschland, Kopenhagen/Dänemark,
Debrecen/Ungarn, Caltanisetta/Italien, Krakau/Polen Granada/Spanien, Zürich/Schweiz und Amster-
dam/Niederlande. Um die jeweils vorgeschriebenen Auslandssemester zu absolvieren, kann zwischen
diesen Ausbildungsstandorten gewählt werden.

Bernhard Güntert die Leitung der Arbeitsgruppe 5 „Gesundheitsökonomie und - management". Im selben Jahr bewarb sich die Fakultät für Gesundheitswissenschaften erfolgreich um die Übernahme des vor der Auflösung stehenden fakultätsübergreifenden „Instituts für Bevölkerungswissenschaft und Sozialpolitik" (IBS) an der Universität Bielefeld. Die frei werdende Professorenstelle wurde mit dem Berliner Bevölkerungswissenschaftler Prof. Ralf Ulrich besetzt. Er richtete die Arbeitsgruppe 8 (Demographie und Gesundheit) ein und trat die Leitung des fakultätseigenen „Instituts für Bevölkerungs- und Gesundheitsforschung" (IBG) an.

Anfang 2008 schied mit Bernhard Badura (Arbeitsgruppe 1), Peter-Ernst Schnabel und Klaus Hurrelmann (beide Arbeitsgruppe 4) die Gründergeneration der Fakultät für Gesundheitswissenschaften aus dem aktiven Hochschuldienst. Im Herbst 2009 hat die Bremer Professorin Petra Kolip die Nachfolge von Klaus Hurrelmann und die Leitung der Arbeitsgruppe „Prävention und Gesundheitsförderung" angetreten. Im Zusammenhang mit der Übernahme des Lehrstuhls von Bernhard Badura durch den Frankfurter Professor Thomas Gerlinger im Frühjahr 2010 wurde die Arbeitsgruppe 1 in „Gesundheitssysteme, Gesundheitspolitik und Gesundheitssoziologie" umbenannt.

6   Exkurs zur Frage, welcher konzeptionellen Bedingungen es bedarf, um Public Health nachhaltig zu etablieren

Die oben dargestellte Implementationsgeschichte der Bielefelder Fakultät vermittelt äußerlich das Bild einer überaus erfolgreich agierenden, zielstrebig expandierenden wissenschaftlichen Einrichtung. Sie bietet einer steigenden Zahl von Studienanfängern unterschiedlichster Provenienz inzwischen nicht nur fünf eigenständige (FAG, BSc, MPH, DrPH, MHA, MWHM) und zwei in Kooperation mit anderen Hochschulen realisierte Studiengänge (MSE, MEPH) an. Sie wirbt nach wie vor auch einen überdurchschnittlich hohen Betrag an Drittmitteln ein und produziert infolgedessen eine große Zahl von Forschungsergebnissen, aus denen die deutsche Krankenversorgungs- mehr noch als die Präventions- und Gesundheitsförderungspolitik wachsenden Nutzen zieht. Außerdem stellt sie dem nach wie vor aufnahmebereiten Arbeitsmarkt jährlich zwischen 150 und 200 Absolventinnen und Absolventen zur Verfügung, die in kürzestmöglicher Zeit zum Abschluss kommen. Sähe es an mindestens fünf weiteren Universitätsstandorten genauso aus – so viele müssten es nach WHO-Standard in Deutschland mindestens sein –, so hätten „Scientific Community" und Gesellschaft allen Anlass, sich beruhigt zurückzulehnen.

Tatsächlich wird aber an den einzelnen Hochschulstandorten immer noch sehr Unterschiedliches unter Public Health verstanden, gelehrt und geforscht, je nachdem, ob sich diese Aktivitäten vor einem eher medizinischen oder eher sozialwissenschaftlichen Hintergrund abspielen. Mit Blick auf die Drittmittelforschung lässt sich sogar ein Trend von der Gesundheitsforschung der Aufbruchsjahre zurück zur Krankenversorgungsforschung beobachten, d. h. hin zu jenen Gebieten, auf denen Medizinsoziologie und -psychologie seit Jahrzehnten hervorragende Arbeit leisten. Dieser Trend berechtigt zu der Sorge, die Gesundheitswissenschaften - insbesondere deren Aktivseite: die Gesundheitsförderung - könnten sich deutschlandweit auf dem Rückmarsch in die auf Krankheit fixierte, sozialmedizinische „Old Public Health" und damit hinter Ottawa zurück (Altgeld 2004, Schnabel 2008, Kühn 2009) befinden.

Diese sich andeutende Entwicklung von der Gesundheits- zurück zur Krankheitsforschung hat eine Reihe untersuchenswerter Gründe (Bittlingmaier et al. 2009). Auf einen der wichtigsten haben schon relativ früh die Gesundheitswissenschaftler Hagen Kühn und Rolf Rosenbrock in ihrem weitsichtigen, schon Mitte der 1990er Jahre veröffentlichten Beitrag „Präventionspolitik und Gesundheitswissenschaften. Eine Problemskizze" (Kühn & Rosenbrock 1994, wieder abgedruckt in Bittlingmayer et al. 2009) hingewiesen; desgleichen die systemisch argumentierenden Gesundheitsförderungsexperten Ralph Grossmann und Klaus Scala (1994, 2006). Letztere betonen, dass es sich bei Gesundheit – im Unterschied zu Krankheit – nicht um ein Phänomen von existentieller, gleichwohl aber von funktionaler Bedeutung handle. Deshalb stünden diejenigen, die sich wissenschaftlich und praktisch für die Verbesserung des Gesundheitszustandes von Menschen und Gesellschaft einsetzen, fast überall erst einmal „draußen". Den Grund sehen Grossmann und Scala darin, dass eine vom medizinisch-mechanistischen Paradigma (Faltermaier 2005) dominierte und in fast alle Gesellschaftsbereiche (Politik, Bildung, Wirtschaft) hineinwirkende Krankenversorgungsindustrie das Praktisch-Werden einer salutogenetischen Sichtweise auf die gesundheitlichen Probleme moderner Gesellschaften verhindere, wie sie von Aaron Antonovsky (1987) erarbeitet worden sei. Damit wird die damals wie heute geradezu revolutionäre Aufforderung der WHO, Gesundheit als Zustand vollständigen körperlichen, seelischen und sozialen Wohlbefindens und nicht als bloße Abwesendheit von Krankheit und Gebrechen zu betrachten, in den Hintergrund gedrängt. Dies wiederum hat dazu geführt, dass der durchsetzungsstrategisch konsequenzenreichsten Empfehlung[19] aus der „Ottawa-Charter for Health

---

[19] Die anderen vier zielen bekanntermaßen darauf ab, die Menschen zu informieren und kompetenter zu machen, Gesundheitsförderungsvorhaben zu unterstützen, gesundheitsförderliche Lebenswelten unter Einbeziehung der betroffenen Menschen zu gestalten und sich für die Entwicklung und Durchsetzung gesundheitsbezogener Gesamtpolitiken einzusetzen.

Promotion" (WHO 1986) bis in die Gegenwart hinein zu wenig Aufmerksamkeit geschenkt worden ist. Sie lautet: „reorient health services" und weist darauf hin, dass nach Meinung der Verfasser eine funktionierende und nachhaltig wirkende Gesundheitsförderung, wo immer sie auch unternommen werden mag, nicht ohne Veränderungen der dort existierenden Krankenversorgungsdienste zu haben sei.

Die Initiatoren von Public Health haben sich zu lange von der Illusion leiten lassen, dass die Idee der Gesundheitsförderung sich aufgrund der ihr innewohnenden Rationalität den Weg in die bestehenden Gesellschaften schon von selber bahnen werde. Nicht weniger irrig war aber auch die Annahme, dass es gelingen könnte, die Gesundheitswissenschaften zu implementieren und ein System der Gesundheitssicherung einzuführen, ohne sich kritisch und konstruktiv mit dem medizinisch-mechanistischen Paradigma auseinanderzusetzen und ohne kongeniale Veränderungen im System der Krankenversorgung anzustoßen (Bittlingmayer et al. 2009).

Für den Wissenschaftshistoriker Thomas Kuhn (1976) hing der erfolgreiche Durchbruch neuer Wissenschaften mit deren Fähigkeit eng zusammen, neue Erkenntnisse und darauf aufbauende neue Lösungen für gesellschaftliche Probleme anbieten zu können, an denen die etablierten Wissenschaften gescheitert waren. Heute wissen wir, dass das vor allem dann nicht genügt, wenn sie, wie die Gesundheitswissenshaften auch noch als interdisziplinäres und anwendungswissenschaftliches Projekt daher kommen. Um erfolgreich zu sein, müssen sie sich darüber hinaus den erwartbaren Widerständen in Wissenschaftsbetrieb und Praxis wehrhafter und politischer entgegenstellen, als dies bisher in zahllosen gesundheitswissenschaftlichen Publikationen, immer neuen Projekten oder im Zusammenhang mit den Vorarbeiten für zwei gescheiterte Gesetzesvorlagen zur Verbesserung der „gesundheitlichen Prävention" geschehen ist. Das wird den Gesundheitswissenschaften aber nur gelingen, wenn sie es schaffen, den Verhinderern einer modernen Gesundheitspolitik, die diesen Namen wegen ihrer strikten Ausrichtung auf Gesundheit verdient, als konsequent systemkritische, einheitlich argumentierende und sich ihrer selbst sichere Instanz entgegenzutreten.

Eine derart ungewohnte, weil auf Inter-Disziplinarität gegründete gemeinschaftliche Orientierung, bildet sich jedoch - wie sich u. a. an Hand der nur anfänglich von konzeptionellen Entscheidungen, später dann zunehmend von den Opportunitäten des Wissenschaftsbetriebs geprägten Entwicklungsgeschichte der Bielefelder Gesundheitswissenschaften zeigen lässt - nicht von selber. Sie muss permanent erarbeitet werden, und es war schon bald nach Gründung der dortigen Fakultät erkennbar (Schnabel 1996), dass man sie im Rahmen des auf herkömmlichen, überwiegend an den Vorstellungen und Bedürfnissen von Einzelwissenschaften orientierten Universitätsmanagements nur schwer würde entwickeln und aufrecht erhalten können. Monodisziplinäre, auf Abgrenzung und Eigenständigkeit ausgerichtete Routinen bzw. Konventionen, von denen sich selbst die Mitarbeiterinnen und Mitarbeiter der Bielefelder Fakultät nur zögerlich befreien konnten, haben bis heute in Bielefeld und an anderen Hochschulstandorten die Einigung auf eine von den Krankheitswissenschaften (insbes. Medizin, Medizinpsychologie, -soziologie und –pädagogik) unterscheidbare und versorgungspolitisch tragfähige Leitkonzeption verhindern helfen. Und sie stehen nach wie vor der Bildung einer „corporate identity" (Schaeffer et al. 2006) im Wege, mittels deren sie in der Lage wären, einer an Fragen der Herstellung und Aufrechterhaltung von Gesundheit noch viel zu wenig interessierten Öffentlichkeit gegenüber den Eindruck zu erwecken, dass sie thematisch, methodisch und interventionsstrategisch das gleiche meinen, wenn sie von Krankheit und Gesundheit, Prävention und/oder Gesundheitsförderung sprechen (Altgeld 2006).

Zu weiterführenden, auf Verständigung und Konsens zielenden Diskursen zwischen den Vertretern der verschiedenen unter dem Dach von Public Health arbeitenden Wissenschaften ist es bislang kaum gekommen. Vielmehr stehen sich in Forschung, Lehre und Anwendungspraxis die Vertreter einer eher medizinisch-naturwissenschaftlichen und einer eher sozial- und politikwissenschaftlichen Variante relativ kommunikationsunwillig gegenüber. In der Gesetzgebung, im Wettbewerb um Forschungsmittel, bei der Gründung von Fachbereichen, der Besetzung von Wissenschaftlerstellen oder dem Aufbau landespolitisch relevanter Expertisezentren setzt sich durch, wer den krankheitsaffinen Vorstellungen und Orientierungen der forschungs- und gesundheitspolitischen Entscheider am nächsten kommt (Kühn & Rosenbrock 1994). Immer noch steht die von der WHO erstmals aufgebrachte und versorgungspolitisch relevante Frage unbeantwortet im Raum, ob und in welchem Ausmaß Bürgerinnen und Bürger befähigt werden sollen, in allen Angelegenheiten, die ihre Gesundheit betreffen, Eigenverantwortung zu übernehmen (Reibnitz et al. 2001). Über den Weg dort hin, über das „Empowerment" von Eltern, Schülern, Arbeitnehmern oder über den Patienten als Koproduzenten von Gesundheit und mündigem - im Sinne von sparsamem - Konsumenten medizinischer Dienstleistungen wird viel, oft uninformiert (Schmidt 2008) geredet. Unter Public Health-Experten herrscht aber Uneinigkeit darüber, wie weit diese Verantwortung tatsächlich reichen soll; d. h. ob sie in der willfährigen Kooperation mit der Medizin ihre Grenze finden oder auch die Fähigkeit mit einschließen soll, sich bei Bedarf allein oder mit Anderen im Sinne der WHO (1986) für die Umorientierung der Krankenversorgungsdienste einzusetzen oder sich, umfassender noch, gegen gesundheitsbeeinträchtigende Arbeits- und Lebensbedingungen zu wehren.

Zutreffend ist es zwar, dass die Gesundheitswissenschaften im Kielwasser sozialepidemiologischer, medizinpsychologischer und -soziologischer Grundlagenforschung verstärkt damit begonnen haben, sich für die Versorgungsqualität von so genannten Risikogruppen, um den Einfluss des Geschlechts und der Schichtzugehörigkeit auf die Ungleichverteilung von Gesundheitsrisiken und - chancen zu kümmern (Richter & Hurrelmann 2006, Bauer et al. 2008). Darüber, wie solche Verteilungsmuster entstehen, wissen wir jedoch noch ebenso wenig, wie über die Kommunikationsformen und Interventionsstrategien, mit denen es möglich ist, vorbeugende und gesundheitsfördernde Botschaften an diejenigen Bevölkerungsgruppen erfolgreich heran zu tragen, die ihrer am meisten bedürfen (Bauer 2005). Weit mehr auf Krankheit, ihre Entstehungsbedingungen, Verteilungsmuster und Versorgungsformen fixiert, als es ihrer eigentlichen Aufgabe entspricht, haben die Gesundheitswissenschaften bisher zu wenig getan, um klare und überprüfbare Aussagen darüber treffen zu können, was Gesundheit für die Menschen in einer auf den Verschleiß und die Reparatur von Arbeits- und Reproduktionsvermögen programmierten Gesellschaft bedeutet. Und sie haben es – um nur noch eine weiter Position auf einer noch erheblich längeren To-do-Liste zu nennen – bis heute versäumt, Gesundheitsindikatoren zu identifizieren, die ihren Namen wirklich verdienen und an Hand deren eigentlich erst beurteilt werden könnte, über welche und wie viele Gesundheitspotentiale Menschen verfügen, was gesundheitsunterstützende von gesundheitsschädigenden Einrichtungen, Institutionen und Gesellschaften unterscheidet und – last but not least – wie gut oder schlecht Gesundheitsförderungs- etwa im Vergleich zu Krankheitsverhinderungs-(Präventions-)aktivitäten tatsächlich funktionieren.

7 Schluss

Dass die „Scientific Community"[20] anlässlich von Jubiläumsveranstaltungen wie derjenigen, die Anlass für die Entstehung der vorliegenden Veröffentlichung war, sich ein durchweg positives Zeugnis auszustellen versucht, ist verständlich. Um so wichtiger war und ist es, im Blick auf den Mikrokosmos der Bielefelder Fakultät für Gesundheitswissenschaften, die die erste in Deutschland war und sich infolge ihrer besonderen Eigenleistungen zum international wertgeschätzten Modell von Public Health entwickeln konnte, nachzufragen, inwieweit es sich bei den zahlreichen Fremd- und Selbstzeugnissen dieser Tage um ehrliche Sachstandsanalysen oder um Versuche handelt, die keineswegs unprekäre, zum

---

[20] Im Grunde ist es verfrüht, von einer Scientific Community zu sprechen, solange sich die gegenwärtig unter dem Dach von Public Health versammelten (Sozial-)Mediziner, Epidemiologen, Medizinsoziologen, -psychologen, Gesundheitspädagogen, -ökonomen und Gesundheitswissenschaftler sich noch im Unklaren darüber sind, wie und in welche Richtung sich die Gesundheitswissenschaften entwickeln sollen.

Teil selbst verschuldete Lage der Gesundheitswissenschaften auf die eine oder andere Weise gesund zu beten. Es ist das Verdienst der Bielefelder Fakultät und der wachsenden Anzahl ähnlich gelagerter Initiativen an den Universitäten und Hochschulen, dass nicht nur in den Wissenschaften, sondern auch in Politik und Öffentlichkeit seit dem Aufbruch in den 1990er Jahren vermehrt über Fragen der Herstellung und Aufrechterhaltung von Gesundheit gesprochen wird. Doch von dort bis zur tatsächlichen Ausstattung der Forschungs- und Praxiseinrichtungen mit Mitteln, die eine wirksame Gesundheitspolitik ermöglichen würden, führt noch ein weiter Weg. Er ist, wie die vergangenen Jahre gezeigt haben, durch eine erstaunliche Zahl noch viel zu wenig untersuchter in- und externer Hindernisse verstellt. Die Gesundheitswissenschaften allgemein und die Bielefelder Fakultät im Besonderen täten deshalb gut daran, sich im Interesse der Erhaltung ihrer mühsam erarbeiteten Vorbildrolle nicht nur aber auch mit der Analyse dieser Hindernisse zu beschäftigen, um sie auch weiterhin als eine um ihre besonderen Ziele und Aufgaben Wissende und Selbstbewusste beiseite räumen zu können.

Literatur

Affeld, D. E. (1990): Gesundheitspolitik und Public-Health-Ausbildung in Nordrhein-Westfalen. In: Laaser, U., Wolters, P., Kaufmann, F.-X. (Hrsg.): Gesundheitswissenschaften und öffentlichen Gesundheitsförderung. Berlin, Heidelberg: Springer Verlag: 7-16.

Altgeld, T. (2004): Warum hinter Ottawa zurückfallen? – Gesundheitsförderung darf in der Präventionsdiskussion nicht untergehen. In: Public Health Forum 45 (121): 20-21.

Altgeld, T. (2006): Prävention und Gesundheitsförderung: ein Programm für eine bessere Sozial- und Gesundheitspolitik. Bonn: Wirtschafts- und sozialpolitisches Forschungszentrum (Abt. Arbeits- und Sozialpolitik).

Antonovsky, A. (1987). Unravelling the Mystery of Health. San Francisco: Jossey-Bass.

ASPHER - Association of Schools of Public Health in the European region (1997): PEE-Review Faculty of Health Sciences (School of Public Health) of the University of Bielefeld, Germany. Final Report.

Badura, B. & Wolters, P. (1998): Gesundheitswissenschaften. In: Lundgreen, P. (Hrsg.): Zwischen Defensive und Innovation. Bielefeld: Verlag für Regionalgeschichte: 134-139.

Bauer, U. (2005): Das Präventionsdilemma. Potentiale schulischer Kompetenzförderung im Spiegel sozialer Polarisierung. Wiesbaden: VS Verlag für Sozialwissenschaften.

Bauer, U., Bittlingmayer, U., Richter, M. (Hrsg.) (2008): Health Inequalities. Determinanten und Mechanismen gesundheitlicher Ungleichheit. Wiesbaden: VS Verlag für Sozialwissenschaften.

Bittlingmayer, U., Sahrai, D., Schnabel, P.-E. (Hrsg.) (2009): Normativität und Public Health. Vergessene Dimensionen gesundheitlicher Ungleichheit. Wiesbaden: VS Verlag für Sozialwissenschaften.

DKGW - Deutsche Koordinationsstelle für Gesundheitswissenschaften (2009): Forschungsverbünde. Online unter: http://www.medsoz.uni-freiburg.de/dkgw/welcome.htm (Letzter Abruf: 16.01.2009).

Fakultät für Gesundheitswissenschaften (1999): Leitbild der Fakultät für Gesundheitswissenschaften, von der Fakultätskonferenz verabschiedet am 25.11.1999. Online unter: http://www.uni-bielefeld.de/gesundhw/fakultaet/1_leitbild.html (Letzter Abruf: 25.01.2009).

Faltermaier T. (2005): Gesundheitspsychologie. Stuttgart: Kohlhammer Verlag.

Flaschka, C. & Schnabel, P.-E. (1997): Die AbsolventInnen der Gesundheitswissenschaften in Bielefeld: Wo sind sie geblieben? In: Deutscher Verband für Gesundheitswissenschaften e. V. (Hrsg.): Professionalisierungserfahrungen von GesundheitswissenschaftlerInnen seit 1989. Bielefeld: 66-74.

Grossmann, R. & Scala, C. (1994, in 4. Auflage 2006): Gesundheit durch Projekte fördern. Ein Konzept zur Förderung von Gesundheit durch Organisationsentwicklung und Projektmanagement. Weinheim, München: Juventa Verlag.

Kolip, P. & Hurrelmann, K. (1995): Zusatzstudiengang Gesundheitswissenschaften. Inhaltliches Studienkonzept (ISK). Bielefeld: Fakultät für Gesundheitswissenschaften.

Kolip, P., Laaser, U., Schnabel, P.-E. (2000): Veränderung als Norm. Curriculumreform an der Fakultät für Gesundheitswissenschaften der Universität Bielefeld. In: Zeitschrift für Gesundheitswissenschaften 8 (2): 174-186.

Kühn, H. & Rosenbrock, R. (1994): Präventionspolitik und Gesundheitswissenschaften. Eine Problemskizze. In: Rosenbrock, R., Kühn H., Köhler, M. (Hrsg.): Präventionspolitik. Berlin: Sigma: 29-54.

Kühn, H. (im Gespräch mit den Herausgebern) (2009): Präventionspolitik: ein aktueller Rückblick auf eine frühe Diagnose. In: Bittlingmayer, U., Sahrai, D., Schnabel, P.-E. (Hrsg.): Normativität und Public Health. Wiesbaden: VS Verlag für Sozialwissenschaft: 525-456.

Kuhn, T. S. (1967): Die Struktur wissenschaftlicher Revolutionen. Frankfurt am Main: Suhrkamp Verlag.

Laaser, U., Wolters, P., Kaufmann, F.-X. (1990): Gesundheitswissenschaften und öffentliche Gesundheitsförderung. Aktuelle Modelle für eine Public Health Ausbildung in der Bundesrepublik Deutschland. Berlin: Springer Verlag.

Reibnitz, v. C., Schnabel, P.-E., Hurrelmann, K. (Hrsg.) (2001): Der mündige Patient. Konzepte zur Patientenberatung und Konsumentensouveränität im Gesundheitswesen. Weinheim, München: Juventa Verlag.

Richter, M. & Hurrelmann, K. (Hrsg.) (2006): Gesundheitliche Ungleichheit. Grundlagen, Probleme, Perspektiven. Wiesbaden: VS Verlag für Sozialwissenschaften.

Schaeffer, D., Dierks, M.-L., Kolip, P., Koppelin, F., Maschewsky-Schneider, U., Muthius, S. (2006): Thesen und Vorschläge zur Weiterentwicklung der DGPH. Online unter: http://www.deutsche-gesellschaft-public-health.org/pdf/Strategiepaier.pdf (Letzter Abruf: 28. 03. 2010).

Schmidt, B. (2008): Eigenverantwortung haben immer die Anderen. Bern: Hans Huber Verlag.

Schnabel, P.-E. (1991): Public Health Ausbildung als Akt der Gesundheitsförderung – Der Graduiertenstudiengang „Gesundheitswissenschaften und öffentliche Gesundheitsförderung" in Bielefeld. In: Prävention 14 (4): 123-130.

Schnabel, P.-E. (1996): Die Gesundheitswissenschaften (Public Health) brauchen ein innovatives Management, um ihre Innovationspotentiale und ihren Bestand zu sichern (1996). In: Zeitschrift für Gesundheitswissenschaften 4 (2): 120-131.

Schnabel, P.-E. (2006): Gesundheitskommunikation auf dem Weg zum Beruf. In: Pundt, J. (Hrsg.): Professionalisierung im Gesundheitswesen. Bern: Hans Huber Verlag: 127-145.

Schnabel, P.-E., Flaschka, C., Hurrelmann, K., Moormann, T. (1996): Zusatzstudiengang Gesundheitswissenschaften und öffentliche Gesundheitsförderung. Fünfter Lehr- und Evaluationsbericht. Bielefeld: Fakultät für Gesundheitswissenschaften.

Schnabel, P.-E., Matzick, S., Pundt, J., Zamora, P., Zeeb, H. (2005): Fakultät für Gesundheitswissenschaften. Neunter Lehr- und Evaluationsbericht für die Studienjahre 2002/2003 und 2003/2004. Bielefeld: Fakultät für Gesundheitswissenschaften.

Schnabel, P.-E. & Damm, O. (2008): Gesundheitskommunikation – ein neuer Berufszweig findet seine Abnehmer. In: Public Health Forum 16 (58): 29-31.

Universität Bielefeld/Informations- und Pressestelle (2004): 10 Jahre Fakultät für Gesundheitswissenschaften. Pressemitteilung 93/2004. Online unter: http://ldw-online.de/pages/de/news 80880 (Letzter Abruf: 25.01.2009).

WHO - World Health Organization (1986): The Ottawa Charter of Health Promotion. Ottawa.

WHO – World Health Organization (Hrsg.) (1991): Erziehung, Ausbildung und Forschung. Ergänzungsband 2 zum Bericht über die Internationale Konferenz „Gesundheitsförderung – eine Investition für die Zukunft", Bonn, 17.-19. Dezember 1990. Schwabenheim an der Selze: Fachverlag Peter Sabo.

Das Public-Health-Förderprogramm der Bundesregierung und was es bewirkt hat

Jutta Räbiger

1 Die Anfänge und die Vordenker

Im Oktober 2002 feierte die Zeitschrift *Forum Public Health* „10 Jahre Public Health in Deutschland". Die zehn Jahre – heute sind es 18 Jahre – errechnen sich, wenn man den Beginn von Public Health in Deutschland auf das Jahr 1992 datiert, als die Förderung der Forschung durch die Bundesregierung begann. Damals hatte – wie mit einem Paukenschlag – das Bundesforschungsministerium ein 50 Mio. Euro schweres Programm aufgelegt, um Public Health (Gesundheitswissenschaften) an den deutschen Universitäten (wieder) zu beleben.[1] Das, was durch die Förderung bewirkt wurde, mutet rückblickend wie eine Erfolgsgeschichte an: Über das ganze Land verteilt sind fünf Forschungsverbünde, neun Studiengänge, zehn Public-Health-Lehrstühle und sogar eine Fakultät für Gesundheitswissenschaften entstanden.

Generell stellt sich die Frage, was ein staatliches Förderprogramm zur Entstehung und Entwicklung eines neuen, interdisziplinären Fachgebietes beitragen kann. Am Beispiel von Public Health lassen sich die Chancen und Probleme der Forschungsförderung gut darstellen. Schließlich hat sich die hier realisierte Idee der Verbundförderung auch in anderen Programmen fortgesetzt, und sie wird auch in Zukunft eine Rolle spielen, wenn es z.B. in den nächsten Jahren um die Förderung verwandter Bereiche der Gesundheitswissenschaften, wie der Physio- und Ergotherapie, geht.

Zunächst soll dargestellt werden, wie es im Vorfeld der Bundesförderung überhaupt zu der Wiederentdeckung bzw. Wiederbelebung von Public Health in Deutschland gekommen ist. Bekanntlich gehen neuen Förderprogrammen mehrere wissenschaftliche und/oder politische Ereignisse voraus. Auch im Falle von Public Health gab es diese Ereigniskette, sie begann Mitte der 1980er Jahre. Rosemarie Stein, eine Wissenschaftsjournalistin, die die Public-Health-Bewegung von Anfang an publizistisch begleitet hat, führt die Ursprünge auf eine

---

[1] Die Anfänge von Public Health in Deutschland reichen bis Mitte des 19. Jahrhunderts zurück, die Entwicklung ist durch den Nationalsozialismus unterbrochen worden. Zur Historie vgl. u.a. Schwartz et al. (1999) sowie v. Troschke (2002).

internationale Tagung im Jahre 1986 im kanadischen Ottawa zurück, auf der die
berühmte Charta der WHO zur Gesundheitsförderung verabschiedet worden ist
(Stein 1994). Seither sei auch in Deutschland immer lauter gefordert worden, der
Public-Health-Idee in Praxis, Politik und Wissenschaft mehr Raum zu geben. In
Berlin, der Stadt mit der großen sozialhygienischen Tradition, setzte die Public-
Health-Bewegung an mehreren Stellen gleichzeitig ein. Wie Stein berichtet, fand
hier Mitte der 1980er Jahre der erste deutsche „Gesundheitstag" statt, an dem
sich rund 10.000 Beschäftigte des Gesundheitswesens „in Aufbruchstimmung"
beteiligt hatten (ebd.: 9f.).

Etwa zur gleichen Zeit hielt Milton I. Roemer, ein Hochschullehrer der
University of California, auf einer internationalen Expertentagung in Berlin einen Vortrag über „More Schools of Public Health – a Worldwide Need", der die
Gesundheitswissenschaftler/innen bundesweit aufgerüttelt hat. Das dritte Ereig-
nis war eher politischer Natur: Auf Einladung des damaligen Bundesgesund-
heitsamtes besuchte der Leiter des Public Health Service der USA, Surgeon
General Dr. Koop, das damalige West-Berlin und sagte der Stadt seine Unterstützung beim Aufbau einer „School of Public Health" zu. Diese sollte – wie in
den USA – am besten außerhalb und nicht innerhalb einer Medizinischen Fakultät gegründet werden und eine sozialmedizinisch-präventive Ausrichtung haben.[2]
An der Technischen Universität (TU) Berlin kam der Public-Health-Gedanke
Mitte der 1980er Jahre auf noch anderen Wegen an. Ein Unternehmensberater
hatte die Hochschulleitung davon überzeugt, dass Forschung und Lehre in den
Gesundheitswissenschaften geradezu als „Wachstumsmarkt" zu betrachten sei,
dem sich die Hochschule durch Gründung entsprechender Institute und Studiengänge öffnen sollte.

Bernhard Badura, der damals gerade als Soziologie-Professor an die TU gekommen war, griff die Idee in seinem „Memorandum zur Gründung einer Berliner Hochschule für Gesundheit" auf. Badura ist es auch zu verdanken, dass das
Konzept des „New Public Health", wie es von dem bekannten britischen Sozialmediziner Thomas McKeown entwickelt worden ist, in die deutsche Scientific
Community Eingang gefunden hat. McKeown, der als einer der geistigen Väter
der Ottawa-Charta gilt, hat in seinem bekannten Buch „The Role of Medicine"
(1979), das von Badura ins Deutsche übersetzt wurde, die begrenzte Bedeutung
der Medizin für die Gesundheit der Bevölkerung aufgezeigt und die große Bedeutung von Umwelteinflüssen (z.B. Hygienemaßnahmen) und individuellem
Verhalten (z.B. Bewegung, Ernährung) für die Gesunderhaltung hervorgehoben.

---

[2] Das Angebot der Amerikaner wurde zwar 1989 im Zuge der Wiedervereinigung Deutschlands
zurückgezogen, aber in Berlin wurde eine Koalitionsvereinbarung zur Gründung einer School of
Public Health geschlossen.

Das Programm, das das damalige Bundesministerium für Forschung und Technologie (BMFT, heute: Bundesministerium für Bildung und Forschung (BMBF)) zur Förderung von Public Health aufgelegt hatte, war von langer Hand vorbereitet worden[3] und von Anfang an ein besonderes Programm. Eine bis dato nie dagewesene. Besonderheit bestand darin, dass es keine allgemeine Ausschreibung gab. Stattdessen setzte der damalige Bundminister, Dr. Riesenhuber, am 2. Juli 1989 die Wissenschaftsministerien der Länder in einem Schreiben davon in Kenntnis, er beabsichtige, die Universitäten bei der Etablierung der Gesundheitswissenschaften „durch die Förderung entsprechender, auf Public Health bezogener Forschungsvorhaben dort zu unterstützen, wo seitens der Hochschule und des Landes geeignete Voraussetzungen bestehen und diese auch künftig gesichert werden können". Damit war ausgesagt, dass die Förderung nicht nach dem bekannten Gießkannenprinzip erfolgen und der übliche „Strohfeuer-Effekt" vermieden werden sollte. Eine andere Besonderheit bestand in dem ungewöhnlich großen Finanzvolumen, das im Rahmen des Programms „Forschung und Entwicklung im Dienste der Gesundheit" speziell für die Public-Health-Forschung bereit gestellt wurde. Allein in der ersten Förderphase (1992-1995) hatte der Bund rd. 25 Mio. Euro eingesetzt, um seine inhaltlichen und strukturellen Ziele zu erreichen. Die ausgelobten Forschungsfelder lassen sich den drei Kernbereichen: Epidemiologie, Primärprävention und Gesundheitsförderung sowie Gesundheitssystemforschung, einschließlich Gesundheitsökonomie und Qualitätssicherung zuordnen (Keyser 1994). Strukturell war das Programm darauf ausgerichtet, Forschungsverbünde an den Hochschulstandorten zu fördern, an denen auch postgraduale Studiengänge existierten bzw. eingerichtet wurden.

2   Die erste Förderphase oder: Wie die Politik der „goldenen Zügel" im Wissenschaftsraum wirkt

Ein zentrales Element der Public-Health-Förderung war der Verbundgedanke. Es sollten nicht einzelne Projekte, sondern Forschungsverbünde gefördert werden; das Ganze sollte mehr sein als die Summe seiner Einzelteile (Teilprojekte). Das Ziel, Verbindungen zu schaffen, hatte in der ersten Förderphase (1992-95) mindestens drei Dimensionen. Es ging vor allem darum,

- die Verbindung zwischen den für Public Health relevanten Teildisziplinen herzustellen. Fachgebiete wie die Medizin, die Soziologie und die Ökonomie mit ihren je eigenen Fachkulturen sollten zusammengeführt, „an einen

---

[3] Zu den einzelnen Stationen der wissenschaftlichen und förderpolitischen Vorbereitung des Programms vgl. Schwartz et al. (1999).

Forschungstisch" gebracht werden. Die Wissenschaftler/innen taten sich anfangs schwer mit der viel beschworenen interdisziplinären Zusammenarbeit.
Sind es doch eher die fachlichen Spezialisierungen als die weiten interdisziplinären Felder, mit denen man als Wissenschaftler/in Karriere machen
kann;

- eine Verbindung zwischen mehreren Forschungseinrichtungen herzustellen.
Von der institutionellen Kooperation zwischen mehreren Universitäten untereinander sowie zwischen Hochschulen und außeruniversitären Forschungseinrichtungen versprach sich das BMBF Synergieeffekte. Speziell
in einem Stadtstaat wie Berlin liegt es nahe, die Kompetenzen und Ressourcen für die Forschung zu bündeln. Die Freie Universität und die Humboldt-
Universität waren stark in der Medizin, die Technische Universität und das
Wissenschaftszentrum Berlin in Soziologie und Gesundheitsökonomie, um
nur einen Verbund zu charakterisieren. Auch diese Art des Miteinanders
ging nicht ganz problemlos vonstatten. Die drei Berliner Hochschulen z.B.
haben darum gewetteifert, das „Zentrum" von Public Health zu sein, schlossen aber schließlich – auf Druck von Bund und Land – Kooperationsverträge ab und übten sich in gemeinsamer Außendarstellung;

- die Verbindung zwischen Forschung und Lehre zu intensivieren. Alle fünf
Hochschulstandorte, die sich um die Förderung bewarben, hatten ihre Public-Health-Studiengänge entweder schon gegründet oder waren mit deren
Aufbau befasst. Für die beteiligten Wissenschaftler/innen bedeutete der
gleichzeitige Aufbau von Forschung und Lehre eine doppelte Herausforderung und ein über Jahre anhaltendes besonderes Engagement.

Sogar auf politischer Ebene hat die „Politik der goldenen Zügel" verbindend
gewirkt. Anlässlich der zwei Jahre zuvor vollzogenen Vereinigung der beiden
deutschen Staaten hatte das BMBF darauf gedrungen, auch die neuen Bundesländer in die Verbünde einzubeziehen. Auch diese Verbindung war nicht problemlos herzustellen, kam aber – dank Förderauflagen und -anreizen – zustande.
Die fünf universitären Forschungsverbünde, die in der ersten Phase entstanden sind und mit insgesamt rd. 25 Mio. Euro gefördert wurden, waren:

- Der Bayerische Forschungsverbund Public Health mit der Ludwig-
Maximilians-Universität und der Technischen Universität München, der
Universität Augsburg u.a.
- Der Berliner Forschungsverbund mit der Technischen, der Freien und der
Humboldt-Universität u.a.

- Der Norddeutsche Forschungsverbund Public Health mit der Medizinischen Hochschule Hannover, der Universität Bremen, der Universität Magdeburg u.a.
- Der Nordrhein-Westfälische Forschungsverbund Public Health mit der Universität Bielefeld, der Universität Düsseldorf u.a.
- Der Forschungsverbund Public Health Sachsen mit der Technischen Universität Dresden, der Universität Leipzig u.a.

Damit war gelungen, was beabsichtigt war: Ein fast flächendeckendes Netz von Studiengängen und Forschungszentren, in denen sich alle Kraft auf Public Health hin konzentrierte, überspannte das Land. Am Beispiel der 22 Projekte des Berliner Forschungsverbundes (Abb. 1) lässt sich die Breite der Themen erkennen, die in der ersten Förderphase bearbeitet worden sind. Die Schwerpunkte im Berliner Verbund lagen auf Epidemiologie, Verhaltens- und Verhältnisprävention und Gesundheitssystemanalyse. In allen fünf Verbünden sind insgesamt 106 Projekte gefördert worden.[4]

---

[4] Die Inhalte der Verbund-Projekte sind in dem Sammelband der Deutschen Gesellschaft für Public Health (DGPH 1999) sowie in verschiedenen Beiträgen in dem vorliegenden Buch beschrieben; einen Überblick über die Forschungsthemen der ersten Phase gibt Räbiger (1998).

Abbildung 1:   Projekte im Berliner Forschungsverbund Public Health (1.
Förderphase)

Berliner Forschungsverbund Public Health

Vorstand: Prof. Dr. G.M. Fülgraff (Sprecher), Prof. Dr. R. Brennecke, Prof. Dr. Dr. Irene Guggenmoos-Holzmann,
Prof. Dr. K. Tietze, Prof. Dipl.-Ing. R. Wischer

Geschäftsführung: Dr. Jutta Räbiger, Dipl.Soz. Sabine Damm

Querschnittsprojekte
Quantitative Methoden in den Gesundheitswissenschaften: *Prof. Dr. Dr. Irene Guggenmoos-Holzmann (FU)*
Qualitative Methoden in den Gesundheitswissenschaften: *Dr. U. Flick (TU)*
Theorie und Praxis von Public Health: *Prof. Dr. Chr. Helberger, Prof. Dr. K. Bergmann, Prof. Dr. G.M. Fülgraff (TU)*

Projektbereich A	**Projektbereich B**	**Projektbereich C**
Gesundheitsförderung in Stadt und Umwelt *Koordination: Dr. Christa Kliemke*	Gesundheitsförderung und Krank- heitsbewältigung bei ausgewählten Zielgruppen *Koordination: Prof. Dr. J. Dudenhausen*	Gesundheitssystemanalyse *Koordination: Prof. Dr. K. Bergmann*
Regionenbezogene Analyse von Wirkungen von (vernetzten) Einrichtungen und Diensten des Gesundheits- und Sozialwesens auf die selbstbestimmte Lebensführung älterer und/oder hilfebedürftiger Menschen *Dr. Christa Kliemke (TU)*	Integration gesundheitsfördernder und medizinischer Maßnahmen in der Schwangerschaft *Prof. Dr. Renate Fuchs, Prof. Dr. K. Tietze, Dr. Gislind Berg (TU)*	Ambulante, semistationäre und stationäre Bausteine der Gesundheitsversorgung und ihre Vernetzung - ein Vergleich von Onkologischen Schwerpunktpraxen und Geschwulstberatungsstellen *Prof. Dipl.-Ing. R. Wischer, Dipl.-Ing. W. Roesner (TU)*
Probleme der Organisation psychosozialer Dienste, die Auswirkungen auf die Nutzer und mögliche Reformpotentiale durch die Vernetzung in Berlin-Mitte und Berlin-Wedding *Prof. Dr. J. Bergold, Dr. D. Filsinger (FU)*	Soziopsychosomatisch orientierte Begleitung in der Schwangerschaft *Dr. Martina Rauchfuß (HU)*	Versorgung alter Menschen durch den niedergelassenen Arzt - Analyse ärztlicher Entscheidungen an den Schnittstellen verschiedener Helfersysteme und Versorgungsangebote *Dr. Doris Schaeffer, Dr. Vjenka Ganns-Homolova, Dr. H. Abholz (IGK)*
Der Wandel im Lebensalter psychisch Kranker außerhalb des Psychiatrischen Krankenhauses in den Bezirken Berlin-Mitte und Berlin-Wedding *Prof. Dr. M. Zaumseil, Dr. K. Leferink (FU)*	Regionale Unterschiede im bevölkerungs- und versorgungsstrukturellen Risiko der Frühgeburt *Prof. Dr. M. Oblaben, Prof. Dr. J. Dudenhausen (FU)*	Einkommensverteilung und Gesundheit in unterschiedlichen Lebenslagen in der Bundesrepublik Deutschland *Prof. Dr. R. Brennecke (FU)*
Bürgerbeteiligung in der gesundheitsorientierten Stadtentwicklung *Prof. Dr. Dr. H. Legewie (TU)*	Untersuchungen zur Rolle von ärztlich initiierten Schulungsprogrammen und Aktivitäten von Selbsthilfegruppen bei der Bewältigung chronischer Krankheit im Kindesalter *Prof. Dr. U. Wahn (FU)*	Ziele und Zielindikatoren für den Gesundheitsbereich in Berlin Ost und West *Prof. Dr. K. Bergmann, PD Dr. W. Baier (BGA)*
Rechtliche und administrative Rahmenbedingungen als restriktive und fördernde Faktoren der Gesundheitsförderung *Prof. Dr. R. Schäfer (TU)*	Leben mit chronischer Krankheit: Der Interaktionsprozeß zwischen Eltern chronisch kranker Kinder und dem betreuenden Fachpersonal *Prof. Dr. D. Scheffner, Dr. Christiane Schmid-Schönbein (FU)*	Arbeitsweltbezogene Prävention und Gesundheitsförderung am Beispiel von Rückenschmerzen. Präventionspolitische Konstellationen für Entwurf und Umsetzung zielgerichteter Interventionen *PD Dr. R. Rosenbrock, Dr. Th. Elkeles (WZB)*
Arbeitsplatz Krankenhaus: Gesundheitsrisiken und Ansatzpunkte zur Gesundheitsförderung aus soziologischer, ergonomischer und baulicher Sicht *Prof. Dipl.-Ing. F. Labryga (TU)*	Infektionskrankheiten bei intravenös Drogenabhängigen - Epidemiologie und Konsequenzen für Prävention und medizinische Versorgung *Prof. Dr. U. Bienzle, Dr. K. Stark (LiTrop)*	Mortalität und Lebenserwartung unter dem Einfluß der gesundheitlichen Versorgung in der Bundesrepublik Deutschland, 1955-1990 *Prof. Dr. H.-M. Schellhaaß (TU)*
Möglichkeiten für ein selbstbestimmtes Leben von Frauen mit Körperbehinderungen in Abhängigkeit von ihren Wohnbedingungen in den östlichen Bezirken von Berlin *Prof. Dr. R. Mackensen (TU)*	Risikofaktoren bei der Entstehung der Non-Hodgkin-Lymphome - Konsequenzen für ihre Prävention am Beispiel Berlin/Brandenburg *Prof. Dr. H. Stein, Dr. C. Mantel, MPH (FU)*	
Organisationale und personale Voraussetzungen betrieblicher Gesundheitsförderung *PD Dr. Eva Bamberg, Dipl. Psych. Antje Ducti (TU)*		
Entwicklung von Lebensqualität, Bedürfnissen und Sichtweisen schizophrener Frauen *PD Dr. med. Dipl-Psych. S. Priebe (FU)*		

TU: Technische Universität Berlin; WZB: Wissenschaftszentrum Berlin; FU: Freie Universität Berlin; IGK: Institut für Gesundheitsanalysen und soziale
Konzepte e.V.; HU: Humboldt-Universität zu Berlin; BGA: Bundesgesundheitsamt; LiTrop: Landesinstitut für Tropenmedizin

Informationen: Geschäftsstelle Public Health - K 03; Technische Universität Berlin; Hardenbergstraße 10; 10623 Berlin

---

Quelle: Räbiger (1994)

Eine leicht zu bewältigende Aufgabe war die Verbundbildung nicht – weder für den Förderer noch für die Geförderten. Die Wissenschaftler/innen hatten mitunter Mühe, sich zu interdisziplinären Teams zusammenzufinden, und die Gründung von Public-Health-Instituten und neuen Professuren war an den Hochschulen z.t. nur schleppend in Gang gekommen. Das BMBF hat dann in der zweiten Förderphase – stärker noch als in der ersten – die Vergabe der Fördermittel an Auflagen gebunden, die die Strukturbildung an den Universitäten zügig vorantreiben sollten.

3   Die zweite Förderphase oder: Wie aus der Verbund- eine Strukturförderung wurde

Zu dem besonderen Förderkonzept für die Public-Health-Forschung gehörte eine regelmäßige Vor-Ort-Begehung durch die externen Gutachter des BMBF. Im Jahr 1995 fand die Begutachtung der Neuanträge für die zweite Förderphase statt. Bei dieser Gelegenheit wurden die Zügel angezogen: Die Hochschulen, die sich um Fördermittel bewarben, sollten sich schriftlich verpflichten, zumindest glaubhaft machen, Institute und Lehrstühle für Public Health einzurichten. In Berlin gelang es, ein hochschulübergreifendes „Berliner Zentrum Public Health (BZPH)" in vertraglicher Trägerschaft der drei Berliner Universitäten zu gründen. Die Hochschulen finanzierten gemeinsam die Geschäftsführung und das Sekretariat des Zentrums, die außeruniversitären Forschungseinrichtungen waren durch Kooperationsverträge mit dem Zentrum verbunden. An der TU Berlin wurde zudem ein Institut für Gesundheitswissenschaften mit vier Professuren (für Gesundheitswissenschaften, Epidemiologie, Gesundheitssoziologie und Gesundheitsmanagement) begründet. Mit dem postgradualen Studiengang „Gesundheitswissenschaften/Public Health", der seit 1992 an der TU bestand, war in Berlin auch das Kriterium „Verankerung der Lehre" erfüllt, so dass der Verbund an der zweiten Förderphase (1995-1998) teilnehmen konnte, die mit insgesamt 20 Mio. Euro gefördert wurde. Auch der Verbund in NRW und die drei anderen Verbünde hatten – jeder auf seine Weise – die Voraussetzung „Strukturbildung" erfüllt und waren in der zweiten Förderphase dabei. Allen Verbünden wurde auferlegt, eine Methodenberatung für die Teilprojekte einzurichten, um den Besonderheiten der empirischen Public-Health-Forschung besser Rechnung zu tragen als in der ersten Phase.

Der zweiten Förderphase schloss sich noch eine dritte und letzte Phase (1998-2001) an, so dass die gesamte Förderperiode 10 Jahre umfasste. Im Berliner Zentrum wurden in dieser zweiten und dritten Phase insgesamt 21 Projekte mit einem Volumen von rd. 7,5 Mio. Euro gefördert. In der Zeitschrift *Forum*

Public Health wird ausgewiesen, dass über die gesamten zehn Jahre der Förderung hinweg 330 Forschungsprojekte in den fünf Verbünden bearbeitet worden sind, davon 188 mit Mitteln des BMBF und 142 als sogenannte „assoziierte Projekte", gefördert durch andere Drittmittel. Das gesamte Volumen der BMBF-Förderung belief sich für die fünf Verbünde auf rd. 50 Mio. Euro, weitere Drittmittel im Umfang von rd. 25 Mio. Euro kamen von Krankenversicherungen, Stiftungen etc. hinzu (FPH 2002: 9).

Am Ende der dritten Förderphase war die Strukturbildung an den beteiligten Hochschulen abgeschlossen. Jede Hochschule ging dabei ihren eigenen Weg. Die Universität Bielefeld, zu der Bernhard Badura im Jahre 1992 gewechselt war, hatte eine Fakultät für Gesundheitswissenschaften – im Sinne einer „School of Public Health" – gegründet und damit die Förderauflagen am besten erfüllt. In Berlin wurde hochschulübergreifend das „Berliner Zentrum Public Health" und an der Technischen Universität das o.g. Institut für Gesundheitswissenschaften gegründet, der Bayerische Forschungsverbund verstetigte sich durch die Gründung eines Vereins „Bayerischer Forschungs- und Aktionsverbund Public Health e.V.", und die Medizinische Hochschule Hannover sowie die Medizinische Fakultät der Universität Dresden wurden durch Public-Health-spezifische Professuren arrondiert. Diese Aufzählung erhebt keinen Anspruch auf Vollständigkeit, sie soll nur die Art der Strukturbildung veranschaulichen.

Parallel zur Forschung wurde in den letzten beiden Förderphasen der Auf- und Ausbau von (postgradualen) Public-Health-Studiengängen an den Hochschulen intensiviert. Bis September 2002 waren bundesweit zehn (an den Verbundstandorten neun) Studiengänge mit einer Aufnahmekapazität von insgesamt rd. 300 Studienplätzen pro Jahr entstanden (Reschauer & Wildner 2002). Forschung und Lehre sind dadurch in idealer Weise verbunden worden. In Abb. 2 sind sieben dieser Studiengänge nach derzeitigem Stand (Februar 2010) beschrieben.

Abbildung 2: Postgraduale Studiengänge Gesundheitswissenschaften/Public Health an Universitäten. (Eigene Darstellung: Stand 2010)

Studienort	Studiengang	Trägereinrichtung	Regelstudienzeit/ Credits (ECTS)[1]	Studienplätze	Studienbeginn	Abschlussgrad
Berlin	Public Health www.bsph.charite.de	Berlin School of Public Health an der Charité Oudenarder Str. 16 Haus A, Aufgang 9, 4.OG 13347 Berlin	2. Sem. Vollzeit oder 4 Sem. Teilzeit 60 ECTS	40	zum WS	Master of Public Health (MPH)
Bielefeld	Public Health www.uni-bielefeld.de	Universität Bielefeld Fakultät f. Gesundheitswissensch. Dekanat Postfach 100 131 33501 Bielefeld	4 Sem. 120 ECTS	k.A.[2]	zum WS	Master of Science (M.Sc.)
Bremen	Public Health/ Pflegewissenschaft www.fb11.uni-bremen.de	Universität Bremen FB 11 – Human- u. Gesundheitswissenschaften Grazer Str. 2 28334 Bremen	4 Sem. 120 ECTS	k.A.	zum WS	Master of Arts (MA)
Dresden	Aufbaustudiengang Gesundheitswissenschaften/ Public Health www.tu-dresden.de	Technische Universität Dresden Medizinische Fakultät Fetscherstraße 74 01307 Dresden	4 Sem. k.A.	k.A.	alle 2 Jahre zum WS gerade Kalenderjahre	Magister/Magistra in Public Health
Düsseldorf	Public Health www.uni-duesseldorf.de	Universitätsklinikum Düsseldorf Weiterbildungsstudiengang Public Health Gebäude 14.82 Moorenstr.5 D-40225 Düsseldorf	4 Sem. Teilzeit 60 ECTS	k.A.	zum WS	Master of Science (MSc) in Public Health
Hannover	Ergänzungsstudiengang Bevölkerungsmedizin und Gesundheitswesen (Public Health) www.mh-hannover.de	Medizinische Hochschule Hannover Ergänzungsstudiengang Bevölkerungsmedizin und Gesundheitswesen (Public Health) OE 5410 30625 Hannover	4 Sem. 90-120 ECTS.	25	zum WS	Master of Public Health (MPH)
München	Public Health www.uni-muenchen.de	Ludwig-Maximilians-Universität München Institut für Med. Informationsverarbeitung, Biometrie und Epidemiologie (IBE) Marchioninistraße 15 81377 München	4 Sem. 120 ECTS	50	zum WS	Master of Public Health (MPH)

[1] ECTS = European Credit Transfer System   [2] k.A. = keine Angaben im Internet   Quelle: Eigene Darstellung

Die postgradualen Studiengänge, die vor zehn Jahren an den Public-Health-Standorten entstanden, werden fast alle auch heute noch angeboten. Sie wurden auf (gebührenpflichtige) Master-Studiengänge im Sinne der Bologna-Struktur umgestellt, erstrecken sich in der Regel über vier Semester und schließen mit dem Titel „Master of Science (M.Sc.)" bzw. „Master of Public Health (MPH)" ab. Public Health galt und gilt auch heute noch als eine Fachrichtung, die ein (Haupt-)Fach als „Nährboden" braucht. Zugangsvoraussetzung ist daher ein abgeschlossenes Erststudium, z.B. in den Sozial-, den Wirtschaftswissenschaften oder in der Medizin. Entsprechend interdisziplinär ist die Studentenschaft zusammengesetzt und entsprechend vielfältig sind auch die Berufsfelder, in denen die Studienabsolvent/inn/en tätig sind. Pundt und Lorenz (2004) haben 130 Berliner Absolventen nach ihrer beruflichen Beschäftigung gefragt, die Ergebnisse sind in Tab. 1 wiedergegeben.

Tabelle 1: Berufliche Tätigkeitsfelder von Berliner Public-Health-Absolventen und Absolventinnen 1999

Tätigkeitsfelder/Bereiche	Häufigkeit
Psychosoziale + sozialpsychiatrische Versorgung	N=32
Bildungsbereich	N=13
Epidemiologische Forschung	N=9
(Neue) Versorgungsformen+ Versorgungsmanagement	N=8
PH-Forschung allgemein	N=8
Ambulante + stationäre Versorgung	N=8
Pharmaindustrie	N=7
Pflege(management)	N=7
Apothekentätigkeit	N=5
Öffentlichkeitsarbeit/Journalismus	N=5
Krankenhausmanagement	N=4
Beratung/Consulting	N=4
Wiss. Mitarbeiter in Forschung und Lehre	N=3
International Health	N=2
Andere Felder/Bereiche	N=15
Gesamt	**Nges=130**

Quelle: Pundt & Lorenz (2004)

4 Was wurde erreicht – was bleibt zu tun?

Über die Frage, ob die Public-Health-Förderung des BMBF eine „Erfolgsgeschichte" ist, ist verschiedentlich schon nachgedacht und geschrieben worden. Die ehemaligen Sprecher der Forschungsverbünde und die Programmbeteiligten seitens des BMBF haben den Erfolg i.w. anhand von vier Kriterien beurteilt: Forschung, Lehre, Strukturbildung, Politikeinfluss von Public Health.

Was die Forschung betrifft, fällt die Meinung einmütig positiv aus und die Zahlen sprechen für sich: Die BMBF-Förderung im Umfang von 50 Mio. Euro hat fünf universitäre Forschungsverbünde mit rd. 200 Einzelprojekten hervorgebracht. Das Forschungsgeschehen wurde von einem externen, international zusammengesetzten Gutachterkreis über alle Förderphasen hinweg evaluiert, und am Ende der Förderung haben die Verbünde in eigens erstellten Evaluationsberichten ihre Arbeit bilanziert: In den 10 Förderjahren sind nahezu 1.000 Beiträge in nationalen und internationalen Fachzeitschriften und über 900 Buchpublikationen entstanden (FPH 2002: 9). Durch zahlreiche Kongresse, z.T. mit internationaler Ausstrahlung, wurde die Außenwirkung der Verbünde verstärkt. Die Re-Etablierung der Public-Health-Forschung in Deutschland und der Anschluss an die internationale Scientific Community sei dank der Förderung gelungen, unterstreichen die Verbundsprecher in ihren Statements in der eingangs erwähnten Jubiläumsausgabe der Zeitschrift *Forum Public Health* (FPH 2002: 12f).

Konsens besteht auch darüber, dass neben der Forschung die Etablierung von Studium und Lehre gut gelungen und damit das Kriterium „Nachhaltigkeit" erfüllt worden ist. An den geförderten Universitäten sind neun Public-Health-Studiengänge entstanden sowie 25 neue Stellen eingerichtet worden, darunter zehn Professuren. Über die universitären (Aufbau-)Studiengänge hinaus sind zwischenzeitlich über 40 weitere, meist grundständige Studiengänge an Fachhochschulen entstanden (Kälble 2008, Räbiger & Athen 2008). An den Universitäten in Berlin und Bielefeld sind zudem spezielle Promotionsordnungen für den Bereich Public Health geschaffen worden. Den universitären Studiengängen und ihren Absolvent/inn/en kam und kommt auch zugute, dass die Standorte von Anfang an eine gewisse curriculare Harmonisierung angestrebt haben, so dass schon bald im Hochschul- und im Beschäftigungssystem ein einheitliches Bild davon entstanden ist, was Public-Health-Absolvent/inn/en wissen und können.

Nach Ansicht der Insider ist es (noch) nicht zufriedenstellend gelungen, Public Health in Politik und Praxis wirksam werden zu lassen (auch wenn das kein direktes, eher ein indirektes Förderziel des BMBF-Programms war). Bernhard Badura z.B. beklagt: „Was die Public Health Gemeinde wenig befriedigt, ist die teilweise geringe Umsetzung unserer durchaus praxisbezogenen Vorschläge im Gesundheitswesen" (FPH 2002: 12). Und auch Georges Fülgraff stellt die Frage

„Warum gibt es so viele gute Public Health Forschung in Deutschland ohne dass diese politisch eine Rolle spielt?" (ebd.: 12f). Marie-Luise Dierks, eine Nachwuchswissenschaftlerin des Norddeutschen Verbundes, hat dafür eine mögliche Erklärung bereit: „Gegenüber Zeitgeist-Disziplinen und Strömungen wie Ökonomie oder Marktorientierung sind Message und Lobby von Public Health nicht stark genug" (ebd.: 11), und ein Verlagsleiter, Bernd Rolle, spitzt diese Aussage auf die in Wissenschaft und Praxis Tätigen zu: „Inhaltlich und menschlich lohnt sich der Kontakt zu Public Health, wirtschaftlich (leider) noch nicht" (ebd.: 9). Vermutlich steckt hierin mehr Wahrheit, als man wahrhaben möchte: Solange Gesundheitsförderung und Prävention gering oder gar nicht vergütet werden, wird ihre Bedeutung gegenüber der kurativen Medizin gering bleiben, in Wissenschaft, Politik und Praxis. Daran können Förderprogramme wenig ändern.

Den jüngsten Beweis für den politisch schwachen Stand von Public Health liefert das geplante Präventionsgesetz, das auch in seinem fünften Jahr noch nicht verabschiedet worden ist. Was den politischen Impact von Public Health betrifft, gibt es aber auch durchaus Positives zu berichten: In den letzten Jahren sind schon mehrfach Public-Health-Wissenschaftler in den Sachverständigenrat zur Begutachtung der Entwicklung im Gesundheitswesens berufen worden, zuletzt sogar ein Absolvent eines Public-Health-Studiengangs. Dr. Peter Lange und Dr. Margot Fälker, die die Verbundförderung seitens des BMBF respektive des BMG begleitet haben, stellen hierzu fest: „Es ist erkennbar, dass sich die Public-Health-Forscher den Herausforderungen der Zukunft angenommen haben und ihr Rat in den politischen Gremien gehört wird" (FPH 2002: 13-14). Auch die Aufbruchstimmung in der (jungen) Bevölkerung, die im Berlin der 1980er Jahre die breite Public-Health-Bewegung in Gang gesetzt hat, ist nicht verloren gegangen. Das macht sich z.B. auf den Jahrestagungen der Vereinigung „Gesundheit Berlin" bemerkbar, auf denen das Thema „Armut und Gesundheit" Jahr für Jahr mehrere Tausend Besucher, vor allem der jungen Generation, anzieht. So hat sich der Public-Health-Gedanke im politischen Raum fortgesetzt, auch wenn die staatliche Gesundheitspolitik andere Wege geht und wohl lange noch gehen wird.

Das vorrangige Ziel der Public-Health-Förderung bestand in der Strukturbildung an den Universitäten. Dieses Ziel wurde an allen Standorten zur Zeit der Förderung erfüllt. An allen fünf Verbundstandorten sind Lehrstühle, wissenschaftliche Mitarbeiterstellen und Institute eingerichtet worden. Der Anspruch, eine „School of Public Health" außerhalb der Medizin zu etablieren, ist außer in Bielefeld nur in Berlin eingelöst worden. In München, Dresden und Hannover ist Public Health im Rahmen der Medizinischen Fakultäten etabliert worden. Rückblickend ist schwer zu sagen, ob es Public Health außerhalb der Medizin besser ergangen ist als innerhalb. Während die Bielefelder Fakultät bis heute erhalten blieb, sind das Institut für Gesundheitswissenschaften an der TU Berlin und das Berliner Zentrum Public Health inzwischen aufgelöst worden. Im Zuge der Neuordnung des Hochschulbereichs wurden die Public-Health-Lehrstühle von der TU an die Charité – Universitätsmedizin Berlin abgegeben, wo im Jahr 2007 eine „Berlin School of Public Health" begründet wurde. Die mit dem Wechsel einhergehende personelle Dezimierung dieser „School" ist in erster Linie den Sparmaßnahmen geschuldet, denen die Universitäten im wiedervereinten Berlin unterliegen. Das Beispiel zeigt, dass Public Health Gefahr läuft, zur Manövriermasse zu werden, wenn mächtige Fachbereiche um ihr eigenes Überleben kämpfen – seien es nun die Techniker oder die Mediziner.

Die Verbünde haben nicht nur universitäre Einrichtungen und Lehrstühle hervorgebracht, auch die Wissenschaftler/innen selbst haben sich ihre Strukturen und Netze geschaffen. Besonders hervorzuheben ist die Gründung der Zeitschrift *Forum Public Health* im Jahre 1993 durch die fünf Forschungsverbünde. Heute wird die Zeitschrift von deren Nachfolgeorganisationen herausgegeben und erfreut sich einer großen Zahl an Lesern aus Wissenschaft, Politik und Praxis. Im Jahre 1997 wurde die Deutsche Gesellschaft für Public Health (DGPH) e.V. als Dachorganisation der Studiengänge und Public-Health-nahen Fachgesellschaften gegründet, hauptsächlich bekannt durch ihre Jahrestagungen. Fünf Jahre zuvor war bereits die „European Public Health Association" (EUPHA) mit dem *Journal of Public Health* als Publikationsorgan gegründet worden.

Die Aufgaben, die sich für Public Health in der Zukunft stellen, hat Bernhard Badura (2002) in drei Bereichen gesehen:

- „Aufbau einer aussagekräftigen und entscheidungsnahen Gesundheitsberichterstattung
- Analyse von Rahmenbedingungen, Strukturen und Prozessen im Gesundheitswesen
- Entwicklung evidenzbasierter, bürgerorientierter Gestaltungsvorschläge" (ebd.: 2).

Welche dieser Themen in den Folgejahren von Public-Health-Forschern bearbeitet worden sind, lässt sich in mehreren Beiträgen in diesem Band nachlesen.

5   Zusammenfassung

Rückblickend lässt sich feststellen, dass die Public-Health-Förderung des BMBF tatsächlich eine „Erfolgsgeschichte" war. Die „Politik der goldenen Zügel" führte zum Ziel, nämlich zum Aufbau von universitären Strukturen für Forschung und Lehre. Allerdings haben nur wenige der neu geschaffenen Strukturen die Zeit der Förderung überdauert. Dazu gehört die Fakultät für Gesundheitswissenschaften an der Universität Bielefeld, die Bernhard Badura mit aufgebaut hat. Möglicherweise sind es eher die kleineren (Reform-)Hochschulen, an denen neue Fachrichtungen leichter Fuß fassen können. Dafür spricht auch die Tatsache, dass in Folge der Förderung der Universitäten an den Fachhochschulen eine Vielzahl an Studiengängen und Professuren mit Public-Health-Bezug entstanden ist. Auch durch die Struktur- und Netzwerkbildung, die die Wissenschaftler/innen selbst betrieben haben, konnte sich Public Health landesweit verbreiten. Die Verbreitung der Inhalte macht den eigentlichen Erfolg des Förderprogramms aus. Viele Wirkungen lassen sich zählen und messen, einige qualitativ beschreiben. Rosemarie Stein (1999) bewertet das Programm so: „Diese Förderung erwies sich als geduldig, zäh, qualitätsbewusst und strategisch umsichtig" (ebd.: 13) – dem kann man nur zustimmen. Das Wichtigste aber ist, dass mit dem Programm ein Zeitgeist aufgegriffen und gefördert worden ist, der in den Wissenschaftler/innen der damaligen Zeit ungewöhnlich lebendig war und der sich bis heute fortgesetzt hat, unter den Nachwuchskräften und auch in der Bevölkerung. Auch in der Politik-Beratung reden heute Public-Health-Wissenschaftler mit. Ob der große Durchbruch von Public Health in Politik und Praxis erst dann gelingen wird, wenn damit Geld zu machen ist, muss dahingestellt bleiben. Fest steht, dass die Vision zu großen Teilen Wirklichkeit geworden ist und dass Bernhard Badura dazu wesentlich beigetragen hat.

Literatur

Badura, B. (2002): Herausforderungen an Public Health. In: Forum Public Health 26: 2.

DGPH – Deutsche Gesellschaft für Public Health (Hrsg.) (1999): Public-Health-Forschung in Deutschland. Bern: Hans Huber Verlag.

FPH – Forum Public Health (2002): 10 Jahre Public Health in Deutschland 26.

Kälble, K. (2008): Akademisierung der Gesundheitsfachberufe. In: Forum Public Health 58: 4-6.

Keyser, I. (1994): Der Bund baut ein Dach für die Gesundheitswissenschaften. In: Forschung AKTUELL. Sonderheft Gesundheitswissenschaften 11 (8): 45-47.

McKeown, T. (1979): The role of medicine, Dreams, Mirage or Nemesis? London: Blackwell.

Pundt, J. & Lorenz, H.-J. (2004): Professionalisierungserfahrungen und berufliche Perspektiven durch Public Health. Lohnt sich die postgraduale Qualifizierung für die Studierenden? In: Dierks, M.-L. & Koppelin, F. (Hrsg.): Public Health Ausbildungsprofile und Berufsperspektiven in Deutschland. Schriftenreihe der Deutschen Koordinierungsstelle für Gesundheitswissenschaften 14: 110-131.

Räbiger, J. (1994): Der Berliner Forschungsverbund Public Health: Grenzöffnung zwischen den Fächern. In: Forschung AKTUELL. Sonderheft Gesundheitswissenschaften 11: 45-47, 26-28.

Räbiger, J. (1998): Public Health Forschung in Deutschland: Organisation und Themenschwerpunkte der Forschungsverbünde. In: Schriftenreihe der Deutschen Koordinierungsstelle für Gesundheitswissenschaften 10: 18-24.

Räbiger, J. & Athen, M. (2008): Studiengänge für Gesundheitsberufe nehmen an Zahl und Attraktivität zu. In: Forum Public Health 58: 8-10.

Reschauer, G. & Wildner, M. (2002): Public Health Ausbildung in Deutschland. In: Forum Public Health 26: 6-7.

Schwartz, F.W., v. Troschke, J., Walter, U. (1999): Public Health in Deutschland. In: Deutsche Gesellschaft für Public Health (Hrsg.): Public-Health-Forschung in Deutschland. Bern: Hans Huber Verlag: 23-32.

Stein, R. (1994): It's a long way to Public Health – „Begleitende Beobachtungen" einer Berichterstatterin. In: Forschung AKTUELL. Sonderheft Gesundheitswissenschaften. 11: 45-47, 9-14.

v. Troschke, J. (2002): Geschichte und Entwicklung von Gesundheitswissenschaften und Public Health in Deutschland. In: Forum Public Health 26: 4-5

III. Themenfelder
der Gesundheitswissenschaften

Die Professionalisierung der Epidemiologie in Deutschland im Kontext von Public Health

Oliver Razum, Patrick Brzoska, Jürgen Breckenkamp

Die Epidemiologie ist aus Sicht vieler Mediziner ein so genanntes „kleines" Fach mit einer kurzen Geschichte, gemessen etwa an der Chirurgie oder der Inneren Medizin. Für Public Health jedoch ist die Epidemiologie eine Kerndisziplin (Hurrelmann et al. 2006) mit differenzierten fachlichen Ausrichtungen. Wir zeigen in diesem Kapitel anhand von ausgewählten Beispielen, wie sich die Epidemiologie in Deutschland seit den 1980er Jahren immer stärker professionalisiert hat. Dadurch trägt sie einerseits wesentlich zum Erfolg von Public Health bei. Andererseits wird sie als klinische Epidemiologie von der Medizin zunehmend als gleichberechtigter Partner gesucht. Eine weitere Professionalisierung, besonders im Bereich solcher interdisziplinären Zusammenarbeit, gehört zu den Herausforderungen, denen sich die deutsche Epidemiologie in den nächsten Jahren gegenübersieht.

1 Epidemiologie und ihre Professionalisierung: historische Perspektive

Epidemiologen untersuchen die Verteilung von Gesundheitszuständen – positiven wie negativen – und ihrer Determinanten (meist in Form von Risikofaktoren) in der Bevölkerung. Im Vergleich zu den USA und Großbritannien hat sich die Epidemiologie in Deutschland zeitlich stark verzögert entwickelt, was sich heute in ihrer Lehre, Praxis und Wissenschaft widerspiegelt. Dies hat mehrere historische Ursachen.

Mit seinen Untersuchungen zu gesellschaftlich und ökonomisch bedingten Risikofaktoren von Krankheiten leistete der deutsche Mediziner Rudolf Virchow im 19. Jahrhundert internationale Pionierarbeit auf einem Gebiet, das wir heute als Sozialmedizin (oder sogar Sozialepidemiologie) bezeichnen würden. Bis zur Mitte des 20. Jahrhunderts war die Sozialmedizin in Deutschland international anerkannt und ein veritabler Vorläufer von Public Health und Epidemiologie. Sie erlitt jedoch durch ihre Verwicklungen in die Rassenhygiene und Eugenik sowie die daraus resultierenden Verbrechen während der Zeit des Nationalsozialismus einen herben Rückschlag (Bäumer 1990, Bleker & Baader 1993, Labisch & Woelk 2006).

Nach Ende des zweiten Weltkrieges wurden Epidemiologie und Public Health nicht zuletzt aufgrund ihrer Vergangenheit beim Wiederaufbau des deutschen Gesundheitswesens vernachlässigt. Es dauerte viele Jahre, bis die Klagen der Gesundheitspolitik über das Fehlen einer aussagekräftigen Entscheidungsgrundlage gehört wurden und der Ruf nach fundierten Daten zu Veränderungen führte. So begann die Politik in den 1980er und vor allem den 1990er Jahren damit, den Bereich der „öffentlichen Gesundheit" nach Vorbild der englischsprachigen Länder aufzubauen (Hurrelmann et al. 2006, Schwartz et al. 1999). Diese Professionalisierung von Public Health in Deutschland ging auch mit einer Professionalisierung der Epidemiologie einher – und wurde umgekehrt durch sie verstärkt.

Public Health war in Deutschland zunächst stark soziologisch orientiert. Ein quantitativer epidemiologischer Zugang, der auch biomedizinische Risikofaktoren einschloss, erstarkte im Rahmen der Deutschen Herz-Kreislauf-Präventionsstudie (DHP) – siehe dazu den folgenden Abschnitt. Die Professionalisierung der Epidemiologie spiegelt sich auch im Bereich der Ausbildung wider: Im Jahr 2001 wurde der erste deutsche Postgraduierten-Studiengang in Epidemiologie ins Leben gerufen. Als weiteres Beispiel für die Professionalisierung der Epidemiologie beleuchten wir die Publikationsstrategien deutscher Epidemiologen weiter hinten in diesem Kapitel. Wir schließen mit den Herausforderungen und Chancen, welche die Epidemiologie im Kontext von Public Health im 21. Jahrhundert erwarten.

2   Professionalisierung in der Forschung: die Deutsche Herz-Kreislauf-Präventionsstudie

In den 1960er Jahren erkannten Wissenschaftler zunächst in den USA, dass die Erkrankungshäufigkeit (Morbidität) und die Sterblichkeit (Mortalität) durch Herz-Kreislaufkrankheiten (HKK), insbesondere durch Herzinfarkt, stark zunahmen. Andere wohlhabende Länder zeigten eine ähnliche Entwicklung. Nach dem Rückgang der Infektionskrankheiten kam es zu einer regelrechten HKK-Epidemie in den Industrienationen.

In Deutschland fehlten Mitte der 1970er Jahre repräsentative, bevölkerungsbezogene Daten zu HKK-Risikofaktoren (wie beispielsweise zur Prävalenz erhöhter Blutdruckwerte), Krankheiten und Gesundheitsdeterminanten (Hoffmeister et al. 1988). Ab 1976 diskutierten deutsche Mediziner und Epidemiologen die Möglichkeiten einer bevölkerungsrepräsentativen Datenerhebung zu und

Messung von kardiovaskulären Risikofaktoren. Gleichzeitig begannen sie den Einsatz und die Evaluation präventiver Maßnahmen zur Verhütung von Herz-Kreislauferkrankungen in der Allgemeinbevölkerung zu planen. Im folgenden Jahr wurde die Diskussion durch die Hinzuziehung ausländischer Wissenschaftler aus dem Arbeitsfeld Herz-Kreislauf-Epidemiologie und Prävention intensiviert. Ziel der gemeinsamen Auseinandersetzung mit den Möglichkeiten der HKK-Prävention war es, einen entsprechenden Forschungsantrag zu erstellen. Im Rahmen des 1978 initiierten Förderprogramms „Forschung im Dienste der Gesundheit" der Bundesregierung wurde dann vom Bundesministerium für Forschung und Technologie (BMFT) die Durchführung einer epidemiologischen Interventionsstudie ausgeschrieben. Besondere Berücksichtigung in der Ausschreibung fanden präventive Ansätze. Der unter dem Namen „Deutsche Herz-Kreislauf-Präventionstudie" (DHP) von einem Konsortium führender Wissenschaftler eingereichte Forschungsantrag zur Prävention von Herz-Kreislauferkrankungen wurde als förderungswürdig erachtet und erhielt den Zuschlag (Forschungsverbund DHP 1998).

Schon vor dem Beginn der Entwicklung des Studiendesigns der DHP im Jahr 1979 war der Zusammenhang zwischen kardiovaskulären Risikofaktoren, u. a. Bluthochdruck und Hypercholesterinämie, aus einer Vielzahl epidemiologischer Studien bekannt. Diese bezogen sich jedoch auf Hochrisikogruppen. Es war daher unklar, ob es möglich ist, durch präventive Maßnahmen die kardiovaskulären Risikofaktoren und in Folge dessen die Herz-Kreislauf-Morbidität und -Mortalität in der Allgemeinbevölkerung zu senken.

Die deutschen Public-Health-Wissenschaftler und Epidemiologen lernten von der Methodik der fünf bis dahin durchgeführten bevölkerungsbezogenen Interventionsstudien. Dies waren das *Aarau-Projekt* in der Schweiz; das *Nord-Karelien-Projekt* in Finnland; sowie drei Projekte in den USA: das *Stanford Five City Project*, das *Minnesota Heart Health Program* und das *Pawtucket Heart Health Program*. Zu diesem Zeitpunkt hatte nur das Nord-Karelien-Projekt eindeutige Ergebnisse gebracht. Die Ergebnisse der drei US-amerikanischen Studien lagen zum Zeitpunkt der DHP-Studienplanung noch nicht vor.

Mit der DHP sollte der Nachweis erbracht werden, dass HKK-Morbidität und HKK-Mortalität in Deutschland durch präventive Maßnahmen gesenkt werden können. Dazu sollten Interventionsmaßnahmen entwickelt und eingesetzt werden, welche die Lebensbedingungen der Bevölkerung und die zeitliche Entwicklung der Prävalenz von HKK-Risikofaktoren und -Erkrankungen berücksichtigten (Kreuter et al. 1995).

Die DHP war die bis dahin größte Interventionsstudie in Deutschland. Mehr als einhundert Wissenschaftler waren über 15 Jahre direkt oder indirekt an der Studie beteiligt (Forschungsverbund DHP 1998). Neben der Senkung der Herz-

Kreislauf-Risikofaktoren und der kardiovaskulären Mortalität in den Interventionsregionen hatte die DHP als eine epidemiologische Messstudie gleichzeitig zum Ziel, verlässliche bevölkerungsbezogene Zahlen zum Vorkommen von HKK-Risikofaktoren, Krankheiten und wichtigen Gesundheitsdeterminanten zu erheben.

Angelehnt an die methodischen Überlegungen der internationalen Studien wählten die deutschen Forscher Studiengemeinden aus, deren Einwohner repräsentativ für die deutsche Bevölkerung insgesamt sein sollten. Unter anderem logistische Erwägungen (die Entfernung zwischen dem für die Intervention zuständigen Forschungsinstitut und der Studiengemeinde durfte nicht zu groß sein) sprachen allerdings gegen eine Zufallsauswahl der Studiengemeinden. Stattdessen wurden diese so ausgewählt, dass sie zusammengenommen – bezogen auf soziodemographische Aspekte - in etwa ein Abbild der damaligen Bundesrepublik ergaben (quasi-experimentelles Design). Zusätzlich wurde bei der Auswahl darauf geachtet, dass die Studiengemeinden unterschiedliche Charakteristika hatten: verschiedene Gemeindegrößen, städtische und ländliche Regionen, Ansiedlung im Norden oder Süden des Landes. Als Referenzregion der DHP wurden nicht einzelne Gemeinden, sondern die Bundesrepublik – ausgenommen die Interventionsregionen – definiert. Dazu wurden an vielen Orten sogenannte Nationale Untersuchungssurveys durchgeführt. Aus epidemiologischer Sicht ist dieses Design zwar aufwändig, vermeidet aber Schwächen einiger der internationalen Studien (etwa ein „Spill-Over", also ein unbeabsichtigtes „Überschwappen" der Interventionen in eine benachbarte Kontrollgemeinde). In der Pilotphase der Studie (1979 bis 1981) wurden die Interventionsstrategien und die Evaluationskonzepte entwickelt und getestet. Im Rahmen einer mehrjährigen Vorstudie (1982 bis 1984) wurden die Interventionsgemeinden ausgewählt und das Studienhandbuch erstellt.

Während der Vorbereitungsphase der Studie (1979 bis 1984) ergaben sich Konflikte mit der Ärzteschaft, die sich an der von den beteiligten Forschungszentren geplanten Einrichtung von lokalen Gesundheitszentren in den Interventionsregionen entzündeten. Die Ärzteschaft befürchtete, dass neue, an der Prävention orientierte Strukturen gesundheitlicher Versorgung entstehen könnten. Letztlich hatte die Ärzteschaft wohl auch die Sorge, dass durch die Einrichtung von Gesundheitszentren und eine erfolgreiche Prävention die Wartezimmer leerer würden. Wie ernst dieser Konflikt war, lässt sich daran ermessen, dass von der Ärzteschaft Bundestagsabgeordnete in den Konflikt einbezogen wurden und es in der Folge zu einer Entschließung des Deutschen Ärztetages kam, nach der die Bereiche „Prävention", „Kuration" und „Rehabilitation" eine untrennbare Einheit bildeten, die in der Hand der Ärzte zu liegen habe. Parallel zur Professionalisierung der Epidemiologie z.B. im Bereich des Studiendesigns befürchtete die Ärzteschaft eine Entprofessionalisierung der Prävention. Der Widerstand war so groß, dass eine ursprünglich für die DHP ausgewählte Interventionsregion durch eine andere ersetzt werden musste.

Die Hauptstudie der DHP begann 1984 mit den Basiserhebungen in sechs Interventionsregionen und der restlichen Bundesrepublik als Referenzregion. In jeder Region wurden etwas 1800 Menschen und in den Referenzerhebungen insgesamt rund 5000 Menschen im Alter von 18 bis 69 Jahren befragt und medizinisch untersucht. Die Interventionen zu den HKK-Risikofaktoren folgten einem Wellenkonzept: Die interventiven Maßnahmen zu den verschiedenen Risikofaktoren wurden zeitlich versetzt implementiert. Eine zweite Querschnitterhebung wurde zur Studienmitte 1988 in den Interventionsregionen und der Referenz – wiederum mit einer entsprechenden Zahl an Personen – und die Abschlusserhebung zum Studienende im Jahr 1991 durchgeführt.

Annähernd zeitgleich mit der Abschlusserhebung in westdeutschen Ländern und Westberlin wurde der Gesundheitssurvey Ost (1991/1992) in den ostdeutschen Ländern durchgeführt. Dabei handelte es sich um einen einmaligen Befragungs- und Untersuchungssurvey an rund 2600 Personen mit dem Ziel, Erkenntnisse über den Gesundheitszustand der Bevölkerung in den neuen Bundesländern zu gewinnen und Vergleiche mit den alten Ländern zu ermöglichen. Eine Professionalisierung der Epidemiologie lässt sich für diese Zeit also für beide Teile Deutschlands konstatieren.

Die vor Studienbeginn der Deutschen Herz-Kreislauf-Präventionsstudie festgelegte Senkung des kardiovaskulären Risikoindex um 8% in den Interventionsregionen im Vergleich zur Referenz bei Männern und Frauen konnte für die Männer nicht ganz erreicht werden (-6,5%). Bei den Frauen wurde das Ziel mit einer Senkung um 10% dagegen übertroffen (Forschungsverbund DHP 1998). Die Ergebnisse zeigen allerdings auch, dass trotz vieler präventiv ausgerichteter Programme in Deutschland die Prävalenz der Risikofaktoren in der bundesrepublikanischen Referenzbevölkerung während der Studiendauer, also über rund eine Dekade, nicht zurückgegangen war. Der kardiovaskuläre Risikoindex (Gesamtrisiko), der sich aus den Einzelrisiken der individuell vorhandenen Risikofaktoren zusammensetzt, war bei den Frauen sogar angestiegen (bei den Männern war er leicht zurückgegangen). Eine Veränderung der Herz-Kreislauf-Morbidität konnte nicht untersucht werden. Dies hätte die Etablierung eines Herzinfarkt-/Schlaganfall-Registers und eine längere Studiendauer vorausgesetzt, denn Änderungen des kardiovaskulären Risikos wirken sich erst nach Jahren messbar auf die Morbidität aus. Die kardiovaskuläre Mortalität konnte im Vergleich zur Referenz im Zeitraum von 1984 bis 1992 in den Studienregionen bei den Männern nicht und bei den Frauen nicht signifikant gesenkt werden.

Die Ergebnisse der DHP erbrachten zumindest teilweise den Nachweis, dass primärpräventive Programme in großen Bevölkerungen wirksam sein können. Das führte zu einer Intensivierung von primärer Prävention, Gesundheitsförderung und Vorsorgemaßnahmen in Deutschland. Ein weiterer – indirekter – Effekt lag in der Professionalisierung der beteiligten Wissenschaften durch die studieninduzierte Personalentwicklung in den Qualifikationsbereichen „Epidemiologie", „Öffentliche Gesundheit" und „Prävention". Eine weitere Konsequenz der DHP war der Aufbau der Gesundheitsberichterstattung auf Bundes- und Landesebene. Durch die Gesundheitsberichterstattung werden epidemiologische Daten zur Gesundheit der Bevölkerung bereitgestellt, die als Datengrundlage für die Gesundheitsplanung, aber auch für die Formulierung von Gesundheitszielen dienen (vgl. Ministerium für Gesundheit, Soziales, Frauen und Familie des Landes Nordrhein-Westfalen 2005). Auch in diesem Teilbereich der Epidemiologie fand also eine Professionalisierung statt. So hat die DHP dazu beigetragen, den historischen Rückstand von Epidemiologie und Public Health in Deutschland – bedingt durch die Unterbrechung in den Jahren zwischen 1933 und 1945 – bis zur Jahrtausendwende zumindest großteils wieder aufzuholen.

3   Professionalisierung von epidemiologischer Ausbildung und Außendarstellung

Als Mitte der 1970er Jahre die Planungsphase der DHP begann, gab es nur wenige Epidemiologen in Deutschland. Diese Epidemiologen hatten ihre Qualifikation in der Regel aus eigener Initiative im Ausland erworben, da es in Deutschland mit Ausnahme von Summer Schools keine spezifischen Ausbildungsmöglichkeiten gemäß den internationalen Standards gab (Kreuter et al. 1995). Noch bis Mitte der 1990er Jahre lebte die Epidemiologie hierzulande also vom Engagement einzelner Wissenschaftler. Auf Grund des akuten Mangels an qualifizierten Fachkräften führte der Deutsche Akademische Austauschdienst (DAAD) Anfang bis Mitte der 1990er Jahre im Auftrag des damals für Forschung zuständigen Ministeriums das sogenannte „Sonderprogramm Epidemiologie" durch. Es zielte darauf ab, deutsche Wissenschaftler in den USA und Großbritannien in epidemiologischen Methoden auszubilden (Noack & Noack 1995). Nach ihrer Rückkehr bewarben sich viele dieser Fachkräfte erfolgreich um Lehrstühle an deutschen Universitäten.

Bis heute gibt es (zu) wenige originär epidemiologische Studiengänge in Deutschland, derzeit nur an der Ludwig-Maximilians-Universität München, der Berlin School of Public Health, der Johannes-Gutenberg-Universität Mainz und der Universität Bielefeld, wobei letztere ihren Studiengang gemeinsam mit der

Universität Düsseldorf und der Universität Mainz anbietet. In allen genannten Studiengängen erwerben die Teilnehmer einen *Master of Science* in Epidemiologie (Deutsche Gesellschaft für Medizinische Informatik, Biometrie und Epidemiologie 2009).

Die Epidemiologen in Deutschland haben sich im Zuge ihrer Professionalisierung in wissenschaftlichen Fachgesellschaften organisiert. Bis 2004 waren viele Epidemiologen Mitglied einer Arbeitsgemeinschaft innerhalb der drei Fachgesellschaften Deutschen Gesellschaft für Medizinische Informatik, Biometrie und Epidemiologie (aus historischen Gründen mit GMDS abgekürzt), Deutsche Gesellschaft für Sozialmedizin und Prävention (DGSMP) und Internationale Biometrische Gesellschaft, Deutsche Region (http://www.dgepi.de/ organisation /historie.htm). Bereits aus dieser Zeit stammt die erste Fassung der „Leitlinien guter epidemiologischer Praxis", die deutsche Epidemiologen in Anlehnung an internationale Vorbilder entwickelt haben (Jöckel et al. 1998). Seit 2005 verfügen die Epidemiologen über eine eigene Fachgesellschaft, die Deutsche Gesellschaft für Epidemiologie (DGEpi). Mit über 420 Mitgliedern (Stand: Oktober 2009) ist sie die größte Vertretung von Epidemiologen in Deutschland.

Ein Zeichen der zunehmenden Professionalisierung ist, dass die epidemiologischen Fachgesellschaften (oft gemeinsam) zu gesundheitsbezogenen Themen öffentlich Stellung beziehen. Das geschieht insbesondere dann, wenn wichtige Erkenntnisse aus der Forschung von der Politik nicht wahrgenommen oder nicht in die Gesundheitspolitik umgesetzt werden. Die Deutsche Gesellschaft für Epidemiologie hat in der jüngeren Vergangenheit unter anderem zu folgenden Themen Stellung bezogen:

- Nichtraucherschutz. Epidemiologische Studien belegen, dass das Risiko von Nichtrauchern, an Lungenkrebs oder Herzinfarkt zu erkranken, durch das Einatmen von Tabakrauch (Passivrauchen) ansteigt. Daher fordert die Fachgesellschaft das Gesundheitsministerium auf, den Nichtraucherschutz in Deutschland umfassend und einheitlich zu regeln sowie Aufweichungen des Rauchverbots zu verhindern.
- Früherkennung von Hautkrebs (Screening). Bis heute steht ein Beleg aus, dass das Hautkrebs-Screening die Sterblichkeit an Hautkrebs senkt. Die DGEpi fordert das Gesundheitsministerium daher auf, die Wirksamkeit dieser und ähnlicher Vorsorgemaßnahmen wissenschaftlich prüfen zu lassen.
- Impfung gegen Humane Papilloma-Viren (HPV). Diese Viren rufen in seltenen Fällen Gebärmutterhalskrebs hervor. Eine neue Impfung soll junge Mädchen vor der Ansteckung schützen. Bisher liegen erst wenige Erfahrungen zur Wirksamkeit der Impfung und zur Dauer des Schutzes vor. Die

Fachgesellschaft fordert Studien, die das Impfprogramm begleiten und die Wissenslücken füllen.

4 Die Professionalisierung der Epidemiologie im Spiegel der Publikationsstrategien

Hinweise auf eine zunehmende Professionalisierung der Epidemiologie finden sich auch in den Publikationsstrategien. Während ein Großteil der Publikationen aus der DHP noch auf Deutsch erfolgte, veröffentlichen deutsche Epidemiologen insbesondere seit der Ausbildung im Ausland im Rahmen des „Sonderprogramms Epidemiologie" viele Arbeiten auf Englisch. Eine Reihe von Faktoren verstärkt diesen Trend. Dazu gehört insbesondere die zunehmende Bedeutung, die dem *Impact Factor* einer wissenschaftlichen Publikation zugemessen wird (siehe Anhang). Einen hohen *Impact Factor* haben aber vorwiegend englischsprachige Zeitschriften; zudem sind die Möglichkeiten, deutschsprachige epidemiologische Aufsätze einem größeren wissenschaftlichen Publikum zugänglich zu machen, eher begrenzt (siehe dazu den Anhang „Publikationsmöglichkeiten für Epidemiologen"). Andererseits werden im Bereich der Umsetzung von Public Health vorwiegend deutschsprachige Artikel rezipiert. Das führt dazu, dass deutschsprachige Epidemiologen ihre Ergebnisse heute oft zuerst in englischsprachigen Zeitschriften publizieren und danach Übersichtsartikel auf Deutsch „nachschieben". Ein Beispiel hierfür ist die Publikationsstrategie der Deutschen Akupunkturstudien (GERAC) im Teilbereich „Migräne". Die Autoren publizierten zunächst methodische Aspekte ihres Studiendesigns und erste Ergebnisse in international angesehenen Zeitschriften mit teils sehr hohen *Impact Factors* (Diener et al. 2006, Molsberger et al. 2006). Anschließend erschien eine Zusammenfassung ihrer Ergebnisse im *Deutschen Ärzteblatt* (Endres et al. 2007).

Ähnlich verfuhren auch die Forscher beim Kinder-Umwelt-Survey. Zwar veröffentlichten sie Aspekte ihres Studiendesigns zuerst in einer deutschsprachigen Zeitschrift (Schulz et al. 2004, Wolf et al. 2004). Die Ergebnisse von einzelnen Teilaspekten der Studien publizierten sie jedoch in englischsprachigen Journals (Becker et al. 2006, Kolossa-Gehring et al. 2007). Abschließend erschienen Übersichten der wichtigsten Resultate im *Bundesgesundheitsblatt, Gesundheitsforschung, Gesundheitsschutz* (2006, Ausgabe 50).

Ein solches Publikationsverhalten ist mit der Überzeugung in der Wissenschaft zu erklären, dass sich wissenschaftliche Exzellenz in englischsprachigen Veröffentlichungen mit einem hohen *Impact Factor* und damit einer hohen internationalen Sichtbarkeit widerspiegelt. Letztendlich wirkt sich diese auch auf die wahrgenommene fachliche Leistung von Wissenschaftlern und letztlich auf ihre

Beurteilung durch Dritte aus: Je hochkarätiger die Publikationsliste ist, desto höher sind auch die Karrierechancen und desto wahrscheinlicher wird es für Wissenschaftler, erfolgreich Drittmittel einzuwerben. Das zeigt sich auch in der „Exzellenzinitiative", bei der Institutionen mit einer hohen internationalen Sichtbarkeit bevorzugt gefördert wurden (Deutsche Forschungsgemeinschaft 2006). Da Englisch – im 19. und 20. Jahrhundert in seiner wissenschaftlichen Bedeutung noch weit hinter Deutsch und Französisch zurückliegend – mittlerweile zur *lingua franca* der Wissenschaft geworden ist, bleibt deutschen Epidemiologen heute keine Wahl, als wichtige Ergebnisse englischsprachig zu publizieren.

5 Herausforderungen: weitere Professionalisierung interdisziplinärer Zusammenarbeit

Weltweit sieht sich die Epidemiologie heute zahlreichen Herausforderungen gegenüber. Bekannte Infektionskrankheiten wie Cholera und Tuberkulose stellen nach wie vor die Gesundheitssysteme vieler Länder vor Probleme; hier ist eine verbesserte Zusammenarbeit der Epidemiologie mit den Gesundheitsdiensten und der Politik erforderlich. Diese Herausforderung ergibt sich auch in Industrienationen, wenn neue Bedrohungen, wie etwa eine Grippepandemie, auftreten. Die Ausbreitung von Erkrankungen wird durch die zunehmende Mobilität der Menschen, ein anhaltendes Bevölkerungswachstum in vielen Teilen der Welt, Klimaveränderung, Kriege und Armut begünstigt. Hinzu kommt die Gefahr bioterroristischer Anschläge. Gesundheitssysteme benötigen (unter anderem) die Epidemiologie zur Problemerkennung, -lösung oder -vermeidung. Die heute im Vergleich zu den Zeiten der DHP professionellere Zusammenarbeit zwischen Medizin und Epidemiologie trägt hierzu bei.

Sozial- und versorgungsepidemiologische Fragestellungen gewinnen gerade in wohlhabenden Ländern wie Deutschland an Bedeutung. Die zunehmende Alterung der Bevölkerung, die steigende Zahl chronisch-degenerativer Erkrankungen und weiterhin bestehende soziale und gesundheitliche Ungleichheit sind sich zunehmend differenzierende Arbeitsfelder, denen sich die Epidemiologie heute und in Zukunft widmen muss – und das verstärkt innerhalb von interdisziplinären Arbeitsgruppen.

Epidemiologen spielen auch eine wichtige Rolle in der Risikokommunikation. Da Ergebnisse von epidemiologischen Studien nicht immer eindeutig sind und daher unterschiedliche Schlussfolgerungen zulassen, ist deren verantwortungsvolle Vermittlung an Laien eine besondere Herausforderung. Die teilweise irrationalen Sorgen in der Bevölkerung um mögliche Gesundheitsgefahren des Mobilfunks sind hierfür ein aktuelles Beispiel.

Eine sich professionalisierende Epidemiologie profitiert auch von den Entwicklungen in anderen Bereichen der Wissenschaft wie der Genetik, der Molekularbiologie und der Umweltforschung. So können bereits heute bestimmte Gen-Umwelt-Interaktionen beeinflusst werden. Ein Beispiel hierfür ist Phenylketonurie, eine angeborene Stoffwechselstörung, bei der dem Körper die Fähigkeit zum Abbau der Aminosäure Phenylalanin fehlt und die unbehandelt zu schweren Entwicklungsstörungen bei Kindern führt. Wird die Erkrankung jedoch frühzeitig erkannt – eine Testung erfolgt in Deutschland routinemäßig bei den Früherkennungsuntersuchungen von Neugeborenen –, kann betroffenen Kindern durch eine phenylalaninarme Diät eine nahezu normale Entwicklung ermöglicht werden. Mit Hilfe der genetischen Epidemiologie ist es denkbar, dass in Zukunft Gen-Umwelt-Interaktionen für viele weitere Erkrankungen entdeckt werden, zum Beispiel bei den bösartigen Neubildungen. Durch besser angepasste Präventionsprogramme wäre es so möglich, Krankheiten gezielter als bisher zu verhüten (Foxman 2004).

Die Professionalisierung in der Epidemiologie zeigt sich auch an der zunehmend komplexeren Datenanalyse. Mit statistischen Programmpaketen gehört es heute zum Alltag vieler Epidemiologen, multivariate statistische Modellierungen durchzuführen, die vor 20 Jahren noch einen Großrechner erfordert hätten. Durch die zunehmende Verfügbarkeit noch komplexerer Verfahren und die Übertragung bestehender Verfahren auf neue Fragestellungen und Anwendungsbereiche können die Realität genauer abgebildet und Zusammenhänge zwischen Expositionen und Erkrankung präziser beschrieben werden (Okasha 2001).

6   Fazit

Die Professionalisierung der Epidemiologie ist weit vorangeschritten, aber noch nicht abgeschlossen. Um ihren vielfältigen Rollen gerecht zu werden, ist es unerlässlich, dass die Epidemiologie als Kernkompetenz von Public Health verstanden und aus diesem Verständnis heraus konzeptualisiert wird (Hurrelmann et al. 2006, Institute of Medicine & Committee on Assuring the Health of the Public in the 21st Century 2003). Wissenschaftliche Neuerungen auf dem eigenen Gebiet und eine zunehmende interdisziplinäre Zusammenarbeit versetzen die Epidemiologie darüber hinaus immer besser in die Lage, Krankheitsprozesse zu verstehen und adäquate Interventionsstrategien zu entwickeln. Hierdurch entsteht aber auch eine größere Verantwortung, denn stärker als bisher wird der Epidemiologie in Zukunft eine Mittlerrolle zwischen unterschiedlichen Disziplinen zuteil. Gleichzeitig muss sie diese Disziplinen zur Modell- und Theoriebildung anregen, um epidemiologische Analysen durch fundierte Theorien zur untermauern.

Anhang: Publikationsmöglichkeiten für Epidemiologen

Deutsche Epidemiologen publizieren ihre Studienergebnisse heute in drei Typen von wissenschaftlichen Fachzeitschriften. Dazu gehören zum einen allgemein ausgerichtete Public-Health-Zeitschriften, die neben anderen gesundheitswissenschaftlichen Inhalten auch Themen aus der nicht-klinischen Epidemiologie publizieren. Hierzu zählen etwa die deutschsprachigen Zeitschriften *Das Gesundheitswesen,* das *Bundesgesundheitsblatt – Gesundheitsforschung – Gesundheitsschutz* und *Forum Public Health: Forschung – Lehre – Praxis* sowie die in englischer Sprache erscheinenden Zeitschriften *International Journal of Public Health* und *Journal of Public Health.* Einige dieser Zeitschriften lassen mittlerweile auch englischsprachige Artikel zu oder sind – wie die beiden letztgenannten Beispiele – komplett auf Englisch umgestellt (siehe weiterführend Baussano et al. 2008).

Forschungsarbeiten der klinischen Epidemiologie veröffentlichen Epidemiologen vor allem in medizinisch-klinischen Zeitschriften. Dazu gehören zum Beispiel das *Deutsche Ärzteblatt,* die *Deutsche Medizinische Wochenschrift* oder *MMW – Fortschritte der Medizin* sowie Zeitschriften spezifischer Fachrichtungen (zum Beispiel *Epidemiologisches Bulletin* und *Dermatologie in Beruf und Umwelt*). Daneben gibt es medizinisch-klinische Zeitschriften im deutschsprachigen Raum, die teilweise oder komplett auf Englisch erscheinen. Hierzu zählen zum Beispiel die *Wiener Medizinische Wochenschrift* und *Swiss Medical Weekly* (ehemals *Schweizer Medizinische Wochenschrift*).

Epidemiologen veröffentlichen methodische Aspekte ihrer Arbeiten gerne in spezialisierten epidemiologischen Fachzeitschriften. In Deutschland steht ihnen hierzu nur die deutschsprachige Zeitschrift *German Medical Science (GMS) Medizinische Informatik, Biometrie und Epidemiologie* zur Verfügung. Sie ist gleichzeitig die einzige Zeitschrift, die originär der Epidemiologie gewidmet ist. Anders als bei einschlägigen Journals im englischsprachigen Raum wie dem *International Journal of Epidemiology* handelt es sich hier um eine elektronische Zeitschrift, die lediglich dreimal jährlich erscheint und pro Ausgabe bislang nur wenige Beiträge zählt.

Allen obigen Beispielen ist gemein, dass der jeweilige *Impact Factor* verhältnismäßig niedrig ist. Das *Gesundheitswesen* und die *Wiener Klinische Wochenschrift* sind die einzigen (zumindest teilweise) deutschsprachigen Zeitschriften mit Bezug zur Epidemiologie, denen ein *Impact Factor* zugewiesen ist. Er beläuft sich aktuell auf 0,709 bzw. 0,804 (zum Vergleich: Das *International Journal of Epidemiology* hat einen *Impact Factor* von 5,151).

Der *Impact Factor* ist ein Maß dafür, wie oft andere Zeitschriften Artikel aus einer Zeitschrift zitieren, wobei höhere Werte auf häufigere Zitierungen hinweisen. Trotz aller Kritik hinsichtlich seiner Validität, Objektivität sowie seiner Anfälligkeit für Missbrauch und Manipulation (European Association of Science Editors 2008, The PLoS Medicine Editors 2006) wird der *Impact Factor* in der wissenschaftlichen *Community* als Indikator für die internationale Sichtbarkeit und wissenschaftliche Güte einer Zeitschrift gesehen. Dementsprechend gilt er als Indiz für die Qualität der Zeitschriftenbeiträge und die wissenschaftliche Leistungsfähigkeit ihrer Autoren.

Literatur

Bäumer, Ä. (1990): NS-Biologie. Stuttgart: Hirzel.

Baussano, I., Brzoska, P., Fedeli, U., Larouche, C., Razum, O., Fung, I. (2008): Does language matter? A case study of epidemiological and public health journals, databases and professional education in French, German and Italian. In: Emerging Themes in Epidemiology 5.

Becker, K., Seiwert, M., Angerer, J., Kolossa-Gehring, M., Hoppe, H.W., Ball, M., Schulz, C., Thumalla, J., Seifert, B. (2006): GerES IV Pilot Study: Assessment of the exposure of German children to organophosphorus and pyrethroid pesticides. In: International Journal of Hygiene and Environmental Health 209: 221-233.

Bleker, J. & Baader, G. (1993): Medizin im „Dritten Reich". Köln: Deutscher Ärzteverlag.

Deutsche Forschungsgemeinschaft (2006): 1. Ausschreibung in der Exzellenzinitiative: Auswahl der Antragsteller. Bewertungskriterien für die 1. und 2. Förderlinie. Bonn: Deutsche Forschungsgemeinschaft. Online unter: http://www.wissenschaftsrat.de/texte/exini_1-2foerd.pdf (Letzter Abruf: 15.06.2009).

Deutsche Gesellschaft für Medizinische Informatik, Biometrie und Epidemiologie (2009): Aus- und Weiterbildung. Deutsche Gesellschaft für Medizinische Informatik, Biometrie und Epidemiologie, Köln. Online unter: http://www.gmds.de/weiterbildung/weiterbildung.php (Letzter Abruf: 15.06.2009).

Diener, H., Kronfeld, K., Boewing, G., Lungenhausen, M., Maier, C., Molsberger, A.F., Tegenthoff, M., Tegenthoff, H.J., Zenz, M., Meinert, R., GERAC Migraine Study Group (2006): Efficacy of acupuncture for the prophylaxis of migraine: a multicentre randomised controlled clinical trial. In: The Lancet Neurology 5: 310-316.

Endres, H.G., Victor, V., Haake, M., Witte, S., Streitberger, K., Zenz, M. (2007): Akupunktur bei chronischen Kopfschmerzen. In: Deutsches Ärzteblatt 104: 123-130.

European Association of Science Editors (2008): EASE statement on inappropriate use of impact factors. Online unter: http://www.ease.org.uk/artman2/uploads/1/EASE_statement_IFs_final.pdf (Letzter Abruf: 15.06.2009).

Forschungsverbund DHP (1998): Die Deutsche Herz-Kreislauf-Präventionsstudie. Bern: Hans Huber Verlag.

Foxman, B. (2004): Challenges of epidemiology in the 21st century: comments from the leaders of several epidemiology associations. In: Annals of Epidemiology 15: 1-4.

Hoffmeister, H., Hoeltz, J., Schön, D., Schröder, E., Güther, B. (1988): Nationaler Untersuchungs-Survey und regionale Untersuchungs-Surveys der DHP. Bedeutung, Stichproben, Meßgrößen, Fragenkatalog, Qualitätssicherung, Datenverarbeitung. In: DHP-Forum 3.

Hurrelmann, K., Laaser, U., Razum, O. (2006): Entwicklung und Perspektiven der Gesundheitswissenschaften. In: Hurrelmann, K., Laaser, U., Razum, O. (Hrsg.): Handbuch Gesundheitswissenschaften. Weinheim: Juventa Verlag: 11-46.

Institute of Medicine & Committee on Assuring the Health of the Public in the 21st Century (2003): The future of the public's health in the 21st century. Washington: National Academies Press.

Jöckel, K.H., Babitsch, B., Bellach, B.M., Bloomfield, K., Hoffmeyer-Zlotnik, J., Winkler, J. (1998): Empfehlungen der Arbeitsgruppe "Epidemiologische Methoden" der DAE, GMDS und DGSMP zur Messung und Quantifizierung soziodemographischer Merkmale in epidemiologischen Studien. In: Ahrens, W., Bellach, B.M., Jöckel, K.H. (Hrsg.): Messung soziodemographischer Merkmale in der Epidemiologie. München: MMV Medizin Verlag: 7-38.

Kolossa-Gehring, M., Becker, K., Conrad, A., Lüdecke, A., Riedel, S., Seiwert, M., Schulz, M., Schulz, C., Szewzyk, R. (2007): German Environmental Survey for Children (GerES IV) - First results. In: International Journal of Hygiene and Environmental Health 210: 535-540.

Kreuter, H., Klaes, L., Hoffmeister, H., Laaser, U. (1995): Prävention von Herz-Kreislaufkrankheiten. Ergebnisse und Konsequenzen der Deutschen Herz-Kreislauf-Präventionsstudie. Weinheim: Juventa.

Labisch, A. & Woelk, W. (2006): Geschichte der Gesundheitswissenschaften. In: Hurrelmann, K., Laaser, U., Razum, O. (Hrsg.): Handbuch Gesundheitswissenschaften. Weinheim: Juventa Verlag: 49-91.

Ministerium für Gesundheit, Soziales, Frauen und Familie des Landes Nordrhein-Westfalen (2005): Gesundheitsziele NRW – 2005 bis 2010. Grundlagen für die nordrhein-westfälische Gesundheitspolitik. Bielefeld: Landesinstitut für den öffentlichen Gesundheitsdienst NRW.

Molsberger, A.F., Boewing, G., Diener, H., Endres, H., Kraehmer, N., Kronfeld, K., Zenz, M. (2006): Designing an Acupuncture Study: The Nationwide, Randomized, Controlled, German Acupuncture Trials on Migraine and Tension-Type Headache. In: The Journal of Alternative and Complementary Medicine 12: 237-245.

Noack, R.H. & Noack, G. (1995): Das Sonderprogramm Epidemiologie/ Gesundheitswissenschaften des Deutschen Akademischen Austauschdienstes DAAD. Eine empirische Studie. Bonn: Deutscher Akademischer Austauschdienst.

Okasha, M. (2001): The future of epidemiology. In: Student British Medical Journal 9: 370.

Schulz, C., Babisch, W., Becker, K., Dürkop, J., Roßkamp, E., Seiwert, M., Steiner, M., Szewzyk, R., Ullrich, D., Englert, N., Seifert, B., Eis, D. (2004): Kinder-Umwelt-Survey – das Umweltmodul im KiGGS. Teil 1: Konzeption und Untersuchungsprogramm. In: Bundesgesundheitsblatt – Gesundheitsforschung – Gesundheitsschutz 11: 1025-1124.

Schwartz, F.W., von Troschke, J., Walter, U. (1999): Public Health in Deutschland. In: Public Health Forschungsverbünde in der Deutschen Gesellschaft für Public Health (Hrsg.): Public Health Forschung in Deutschland. Bern: Hans Huber Verlag: 23-32.

The PLoS Medicine Editors (2006): The Impact Factor Game. It is time to find a better way to assess the scientific literature. In: PLoS Medicine 3: 291.

Wolf, U., Oberwöhrmann, S., Roßkamp, E., Schulz, C., Voigt, M., Wölke, G., Filipiak-Pittroff, B. (2004): Kinder-Umwelt-Survey – das Umweltmodul im KiGGS. Teil 2: Das erste Jahr Feldarbeit. In: Bundesgesundheitsblatt – Gesundheitsforschung – Gesundheitsschutz 11: 1025-1124.

Sozialepidemiologie: Über die Wechselwirkungen von Gesundheit und Gesellschaft

Thomas Schott, Benjamin Kuntz

1 Einleitung

Gesundheit und Krankheit sind in allen Gesellschaften eng verknüpft mit den sozialen und ökonomischen Bedingungen, unter denen Menschen leben. Diese Lebensbedingungen sind beeinflusst von politischen, wirtschaftlichen und sozialen Kräften, die wesentlich mit darüber entscheiden, ob Menschen ein Leben in Gesundheit und Selbstbestimmung oder Krankheit und Abhängigkeit führen können bzw. müssen. Bis auf wenige Ausnahmen gilt für die meisten Krankheiten und Todesursachen sowie für die Lebenserwartung, dass Menschen aus niedrigen sozialen Schichten ein höheres Morbiditätsrisiko aufweisen und früher sterben als ihre Mitmenschen aus einer höheren Schicht (Mielck 2000, Wilkinson & Marmot 2003, Richter & Hurrelmann 2009). So beträgt beispielsweise in den USA die Kluft in der Lebenserwartung zwischen diesen Bevölkerungsgruppen bis zu 20 Jahre (Marmot 2004: 2). Diese Unterschiede gelten für alle Länder, aus denen Daten vorliegen, auch wenn die Differenz zwischen Oben und Unten nicht immer so krass ausfällt.

Heutzutage, da in den entwickelten Ländern ein noch nie dagewesenes Wohlstandsniveau erreicht ist und die sozialen Sicherungssysteme zumindest die finanziellen Folgen von Arbeitslosigkeit, Pflegebedürftigkeit und Krankheit abmildern, geht es nicht nur um die zumeist am stärksten ausgeprägten Differenzen zwischen den ganz Armen auf der einen und den ganz Reichen auf der anderen Seite. Die Forschungsergebnisse belegen vielmehr die Existenz eines fein abgestuften Sozialgradienten: Mit jedem zusätzlichen Schritt auf der gesellschaftlichen Leiter verbessert bzw. verschlechtert sich der durchschnittliche Gesundheitszustand (Siegrist & Marmot 2008: 16). Michael Marmot, der zu den weltweit renommiertesten Sozialepidemiologen zu zählen ist, bezeichnet dieses Phänomen zuspitzend als „Statussyndrom" (Marmot 2004).

Eine weitere Beobachtung kann weltweit gemacht werden: Obwohl die allgemeine Lebenserwartung in allen Ländern mit stabilen wirtschaftlichen und politischen Systemen deutlich gestiegen ist, haben die sozial bedingten Unterschiede in der Gesundheit eher zugenommen (Mackenbach et al. 2003, Meara et al. 2008). Es scheint demnach so zu sein, dass sozial schlechter gestellte Menschen nicht nur kränker sind und früher sterben, sondern darüber hinaus auch in geringerem Maße vom sozialen und wirtschaftlichen Fortschritt profitieren. Es stellen sich damit Fragen, die sich auch an die Legitimation moderner Sozial- und Gesundheitspolitik richten, nämlich inwieweit es sich hierbei um vermeidbare Ungleichheiten handelt, also von sozialen Ungerechtigkeiten gesprochen werden kann.

Angesichts der hier skizzierten Gegebenheiten gehört es zu den vornehmlichen Aufgaben der Sozialepidemiologie, sozial bedingte Unterschiede in der Gesundheit aufzudecken und zu beschreiben, kausale Zusammenhänge zu erkennen und praktisch umsetzbare Konzepte zu deren Beseitigung zu entwickeln (Cwikel 2006). Denn genauso berechtigt wie die Legitimationsfrage sind Fragen nach der Wissensbasis über die Zusammenhänge zwischen sozialer und gesundheitlicher Ungleichheit und nach der Evidenzbasierung, z.B. von Präventionskampagnen.

2   Was ist Sozialepidemiologie?

Eine einheitliche und eindeutige Definition von Sozialepidemiologie liegt nicht vor (Mielck & Bloomfield 2001: 9). International am gebräuchlichsten ist jene von Berkman & Kawachi: "We define social epidemiology as the branch of epidemiology that studies the social distribution and social determinants of states of health" (2000: 6).

Da diese Definition etwas knapp erscheint, soll sie im Folgenden erweitert werden: Die Sozialepidemiologie ist jene wissenschaftliche Disziplin, die sich – in Anlehnung an und Ergänzung zur klassischen Epidemiologie – mit der sozialen Verteilung, den sozialen Ursachen und Folgen von Gesundheit und Krankheit in der Gesellschaft beschäftigt. Der Sozialepidemiologie geht es hierbei neben der Erforschung gesellschaftlicher Ursachen von Krankheit und deren Verteilung auch um die Frage „Was hält gesund"? Sie sucht damit nicht nur nach sozialen Determinanten bestimmter Krankheiten oder von Krankheit an sich (pathogener Ansatz), vielmehr liegt ihr Schwerpunkt auch auf der Erforschung salutogener (gesundheitsförderlicher) Einflüsse sozialer Variablen wie z.B. soziale Schichtung, soziale Unterstützung, soziale Integration, soziale Kohärenz, Sozialkapital, Einkommensverteilung, soziale Gerechtigkeit etc. (Antonovsky 1987).

Wie die klassische Epidemiologie (von griechisch epi=auf, über; demos=das Volk; logos=Lehre: die Lehre, was über das Volk kommt) ist die Sozialepidemiologie populationsbezogen. Sie liefert wissenschaftliche Grundlagen von populationsbezogenen Maßnahmen zur Verringerung gesundheitlicher Ungleichheit, zur Gesundheitsförderung und Prävention (Cwikel 2006: 4). Der Nutzen von sozialepidemiologischen Erkenntnissen kann aber auch darüber hinausgehen. Denn erfolgreiche Gesundheitsförderung findet auf allen Ebenen der Gesellschaft statt, von der Gestaltung persönlicher Lebenswelten über gesunde Schulen, Universitäten oder Betriebe bis hin zu einem fairen sozialen Klima, unterstützt u.a. durch eine gesundheitsförderliche Gesundheits- und Sozialpolitik.

3   Geschichte der Sozialepidemiologie

In der englischsprachigen Literatur taucht der Begriff ,social epidemiology' laut Nancy Krieger zum ersten Mal 1950 auf (Krieger 2001). Moderne Traditionen der Beschreibung und Erforschung von Zusammenhängen zwischen sozialer Lage, den Lebens- und Arbeitsbedingungen einerseits und Gesundheit andererseits reichen zurück bis in die Mitte des 19. Jahrhunderts. In den mittlerweile klassischen Studien von Friedrich Engels „Die Lage der arbeitenden Klasse in England" und von Rudolf Virchow in seinen „Mitteilungen über die in Oberschlesien herrschende Typhus-Epidemie" stehen die krassen Folgen der Industrialisierung wie Armut und schlechte Arbeits- und Wohnbedingungen im Zentrum der Betrachtung. Diese Studien hatten damit auch einen politischen Gehalt. Und auch mehr als 50 Jahre später, als die Situation der Arbeiter in Deutschland im Vergleich schon deutlich verbessert war, hatte der 1913 von Max Mosse und Gustav Tugendreich herausgegebene Band „Krankheit und Soziale Lage" den Charakter eines sozialpolitischen Appells. Dass die in dem mittlerweile beinahe 100 Jahre alten Band beschriebenen Sachverhalte in ihrer Grundsätzlichkeit für die Wissenschaft und die Praxis von Public Health nach wie vor von verblüffender Aktualität sind, zeigt u.a. die folgende Passage aus der Einleitung:

„In diesem Buch sollen die Einwirkungen der sozialen Lage auf Verhütung, Entstehung und Verlauf der Krankheiten aufgezeigt werden, sowie die Mittel, durch welche diese Einwirkungen gemildert oder beseitigt werden können. Eine schwierige Aufgabe, deshalb schwierig, weil die Ursache von Entstehung und Verlauf der Krankheiten ebenso wenig etwas Einheitliches ist, wie der Begriff ,Soziale Lage'. Beides sind vielmehr komplexe Dinge.
Als Einwirkungen der sozialen Lage auf den Gesundheitszustand des Menschen, als soziale Ursachen der Krankheiten müssen alle krankheitserregenden oder -begünstigenden Umstände bezeichnet werden, welche das Gesellschaftsleben, die Kultur erzeugt hat im Gegensatz zu jenen, welche die Natur hervorbringt.
Gewöhnlich allerdings sind beide Gruppen, soziale und natürliche (biologische), gemeinsam am Werke. Gerade dieser Umstand erschwert die klare ätiologische Er-

kenntnis und war und ist der Hauptgrund, weswegen Sozialhygieniker und Laboratoriumsmitarbeiter so oft aneinander vorbeireden, sich nicht verständigen können oder in Widerspruch geraten" (Mosse & Tugendreich 1977: 3; Erstausgabe 1913).

Wesentlich zur sozialwissenschaftlichen Fundierung der Sozialepidemiologie trug der französische Soziologe Emile Durkheim bei. In seinem vielleicht bekanntesten Werk „Le suicide" (Der Selbstmord bzw. Die Selbsttötung, 1897) konnte er anhand von Sterbetafeln einen Zusammenhang zwischen Suizidhäufigkeit und Kultur bzw. sozialer Integration aufzeigen: Die Selbstmordraten in protestantischen Regionen waren deutlich höher als in katholischen.

Die Sozialepidemiologie und wissenschaftliche Auseinandersetzung mit den Wechselwirkungen zwischen sozialer Lage und Gesundheit waren in der jungen Bundesrepublik Deutschland lange vernachlässigte Themen. Die beiden Weltkriege und die Folgen der nationalsozialistischen Diktatur hatten der Forschungsrichtung wie auch den Gesundheitswissenschaften insgesamt in Deutschland massiv und nachhaltig geschadet. Darüber hinaus glaubte man bisweilen wie auch in anderen Ländern, dass in modernen Gesellschaften die sozialen Bedingungen bei der Entstehung von Krankheit und vorzeitigem Tod keine Rolle mehr spielten. Heute wissen wir, dass diese Einschätzung zu optimistisch war. Dem Sozialmediziner Manfred Pflanz war es vorbehalten, im Jahr 1967 den Begriff Sozialepidemiologie hierzulande wieder einzuführen, und mit einem von Abholz 1976 herausgegebenen Bändchen zum Thema „Krankheit und soziale Lage" sollte die Tradition von Mosse und Tugendreich wieder aufgenommen werden. Wesentlich beeinflusst und befördert wurde die Sozialepidemiologie auch von anderen Disziplinen und Traditionen, z.B. von der Stressforschung, von Public Health, der Psychosomatik, Sozial- und Präventivmedizin, Soziologie und Gesundheitspsychologie sowie der medizinischen Epidemiologie (Grande & Badura 2002: 485).

4   Indikatoren sozialer Ungleichheit

Jegliches menschliche Zusammenleben war und ist bis heute von der Entstehung und Entwicklung sozialer Hierarchien geprägt, aus denen eine „ungleiche Verteilung von Lebenschancen" resultiert (Burzan 2007: 7). Hinter dem Terminus der sozialen Ungleichheit verbirgt sich ein soziologisches Konstrukt zur Beschreibung gesellschaftlicher Differenzierung. Der Mainzer Soziologe Stefan Hradil schlägt als Begriffsdefinition vor: „Soziale Ungleichheit liegt dann vor, wenn Menschen aufgrund ihrer Stellung in sozialen Beziehungsgefügen von den ‚wertvollen Gütern' einer Gesellschaft regelmäßig mehr als andere erhalten"

(2001: 30). In modernen Gesellschaften ist die soziale Stellung ihrer Mitglieder weniger an die Zugehörigkeit zu einer bestimmten sozialen Klasse (z.b. Adel, Fabrikbesitzer, Arbeiter) als an die individuelle sozioökonomische Position innerhalb der Gesellschaft geknüpft. Die Bestimmung der sozioökonomischen Position wiederum ist als aggregiertes Konzept zu verstehen, das sowohl ressourcenbasierte als auch prestigebasierte Merkmale beinhaltet. Unter ressourcenbasierten Merkmalen werden gewöhnlich materielle und soziale Ressourcen und Güter verstanden wie Einkommen, Wohlstand, Bildung und soziale Unterstützung (vgl. auch die Beiträge von Lampert und Kuntz in diesem Band). Die Gegenpole hierzu bilden Begriffe wie Armut oder soziale Deprivation. Prestigebasierte Merkmale geben die individuelle Position innerhalb einer gesellschaftlichen Hierarchie-Skala wieder und werden in der Regel gemessen über berufliche Position und berufliches Prestige, Einkommen, Ausbildungsniveau, aber auch über den Zugang und Verbrauch von Gütern, Dienstleistungen und Wissen (Krieger 2001). All diese Maße existieren nicht unabhängig voneinander, sondern sind in der Regel interkorreliert und prägend über den gesamten Lebensverlauf. Als theoretisches und empirisches Konstrukt kann der Begriff der sozialen Ungleichheit zudem in vertikale und horizontale Komponenten untergliedert werden. Abbildung 1 zeigt, dass die zentralen Merkmale der vertikalen sozialen Ungleichheit – Bildung, Einkommen und Berufsstatus – gemeinsam den sozioökonomischen Status (SES) einer Person widerspiegeln.

Abbildung 1: Vertikale und horizontale Merkmale sozialer Ungleichheit (eigene Darstellung nach Mielck 2005: 8)

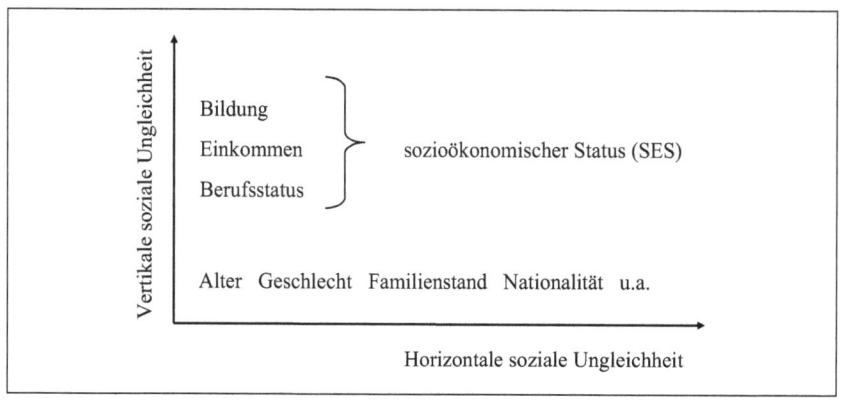

Diese drei Indikatoren bilden das Rückgrat des schichtungssoziologischen Ansatzes und erlauben sowohl einzeln als auch gemeinsam betrachtet eine „Unterteilung der Bevölkerung in Oben und Unten" (Mielck 2005: 8). Aufstiegs- und Abstiegsprozesse auf dieser vertikalen Leiter des gesellschaftlichen Schichtgefüges werden als vertikale soziale Mobilität bezeichnet (Hradil 2001: 34).

Neben diesen Indikatoren vertikaler sozialer Ungleichheit existieren weitere Merkmale, die als Indikatoren horizontaler sozialer Ungleichheit gelten können Diese implizieren mitunter ebenfalls eine ungleiche Verteilung von Ressourcen und Belastungen, Verhaltensweisen und Risikoexpositionen und können so Einfluss auf Gesundheit und Krankheit ganzer Bevölkerungsgruppen haben. Hierzu zählen neben Alter, Geschlecht, Familienstand und ethnischer Zugehörigkeit auch Wohnbedingungen und Nachbarschaft, Arbeitsbedingungen und Freizeitverhalten, Peergruppen- und Milieuzugehörigkeit. Die Variablen der horizontalen sozialen Ungleichheit bieten keine Möglichkeit einer hierarchischen Ordnung. Jedoch zeichnet erst die Kombination vertikaler und horizontaler Elemente ein trennscharfes Bild spezifischer Problemlagen (z.B. die Bevölkerungsgruppe der jungen Frauen nichtdeutscher Herkunft mit niedrigem Bildungsstatus und gleichzeitig prekärer Einkommenssituation) (Mielck 2005: 8).

Und eine dritte Gruppe von Merkmalen auf Gesellschaftsebene gilt es einzuführen: Ein unterschiedliches Ausmaß an Einkommensungleichheiten, sozialer Kohäsion, Vertrauen und Sozialkapital haben sich als valide Indikatoren zur Messung gesundheitlicher Ungleichheit zwischen Gesellschaften oder Regionen erwiesen (Wilkinson 1996, Wilkinson & Marmot 2003).

5   Erklärungsansätze für den Zusammenhang von Gesundheit und sozialer Lage

Als Meilenstein in der Diskussion um gesundheitliche Ungleichheiten gilt der im Auftrag der britischen Regierung erstellte und im Jahr 1980 publizierte Black Report (DHSS 1980). Dieser wurde von einer vierköpfigen Expertenkommission verfasst und nach deren Leiter, Sir Douglas Black, benannt. Der Bericht erbrachte für die Bevölkerungen von England und Wales eindeutige empirische Belege für den Zusammenhang von sozialer Lage, Morbidität und Mortalität. Darüber hinaus enthielt er ein eigenständiges Kapitel zu möglichen Erklärungsansätzen. Im Einzelnen wurden vorgeschlagen:

- Erklärung durch methodische Artefakte
- Erklärung durch gesundheitsbedingte soziale Mobilität (Selektionsthese)

- Erklärung durch materielle bzw. strukturelle Faktoren
- Erklärung durch Verhalten (kulturell-behaviorale These)

Während die Artefakthypothese in nachfolgenden Studien weitestgehend widerlegt werden konnte, werden die übrigen drei im Black Report thematisierten Erklärungsansätze nach wie vor diskutiert. Bezogen auf die Verursachungsrichtung des Zusammenhangs zwischen Gesundheit und sozialer Lage wurden zwar Belege dafür erbracht, dass gesundheitsbedingte Selektionsprozesse tatsächlich stattfinden – gemeint sind hierbei die erhöhte Gefahr eines sozialen Abstiegs infolge einer langwierigen Erkrankung (Drifthypothese), vice versa bessere Aufstiegschancen bei guter Gesundheit (Schneider 2008: 258). Sie verfügen jedoch insgesamt über eine vergleichsweise geringe Erklärungskraft (Richter 2005: 109ff, Richter & Hurrelmann 2009: 21).

In Deutschland haben insbesondere die Arbeiten von Andreas Mielck (2000; 2005) Forschungen zum Thema gesundheitliche Ungleichheiten vorangetrieben. Mielck war es auch, der ein in sich geschlossenes Erklärungsmodell entwickelte, auf welches nach wie vor häufig rekurriert wird. Dieses soll im Folgenden näher erläutert werden (vgl. Abbildung 2).

Abbildung 2: Erklärungsmodell des Zusammenhangs von sozialer Ungleichheit und Gesundheit nach Mielck (2000, 2005)

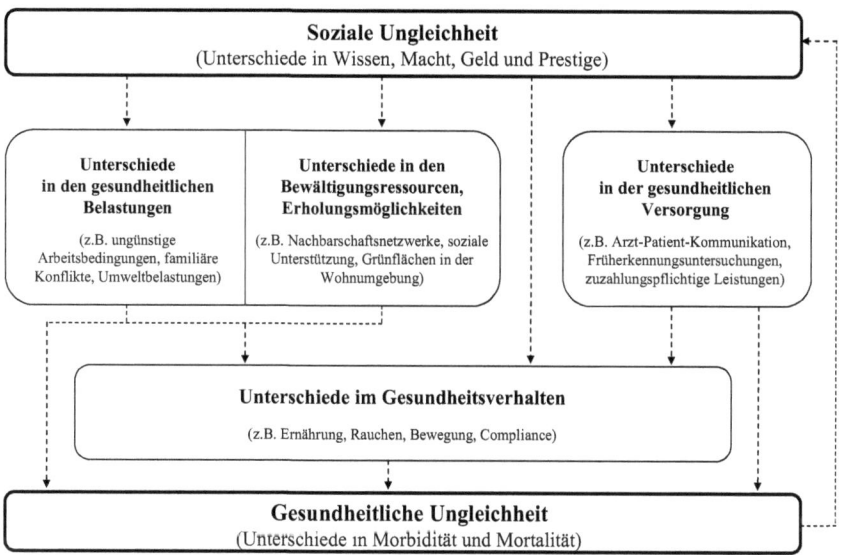

Das Modell beinhaltet im Kern vier Aussagen.

1. Gesundheitliche Ungleichheiten entstehen, da ein niedriger sozioökonomischer Status mit negativen gesundheitlichen Folgen einhergeht. In erster Linie verursacht soziale Benachteiligung über verschiedene Pfade eine größere Gesundheitsgefährdung – und nicht umgekehrt. Die These ‚Armut macht krank' scheint demnach schwerer zu wiegen als die gegensätzliche Annahme ‚Krankheit macht arm'.

2. Es sind nicht gesundheitliche Belastungen wie z.B. ungünstige Arbeitsbedingungen oder das Ausmaß familiärer Konflikte an sich, welche negative Auswirkungen auf die Gesundheit zur Folge haben. Vielmehr zählt die Bilanz aus Belastungen einerseits und Bewältigungsressourcen sowie Erholungsmöglichkeiten andererseits. Die bildhafte Vorstellung einer Waagschale verdeutlicht, dass durch die Existenz entsprechender Ressourcen (soziale Unterstützung durch Freunde und Nachbarn, das Ausmaß an Kontrolle über das eigene Leben etc.) hohe gesundheitliche Belastungen durchaus ausgeglichen werden können. In diesem Kontext kann auch auf das von Siegrist entwickelte Modell beruflicher Gratifikationskrisen verwiesen werden, welches zur Vorhersage der Entwicklung von Herz-Kreislauferkrankungen entwickelt wurde (Siegrist 1996). In der Regel gilt: Je weiter man die soziale Leiter hinabsteigt, desto ungünstiger fällt das Verhältnis von Belastungen zu Ressourcen aus.

3. Unterschiede in Wissen, Macht, Geld und Prestige sind per se schon Unterschiede in Bewältigungsressourcen, können aber auch Ungleichheiten in der gesundheitlichen Versorgung nach sich ziehen. Zwar gewährt unser Gesundheitssystem vom Grundsatz her jedem Versicherten den Zugang zu medizinisch notwendigen Diagnose- und Therapieoptionen, allerdings haben sich in den letzten Jahren die Anzahl und das Gewicht zuzahlungspflichtiger Leistungen spürbar erhöht. Hiervon sind sozial schwächer gestellte Bevölkerungsgruppen trotz der Implementation von Härtefallregelungen ungleich stärker betroffen. Hinzu kommt die Vermutung, dass es status-höheren Patienten sehr viel leichter fällt, die oftmals labyrinthartig anmutenden Strukturen unseres Gesundheitssystems zu durchschauen. Darüber hinaus profitieren höher Gebildete in der Arzt-Patient-Kommunikation von den eigenen Fähigkeiten, Beschwerden und eigene Wünsche adäquat zum Ausdruck zu bringen.

4. Unterschiede im Gesundheitsverhalten tragen ebenfalls einen Teil zur Entstehung gesundheitlicher Ungleichheiten bei. Wie das Modell von Mielck verdeutlicht, sind sie jedoch nicht als dominierende Ursache, sondern eher als erste Konsequenz spezifischer Lebensverhältnisse und Belastungslagen

zu sehen. Ob geraucht wird, sportliche Betätigung stattfindet oder ärztliche Therapieempfehlungen befolgt werden (Compliance) ist zwar vom Grundsatz her eine individuell getroffene Wahl. Derartige Entscheidungen werden jedoch stark durch soziostrukturelle Bedingungen geformt und überlagert (Richter 2005: 116).

Aus gesundheitswissenschaftlicher Sicht kommt dem Ressourcenansatz aufgrund des positiven Verständnisses von Gesundheit eine besondere Bedeutung zu. Wenn auch insgesamt noch zu selten, so haben sozialepidemiologische Forschungen in der Vergangenheit ihren Fokus auch auf salutogene Einflussfaktoren gerichtet (Mielck 2005: 71ff). Auf individueller Ebene wurden Bewältigungskompetenzen, das Ausmaß an Selbstwirksamkeitserwartung und interner Kontrollüberzeugung und das von Antonovsky entwickelte Konzept des Sense of Coherence (SOC) als gesundheitsförderliche Ressourcen identifiziert. Letzteres bezeichnet eine globale Orientierung, sein Leben und die eigene Umwelt als sinnhaft geordnet und als durch sich selbst beeinflussbar anzusehen (Antonovsky 1987: 19).

Im Gegensatz zu den zuvor genannten Determinanten sind soziale Unterstützung, soziale Kohäsion und soziales Kapital Ressourcen, die auf zwischenmenschlicher bzw. gesamtgesellschaftlicher Ebene anzusiedeln sind (Badura 1981, Badura et al. 2008, Hartung & Schott 2008). Anhand dieser lediglich unterschiedlich akzentuierten Begrifflichkeiten lässt sich die Verfügbarkeit, die Dichte sowie die Qualität sozialer Beziehungen und sozialer Netzwerke bestimmen. Sozialkapital agiert auf einer Makroebene als ausgesprochen wertvolle Gesundheitsvariable: „The underlying hypothesis is that the degree of social inequalities is highly influential on the formation or deformation of social capital, which is, in its turn, significant for people's health" (Elstad 1998: 51).

Neben gesundheitsförderlichen Ressourcen geraten in den letzten Jahren zunehmend solche Erklärungsansätze in das Zentrum der Diskussion, welche eine Verbreiterung des sozialepidemiologischen Blickfeldes auf die so genannte Lebenslaufperspektive implizieren. Der Lebenslaufansatz gründet auf der fundamentalen Kritik, die gängigen Erklärungsansätze und -modelle vernachlässigten die zeitliche und räumliche Dimension gesundheitlicher Ungleichheiten (Richter & Hurrelmann 2009: 23). Angesichts der Tatsache, dass sich gesundheitliche Risiken häufig nicht akut, sondern über einen längeren Zeitraum entwickeln und Risiken mitunter über verschiedene Lebensphasen hinweg kumulieren, erscheint eine Ausweitung der Analysen auf die sprichwörtliche Zeitspanne von der Wiege bis zur Bahre durchaus sinnvoll. Forschungen des britischen Epidemiologen David Barker belegen die besondere Relevanz so genannter kritischer Perioden in der fetalen Entwicklung. Barkers Studien haben gezeigt, dass Kinder, die mit einem relativ niedrigen Geburtsgewicht zur Welt kommen, im Erwachsenenalter höheren Sterberisiken ausgesetzt sind als Personen mit normalem Geburtsgewicht (Dragano & Siegrist 2009). Da Mütter mit höherem Sozialstatus im Durchschnitt schwerere Kinder gebären, kann davon ausgegangen werden, „dass ein Teil der Varianz von Morbidität und Mortalität nach sozialem Status in der erwachsenen Bevölkerung auf Einflüsse zurückgeht, die bereits im Mutterleib gewirkt haben" (ebd.: 181).

6   Methodisches Vorgehen

Die Sozialepidemiologie orientiert sich in ihrem methodischen Vorgehen sowohl an der klassischen Epidemiologie als auch an den in den Sozialwissenschaften gebräuchlichen Methoden der empirischen Sozialforschung (Gordis 2001, Schnell et al. 2005). Einen guten Überblick über spezielle methodische Ansätze in der sozialepidemiologischen Forschung bietet der Reader von Oakes und Kaufman (2006). Aufgrund der Komplexität der Fragestellungen und der Notwendigkeit, biologische, psychische und soziale Variablen und Merkmale innerhalb eines Analysemodells zu erfassen und mögliche Zusammenhänge zu erklären, ist häufig ein interdisziplinärer Zugang und eine breite Anwendung sowohl quantitativer als auch qualitativer Methoden erforderlich.

Die Sozialepidemiologie ist in erster Linie eine beobachtende, beschreibende und analysierende, d.h. nicht-experimentelle Wissenschaft. Experimentelle Interventionsdesigns sind in der Sozialepidemiologie wegen der meist sehr langen Latenzzeiten eher selten. Ihr Goldstandard ist die prospektive Kohortenstudie, in der eine Stichprobe (Kohorte) über einen längeren Zeitraum beobachtet wird. Diese Beobachtungen können zu verschiedenen Messzeitpunkten z.B. schriftliche Befragungen mittels standardisierter Fragebögen oder Interviews, klinische Messungen oder die Verwendung von Sekundärdaten beinhalten. Verglichen werden können dann in einem quasi natürlichen Experiment exponierte vs. nicht-exponierte Gruppen bzgl. Morbidität oder Mortalität innerhalb eines bestimmten Zeitraums (Grande & Badura 2002). Eine besondere methodische Herausforderung der Sozialepidemiologie stellen die sog. Multi-Level-Analysen dar. Unter Multi-Level-Analysen werden statistische Methoden zusammengefasst, die Krankheit und Gesundheit gleichermaßen in Beziehung setzen zu Determinanten, die auf verschiedenen Ebenen erhoben wurden (z.B. Daten des Individuums, des Arbeitsplatzes, der Wohngegend, der geographischen Region, der Kultur und des Landes). Über solche Analysen eröffnet sich die Möglichkeit, Gesundheit nicht nur als das Ergebnis individueller Charakteristika oder des Haushaltseinkommens, sondern auch in Abhängigkeit von Merkmalen z.B. unterschiedlicher Bevölkerungsgruppen, Infrastruktur oder kulturellen Gegebenheiten zu beschreiben (Krieger 2001).

7 Ausblick

Ein Sprichwort sagt: Wenn du arm bist, musst du früher sterben. Dabei ist es in der Regel zunächst einmal unerheblich, ob die Position im sozialen Schichtgefüge über die Einkommenshöhe, den Berufsstatus, den Grad der Bildung oder eine Kombination dieser Variablen bestimmt wird. Die empirische Datenlage bleibt zumeist eindeutig: Je niedriger der Status, desto höher ist die Wahrscheinlichkeit zu erkranken und vorzeitig zu sterben (Mielck 2000, 2005, Richter & Hurrelmann 2009). Umgekehrt können gesundheitliche Beeinträchtigungen auch negative soziale Konsequenzen, z.B. Arbeitslosigkeit oder Schwierigkeiten in der Erfüllung sozialer Rollen, mit sich bringen. Die auf der Grundlage sozialepidemiologischer Untersuchungen gewonnenen Erkenntnisse können dazu beitragen, Problemlagen und verursachende Konturen gesundheitlicher Ungleichheiten deutlicher zu erkennen, und somit helfen, zukünftige Präventionsmaßnahmen und Gesundheitsförderungsprogramme an den tatsächlichen Bedarfslagen auszurichten. Gerade in den letzten Jahren hat die Sozialepidemiologie durch die Publikation aussagekräftiger Forschungsresultate die Diskussion um sozial bedingte gesundheitliche Ungleichheiten erneut entfacht und mit empirischem Material unterlegt. Zuletzt haben die Ergebnisse des nationalen Kinder- und Jugendgesundheitssurveys (KiGGS) gezeigt, dass Kinder und Jugendliche, die unter nachteiligen Lebensumständen aufwachsen, deutlich schlechtere Gesundheitschancen aufweisen (RKI & BZgA 2008).

Die Auseinandersetzung mit sozial bedingten Unterschieden in der Gesundheit, im Krankheits- und Sterbegeschehen berührt im Kern immer auch Aspekte ethischer Verantwortung sowie sozialer Gerechtigkeit. Letztlich geht es um die scheinbar einfache, aber entscheidende Frage, in was für einer Gesellschaft wir gemeinsam leben wollen (Marmot 2004: 2). Das Ziel muss es sein, gesundheitliche Chancengleichheit für alle Mitglieder einer Gesellschaft sicherzustellen. Hinter diesem Terminus verbirgt sich der Anspruch, dass „alle Menschen [...] unabhängig von Ausbildung, beruflichem Status und/oder Einkommen die gleiche Chance erhalten, gesund zu bleiben bzw. zu werden" (Mielck 2000: 11). Angesichts einer sich immer weiter öffnenden Schere – sowohl bei den Einkommen als auch in der Lebenserwartung – wird deutlich, wie groß auch zu Beginn des 21. Jahrhunderts die Herausforderungen für Gesundheitssysteme und Gesellschaften moderner Staaten weiterhin sind (Siegrist & Marmot 2008: 15). Die Sozialepidemiologie als wichtige Teildisziplin von Public Health will und kann hierfür – unserer Einschätzung nach – wesentliche wissenschaftliche Grundlagen eines koordinierten politischen Handelns liefern.

Literatur

Abholz, H.H. (Hrsg.) (1976): Krankheit und soziale Lage. Befunde der Sozialepidemiologie. Frankfurt: Campus Verlag.

Antonovsky, A. (1987): Unraveling the mystery of health. How people manage stress and stay well. San Francisco: Jossey-Bass.

Badura, B. (Hrsg.) (1981): Soziale Unterstützung und chronische Krankheit: Zum Stand sozialepidemiologischer Forschung. Frankfurt am Main: Suhrkamp.

Badura, B., Greiner, W., Rixgens, P., Ueberle, M., Behr, M. (Hrsg.) (2008): Sozialkapital. Grundlagen von Gesundheit und Unternehmenserfolg. Berlin: Springer Verlag.

Berkman, L.F. & Kawachi, I. (2000): A historical framework for social epidemiology. In: Berkman, L.F. & Kawachi, I. (Hrsg.): Social epidemiology. New York: Oxford University Press: 3-12.

Burzan, N. (2007): Soziale Ungleichheit. Eine Einführung in die zentralen Theorien. 3., überarbeitete Auflage. Wiesbaden: VS Verlag für Sozialwissenschaften.

Cwikel, J.G. (2006): Social epidemiology. Strategies for public health activism. New York: Columbia University Press.

DHSS – Department of Health and Social Security (1980): Inequalities in health: Report of a Working Group [Black Report]. London: DHSS.

Dragano, N. & Siegrist, J. (2009): Die Lebenslaufperspektive gesundheitlicher Ungleichheit: Konzepte und Forschungsergebnisse. In: Richter, M. & Hurrelmann, K. (Hrsg.): Gesundheitliche Ungleichheit. Grundlagen, Probleme, Perspektiven. 2., aktualisierte Auflage. Wiesbaden: VS Verlag für Sozialwissenschaften: 181-194.

Durkheim, E. (1973): Der Selbstmord [Erstausgabe 1897]. Neuwied: Luchterhand.

Elstad, J.I. (1998): The psycho-social perspective on social inequalities in health. In: Bartley, M., Blane, D., Davey Smith, G. (Hrsg.): The sociology of health inequalities. Oxford: Blackwell: 39-58.

Gordis, L. (2001): Epidemiologie. Marburg: Verlag im Kilian.

Grande, G. & Badura, B. (2002): Sozialepidemiologie. In: Endruweit, G. & Trommsdorff, G. (Hrsg.): Wörterbuch der Soziologie. 2. Auflage. Stuttgart: Lucius & Lucius: 484-487.

Hartung, S. & Schott, T. (2008): Verringerung sozialer und gesundheitlicher Ungleichheit durch die Förderung von Sozialkapital. In: Public Health Forum 16 (59): 7-9.

Hradil, S. (2001): Soziale Ungleichheit in Deutschland. 8. Auflage. Opladen: Leske + Budrich.

Krieger, N. (2001): A glossary for social epidemiology. In: Journal of Epidemiology and Community Health 55: 693-700.

Mackenbach, J.P., Bos, V., Andersen, O., Cardano, M., Costa, G., Harding, S., Reid, A., Hemström, Ö., Valkonen, T., Kunst, A.E. (2003): Widening socioeconomic inequalities in mortality in six Western European countries. In: International Journal of Epidemiology 32: 830-837.

Marmot, M. (2004): The status syndrome. How social standing directly affects our health and longevity. New York: Times Books.

Meara, E.R., Richards, S., Cutler, D.M. (2008): The gap gets bigger: changes in mortality and life expectancy, by education, 1981-2000. In: Health Affairs 27: 350-360.

Mielck, A. (2000): Soziale Ungleichheit und Gesundheit. Empirische Ergebnisse, Erklärungsansätze, Interventionsmöglichkeiten. Bern: Verlag Hans Huber.

Mielck, A. (2005): Soziale Ungleichheit und Gesundheit. Einführung in die aktuelle Diskussion. Bern: Verlag Hans Huber.

Mielck, A. & Bloomfield, K. (2001): Einführung. In: Mielck, A. & Bloomfield, K. (Hrsg.): Sozial-Epidemiologie. Eine Einführung in die Grundlagen, Ergebnisse und Umsetzungsmöglichkeiten. Weinheim: Juventa: 9-16.

Mosse, M. & Tugendreich, G. (1977): Einleitung. In: Mosse, M., Tugendreich, G., Cromm, J. (Hrsg.): Krankheit und soziale Lage [Erstausgabe 1913]. Göttingen: Jürgen Cromm Selbstverlag: 3-23.

Oakes, J.M. & Kaufman, J.S. (Hrsg.) (2006): Methods in social epidemiology. San Francisco: Jossey-Bass.

Pflanz, M. (1967): Soziale Epidemiologie. In: Verhandlungen der Deutschen Gesellschaft für Innere Medizin 73: 78-90.

Richter, M. (2005): Gesundheit und Gesundheitsverhalten im Jugendalter. Der Einfluss sozialer Ungleichheit. Wiesbaden: VS Verlag für Sozialwissenschaften.

Richter, M. & Hurrelmann, K. (2009): Gesundheitliche Ungleichheit: Ausgangsfragen und Herausforderungen. In: Richter, M. & Hurrelmann, K. (Hrsg.): Gesundheitliche Ungleichheit. Grundlagen, Probleme, Perspektiven. 2., aktualisierte Auflage. Wiesbaden: VS Verlag für Sozialwissenschaften : 13-33.

RKI & BZgA – Robert Koch-Institut & Bundeszentrale für gesundheitliche Aufklärung (Hrsg.) (2008): Erkennen – Bewerten – Handeln: Zur Gesundheit von Kindern und Jugendlichen in Deutschland. Berlin/Köln: RKI.

Schneider, S. (2008): Soziale Schichtunterschiede in Morbidität und Mortalität: Was sind die Ursachen? In: Deutsche Medizinische Wochenschrift 133: 256-260.

Schnell, R., Hill, P.B., Esser, E. (2005): Methoden der empirischen Sozialforschung. 7. Auflage. München: Oldenbourg.

Siegrist, J. (1996): Soziale Krisen und Gesundheit. Göttingen: Hogrefe.

Siegrist, J. & Marmot, M. (2008): Einleitung. In: Siegrist, J. & Marmot, M. (Hrsg.): Soziale Ungleichheit und Gesundheit: Erklärungsansätze und gesundheitspolitische Folgerungen. Bern: Verlag Hans Huber: 15-44.

Wilkinson, R.G. (1996): Unhealthy societies. The afflictions of inequality. London: Routledge.

Wilkinson, R.G. & Marmot, M. (2003): Social determinants of health: the solid facts. 2nd edition. Copenhagen: WHO Europe.

Anmerkung: Der Beitrag beruht in wesentlichen Teilen auf einem Aufsatz, den die Autoren für Band 5 „Lebenslagen und Lebensbewältigung" des Enzyklopädischen Handbuchs der Behindertenpädagogik verfasst haben (Kohlhammer Verlag, Hrsg.: Iris Beck & Heinrich Greving, 2010).

Gesundheitsberichterstattung und Public Health in Deutschland

Doris Bardehle, Oliver Razum

1 Einleitung: Gesundheitsberichterstattung und Public Health in Deutschland

Gesundheitsberichterstattung (kurz: GBE) dient der Information von Politik, Forschung, Akteuren des Gesundheitssystems und der interessierten Öffentlichkeit (Bardehle & Annuß 2006). Ziel des Beitrages ist die Darstellung der Entwicklung der Gesundheitsberichterstattung als akademisches Lehrgebiet und Teil der Public-Health-Curricula in Deutschland. Bereits im Jahre 1992 formulierten Laaser und Schwartz den Zusammenhang zwischen GBE und Public Health, indem sie die Gesundheitsberichterstattung als unerlässliche Infrastruktur von Public Health deklarierten (Laaser & Schwartz 1992: 6). Im vereinten Deutschland wurden Public-Health-Studiengänge an mehreren Universitäten aufgebaut, die auch zur Entwicklung der Gesundheitsberichterstattung beitrugen. Der Vorreiterrolle der Fakultät für Gesundheitswissenschaften der Universität Bielefeld wird besondere Aufmerksamkeit gewidmet.

Der Vergleich mit dem gegenwärtigen Stand der Lehre im Fachgebiet Sozialmedizin für Medizinstudenten zeigt, dass es noch nicht gelungen ist, ein einheitliches Public-Health-Lehrprogramm für Medizin und Gesundheitswissenschaften durchzusetzen.

Seit dem Jahr 1996 wird auf Empfehlung der Deutschen Public-Health-Studiengänge (Fakultät für Gesundheitswissenschaften 2008a, 2008b) über Gesundheitsberichterstattung und gebräuchliche Datenquellen im Kernstudium bzw. im Modul Epidemiologie und Statistik gelehrt. Der gegenwärtige Stand der Lehre im Bachelor-Studiengang und in Masterstudiengängen wird nachfolgend analysiert. Im Bachelor-Studiengang „Gesundheitskommunikation", den es seit 2002 an der Fakultät für Gesundheitswissenschaften der Universität Bielefeld gibt, ist die Gesundheitsberichterstattung im 4. und 5. Semester mit den Lehrveranstaltungen „Praxisfeld Gesundheitsberichterstattung" (BSc 43) und „Praxisprojekte Gesundheitsberichterstattung" (BSc 53) vertreten (Fakultät für Gesundheitswissenschaften 2008a, 2008b). Die Kenntnis und Anwendung von Gesundheitsstatistiken, Surveydaten und Gesundheitsindikatoren ist Gegenstand der

Lehre. Nachfolgend werden die wichtigsten Datenquellen angeführt, die für die Lehre gut geeignet sind.

2   Was will Gesundheitsberichterstattung und was ist ihr Bezug zu Public Health?

2.1   Profilierung der Gesundheitsberichterstattung als Aufgabe des Öffentlichen Gesundheitsdienstes

Die Gesundheitsberichterstattung dient der Information (Informationsfunktion), sie legitimiert gesundheitspolitische Maßnahmen (Legitimationsfunktion), sie begründet die Priorisierung gesundheitspolitischer Handlungsprogramme (Budget- und Verteilungsfunktion) und sie wird für Abstimmungen und Planungen genutzt (Koordinierungsfunktion) (Sachverständigenrat 1992).

Die aufgeführten Aspekte der Gesundheitsberichterstattung sollen im Studium vermittelt und durch Übungen bzw. die Erstellung eines Gesundheitsberichtes gefestigt werden. Dazu zählen Analysen:

- zur Bevölkerung und ihrer Struktur
- zur sozialen Lage, charakterisiert durch Zugehörigkeit zu Schichten und Gruppen
- zu gesundheitlichen Risikofaktoren und zum Risikoverhalten
- zu Maßnahmen der Prävention und Gesundheitsförderung
- zu Krankheiten und Gesundheitsstörungen
- zur Inanspruchnahme des Gesundheitssystems
- zu Kosten

Um qualifizierte Analysen zu erstellen, werden vor allem amtliche Statistiken, Statistiken der Akteure des Gesundheitssystems (Krankenkassen, Kassenärztliche Vereinigungen, Ärztekammern etc.) und Surveys (Befragungen oder andere Erhebungen) genutzt.

In den vergangenen 20 Jahren haben sich die Gesundheitsstatistiken in Deutschland, bezogen auf Inhalt und Informationstechnologie, positiv entwickelt. Als Teil der amtlichen Statistik sind sie verfassungsrechtlich in den Statistikgesetzen von Bund und Ländern verankert. Gleichzeitig erfolgte eine internationale Abstimmung und Verzahnung mit der Europäischen Union, der WHO und den Vereinten Nationen. Entsprechend einem Masterplan zur Reform der amtlichen Statistik aus dem Jahre 2003 werden die einzelnen Statistiken zunehmend besser aufeinander abgestimmt, so dass Großzählungen und Stichproben miteinander verknüpft werden können. Das bedeutet für die Gesundheitsstatistiken, dass sie einerseits für spezielle Aufgabenstellungen (z.b. Krankenhausstatistik) verwendet werden können, andererseits in die Gesamtanalyse des sozialen und wirtschaftlichen Geschehens eingehen (z.b. Gesundheitsausgaben- und Gesundheitspersonalrechnung) (Bardehle et al. 2005). Auch im Gesundheitswesen haben sich die ökonomischen und gesundheitspolitischen Bedürfnisse in folgenden Richtungen geändert:

- Es gibt wachsende Nachfragen nach gesundheitsstatistischen Informationen
- Die Europäische Union erwartet zunehmend vergleichbare Gesundheitsinformationen von den Ländern, z.b. für die Indikatorensätze von EUROSTAT oder Zuarbeiten für den ECHI (European Community Health Indicators) Indikatorensatz der Europäischen Kommission.
- Die Globalisierung geht nicht am Gesundheitswesen vorbei, internationale Verpflichtungen und Verflechtungen nehmen zu.
- Informations- und Kommunikationstechnologien entwickeln und ändern sich schnell, auch im Gesundheitswesen und führen zu neuen technologischen Lösungen für die Gesundheitsstatistik.

In den Bundesländern wurden die Jahresgesundheitsberichte, die eine Sammelstatistik des Öffentlichen Gesundheitsdienstes darstellten und von den Statistischen Landesämtern publiziert wurden, in den 1990er-Jahren eingestellt (Das Gesundheitswesen in Nordrhein-Westfalen – Beiträge zur Statistik des Landes Nordrhein-Westfalen bis 1997) (Bardehle et al. 2005). Die Gesundheitsministerien der Länder bzw. Landesinstitute für den Öffentlichen Gesundheitsdienst (ÖGD) übernahmen nach Inkrafttreten von Gesetzen zum Öffentlichen Gesundheitsdienst die Gesundheitsberichterstattung. Gleichzeitig begannen sie, eine Datenbasis aufzubauen, bestehend aus einem vereinbarten Satz von Gesundheitsindikatoren. Somit änderte sich die Aufgabenzuordnung mit einer Übergabe der Erstellung von Gesundheitsberichten von den Statistischen Landesämtern an die Landesgesundheitsinstitute (Bardehle et al. 2005).

Beginnend in den 1990er-Jahren wurde auf der Bundesebene der Bereich Gesundheitsstatistik im Statistischen Bundesamt ausgebaut, die Erstellung von Gesundheitsberichten ist seit dem Jahr 1996 Aufgabe des Robert Koch-Institutes.

2.2 Datenbasis für die Gesundheitsberichterstattung: Bevölkerungsdaten

Für populationsbezogene Analysen der gesundheitlichen Lage werden valide Bevölkerungszahlen benötigt. Im Lehrprogramm wird deshalb auf die wichtigsten Datenquellen eingegangen. Jeder Gesundheitsbericht lebt von absoluten Zahlen, z.B. zu Erkrankungen und Todesfällen und von vergleichenden Raten- bzw. Ratioberechnungen. Dazu werden Bevölkerungsdaten als Stichtags- und Durchschnittsdaten benötigt, getrennt nach Altersgruppen, Geschlecht, sozialen Gruppierungen, nach Nationalität und kleinräumig. Die Publikation von Bevöl- kerungszahlen erfolgt seit Jahren in Form von Fortschreibungen und mit Zeitver- zug.

Nachteilig ist die gegenwärtig ungenaue Bevölkerungszahl, die es nicht er- laubt, die Altersgruppen ab der Landesebene bis zu den Altersgruppen 95+ zu führen. Ursächlich dafür ist die Tatsache, dass die letzte Volkszählung im Jahre 1987 stattfand und im Jahre 2011 erst eine neue Volkszählung mit veränderter Methode durchgeführt wird. Fehlende soziale Kriterien, die eine Schichtzugehö- rigkeit berechnen ließen, werden durch Hochrechnungen aus dem Mikrozensus oder aus Gesundheitssurveys ermittelt. Die Europäische Union hilft sich bereits mit einem statistischen Trick, um die Aktualität von Bevölkerungszahlen zu sichern: Sie setzt die Stichtagszahlen der Bevölkerung zum 31.12. für den 1. Januar des Folgejahres fest und hat somit Bevölkerungszahlen für das laufende Jahr ohne Zeitverzug zur Verfügung. Der gegenwärtige Stand der Bevölkerungs- statistik ist unbefriedigend wegen ungenauer Zahlen, fehlender Angaben zu Migranten sowie fehlender sozialer Differenzierung.

2.3 Aktueller Stand ausgewählter „Medizinalstatistiken"

2.3.1 Todesursachenstatistik

Die Todesursachenstatistik (Mortalitätsstatistik) ist noch immer die wichtigste amtliche Datenquelle, die Auskunft über die Verbreitung von Krankheiten gibt; sie wird über das kodierte „Grundleiden" zusammengestellt. Seit dem Jahre 1998 wird die Internationale Klassifikation der Krankheiten und verwandter Gesund- heitsprobleme („International Classification of Diseases and Related Health Problems") ICD-10 zur Kodierung der Todesursachen genutzt. Die epidemiolo- gische Nutzung der Todesursachenstatistik stößt wegen der unikausalen Auswer- tung und unzureichender Qualitätssicherung auf erhebliche Limitierungen. Die bisher entsprechend den Kodierregeln zur ICD-10 praktizierte unikausale Kodie- rung wird gegenwärtig durch Einführung einer international geprüften Software in Deutschland schrittweise umgestellt, so dass multikausale Auswertungen möglich werden. In den USA wurde dafür der Begriff „Mortalitätsindex" ge- prägt. Dessen ungeachtet werden gegenwärtig und auch nach Umstellung auf leistungsfähige Datenbanksoftware Qualitätssicherungsmaßnahmen erforderlich sein, um die bisherige Qualität der Todesursachenstatistik zu verbessern und ein dann erreichtes hohes Niveau nachhaltig zu sichern.

Die Todesursachenstatistik ist die Grundlage zur Berechnung wichtiger Gesundheitsindikatoren wie krankheitsspezifischer Mortalitätsziffern, altersstandardisierter Sterberaten, Lebenserwartung, verlorener Lebensjahre und vermeidbarer Sterbefälle. Die Todesursachenstatistik kann als Sekundärdatenbestand für die Todesursachenforschung auf Landes- und regionaler Ebene und für Trendveränderungen der Mortalität genutzt werden. Mortalitätsindikatoren sind wichtiger Bestandteil des Indikatorensatzes für die Gesundheitsberichterstattung der Länder (Bardehle & Annuß 2003). Mortalitätsindikatoren sind Grundlage für gesundheitspolitische Entscheidungen, sie dienen als Messkriterium für Gesundheitszielekonzepte, für Strategienbildung, für die Erarbeitung von Handlungsempfehlungen, die Maßnahmen der Prävention einschließen (Bardehle et al. 2005).

2.3.2   Krankenhausstatistik

Die Krankenhausstatistik in der gegenwärtigen Form existiert seit 1990 mit den Teilen:

- Grunddaten der Krankenhäuser und Vorsorge- oder Rehabilitationseinrichtungen (ab 1990 und Personalerhebung ab 1991)
- Diagnosen für entlassene Patienten der Krankenhäuser ab 1993 und für Patienten der Vorsorge- oder Rehabilitationseinrichtungen mit 100 und mehr Betten ab dem Jahre 2003
- Kostennachweis der Krankenhäuser.

Die Krankenhausstatistik ist eine Vollerhebung in mehr als 2000 Krankenhäusern und 1400 Vorsorge- oder Rehabilitationseinrichtungen. Die Krankenhausstatistik dient für gesundheitspolitische Entscheidungen und als Planungsgrundlage für die Krankenhausfinanzierung. Der Kostennachweis der Krankenhäuser liefert wichtige Informationen über das Kostenvolumen, die Kostenstruktur und die Kostenentwicklung in der stationären Versorgung (Statistisches Bundesamt 2007). Das Statistische Bundesamt analysiert seit dem Jahr 2002 im Abstand von 2 Jahren die Kostenstruktur der Krankenhäuser und publiziert dazu einen Bericht. Die von der EU ausgearbeiteten Klassifizierungsgrundlagen für stationäre Einrichtungen gestatten EU-weite Vergleiche von Kostenstrukturen.

2.3.3 Krankenhausdiagnosestatistik

Von 1931 bis 1992 gab es in den alten Bundesländern keine Krankenhausdiagnosestatistik. Die in der ehemaligen DDR geführte Diagnosestatistik wurde mit
der deutschen Einheit eingestellt. Ab dem Jahr 1993 wurde die Diagnosestatistik
der entlassenen Patienten in allen Bundesländern eingeführt. Kodiert werden die
Hauptdiagnose, die Verweildauer, die Fachabteilung, Operation, Entlassungsart
sowie soziodemographische Daten. Allerdings ist es eine Fallstatistik geblieben.
Nur die Krankenkassen sind gegenwärtig in der Lage, Fälle und Personen zusammenzuführen und eine stationäre Morbiditätsstatistik zu erstellen. Dennoch
dient die Krankenhausdiagnosestatistik als Grundlage für gesundheitspolitische
Entscheidungen des Bundes und der Länder. Die Erhebung liefert wichtige Informationen über das Volumen und die Leistungsnachfrage sowie der Morbidi-
tätsentwicklung in der stationären Versorgung. Eine Einzugsgebietsstatistik kann
erstellt werden, die Aufschluss über Patientenwanderungen gibt. Die Diagnosestatistik dient der epidemiologischen Forschung und der Information der Bevölkerung, z.B. durch Indikatoren, die kostenfrei auf der Webseite des Statistischen
Bundesamtes oder auf den Webseiten der Landesgesundheitsministerien bzw.
der Landesämter für Statistik eingesehen werden können (Statistisches Bundesamt 2009a).

Die gegenwärtig parallel geführte Krankenhausdiagnosestatistik und die
Statistik über die Fallpauschalen (DRG-Statistik) erschweren die Bedeutung
jeder dieser zwei Statistiken bezüglich ihrer Eindeutigkeit der Zahlen, ihrer Qualität und Vergleichbarkeit. Die Vorzüge der DRG-Statistik sind unverkennbar,
jedoch kann der Druck auf die Erlösbilanz des Krankenhauses zu Aggravierun-
gen führen, die einen Bias im stationären Morbiditätsprofil darstellen.

2.3.4 Weitere Vollerhebungen

Die seit 1995 aufgebaute Pflegestatistik sowie traditionelle Statistiken wie Taug-
lichkeitsstatistik, Invaliditätsstatistik, Statistik der Berufskrankheiten, Statistik
der Arbeitsunfähigkeit, Schwerbehindertenstatistik, Statistik der Schwanger-
schaftsabbrüche wurden fortgeschrieben, modernisiert, auf Informationstechnik
umgestellt, aber nicht so standardisiert, dass sie für ein einheitliches Gesundheitsmonitoring geeignet sind. Allerdings erlaubt jede dieser Gesundheitsstatistiken bei Einhaltung von Qualitätsstandards eine fundierte Aussage in einem um-
schriebenen Bereich, die für gesundheitspolitische Planung genutzt wird.

Mit dem Infektionsschutzgesetz wurde ab dem Jahre 2001 eine leistungsfähige moderne und qualitätsgesicherte Statistik der Infektionskrankheiten einge-

führt, die internationalen Anforderungen gerecht wird und ein Melde- und Überwachungssystem auf allen Ebenen des Gesundheitswesens gestattet. Damit wird sie den seit dem Jahre 2005 geltenden International Health Regulations (IHR) gerecht.

Trotz des Ausbaus aller Gesundheitsstatistiken gibt es keinen Morbiditätsindex in Deutschland als Summenmaß der Morbidität. Die Klassifikation der Funktionsfähigkeit, Behinderung und Gesundheit (ICF) wird nur marginal genutzt. Es fehlt an einer Koordinierung aller Gesundheitsstatistiken und Implementierung vergleichbarer Grundsätze.

2.3.5 Der Mikrozensus

Der Mikrozensus ist die amtliche Repräsentativstatistik über die Bevölkerung und den Arbeitsmarkt in Deutschland. Der Mikrozensus ist eine statistische Erhebung, bei der im Gegensatz zur Volkszählung nach bestimmten Zufallskriterien 1% aller Haushalte einbezogen sind. Die Arbeitskräftestichprobe der Europäischen Union ist in den Mikrozensus integriert. Es ist vor allem der Mikrozensus, der aktuelle Informationen über die Lebensverhältnisse in Deutschland liefert. Die statistischen Informationen liegen in tiefer regionaler Gliederung über die Bevölkerungsstruktur, die wirtschaftliche und soziale Lage der Bevölkerung, der Familien, Lebensgemeinschaften und Haushalte, die Erwerbstätigkeit, Arbeitssuche, Aus- und Weiterbildung, Wohnverhältnisse und Gesundheit vor. Fragen zur Gesundheit betreffen z.B. das Rauchverhalten oder den Body-Mass-Index. Durch das Mikrozensusgesetz aus dem Jahre 2004 wurde der Mikrozensus methodisch und inhaltlich neu gestaltet. Ab dem Jahr 2005 ist ein neuer Themenkomplex „Migration und Integration" aufgenommen worden (www.de statis.de, Mikrozensus: recherchiert 26.10.2008). Ein Forschungsdatensatz und ein Public Use File ermöglichen es, den Mikrozensus in der Lehre den Studierenden näher zu bringen. Wenn das Zusatzmodul für Fragen zur Gesundheit etwas erweitert und verfeinert wird, könnte die Nutzung des Mikrozensus für die Gesundheitsberichterstattung sowie in der Ausbildung von Studierenden einen ganz neuen Stellenwert bekommen.

2.3.6 Gesundheitssurveys

Der Bundesgesundheitssurvey ist eine repräsentative Querschnittsstudie zum Gesundheitszustand der erwachsenen Bevölkerung, die von Oktober 1997 bis März 1999 (Lesart: im Jahre 1998) vom Robert Koch-Institut im Auftrag des

Bundesgesundheitsministeriums durchgeführt wurde. Es wurden 7.124 Personen im Alter von 18 bis 79 Jahren befragt. Seit dem Jahr 2003 wird ein jährlicher Telefonsurvey durchgeführt. Zusätzlich wurden in den Jahren 2003 bis 2006 eine Befragung und Untersuchungen von 18.000 Kindern im Alter von 0-17 Jahren im Rahmen des Kinder- und Jungendgesundheitssurvey (KiGGS) vorgenommen.

Mit den Daten und den daraus erstellten Public Use Files liegt ein großer Fundus von Gesundheitsdaten, ergänzt durch soziodemographische Angaben vor, die es erlauben, die gesundheitliche Lage nach sozialen Kriterien zu analysieren.

Im Detail gibt es Abweichungen zwischen den Erfassungskriterien zwischen dem Mikrozensus und den Bundesgesundheitssurveys, bezogen auf soziodemographische Merkmale. So konnten Dulon, Bardehle und Blettner (2003) nachweisen, dass die Vergleichbarkeit zwischen beiden Stichprobenerhebungen teilweise nicht gegeben ist. Das erschwert die Nutzung und Interpretation für die Gesundheitsberichterstattung wie auch für Studierende.

2.3.7 Indikatorensätze

Aus der Fülle von ständig wachsenden Zahlen aus Bevölkerungs- und Gesundheitsstatistiken, Surveys sowie Ergebnissen von großen Forschungsstudien hat sich in den vergangenen Jahren im internationalen und auch im nationalen Rahmen die Bildung von Indikatorensätzen durchgesetzt.

Den Studierenden soll vermittelt werden, weshalb Indikatorensätze benötigt werden und nach welchen Prinzipien diese aufgebaut werden. Sie sollen die wichtigsten Indikatorensätze kennen lernen und ihren Wert für die Erstellung von Gesundheitsberichten erkennen.

Ein Indikatorensatz hat ein logistisches und methodisches Konzept zur Grundlage, das zuerst von der WHO definiert wurde. Nach der Alma-Ata-Konferenz im Jahre 1978, als die Primary Health Care zum Grundprinzip für die medizinische Versorgung aller Völker der Welt deklariert wurde, entschloss sich die WHO, Gesundheitsziele in Form der „Health For All 2000" (HFA 2000) zu formulieren, denen Indikatoren als Kriterien der Zielerreichung zugeordnet wurden. Diese HFA-Datenbank der WHO hat mit ca. 650 Indikatoren bis heute Bestand.

Inzwischen liegt ein Konzept des British Standards Institution aus dem Jahr 2004 vor, nach welcher Struktur ein Indikatorensatz aufgebaut werden sollte (British Standards Institution 2004).

In diesem Standard wird der Indikator folgendermaßen definiert:

„Health Indicator: single summary measure, most often expressed in quantitative terms, that represents a key dimension of health status, the health care system, or related factors. A health indicator is to be informative and also sensitive to variations over time and across jurisdictions."

Nach diesem Konzept besteht ein Indikatorensatz aus den vier Dimensionen:

- Gesundheitszustand
- nicht medizinische Gesundheitsdeterminanten
- Leistungen des Gesundheitssystems
- Kommunale und andere Gesundheitssystem-Charakteristiken

und zugeordneten 20 Subdimensionen sowie der Beachtung der Gleichheit über alle vier Dimensionen und 20 Subdimensionen (Abb. 1). Subdimensionen zur Leistungsfähigkeit des Gesundheitssystems sind die Akzeptanz, Zugänglichkeit, Angemessenheit, Kompetenz, Kontinuität, Effektivität, Effizienz und Sicherheit.

Die wichtigsten Indikatorensätze zu Gesundheitsdaten in Deutschland sind der Indikatorensatz des Statistischen Bundesamtes (Statistisches Bundesamt 2009b), der Länderindikatorensatz (Bardehle & Annuß 2003) und kürzlich hinzugekommene Qualitätsindikatorensätze (Statistisches Bundesamt 2007). Darüber hinaus gibt es soziodemographische Indikatorensätze, die Genesis-Datenbank des Statistischen Bundesamtes und der Statistischen Landesämter und zunehmend auch kommunale Indikatorensätze.

Da alle Indikatorensätze übergreifende Standardisierungsmethoden einsetzen, um die Vergleichbarkeit der Indikatoren zu sichern, gehört ein umfassendes Wissen zum Verständnis von Indikatoren, um sie zu nutzen und interpretieren zu können. Angefügte Definitionen und Metadatenbeschreibungen geben dabei Unterstützung.

Abbildung 1:   Konzeptioneller Rahmen für Gesundheitsindikatorensätze,
                British Standards Institution, 2004

Dimensionen	Subdimensionen	
Gesundheitszustand	Wohlbefinden Gesundheitsbedingungen Funktionsfähigkeit Tod	
Nicht medizinische Gesundheitsdeterminanten	Gesundheitsverhalten Gesundheitsökonomische Faktoren Soziale und kommunale Faktoren Umweltfaktoren Genetische Faktoren	Gleichheit
Leistungen des Gesund- heitssystems	Akzeptanz Zugänglichkeit Angemessenheit Kompetenz Kontinuität Effektivität Effizienz Sicherheit	
Kommunale und andere Gesundheitssystem- Charakteristiken	Ressourcen Bevölkerung Gesundheitssystem	

(Quelle: BSI: DD ISO / TS 21667: 2004)

3   Situation in der Lehre

3.1 *Gesundheitsberichterstattung als Bestandteil von Public-Health-*
Studiengängen

Seit 1989 werden in Deutschland, und zwar anfangs nur in Bielefeld, postgradu-
ierte Master-Studiengänge zu Public Health angeboten (Schwartz et al. 1998). Im
Sinne einer Konsenskonferenz einigten sich die Initiatoren zum Public-Health-
Inhalt bei sozialmedizinischen, sozialwissenschaftlichen, medizinsoziologischen
und epidemiologischen Studiengängen auf eine Rahmenempfehlung für postgra-
duierte Studiengänge.

Aus einer auszugsweisen Übersicht ist erkennbar, dass sich die Lehrinhalte für die Medizinstudenten in sozialmedizinischen Lehrbüchern wiederfinden, für die Public-Health-Studiengänge in dezidierten Public-Health-Lehrbüchern. Die Lehrbücher für Sozialmedizin basieren auf der neuen Studienordnung für Medizin aus dem Jahre 2003 und der dort enthaltenen Pflichtveranstaltung „Teilbereich Sozialmedizin", der folgende Querschnittsbereiche zugeordnet sind (www.mh-hannover.de/epi-lehre.html, recherchiert am 26.10.2008):

- Querschnittsbereich 01: Epidemiologie, Medizinische Biometrie, und Medizinische Informatik, Teilbereich Epidemiologie
- Querschnittsbereich 02: Gesundheitsökonomie, Gesundheitssystem, öffentliche Gesundheitspflege
- Querschnittsbereich 03: Prävention und Gesundheitsförderung (Public Health I)

Die wichtigsten Lehrbücher sind das Lehrbuch Sozialmedizin von Ralf Brennecke (2004), das Lehrbuch Sozialmedizin von Heiko Waller (2007) und das Lehrbuch von Gutzwiller und Paccaud „Sozial- und Präventivmedizin, Public Health (2007). In diesen Lehrbüchern wird in unterschiedlichem Umfang auf Gesundheitsberichterstattung, Gesundheitsstatistik, Demographie und Gesundheitsindikatoren eingegangen.

Für das Public-Health-Studium sind es zwei Lehrbücher, die sich umfassend mit der Gesundheitsberichterstattung befassen. Im Lehrbuch von Hurrelmann Laaser und Razum (2006) „Handbuch der Gesundheitswissenschaften" gibt es ein Kapitel „Gesundheitsberichterstattung", das sich mit der Bundes-, der Landes- und der kommunalen Gesundheitsberichterstattung sowie mit einer Übersicht über den internationalen Entwicklungsstand der Gesundheitsberichterstattung auseinandersetzt. Ein spezielles Lehrbuch mit dem Titel „Gesundheitsberichterstattung und Surveillance" (2007) haben R. Reintjes und S. Klein herausgegeben.

Datenanalyse zählt als Lerninhalt auch zu den Basismodulen von Master-of-Science-Studiengängen in Epidemiologie (MSE) in Deutschland. Sie können an den Universitäten Mainz, München, Bielefeld und Berlin absolviert werden (IMBEI 2008). Wegen des europäischen Charakters des Masterstudienganges Epidemiologie beziehen sich die Lehrinhalte zur Gesundheitsberichterstattung auf internationale Vergleiche, internationale Gesundheitsindikatorensätze sowie auf Klassifikationen und Definitionen, die international gültig sind.

3.2   Gesundheitsberichterstattung in der Lehre der Fakultät für
Gesundheitswissenschaften in Bielefeld

Im ersten Reader „Angewandte Epidemiologie" der neu gegründeten Fakultät für
Gesundheitswissenschaften wurde im Jahre 1996 ein Kapitel zur Gesundheitsberichterstattung aufgenommen, das die Vorsorgeprogramme, die Gesundheitsberichterstattung, Indikatoren und Datenquellen, die ICD-9 und ICD-10, die Al-
tersstandardisierung und andere Beiträge wie z.b. die Ortsnahe Koordinierung
(jetzt Kommunale Gesundheitskonferenzen) umfasste. Von Jahr zu Jahr wurde
der Themenkatalog erweitert, der die Grundlage der Lehrveranstaltungen „Der
epidemiologische Auftrag des öffentlichen Gesundheitsdienstes" und „Öffentlicher Gesundheitsdienst und Gesundheitsberichterstattung" darstellte. Es war die
Zeit der Etablierung der Gesundheitsberichterstattung in Deutschland, die sich
sehr stark im Lehrangebot und in Forschungsprojekten an mehreren Universitäten widerspiegelte (Streich et al. 1998). Themen zur Gesundheitsberichterstattung, zu Datenquellen, zu Gesundheitsindikatoren und zur ICD wurden ab dem
Jahre 2000 unter „Epidemiologie Grundlagen" eingeordnet.

Seit dem Jahr 1999 bestehen enge Kooperationsbeziehungen der Fakultät
für Gesundheitswissenschaften mit den Süd-Ost Europäischen Ländern, die seit
dem Jahr 2005 in einer Netzwerkstruktur unter dem Namen „Forum Public
Health" zusammenarbeiten (Forum Public Health in South Eastern Europe
2008). Gesundheitsberichterstattung ist mit der Erarbeitung eines „Minimum
Health Indicator Sets (MHIS) for SEE Countries" (www.snz.hr/fph-see, recherchiert am 14. Juli 2009) ein Schwerpunkt des gegenwärtigen MetaNET Projektes, das vom Deutschen Akademischen Auslandsdienst (DAAD) finanziert wird.

Mit der Verstärkung des Lehrkörpers der Fakultät für Gesundheitswissenschaften durch ausgewiesene Hochschullehrer wurde die Lehre stärker akademi-
siert. Das bedeutet, dass die Studierenden verstärkt wissenschaftliche Grundlagen erlernen, gleichzeitig werden – zumindest im Masterstudiengang – weniger
Erfahrungswerte des öffentlichen Gesundheitsdienstes vermittelt. Es könnte sich
der Trend fortsetzen, dass Gesundheitsstatistik und Gesundheitsberichterstattung
zu einer stärkeren Domäne von Bachelor-Studiengängen und den Lehrangeboten
der Fachhochschulen werden (Reintjes & Klein 2007).

4 Diskussion

4.1 Parallele Entwicklung von Epidemiologie und Gesundheitsberichterstattung?

Welches Resümee lässt sich aus dieser historischen Übersicht ziehen? Die Gesundheitsberichterstattung ist kein eigenständiges Lehrgebiet in den Public-Health-Studiengängen. Sie hat sich parallel zur Epidemiologie, teilweise als Bestandteil der Epidemiologie, teilweise als Bestandteil von Modulen zum Gesundheitsmanagement entwickelt. In den vergangenen 20 Jahren war Gesundheitsberichterstattung stärker an die Gesundheitsministerien und Landesinstitute für den Öffentlichen Gesundheitsdienst angebunden. Förderlich für diese Entwicklung war die Verabschiedung von Gesetzen über den Öffentlichen Gesundheitsdienst in den Bundesländern und der Aufbau einer Datenhaltung und von Gesundheitsindikatorensätzen in den Ländern als Aufgabe des öffentlichen Gesundheitsdienstes (Innenministerium Nordrhein-Westfalen 2005). Gleichzeitig wurde die Tradition der Publikation von Gesundheitsberichten wieder aufgenommen. Diese Entwicklung trat in den Bundesländern bereits zu Beginn der 1990er-Jahre ein, zeitgleich mit dem Inkrafttreten der ersten Version des Länderindikatorensatzes im Jahr 1991. Die Entwicklung der Gesundheitsberichterstattung in den Kreisen und kreisfreien Städten blieb hinter der Entwicklung auf Länderebene zurück, da die Datenbasis auf der Kreisebene unzureichend war, die personelle Ausstattung meist erst gesichert werden musste.

In den 1990er-Jahren setzte eine zielgerichtete Entwicklung der Gesundheitsberichterstattung auf der Bundesebene ein. Das Forschungsprojekt „Gesundheitsberichterstattung des Bundes" wurde im Jahre 1996 erfolgreich mit dem Bundesgesundheitsbericht abgeschlossen (Statistisches Bundesamt 1998). Die dann erfolgende Arbeitsteilung weist das Statistische Bundesamt als „Informationssystem der Gesundheitsberichterstattung des Bundes" aus, das Robert Koch-Institut als verantwortlich im Auftrag des Bundesgesundheitsministeriums für die Gesundheitsberichterstattung in Form von mehreren Produktlinien und ausgewiesener Internetpräsenz (Gesundheitsberichterstattung des Bundes 2009, Lampert et al. 2005, Razum et al. 2008). Hinzu kommt ein inzwischen sehr leistungsfähiges Informationssystem für Infektionskrankheiten, das am RKI angesiedelt ist. Die nach einheitlichen EU-Kriterien neu gestalteten Gesundheitsausgaben- und Gesundheitspersonalrechnungen als Bestandteil der Volkswirtschaftlichen Gesamtrechnung sind Neuentwicklungen, die die ökonomische Transparenz der medizinischen Versorgung herstellen. Allerdings erfassen sie in ihren Zahlenwerken die Länder nicht, die somit in diese Entwicklungen nicht einbezogen sind. Gleiches gilt bisher für den Bundesgesundheitssurvey und den telefonischen Gesundheitssurvey des RKI (Ziese & Neuhauser 2005).

Die Bundes-Gesundheitsberichterstattung ist in den vergangenen Jahren leistungsfähiger geworden als die Länder- und kommunale Gesundheitsberichterstattung (Murza & Hurrelmann 1996, Kuhn & Busch 2006). Andere Gesundheitsberichtssysteme wie Qualitätsberichte (Deutsche Diabetes Union 2008, Nordrheinische Gemeinsame Einrichtung Disease- Management- Programme GbR 2006), Berichte von Datenhaltern auf Bundesebene haben an Bedeutung gewonnen und werden inzwischen umfassend vom System der Gesundheitsberichterstattung des Bundes genutzt. Das DIMDI stellt hierzu alle aktuellen Klassifikationen bereit.

4.2 *Epidemiologie und Gesundheitsberichterstattung*

Die – oft äußerst knappen – Lehrinhalte zur Gesundheitsberichterstattung finden sich meist im Rahmen der Lehre in der Sozialmedizin und in der Epidemiologie. Diese Dominanz der Epidemiologie in der Lehre, die z. T. auch die Public-Health-Studiengänge betrifft, folgt dem amerikanischen Vorbild, das die Gesundheitsstatistik nur randständig vertritt. Wissenschaftliche Gesundheitsstatistik wird noch nicht in ausreichendem Umfang bei Medizinstudenten und in unterschiedlichem Umfang bei Public-Health-Studiengängen vermittelt. Schwerpunkt der weiteren Entwicklung sollte in einer intensiveren Kooperation zwischen Epidemiologie, Demographie und Gesundheitsstatistik bestehen.

Gegenwärtig wird ein Health Monitoring in Deutschland angestrebt, basierend auf einer Verzahnung einer Vielzahl von amtlichen Statistiken und Surveys, die bislang aber methodisch unzureichend aufeinander abgestimmt sind. Wer, wenn nicht Epidemiologen und in Public Health ausgebildete Spezialisten sollten diese wissenschaftlichen Anforderungen umsetzen?

Gegenwärtig wird Deutschland von der Europäischen Union aufgefordert, Gesundheitsstatistiken weiterzuentwickeln, an internationale Standards anzupassen und Qualitätssicherung in amtlichen Statistiken einzuführen. Diese Aufgabenstellung fordert die konstruktive Zusammenarbeit des universitären Bereiches mit den Institutionen der amtlichen Statistik und die Gesundheitsministerien des Bundes und der Länder. Inzwischen stellen das Statistische Bundesamt, die Statistischen Landesämter und weitere Datenhalter wie das RKI und das Wissenschaftliche Institut der AOK (WIdO) ihre Datenpools für Forschungszwecke bereit.

4.3 *Zukünftige Entwicklungen der Gesundheitsberichterstattung*

Die internationale Entwicklung der Epidemiologie und Gesundheitsstatistik hat nach der Ursachenermittlung von Infektionskrankheiten, den Risikofaktorenmodellen bei der Erforschung chronischer Erkrankungen jetzt eine Etappe erreicht, wo es um Gesundheit und Lebensqualität geht. Der Core Health Indicator Nr. 1 der Europäischen Union ist die Gesunde Lebenserwartung. Dabei geht es nicht um die Erforschung der Ursachen von Krankheit, sondern um Gesundheit als Ressource. Hierzu könnte die Epidemiologie mit der Definition von Qualitätsindikatoren beitragen, die in der Regel Outcome-Indikatoren darstellen. Zudem helfen sie, Trends zu verfolgen und die Ursachen der Trends abzuklären. Die Epidemiologie soll in dieser dritten Ära ihrer Evolution nicht länger nur die Ursache von Krankheit ermitteln, sondern darstellen, welches adäquate Gesundheitsniveau es den Bürgern erlaubt, „Gesundheit als Ressource für Lebensqualität" zu nutzen. Physische, mentale und soziale Komponenten sinnvoll für die Gesundheit zu nutzen, sollte die Zielsetzung für Epidemiologen werden. Das unterscheidet die Epidemiologie der 1950er-Jahre, die die Gesundheit der Menschen verbessern wollte, mit dem gegenwärtigen Ansatz, Gesundheit in einem positiven Sinn zu nutzen, als eine Ressource für Lebensqualität (Breslow 2005). In dieser Richtung weisenden Entwicklung der Epidemiologie liegt der Anknüpfungspunkt zur Gesundheitsstatistik und Gesundheitsberichterstattung. Die entsprechenden Gesundheitsmaße, die es zu entwickeln gilt, sind „Healthy life expectancy", „Disability free life expectancy" und andere Indikatoren, die die Lebensqualität darstellen.

Um diese Maße zu berechnen, sind zuverlässige Daten der Gesundheitsstatistik erforderlich, aber auch das Engagement von Spezialisten aus den Bereichen Epidemiologie, Public Health, Gesundheitsökonomie und Management, der Gesundheitsstatistik u.a. Die Herausforderungen an Public Health als Wissenschaft steigen ständig an und die Gesundheitsberichterstattung trägt ihren Teil dazu bei. Trotz aller technischen Entwicklungen und neuen Indikatoren sollte die Gesundheitsberichterstattung ihr Hauptziel aber nicht aus den Augen verlieren: neue gesundheitliche Erkenntnisse einem breiten Publikum und der Gesundheitspolitik näher zu bringen.

Literatur

Bardehle, D. & Annuß, R. (2003): Indikatorensatz für die Gesundheitsberichterstattung der Länder. Bielefeld: LIGA - Landesinstitut für Gesundheit und Arbeit (ehemals lögd).

Bardehle, D. & Annuß, R. (2006): Gesundheitsberichterstattung. In: Hurrelmann, K., Razum, O., Laaser, U.: Handbuch Gesundheitswissenschaften. Überarbeitete Fassung. Weinheim, München: Juventa Verlag: 375-415.

Bardehle, D., Goletz, G., Razum, O. (2005): „100 Jahre Medizinal- und Gesundheitsdaten in Deutschland und in Nordrhein-Westfalen". Workshop „Von der Medizinalstatistik zur Gesundheitsstatistik". Jahrestagung der Deutschen Gesellschaft für Sozialmedizin und Prävention (DGSMP), 21. September 2005. (Nicht veröffentlichte Dokumente, recherchiert am 26.10.2008).

Brennecke, R. (Hrsg.) (2004): Lehrbuch Sozialmedizin. Bern: Verlag Hans Huber.

Breslow, L. (2005): Health Measurement in the third area of Health. In: American Journal of Public Health 96 (1): 17-19.

British Standards Institution (Hrsg.) (2004): Health Informatics – Health Indicators conceptual framework. DD ISO/TS 21667: 2004.

Deutsche Diabetes Union e.V (Hrsg.) (2008): Deutscher Gesundheitsbericht Diabetes. Die Bestandsaufnahme 2008. Mainz: Verlag Kirchheim und Co GmbH.

Dulon, M., Bardehle, D., Blettner, M. (2003): Zur Messung der sozialen Ungleichheit im Mikrozensus und im Bundesgesundheitssurvey. In: Das Gesundheitswesen 65: 629-635.

Fakultät für Gesundheitswissenschaften Universität Bielefeld (2008a): Informationsbroschüre zum Studiengang „Bachelor of Science" (BSc). Studienrichtung Gesundheitskommunikation. Online unter: http://www.uni-bielefeld.de/gesundhw/neu/downloads/bhc.pdf (Letzter Abruf: 24.10.2008).

Fakultät für Gesundheitswissenschaften (2008b): Master of Public Health (MPH) Programm. Modulhandbuch zum Studiengang „Master of Public Health". Online unter: http://www.zfl.uni-bielefeld.de/studium/master-as/pubhealth/modulhandbuch/pdf (Letzter Abruf: 19.04.2009).

Forum Public Health in South Eastern Europe (2008): Programmes for Training and Research in Public Health. Public Health Curriculum. Online unter: http://www.snz.hr/ph-see/curriculum.htm (Letzter Abruf: 10.11.2008).

Gesundheitsberichterstattung des Bundes (2009): Themenhefte 1-43. Online unter: http://www.gbe-bund.de/gbe10/abrechnung.prc_abr_test_logon?p_uid=gasts&p_aid=20530916&p_sprache=D&p_knoten=WA52220 (Letzter Abruf: 10. 04. 2009).

Gutzwiller, F., Paccaud, F. (2007): Sozial- und Präventivmedizin Public Health. 3. vollständig überarbeitete Auflage. Bern: Hans Huber Verlag.

Hurrelmann, K., Laaser, U., Razum, O. (Hrsg.) (2006): Handbuch Gesundheitswissenschaften. 4., vollständig überarbeitete Auflage. Weinheim, München: Juventa Verlag.

IMBEI - Institut für Medizinische Biometrie, Epidemiologie und Informatik an der Johannes Gutenberg Universität Mainz (Hrsg.) (2008): Master of Science Programme

Epidemiology. European Master of Science in Epidemiology. Online unter: http://www.eu-mse.de/eumse/interested/master-of-science-in-epidemiology/index. html (Letzter Abruf: 10.11.2008)

Innenministerium Nordrhein-Westfalen (Hrsg.) (2005): Gesetz über den Öffentlichen Gesundheitsdienst (ÖGDG) NRW vom 25. Nov. 1997. § 21 Kommunale Gesundheitsberichterstattung §25 Landesgesundheitsberichterstattung SGV Nordrhein-Westfalen. neu gefasst 2005. Online unter: http://www.loegd.nrw.de/ (Letzter Abruf: 26.10. 2008).

Kuhn, J. & Busch, R. (2006): Gesundheit zwischen Statistik und Politik. Frankfurt am Main: Mabuse Verlag.

Laaser, U. & Schwartz, F.W. (Hrsg.) (1992): Gesundheitsberichterstattung und Public Health in Deutschland. Berlin, New York: Springer Verlag.

Lampert, Th., Saß, A-Ch., Häfelinger, M., Ziese, Th. (2005): Beiträge zur Gesundheitsberichterstattung des Bundes. Armut, soziale Ungleichheit und Gesundheit. Expertise des Robert Koch-Institutes zum 2. Armuts- und Reichtumsbericht der Bundesregierung. Berlin: Robert Koch-Institut.

Murza, G. & Hurrelmann, K. (1996): Regionale Gesundheitsberichterstattung. Weinheim, München: Juventa Verlag.

Nordrheinische Gemeinsame Einrichtung Disease-Management-Programme GbR (Hrsg.) (2006): Qualitätssicherungsbericht 2006. Brustkrebs. Diabetes mellitus Typ1/ Typ 2. Koronare Herzkrankheit. Asthma/ COPD. Online unter: http://www.kvno.de/ importiert/qualbe_dmp06.pdf.

Razum, O., Zeeb, H., Meesmann, U., Schenk, L., Bredehorst, M., Brzoska, P., Dercks, T., Glodny, S. Menkhaus, B., Salman, R., Saß, A.-C., Ulrich, R. (2008): Migration und Gesundheit. Schwerpunktbericht der Gesundheitsberichterstattung des Bundes. Berlin: Robert Koch-Institut.

Reintjes, R. & Klein, S. (2007): Gesundheitsberichterstattung und Surveillance. Messen, Entscheiden und Handeln. Bern: Hans Huber Verlag.

Sachverständigenrat für die Konzertierte Aktion im Gesundheitswesen (Hrsg.) (1992): Jahresgutachten 1992. Baden-Baden: Nomos Verlag.

Schwartz, F.W., Badura, B., Leidl, R., Raspe, H., Siegrist, J. (Hrsg.) (1998): Das Public Health Buch. München: Urban & Schwarzenberg Verlag.

Statistisches Bundesamt (Hrsg.) (1998): Gesundheitsbericht für Deutschland. Stuttgart: Metzler-Poeschel Verlag.

Statistisches Bundesamt (Hrsg.) (2007): Gesundheit. Kostennachweis der Krankenhäuser. In: Fachserie 12, Reihe 6.3 Qualitätsbericht (2007): 3-7. Online unter: http://www. destatis.de/ (Letzter Abruf: 19.4.2009).

Statistisches Bundesamt (Hrsg.) (2009a): Gesundheit. Diagnosedaten der Patientinnen und Patienten in Krankenhäusern (einschließlich Sterbe- und Stundenfälle).In: Fachserie 12, Reihe 6.2.1. Qualitätsbericht (2009): 3-7. Online unter: http://www. destatis.de/ (Letzter Abruf: 19.4.2009).

Statistisches Bundesamt (Hrsg.) (2009b): Das Informationssystem der Gesundheitsberichterstattung des Bundes. Online unter: http://www.gbe-bund.de/ (Letzter Abruf: 19.4.2009).

Streich, W., Wolters, P., Brand, H. (Hrsg.) (1998): Berichterstattung im Gesundheitswesen. Weinheim, München: Juventa Verlag.

Waller, H . (2007): Sozialmedizin. Grundlagen und Praxis. 6., überarbeitete und erweiterte Auflage. Stuttgart: Kohlhammer Verlag.

Ziese, T. & Neuhauser, H. (2005): Der telefonische Gesundheitssurvey 2003 als Instrument der Gesundheitsberichterstattung des Bundes. In: Bundesgesundheitsblatt-Gesundheitsforschung Gesundheitsschutz. Springer Medizin Verlag: 1211-1216.

Stellenwert und Aufgabenfelder von „Umwelt und Gesundheit" in Public Health

Claudia Hornberg, Andrea Pauli

1 „Umwelt und Gesundheit" – Entwicklungslinien und thematische Einordnung

Die gemeinsame Bearbeitung von Umweltfaktoren und Gesundheitsfragen war vor 20 Jahren im Kontext von Public Health in Deutschland keineswegs selbstverständlich. Jenseits programmatischer Forderungen hat die ökologische, an Umweltfaktoren orientierte Perspektive auf Gesundheit und Krankheit in den zurückliegenden beiden Jahrzehnten nur zögerlich ihren Platz im Arbeits- und Forschungskontext von Public Health gefunden. Dies verwundert umso mehr, als die Etablierung eines eigenständigen Forschungsfeldes „Umwelt und Gesundheit" bereits seit 1994 vom Deutschen Wissenschaftsrat ausdrücklich gefordert wurde, um dem hohen Entwicklungsbedarf in diesem Bereich zu entsprechen (Wissenschaftsrat 1994).

Maßgeblich auf die Zusammenhänge zwischen Umwelt und Gesundheit verwiesen haben in den letzten beiden Jahrzehnten die Aktivitäten der Weltgesundheitsorganisation (WHO) sowie die im Fünf-Jahres-Turnus stattfindenden WHO-Ministerkonferenzen „Umwelt und Gesundheit" in der Europäischen Union. Die erste von insgesamt bislang fünf Konferenzen im Jahr 1989 endete mit der Verabschiedung der ersten Europäischen Charta für Umwelt und Gesundheit (WHO 1989).

1.1 „Nachhaltigkeit" und die „Aktionspläne Umwelt und Gesundheit" – getrennte Diskurse, gemeinsame Ziele

Eine wesentliche Unterstützung erhielt die Europäische Charta durch die in den 1990er Jahren einsetzende Nachhaltigkeitsdebatte sowie die Agenda 21. Vor dem Hintergrund des Brundtland-Berichts markierte die Agenda 21 den Beginn einer systematischen internationalen Auseinandersetzung mit den Ursachen und Folgen wachsender Umweltprobleme sowie die Suche nach vorsorgeorientierten

Lösungsstrategien für eine dauerhafte, nachhaltige Entwicklung (sustainable development) (Kopfmüller et al. 2001).

Unter dem Eindruck der vordringlichen Umweltprobleme beschloss die zweite WHO-Ministerkonferenz im Jahr 1994 in Helsinki einen *Aktionsplan Umwelt und Gesundheit für Europa (EHAPE)*. Die beteiligten Länder verpflichteten sich zur Umsetzung der darin vereinbarten gesundheits- und umweltpolitischen Ziele im Rahmen *nationaler Aktionspläne Umwelt und Gesundheit (NE-HAP)* (WHO 1994). In Deutschland ist aus dieser Verpflichtung, ähnlich wie in vielen anderen europäischen Ländern, ein nationales *Aktionsprogramm Umwelt und Gesundheit (APUG)* hervorgegangen. Seit 1999 verfolgt das APUG in einem übergreifenden politischen Ansatz die Förderung der umweltbezogenen Gesundheit im Rahmen einer Gesamtstrategie (Schreiber et al. 2001). Zum Erfolg des APUG zählt u.a. die intensivierte Auseinandersetzung mit umweltbezogenen Gesundheitsfragen in politischen Diskursen, aber auch die erhöhte Wahrnehmung der Thematik im öffentlichen Bewusstsein. Daneben konnten sektorenübergreifende Strukturen zur Bearbeitung des Querschnittbereichs „Umwelt und Gesundheit" implementiert, die Berichterstattung zu Umwelt und Gesundheit erweitert und (Risiko-) Kommunikationsansätze optimiert werden (Schreiber et al. 2001). In Ergänzung des nationalen Aktionsprogramms Umwelt und Gesundheit hat NRW[1] als bisher einziges Bundesland die Initiative der WHO aufgegriffen und ein eigenes regionales APUG zur Verbesserung des umweltbezogenen Gesundheitsschutzes implementiert.

Wesentlich für die inhaltliche Ausrichtung des APUG war die vierte WHO-Konferenz zu Umwelt und Gesundheit im Jahr 2004 in Budapest mit der Verabschiedung des Aktionsplans zur Verbesserung der umweltbezogenen Gesundheit von Kindern in der Europäischen Region der WHO (CEHAPE). Er räumte Kindern, als besonders gefährdete und demzufolge vor negativen Umwelteinflüssen zu schützende Zielgruppe, besonderen Stellenwert in den Nationalen Aktionsplänen ein.

Wie sehr die Entwicklungen im Handlungsfeld Umwelt und Gesundheit einem zeitlichen Wandel unterliegen, demonstrierte die im Mai 2010 in Italien (Parma) veranstaltete fünfte Ministerkonferenz. Noch in den 1990er Jahren dominierten einzelne Umweltnoxen und ihr gesundheitliches Gefährdungspotenzial die Konferenzagenda. Demgegenüber standen 2010 die Folgen des Klimawandels sowie sozioökonomische und geschlechterbezogene Ungleichheiten in den Lebensverhältnissen und in der Verteilung von Umweltqualitäten im Zentrum der umweltpolitischen Tagesordnung (WHO 2010).

---

[1] Internetpräsenz unter: http://www.apug.nrw.de.

Bemühungen um die Etablierung eines Forschungs-, Politik- und Handlungsfeldes „Umwelt und Gesundheit" in den letzten Jahrzehnten sind Ausdruck veränderter und sich verändernder Umweltqualitäten und Rahmenbedingungen von Gesundheit (z.b. Lebens-, Arbeits- und Wohnbedingungen). Deutlichen Verbesserungen des Umweltzustandes mittels technologischer Entwicklungen und rechtlicher Vorgaben (z.b. Grenzwerte) stehen neue bzw. wieder auftretende Problem- und Fragestellungen in den Mensch-Umwelt-Beziehungen gegenüber. Sie implizieren eine „Rückbesinnung" auf die historischen Wurzeln der Umwelthygiene und ihren Stellenwert in der öffentlichen Gesundheitsvorsorge.

1.2 Bekannte und neue Problemlagen im Handlungsfeld „Umwelt und Gesundheit"

Das lange Zeit fehlende Interesse an umweltbezogenen Gesundheitsfragen in Public Health überrascht angesichts der bedeutsamen Rolle, die Umwelt- und Lebensbedingungen und damit auch der Umwelthygiene[2] bis zu Beginn des 20. Jahrhunderts in der Öffentlichen Gesundheitsvorsorge zugestanden wurde (Labisch 2000, Exner 2008).

Mit der allgemeinen Verbesserung der Lebens- und Umweltbedingungen breiter Bevölkerungsgruppen – u.a. durch die Kontrolle umweltbezogener (Infektions-)Krankheiten – ist die systematische Verbindung von Umwelt und Gesundheit vorwiegend in den industrialisierten Ländern lange Zeit aus dem Blick geraten (Exner 2008). Die Entwicklungen in den zurückliegenden Jahren demonstrieren jedoch ihren Stellenwert in der Public-Health-Forschung und Praxis. Auch Industrienationen können sich heute nicht allein auf die Reduzierung der gesundheitlichen Risikopotenziale von Zivilisationskrankheiten (z.B. Hypertonie, Arteriosklerose, koronare Herzkrankheit, Diabetes) zurückziehen. Naturkatastrophen (z.B. Erdbeben in Südasien) und klimawandelbedingte Extremwetterereignisse (z.B. Hurrikan Katrina) (Cutter 2006) sind das Ergebnis menschlicher Eingriffe in die Natur. Umweltveränderungen im Zuge des Klimawandels bergen Konfliktpotenzial um knappe Umweltressourcen (WBGU 2007) und neue Sicherheitsrisiken (z.B. Flüchtlingsströme, Umweltkriege) hervorbringen (Renner 2006).

---

[2] Hygiene ist definiert als Wissenschaft und Lehre von der Prävention und Kontrolle von Krankheiten sowie der Gesunderhaltung, insbesondere durch Gesundheitsschutz und Gesundheitsförderung. Ihr Ziel ist die Gewährleistung lebenserhaltender Umweltbedingungen, sozialer Verhältnisse und Strukturen in einer Solidargemeinschaft sowie die Förderung gesundheitsgerechter individueller Verhaltensweisen (Reichl 2002).

Verschiedene Umweltveränderungen sind mit einem hohen Unsicherheits-
faktor z.b. hinsichtlich ihrer langfristigen gesundheitlichen Wirkungen belegt.
Dies gilt gleichermaßen für gesundheitliche Auswirkungen durch den Einsatz
neuer Technologien, wie der Gentechnik (Ökologischer Ärztebund 2007), der
Nanotechnologie (Revermann 2009) oder der Verwendung (potenziell) hormon-
ähnlich wirksamer Chemikalien in unterschiedlichen Lebensphasen und
-bereichen. Nicht zu vergessen sind die unkontrollierbaren Risiken technischer
Großschadensereignisse oder die vorsätzliche Freisetzung biologischer, chemischer oder nuklearer Kampfstoffe durch terroristische Anschläge (z.b. Anthrax-
Erreger, Giftgas) (Levy & Sidel 2003). Charakteristisch für diese Gefahren sind
geringe Eintrittswahrscheinlichkeiten und zugleich potenziell immense Schädi-
gungsausmaße für Mensch und Umwelt (Pietrek 2008).

2   Globale Dimensionen umweltbezogener Krankheitslasten

Die bevölkerungsbezogene Krankheitslast in den Industrieländern ist dominiert
von chronischen Erkrankungen (z.b. Herz-Kreislauf-Erkrankungen, Tumor- und
Atemwegserkrankungen). Sie sind einerseits durch individuelle genetische, le-
bensstilbedingte (z.b. Fehlernährung, Bewegungsarmut, Rauchen) und soziale
Faktoren zu erklären. Andererseits spielen verschiedene Umweltfaktoren (z.B.
Lärm, Feinstaub) ätiologisch eine Rolle (Malsch et al. 2006, Prüss-Üstün & Corvalán 2006). Mit dem Bericht „Country profiles of the environmental burden of
disease" hat die WHO im Jahr 2007 erstmals länderbezogene Daten über umweltbezogene Gesundheitsrisiken für alle Mitgliedstaaten der Europäischen Region vorgelegt. Danach sind bis zu 22 Prozent der sog. DALYs[3] (Disability-
adjusted Life Years) in den Mitgliedstaaten auf Umweltprobleme zurückzuführen, die durch entsprechende Interventionen zu verringern oder gänzlich zu beseitigen wären (WHO 2010)[4]. Für Kinder und Jugendliche (0-19 Jahre) in der
Europäischen Region wird der Anteil an der Gesamtkrankheitslast, der in Verbindung mit Umweltbelastungen anzunehmen ist, auf etwa ein Drittel geschätzt
(Valent et al. 2004).

Die Dominanz der sogenannten Zivilisationskrankheiten sollte jedoch nicht
darüber hinwegtäuschen, dass nach wie vor *Infektionskrankheiten* auch in den

---

[3] DALYs sind ein Summenmaß zur Erfassung der Sterblichkeit und der gesamten gesundheitlichen
Beeinträchtigung beschwerdefreien Lebens durch eine Krankheit oder Behinderung innerhalb einer
Bevölkerungsgruppe. Auf Basis der DALYs ist die Bedeutung verschiedener Krankheiten für eine
Gesellschaft sowie die Effizienz von Prävention und Behandlung darstellbar (Claßen et al. 2009).
[4] http://www.euro.who.int/envhealth/data/20070831_4?language=German (letzter Abruf: 12.05.
2010).

industrialisierten Länder einen hohen Stellenwert haben. Ein Anstieg der Tuberkulose-Inzidenz (WHO 2004) ist ebenso zu beobachten wie die Ausbreitung neuer Infektionskrankheiten (z.B. SARS, H5N1) (WHO 2005). Eine weitere weltweite Problematik sind die multiresistenten Mikroorganismen[5], bei denen der Behandlungserfolg durch Antibiotika spürbar abnimmt (Harris et al. 2010). Das Wiederauftreten von „(re-)emerging infectious diseases" und „emerging pathogens" mit weltweiter Ausbreitungstendenz hat vielfältige Ursachen (z.B. klimatische Veränderungen), die die Überlebensfähigkeit und geographische Ausbreitung von Erregern beeinflussen (Reintjes & Thelen 2006). In der Verbreitung von Infektionskrankheiten spiegeln sich globale wirtschaftliche, kulturelle und gesellschaftliche Prozesse wider, die mit grenzüberschreitender Mobilität und Migration sowie mit internationalen Austauschbeziehungen und Warenströmen einhergehen (Ali & Keil 2006).

Bislang waren es in den Entwicklungs- und Schwellenländern vor allem die übertragbaren, mit mangelnder Hygiene und Armut assoziierten Erkrankungen, die im Zentrum standen. Im Wesentlichen sind sechs Krankheiten zu nennen, die etwa 90 Prozent aller global zu verzeichnenden Todesfälle infolge von Infektionskrankheiten bedingen: HIV/AIDS, akute Atemwegsinfektionen, Durchfallerkrankungen, Tuberkulose, Malaria und Masern (WHO 2005). Vor dem Hintergrund der Auswirkungen des Klimawandels sind vor allem Unterernährung, Durchfallerkrankungen, Malaria sowie Krankheiten infolge von Überflutungen zu nennen, die weltweit einen hohen Verlust an gesunden Lebensjahren verursachen (Markandya & Chiabai 2009).

Das rasante Wachstum von urbanen Siedlungsräumen hin zu *Megacities* geht vielerorts mit erheblichen negativen ökologischen Bilanzen und Begleiterscheinungen einher, die Quellen einer Vielzahl von Gesundheitsrisiken darstellen (Sclar et al. 2005). So ist beispielsweise ein Anstieg umweltbeeinflusster Gesundheitsstörungen (z.B. durch Lärm und Luftschadstoffe), in städtischen Agglomerationen der Entwicklungs- und Schwellenländer zu verzeichnen. Die WHO beziffert die Größenordnung der Mortalität durch Herz-Kreislauferkrankungen und Atemwegserkrankungen, die weltweit auf städtische Luftverschmutzung zurückgehen, auf etwa 1,2 Mio. Todesfälle pro Jahr (WHO 2009).

Aus Public-Health-Perspektive beunruhigend sind Beobachtungen, nach denen Schwellenländer im Prozess der Modernisierung einen deutlichen Anstieg der nicht übertragbaren, chronischen Krankheiten zu verzeichnen haben. Die Ursachen hierfür liegen im Wesentlichen in den zum Teil erheblichen Veränderungen von Lebensstilen und Konsummustern. Derzeit ist beispielsweise China

---

[5] Hierzu zählen z.B. Methicillin-resistente *Staphylokokken aureus* (MRSA)-Stämme und Vancomycin-resistente Enterokokken (VRE).

das Land mit der höchsten Diabetes-Neuerkrankungsrate[6] unter den Erwachsenen (Yang et al. 2010). Chronische Erkrankungen beinträchtigen nicht nur die
individuelle Gesundheit, sondern limitieren die Arbeitskraft und beeinträchtigen
damit die ökonomische Produktivität sowie das Bruttosozialprodukt. In fragilen
Staaten mit niedrigem Einkommensniveau und defizitärer Gesundheitssicherung
kommt hinzu, dass durch die globale Wirtschaftskrise keine Verbesserung der
notwendigen Infrastruktur zur Aufrechterhaltung von Gesundheitsschutzförde-
rung und -versorgung zu erwarten ist.

Anthropogene Eingriffe schaffen veränderte und sich verändernde Rahmenbedingungen für „Gesundheit". Sie demonstrieren die Abhängigkeit der Humangesundheit von der Funktion leistungsfähiger Ökosysteme und Umweltmedien.
Dies untermauert die Notwendigkeit, den Blick zu lösen von isolierten Expositi-
ons-Wirkungsbeziehungen und einseitigen Bemühungen um technische Innovationen zur Verbesserung des Umweltzustandes. Eine erweiterte Perspektive auf
die Bevölkerungsgesundheit, die gesundheitsbezogene Fragestellungen in Beziehung setzt zu Lebensumwelten in ihrer sozialen und räumlichen Differenzierung,
basiert auf einem umfassenden Umweltverständnis – jenseits der klassischen
Umweltmedien Wasser, Boden und Luft.

3 Der Umweltbegriff im Kontext von Public Health

Umweltbezogene Gesundheit (environmental health) umfasst – der WHO (1994)
folgend – alle physikalischen, chemischen, biologischen sowie psychosozialen
Umweltfaktoren, die potenziell schädigenden Einfluss auf die Gesundheit neh-
men können. Diese breit angelegte Definition verweist bereits auf unterschiedliche Verständnis- und Verwendungsmöglichkeiten des Umweltbegriffs. Public
Health ist auf einen erweiterten Umweltbegriff angewiesen, der unterschiedliche
Dimensionen von Umweltqualität, Möglichkeiten der Umweltnutzung und des
Zugangs zu Umweltressourcen in alltäglich relevanten „Lebensbereichen" be-
rücksichtigt (Fehr et al. 2005) – z.B. Wohnen/Wohnumfeld, Arbeiten, Freizeit,
Gesundheitswesen, Verkehrsmittel, in denen physikalische, chemische, biologi-
sche und soziale Faktoren miteinander korrespondieren.

---

[6] Derzeit sind etwa 92,4 Mio. Erwachsene von *Diabetes* betroffen, weitere 148,2 Mio. Chinesen
weisen ein Diabetes-Vorstadium auf. Die Diabetikerrate unter den Erwachsenen liegt damit bei etwa
9,7% (jeder 10. Erwachsene). Das übertrifft die bisherigen Schätzungen bei weitem (Yang et al.
2010). Die WHO schätzt, dass zwischen 2005 und 2014 vorzeitige Todesfälle, die auf Diabetes,
Herzerkrankungen und Schlaganfälle zurückgehen, das nationale Einkommen Chinas um 555,7 Mrd.
US-Dollar vermindern werden (Schulemann 2009).

Ein erweitertes Umweltverständnis, das negative (environmental bads) und positive (environmental goods) Aspekte von Umwelt gleichermaßen einschließt, ist kompatibel mit der Vorstellung von Gesundheit als ständig zu erneuernde Balance zwischen Ressourcen auf der einen und Umweltanforderungen bzw. -belastungen auf der anderen Seite.

3.1 Pathogene und salutogene Umweltfaktoren – zwei Seiten einer Medaille

Die Aufnahme von Umweltschadstoffen kann über die Expositionspfade Nahrung und Wasser (oral), Atemwege (inhalativ) und Haut (dermal) (Mekel & Ewers 2005) erfolgen. Zu unterscheiden sind verschiedene Gruppen von Schadfaktoren:

- physikalisch-chemische Substanzen (z.B. Gase, Partikel, Fasern, Schwermetalle, organische Verbindungen, Pestizide, Umwelt-Östrogene),
- biogene Belastungsquellen (z.b. mikrobielle Verunreinigungen in Lebensmitteln, Bakterien- und Schimmelpilzbelastungen in Innenräumen)
- physikalische Einwirkungen (z.B. Lärm, Strahlung).

Darüber hinaus sind interagierende „soziale Noxen" (Neuser et al. 2002), d.h. soziale Belastungen und Beeinträchtigungen zu nennen, die Einfluss auf die Gesundheit und das Gesundheitsverhalten nehmen können.

Ein erweitertes Umweltverständnis, wie es von der WHO vertreten wird und mit der systematischen Verbindung von Umwelt und Gesundheit in der Ottawa-Charta zur Gesundheitsförderung verankert ist, führt über die einseitige Fokussierung auf pathogen wirkende, potenziell gesundheitsbeeinträchtigende Umwelteinflüsse hinaus. Es integriert die vielfach vernachlässigten und im Gegensatz zu pathogenen Faktoren offensichtlich deutlich schwieriger zu benennenden positiven Wirkungen von Umwelt und Natur auf die menschliche Gesundheit (z.B. Abraham et al. 2007) – im Sinne „ökologischer Gesundheitsförderung" (vgl. Fehr 2001).

Wälder, Wiesen, Parkanlagen, Grünflächen, Gärten, Pflanzen etc. fördern und erhalten als zentrale Lebensgrundlagen Gesundheit und Wohlbefinden. Der Kontakt mit Natur und Pflanzen kann u.a. der Erholung dienen, Stresserleben reduzieren und das individuelle Wohlbefinden erhöhen (Abraham et al. 2007). Natur und naturnahe Grünräume im Wohnumfeld haben nicht nur positive Wirkungen auf das Stadtklima und die Schadstofffilterung, sie steigern auch die Aufenthaltsqualität und sozialen Interaktionen im öffentlichen Raum. Grünräume motivieren in der gebauten städtischen Umwelt zu Bewegung und körperlicher Aktivität mit positiven Rückwirkungen auf Gesundheitsverhalten und Gesundheitsstatus (z.B. Körpergewicht, Herz-Kreislaufwerte) (Krahnstoever-Davison & Lawson 2006). Die verfügbare empirische Basis gibt eindeutige Hinweise auf ein insgesamt unterschätztes Gesundheitspotenzial von Grünräumen und Landschaften auf die psychische und physische Gesundheit aller Altersgruppen (Maller et al. 2005) und den Aufbau gesundheitsrelevanter Ressourcen (Claßen & Hornberg 2008).

4   Aufgabenfelder und Leistungsfähigkeit von Public Health im Kontext von Umweltmedizin und Umwelthygiene

Die Umweltmedizin als Wissenschaft und Lehre von der Epidemiologie, Diagnose und Therapie umweltbeeinflusster Erkrankungen wurde erst in der zweiten Hälfte des 20. Jahrhunderts als neues Fachgebiet der Medizin institutionalisiert (Hornberg & Wiesmüller 2002). Traditionell wird zwischen der individualmedizinisch ausgerichteten „Klinischen Umweltmedizin" und der bevölkerungsbezogenen „(Primär)Präventiven Umweltmedizin" unterschieden. Letztere ist mit ihrer umweltepidemiologischen und umwelthygienischen Ausrichtung ein wichtiges Forschungs- und Anwendungsgebiet in Public Health, da die Rolle von Umweltfaktoren bei der Krankheitsentstehung und der Beeinflussung von Krankheitsverläufen vielfach noch ungeklärt ist (Hornberg et al. 2003).

4.1   „Umwelt" als Krankheitsursache? Erkenntnisdefizite und Bewertungskontroversen

In der Umweltmedizin und in der Umweltepidemiologie wird die Verwendung des Begriffs „umweltbedingt" weitgehend vermieden und stattdessen die Termini umwelt(mit)beeinflusste oder umweltbezogene Erkrankungen/ Beeinträchtigungen bevorzugt. Vermieden wird auch der Begriff der „Umweltkrankheiten", der vielfach eine nicht gegebene Kausalität suggeriert (Meyer & Sauter 2000).

Bezüglich Krankheitsentstehung und Krankheitsursachen kann eine Differenzierung vorgenommen werden in:

- multifaktorielle Erkrankungen mit Umweltbeteiligung (z.B. Allergien, Kontaktdermatitis), bei denen sich ein Bezug zu chemischen oder physikalischen Noxen herstellen lässt (z.B. Hausteiner et al. 2007),

- Erkrankungen mit unklarer Umweltbeteiligung, bei denen Umweltfaktoren als Trigger- oder Ko-Faktoren eine Rolle zukommt (z.b. Gen-Umwelt-Interaktionen bei Krebserkrankungen) (z.b. GEKID & RKI 2006),
- umweltbezogene funktionelle Syndrome unbekannter Entstehung, für die ein Umweltbezug vermutet wird (z.b. Sick Building Syndrome (SBS), Multiple Chemical Sensitivity (MCS), Fibromyalgie-Syndrom (FMS)) (Bischof & Wiesmüller 2007, Hornberg et al. 2003, Herr et al. 2008),
- Befindlichkeitsstörungen (z.b. Bullinger 2002).

Erfahrungen aus universitären umweltmedizinischen Ambulanzen zeigen übereinstimmend, dass Umweltfaktoren nur in seltenen Fällen die Beschwerden und Krankheitssymptome hinreichend erklären (z.b. Hornberg et al. 2003, 2005). Kontrovers diskutiert werden vor allem die unklaren Störungsbilder sogenannter Umweltsyndrome. Ihre Definition, mögliche Ursachen für die Krankheitsentstehung sowie diagnostische und therapeutische Verfahren sind immer wieder Bestandteil fachwissenschaftlicher Auseinandersetzungen (Hornberg et al. 2003, Eis et al. 2005, Hausteiner et al. 2007, Herr et al. 2008).

Neben Art und Dosis der auf den Organismus einwirkenden Substanzen sind Aufnahmepfade (oral, dermal, inhalativ), Wirkdauer der Substanzen und Art der Verstoffwechselung zu berücksichtigen. Relevant sind zudem die individuelle genetische Disposition und physiologische Konstitution des Betroffenen (Mekel & Ewers 2005).

Ein besseres Verständnis der gegenwärtig diskutierten umwelt (mit)beeinflussten Beeinträchtigungen und Erkrankungen würde wesentlich dazu beitragen, den erforderlichen Auf- und Ausbau einer flächendeckenden, qualitätsgesicherten und evidenzbasierten (umweltmedizinischen) Gesundheitsversorgung zu fördern (Meyer & Sauter 1999). Darüber hinaus könnten auf diesem Wege präventive Interventionen vor allem mit Blick auf Langzeitexpositionen im Niedrigdosisbereich (z.B. Chemikalien in Gebrauchsgegenständen, Nahrungsmitteln) (z.B. UBA 2006, 2007) intensiviert und zielgruppen- und bedarfsorientiert adressiert werden.

Dringend notwendig sind in diesem Zusammenhang Kenntnisse über den nachfolgend skizzierten ursächlichen und/oder modifizierenden Einfluss von Faktoren wie Lebensalter, Geschlecht und soziale Lebensverhältnisse (z.B. Wohnungs-/Wohnumfeldqualität).

4.2 Expositionsdeterminante „Lebensalter"

Die fünfte Ministerkonferenz zum Thema Umwelt und Gesundheit in der Europäischen Union im März 2010 berücksichtigte mit dem Schwerpunkt „Schutz der Gesundheit der Kinder in einer sich verändernden Umwelt" die Besonderheiten des heranwachsenden kindlichen Organismus mit seiner spezifischen Stoffwechselsituation und der besonderen Empfindlichkeit (Suszeptibilität) gegenüber Umweltnoxen wie Lärm, Chemikalien, Luftschadstoffe etc. Kinder, die in bildungsfernen, einkommensschwachen Milieus aufwachsen, können aufgrund benachteiligter und benachteiligender Lebensverhältnisse erhöhten gesundheitsschädlichen Umweltexpositionen (z.b. Lärm, Luftschadstoffe) ausgesetzt sein (vgl. Seiwert et al. 2008, Hoffmann et al. 2009) (siehe hierzu „Expositionsdeterminante soziale Lage/Sozialstatus"). Ein erhöhtes Expositionsrisiko kann bei Kindern auch durch altersabhängige Verhaltensmuster (z.B. Hand-zu-Mund-Aktivitäten Spielen am Boden) bedingt sein (Heinemeyer & Gundert-Remy 2002). Besonders zu berücksichtigen sind Langzeiteffekte und Kombinationswirkungen von Umweltschadstoffen, die sich über die gesamte Lebensspanne auswirken können.

Mit zunehmendem Alter und Mobilitätseinschränkungen verbringen Erwachsene in der Regel mehr Zeit in geschlossenen Räumen und im direkten Wohnumfeld. Da die physiologischen Anpassungsfähigkeiten des Menschen mit steigendem Alter abnehmen, ist die Umweltqualität im Innen- wie im Außenraum von zentraler Gesundheitsrelevanz. Hinzu kommt, dass Ältere vielfach durch multiple Vorerkrankungen und „alterstypische" Gesundheitsbeeinträchtigungen (z.b. kardiovaskuläre Erkrankungen, Diabetes mellitus, Osteoporose) vorbelastet sind (Langel 2008).

4.3 Expositionsdeterminante „Geschlecht"

In den naturwissenschaftlichen Bezugsdisziplinen von Public Health wurde Gender als zentrale Analysekategorie bisweilen vernachlässigt und Forschungsthemen lange Zeit vorwiegend geschlechtsneutral bearbeitet (Jahn 2005). Mittlerweile ist ein gestiegenes Bewusstsein für die Berücksichtigung geschlechtsspezifischer Unterschiede zu erkennen. Trotzdem ist die Frage nach geschlechtsspezifischen Expositionen und Wirkungen von Umweltschadstoffen in den Zielorganen und deren Manifestation in unterschiedlichen Symptomkonstellationen und umweltbezogenen Beeinträchtigungen bei Frauen und Männern weitgehend unbeantwortet (Keller 2004).

Die Prävalenz umweltbezogener Befindlichkeitsstörungen und Krankheits-symptomen ist bei Frauen erhöht (z.B. Keller et al. 2005). Geschlechtsspezifi-sche Unterschiede werden auch in unterschiedlichen Anpassungskapazitäten an veränderte Umweltbedingungen sichtbar. Diese sind beispielsweise im Fall von Hitzestress bei älteren Frauen geringer als bei Männern (Jendritzky & Koppe 2008).

Geschlechterdifferenzen müssen zudem in Beziehung gesetzt werden zu den unterschiedlichen sozialen, gesellschaftlichen und beruflichen Rollen, unter-schiedlichen Alltagsrealitäten und Verhaltensweisen von Frauen und Männern (z.B. Mobilitätserfordernisse, Versorgungsarbeit) (Vogel 2003, Altmann et al. 2008). Sie sind eng verbunden mit geschlechtsspezifischen Belastungen und Ressourcen, Einschätzungen und Bewertungen von gesundheitsrelevanten Um-weltrisiken (Wiedemann & Eitzinger 2006), die sich ihrerseits im Umweltbe-wusstsein (Kuckartz & Rheingans-Heintze 2004) widerspiegeln.

Um diesen unterschiedlichen Ausgangsvoraussetzungen zu entsprechen, be-steht unter Public-Health-Gesichtspunkten dringender Bedarf, eine weitergehen-de geschlechtersensible Perspektive in umweltepidemiologischen Studien, um-weltmedizinischer Beratung und Behandlung, in der (Umwelt)Politikgestaltung sowie in Prävention und Gesundheitsförderung zu realisieren.

4.4 Expositionsfaktor „Soziale Lage/Sozialstatus"

Der soziale Status (gemessen an Einkommen, Bildung und Berufsstatus) als *ein* Indikator für umweltbezogene gesundheitliche Beeinträchtigungen wird in Deutschland erst seit wenigen Jahren thematisiert.[7] Insgesamt ist die Datenlage zur Einflussnahme sozialer Faktoren auf umweltbezogene Expositionen *(Exposi-tionsvariation)* und die modifizierende Wirkung der sozialen Position im Gesell-schaftsgefüge auf umweltbezogene Gesundheitsbeeinträchtigungen *(Effektmodi-fikation)* speziell in Deutschland noch rudimentär (Bolte 2006). Analysen von Primär- und Sekundärdaten lassen jedoch erkennen, dass ein niedriger Sozialsta-tus vielfach mit höheren Expositionen (z.B. industrielle Luftschadstoffe, Lärm etc.) im Wohnumfeld einhergeht, während der Zugang zu naturnahen Grün- und Erholungsräumen oder wichtigen alltäglichen Dienstleistungsangeboten (z.B.

---

[7] Demgegenüber ist der Diskurs um ungleiche Umweltbedingungen in den angelsächsischen Ländern weit fortgeschritten. Seit den frühen 1980er Jahren wird dort unter dem Begriff „Environmental Justice" (Umweltgerechtigkeit) untersucht, welche Bevölkerungsgruppen höheren gesundheitsbelas-tenden Umweltfaktoren ausgesetzt sind und wie eine sozial „gerechtere" Verteilung dieser Belastun-gen erzielt werden kann. Eine Vielzahl vorliegender internationaler Studien aus dem Forschungsfeld „Environmental Justice" belegen, dass die Umwelt- und Aufenthaltsqualität im Wohnumfeld eng mit der sozialen Lage der Wohnbevölkerung korreliert ist (vgl. Jackson 2003, Frumkin 2005).

Supermärkte, ÖPNV) eher unterdurchschnittlich ist (z.b. Bolte & Mielck 2004, Hoffmann et al. 2009, Bunge & Katzschner 2009, Hornberg & Pauli 2009, 2010).

Gesundheitsrisiken sind jedoch nicht allein auf Defizite in der Wohnumfeldqualität zurückzuführen. Von ebenso großer Bedeutung sind die nach Bildungsniveau, Einkommen und Berufsstatus variierenden physikalisch-chemischen Bedingungen im Wohninnenraum (z.b. Bausubstanz, Baumaterialien, Schadstoffe in Einrichtungsgegenständen, Feuchtigkeit und Schimmel, Leitungssysteme etc.) (Bonnefoy et al. 2004, Becker et al. 2007, Seiwert et al. 2008).

Weitere Risiko erhöhende Faktoren im Zusammenhang mit der sozialen Lage sind u.a. Konsummuster (z.b. Ernährung) und Alltagsgewohnheiten (z.b. Rauchen, Hygiene, Einsatz von Chemikalien im Haushalt) (z.b. Becker et al. 2007). Die folgende Grafik stellt die möglichen Wirkmechanismen und Interdependenzen zwischen Umweltfaktoren, sozialer Lage und Gesundheit schematisch dar.

Abbildung 1:   Erklärungsmodell zu „Umwelt, Gesundheit und soziale Lage"
(modifiziert und erweitert nach Bolte 2006)

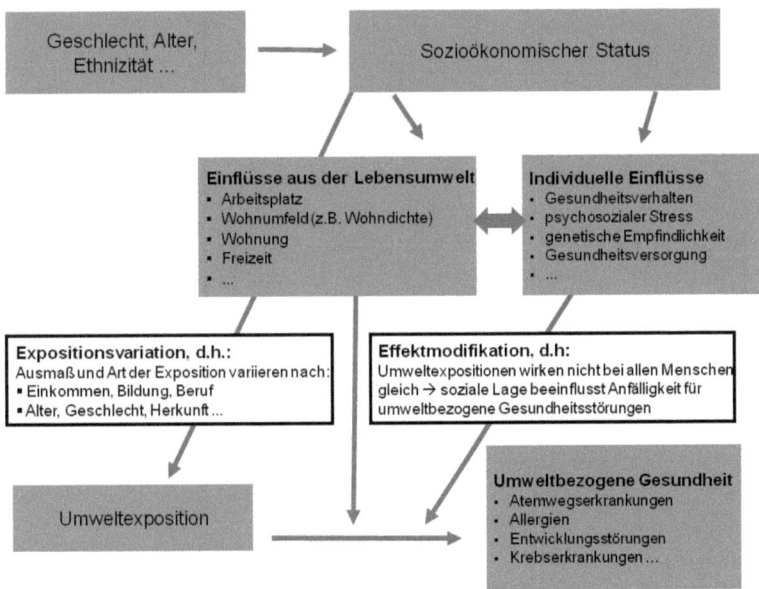

Für umweltmedizinische/ umweltepidemiologische Untersuchungen in Public Health resultiert aus den Befunden zu „Umwelt, Gesundheit und sozialer Lage" das Erfordernis einer differenzierten, lebensweltlich orientierten Perspektive auf soziale Gruppen, einschließlich deren räumlichen Verteilung. Eine frühzeitige Identifizierung gesundheitlicher Risiken auf fundierter Datengrundlage ist Informations- und Bewertungsbasis für belastungsreduzierende Maßnahmen im umweltbezogenen Gesundheitsschutz (z.b. Grenzwertbestimmungen, Lärmaktionspläne, Umweltzonen).

5 Methodisches Instrumentarium zur umweltbezogenen Gesundheitsbilanzierung

Zu den klassischen Aufgaben des umweltbezogenen Gesundheitsschutzes gehört es, die Gefährdungspotenziale biogener, physikalischer oder chemischer Umweltfaktoren zu ermitteln und zu bewerten sowie die Verteilung der Risiken einschließlich ihrer Wirkungen in der Bevölkerung zu quantifizieren. Das methodische Instrumentarium, das solche Bilanzierungen ermöglicht, umfasst mittlerweile eine Vielzahl von Indikatoren-, Berechnungs- und Bewertungsansätzen. Zu den klassischen Verfahren zählt u.a. das Health Risk Assessment zur quantitativen Risikoabschätzung (QRA)[8] (Kappos & Gelbke 2005, Mekel & Ewers 2005). Fortschritte sind in den zurückliegenden Jahren vor allem im Bereich des *Environmental Burden of Disease (EBoD)*-Ansatzes und des *Human-Biomonitorings* (HBM) zu verzeichnen.

5.1 Bestimmung umweltbezogener Krankheitslasten

Environmental Burden of Disease (EBoD)-Studien ermöglichen eine Quantifizierung und Gewichtung der umweltbezogenen Krankheitslasten, einschließlich einer Abbildung regionaler Trendentwicklungen in der Bevölkerungsgesundheit (Malsch et al. 2006). Zusätzlich können Aussagen über die umweltbezogenen Ursachen gesundheitlicher Beeinträchtigungen, aber auch potenzielle Gesundheitsgewinne durch (umwelt)politische Interventionen (z.B. Grenzwerte, Luftreinhaltepläne, Umweltzonen) abgeschätzt und erforderliche Handlungsempfehlungen abgeleitet werden (Claßen et al. 2009, Conrad et al. 2009).

---

[8] Die quantitative Risikoabschätzung umfasst (1) die Identifikation von Gefahren (hazard identification), (2) die Abschätzung des Dosis-Wirkungs-Gefüges (dose response assessment), (3) die Quantifizierung der Risiken (risk assessment), (4) die Expositionsabschätzung (exposure assessment) und (5) das Risikomanagement (risk management) (Kappos & Gelbke 2005).

Ein Vorteil des EBoD-Verfahrens besteht in der Möglichkeit der Gegenüberstellung gesundheitlicher Beeinträchtigungen, die auf unterschiedliche Umweltfaktoren zurückgehen. Mit dem Ziel, den EBoD-Ansatz weiter zu entwickeln, fördert die WHO seit 2009 eine länderübergreifende vergleichende Ermittlung und Quantifizierung der gesundheitlichen Auswirkungen verschiedener
Umweltfaktoren (u.a. Feinstaub, Ozon und Benzol in der Atemluft, Lärm, korpo-
rale Schadstoffbelastung) auf europäischer Ebene (Conrad et al. 2009).

5.2 Human-Biomonitoring (HBM) als Instrument der gesundheitsbezogenen Umweltbeobachtung

Wichtige Instrumente zur Ermittlung von Zusammenhängen zwischen äußeren
Umweltfaktoren, inneren (korporalen) Schadstoffbelastungen und physiologi-
schen Wirkungen von Schadstoffkonzentrationen sind das Umweltmonitoring
(ambient monitoring) und das Human-Biomonitorings (HBM) (Herr et al. 2008).
HBM wird in der Umweltepidemiologie zur Überwachung, Abschätzung und
Bewertung vorhandener Schadstoffbelastungen bei Einzelpersonen oder Bevöl-
kerungsgruppen durch die Untersuchung von Körperflüssigkeiten (z.B. Blut,
Urin) oder -gewebe genutzt.

Durch den Einsatz in epidemiologischen Studien, wie dem Kinder-
Umweltsurvey (KUS) des Umweltbundesamtes (UBA) als der Teil der KiGGS-
Studie, kann HBM in Verbindung mit Umweltmonitoring und systematischer
Umweltbeobachtung fundierte Informationen zu Expositionsquellen, Aufnahme-
pfaden, Schadstoffbelastungen, deren zeitliche Variabilität und den zugrunde
liegenden Risikofaktoren bereitstellen.

HBM erfüllt insofern auch die Kriterien eines Frühwarnsystems, um Belastungen durch neuartige Stoffe, z.B. Duftstoffe (Moschusverbindungen), Weichmacher (Phthalate) und Flammschutzmittel zu erkennen, die im Fokus des gesundheitlichen Verbraucherschutzes stehen (UBA 2006, 2007). Die Methodik
stößt allerdings dort an Grenzen, wo geeignete analytische Verfahren für bestimmte Stoffe fehlen. Der systematische und harmonisierte internationale Einsatz von HBM in der gesundheitsbezogenen Umweltbeobachtung (z.B. im Rahmen von Umweltsurveys, Monitoring- und Surveillanceprogrammen) wird aktuell auch von deutscher Seite durch das UBA unterstützt.

Ein bislang vernachlässigter Aspekt betrifft die Abbildung sozialer und
geografisch-räumlicher Unterschiede in Schadstoffbelastungen mittels HBM.
Auf diesem Wege könnten regionale Belastungstrends bzw. Krankheitscluster,
die mit bestimmten Expositionen assoziiert sind, identifiziert und sichtbar gemacht werden.

5.3 Integrierte Berichterstattung zu „Umwelt, Gesundheit und sozialer Lage"

Um Wirkungszusammenhänge von „Umweltqualität und Gesundheitsstatus" zu erkennen und mögliche Verbindungen zu sozialräumlichen Problemlagen herstellen zu können, bedarf es kleinräumiger Umweltbeobachtung und Berichterstattung unter Verwendung ausgewählter Indikatoren (Süß et al. 2005). Sie bilden die notwendige Basis für gesundheitsbezogene Risikobewertungen von sozialen und räumlichen Unterschieden in der Umweltqualität. Darüber hinaus sind integrierte Berichte Grundlage für strategische politische Entscheidungen. Als qualitätssicherndes Element können sie Wirkungsnachweise für Maßnahmen und Projekte, z.B. gesundheitsfördernder Stadtteilentwicklung, zur Verfügung stellen (vgl. Reimann et al. 2010). Die Berichterstattung zu den Handlungsfeldern Umwelt, Gesundheit und Soziales erfolgt derzeit weitgehend unabhängig in verschiedenen Fachressorts und selten auf kleinräumiger Ebene. Hauptschwierigkeiten bereiten in der Regel fehlende Datenverfügbarkeit und Zusammenführung unterschiedlicher Datensätze, die auf verschiedenartigen methodischen Vorgehensweisen, voneinander abweichenden Erhebungszyklen sowie unterschiedlichen Detaillierungsgraden der erhobenen Daten basieren. Nicht zu vernachlässigen ist in diesem Zusammenhang der erforderliche Transfer wissenschaftlicher Ergebnisse in das öffentliche Bewusstsein. Neben Lobbyarbeit und Medienbeiträgen sind beispielsweise in der Berichterstattung Kommunikationswege zu nutzen, die auch bildungsfernere Bevölkerungsgruppen und MigrantInnen, z.B. an ihren Arbeitsplätzen und in Stadtteileinrichtungen, erreichen (vgl. Straka & Klotter 2009).

5.4 Impact Assessments (HIA)

Verträglichkeitsprüfungen (impact assessments) (Kemm et al. 2004), haben sich bereits in vielen Kontexten als geeignet erwiesen, um im Vorfeld neuer Technologieanwendungen, politischer Programme oder Planungsvorhaben potenzielle Nutzen- und Lastenverteilungen, Gesundheitsgewinne und -verluste zu prüfen. Der Prozess kann insgesamt dazu beitragen, die Transparenz und Qualität politischer Entscheidungen zu verbessern und den Einsatz von Ressourcen zu optimieren.

Die Wurzeln der Folgenabschätzung liegen im Bereich umweltbezogener gesetzlicher Regelungen. Einsatzmöglichkeiten als Gesundheitsfolgenabschätzung (Health Impact Assessment (HIA)) unter Beteiligung der Gesundheitsressorts (z.B. Öffentlicher Gesundheitsdienst) werden demzufolge bislang nur unzureichend genutzt (Welteke & Machtolf 2005).

Der Einsatz von HIA zur Verringerung sozialräumlicher, gesundheitlicher Chancenungleichheit wird derzeit vorwiegend in den angelsächsischen Ländern mittels Health Equity Impact Assessments (HEIA) verfolgt (Bhatia & Wernham 2008). Ihre Leistungsfähigkeit erweist sich in der Unterstützung transparenter beteiligungsorientierter Entscheidungsprozesse, die kurz- und mittelfristig einen Beitrag zur Verbesserung der Gesundheitschancen von sozioökonomisch schwachen Bevölkerungsgruppen leisten können (Mackenbach et al. 2004).

Um an vorliegende Erfahrungen aus anderen Ländern anzuknüpfen und Synergien zu nutzen, sind intensivierte Forschungskooperationen, Programme und Kommunikationsstrukturen jenseits nationalstaatlicher Grenzen, z.b. über das Healthy City-Programm und Netzwerk der WHO, substanziell.

Trotz aller Fortschritte und Weiterentwicklungen stoßen Risikoanalysen und Methoden zur Abschätzung umweltbezogener Gesundheitsrisiken (z.B. Umgang mit Arzneimittelwirkstoffen im Trinkwasser) angesichts lokal nicht begrenzter Risikotypen an Grenzen. Systemische (Umwelt-)Risiken sind hinsichtlich Eintrittswahrscheinlichkeit und Schadensausmaßen (z.B. Klimawandelfolgen, technische Großschadensereignisse) zunehmend unsicher in der Vorhersage und Bestimmung (OECD 2003, Bechmann et al. 2007). Dies eröffnet Public Health die Chance, stärker auf Vorsorgepotenziale, Anpassungsstrategien (z.B. im Hinblick auf den Klimawandel) und Ressourcenförderung im Umgang mit umweltbezogenen Problemlagen zu fokussieren. Gleichzeitig verbessern sich die Rahmenbedingungen, um Umwelt und Gesundheit im Sinne von Environmental Health als Public-Health-Handlungsfeld in Wissenschaft und Praxis weiterzuentwickeln.

6   Environmental Health Sciences – Vorbild und Zukunftsmodell für Deutschland?

Die häufig isolierte disziplinäre Bearbeitung einzelner Fragestellungen und Problemlagen im Handlungsfeld Umwelt und Gesundheit illustriert die Schwierigkeiten der viel beschworenen *Interdisziplinarität*, der es sowohl in Wissenschaft und Politik als auch in der Praxis vielfach an Umsetzung mangelt. In den angelsächsischen Ländern sind die Voraussetzungen für eine Integration unterschiedlicher Fachdisziplinen und Ressorts im Querschnittsbereich Umwelt und Gesundheit deutlich günstiger als in Deutschland. Im Rahmen der Environmental Health Sciences (EHS) ist in vielen Ländern der umweltbezogene Gesundheitsschutz in Departments of Environmental Health Sciences (EHS) wissenschaftlich und handlungsorientiert verankert (Eikmann et al. 2004).

Vor allem die Situation in den USA kann als Vorbild für den Aufbau eines vergleichbaren Arbeitsfeldes und einer Environmental-Health-Teildisziplin in Deutschland gelten. Mit der Bündelung unterschiedlichster medizinisch-ökologischer Fachgebiete im universitären und außeruniversitären Bereich nehmen die EHS eine Vielzahl von Aufgaben in der öffentlichen Gesundheitsvorsorge wahr (Moeller 2005).

Wissenschaftlich federführend in dem breiten Netzwerk der EHS in den USA ist das *National Institute of Environmental Health Sciences* (NIEHS), das politisch-administrativ einen hohen Stellenwert hat. NIEHS und EHS-Departments kooperieren mit einer Reihe weiterer Bundesinstitute (z.b. den *Centers of Disease Control and Prevention,* CDC) und mit verschiedensten Universitätseinrichtungen im Bereich der Grundlagenwissenschaften und Klinik. Beteiligt an der Zusammenarbeit in den EHS-Institutionen sind – analog zum deutschen Fächerkanon – Arbeitsmedizin, Epidemiologie, Hygiene, Öffentliche Gesundheit, Public Health, Sozialmedizin, Toxikologie und Umweltmedizin (Eikmann et al. 2004). Eine entsprechende Querschnittsdisziplin EHS könnte wesentlich dazu beitragen, die Position und Verankerung der präventivmedizinisch ausgerichteten Fachdisziplinen an deutschen Hochschulen und im System der Gesundheitsversorgung zu stabilisieren. Gleichzeitig wäre dies ein wesentlicher Schritt, um zu verhindern, dass in Zeiten knapper Finanzressourcen umwelthygienische und -medizinische Belange der (politischen) Prioritätensetzung (z.B. im Bereich der zell- und molekularbiologisch ausgerichteten sogenannten individuellen Prävention und Therapie) zum Opfer fallen. Wesentliche Voraussetzung wäre die Erweiterung der bislang eher einseitigen Ausrichtung an einem naturwissenschaftlich-medizinischen Modell und die Ablösung der Fixierung auf individuelle Belastungspotenziale durch einzelne Umweltschadstoffe in Richtung einer gesundheitsförderlichen Gestaltung von Lebensumwelten – nach dem Vorbild der EHS in Public Health.

7   Entwicklung und Gestaltung von Lebensumwelten: Umwelt und Gesundheit in der Praxis

Initialer Moment für die zu beobachtende Trendwende hin zu präventiven Strategieansätzen umweltbezogener Gesundheitsvorsorge und einer Stärkung gesundheitsförderlicher Lebensumweltbedingungen war ein Gutachten des Büros für Technikfolgen-Abschätzung beim Deutschen Bundestag in der zweiten Hälfte der 1990er Jahre (Meyer & Sauter 1999, 2000). Die darin konstatierte *saluto-*

genetische Perspektive[9] setzt sich seit einigen Jahren verstärkt im Bereich Umwelt und Gesundheit durch. So ist z.b. das Bewusstsein gestiegen, dass umweltbezogene Gesundheitsvorsorge sich nicht in der Bekämpfung negativer Umweltqualität erschöpft und es ebenso großer Anstrengungen bedarf, die Umweltqualität im Sinne *salutogener Ressourcen* zu verbessern.

Unter diesem Blickwinkel eröffnen sich gänzlich neue, proaktiv ausgerichtete Handlungsoptionen für Public Health. Sie folgen einer an Entstehung und Erhalt von Gesundheit sowie an Ressourcen und Potenzialen orientierten Perspektive. Umweltmedizin und Umwelthygiene stellen hierfür wichtige Grundlagen bereit, indem sie zahlreiche Anknüpfungspunkte an eine positive Betrachtungsweise von Gesundheit bieten. Sie sind u.a. in zahlreichen Standardlehrwerken der Hygiene und Umweltmedizin hinterlegt. Das Lehrbuch der Umweltmedizin (Dott et al. 2002) formuliert beispielsweise die Kongruenz der Hygiene mit dem Ansatz primordialer Prävention und Gesundheitsförderung sehr präzise und beschreibt als Ziel der Hygiene „(...) die Gewährleistung lebenserhaltender und lebensfördernder Umwelt- und sozialer Verhältnisse und Strukturen in einer Solidargemeinschaft sowie die Förderung gesundheitsgerechter individueller Verhaltensweisen" (Kistemann et al. 2002: 9).

In dieser Ausrichtung ist die Umwelthygiene unmittelbar anschlussfähig an den Setting-Ansatz (Naidoo & Wills 2003) als Kernstrategie einer umweltbezogenen „ökologischen Gesundheitsförderung" (Fehr 2001). Entwicklungen hin zu einer verstärkten sozialräumlichen Orientierung – speziell auf die Settings Stadtteil und Wohnquartier als konzeptionellen Rahmen für Prävention und Gesundheitsförderung – gehen einher mit dem wieder gewachsenen Interesse von Public Health an „Raum" und „Lebensumwelten". Angesichts wachsender sozialer Differenzen steht die gebaute Umwelt (erneut) als (mit)beeinflussende Komponente und Indikator für sozioökonomisch bedingte, umweltassoziierte gesundheitliche Ungleichheiten im Zentrum internationaler Public-Health-Diskussionen (Coburn 2009).

Ein wenig ausgeschöpftes Potenzial liegt nach wie vor in der Erweiterung von Ansätzen der Verhaltensprävention (z.B. zur Expositionsvermeidung, zur Förderung von umweltverträglicherem Verhalten) um zielgruppenspezifische Setting-Interventionen. Dies gilt im Besonderen in sozial benachteiligten Stadtteilen, die durch vielfältige bauliche, infrastrukturelle, sozioökonomische und

---

[9] Die salutogene Sichtweise geht auf den Medizinsoziologen Aaron Antonovsky (1923-1994) zurück und wurde in den 1970-er Jahren entwickelt. Im Fokus der Salutogenese stehen, im Unterschied zur Pathogenese, die Ursachen und Bedingungen zur Herstellung und Erhaltung von Gesundheit. Das salutogenetische Konzept als Basis für Gesundheitsförderung betrachtet die Stärkung der individuellen und gesellschaftlichen Ressourcen für Gesundheit, Wohlbefinden und Lebensqualität als zentrale Voraussetzung, um Gesundheitsrisiken zu reduzieren und potenzielle Krankheiten möglichst zu verhindern (Naidoo & Wills 2003).

gesundheitliche Problemlagen belastet sind (Reimann et al. 2010). Durch die Verankerung im unmittelbaren Alltag der Zielgruppe bieten Setting-Ansätze in diesem Feld beste Rahmenbedingungen, um Veränderungen in den gesundheits-relevanten Handlungsroutinen und in den Wohn- und Lebensverhältnissen des Stadtteils mit seinen Begrenzungen und Ressourcen gleichermaßen anzustoßen (z.B. Boos-Krüger & Pallmeier 2009, Mertens 2010). Ein aktuell sich entwickelnder Bereich ist die „sozialraumorientierte gesundheitsförderliche Stadtteilentwicklung". Sie wird derzeit vorwiegend in Form von *integrierten Programmen*[10] (Trojan & Legewie 2001) erprobt und umgesetzt. Die Handlungsfelder und -ebenen, Zielsetzungen und beteiligten Akteure sind in diesen Programmen ebenso heterogen, wie der Stellenwert, den die Ursachenbeseitigung gesundheitlicher Chancenungleichheit erfährt. Maßnahmen orientieren sich neben der physisch-gebauten Umwelt (z.B. Emissions-/Immissionsschutz, bauliche Maßnahmen, Begrünung, Wohnumfeldgestaltung) in erster Linie an der sozialen Umwelt (z.B. soziale Netzwerke, Bildungsangebote, lokale Ökonomie, kulturelles Kapital etc.) (Mertens 2010, Reimann et al. 2010).

Ressortübergreifende stadtteilorientierte Gesundheitsförderung, die an alltagsrelevante Probleme der Wohnbevölkerung anknüpft und deren Beteiligung sucht, sind aktuell (noch) die Ausnahme (ebd.). Eine systematische Zusammenarbeit zwischen den Sektoren Umwelt, Gesundheit und Soziales ist ausdrücklich weiterzuentwickeln.[11]

Wengleich noch viel Entwicklungsarbeit zu leisten ist, sind erste viel versprechende Ansätze und Konzepte integrierter Stadtteilentwicklung mit Modellcharakter vorhanden. Trotz ihrer sehr unterschiedlichen Schwerpunkte und Zielsetzungen zeichnen sich alle Programme und Maßnahmen dadurch aus, dass sie Interventionssysteme bilden, die aus vernetzten Elementen bestehen und isolierten Insellösungen entgegenwirken. Gemeinsam ist den Ansätzen, dass sie Lebensumwelten über verschiedene Handlungsebenen hinweg als Interventionssettings nutzen. Das Ziel Gesundheit und gesundheitliche Chancengleichheit zu fördern, ist hingegen oftmals nur implizit erkennbar (Boos-Krüger & Pallmeier 2009, Reimann 2010). Alle Vorhaben bieten jedoch gute Voraussetzungen, um dem Handlungsfeld Umwelt und Gesundheit – im Sinne von Environmental Health und anknüpfend an die nachahmenswerten Entwicklungen in den USA

---

[10] Zu den integrierten Programmen zählen das Aktionsprogramm Umwelt und Gesundheit (APUG), das Programm Stadtteile mit besonderem Entwicklungsbedarf, die Soziale Stadt-, Lokale Agenda 21-Aktivitäten (Böhme et al. 2005) und das Gesunde Städte-Programm der WHO (Trojan & Legewie 2001, Fehr et al. 2005).
[11] Dies bestätigt auch eine Evaluation von gesundheitsfördernden Stadtteilentwicklungsprozessen im Rahmen des Forschungsprojekts „Mehr als gewohnt: Stadtteile machen sich stark für Gesundheitsförderung" (vgl. Reimann et al. 2010).

(z.b. Coburn 2009) – einen höheren Stellenwert in der sozialen und gesundheitsförderlichen Stadtteilentwicklung zu verleihen.

8   Ausblick

Die aufgezeigten Entwicklungen und vordringlichen Fragen verdeutlichen, dass
die Rahmenbedingungen für und von Gesundheit wesentlichen Veränderungen
im Zeitverlauf unterliegen. Public Health ist demzufolge nicht mehr nur mit
singulär auftretenden Gesundheitsrisiken einer eindeutig zu bestimmenden Ver-
ursachungsquelle befasst. Vorherrschend sind vielmehr Risikokonstellationen,
die im Hinblick auf Schadensausmaße und Eintrittswahrscheinlichkeiten zunehmend schlechter einzuschätzen sind. Sozioökonomische und technologische
Entwicklungen, Fortschritte in der kurativen Medizin und in der Hygiene, verbesserte Wohn- und Arbeitsbedingungen sowie leistungsfähige Gesundheitsver-
sorgungsstrukturen haben wesentlich zu einem Anstieg der Lebenserwartung und
der Lebensqualität beigetragen. Trotz aller positiven Entwicklungen bleiben
gesundheitliche Chancenungleichheiten und vergrößern sich, wobei deren Ursachen weitgehend außerhalb des Gesundheitssystems angesiedelt sind. Um dieser
Komplexität zu entsprechen, sind integrative Perspektiven notwendig. Ganzheitliche konzeptionelle Ansätze und strategische Partnerschaften (z.B. zwischen
Städtebau, Umweltpolitik, Public Health, Kinder- und Jugendhilfe) sind unverzichtbar, wenn es darum geht, strukturelle und umweltbezogene Determinanten
von Gesundheit und Krankheit (z.B. Wohnungsmarkt, Baustruktur, Lärm- und
Luftbelastung, Verkehrsaufkommen etc.) zu verändern. Gesundheitlicher Chancenungleichheit gilt es in ihren vielfältigen Zusammenhängen mit Lebensbedingungen und Lebensumwelten auf der Verhältnis- und Verhaltensebene zu begegnen. Die Realisierung dieses Anspruchs ist in der Praxis, jenseits programmatischer Forderungen, bisweilen nur ansatzweise erfüllt. Im Rückblick auf 20 Jahre
Public Health scheint die größte Schwierigkeit nach wie vor darin zu bestehen,
dass es sich bei Umwelt und Gesundheit um einen Querschnittsbereich handelt,
in dem sich unterschiedliche Wissenschaftsdisziplinen, Wissensbestände, Poli-
tikressorts und Praxisfelder gegenüberstehen – mit eigenen Sprachcodes, eigenen
Handlungslogiken, gesetzlichen Grundlagen und institutionellen Anbindungen.
    Kooperationsmöglichkeiten und anschlussfähige Konzepte zeigen sich häu-
fig erst auf den zweiten Blick: Im Handlungsfeld Gesundheit stehen mit den sich
ergänzenden Perspektiven von *Pathogenese* und *Salutogenese* Ansätze für Prävention und Gesundheitsförderung zur Verfügung, die vielfältige Optionen zur
Risikominimierung und zur Förderung von Ressourcen und Kompetenzen bieten.
Die Sozialwissenschaften (z.B. Umweltsoziologie, Katastrophensoziologie) lie–

fern u.a. theoretische Ansätze zur Erklärung sozialer Ungleichheiten in der umweltbezogenen Gesundheit oder zur gezielten Nutzung von Risikokommunikation. Natur- und ingenieurwissenschaftliche Disziplinen stellen ihrerseits wichtige Instrumentarien für die Analyse natürlicher und anthropogen veränderter Umwelteinflüsse auf die Humangesundheit sowie technische Möglichkeiten, z.B. zur Reduzierung von Schadstoffpotenzialen, bereit. Für die Anpassung der Lebensumwelten in Städten und Gemeinden an die sozialen, wirtschaftlichen und ökologischen Herausforderungen im Kontext globaler Umweltveränderungen sind darüber hinaus planerische Disziplinen von Bedeutung. Ihre gestalterisch-technischen Ansätze können zugleich die Umwelt entlasten und die Humangesundheit fördern (vgl. Mertens 2010).

Die Zusammenführung der verschiedenen Teildisziplinen (einschließlich ihrer Methoden) in ein praxistaugliches Gesamtkonzept erfordert anstelle sektoraler Betrachtungsweise und isolierten Lösungen unterschiedlicher Problemstellungen eine integrierte Bearbeitung der Teilbereiche „Umwelt, Gesundheit und Soziales".

Literatur

Abraham, A., Sommerhalder, K., Bolliger-Salzmann, H., Abel, T. (2007): Landschaft und Gesundheit: Das Potenzial einer Verbindung zweier Konzepte. Universität Bern.

Ali, H. & Keil, R. (2006): Global cities and the spread of infectious disease: The case of Severe Acute Respiratory Syndrome (SARS) in Toronto, Canada. In: Urban Studies 43, (3): 491-509.

Altman, R.G., Morello-Frosch, R., Brody, J.G., Rudel, R., Brown, P., Averick, M. (2008): Pollution comes home and gets personal: Women's experience of household chemical exposure. In: Journal of Health and Social Behavior 49 (4): 417-435.

Bechmann, G., Keil, F., Kümmerer, K., Schramm, E. (2007): Systemische Risiken aus sozial-ökologischer Perspektive. In: start-Impulspapier 05. Online unter: http://www.geo.uni-frankfurt.de/ipg/ag/dl/f_forschung/start_Abschlussbericht _2008.pdf (letzter Abruf: 11.02.2010).

Becker, K., Müssig-Zufika, M., Conrad, A., Lüdecke, A., Schulz, C., Seiwert, M., Kolossa-Gehring, M. (2007): Kinder-Umwelt-Survey 2003/06 – KUS – Human-Biomonitoring – Stoffgehalte in Blut und Urin der Kinder in Deutschland. WaBoLu-Hefte 01/07. Dessau/Berlin: Umweltbundesamt.

Bhatia, R. & Wernham, A. (2008): Integrating human health into environmental impact assessment: An unrealized opportunity for environmental health and justice. In: Environmental Health Perspectives 116: 991-1000.

Bischof, W. & Wiesmüller, G.A. (2007): Das Sick Building Syndrome (SBS) und die Ergebnisse der ProKlimA-Studie. In: Umweltmedizin in Forschung und Praxis 12: 23-42.

Claudia Hornberg, Andrea Pauli

Böhme, C., Fehr, R., Girmann-Russ, W., Pierk, M., Reimann, B., Schuleri-Hartje, U.-K.,
Süß, W. (2005): Lokale Agenda 21 – Umwelt und Gesundheit. Teil 2, Gute-Praxis-
Beispiele in Kommunen – Mitmachen lohnt! Berlin: Umweltbundesamt.
Bolte, G. & Mielck, A. (2004): Umweltgerechtigkeit. Die soziale Verteilung von Um-
weltbelastungen. Weinheim: Juventa.
Bolte, G. (2006): Environmental Justice – Umweltgerechtigkeit. In: Umweltmedizinische
Forschung und Praxis 11 (3): 161-172.
Bonnefoy, X., Annesi-Maesano, I., Moreno Aznar, L., Braubach, M., Croxford, B., Da-
vidson, M., Ezratty, V., Fredouille, J., Gonzales-Gross, M., van Kamp, I., Maschke,
C., Mesbah, M., Moissonnier, B., Monolbaev, K., Moore, R., Nicol, S., Niemann,
H., Nygren, C., Ormandy, D., Röbbel, N., Rudnai, P. (2004): Review of evidence on
housing and health. Fourth Ministerial Conference on Environment and Health. Bu-
dapest, Hungary: World Health Organization (WHO).
Boos-Krüger, A. & Pallmeier, H. (2009): Gesundheitsförderung in der Sozialen Stadt. In:
Alisch, M. (Hrsg.): Lesen Sie die Packungsbeilage ...?! Sozialraumorganisation und
Gesundheitsinformation. Beiträge zur Sozialraumforschung Band 3. Opladen: Ver-
lag Barbara Budrich: 197-222.
Bullinger, M. (2002): Befindlichkeitsstörungen. In: Dott, W., Merk, H. F., Neuser, J.,
Osieka, R. (Hrsg.): Lehrbuch der Umweltmedizin. Stuttgart: Wissenschaftliche Ver-
lagsgesellschaft: 494-500.
Bunge, C. & Katzschner, A. (2009): Umwelt, Gesundheit und soziale Lage. Studien zur
sozialen Ungleichheit gesundheitsrelevanter Umweltbelastungen in Deutschland.
Dessau-Roßlau: Umweltbundesamt.
Claßen, T. & Hornberg, C. (2008): Gesundheitsförderung durch Stadtgrün: Impulse und
Voraussetzungen einer gesundheitsgerechten Stadtentwicklung. In: Bundesamt für
Naturschutz (BfN) (Hrsg.) (2008): Naturschutz und Gesundheit: Eine Partnerschaft
für mehr Lebensqualität. Band 65. Bonn: Bundesamt für Naturschutz: 49-64.
Claßen, T., Samson, R., Hagemann, S., Hornberg, C. (2009): Umweltbedingte Krankheitslast (Environmental Burden of Disease – EBD) in Deutschland – Erste Ab-
schätzungen für den Umweltrisikofaktor Feinstaub. In: Umweltmedizin in Forschung und Praxis (14): 293.
Coburn, J. (2009): Toward the healthy city: People, places and the politics of urban plan-
ning. Cambridge: MIT Press.
Conrad, A., Rappolder, M., Hornberg, C., Hagemann, S., Wintermeyer, D. (2009): Wie
krank macht uns unsere Umwelt? Bestimmung und Vergleich gesundheitlicher Belastungen durch Umweltfaktoren. In: Umweltmedizinischer Informationsdienst 2: 5-
8.
Cutter, S.L. (Hrsg.) (2006): Hazards, vulnerability and environmental justice. London:
Earthscan.
Dott, W., Merk, H.F., Neuser, J., Osieka, R. (Hrsg.) (2002): Lehrbuch der Umweltmedizin. Stuttgart: Wissenschaftliche Verlagsgesellschaft.
Eikmann, T., Angerer, J., Exner, M., Herr, C., Heudorf, U., Hornberg C., Wilhelm, M.,
Mersch-Sundermann, V. (2004): Hygiene und Umweltmedizin in Deutschland –
derzeitiger Status und zukünftige Entwicklung. In: Umweltmedizin in Forschung
und Praxis 9 (3): 121-126.

Eis, D., Helm, D., Laußmann, D., Mühlinghaus, T., Dietel, A., Jordan, L., Birkner, N., Thierfelder, W., Traenckner-Probst, I., Worm, M. (2005): Berliner Studie zu umweltbezogenen Erkrankungen. Im Auftrag des Bundesgesundheitsministeriums. Berlin: Robert Koch-Institut.

Exner, M. (2008): Hygiene und Öffentliche Gesundheit in Vergangenheit, Gegenwart und Zukunft. Online unter: http://www.hygiene-und-oeffentliche-gesundheit.de / publika tionen/Hygiene_oeffentlGesundheit.pdf (letzter Abruf: 03.01.2008).

Fehr, R. (2001): Ökologische Gesundheitsförderung: Analysen – Strategien – Umsetzungswege. Bern: Verlag Hans Huber.

Fehr, R., Neus, H., Heudorf, U. (Hrsg.) (2005): Gesundheit und Umwelt. Ökologische Prävention und Gesundheitsförderung. Bern: Verlag Hans Huber.

Frumkin, H. (2005): Health, equity, and the built environment. In: Environmental Health Perspectives 113: A290-A291.

GEKID & RKI – Gesellschaft der epidemiologischen Krebsregister in Deutschland e.V. & Robert Koch-Institut (2006): Krebs in Deutschland. 5. überarbeitete, aktualisierte Ausgabe. Saarbrücken.

Harris, S.R., Feil, E.J., Holden, M.T.G., Quail, M.A., Nickerson, E.K., Chantratita, N., Gardete, S., Tavares, A., Day, N., Jodi, A.L., Edgeworth, J.D., de Lencastre, H., Parkhill, J., Peacock, S.J., Bentley S.D. (2010): Evolution of MRSA during hospital transmission and intercontinental spread. In: Science 22: 469-474.

Hausteiner, C., Bornschein, S., Nowak, D., Hennigsen, P. (2007): Psychosomatik der umweltbezogenen Gesundheitsstörungen. In: Psychotherapeut 52 (5): 373-385.

Heinemeyer, G. & Gundert-Remy, U. (2002): Exposition von Kindern gegenüber Pflanzenschutzmitteln. Abschlussbericht zu einem FuE-Vorhaben im Auftrag des Umweltbundesamtes. Bundesinstitut für gesundheitlichen Verbraucherschutz und Veterinärmedizin: Berlin.

Herr, C., Otterbach, I., Nowak, D., Hornberg, C., Eikmann, T., Wiesmüller, G.A. (2008): Klinische Umweltmedizin. In: Deutsches Ärzteblatt 30: 523-531.

Hoffmann, B., Kolahgar, B., Rauchfuss, K., Eberwein, G., Franzen-Reuter, I., Kraft, M., Wilhelm, M., Ranft, U., Jockel, K.H. (2009): Childhood social position and associations between environmental exposures and health outcomes. In: International Journal of Hygiene and Environmental Health 212: 146-56.

Hornberg, C. & Pauli, A. (2009): Umweltgerechtigkeit – die soziale Verteilung von gesundheitsrelevanten Umweltbelastungen. Dokumentation der Fachtagung vom 27. bis 28. Oktober 2008 in Berlin. Universität Bielefeld.

Hornberg, C. & Pauli, A. (2010): Social aspects of environmental health: poverty, housing and health. In: Nriagu, J. (Hrsg.): Encyclopedia of Environmental Health. Elsevier (im Erscheinen).

Hornberg, C. & Wiesmüller, G.A. (2002): Definition, Aufgaben und Ausbildung in der Umweltmedizin. In: Dott, W., Merk, H.F., Neuser, J., Osieka, R. (Hrsg.) (2002): Lehrbuch der Umweltmedizin. Stuttgart: Wissenschaftliche Verlagsgesellschaft: 3-5.

Hornberg, C., Pauli, A., Wiesmüller, G. A. (2003): Multiple Chemical Sensitivity (MCS) – eine Herausforderung interdisziplinärer Patientenversorgung und Forschung. In: Umwelt Medizin Gesellschaft 16: 274-285.

Jackson, R. (2003): The impact of the built environment on health: An emerging field. In: American Journal of Public Health 93, (9): 1382-1384

Jahn, I. (2005): Die Berücksichtigung der Geschlechterperspektive. Neue Chancen für Qualitätsverbesserungen in Epidemiologie und Gesundheitsforschung. In: Bundesgesundheitsblatt – Gesundheitsforschung – Gesundheitsschutz 48 (3): 287-295.

Jendritzky, G. & Koppe, C. (2008). Die Auswirkungen von thermischen Belastungen auf die Mortalität. In: Lozan, J.L., Graßl, H., Jendritzky, G., Karbe, L., Reise, K. (Hrsg.): Warnsignal Klima: Gesundheitsrisiken. Hamburg: Wissenschaftliche Auswertungen: 149-153.

Kappos, A.D. & Gelbke, H.P. (2005): Risikoanalyse als Grundmethodik. In: Fehr, R., Neus, H., Heudorf, U. (Hrsg.): Gesundheit und Umwelt. Ökologische Prävention und Gesundheitsförderung. Bern: Verlag Hans Huber: 105-115.

Keller, D. (2004): Geschlechterspezifische Betrachtung von Patienten der ehemaligen Umweltmedizinischen Beratungsstelle (UMEB) des Medizinischen Institutes für Umwelthygiene der Heinrich-Heine-Universität Düsseldorf. Dissertation. Aachen: Wissenschaftsverlag.

Keller, D., Hornberg, C., Niggemann, H.F., Heribert, N., Ranft, U. Dott, W., Wiesmüller, G.A. (2005): Geschlechterassoziierte Expositionen bei Patienten einer umweltmedizinischen Beratungsstelle. In: Zeitschrift für Arbeitsmedizin, Sozialmedizin und Umweltmedizin 40 (6): 342-353.

Kemm, J., Parry, J., Palmer, S. (Hrsg.) (2004): Health impact assessment. Oxford: Oxford University Press.

Kistemann, T., Engelhardt, S., Exner, M. (2002): Standortbestimmung: Umweltmedizin, Hygiene und Öffentliche Gesundheit. In: Dott, W., Merk, H.F., Neuser, J., Osieka, R. (Hrsg.) Lehrbuch der Umweltmedizin. Grundlagen, Untersuchungsmethoden, Krankheitsbilder, Prävention. Stuttgart: Wissenschaftliche Verlagsgesellschaf, 7-13.

Kopfmüller, J., Brandl, V., Jörissen, J., Paetau, M., Banse, G., Coenen, R., Grunwald, A. (2001): Nachhaltige Entwicklung integrativ betrachtet. Konstitutive Elemente, Regeln, Indikatoren. Berlin: edition sigma.

Krahnstoever-Davison, K. & Lawson, C.T. (2006): Do attributes in the physical environment influence children's physical activity? A review of the literature. In: International Journal of Behavioural Nutrition and Physical Activity 27 (3): 1-17.

Kuckartz, U. & Rheingans-Heintze, A. (2006): Trends im Umweltbewusstsein. Umweltgerechtigkeit, Lebensqualität und persönliches Engagement. Wiesbaden: VS Verlag für Sozialwissenschaften.

Labisch, A. (2000): Gesundheit, Hygiene, Gesellschaft – Ergebnisse der Vergangenheit, Aufgaben für die Zukunft. In: Das Gesundheitswesen 62 (12): 619-626.

Langel, D. (2008): Umweltbezogene chemische Belastungsfaktoren und ihre Bedeutung im Seniorenalter. Dissertation, Fakultät für Gesundheitswissenschaften der Universität Bielefeld. Online Publikation.

Levy, B.S. & Sidel, V.W. (Hrsg.) (2003): Terrorism and public health. A balanced approach to strengthening systems and protecting people. Oxford, New York: Oxford University Press.

Mackenbach, J.P., Veermann J.L., Barendregt, J.J.M., Kunst, A.E. (2004): Health inequalities and HIA. In: Kemm, J., Parry, J., Palmer, S. (Hrsg.) (2004): Health impact assessment. Oxford: Oxford University Press: 25-37.

Maller, C., Townsend, M., Pryor, A., Brown, P., Leger, L. (2005): Healthy nature healthy people: 'Contact with nature' as an upstream health promotion intervention for populations. In: Health Promotion International 21 (1): 45-54.

Malsch, A.K.F., Paulo, P., Krämer, A., Hornberg, C. (2006): Zur Bestimmung von "Environmental/Burden of Disease" (BoD/EBD) in Deutschland. Expertise für das Landesinstitut für den Öffentlichen Gesundheitsdienst (lögd) NRW. Abschlussbericht. Materialien „Umwelt und Gesundheit" No. 65. Bielefeld: lögd.

Markandya, A. & Chiabai, A. (2009): Valuing climate change impacts on human health: Empirical evidence from the literature. In: International Journal of Environmental Research and Public Health 6: 759-786.

Mekel, O. & Ewers, U. (2005): Expositionsabschätzung. In: Fehr, R., Neus, H., Heudorf, U. (Hrsg.): Gesundheit und Umwelt. Ökologische Prävention und Gesundheitsförderung. 1. Auflage. Bern: Verlag Hans Huber: 119-136.

Mertens, I. (2010): Gesundheitsfördernde Stadtteilentwicklung. Akteure, Programme, Vernetzung – Praxisanalyse in einem Sanierungsgebiet in München. Institut für Raumplanung (IRPUD), Fakultät für Raumplanung der Technischen Universität Dortmund. Blaue Reihe, Dortmunder Beiträge zur Raumplanung 134. Dortmund: IRPUD.

Meyer, R. & Sauter, A. (1999): TA-Projekt „Umwelt und Gesundheit". Büro für Technikfolgen-Abschätzung beim Deutschen Bundestag, TAB. TAB-Arbeitsbericht 63.

Meyer, R. & Sauter, A. (2000): Gesundheitsförderung statt Risikoprävention? Umweltbeeinflusste Erkrankungen als politische Herausforderung. Berlin: Rainer Bohn.

Moeller, D.W. (2005): Environmental health. 3. Auflage. Cambridge (USA): Harvard University Press.

Naidoo, J. & Wills, J. (2003): Lehrbuch der Gesundheitsförderung. Gamburg: Verlag für Gesundheitsförderung.

Neuser, J., Hammelstein, P., Roth, M., Gromus, B. (2002): Soziale Noxen. In: Dott, W., Merk, H.F., Neuser, J., Osieka, R. (Hrsg.) (2002): Lehrbuch der Umweltmedizin. Stuttgart: Wissenschaftliche Verlagsgesellschaft, S. 311-329

OECD – Organisation for Economic Co-operation and Development (2003): Emerging Systemic Risks. Final Report to the OECD Futures Project. Paris: OECD Press.

Ökologischer Ärztebund (2007): Zehn Fragen zur Gentechnik in Landwirtschaft und Ernährung, Ökologischer Ärztebrief „Agrogentechnik", 6. Auflage. Bremen: Eigenverlag.

Pietrek, U. (2008): Menschengifte sind überall. Humantoxikologische Erkenntnisse zu Dioxinen und Quecksilber am Beispiel zweier Umweltkatastrophen in Seveso-Italien und im Irak. Saarbrücken: Vdm Verlag.

Prüss-Üstün, A. & Corvalán, C. (2006): Preventing disease through healthy environments. Towards an estimate of the environmental burden of disease. Genf: World Health Organisation (WHO).

Reichl, F.X. (2002): Taschenatlas der Toxikologie. Substanzen, Wirkungen, Umwelt. Stuttgart: Thieme.

Reimann, B., Böhme, C., Bär, G. (2010): Mehr Gesundheit im Quartier. Prävention und Gesundheitsförderung in der Stadtteilentwicklung. Berlin: Edition Difu.

Reintjes, R. & Thelen, M. (2006): Surveillance von Infektionskrankheiten – eine internationale Aufgabe. In: Razum, O., Zeeb, H., Laaser, U. (Hrsg.) (2006): Globalisierung – Gerechtigkeit – Gesundheit. Einführung in International Public Health. Bern: Verlag Hans Huber: 189-200.

Renner, M. (2006): The anatomy of resource wars. Worldwatch Paper 162. Online unter: http://biblioteca.upeace.org/masters/documents/49.%20Renner%20.pdf (letzter Abruf: 20.12.2007).

Revermann, C. (2009): Nanotechnologie – Nachhaltig und zukunftsfähig oder riskant für Mensch und Umwelt? TAB-Brief NR. 36: 26-28.

Schreiber, H., Gundert-Remy, U., Jung T., Kurth, B., Seifert, B., Wolf, U., Jahraus, H., Henseler, G. (2001): Aktionsprogramm Umwelt und Gesundheit (APUG). Umsetzung der Querschnittsmaßnahmen. In: Bundesgesundheitsblatt - Gesundheitsforschorschung – Gesundheitsschutz 44:1180–1187.

Schulemann, G. (2009): Diabetes breitet sich weltweit aus. Online unter: http://www.monstersandcritics.de/artikel/200943/article_159225.php/Diabetes-breitet-sich-weltweit-aus (letzter Abruf: 24.03.2010).

Sclar, E.D., Garau, P., Carolini, G. (2005): The 21st century health challenge of slums and cities. In: The Lancet 365: 901-902.

Seiwert, M., Becker, K., Conrad, A., Hünken, A., Schulz, C., Kolossa-Gehring, M. (2008): Schadstoffbelastung und Sozialstatus – Ausgewählte Ergebnisse aus den Umwelt-Surveys. In: Umweltmedizinischer Informationsdienst 2: 10-13.

Straka, D. & Klotter, C. (2009): Wege der Gesundheitsinformation in Deutschland. In: Alisch, M. (Hrsg.): Lesen Sie die Packungsbeilage ...?! Sozialraumorganisation und Gesundheitsinformation. Beiträge zur Sozialraumforschung Band 3. Opladen: Verlag Barbara Budrich: 65-78.

Süß, W., Trojan, A., Füller, A. (2005): Zur Rolle von Berichterstattung in Entscheidungsprozessen. In: Fehr, R., Neus, H., Heudorf, U. (Hrsg.): Gesundheit und Umwelt. Ökologische Prävention und Gesundheitsförderung. 1. Auflage. Bern: Verlag Hans Huber: 245-257.

Trojan, A. & Legewie, H. (2001): Nachhaltige Gesundheit und Entwicklung – Leitbilder, Politik und Praxis der Gestaltung gesundheitsförderlicher Umwelt- und Lebensbedingungen. Frankfurt: Verlag für Akademische Schriften.

UBA – Umweltbundesamt (2000): Referenz- und Human-Biomonitoring-(HBM)-Werte. In: Umweltmedizinischer Informationsdienst 1: 9-12.

UBA – Umweltbundesamt (2006): Duftstoffe: Wenn Angenehmes zur Last werden kann. UBA-Hintergrundpapier. Online unter: http://www.umweltbundesamt.de/uba-info-presse/hintergrund/duftstoffe.pdf (letzter Abruf: 28.09.2008).

UBA – Umweltbundesamt (2007): Phthalate – Die nützlichen Weichmacher mit den unerwünschten Eigenschaften. UBA-Hintergrundpapier. Online unter: http://www.umweltbundesamt.de/uba-info-presse/hintergrund/weichmacher.pdf (letzter Abruf: 01.03.2008).

Valent, F., Little, D., Tamburlini, G., Barbone, F. (2004): Burden of disease attributable to selected environmental factors and injuries among Europe's children and adolescents. In: WHO Environmental Burden of Disease Series No. 8. Genf: World Health Organisation (WHO).

Vogel, L. (2003): The gender workplace health gap in Europe. The Trade Union Technical Bureau for Health and Safety. Brüssel.

WBGU – Wissenschaftlicher Beirat der Bundesregierung Globale Umweltveränderungen (2007): Welt im Wandel: Sicherheitsrisiko Klimawandel. Berlin: Springer Verlag.

Welteke, R. & Machtolf, M. (2005): Gesundheitsverträglichkeit von Projekten und Planungen. In: Fehr, R., Neus, H., Heudorf, U. (Hrsg.) (2005): Gesundheit und Umwelt. Ökologische Prävention und Gesundheitsförderung. Bern: Verlag Hans Huber: 210-219.

WHO – World Health Organisation (1989): Europäische Charta zu Umwelt und Gesundheit. Online unter: http://www.euro.who.int/AboutWHO/Policy/20010827_3? language=German (letzter Abruf: 12.07.2004).

WHO – World Health Organisation (1994): Aktionsplan Umwelt und Gesundheit für Europa. Die Zweite Europakonferenz Umwelt und Gesundheit Helsinki (Finnland), 20.-22. Juni 1994. Online unter: http://www.apug.de/archiv/pdf/who_helsinki 94_bericht.pdf (letzter Abruf: 27.07.2008).

WHO – World Health Organisation (2004): Tuberculosis: Infection and transmission. Fact Sheet. Online unter: http://www.who.int/mediacentre/factsheets/fs104/en/ (letzter Abruf: 12.04.2010).

WHO – World Health Organisation (2005): World health report on infectious diseases, removing the obstacles to healthy development. Genf: World Health Organization (WHO).

WHO – World Health Organisation (2009): Socioeconomic inequities – scenarios, recommendations and tools for action. Background document for the Third High-Level Preparatory Meeting, Bonn, Germany, 27.-29. April 2009. Kopenhagen: WHO Regional Office for Europe. Online unter: http://www.euro.who.int/Document/ EEHC/29th_EEHC__Bonn_edoc15.pdf (letzter Abruf: 19.03.2010).

WHO – World Health Organisation (2010): Die Zukunft des Prozesses Umwelt und Gesundheit in Europa. Fünfte Ministerkonferenz Umwelt und Gesundheit „Schutz der Gesundheit der Kinder in einer sich verändernden Umwelt". Parma (Italien), 10.-12. März 2010. Kopenhagen: WHO-Regionalbüro für Europa.

Wiedemann, P.M. & Eitzinger, C. (2006): Risikowahrnehmung und Gender. Programmgruppe Mensch, Umwelt, Technik (MUT). Arbeiten zur Risiko-Kommunikation Heft 93. Forschungszentrum Jülich.

Wissenschaftsrat (Hrsg.) (1994): Stellungnahme zur Umweltforschung in Deutschland. Band I. Köln: Eigenverlag.

Yang, W., Lu, J., Weng, J., Jia, W., Ji, L., Xiao, J., Shan, Z., Liu, J., Tian, H., Ji, Q., Zhu, D., Ge, J., Lin, L., Chen, L., Guo, X., Zhao, Z., Li, Q., Zhou, Z., Shan, G., He, J., for the China National Diabetes and Metabolic Disorders Study Group (2010): Prevalence of diabetes among men and women in China. In: New England Journal of Medicine 362, 1090-1101.

Aufklärung als Mission? Public Health und die sozialethische Verpflichtung zum genetischen Wissen

Günter Feuerstein

US-amerikanische Protagonisten der „Public Health Genetics" beschreiben die Genetik als ein Instrument, das sich perfekt mit den Zielsetzungen von Public Health vereinen lässt. So sieht beispielsweise der amerikanische Humangenetiker Gilbert Omenn (2000a: 25, 2000b: 1) mit der „Hochzeit" von Genetik und Public Health ein „goldenes Zeitalter" für die Public Health Forschung anbrechen. Diese Hoffnung wird nun schon seit einigen Jahren auch in Deutschland kommuniziert. Je mehr man sich allerdings mit prädiktiven Gentests beschäftigt, umso mehr wird diese Hoffnung auf einen generellen gesundheitspolitischen Nutzen von bevölkerungsbezogenen genetischen Screenings von den oft enttäuschenden Ergebnissen diverser Evaluationsstudien eingeholt.

Wie sich bei näherer Beschäftigung mit Programmatiken der Public Health Genetik denn auch schnell zeigt, sind diese nicht so sehr von nachweisbaren Erfolgen angetrieben, sondern vor allem durch ihren ausgeprägten Willen zum Wissen. Ihr eigentliches Interesse konzentriert sich auf die Aufklärung genetischer Texturen und Kontexte, weniger auf die Aufklärung des Einzelnen. Dessen Rolle besteht in erster Linie darin, Informationen über seine genetische Konstitution zu liefern, idealerweise in Verbindung mit klinischen Befunden. Das gegenwärtige Ziel der Public Health Genetik ist unzweifelhaft die möglichst massenhafte Erhebung und Auswertung genetischer Daten (vgl. Schreiber 2007: 129). Und genau darin liegt das Problem.

Denn besonders im Bereich prädiktiv probabilistischer Gentests hat das Leistungsangebot der modernen Humangenetik für all jene, die es in Anspruch nehmen, nicht per se einen Nutzen, es kann ihnen potenziell auch schaden – und zwar sowohl in medizinischer, psychischer als auch sozialer Hinsicht. Vor diesem Hintergrund wurden individualethische Normen formuliert, die im Ergebnis das medizinische System von seiner Verantwortung für den „Patienten" entlasten. Die Entscheidung zur Teilnahme an genetischen Tests – und insofern auch die Übernahme der damit verbundenen persönlichen Risiken – wird allein an die potenziellen Teilnehmer übertragen. Sie sollen sich in freier Entscheidung, das heißt unbeeinflusst und auf der Grundlage angemessener Information daran beteiligen, oder eben auch nicht. Zentrale Bedeutung hat in diesem Kontext also auch die Möglichkeit der Ablehnung.

Dieses seit zwei Jahrzehnten in der modernen Humangenetik verankerte Recht auf Nicht-Wissen gerät durch die Verbindung von Genetik und Public Health zwangsläufig unter Druck und zeigt unter dem Einfluss des aktuellen Diskurses schon jetzt deutliche Spuren der Erosion. Fungierte das bioethische Prinzip der Autonomie in Verbindung mit der Genetik eher als ein individuelles Recht, so betont die gegenwärtige Diskussion eher die Kehrseite des Ganzen: nämlich die Seite der Pflicht, genauer gesagt, der sozialen Verpflichtung. Am deutlichsten zeigt sich diese Umkehrung im Konstrukt der „genetischen Verantwortung", einer Verantwortung des Individuums gegenüber den Risiken seiner persönlichen genetischen Konstitution und den Kosten, die dadurch der Gemeinschaft, der Gesellschaft entstehen können. Hierbei wird „genetische Verantwortung" zunehmend als „Informationsverantwortung" verstanden. Gefordert ist eine „genetische Solidarität", die in der Praxis nichts anderes als die Teilnahmebereitschaft an genetischen Tests und Screenings bedeutet. Der lange Zeit nicht legitimationsbedürftige Wille zum Nichtwissen erscheint in dieser Perspektive als ethisch zweifelhaft, als letztlich unsolidarisch und der Gemeinschaft gegenüber verantwortungslos (vgl. Kollek & Lemke 2008: 227f., 257).

Die Frage, um die es im Folgenden geht, betrifft also im engeren Sinne die ethische Kompatibilität von Genetik und Public Health (vgl. dazu auch Daele 2006). Zunächst jedoch zu den Motiven und Hintergründen dieser Fusion.

1   Was will die Genetik von Public Health?

Im Unterschied zur deutschen Entwicklung waren es in den USA vor allem Epidemiologen und Genetiker, die im Windschatten des Human Genome Projects die Verbindung von Genetik und Public Health forciert haben. In ihrem Standardwerk „Genetics and Public Health im 21. Jahrhundert" vermittelten Khoury/Burke/Thomson (2000) einen Eindruck davon, wie eng und umfassend sie sich die Integration beider Disziplinen vorstellen. Demnach wäre eine Integration des genetischen Wissens in *alle* Public Health Programme und über *alle* Krankheiten hinweg unvermeidbar. Public Health solle sich dabei folgenden Aufgaben widmen:

- der systematischen Sammlung, wissenschaftlichen Auswertung, Verfügbarmachung, Verbreitung und gesundheitspolitischen Nutzung bevölkerungsbezogener genetischer Daten („population-based genetic and molecular epidemiology") (Khoury et al. 2000: 9);

- der Evaluation genetischer Tests und der Entwicklung von Qualitätssicherungsprogrammen ihrer Anwendung (ebd.: 12);
- der Entwicklung, Implementation und Evaluation von bevölkerungsbezogenen Interventionsstrategien für Krankheiten mit einer genetischen Komponente (ebd.: 13);
- der effektiven Vermittlung der Fortschritte genotypischer Krankheitsprävention an eine breite Öffentlichkeit, einschließlich der politischen Entscheidungsträger und Leistungsanbieter im Gesundheitssektor (ebd.: 14); und schließlich
- der Lösung der sozialen, ethischen und rechtlichen Probleme, die mit der Erhebung genetischer Informationen und der Wahrung von Vertraulichkeit entstehen können (ebd.: 20).[1]

Mir scheint es, dass die amerikanische Genetik in ihrem Expansionsdrang auf gesellschaftliche Restriktionen traf und sich daher auf die Suche nach einen starken Partner begeben hat. Public Health wird gewissermaßen als Infrastrukturservice und als Organisator der funktionalen Vernetzung genetischer, präventiver und medizinischer Leistungsangebote begriffen, als Promotionagentur und Marketinginstrument, aber auch als institutionalisiertes Krisenmanagement – und gegebenenfalls als Sündenbock, wenn es zu gesellschaftlichen Konflikten kommt. Die Genetik verfolgt hier offenbar die Strategie, die Reputation eines bestehenden Systems zur Externalisierung ihrer zahlreichen Problemfelder und die vielschichtige wie weiträumige Vernetzung von Public Health zur weiteren Verbreitung ihrer Techniken zu nutzen.

In Deutschland traf die Public Health Genetik auf eine andere Situation. Zwar ist die Humangenetik mit ähnlichen Problemen konfrontiert, in ihrem Zugriffsbegehren aber weit zurückhaltender. Das hat seine Gründe. Die deutsche Public Health Landschaft ist in ihren Ressourcen und in ihrer institutionellen Verankerung sicher kein vergleichbar attraktiver Partner. Hinzu kommt, dass der Gedanke der „Volksgesundheit" auf historisch begründete Vorbehalte trifft, die in der deutschen Humangenetik zu einer erhöhten Sensibilität geführt haben. Ihr professionelles Selbstverständnis ist eng mit einer individualethischen Perspektive verknüpft, in deren Zentrum die Patientenautonomie steht.

Entsprechend irritierend ist es daher, wenn genetische Leistungsangebote unter gesellschaftspolitisch orientierte Zielsetzungen geraten. Denn hier bilden nicht individuelle Abwägungsprozesse, sondern abstrakte Kalküle den Orientie-

---

[1] "The potential for inappropriate or premature use of genetics information without adequate protections for privacy and confidentiality will demand public health leadership in evaluation and resolving the many ethical, legal, and social issues associated with genetic information" (Khoury et al. 2000: 20).

rungsrahmen gentechnischer Leistungsangebote. Erinnert sei in diesem Zusammenhang nur an das Sondergutachten 1995 des Sachverständigenrats für die Konzertierte Aktion im Gesundheitswesen. Dort findet sich die Aussage, dass das medizinische Ziel der genetischen Beratung in der „Senkung der Inzidenz früh erworbener Krankheiten wie angeborene Stoffwechselstörungen (z.B. Mukoviszidose), Down Syndrom, Spina bifida, Hör- und Sehschädigung, Herzfehler, Lippe-Kiefer-Gaumen-Spalten" (SVR 1995: 52) bestehe. Diese gesellschaftspolitische Instrumentalisierung der Humangenetik stand in krassem Gegensatz zu ihrem Leitbild: dem der individuellen Autonomie, der umfassenden und non-direktiven Beratung sowie der Freiwilligkeit der Inanspruchnahme genetischer Leistungsangebote. Führende Vertreter der deutschen Humangenetik reagierten auf das Statement des SVR-Sondergutachtens entsprechend entsetzt. Sie sahen sich „vom Sachverständigenrat in eine Ecke gestellt", in der sie „weit mehrheitlich nicht stehen wollen" (Schmidtke 1996: 213). Dies spiegelte sich dann auch in einem Positionspapier der Deutschen Gesellschaft für Humangenetik:

> „Die GfH distanziert sich ausdrücklich von Handlungszielen, die sich primär auf die Reduzierung der Prävalenz bestimmter, vor allem nicht behandelbarer Erkrankungen oder Behinderungen in einer Bevölkerung oder einzelnen Bevölkerungsgruppen, oder auf deren genetische Konstitution insgesamt beziehen, sofern ein solches Handlungsziel nur über die gezielte Beeinflussung von Entscheidungen und Handlungen Einzelner erreicht werden könnte. ... Die Abnahme der Prävalenz von genetisch bedingten Erkrankungen oder Behinderungen kann ein möglicher Nebeneffekt, nicht jedoch das primäre Handlungsziel der angewandten Humangenetik sein. Jedes überindividuelle Handlungsziel birgt die Gefahr, dass durch die Mittel, die zur Erreichung dieses Ziels eingesetzt werden müssten, grundlegende Prinzipien verletzt würden" (GfH 1996: 126).

2   Was will Public Health von der Genetik?

Bezogen auf die Genese der deutschen Public Health Genetik drängt sich daher weniger die Frage auf, was die Genetik von Public Health erwartet als umgekehrt: Was will Public Health eigentlich von der Genetik? In einer Ausgabe des Public Health Forums (30/2001), das dem Schwerpunktthema Genetik gewidmet war, gaben die Protagonisten der Public Health Genetik einen Einblick in den damaligen Entwicklungsstand und die intendierten Perspektiven der Disziplinverschränkung:

„Während im Ausland ... die Humangenetik in Public Health längst etabliert ist, ist diese Integration in der Bundesrepublik Deutschland nur in Ansätzen erfolgt. ... Es handelt sich somit um einen Bereich mit hohem Zukunftspotential, für den der dringende Bedarf eines institutionellen Aufbaus und einer inhaltlichen Weiterentwicklung besteht". ... „Konsequenz ist die ‚Genetisierung' von individuellem Leben und gesellschaftlichem Handeln. Durch diese Entwicklung wächst sowohl der individuellen als auch der öffentlichen Prävention eine neue und zugleich erheblich ausgeweitete Aufgabe zu" (Brand 2001: 2ff.).

Die postulierte Attraktivität der Public Health Genetik scheint also nicht so sehr auf einer gesicherten Public Health Relevanz des verfügbaren genetischen Wissens zu beruhen, sondern in einer Melange aus vager Fortschrittsromantik und einem umso deutlicheren Drang nach Aufgabenexpansion des öffentlichen Gesundheitsdienstes.

Die Ergebnisse der 2003 gegründeten „Task Force Public Health Genetics" (vgl. Brand et al. 2004: 45) mündeten daher in einen Appell „an die deutsche Sozial- und Gesundheitspolitik, die in anderen Ländern beobachteten Entwicklungen nicht länger zu ignorieren". So solle in der Public Health Genetik die Chance gesehen werden, „trotz Unsicherheiten bereits jetzt die Weichen für einen verantwortlichen und nachhaltigen Umgang mit genetischem Wissen in der deutschen Gesundheitsversorgung zu stellen" (ebd.: 47). Die Hoffnungen der Protagonisten richten sich auch hier wieder auf die Zukunft – und dies selbst in Krankheitsfeldern, die gesundheitspolitisch zwar von großer Bedeutung sind, aber lediglich eine schwache genetische Komponente besitzen: So seien im Hinblick auf multifaktorielle Erkrankungen „in absehbarer Zeit durch das genetische Wissen präzisere, frühzeitigere, nebenwirkungsärmere Präventions-, Diagnose- und Therapiemöglichkeiten zu erwarten" (ebd.: 48).

Davon ist man allerdings heute noch weit entfernt – auch und gerade im Bereich der sogenannten "Zivilisationskrankheiten". Gegenwärtig dominiert hier in der Public Health Genetik allein der Wille zum Wissen, verbunden mit einer Priorisierung des Gemeinwohls gegenüber der Autonomie des Einzelnen. Dies drückt sich zum einen in der Formel von einem teils „hohen sozialethischen Verpflichtungsgrad" aus, an genetischen Screening-Programmen teilzunehmen und seine Daten für Biobanken zur Verfügung zu stellen (Brand et al. 2004: 31f.). Und zum anderen wird die Forderung erhoben, rechtliche und ethische Normbildungsprozesse einzuleiten, die das gesundheitspolitische Vorhaben des genetischen Wissenserwerbs erleichtern. So müsse sich der informed consent „der Kritik für eine mögliche Nutzung in Public Health Genetics stellen" (ebd.: 50f.). Die Sorge der Autoren gilt offensichtlich einer eingeschränkten Nutzung genetischer Daten. Ihr Gegen-Modell eines „informed contract" soll die Zugangsbarrieren, die in Regelungen zur medizinischen Zweckgebundenheit und zur genetischen Beratungspflicht angelegt sind, verringern helfen und einen für die Forschung effizienteren Umgang mit genetischen Daten ermöglichen. Betont wird dabei die „Gesundheitsmündigkeit des Bürgers", der lernen müsse, „mit der Gesellschaft solidarisch zu sein" und der rechtfertigen müsse, „warum er ihr die Kosten für seine Risiken aufbürden kann" (ebd.: 51). Ob dieser Solidaritätsappell in eine gesellschaftliche Landschaft passt, die auch und gerade im Gesundheitswesen von einer wachsenden Entsolidarisierung geprägt ist, sei an dieser Stelle mal dahingestellt. Und es sei auch dahingestellt, ob, wie die Protagonisten der Public Health Genetik mutmaßen, Gesundheitsforschung und Public Health ihre Glaubwürdigkeit verlieren, wenn sie nicht „schon zum jetzigen Zeitpunkt genom-basiertes Wissen in sämtliche bisherige Ansätze, Fragestellungen und Aufgaben systematisch … integrieren" (Brand & Brand 2007: 488).

Soviel zur Vorgeschichte. Im Folgenden geht es um die Frage, was die Verbindung von Genetik und Public Health aus ethischer, sozialer und versorgungspolitischer Perspektive besonders problematisch macht. Folgende drei Punkte sind dafür zentral:

- die Medikalisierung genetischer Risiken in Verbindung mit medizinischen Leistungskaskaden,
- die Implementation von Programmen und Leistungsangeboten ohne überzeugenden Nutzennachweis, und
- die Aushöhlung der individualethischen Verankerung des humangenetischen Handelns, verbunden mit der Tendenz zum *un*informed consent.

3   Die Medikalisierung genetischer Risiken

Prädiktive Gentests werden zwar oft als präsymptomatische Tests charakterisiert, sie unterscheiden sich davon jedoch ganz erheblich. Während präsymptomatische Tests frühe Zeichen der Krankheitsentstehung erfassen, treffen prädiktive Gentests bereits im Vorfeld der Entstehung erster klinischer Zeichen einer Krankheit Vorhersagen, die als schicksalhaft wahrgenommen werden können und doch in merkwürdiger Weise unbestimmt bleiben. Denn es ist nicht die Entstehung einer Krankheit selbst, sondern die bloße Riskiertheit, die den Gesunden oft schon in frühen Jahren zum Quasi-Patienten macht, ihn mit Präventionsaufforderungen und medizinischen Leistungsangeboten konfrontiert, ohne dass sich das genetische Risiko im Einzelfall tatsächlich als Krankheit manifestieren muss.

Eine der zentralen Problematiken genetischer Screenings, insbesondere im Bereich prädiktiv probabilistischer Gentests, liegt in den Leistungsangeboten, mit denen das medizinische System auf genetische Risiken antwortet. Dazu gehört, dass genetische Verdachtsdiagnosen zum Einsatz weiterer Diagnostik führen, sei es zur Befundabklärung oder zur engmaschigen Früherkennung. Und sie führen vielfach auch zur medizinischen Prävention oder prophylaktischen Intervention – und dies oft selbst dann, wenn es noch an einem wissenschaftlich gesicherten Nachweis des Nutzens solcher Interventionen mangelt. Umgekehrt initiieren die Maßnahmen der medizinischen Prävention und Intervention selbst wiederum einen weiteren Bedarf an Diagnostik: zur Erfolgskontrolle und zur Korrektur eventuell auftretender Nebenwirkungen. Wenn letzteres der Fall ist, entsteht darüber hinaus ein Bedarf an therapeutischer Intervention.

Genau das, das Lostreten medizinischer Leistungskaskaden im Gefolge genetischer Verdachtsdiagnosen erscheint aus der Perspektive von Public Health als besonders problematisch. Es bedeutet die Verwandlung von Gesunden in Patienten. Im Falle von prädiktiv probabilistischen Gentests, die zukünftig einen Großteil dieser Tests ausmachen werden, werden massiv bloße Risiken medikalisiert – und dies zwangsläufig auch bei Personen, die das genetische Risiko zwar tragen, aber die Krankheit nie entwickeln werden.

Vor diesem Hintergrund muss nicht nur die Frage der Wirksamkeit, sondern auch die Angemessenheit medizinischer Prävention in besonders kritikfester Weise beantwortet sein. Es scheint fraglich, ob dies beispielsweise auf die Leistungskaskaden im Gefolge positiver BRCA-Tests zutrifft. Denn ungeachtet erster positiver Studienergebnisse lässt ein wissenschaftlich gesicherter Nachweis der präventiven Wirksamkeit der prophylaktischen Mastektomie noch auf sich warten. Um hier zu belastbaren Aussagen zu kommen, bedarf es prospektiver Langzeitstudien. Darüber hinaus kann und sollte man aber auch fragen, ob es überhaupt angemessen ist, dass die prophylaktische Intervention in Form einer beidseitigen vollständigen Mastektomie aggressiver vorgeht, als die eigentliche Therapie dies im Falle der bereits eingetretenen Krankheit tun würde. Verschärft wird diese Problematik schließlich noch durch den Umstand, dass ein erheblicher Prozentsatz der Adressaten einer medizinischen Prävention, nämlich nach unterschiedlichen wissenschaftlichen Erkenntnissen zwischen 15 und 64 Prozent der positiv BRCA-Getesteten, die Krankheit während ihres gesamten Lebens überhaupt nicht entwickeln würden. Für diesen Teil der Betroffenen ist jede medizinische Intervention nicht nur völlig überflüssig, sondern schlichtweg schädlich (vgl. Feuerstein & Kollek 2000).

4 Die Institutionalisierung der Public Health Genetik

Sie wird derzeit vorangetrieben, ohne dass ein überzeugender Nutzennachweis für genetische Massenscreenings erbracht werden kann. Das Nutzenkalkül der

Public Health Genetik bleibt daher meist eigentümlich abstrakt. Im Zentrum steht vor allem die Hoffnung auf Errungenschaften, die man durch die Mehrung des genetischen Wissens erst noch erreichen will.

Ihre Legitimation suchen die Proponenten der Public Health Genetik aber auch im Health Technology Assessment (Brand et al. 2004: 21ff.). Die dabei auftretenden Probleme sind ihnen bewusst: die enorme Komplexität solcher Analysen, die mangelnde Zeitnähe der Ergebnisse und die „Pseudo-Objektivität" von Screening-Ratios. HTA, aber auch die gesundheitsökonomische Evaluation, ist ein von Annahmen, Schätzungen, Selektionen und analytischen Perspektiven durchdrungener Prozess. Die Transformation subjektiver Entscheidungen in objektives Wissen lässt oft nicht erkennen, welche Faktoren warum berücksichtigt oder ausgegrenzt werden und wie die teils sehr ausgedehnten Bereiche des ungesicherten Wissen oder gar Nicht-Wissens in ergebnisrelevante Daten transformiert werden. Nüchtern betrachtet bieten gesundheitsökonomische Kalküle für die Public Health Genetik gerade dort eine ausgesprochen schwache Legitimationsbasis, wo deren eigentliches Zielgebiet liegt: im Bereich der prädiktiv-probabilistischen Tests für weit verbreitete multifaktorielle Zivilisationskrankheiten.

Für eine Vielzahl von genetischen Risiken ist das Paradigma des Präventionsnutzens nur begrenzt nachvollziehbar – einfach weil es keine wirksame Prävention gibt oder weil die Prävention selbst Risiken birgt. Aus Public Health Perspektive wären vor allem diejenigen genetischen Risiken interessant, deren Wirksamwerden durch individuelles Verhalten oder durch die gezielte Veränderung von Umweltfaktoren beeinflussbar ist. Davon gibt es im Bereich der modernen Zivilisationskrankheiten zwar viele, aber kaum welche, die nicht auch ohne genetisches Wissen bekannt sind oder zumindest nahe liegen. Insofern kann man in Anlehnung an Norbert Paul (2007: 503) auch hier die Frage stellen, ob die „Verfügbarkeit molekulargenetischer Erklärungen" de facto etwas „an der Beherrschbarkeit des Risikos" verändern wird. Hinzu kommt, dass die Kenntnis der genetischen Risiken einer Person nicht frei von Ambivalenz ist. Denn durch die gesellschaftliche Verankerung eines genetischen Risikobewusstseins werden ja auch ganz offen Fragen zur Neuverteilung von Verantwortungslasten aufgeworfen. Zur Kehrseite der postulierten Präventionschancen gehören die sogenannten „Mitwirkungspflichten", die einen Zwang zum risikoadäquaten Verhalten begründen.

Relativiert wird dieser Zwang allerdings durch die Vielfalt und Ausdifferenzierung prädiktiver genetischer Tests. Mit multiplen Gentests wächst die Wahrscheinlichkeit, dass ein Individuum zugleich Kenntnis von mehreren genetischen Risiken erlangt, die nicht alle auf bloßen Verdacht hin mit teils riskanter medizinischer Prävention oder mit eingeschränkter Lebensführung beantwortet werden können. Hier zeigen sich nicht nur die Grenzen der Machbarkeit von Prävention, sondern auch die der Zumutbarkeit. Vor allem zeigen sich bei Tests auf mehrere unterschiedliche genetische Risiken die Grenzen einer qualifizierten genetischen Beratung – und natürlich der Verstehenssicherung. Denn die Ausweitung der dafür notwendigen Beratungskapazitäten auf fachärztlichem Niveau gilt unter Experten ohnehin als „unrealistisch" (Henn 2007: 73).

Darüber hinaus bestehen erhebliche Zweifel auch daran, dass genetische Risikoinformationen tatsächlich die Motivation für eine individuelle Verhaltensänderung begünstigen. So geben Marteau & Lerman (2001: 1056) aus psychologischer Perspektive zu bedenken, dass in manchen Fällen genau das Gegenteil eintreten kann. Kurz: Das genetische Krankheitsverständnis birgt die Gefahr des Fatalismus (vgl. Hall 2004). Weitaus wahrscheinlicher als die Auslösung eines nachhaltigen individuellen Risikoverhaltens ist es daher, dass genetisch assoziierte Risiken verstärkt mit medizinischer Prävention beantwortet werden.

Angesichts des vielfach ungesicherten genetischen Wissens, aber auch des mangelnden Wissens um die Chancen und Risiken von Prävention, erscheint die sich abzeichnende Erosion des Rechts auf Nicht-Wissen problematisch. Zum einen gilt dies generell für die sozialethische Konstruktion von Teilnahmepflichten an genetischen Tests (vgl. Brand et al. 2004: 31), zum anderen aber auch für den aktuell gewordenen Konflikt zwischen ärztlicher Schweigepflicht und den zunehmend in die Diskussion gebrachten Fürsorgepflichten gegenüber genetisch riskierten Angehörigen. Hieraus abgeleitete Aufklärungs- und Mitteilungsgebote, wie sie in den USA als Pflicht des Arztes, Kinder von Patienten mit genetischen Risiken zu warnen, bereits rechtlich verankert sind (vgl. Kollek & Lemke 2008: 235ff.), sind de facto ein direkter Angriff auf das Recht auf Nicht-Wissen.

5   Die Aushöhlung der individualethischen Verankerung des humangenetischen Leistungsangebotes

Die Public Health Genetik hat vor allem ein Interesse an der Sammlung und Auswertung großer genetischer Datenmengen. Dies setzt die Durchführung von Massen-Screenings mit hohen Uptake-Raten voraus. Im Gegensatz zum humangenetischen Testangebot sind Public Health Genetik-Programme daher höchst direktiv. Dies drückt sich in der Priorisierung des Gemeinwohls und in der Skepsis gegenüber dem medizinethischen Grundsatz des informed consent aus (vgl. Brand et al. 2004: 31ff. und 50ff.).

Die Promotoren der Public Health Genetik reklamieren für Public Health Genetik-Programme eine „moralische Verpflichtung zur Teilnahme" und bringen zugleich ein „sozialethisches Stufenmodell" in die Diskussion, das den „Verpflichtungsgrad" des Einzelnen entlang eines abstrakten Nutzen-/Risiko-Kalküls differenziert:

> „Erfüllt die Public Health Genetics-Maßnahme Effizienz- und Effektivitätskriterien wie Validität, Rentabilität, Spezifität und weitere Evidenzkriterien, lässt sich bei begrenztem Aufwand ein hoher individueller Nutzen im Sinne der Vermeidung einer schweren Krankheit und Förderung der individuellen Entwicklungsmöglichkeiten sowie ein hoher gesellschaftlicher Nutzen im Sinne der Vermeidung hoher Kosten, die durch verzögerte Diagnosestellung, inadäquate Therapien durch Fehldiagnosen etc. auftreten würden, erzielen, und muss man zudem nicht mit einer gesellschaftlichen Stigmatisierung der Betroffenen rechnen, so besteht ein hoher sozialethischer Verpflichtungsgrad. Dieser Verpflichtungsgrad entfaltet sich nach zwei Seiten. Sofern die genannten Kriterien zutreffen, ist zum einen die öffentliche Gesundheitsversorgung zur Bereitstellung und damit gleichzeitig auch zur Sicherstellung dieser Public Health Genetics-Maßnahme verpflichtet ... Zum anderen besteht in diesen Fällen auch seitens der betroffenen Individuen angesichts des eher geringen Schadens für sie wie ihre Familie (Eingriff in die formale Selbstbestimmung; minimale Diskriminierungstendenz), aber der hohen ökonomischen Folgen bei Nichtteilnahme eine hohe moralische Verpflichtung zur Teilnahme an der entsprechenden Maßnahme. ... Wo die genannten Rahmenbedingungen schwächer werden, sinkt der Verpflichtungsgrad zur Teilnahme an genetischen Gesundheitsvorsorgemaßnahmen" (Brand et al. 2004: 31f.).

Bedroht sind damit drei für die Humangenetik bisher zentrale Positionen: die der Autonomie, die des Rechts auf Nicht-Wissen und die der Freiwilligkeit. Darüber hinaus kollidiert eine sozialethische Verpflichtung zur Teilnahme an genetischen Screenings mit dem Konzept der non-direktiven Beratung. Hierbei handelt es sich ohnehin schon um ein schwieriges Konstrukt. Zwar bleibt dadurch die Autonomie des Klienten gewahrt – formell gesehen kann er sich entscheiden, wofür er will. Die eigentlichen Probleme liegen jedoch auf einer anderen Ebene: den mehr oder weniger subtilen Einflüssen, die sowohl im Beratungssetting als auch im sozialen Umfeld der Entscheidungsfindung angelegt sind.

Denn in unterschiedlichen Kontexten hat sich gezeigt, dass gerade eine qualitativ hochwertige genetische Beratung zu einer stark reduzierten Testbereitschaft führt. So zeigte Irmgard Nippert am Beispiel des genetischen Tests auf Zystische Fibrose (CF-Test) den enormen Einfluss des Angebotssettings auf das Nachfrageverhalten: „Geringe Aufklärung verbunden mit sofortigem Testangebot ließen (in den USA – G.F.) die Aufnahme auf über 80% steigen, umfassende Aufklärung (genetische Beratung) verbunden mit Bedenkzeiten ließen die Inanspruchnahmeraten auf unter 10% sinken. ... In Deutschland variierten Inanspruchnahmeraten in unterschiedlichen Einrichtungen und Angebotsformen zwischen 99,8% (!) und 15,5%" (Nippert 2000: 140).

Weitere Schwierigkeiten des Konstrukts der genetischen Beratung liegen darin, dass Non-Direktivität kommunikationspraktisch kaum realisierbar ist. Der Berater reagiert auf Fragen, thematisiert und selektiert Inhalte. All das bleibt nicht ohne Einfluss auf die Meinungsbildung, gewollt oder nicht. Hinzu kommt, dass die Entscheidungssituation oft merkwürdig unbestimmbar bleibt. Statistische Wahrscheinlichkeiten lassen sich nicht in individuelle Betroffenheit transformieren. Zudem gibt es oft keine State-of-the-art-Informationen über genetische Risiken. So würden einer US-amerikanischen Studie zufolge 28 Prozent der Ärzte die prophylaktische Mastektomie nach positivem BRCA-Test empfehlen, von den Chirurgen allerdings 50 Prozent! (vgl. Nippert 2000: 143). Unter anderem verweist dies auch darauf, dass oftmals keine wissenschaftlich gesicherten Erkenntnisse über Erfolg und Risiko von Prävention und prophylaktischer Intervention vorliegen, die als Fixpunkt der genetischen Beratung dienen könnten. Insofern ist ungesichertes Wissen auch ein Problem der genetischen Beratung selbst. Denn es bietet ein Einfallstor für professionsspezifische Sichtweisen, Präferenzen und vielleicht sogar Interessen.

Zudem muss dem Umstand Rechnung getragen werden, dass potenzielle Teilnehmer an genetischen Tests oft illusorische Erwartungen an deren medizinischen Nutzen haben. Genau diese Erwartungen werden bei fehlender oder schlechter Beratung nicht hinreichend korrigiert – mit der Folge, dass sich Testteilnehmer medizinischen, psychischen und sozialen Risiken aussetzen, die sie zum Zeitpunkt ihrer Entscheidung nicht überschauen können. Genetische Screenings haben daher durchaus das Potenzial, nicht nur bei Einzelnen mehr Schaden anzurichten als Nutzen zu bringen, sondern auch das System der Gesundheitsversorgung in ein nicht oder nur wenig effektives Leistungsspektrum zu drängen (vgl. Burris & Gostin 1997: 141ff., Feuerstein 1999, Holtzman 2006: 15 und 18).

Mein Plädoyer hinsichtlich genetischer Leistungsangebote und der genetischen Beratung geht daher über Non-Direktivität hinaus. Gefordert ist vielmehr ein schwacher Paternalismus, ein Paternalismus, der den Klienten in einer Situation der Überforderung hilft, nicht aus Angst oder Panik ihre genetischen Risiken gegen ungesicherte und oftmals folgenschwere medizinische Interventionen und Risiken anderer Art (Stigmatisierung, Diskriminierung) einzutauschen. Während der Sozialpaternalismus, wie er in dem Konzept der Public Health Genetik durchscheint, die Gesellschaft vor dem Individuum schützen soll, geht es hier also darum, das Individuum vor dem Zugriffsbegehren Dritter zu schützen, seien es Eigeninteressen von medizinischen Leistungsanbietern, die Interessen von Forschungs-Communities – oder einem utilitaristisch geprägten System der Gesundheitsversorgung. Dies umso mehr, als der Status genetischen Wissens für den Einzelnen oft wenig instruktiv und hilfreich ist, um auf rationaler Basis schwerwiegende Entscheidungen treffen zu können.

Mein vorläufiges Fazit lautet daher: Es kann keinesfalls die Aufgabe von Public Health sein, Gesunde in den unkomfortablen Status des „noch-nicht Kranken" zu versetzen, sie den Mechanismen der angebotsinduzierten Nachfrage nach medizinischen Leistungen auszusetzen und auf bloßen Verdacht lebenslang zu Patienten zu machen. Und es kann auch nicht Aufgabe von Public Health sein, Menschen aufgrund statistischer Risiken in wissenschaftlich ungesicherte Präventionsregime zu treiben oder zu „genetisch verantwortlichen" Entscheidungen hinsichtlich ihres Lebensstils und ihres Reproduktionsverhaltens zu drängen (informierte Eugenik).

Insofern bleibt festzuhalten, dass Public Health und Genetik an vielen Punkten nicht wirklich gut zusammen passen. Vor allem zwei Fragen erscheinen mir für die beteiligten Disziplinen dringend klärungsbedürftig: Die erste Frage lautet: Wie viel Public Health verträgt die Genetik? – und die zweite, hier vielleicht wichtigere: Wie viel Genetik verträgt eigentlich Public Health? Wie der folgende kurze Ausblick zeigen wird, ist die Verträglichkeit zwischen beiden Wissensdomänen und Handlungsfeldern allerdings nicht nur eine Frage der Dosis, sondern vor allem auch eine Frage von inhaltlicher Ausgestaltung und Qualität, die dieser Verbindung zugrunde liegen.

6   Public Health Genetik: Mögliche Perspektiven einer konfliktären Verbindung

Die Problematik der gegenwärtig dominanten Konzeptualisierung von Public Health Genetik liegt in der Zusammenführung zweier Handlungsebenen: der individuellen Zuschreibung von gesundheitlichen Risiken und Verantwortungslasten einerseits und der Konstruktion gesellschaftspolitisch motivierter Handlungsimperative andererseits. Empowerment als ein zentrales Konstrukt der jüngeren Public Health Bewegung verliert in dieser Konstellation seine Unschuld. Denn genau betrachtet führt der unbedingte Wille zur genetischen Aufklärung, wie er in Public Health Programmen propagiert wird, nur noch sehr bedingt zur Selbstermächtigung im eigentlichen Sinne, d.h. zum frei entscheidbaren autonomen Handeln und Verhalten von potenziell genetisch belasteten Individuen. Vielmehr vollzieht sich auf der Hinterbühne des Geschehens eine Rückkehr des Paternalismus, wenn auch in neuem Gewand: als Neo- oder Sozial-Paternalismus (vgl. Feuerstein & Kuhlmann 1999). Nicht mehr der Einzelne und sein individuelles Wohlergehen bilden hier den strategischen Fokus medizinischer Settings, sondern eine gesellschaftliche Nutzenkonstruktion, deren Logik sich den Individuen durch situative und soziale Arrangements vermittelt: nämlich als ein Geflecht aus mehr oder weniger subtilen Zwängen zum „richtigen"

Verhalten. Auf diese Weise vollzieht sich die Durchsetzung des gesellschaftlich Erwünschten im Gewand des individuellen Wunsches. Am deutlichsten wird dies in der sogenannten „Eugenik von unten", konkret: in dem vom Wissen um soziale Erschwernisse und Diskriminierungspotenziale befeuerten Wunsch nach einem gesunden Kind.

Die neoliberale Wende des Public Health Konzepts, eng verbunden mit der Rückübertragung gesellschaftlicher Verantwortungslasten auf das Individuum, seiner Konzeptualisierung als rationaler Gesundheitsbürger, der unter der Ägide sozialer Verpflichtungen ein selbstinstrumentelles Verhältnis zum eigenen Körper herausbildet (vgl. Petersen & Lupton 1996: 10ff., Feuerstein & Kollek 2001: 31ff.), ist auch ein Charakteristikum der vielfach propagierten Zusammenführung von Genetik und Public Health. In kritischer Distanz zur vorherrschenden Individualisierungsstrategie der Public Health Genetik haben sich jedoch Konzepte entwickelt, die den Fokus der Lokalisierung genetischer Risiken nicht auf die biologische Konstitution des Individuums lenken, sondern vor allem auf die zahlreichen interagierenden Faktoren, unter deren Einfluss bestimmte genetische Variationen überhaupt erst zum Krankheitsrisiko werden.

Die Rede ist also von Konzepten, die sich explizit aus der – auch wissenschaftlich – veralteten Perspektive eines genetischen Reduktionismus und Determinismus befreit haben und die Engführung genetischer Risiken auf körpereigene Merkmale, interne Umwelten, individuelle Verantwortlichkeiten und Interventionen zu überwinden versuchen. Indem Gen-Umwelt-Interaktionen in den Mittelpunkt des Erkenntnisinteresses über Gesundheit und Krankheit gerückt werden, könnte die Public Health Genetik nicht nur dem modernen Verständnis der Genetik Rechnung tragen, sondern auch die Verbindung beider Disziplinen und Programmatiken aus ihrem ethischen Spannungsfeld führen. Shostak (2003) betont hierzu, dass innerhalb eines umweltgenetischen Konzepts („environmental genetic framework") Individuen oder Bevölkerungsgruppen nicht per se als krankheitsanfällig eingestuft werden, sondern in Abhängigkeit von ihrer räumlichen Platzierung, also der umgebungsbezogenen Einbettung ihrer körperlichen Existenz:

„This suggests that if public health genetics maintain a focus on gene-environment *interaction*, its conceptualizations of susceptability *may* transcend the reductionism and individualism of other instantiations of genetic discourse. ... The study of gene-environment interaction locates risk both outside the body, as well as within the genes. Indeed, ...analyses of gene-environment interaction reaffirm the importance of considering the 'host' within the context of environment (at all time and over time)" (Shostak 2003: 2335).

Der Fokus umweltgenetischer Konzepte liegt folgerichtig weniger auf der individuellen Verantwortung und individuellen Risikoprävention, sondern auf den Expositionen, die eine bestimmte genetische Konstellation erst zum Risiko werden lassen. Gesundheit und Krankheit sind demnach Begleiterscheinungen einer historisch und biografisch gelagerten Dialektik von Biologie und Kultur (vgl. ebd.: 2338). Was aus den Perspektiven von Biomedizin und einer allzu simpel gestrickten Public Health Genetik als bloßes Krankheitszeichen erscheinen mag, zeige durch die Analyse von Gen-Umweltinteraktionen auch seine soziale Signifikanz. Die Umweltgenetik hätte demnach das Potenzial, sowohl die Technologie als auch die konzeptuelle Rahmung bereit zu stellen, durch die sich für Public Health zugleich Kausalpfade auf der molekularen und der gesellschaftlichen, kulturellen wie auch ökonomischen Ebene eröffnen.

Eine so gewählte Orientierung und Gewichtung der Public Health Genetik hätte einen entscheidenden Nebeneffekt: sie lenkt den Blick weg von der bisher im genetischen Risikodiskurs notorisch bevorzugten Verhaltensprävention und damit hin zu Maßnahmen der Verhältnisprävention. Public Health könnte sich dadurch wieder mehr der Pathologie gesellschaftlicher Kontexte zuwenden und damit den grundlegenden Bedingungen der Salutogenese.

Was allerdings auch bei diesen Konzepten als Problem bestehen bleibt, ist der Datenhunger, den sie entfalten müssen, um zu aussagekräftigen Erkenntnissen über die hochkomplexen Beziehungen zwischen genetischer Konstitution und Gen-Umwelt-Interaktionen zu gelangen. Und dies bedeutet in letzter Konsequenz, bevölkerungsbezogene genetische Screenings durchzuführen, ohne für diesen aktuellen Fall über die Legitimationsbasis einer präventiven Option zu verfügen – und dabei auch noch unter ökonomischen und forschungspragmatischen Gesichtspunkten direktiv sein zu müssen – und dabei nicht die personellen Ressourcen zu besitzen, um die (individual-)ethischen Prinzipien der modernen Humangenetik einlösen zu können.

Literatur

Brand, A. (2001): Genetik und Public Health. In: Public Health Forum 30: 2-4.

Brand, A., Dabrock, P., Paul, N., Schröder, P. (2004): Gesundheitssicherung im Zeitalter der Genomforschung. Diskussion, Aktivitäten und Institutionalisierung von Public Health in Deutschland. Gutachten im Auftrag der Friedrich-Ebert-Stiftung, Berlin.

Brand, A. & Brand, H. (2007): Risikoabschätzung, Risikomanagement und Risikokommunikation in Public Health Genomics. In: Brand, A. et al. (Hrsg.): Genetik in Public Health. Teil 2: Integration von Genetik und Public Health. Bielefeld: lögd: 471-491.

Burris, S. & Gostin, L.O. (1997): Genetic screening from a public health perspective: Some lessons from the HIV experience. In: Rothstein, M.A. (Hrsg..): Genetic Secrets. New Haven & London: Yale University Press: 137-157.

Daele, W. van den (2006): The spectre of coercion: Is public health genetics the route to policies of enforced disease prevention? In: Community Genetics 9: 40-49.

Feuerstein, G. (1999): Inseln des Überflusses im Meer der Knappheit. Angebotsexpansion und Nachfragesteuerung im Kontext gentechnischer Leistungen. In: Feuerstein & Kuhlmann (Hrsg.): A.a.O.: 95-113.

Feuerstein, G. & Kuhlmann, E. (Hrsg.) (1999): Neopaternalistische Medizin. Bern: Verlag Hans Huber.

Feuerstein, G. & Kollek, R. (2000): Risikofaktor Prädiktion. Unsicherheitsdimensionen diagnostischer Humanexperimente am Beispiel prädiktiver Brustkrebstests. In: Jahrbuch für Wissenschaft und Ethik 5: 91-115.

Feuerstein, G. & Kollek, R. (2001): Vom genetischen Wissen zum sozialen Risiko: Gendiagnostik als Instrument der Biopolitik. In: Das Parlament B27: 26-33.

GfH (1996): Positionspapier der Gesellschaft für Humangenetik e.V. In: Medizinische Genetik 1: 125-131.

Hall, E. (2004): The 'Geneticisation' of heart disease: A network analysis of the production of new genetic knowledge. In: Social Science & Medicine 60: 2673-2683.

Henn, W. (2007): Die Bedeutung genetischer Mutationen und ihrer Diagnostik für Prävention und Therapie multifaktoriell bedingter Krankheiten – Aktueller Stand und Perspektiven für Public Health. In: Brand, A. et al. (Hrsg.): Genetik in Public Health. Teil 1: Grundlagen von Genetik und Public Health. Bielefeld: lögd: 23-108.

Holtzman, N.A. (2006): What role for public health in genetics and vice versa? In: Community Genetics 9: 8-20.

Khoury, M.J., Burke, W., Thomson, E.J. (Hrsg.) (2000): "Genetics and public health in the 21st century". Using genetic information to improve health and prevent disease. Oxford: Oxford University Press.

Kollek, R. & Lemke, T. (2008): Der medizinische Blick in die Zukunft. Gesellschaftliche Implikationen prädiktiver Gentests. Frankfurt am Main, New York: Campus Verlag.

Marteau, T.M. & Lerman, C. (2001): Genetic risk and behavioural change. In: British Medical Journal 322: 1056-1059.

Nippert, I. (2000): Vorhandenes Bedürfnis oder induzierter Bedarf an genetischen Testangeboten? Eine medizinsoziologische Analyse zur Einführung und Ausbreitung genetischer Testverfahren. In: Schmidtke, J. (Hrsg.): Guter Rat ist teuer. Was kostet die Humangenetik, was nutzt sie? München, Jena: Urban & Fischer: 126-149.

Omenn, G.S. (2000a): Genetics and Public Health: Historical perspectives and current challenges and opportunities. In: Khoury et al.: A.a.O.: 25-44.

Omenn, G.S. (2000b): Public health genetics: An emerging interdisciplinatory field for the post-genomic era. In: Annual Revue of Public Health 21: 1-13.

Paul, N. (2007): Genetik, Gesundheit und Gesellschaft: Anmerkungen zu Geschichte, Theorie und Ethik einer schwierigen Beziehung. In: Brand, A. et al. (Hrsg.): Genetik in Public Health. Teil 2: Integration von Genetik und Public Health. Bielefeld: lögd: 493-513.

Petersen, A. & Lupton, D. (1996): The new public health. Health and self in the age of risk. London et al.: Sage publications.

Schmidtke, J. (1996): "Gesundheitsversorgung und Krankenversicherung 2000" – Zum Sondergutachten 1995 des Sachverständigenrates für die Konzertierte Aktion im Gesundheitswesen. In: Medizinische Genetik 2: 212-213.

Schreiber, S. (2007): Stand der Aufklärung genetischer Ursachen komplexer Erkrankungen und potenzieller Einfluss genetischer Erkenntnisse auf Public Health Strategien. In: Brand, A. et al. (Hrsg.): Genetik in Public Health. Teil 1: Grundlagen von Genetik und Public Health. Bielefeld: lögd: 109-139.

Shostak, S. (2003): Locating gene-environment interaction: At the intersections of genetic and public health. In: Social Science & Medicine 56: 2327-2342.

SVR – Sachverständigenrat für die Konzertierte Aktion im Gesundheitswesen (1995): Sondergutachten 1995 – Gesundheitsversorgung und Krankenversicherung 2000. Baden-Baden: Nomos.

Was hält uns gesund? Gesundheitsressourcen: Von der Salutogenese zum Sozialkapital[*]

Susanne Hartung

1 Einleitung

Die Auffassung, dass Gesundsein nicht einfach nur das Gegenteil von Kranksein sei, ist in den Gesundheitswissenschaften weit verbreitet. Ihr zufolge umfasst Gesundheit, so Faltermaier (2006: 188), heute vielmehr „körperliches und psychisches Wohlbefinden, aktionale Momente wie die Leistungs- und Handlungsfähigkeit sowie ein Gleichgewicht zwischen externen (sozialen) Anforderungen und psychophysischen Bedürfnissen". Selbst wenn nicht alle Faktoren erfüllt sind, heißt dies nicht zwangsläufig, dass der Mensch krank ist. Auch ein chronisch kranker Mensch kann sich gesund fühlen und ein erfülltes Leben führen. Dieser Mensch bezeichnet sich selbst vielleicht als gesund, weil er die Herausforderungen seines Lebens meistert, über ein unterstützendes soziales Netzwerk verfügt und insgesamt zufrieden ist.

Diese Perspektive geht auf das bereits vor drei Jahrzehnten von Aaron Antonovsky entwickelte Konzept von Gesundheit zurück. Antonovsky führte damit weg von einer auf einfacher Dichotomie beruhenden Konzeption von Gesundheit und Krankheit und hin zu einem Kontinuumkonzept von Gesundheit. Die veränderte Sicht auf das Phänomen Gesundheit und das darauf basierende Modell der Salutogenese trug entscheidend zur Entwicklung von New Public Health bei und bildete den Ausgangspunkt für das 1986 in der Ottawa Charta formulierte Konzept der Gesundheitsförderung. Anlässlich des im vorliegenden Sammelband angestrebten Rück- und Ausblicks auf die Gesundheitswissenschaften bzw. Public Health der letzten Jahrzehnte widmet sich dieser Beitrag der im Sinne des Salutogenesekonzepts gestellten Frage „Was hält uns gesund?". Ausgehend vom Salutogenesekonzept, verfolgt der Beitrag das Ziel drei in den Gesundheitswissenschaften verwendete Gesundheitskonzepte aus dem Blickwinkel möglicher (positiver) Gesundheitsressourcen zu betrachten und zueinander in Beziehung zu setzen. Die theoretischen Überlegungen werden dabei von der These geleitet,

---

[*] Danken möchte ich den Mitgliedern des „Montagskolloquiums" sowie Peter-Ernst Schnabel und Angela Dröge für ihre hilfreichen Kommentare.

dass die Konzepte einander ergänzen bei der theoretischen und empirischen Antwort auf die salutogenetische Frage, was uns gesund erhält.

Im *ersten Abschnitt* wird das Salutogenesemodell erläutert. Salutogenese bedeutet – mit einfachen Worten – die Herstellung und Aufrechterhaltung von Gesundheit. Im Salutogenesemodell gilt die Betrachtung demnach nicht nur den Faktoren bzw. den Belastungen, die uns krank machen, sondern vor allem den Bedingungen und Ressourcen, die uns dabei unterstützen, gesund zu bleiben. Gesundheit ist, wie die zu Beginn angeführte Definition von Faltermaier verdeutlicht, von zahlreichen Faktoren abhängig.

Die für die Gesundheit notwendigen Ressourcen, vor allem die psychischen und sozialen Ressourcen, betrachtet der *zweite Abschnitt*. Insbesondere auf die von Antonovsky als *Kohärenzgefühl*[1] bezeichnete psychische Ressource wird detaillierter eingegangen. Darunter versteht Antonovsky eine „*globale Orientierung, die ausdrückt, in welchem Ausmaß man ein durchdringendes, andauerndes und dennoch dynamisches Gefühl des Vertrauens hat*" (Antonovsky 1997: 36, Herv. im Original). Dieses Vertrauen, das im Weiteren näher erläutert wird, entwickelt sich in Interaktion eines Individuums mit seiner sozialen Umwelt. Dabei tragen positive und negative Erfahrungen im Verlauf seines Lebens zur jeweiligen hohen oder niedrigen Ausprägung des Kohärenzgefühls bei. Soziale Beziehungen formen über die Zeit unser Kohärenzgefühl, z.B. wenn wir die Erfahrung machen, dass wir uns auf die Hilfe von Freunden verlassen können.

Zur weiteren Erläuterung des Zusammenhangs zwischen sozialen Beziehungen und Gesundheit werden im *dritten Abschnitt* das in den 1980er Jahren entwickelte Konzept der sozialen Unterstützung und im *vierten Abschnitt* das neuere und erst in den letzten Jahren von den Gesundheitswissenschaften aufgegriffene Konzept des Sozialkapitals vorgestellt. *Soziale Unterstützung* wird dabei als direkte Ressource verstanden, welche durch soziale Beziehungen geleistet werden kann. *Sozialkapital* hingegen soll als Vorbedingung für soziale Unterstützung betrachtet werden, über die Menschen durch ihre sozialen Beziehungen verfügen. Sowohl im Konzept der sozialen Unterstützung als auch im Sozialkapitalkonzept steht die unterstützende Wirkung von einzelnen oder mehreren Menschen im Mittelpunkt. Soziale Beziehungen werden dabei vorwiegend als salutogene, gesundheitsförderliche Ressource und weniger als Krankheiten verursachende, belastende Faktoren aufgefasst.

---

[1] Der von Antonovsky geprägte Begriff des „Sense of Coherence" wird im deutschsprachigen Raum nicht einheitlich übersetzt. Teilweise werden auch die Begriffe *Kohärenzsinn* oder *Kohärenzempfinden* verwendet. In Anlehnung an die deutsche Ausgabe des Bandes von Antonovsky (1997) „Salutogenese. Zur Entmystifizierung der Gesundheit" wird in diesem Beitrag die Übersetzung *Kohärenzgefühl* verwendet.

2   Salutogenese gestern und heute

Gesundheit ist für Antonovsky im Modell der Salutogenese „keine Selbstverständlichkeit, sondern angesichts der Omnipräsenz von Stressoren ein höchst erfreuliches Phänomen, eine mögliche Entwicklungsrichtung auf einem Kontinuum". Gesundheit ist für ihn kein „homöostatischer Normalzustand, (…) der durch störende Reize oder falschen Lebenswandel aus der Balance geraten kann" (Blättner 2007: 68)[2], sondern ein großes Glück und unter den bestehenden Bedingungen eine Leistung. Dieser von Antonovsky am Ende der 1970er Jahre postulierte Gesundheitsbegriff fiel auf fruchtbaren Boden. Nachdem kurz zuvor u.a. Thomas McKeown und Ivan Illich ihre Kritik an der pathogenen, biomedizinischen Sichtweise in Theorie und Praxis formuliert hatten und diese zwar Aufmerksamkeit aber keine spürbaren Veränderungen erzeugte, wird im Zusammenhang mit der Salutogenese sogar von einem Paradigmenwechsel gesprochen:

> „In Deutschland wird das Konzept [der Salutogenese; Anm. d. Verf.] zu einer Zeit aufgegriffen, als sich in der Psychologie die Fachgruppe Gesundheitspsychologie gründete und als die Gesundheitswissenschaften/Public Health ihren Aufschwung erlebten" (Kolip et al. 2006: 12).

Folgt man der Ansicht, dass Gesundheit nicht die Normalität sei, sondern ein erfreuliches und nicht selbstverständliches Phänomen bzw. eine Leistung, dann liegt der Gedanke nahe, dass der Mensch zum einen für eine gute Gesundheit aktiv sein muss und zum anderen gesundheitsförderliche Bedingungen gegeben sein müssen, damit Gesundheit erhalten bzw. gewonnen wird. Diese Bedingungen zu schaffen und den Einzelnen in seinen gesundheitsförderlichen Handlungen zu stärken, ist die Aufgabe der Gesundheitsförderung. Es ist Blättner (2007: 67) zuzustimmen, dass das Modell der Salutogenese von Antonovsky „die beste vorhandene theoretische Basis der Gesundheitsförderung darstellt, auch wenn der Forschungsstand dazu nach wie vor nicht befriedigend ist". Statt erst bei auftretenden Krankheiten Behandlungsbedarf zu konstatieren, wie es der pathogenen Sichtweise entspricht, die Krankheit als das Gegenteil von Gesundheit ansieht und ausschließlich Belastungen und Risiken in den Fokus nimmt, liegt der Schwerpunkt der salutogenen Betrachtung auf Risiken *und* Ressourcen.

Antonovsky (1997) hat die Salutogenese folgendermaßen konzeptualisiert: Stressoren wirken auf das Gesundheits-Krankheits-Kontinuum in verschiedener Art und Weise ein. Unter Stressoren versteht Antonovsky Anforderungen an den Organismus, die von innen oder außen kommen können und das (teilweise unter

---

[2] Homöostase ist das Gleichgewicht der physiologischen Körperfunktionen.

Anstrengungen erreichte) Gleichgewicht stören. Die auch als Stimuli bezeichneten Stressoren haben dabei eine schädliche und krankmachende, eine gesundheitsförderliche oder auch neutrale Wirkung[3]. Welche Wirkung die Stressoren haben, hängt davon ab, inwiefern der Mensch in der Lage ist, das Gleichgewicht wieder herzustellen und, nach Antonovsky, die Spannung zu bewältigen. Antonovsky bezeichnet diesen Vorgang mit dem von Lazarus eingeführten Begriff des Coping. In welchem Maß diese durch allgegenwärtige Stressoren bewirkte Spannung bewältigt wird, hängt einerseits vom „Charakter der Stressoren" sowie andererseits von den Widerstandressourcen ab, die z.B. in Form von materiellen Faktoren, kultureller Identität, Selbstbewusstsein, von Konfliktregelungs- und kommunikativen Kompetenzen, sozialer Unterstützung und/oder Gesundheitsbewusstsein zur Verfügung stehen und in dieser Situation genutzt werden können.

> „Anstatt zu fragen: ‚Was löste aus (oder wird ‚auslösen', wenn man präventiv orientiert ist), daß eine Person Opfer einer gegebenen Krankheit wurde?', das heißt, anstelle uns auf Stressoren zu konzentrieren, werden wir eindringlich zu fragen gemahnt: ‚Welche Faktoren sind daran beteiligt, daß man seine Position auf dem Kontinuum zumindest beibehalten oder aber auf den gesunden Pol hin bewegen kann?'. Das heißt, wir stellen Copingressourcen ins Zentrum unserer Aufmerksamkeit" (Antonovsky 1997: 30).

Antonovsky unterstreicht dabei, dass es ihm nicht um die völlige Aufgabe der pathogenetischen Sichtweise geht, sondern darum, die salutogenetische Perspektive zu stärken und beide als komplementär anzusehen. Denn eine völlige Abkehr von der pathogenetischen Sicht würde bspw. bedeuten, Erbkrankheiten, die weder vom Verhalten noch von den Verhältnissen abhängen, in der Betrachtung zu vernachlässigen. Ob Widerstandsressourcen nutzbar gemacht werden können, entscheidet das Empfinden von Kohärenz, wobei das Kohärenzgefühl durch spezifische Lebenserfahrungen entsteht, die drei Komponenten zuzuordnen sind. Die erste *Komponente der Verstehbarkeit* entsteht in dem Maße, wie die inneren und äußeren Stimuli als sinnhaft erachtet und eingeordnet werden können. Die Person schließt daraus, dass auch die Stimuli der Zukunft vorhersagbar oder zumindest verständlich und erklärbar sind. Die zweite *Komponente der Handhabbarkeit* bildet sich durch die Erfahrung, über ausreichend Ressourcen zu verfügen, um Anforderungen aufgrund innerer und äußerer Stimuli zu begegnen.

---

[3] Der Unterscheidung zwischen Stressoren mit positiver und negativer Wirkung entspricht der von Hans Selye entwickelten Unterscheidung zwischen Eustress und Distress.

„‚Zur Verfügung' stehen Ressourcen, die man selbst unter Kontrolle hat, oder solche, die von legitimierten anderen kontrolliert werden – vom Ehepartner, von Freunden, Kollegen, Gott, der Geschichte, vom Parteiführer oder einem Arzt – von jemandem, auf den man zählen kann, jemandem, dem man vertraut" (Antonovsky 1997: 35).

Und drittens führt die Erfahrung, dass man an wichtigen Entscheidungsprozessen teilhat, zur Herausbildung der *Komponente der Bedeutsamkeit*. Diese ist das „Ausmaß, in dem man das Leben emotional als sinnvoll empfindet: daß wenigstens einige der vom Leben gestellten Probleme und Anforderungen es wert sind, daß man Energie in sie investiert, daß man sich für sie einsetzt und sich ihnen verpflichtet" (Antonovsky 1997: 35). Sind diese drei Komponenten gut ausgebildet, verfügt die Person über ein hohes Maß an Kohärenzgefühl.

Verdeutlichen wir das Gemeinte an einem Beispiel: Welches Kohärenzgefühl könnte also ein Hauptschüler in Bezug auf seine Anstrengungen haben, Mechaniker zu werden? Einerseits ist ihm klar, dass seine Noten in Mathematik über seine Chancen entscheiden, einen Ausbildungsplatz als Mechaniker zu bekommen. Um das zu erreichen, hat er sich durch seine Eltern eine Nachhilfe organisieren lassen. Es ist also anzunehmen, dass er für die Anforderung der beruflichen Entwicklung hohe Werte für Verstehbarkeit und Handhabbarkeit hat. Andererseits erlebt er aber, dass er selbst mit guten Noten keinen Ausbildungsplatz bekommt, und macht die Erfahrung, dass sich sein Engagement für gute Noten nicht auszahlt. Obwohl der Schüler die Anforderung verstanden und sich Hilfe geholt hat, empfindet er sein Leben möglicherweise nicht als sinnvoll, weil seine Anstrengungen keine Früchte tragen. Für das Ausmaß an Kohärenzgefühl ist – Antonovsky zufolge – insbesondere die Komponente der Bedeutsamkeit relevant, was im Fall des Hauptschülers bedeuten würde, dass dieser aufgrund seiner Erfahrungen über die Bedeutsamkeit seiner Leistungen kein hohes Kohärenzgefühl ausbilden kann.

Dass sich ein hohes Kohärenzgefühl positiv auf die psychische und physische Gesundheit auswirkt, gilt mittlerweile als bestätigt (siehe dazu den Review von Eriksson & Lindström 2006). Ein hohes Kohärenzgefühl scheint die Auswirkungen stressauslösender Lebensereignisse auf die Gesundheit abfedern zu können. Surtees et al. (2003) konnten beispielweise zeigen, dass ein starkes Kohärenzgefühl die Widerstandsfähigkeit gegenüber chronischen Krankheiten stärkt und das Mortalitätsrisiko damit sinkt. Noch eindeutiger konnte die Wirkung des Kohärenzgefühls auf die seelische Gesundheit belegt werden (u.a. Richardson & Ratner 2005).[4]

---

[4] Zu einer kritischeren Auseinandersetzung siehe Flensborg-Madsen et al. 2005.

Wie bewirkt ein hohes Kohärenzgefühl nun aber eine gute Gesundheit? Antonovsky nimmt *erstens* an, dass das Gehirn eines Menschen, der die Welt als verstehbar, handhabbar und bedeutsam wahrnimmt, den körperlichen Systemen vermehrt gesundheitsförderliche Informationen sendet, wobei unklar bleibt, wie Antonovsky sich das konkret vorstellt. *Zweitens* geht er davon aus, dass Personen mit einem hohen Kohärenzgefühl sich gesundheitsförderlicher verhalten, weil sie belastenden Stimuli eher ausweichen oder diese nicht als belastend einschätzen. Außerdem nimmt er an, dass Personen mit einem hohen Kohärenzgefühl eher professionelle Unterstützung in Anspruch nehmen, gesundheitsschädliches Verhalten vermeiden und gesundheitsrelevante Informationen sammeln würden. Schließlich aber – und diesen *dritten* Aspekt hält Antonovsky zur Erklärung der Wirkung für besonders wichtig – seien Personen mit einem hohen Kohärenzgefühl im Umgang mit Stimuli erfolgreicher und dieser Erfolg selbst wirke sich gesundheitsförderlich aus (siehe dazu eine Auswahl an Studien u.a. bei Franke 1997: 184f.). Der Einfluss des Kohärenzgefühls auf die Gesundheit kann also einerseits über neurologische Funktionen und das Erleben erfolgreicher Handlungen direkt wirken. Andererseits beeinflusst es die Gesundheit indirekt über die Aktivierung von individuellen und sozialen Widerstandsressourcen.

Widerstandsressourcen ihrerseits, sind mit einem soziokulturellen Kontext verknüpft. So entscheide der sozioökonomische Status einer Person und die diesen bedingenden kulturellen und gesellschaftlichen Gegebenheiten „über die Art der Stressoren und über die Bewältigungsstrategien, die zur Verfügung stehen" (Blättner 2007: 69). Für Antonovsky sind das Kohärenzgefühl und die Gesundheit des Einzelnen untrennbar mit dessen sozialem Umfeld, mit den gesellschaftlichen Verhältnissen und der durch sie geprägten Lerngeschichte (Faltermaier 2006) verbunden. In der Rezeption seines Konzepts in Deutschland überwiegt allerdings eher die individualpsychologische Sicht.

Die Salutogenesetheorie ist nicht mehr neu, wie Faltermaier bereits 2000 (in der 3. Auflage 2006) anmerkt. Ihre Entwicklung reicht länger zurück, und dennoch nimmt das Interesse an der salutogenen Perspektive auch heute noch zu. Gleichwohl beeinflusst sie – im Verhältnis zum Pathogeneseparadigma – nur einen verhältnismäßig kleinen Teil der Forschung.

> „Ein großer Teil der Salutogeneseforschung arbeitet jedoch immer noch mit Krankheitsmassen als Indikatoren von Gesundheit. Sie vernachlässigt damit alle positiven Aspekte von Gesundheit und erklärt im besten Fall Gesundheit nur als Abwesenheit von Krankheit" (Faltermaier 2006: 187).

Nach wie vor hat die pathogenetische, bio-medizinische Sichtweise den größeren Einfluss in der Gesundheitsforschung und der Gesundheitspolitik. Auch wird

Prävention häufig nach dem pathogenetischen Modell statt Gesundheitsförderung nach dem salutogenetischen Modell betrieben (Schnabel 2007).

Dies ist leicht erklärlich, da Prävention einfacher umzusetzen ist als Gesundheitsförderung; letztere umfasst neben Maßnahmen, die direkt auf individuelles Gesundheitsverhalten zielen, auch solche zur Bildungs- und Sozialpolitik (dazu Kühn et al. 2009, Schnabel 2009, im Weiteren auch Hurrelmann et al. 2007). Antonovsky versteht die beiden Paradigmen Saluto- und Pathogenese als zwei komplementäre Orientierungen, wobei die eine nicht ohne die andere denkbar ist. In diesem Sinn sollte die salutogene Sichtweise in stärkerem Maße Eingang in Forschung und Praxis finden und dabei nicht nur individualpsychologisch, sondern auch sozialstrukturell, d.h. die Verhältnisse betrachtend, angewendet werden.

3   Psychische und soziale Ressourcen in den Gesundheitswissenschaften

Das Besondere an dem Salutogenesekonzept ist, neben der veränderten Konzeption von Gesundheit, vor allem auch die Fokussierung auf Ressourcen, die Gesundheit positiv beeinflussen. Anders als in der pathogenetischen Sichtweise liegt die Aufmerksamkeit hierbei nicht ausschließlich auf Erkennen und Verhindern von Belastungen, sondern auf der Untersuchung jener Faktoren, die uns widerständig gegenüber negativen Stressoren machen.

Stressoren, einerlei, ob positiv oder negativ, versetzen das Individuum in einen physiologischen Spannungszustand, der seelisch und körperlich bewältigt werden muss. Wenn das gelingt, wird das Kohärenzgefühl gestärkt. Andernfalls entsteht Stress, der pathogen ist, wenn ihm nicht genug Ressourcen entgegengesetzt werden können. Antonovsky unterscheidet zwischen endogenen und exogenen Ressourcen; endogene Ressourcen umfassen jene personenbezogenen Faktoren, die das Kohärenzgefühl bilden, während exogene Ressourcen auf soziale Beziehungen, materielle Faktoren oder kulturelle Bedingtheiten abstellen (Schneider 2006: 22f.). Viele Faktoren tragen zur Gesundheit bei, neben materiellen Faktoren ebenso gute Bildung und ein hoher sozialer Status, wie die Forschung zur sozial bedingten gesundheitlichen Ungleichheit gezeigt hat (vgl. Richter & Hurrelmann 2006)[5]. Auch Antonovsky beschränkt sein Modell nicht auf materielle, kulturelle und körperliche Ressourcen, sondern schließt soziale Ressourcen ein, um das Phänomen gesundheitlicher Ungleichheit zu erklären.

---

[5] Um detailliert auf die verschiedensten Erklärungskonzepte gesundheitlicher Ungleichheit (siehe dazu auch den Beitrag von Schott & Kuntz im vorliegenden Sammelband) einzugehen, fehlt es an dieser Stelle an Raum.

Insbesondere psychische und soziale Ressourcen haben im Zuge der Verwendung der Salutogenesekonzeption in den Gesundheitswissenschaften vermehrt Aufmerksamkeit auf sich gezogen. Mit dem Konzept des Kohärenzgefühls lenkte Antonovsky selbst den Blick auf die psychischen Ressourcen, einschließlich psychischer Widerstandsressourcen und ihrer Wirkungen auf die (psychische) Gesundheit. Als Medizinsoziologe sind ihm allerdings auch soziale Determinanten wichtig (Antonovsky 1997).

Ein Problem der Verwendung des Modells des Kohärenzgefühls ist, dass der Fragebogen hohe Zusammenhänge mit Angst und Depression ergibt. Deshalb wird eine Neukonstruktion des Fragebogens für notwendig erachtet (u.a. von Schneider 2006), um den Verdacht auszuräumen, dass das Kohärenzgefühl als inverses Maß für Angst und Depression betrachtet werden muss (Geyer 2006: 80). Trotz noch vorhandener Defizite sollte das Modell des Kohärenzgefühls als Theorie nicht zurückgewiesen werden. „Beim derzeitigen Kenntnisstand gilt es zunächst, valide Operationalisierungen für das Konstrukt zu entwickeln, um den substanziellen Gehalt beurteilen zu können" (Geyer 2006: 80).

Die Gesundheitswissenschaften haben ihren Fokus seit der Entwicklung des Salutogenesemodells vorwiegend auf die Betrachtung von personalen und dabei der psychischen und der sozialen Ressourcen gelegt. In der Forschung um das Kohärenzgefühl stehen die persönlichen Ressourcen im Mittelpunkt, die das Individuum in seinem Selbstbewusstsein und seiner Handlungsfähigkeit stärken. Diese individuellen Ressourcen stehen im sozialen Kontext: Das Individuum entwickelt sich im Verlauf seiner Sozialisation (vgl. u.a. Hurrelmann 2006a, 2006b) unter verschiedenen Einflüssen aus Familie, Schule und Peergroup. Die Familie, ihr sozioökonomischer Status und ihre Milieuzugehörigkeit bilden Voraussetzungen zur Entwicklung spezifischer persönlicher Eigenschaften und Ressourcen.

Soziale Ressourcen werden in den Gesundheitswissenschaften vor allem mit dem Konzept der sozialen Unterstützung und seit neuerer Zeit mit dem Konzept des Sozialkapitals betrachtet. Erst durch die Erkenntnis, dass es nicht nur um Belastungen gehen kann, sondern auch Gesundheitsressourcen in den Blick genommen werden müssen, gewannen in den Gesundheitswissenschaften neben der Betrachtung psychischer Ressourcen auch Überlegungen zu sozialen Beziehungen an Relevanz. Dazu wurde das in der Sozialpsychologie entstandene Konzept der sozialen Unterstützung in den 1980er Jahren von den Gesundheitswissenschaften aufgegriffen. Die Forschung zur sozialen Unterstützung entwickelte sich im Zuge der bereits in den 1970er Jahren (parallel zum Salutogenese- und Kohärenzkonzept) begonnenen Untersuchung der Gesundheitswirkung sozialer Beziehungen und Netzwerke (verbunden mit den Namen z.B. von Cassel, Cobb und Berkman) (Smith & Christakis 2008, Schwarzer & Leppin 1989). Untersucht wird der Einfluss sozialer Unterstützung (verschiedener Typen) auf die individuelle Gesundheit. Soziale Unterstützung kann quasi als Teilerklärung für die gesundheitsförderliche Wirkung sozialer Beziehungen dienen (Berkman & Glass 2000).

Hinzugetreten ist in den letzten Jahren das Konzept des Sozialkapitals, zumeist in Anlehnung an Putnams Begriffsauffassung (1993, 1995). Sie stieß auf besonderes Interesse, weil Putnam davon ausgeht, dass sich Sozialkapital durch Engagement in Vereinen und Organisationen erhöhen lässt (zur Diskussion der Normativität siehe Hartung 2009). Seine Arbeiten regen also nicht nur die Analyse an, sondern auch Interventionen. Grundsätzlich wird Sozialkapital ein positiver Effekt zugeschrieben. Unter dieser Annahme greifen auch Gesundheitswissenschaftler – Kawachi und Mitarbeiter in den USA und später u.a. Siegrist u. Mitarbeiter in Deutschland – in den 1990er Jahren das Konzept des Sozialkapitals auf und nutzen es für die Analyse gesundheitlicher Wirkungen von sozialen Netzwerken und sozialen Beziehungen. Nicht nur das Kohärenzgefühl, sondern auch soziale Unterstützung und Sozialkapital wirken sich positiv auf die Gesundheit aus, so postulieren sie.

Abbildung 1:   Salutogenetische Sicht auf Gesundheitsressourcen und -bedingungen in der Verbindung von Kohärenzgefühl, sozialer Unterstützung und Sozialkapital

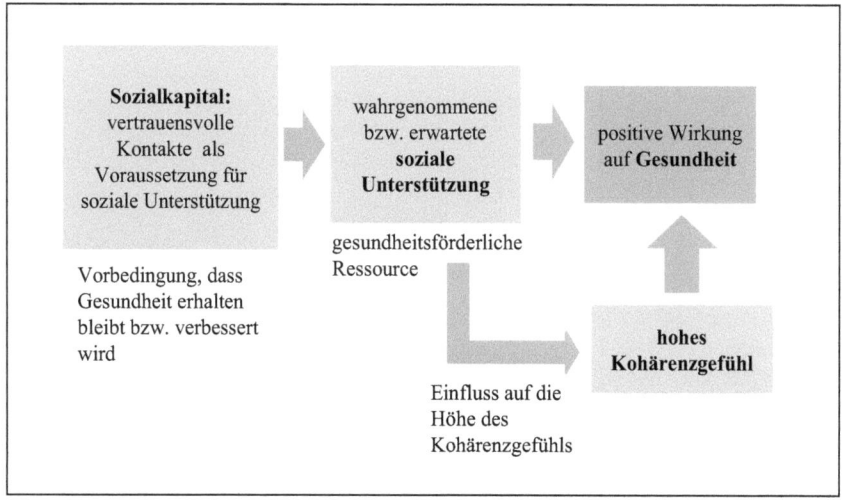

Abbildung 1 verdeutlicht, in einer vereinfachten ressourcenfokussierten Darstellung, die Zusammenhänge zwischen Gesundheit und Kohärenzgefühl sowie zwischen Sozialkapital und sozialer Unterstützung. Sozialkapital stellt – wie im Folgenden verdeutlicht werden soll – eine Vorbedingung für das Abrufen sozialer Ressourcen dar, genauer für die Wahrnehmung und Erwartung sozialer Unterstützung. Auf der individuellen Ebene bedeutet Sozialkapital, dass ein Individuum über Kontakte verfügt, die aufgrund von geteilten Werten und Normen von Vertrauen geprägt sind. Ist Sozialkapital vorhanden, kann sich soziale Unterstützung dann entweder direkt oder indirekt über das Kohärenzgefühl auf die Gesundheit auswirken. Wenn das Individuum sein soziales Umfeld in einer positiven Art und Weise als unterstützend wahrnimmt, trägt dies z.b. zur Erweiterung der Komponente Handhabbarkeit bei. Das Individuum weiß, dass ihm Menschen aus seinem sozialen Umfeld helfen. Sie haben es in der Vergangenheit getan und können auch zukünftig bei Problemen angesprochen werden. Ein hohes Kohärenzgefühl wiederum hat, wie oben bereits ausgeführt, einen positiven Einfluss auf die Gesundheit. Ohne dies explizit in der Abbildung aufzuführen, ist die Entstehung von Sozialkapital von der Verfügbarkeit über materielle Ressourcen, Bildung und Wissen abhängig und wirkt sich nicht nur indirekt auf die Gesundheit, sondern auch auf soziale Ungleichheit aus (Bourdieu 1983, Bourdieu & Steinrücke 2005). Zudem muss erwähnt werden, dass auch persönliche Kompetenzen wichtig sind, um über Sozialkapital zu verfügen und von ihm profitieren zu können.

Wie später noch einmal aufzugreifen sein wird, sei an dieser Stelle lediglich angemerkt, dass soziale Unterstützung und Sozialkapital sich nicht stets nur positiv auf Gesundheit auswirken. In den beiden nächsten Abschnitten möchte ich die theoretischen Konzepte sozialer Unterstützung und Sozialkapital zunächst differenzierter betrachten, um die in Abbildung 1 entworfenen Zusammenhänge genauer darzustellen.

4   Das Konzept der sozialen Unterstützung

Dem Konzept der sozialen Unterstützung zufolge können soziale Beziehungen der Bereitstellung von Ressourcen dienen. Dass Ressourcen, wie z.B. emotionale oder materielle Unterstützung, auf die das Individuum aus dem sozialen Umfeld zurückgreifen kann, eine positive Wirkung auf die Gesundheit haben, wird aufgrund einer Fülle von Studien spätestens seit Mitte der 1990er Jahre nicht mehr in Zweifel gezogen. Dies gilt vor allem für die wahrgenommene und erwartete, weniger für die tatsächlich erhaltene soziale Unterstützung (Nestmann 1995: 308, für einen Überblick siehe z.B. Ditzen & Heinrichs 2007).

Nach der vielzitierten Definition von Badura kann soziale Unterstützung verstanden werden als „Fremdhilfen, die dem einzelnen durch Beziehungen und Kontakte mit seiner sozialen Umwelt zugänglich sind und die dazu beitragen, dass die Gesundheit erhalten bzw. die Krankheiten vermieden, psychische oder somatische Belastungen ohne Schaden für die Gesundheit überstanden und die Folgen von Krankheiten bewältigt werden" (Badura 1981: 157). Für die differenzierende Darstellung der Phänomene soziale Unterstützung und Sozialkapital bietet sich eine Definition der Sozialpsychologie an, nach der soziale Unterstützung als „Ergebnis kognitiv-emotionaler Verarbeitung und Bewertung gegenwärtiger und vergangener sozialer Interaktionen (…) [verstanden wird; Anm. d. Verf.], durch die Personen Hilfestellungen erleben oder erwarten, um Aufgaben und Belastungen zu bewältigen und persönliche Ziele zu erreichen" (Fydrich & Sommer 2003: 83). Folgt man dieser Definition, stellt sich soziale Unterstützung als Mischung zwischen exogenen und endogenen Faktoren dar.

Mehrheitlich weisen Studien zur sozialen Unterstützung auf die positive gesundheitliche Wirkung sozialer Unterstützung hin, und das gilt sowohl für physische als auch psychische Aspekte (Fydrich & Sommer 2003: 79f., zu Burnout und sozialer Unterstützung Reinhard & Maercker 2004). Der Kausalzusammenhang ist allerdings nach wie vor unverstanden (Ditzen & Heinrichs 2007). Kaum eine Studie betrachtet soziale Unterstützung aus einer rein salutogenen Perspektive. Im Fokus der meisten Studien stehen Krankheiten, für deren Bewältigung soziale Unterstützung hilfreich ist.

Am stärksten ist der Zusammenhang zwischen sozialer Unterstützung und Gesundheit, wenn wahrgenommene soziale Unterstützung, insbesondere die wahrgenommene emotionale Unterstützung, erfasst wird (Fydrich & Sommer 2003: 80, vgl. Abbildung 1). In diesem Punkt weist das Konzept der sozialen Unterstützung starke Ähnlichkeit mit dem Sozialkapitalkonzept auf. Beide erfragen mit ihren Instrumenten das Vertrauen in die Hilfe anderer.

In der Literatur werden mehr als zwei theoretische Erklärungsmodelle zum Zusammenhang zwischen sozialer Unterstützung und Gesundheit diskutiert (siehe Schulz & Schwarzer 2003). Ich beschränke mich auf die beiden wichtigsten und seit Beginn der Forschung zu sozialer Unterstützung relevantesten Modelle: das *Modell der direkten Effekte* und das sogenannte *Puffermodell*. Im Modell der direkten Effekte (bzw. der „Haupteffekte") geht die Forschung davon aus, dass soziale Unterstützung gesundheitsförderliche Verhaltensweisen sowie das Selbstwertgefühl und das Kontrollempfinden fördert (Diese Erklärung ermöglicht meines Erachtens den Anschluss an das Konzept vom Kohärenzgefühl.) Allein das Eingebettetsein in soziale Interaktionsprozesse und die positiven Erfahrungen im Zusammenleben mit anderen wirken sich günstig auf die Gesundheit aus. Das Puffermodell geht dagegen allein von indirekten Wirkmechanismen aus. Dabei wird angenommen, dass soziale Unterstützung die negativen Wirkungen von Belastungen abmildert, indem die Stressoren positiver beurteilt werden und hilfreiche Verhaltensweisen zur Bewältigung gefunden werden.

Die empirische Forschung vollzieht die theoretische Ausdifferenzierung des Konzepts in diverse Unterstützungsressourcen (z.B. instrumentelle, materielle, emotionale Hilfe), Unterstützungsquellen (z.B. Partner, Familie, Freunde, Arbeitskollegen), verschiedene Unterstützungsrichtungen (anderen helfen und sich helfen lassen) sowie nach Alters-, Geschlechts- oder Schichtdifferenzierungen nicht überzeugend. Für die Erfassung von sozialer Unterstützung gibt es eine Reihe von Instrumenten, von einzelnen Fragen bis hin zu umfangreichen Skalen. Für den deutschen Raum hervorzuheben sind die Berliner Social Support Skalen von Ralf Schwarzer und Ute Schulz, die eine Weiterentwicklung bis dahin verwendeter Instrumente darstellen (Schulz & Schwarzer 2003). International hat sich noch kein einheitliches Vorgehen durchgesetzt; Menge und Umfang vorhandener Fragenkataloge zur sozialen Unterstützung stehen dem entgegen.[6]

Eine Vertiefung der Forschung zur sozialen Unterstützung, vor allem in qualitativer Hinsicht, steht aus. Das wurde bereits Mitte der 1990er Jahre von Nestmann (1995) konstatiert und hat sich seitdem kaum geändert (u.a. Fydrich & Sommer 2003). So ist auch nach wie vor offen, wie die wahrgenommene und tatsächlich erhaltene soziale Unterstützung verbessert werden können. Das Konzept des Sozialkapitals führt hier möglicherweise weiter, da es sich hierbei um die Beschreibung und Analyse des quantitativen und qualitativen Aspekts von sozialen Beziehungen handelt, deren Beteiligte soziale Unterstützung erbringen können sowie um ein Konzept aus dem sich Interventionen ableiten lassen.

5   Das Konzept des Sozialkapitals

Wie bisher dargestellt wurde, verfügen Individuen mit einem hohen Kohärenzgefühl und einem großen Maß an wahrgenommener und erwarteter sozialer Unterstützung über günstige Ressourcen für eine gute Gesundheit. In der theoretischen Konzeption kann Sozialkapital als Vorbedingung für die Verfügbarkeit sozialer Ressourcen angesehen werden, denn Sozialkapital beschreibt die Menge und Intensität vorhandener Kontakte und gibt vor allem Hinweise darauf, inwieweit gemeinsame, für die Wahrnehmung und Inanspruchnahme sozialer Unterstützung notwendige, Werte, Normen und Vertrauen vorhanden sind.

Anders als die beiden anderen Ressourcenkonzepte ist der Sozialkapitalansatz ein Mehrebenenkonzept, d.h. dass Sozialkapital nicht nur auf der individuel-

---

[6] Instrumente zur Erfassung der sozialen Unterstützung: Berliner Social Support Studie und ähnlich FSOZ, SOZ-K22, Oslo-3 Social Support Scale etc.

len Ebene, sondern auch auf der Ebene von Organisationen oder größeren Bezügen wie Nachbarschaften sowie auf der gesellschaftlichen Ebene konzipiert ist und empirisch untersucht wird (vgl. Halpern 2005). Sozialkapital setzt sich aus quantitativen und qualitativen Aspekten und Dimensionen sozialer Beziehungen zusammen und beschreibt die Voraussetzungen für soziale Unterstützung (siehe Abbildung 2).[7] Die quantitative Seite erfasst, wie viele direkte und indirekte, formelle und informelle Kontakte eine Person hat und wie intensiv diese Kontakte sind, d.h. wie groß also ihr soziales Netzwerk ist und als wie dicht es eingeschätzt wird. Der qualitative Aspekt von Sozialkapital wird über die kognitive Dimension erfasst: Wie hoch ist das Vertrauen der Personen in bekannte Personen ihres sozialen Umfelds oder in andere Menschen ganz allgemein, welche Werte und Normen teilen sie mit anderen und wie stark leben sie und glauben sie an gegenseitige Hilfsbereitschaft.

Abbildung 2:   Sozialkapital als Voraussetzung für soziale Unterstützung

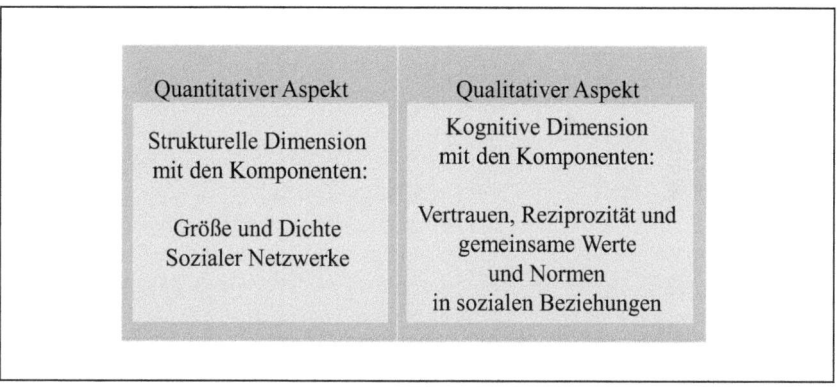

Der Begriff des Sozialkapitals und seine Konzeption geht vor allem auf Pierre Bourdieu (1983, 1986) und im Weiteren auf James Coleman (1990) und Robert Putnam (1993) zurück. Putnam hat den gesundheitlichen Nutzen von sozialen Beziehungen unter Verwendung des Begriffs „Sozialkapital" thematisiert. Er versteht Sozialkapital als:

„Features of social life – networks, norms, and trust – that enable participants to act together more effectively to pursue shared objectives (…). Social capital, in short, refers to social connections and attendant norms and trust" (Putnam 1995: 664f.).

---

[7] Abbildung 2: In Anlehnung an das Modell von Hartung 2009.

Kawachi et al. (1997) verwendeten Putnams Modell als eine der ersten Forscher-gruppen zur Erklärung von regionalen Morbiditäts- und Mortalitätsunterschieden in den USA. Wie Putnam beschreibt Kawachi die Höhe von Sozialkapital mit Indikatoren zu Vereinsmitgliedschaften, Vertrauen in andere sowie genereller Reziprozitätserwartung (Egoismus und Fairness seitens unspezifizierter Ande-rer). Helliwell (2003) fand Hinweise darauf, dass Sozialkapital sich auch positiv auf die seelische Gesundheit auswirkt, die er über subjektive Angaben zur Le-benszufriedenheit gemessen hat.

Eine konzeptionelle Unterscheidung von sozialer Unterstützung und Sozial-kapital ist m.E. möglich. Hiernach kann Sozialkapital als Beschreibung der Vor-bedingungen bzw. Voraussetzungen für mögliche Unterstützung gelten, wohin-gegen soziale Unterstützung lediglich die Ressource direkt meint (vgl. Abbil-dung 1). Eine empirische Unterscheidung ist dagegen deutlich komplizierter. In den vielfältigen Erhebungsmethoden und Fragekatalogen scheinen sich die Un-terschiede zwischen beiden Konzepten zu verwischen (siehe Überblick von Coo-per et al. 1999). So finden sich in den verschiedenen Items zur Erfassung von sozialer Unterstützung starke Hinweise auf das Konstrukt des Sozialkapitals. Außerdem ähneln sich die Modelle, mit denen die Wirkung von sozialer Unter-stützung einerseits und Sozialkapital andererseits auf Gesundheit erklärt werden. In empirischen Studien werden beide Begriffe fast synonym verwendet; mitunter wird auch um seiner Aktualität willen auf den Begriff „Sozialkapital" zurückge-griffen, ohne sich um eine konzeptionelle Unterscheidung zur sozialen Unter-stützung zu bemühen.

Beide Konzepte werden in den Gesundheitswissenschaften verwendet. Des-halb stellt sich hier die Frage, was die beiden Konzepte über ihre Herkunftsdis-ziplin hinaus unterscheidet, im Besonderen. In forschungspragmatischer Hinsicht wäre zu klären, inwiefern ein Nebeneinander dieser Konzepte das Verständnis des Zusammenhangs von Gesundheit und sozialer Vernetzung fördert und des-halb einen Erkenntnisgewinn darstellt.

Das Konzept des Sozialkapitals entstammt der Soziologie bzw. der Politik-wissenschaft, wohingegen das Konzept der sozialen Unterstützung der Sozial-psychologie zuzuordnen ist. Davon abgesehen liegt der wichtigste Unterschied in der jeweiligen Blickrichtung auf soziale Beziehungen. Für die Wahl zwischen den Konzepten ist entscheidend, welches Ziel die Analyse sozialer Beziehungen verfolgt. Geht es um die Erfassung des Potentials für Unterstützung und seiner Bedingungen vor dem Hintergrund, dass Interventionen zur Erweiterung dieses Potentials angestrebt werden, dann wäre das Konzept des Sozialkapitals ange-messen.[8] Erfasst würden dann soziale Beziehungen nach Umfang (wie viele

---

[8] Im zwischen 2006-2009 durchgeführten Projekt der „Bielefelder Evaluation von Elternedukati-onsprogrammen" (BEEP) (siehe dazu Beitrag von Hartung, Kluwe und Sahrai im vorliegenden

Kontakte?), Art (wen kennen die untersuchten Personen?) und Vertrauensgrad (welche der Kontaktpersonen trauen sich die untersuchten Personen, um Unterstützung zu fragen bzw. inwiefern glauben sie daran, dass diese ihnen helfen?). Es gilt, bloße Kontakte von vertrauensvollen Kontakten zu unterscheiden und zwischen der Ressourcenmächtigkeit verschiedener Kontakte zu differenzieren.

Zielt die Analyse jedoch auf die Erfassung konkreter Ressourcen und ihre konkrete Bereitstellung aus dem nahen Umfeld, dann erfassen diese Fragen soziale Unterstützung, d.h. aus der Untersuchung lassen sich konkretere Aussagen zur gesundheitlichen Wirkung der sozialen Beziehungen ableiten. Der Forschungsstand zum Sozialkapital lässt bis jetzt noch keine hinreichenden Erklärungen für den Wirkungszusammenhang zwischen Sozialkapital und Gesundheit erkennen. Das könnte zum einen an der im Vergleich zu den übrigen Erklärungsansätzen erst relativ spät begonnenen Erforschung sozialer Beziehungen als gesundheitliche Ressource liegen und zum anderen an der Schwierigkeit, das soziale Phänomen Sozialkapital in eine individuelle Zustandsbeschreibung wie die Gesundheit des Einzelnen zu übersetzen.

Aus der Perspektive der Gesundheitswissenschaften scheint insbesondere der qualitative Aspekt des Sozialkapitals, also Vertrauen, für die gesundheitliche Wirkung relevant zu sein (Hartung 2009, u.a. Durlauf & Farchamps 2004, zu den Ergebnissen einer Langzeitstudie siehe Snelgrove et al. 2009). Vertrauen ist die Voraussetzung dafür, auf andere Menschen zuzugehen und sie um Rat und Unterstützung zu fragen bzw. ihre Hilfe anzunehmen. Erst wenn Vertrauen vorhanden ist und sich die Mitglieder eines Netzwerks aufeinander verlassen können, können soziale Beziehungen hilfreich sein (Rothstein & Stolle 2003). Gerade dieser qualitative Aspekt ist es, der Sozialkapital als Voraussetzung für soziale Unterstützung bedeutsam macht.

6 Fazit und Ausblick

Was ist es, was uns im Sinne der Salutogenese gesund erhält? Um diese Frage zu beantworten, wurden drei in den Gesundheitswissenschaften verbreitete Konzepte – Sozialkapital, soziale Unterstützung und Kohärenzgefühl – vorgestellt und ihre positiven Effekte auf Gesundheit diskutiert. Soziale Beziehungen sind dabei fast ausschließlich als positiv wirkende Ressourcen aufgegriffen worden; dennoch steht außer Frage, dass soziale Beziehungen auch negative Wirkungen haben können, wenn sie Menschen beispielsweise emotional sehr belasten oder

Sammelband) wurde das Sozialkapitalkonzept zur Untersuchung der Unterstützungspotentiale sozial schwächerer Familien und zur Diskussion möglicher Interventionsmaßnahmen im Setting Schule verwendet (siehe Abschlussbericht Teilprojekt A Hartung et al. 2009).

offener oder subtiler Konformitätsdruck von ihnen ausgeht. Soziale Beziehungen sollten also nicht nur binden und unterstützen, sondern auch individuelle Autonomie ermöglichen, denn auch diese bedingt Gesundheit.

Positiv beeinflusst wird Gesundheit also erstens durch soziale Netzwerke und Kontakte zu Menschen, denen man vertraut. Zweitens bilden diese Netzwerke die Voraussetzung dafür, auf die Hilfe anderer zurückgreifen zu können. Drittens kann diese wahrgenommene, vor allem emotionale, Unterstützung einen direkten positiven Effekt auf das Wohlbefinden haben und viertens einen indirekten, über das Kohärenzgefühl vermittelten Effekt.

Was folgt aus diesen Erkenntnissen? Es macht den Einzelnen auf jeden Fall nicht gesünder, ihn nur zu kritisieren, wenn er sich nicht gesundheitsbewusst verhält. Der Blick sollte vielmehr, auch wenn dies längerfristige Konzepte verlangt sowie analytisch und kommunikativ aufwendiger ist, auf die Veränderung der Verhältnisse gelenkt werden, was seit langem von den Gesundheitswissenschaften für die Gesundheitsförderung gefordert wird. Dafür bietet sich das Konzept des Sozialkapitals an, denn es bezieht nicht nur Individuen, sondern auch Gruppen und ganze Gesellschaften in die Betrachtung ein und erlaubt Schlussfolgerungen für zivilgesellschaftliches und politisches Handeln.

Den Blick auf soziale Beziehungen mit dem Konzept des Sozialkapitals zu richten, ist hilfreich bei Überlegungen, wie sich Unterstützungspotential ausbauen ließe. Putnam und Mitarbeiter sind davon überzeugt, dass dies durch ein verstärktes Engagement in Vereinen und Organisationen erreicht werden könnte. Engagement, so das Argument, gehe einher mit dem Aufbau eines persönlichen sozialen Netzwerks, wodurch Sozialkapital und im Weiteren das Potential für mögliche soziale Unterstützung entstehe.

Soll diese Auffassung in gesundheitswissenschaftliche bzw. politische Praxis umgesetzt werden, so müssen Verhältnisse und nicht vor allem das Verhalten Einzelner Interventionsziel sein. Sonst besteht die Gefahr, sozioökonomisch schlechter gestellte Menschen, die ein erhöhtes Krankheitsrisiko haben, für ihr „falsches Verhalten" abzustrafen. Nach dem Motto „wenn ihr euch nicht engagiert, seid ihr an eurer schlechten Gesundheit selber schuld".

Was wissen wir über die Verhältnisse? Soziale Beziehungen können sich positiv auf die Gesundheit auswirken, wobei Sozialkapital bedeutet, soziale Beziehungen zu mehren und zu intensivieren. Doch so einfach, wie es in sozialpolitischen Programmen teilweise propagiert wird, gelingt die Mehrung von Sozialkapital nicht. Denn, wie bereits angedeutet, zeigt die Forschung auch, dass erstens nicht alle sozialen Beziehungen positive Wirkungen haben und zweitens, dass die Veränderung über das nahe soziale Umfeld, z.B. von sozial Benachteiligten, hinausgehen muss. So kann eine Intensivierung von sozialen Beziehungen bedeuten, dass sie v.a. zu gleichfalls Benachteiligten mit ähnlichen Problemen und geringen Ressourcen gepflegt werden. Auf diesem Weg erhielten sozial Benachteiligte über ihre sozialen Beziehungen nur schwerlich materielle oder notwendige informationelle Unterstützung z.b. zur Jobsuche. Drittens kostet die Beteiligung in Vereinen Geld und Zeit; Ressourcen also, über die man erst einmal verfügen müsste, um die Ressource Sozialkapital erhöhen zu können. Ihr Fehlen wirkt selbst wiederum sozial selektierend. Eine mit geringen finanziellen Ressourcen ausgestattete Alleinerziehende kann sich eben nicht so leicht ihr Netzwerk potentieller Unterstützer vergrößern. Viertens verlangt ein hohes Sozialkapital – wie die obigen Überlegungen über den Zusammenhang von Kohärenzgefühl und sozialer Unterstützung gezeigt haben – auch genug Selbstvertrauen, um sich in einer milieufremden Umgebung zu bewegen. Allerdings kann ein durchaus selbstbewusster Verzicht auch aus einem Schichtbewusstsein resultieren, weshalb ein Arbeiter sich lieber im Fußballverein als im nahen Golfclub engagiert, obwohl er dort eher einen Rechtsanwalt treffen würde, der ihm bei rechtlichen Fragen helfen könnte.

Es ist also nicht allein damit gedient, sozial schwächeren Bevölkerungsgruppen den kostenlosen Zugang zu Sportvereinen zu ermöglichen oder ihnen die Fahrtkosten zum Verein zu erstatten, denn über die finanzielle Barriere hinaus kann auch der soziale Hintergrund eine Schranke darstellen (Sprache, Bildung, Habitus). Mit einer materiellen Unterstützung (z.B. der Finanzierung von Beiträgen für den Sportverein durch die Krankenkassen) ließe sich aber wenigstens eine gute Grundlage zur Entstehung von Sozialkapital legen. Bei der Förderung vertrauensvoller und hilfreicher sozialer Beziehungen hat der Staat als Gestalter gesellschaftlicher Verhältnisse eine große Bedeutung und mit den Mitteln staatlicher Sozialpolitik auch Gestaltungsspielraum. Soziale Teilhabe mit gesundheitsförderlicher Wirkung ließe sich fördern z.B. durch die Bereitstellung finanzieller Mittel für Vereine oder durch die Aufhebung von Regelungen, die das ehrenamtliche Engagement von Arbeitslosen oder Hartz-IV-Empfängern begrenzen. Der Gedanke, der dem Salutogenesemodell zugrunde liegt, ist nach wie vor bemerkenswert und sollte Basis für Theorie und Praxis der Gesundheitsförderung sein. Die anfängliche Euphorie, die das Konzept ausgelöst hat, und der bis heute andauernde Bezug vieler theoretischer und praktischer Studien auf die Salutogenese haben jedoch keinen durchgreifenden Richtungswechsel – weg von der pathogenen und hin zur salutogenen Sicht – auszulösen vermocht. Nach wie vor beschäftigt sich ein Großteil der Studien mit der Erforschung von Krankheitsrisiken statt mit den Ressourcen, die die Gesundheit stärken (Schnabel 2009: 191). Der Einfluss der (bio-) medizinischen Sichtweise ist – ungeachtet aller Kritik – ungebrochen. Mit Blick auf das Salutogenesemodell ist kritisch anzumerken, dass es bislang unterkomplex, also nur ungenügend ausgearbeitet ist.

Die von Antonovsky vorgeschlagene Definition von Gesundheit lässt sich aufgrund ihrer Prozesshaftigkeit empirisch nur schwer testen.

Bis heute gibt es keine Versuche, den gesamten Prozess der Salutogenese
empirisch abzubilden, nicht zuletzt weil die forschungspraktischen und methodischen Anforderungen beträchtlich sind (Faltermaier 2006: 189). Um sie zu
überwinden, müssten, so Faltermaier (2006: 189), bei der Erforschung des Salu-
togeneseprozesses folgende Punkte berücksichtigt werden: Erstens müssten „alle
Untersuchungen, die Teile oder einzelne Variablen des salutogenen Modells
herausgreifen, diese in der Diskussion der Ergebnisse wieder in die Gesamttheo-
rie integrieren"; zweitens sollten Längsschnittstudien und drittens sollte eine
Vielfalt von methodischen Zugängen verwendet werden, wobei er die stärkere
Einbeziehung von qualitativen Methoden anmahnt.

Diesen Forderungen käme eine Verknüpfung der drei Konzepte Kohärenzgefühl, soziale Unterstützung und Sozialkapital entgegen. Nicht zuletzt weil
Sozialkapital ein soziologisches Konzept ist, mit dem individuelle Gesundheit
kaum zu erfassen ist, und weil, wegen der erschwerten methodischen Trennung,
eine konzeptionelle Verknüpfung des Sozialkapitalkonzepts mit dem Konzept
der sozialen Unterstützung und auch mit dem Konzept des Kohärenzgefühls
sinnvoll ist. Diese konzeptionelle Verknüpfung sollte im Weiteren auch beinhalten, die Methodik aufeinander abzustimmen.

Die von Antonovsky benannten Gesundheitsressourcen theoretisch und empirisch zu erforschen, stellt ein lohnendes Projekt für die Gesundheitswissenschaften dar und ist nur in interdisziplinären, individuelle und gesellschaftliche
Faktoren gleichermaßen betrachtenden Forschungsprojekten zu verwirklichen.
Die Priorität der gesundheitswissenschaftlichen Forschung liegt mit den Konzepten des Kohärenzgefühls, der sozialen Unterstützung und des Sozialkapitals auf
der Erforschung psychischer und sozialer Ressourcen.

Sozialkapital ist als ermöglichender Faktor, aber nicht als genuine Ressource anzusehen. Soziale Unterstützung kann hingegen – wie andere Ressourcen
auch und im Unterschied zu Sozialkapital – wahrgenommen, vermittelt und
ausgetauscht werden. Die Voraussetzung dafür sind soziale Beziehungen mit
einem gewissen Potential für Unterstützungsleistungen. Sozialkapital bildet somit die Voraussetzung für das Empfangen von sozialer Unterstützung. Anders
als Sozialkapital kommt soziale Unterstützung wirklich beim Einzelnen an und
wirkt sich explizit auf seine Gesundheit und sein Wohlbefinden aus. Theoretisch
betrachtet, schlägt das Modell der sozialen Unterstützung die Brücke zwischen
Sozialkapital und der gesundheitsförderlichen Wirkung intensiver sozialer Beziehungen. Weil Gesundheit immer ein physisches und psychisches Phänomen
ist; Sozialkapital hingegen auch auf der Mikroebene immer ein soziales Phäno-

men bleibt, könnte der Verweis auf das sozialpsychologische Konzept der sozialen Unterstützung dazu beitragen, die Wirkung von Sozialkapital zu erklären.

Literatur

Antonovsky, A. (Hrsg.) (1997): Salutogenese. Zur Entmystifizierung der Gesundheit. Deutsche erweiterte Herausgabe von A. Franke. Tübingen: DGVT-Verlag.

Badura, B. (Hrsg.) (1981): Soziale Unterstützung und chronische Krankheit. Zum Stand sozialepidemiologischer Forschung. Frankfurt am Main: Suhrkamp Verlag.

Berkman, L.F. & Glass, T. (2000): Social Integration, Social Networks, Social support, and Health. In: Berkman, L.F. & Kawachi, I. (Hrsg.): Social Epidemiology. Oxford: University Press: 137-173.

Blättner, B. (2007): Das Modell der Salutogenese. Eine Leitorientierung für die berufliche Praxis. In: Prävention und Gesundheitsförderung 2: 67-73.

Bourdieu, P. & Steinrücke, M. (2005): Die verborgenen Mechanismen der Macht. 1. Aufl. (Unveränd. Nachdr. d. Erstaufl. v. 1992). Hamburg: VS Verlag für Sozialwissenschaften.

Bourdieu, P. (1983): Ökonomisches Kapital, kulturelles Kapital, soziales Kapital. In: Kreckel, R. (Hrsg.): Soziale Ungleichheiten. Soziale Welt. Sonderband 2. Göttingen: Verlag Otto Schwartz & Co.: 183-198.

Bourdieu, P. (1986): Three Forms of Capital. In: Richardson, J. G. (Hrsg.): Handbook of Theory and Research for Sociology of Education. New York: Greenwood Press: 241-258.

Coleman, J. (1990): Foundations of Social Theory. Cambridge: Harvard University Press.

Cooper, H., Arber, S., Fee, L., Ginn, J. (1999): The influence of Social Support and Social Capital on Health. A review and analysis of British data. London: Health Education Authority.

Ditzen, B. & Heinrichs, M. (2007): Psychobiologische Mechanismen sozialer Unterstützung. Ein Überblick. In: Zeitschrift für Gesundheitspsychologie 15 (4): 143-157.

Durlauf, S. & Farchamps, M. (2004): Social Capital. National Bureau of Economic Research. Working Paper 10485.

Eriksson, M. & Lindström, B. (2006): Antonovsky's sense of coherence scale and the relation with health: a systematic review. In: Journal of Epidemiology and Community Health 60 (5): 376-381.

Faltermaier, T. (2006): Die Salutogenese als Forschungsprogramm und Praxisperspektive. Anmerkungen zu Stand, Problemen und Entwicklungschancen. In: Wydler, H., Kolip, P., Abel, T. (Hrsg.): Salutogenese und Kohärenzgefühl. Grundlagen, Empirie und Praxis eines gesundheitswissenschaftlichen Konzepts. 3. Aufl. Weinheim: Juventa Verlag: 185-196.

Flensborg-Madsen, T., Ventegodt, S., Merrick, J. (2005): Why is Antonovsky's Sense of Coherence Not Correlated to Physical Health? Analysing Antonovsky's 29-item Sense of Coherence Scale (SOC-29). In: The Scientific World Journal 5: 767-776.

Franke, A. (1997): Zum Stand der konzeptionellen und empirischen Entwicklung des Salutogenesekonzepts. In: Antonovsky, A.: Salutogenese. Zur Entmystifizierung der Gesundheit. Dt. erw. Hrsg. von A. Franke. Tübingen: DGVT-Verlag: 169-188.

Fydrich, T. & Sommer, G. (2003): Diagnostik sozialer Unterstützung. In: Jerusalem, M. & Weber, H. (Hrsg.): Psychologische Gesundheitsförderung. Diagnostik und Prävention. Göttingen: Hogrefe Verlag: 79-104.

Geyer, S. (2006): Antonovsky's sense of coherence – ein gut geprüftes und empirisch bestätigtes Konzept. In: Wydler, H., Kolip, P., Abel, T. (Hrsg.): Salutogenese und Kohärenzgefühl. Grundlagen, Empirie und Praxis eines gesundheitswissenschaftlichen Konzepts. 3. Aufl. Weinheim: Juventa-Verlag: 71-83.

Halpern, D. (2005): Social Capital. Cambridge: Polity Press.

Hartung, S. (2009): Förderung von Sozialkapital als Präventionsmaßnahme? Einige theoretisch-normative Implikationen. In: Bittlingmayer, U. H., Sahrai, D., Schnabel, P.-E. (Hrsg.): Normativität und Public Health. Dimensionen gesundheitlicher Ungleichheit. Wiesbaden: VS Verlag für Sozialwissenschaften : 211-234.

Hartung, S., Blanz, E., Ogawa-Müller, Y. (2009): Elternedukation und Elternarbeit im Setting Schule aus der Perspektive sozialer Ungleichheit. Abschlussbericht – Teil A des BMBF-geförderten Projekts: Bielefelder Evaluation von Elternedukationsprogrammen und weiterführende Ergebnisse zur präventiven Elternarbeit. Bielefeld.

Helliwell, J. F. (2003): How's Life? Combining individual and national variables to explain subjective well-being. In: Economic Modelling 20: 331-360.

Hurrelmann, K. (2006a): Einführung in die Sozialisationstheorie. 9., unveränd. Aufl. Weinheim: Beltz Verlag.

Hurrelmann, K. (2006b): Gesundheitssoziologie. Eine Einführung in sozialwissenschaftliche Theorien von Krankheitsprävention und Gesundheitsförderung. 6., völlig überarb. Aufl. Weinheim: Juventa Verlag.

Hurrelmann, K., Klotz, T., Haisch, J. (Hrsg.) (2007): Lehrbuch Prävention und Gesundheitsförderung. 2., überarb. Aufl. Bern: Hans Huber Verlag.

Kawachi, I., Kennedy, B.P., Lochner, K., Prothrow-Smith, D. (1997): Social Capital, Income Inequality, and Mortality. In: American Journal of Public Health 87 (9): 1491-1498.

Kolip, P., Wydler, H., Abel, T. (2006): Gesundheit: Salutogenese und Kohärenzgefühl. Einleitung und Überblick. In: Wydler, H., Kolip, P., Abel, T. (Hrsg.): Salutogenese und Kohärenzgefühl. Grundlagen, Empirie und Praxis eines gesundheitswissenschaftlichen Konzepts. 3. Aufl. Weinheim: Juventa-Verlag: 11-19.

Kühn, H., Bittlingmayer, U. H., Sahrai, D., Schnabel, P.-E. (2009): Präventionspolitik: Ein aktueller Rückblick auf eine frühe Diagnose. In: Bittlingmayer, U. H., Sahrai, D., Schnabel, P.-E. (Hrsg.): Normativität und Public Health. Dimensionen gesundheitlicher Ungleichheit. Wiesbaden: VS Verlag für Sozialwissenschaften: 425-455.

Nestmann, F. (1995): Soziale Unterstützung, Alltagshilfe und Selbsthilfe bei der Bewältigung. In: Flick, U., Kardorff, E. v., Keupp, H., Rosenstiel, L. v., Wolff, S. (Hrsg.): Handbuch qualitative Sozialforschung. Grundlagen, Konzepte, Methoden und Anwendungen. 2. Aufl. Weinheim: Beltz Psychologie-Verlags-Union: 308-312.

Putnam, R.D. (1993): The Prosperous Community. Social Capital and Public Life. In: The American Prospect 4 (13): 35-42.

Putnam, R.D. (1995): Tuning In, Tuning Out: The Strange Disappearance of Social Capital in America. The 1995 Ithiel de Sola Pool Lecture. In: Political Sciences & Politics 28 (4): 664-683.

Reinhard, F. & Maercker, A. (2004): Sekundäre Traumatisierung, posttraumatische Belastungsstörung, Burnout und soziale Unterstützung bei medizinischem Rettungspersonal. In: Zeitschrift für Medizinische Psychologie 13 (1): 29-37.

Richardson, C.G. & Ratner, P.A. (2005): Sense of coherence as a moderator of the effects of stressful life events on health. In: Journal of Epidemiology and Community Health 59: 979-984.

Richter, M. & Hurrelmann, K. (2006): Gesundheitliche Ungleichheit: Ausgangsfragen und Herausforderungen. In: Richter, M. & Hurrelmann, K. (Hrsg.): Gesundheitliche Ungleichheit. Grundlagen, Probleme, Konzepte. Wiesbaden: VS Verlag für Sozialwissenschaften: 11-31.

Rothstein, B. & Stolle, D. (2003): Introduction: Social Capital in Scandinavia. In: Scandinavian Political Studies 26 (1): 1-26.

Schnabel, P.-E. (2007): Gesundheit fördern und Krankheit prävenieren. Besonderheiten, Leistungen und Potentiale unterschiedlicher Konzepte vorbeugenden Versorgungshandelns. Weinheim, München: Juventa Verlag.

Schnabel, P.-E. (2009): Zur Kritik medizin-paradigmatischer Normativitäten in der aktuellen "Präventions"-Politik. In: Bittlingmayer, U. H., Sahrai, D., Schnabel, P.-E. (Hrsg.): Normativität und Public Health. Dimensionen gesundheitlicher Ungleichheit. Wiesbaden: VS Verlag für Sozialwissenschaften: 183-208.

Schneider, C.M. (2006): Philosophische Überlegungen zu Aaron Antonovskys Konzept der Salutogenese. In: Wydler, H., Kolip, P., Abel, T. (Hrsg.): Salutogenese und Kohärenzgefühl. Grundlagen, Empirie und Praxis eines gesundheitswissenschaftlichen Konzepts. 3. Aufl. Weinheim: Juventa-Verlag: 21-41.

Schulz, U. & Schwarzer, R. (2003): Soziale Unterstützung bei der Krankheitsbewältigung: Die Berliner Social Support Skalen (BSSS). In: Diagnostica 49 (2): 73-82.

Schwarzer, R. & Leppin, A. (1989): Sozialer Rückhalt und Gesundheit. Eine Meta-Analyse. Göttingen: Verlag für Psychologie Hogrefe.

Smith, K.P. & Christakis, N.A. (2008): Social Networks and Health. In: Annual Review of Sociology 34: 405-429.

Snelgrove, J.W., Pikhart, H., Stafford, M. (2009): A multilevel analysis of social capital and self-rated health: Evidence from the British Household Panel Survey. In: Social Science & Medicine 68 (11): 1993-2001.

Surtees, P., Wainwright, N., Luben, R., Khaw, K.-T., Day, N. (2003): Sense of Coherence and Mortality in Men and Women in the EPIC-Norfolk United Kingdom Prospective Cohort Study. In: American Journal of Epidemiology 158: 1202-1209.

Gesundheitsförderung und Prävention im Kontext von Public Health

Toni Faltermaier, Petra Wihofszky

1 Der Stellenwert von Prävention und Gesundheitsförderung für Public Health

Die Erhaltung der Gesundheit der Bevölkerung ist das zentrale Ziel jedes Gesundheitssystems und aller Professionellen der Gesundheit, die dazu das gesellschaftliche Mandat erhalten haben. Ob sie nun spezifische akute Krankheiten durch Heilverfahren bekämpfen, ob sie chronisch kranke Menschen versorgen und betreuen, ob sie Krankheiten verhindern oder Gesundheit erhalten wollen, sie arbeiten damit letztlich alle an der großen gemeinsamen und gesellschaftlich organisierten Aufgabe mit, die Menschen möglichst gesund zu erhalten oder sie im Krankheitsfall möglichst rasch wieder gesund zu machen. Die Schwerpunkte dieser gesellschaftlich organisierten Gesundheitsarbeit können aber ganz verschieden sein. Unser Gesundheitssystem ist bekanntlich nach wie vor kurativ ausgerichtet und wird von der Profession der Medizin geprägt, die ein weitgehend biologisches Krankheitsverständnis und einen technologischen Zugang zur Heilung von Krankheiten hat. Die Diskussion und Kritik am bio-medizinischen Krankheitsmodell und seine Erweiterung zu einem bio-psycho-sozialen Krankheitsmodell (Engel 1979) war und ist eine der Grundlagen von Public Health. Die in der (sozial-)epidemiologischen Forschung der letzten Jahrzehnte erbrachten Erkenntnisse, dass viele Krankheiten nur über ein Zusammenspiel von somatischen, verhaltensbedingten und psychosozialen Risikofaktoren zu erklären sind und dass die Verteilung von Krankheiten in der Bevölkerung systematisch nach sozialem Status, Geschlecht, Alter und Kultur variiert, legen Ansätze der Prävention nahe, die Lebensverhältnisse und individuelles Verhalten, soziale Systeme und Personen sowie Faktoren auf der organischen, psychischen und sozialen Ebene zu beeinflussen suchen. Die Prävention von Krankheiten gehört traditionell zu den zentralen Handlungsansätzen von Public Health (Maschewsky-Schneider, 2005), weil sie die gesundheitliche Lage der Bevölkerung ganz entscheidend beeinflussen kann, indem sie die Entstehung von Krankheiten verhindert oder verzögert. Aufgrund hoher Prävalenzraten hat sich die Prävention in den frühen Phasen (19. Jahrhundert) stärker auf Infektionskrankheiten, in späte-

ren Phasen (zweite Hälfte 20. Jahrhundert) stärker auf „Zivilisationskrankheiten"
wie z.b. Herz- und Kreislauferkrankungen, Krebserkrankungen oder psychische
Erkrankungen gerichtet. Die Prävention wird insbesondere dann eine unverzichtbare Strategie zur Gesunderhaltung der Bevölkerung, wenn die Aussichten,
Krankheiten wieder vollständig zu heilen, gering sind. In den Industriegesell-
schaften verläuft ein großer Teil der Erkrankungen chronisch-degenerativ und ist
ätiologisch mit Lebensstilen und -verhältnissen verbunden. Ihre Prävention wäre
somit nicht nur gesundheitspolitisch sinnvoll, sondern auch potentiell möglich.
Dennoch ist bis heute der präventive Ansatz der Gesundheitsversorgung gesellschaftlich gering gewichtet, und es sind kaum professionelle Strukturen innerhalb und außerhalb des Gesundheitssystems vorhanden, die diese Aufgabe kontinuierlich verfolgen.

In diesem Beitrag wird zunächst die historische Entwicklung von Prävention
und Gesundheitsförderung in den letzten 20 Jahren im Kontext der Etablierung von Public Health in Deutschland nachgezeichnet. Dann wird diese Entwicklung in Hinblick auf ihre theoretische Fundierung und ihre inhaltlichen
Schwerpunkte untersucht. Die im Gefolge der Public-Health-Forschung entstandenen Forschungsaktivitäten zur stärkeren Evidenzbasierung von Prävention und
Gesundheitsförderung werden ebenso nachgezeichnet wie der Aufbau von akademischen Ausbildungen in diesem Feld. Schließlich wird der aktuelle Stand der
Professionalisierung des Praxisfeldes von Prävention und Gesundheitsförderung
beschrieben und mögliche Perspektiven skizziert.

2   Paradigmenwechsel zur Gesundheitsförderung: Die Ottawa-Charta und ihre Folgen

Als die Weltgesundheitsorganisation (WHO) im Jahre 1986 die nach dem Ta-
gungsort in Kanada benannte Ottawa-Charta der Gesundheitsförderung verabschiedete, wurde damit eine neue, sehr lebendige, produktive und weitreichende
internationale Entwicklung angestoßen, die bis heute wirksam ist. Die Ottawa-
Charta war die Antwort auf die Schwächen und beschränkten Erfolge der traditionellen Gesundheitserziehung, die auf Risikobotschaften an die Bevölkerung
setzte und den Weg der gesundheitlichen Aufklärung, Erziehung oder Abschre-
ckung beschritt. Die Ottawa-Charta ist zwar ein politisches Dokument, in ihr ist
aber auch ein konzeptioneller und strategischer Paradigmenwechsel formuliert,
der sich in folgenden Stichworten zusammenfassen lässt: Sie orientiert sich als
Zielgröße nicht an der Prävention von spezifischen Krankheiten, sondern an der
Förderung einer ganzheitlich und positiv verstandenen Gesundheit (als umfassendes körperliches, seelisches und soziales Wohlbefinden). Um dieses Ziel zu

erreichen, beschreibt sie die Notwendigkeit, Menschen zu befähigen, ihre Gesundheit möglichst selbstbestimmt erhalten zu können. Die Aufgabe von Professionellen sei es, sie in diesem Ziel zu unterstützen und an diesem Prozess zu beteiligen. Zuständig für diese Aufgabe sind nicht nur die Gesundheitsberufe im professionellen Gesundheitssystems, sondern auch viele Akteure außerhalb des Gesundheitsbereichs. Die Ottawa-Charta schlägt fünf Handlungsebenen vor, auf denen Gesundheit gefördert werden soll (vgl. Faltermaier 2005, Waller 2006): die Förderung der Kompetenzen von Personen, die Förderung von sozialen Netzwerken und Gemeinschaftsaktionen, die Schaffung von gesundheitsförderlichen Lebenswelten (in Beruf, Familie, Umwelt, Freizeit) und von politisch-gesellschaftlichen Rahmenbedingungen für die Gesundheitsförderung sowie die Neuorganisation der Gesundheitsdienste im Sinne dieser neuen Zielsetzung. Als zentrale Strategie zur Umsetzung der Ottawa-Charta wurde der Ansatz an Settings formuliert, die Förderung von Gesundheit in bedeutsamen und umgrenzten Lebensumwelten wie z.B. in der Schule, im Betrieb oder in der Wohngemeinde.

Auf Initiative und mit Unterstützung der WHO wurden in der 1990er Jahren in Europa und Deutschland auf der Basis der Ottawa-Charta eine Vielzahl von Projekten durchgeführt und Netzwerke zur Gesundheitsförderung etabliert. Die Aktivitäten konzentrierten sich zunächst vor allem auf die „Settings" Schule, Betrieb, Kommune und Krankenhaus; in jedem dieser Bereiche bildeten sich nationale und internationale Netzwerke heraus. Gesundheitsförderung war jetzt deutlich im Aufschwung, auch wenn nicht alles, was unter diesem Label lief, der Philosophie der Ottawa-Charta folgte. Gesundheitsförderung wurde ein Trendbegriff und war jetzt auch öffentlich sichtbar: Im Rahmen des europäischen Netzwerks der WHO „Healthy Cities" entwickelten viele deutsche Städte Initiativen zur Gesundheitsförderung und setzten jeweils besondere Schwerpunkte in ihren Kommunen (Plümer et al. 2010). In mehreren öffentlich geförderten Modellversuchen engagierten sich in Deutschland viele Schulen in der Gesundheitsförderung und entwickelten sich zu gesundheitsfördernden Schulen, die sich in nationalen wie internationalen Netzwerken organisierten (Barkholz & Paulus 1998). Eine vergleichbare Aufbauarbeit und Vernetzung erfolgte auch in Betrieben und Krankenhäusern, später weiteten sich die Aktivitäten auch in andere Settings aus wie z.B. in Kindertagesstätten, Hochschulen und Gefängnissen.

Eine Besonderheit dieses Aufschwungs der Prävention und Gesundheitsförderung in Deutschland war, dass sie starke Bezüge zu Praxisfeldern außerhalb des Gesundheitssystems (Bildung, Betrieb, Kommunalpolitik) hatte und dass sie kaum von den traditionellen Gesundheitsberufen (Ärzte, Pflegekräfte etc.) getragen wurde, sondern mehr von Professionellen aus dem sozialen, politischen, psychologischen und pädagogischen Bereich. Diese Entwicklungen in der Praxis standen in engem Zusammenhang zur Entstehung neuer Gesundheitsdisziplinen, die zunehmend Fragen der Gesundheit und Gesundheitsförderung aufgriffen. In dieser Phase fand eine Vielzahl von Tagungen und Kongressen zu Themen der Prävention und Gesundheitsförderung statt; sie wurden oft von Krankenkassen unterstützt, die nun zu wichtigen Akteuren in diesem Praxisfeld wurden. Durch die neuen Möglichkeiten des § 20, Sozialgesetzbuch (SGB) V wurden die Krankenkassen jetzt erstmals in die Lage versetzt, in ausgewählten Handlungsfeldern für ihre Versicherten Angebote der Prävention und Gesundheitsförderung zu machen (vgl. Kirschner et al. 1995). Der zu Beginn der 1990er Jahre nahezu euphorisch geführte fachliche Gesundheitsdiskurs und die sich neu entwickelnde Praxiskultur einer Gesundheitsförderung wurden auch befördert durch das zunehmende Interesse und Gesundheitsbewusstsein in der Bevölkerung sowie durch die neue Offenheit der Politik für dieses Feld. Diese Entwicklungen führten zur Entstehung neuer Strukturen bei den Krankenkassen, die für die Angebote der Prävention im Rahmen des § 20 SGB V eigenes Fachpersonal einstellten, teilweise sogar multiprofessionelle Zentren der Gesundheitsförderung etablierten und sich von Kranken- in Gesundheitskassen umbenannten. Erste Rückschläge ergaben sich jedoch, als von der Politik im Jahr 1996 der § 20 SGB V weitgehend gestrichen wurde – nach offiziellen Äußerungen aus Kostengründen – und in der Folge die aufgebauten Strukturen bei den Kassen teilweise wieder abgebaut wurden. Die im Jahr 2000 von einer neuen Bundesregierung betriebene modifizierte Wiedereinführung des § 20, somit die Bestätigung des öffentlichen Auftrags zur Prävention an die Kassen, konnte die alte Dynamik nicht wieder herstellen. Politisch war die Prävention aber weiter auf der Agenda und wurde in den Bemühungen um ein Präventionsgesetz wieder aufgegriffen (vgl. unten).

Parallel zu diesen Entwicklungen in der Prävention und Gesundheitsförderung gab es bereits in den 1980er Jahren eine dynamische Entwicklung in den gesundheitsnahen Wissenschaften, national und international: Die international bereits gut etablierte (sozial-) epidemiologische Forschung entwickelte sich zunehmend auch in Deutschland und schuf damit eine bessere Basis, um den Bedarf für gesundheitspolitische Maßnahmen auch im Bereich der Prävention einzuschätzen. In Anlehnung an große Gemeindeinterventionsstudien in den USA wurde in Deutschland in den 1980er Jahren die Deutsche Herz-Kreislauf-Präventionsstudie als damals größte Studie dieser Art durchgeführt (Forschungsverbund DHP 1998). In vielen gesundheitsnahen Disziplinen wie in der Psychologie, Soziologie, Pädagogik oder Politologie wurden zur selben Zeit zunehmend Fragestellungen in der Forschung und Theorienbildung aufgegriffen, die sich auf Gesundheit bezogen, und es entstanden explizit an Gesundheit orientierte Teildisziplinen wie die Gesundheitspsychologie, Gesundheitssoziologie oder Gesundheitspädagogik (vgl. Faltermaier 2005, Hurrelmann 2006). Unter dem Eindruck eines steigenden Bedarfs für gesundheitspolitische Planungen und einer

dazu notwendigen auf die Bevölkerung bezogenen Gesundheitsforschung entschloss sich die Bundesregierung (BMBF) Ende der 1980er Jahre, den Aufbau
von Strukturen für die Forschung und Ausbildung in Public Health in Deutschland umfassend zu fördern. Damit wollte sie eine internationale Entwicklung
nachvollziehen, die sich in vielen Ländern bereits viel früher etabliert hatte; in
Deutschland war diese Entwicklung nach dem Zweiten Weltkrieg nicht erfolgt,
weil aufgrund des Missbrauchs der Bevölkerungsmedizin im Nationalsozialismus große Bedenken gegen eine staatlich gelenkte Präventionspolitik bestanden.
In den 1990er Jahren wurden vom BMBF über etwa 10 Jahre umfassende Forschungen zu Public-Health-Themen in regional organisierten Forschungsverbünden gefördert und gleichzeitig an den Universitäten Strukturen zur Ausbildung in
Public Health geschaffen (vgl. Maschewsky-Schneider 2005, Walter & Paris
1996, Hurrelmann et al. 2006). Thematisch waren die Forschungen breit angelegt; sie reichten von der Epidemiologie und Gesundheitsberichterstattung, über
die Gesundheitsökonomie und Gesundheitssystemforschung bis hin zur Prävention und Gesundheitsförderung. Inhaltliche Schwerpunkte lagen bei der Gesundheit von Kindern und Jugendlichen, bei der Gesundheit von Frauen und im Alter,
bei der Gesundheitsförderung in der Arbeitwelt und in den Städten sowie bei den
gesundheitlichen Potentialen des Laiensystems und von sozialen Unterstützungs-
systemen (ebd.).

3   Konzeptionelle Entwicklungen und Kontroversen um die Gesundheitsförderung

Die schnelle Entwicklung dieses Praxisfeldes und das Engagement vieler Professioneller in der Umsetzung der Ottawa-Charta konnte aber nicht verbergen, dass
die sich etablierende Praxis der Gesundheitsförderung von deutlichen konzeptionellen Defiziten geprägt war. Bereits der Begriff der Gesundheitsförderung war
diffus oder wurde diffus verwendet. Das führte dazu, dass in der Aufschwung-
phase viele präventive und an Risikofaktoren orientierte Aktivitäten einfach
unter den neuen Trendbegriff Gesundheitsförderung subsumiert wurden. Zudem
wurde bei den von den Krankenkassen geförderten Maßnahmen zur Prävention
und Gesundheitsförderung bald die Qualitätsfrage gestellt: Weiß man denn, ob
die aus den Beiträgen der Versicherten finanzierten Kurse die unterstellte präventive Wirkung haben? Schließlich muss man festhalten, dass die Ottawa-
Charta kein wissenschaftliches Konzept für eine Gesundheitsförderung darstellt.
Sie ist ein politisches Konsenspapier, das in eingängigen Worten eine neue Perspektive für die Praxis formulierte und damit breites Interesse weckte. Aber sie
ist kein wissenschaftlicher Text und enthält zumindest explizit keine Theorien

oder Qualitätskriterien, obwohl Gesundheitswissenschaftler an ihrer Formulierung beteiligt waren. Was wäre aber nun als *konzeptionelle Grundlagen der Gesundheitsförderung* zu verstehen und wie kann die Qualität von Maßnahmen der Gesundheitsförderung sichergestellt werden?

Erstens ist es offensichtlich, dass die Ottawa-Charta ein weitgehend *salutogenetisches Denkmodell* enthält, obwohl sie das nicht explizit formuliert. Der positive Gesundheitsbegriff der WHO wird aufgegriffen und die Förderung von Ressourcen wird als zentraler Ansatz zur Erhaltung und Förderung von Gesundheit gesehen. Im Gegensatz zu dem damals in den Gesundheitswissenschaften sehr verbreiteten Risikofaktorenmodell stellt damit das Modell der Salutogenese von Antonovsky (1987) die wesentliche Grundlage für die Praxis der Gesundheitsförderung dar: Es geht darum, Gesundheit positiv zu fördern (und nicht primär darum, Krankheiten zu vermeiden), indem an den (salutogenen) Bedingungen von Gesundheit angesetzt wird. Daher wird auch konsequent der Begriff der Gesundheitsförderung verwendet und nicht der damals verbreitete Begriff der Prävention. Angemessene Maßnahmen der Gesundheitsförderung setzen aber wissenschaftliche Erkenntnisse über die Einflussfaktoren auf Gesundheit voraus. Wenn sich Gesundheit wesentlich durch die Förderung von Ressourcen stärken lässt, dann brauchen wir ein empirisch fundiertes Wissen über Gesundheitsressourcen und schlüssige Modelle, wie sie zusammenwirken und die Gesundheit positiv beeinflussen können. Nun hat sich zwar die empirische Forschung zur Salutogenese inzwischen deutlich weiterentwickelt (vgl. Bengel et al. 2000; Faltermaier 2005; Wydler et al. 2000); aber die Salutogenese wurde auch in den Gesundheitswissenschaften bei weitem nicht so intensiv beforscht wie krankheitsbezogene Prozesse, und sie wird teilweise durchaus auch kontrovers diskutiert. Der Ansatz und die empirische Forschung zur Salutogenese lassen noch viele Fragen offen und müssen weiterentwickelt werden, um die konzeptionelle Basis für die Gesundheitsförderung zu verbessern.

Zweitens setzen die zentralen Begriffe der Partizipation und des Empowerment in der Ottawa-Charta einen konzeptionellen Akzent, der in den Gesundheits- und Sozialwissenschaften als *Subjektorientierung* bezeichnet wird und konzeptionell über das Modell der Salutogenese hinausgeht (Faltermaier 1999, 2005). Im Gegensatz zu dem in der Medizin oder in der traditionellen Gesundheitserziehung oft paternalistischen Verständnis der Experten-Laien-Beziehung – Anweisungen eines Arztes oder Experten sollen möglichst befolgt werden („compliance") – wird bereits im ersten Satz der Ottawa-Charta (1986) ein völlig anderes Ziel der professionellen Praxis formuliert, nämlich „allen Menschen ein höheres Maß an Selbstbestimmung über ihre Gesundheit zu ermöglichen und sie damit zur Stärkung ihrer Gesundheit zu befähigen" (S.1). Das ursprünglich vom amerikanischen Gemeindepsychologen Rappaport (1981) formulierte Konzept des Empowerment sieht den Menschen als ein aktiv handelndes Subjekt, das über das Potenzial und die Ressourcen verfügt, Lebensbedingungen zu beeinflussen (Israel et al. 1994). Die Subjektorientierung hat auch in der Gesundheitsforschung inzwischen einen deutlichen Aufschwung genommen, daher sind unsere Erkenntnisse über die subjektiven Bedingungen für eine Gesundheitsförderung inzwischen deutlich gewachsen (Faltermaier 2005). Im Mittelpunkt des Praxiskonzepts von Empowerment steht die Frage, wie Ressourcen genutzt und gefördert werden können. Das Mehr-Ebenen-Konzept von Empowerment erklärt die Aktivierung von Ressourcen als ein wechselndes und sich veränderndes Zusammenspiel individueller, gemeinschaftlicher und struktureller Prozesse, das von den Professionellen in der Gesundheitsförderung angestoßen werden kann (vgl. Wallerstein 1992, Israel et al. 1994). Konzeptionell lässt sich Empowerment unterscheiden in psychologisches Empowerment, das sich auf innerpsychische Entwicklungsprozesse im Sinne der personalen Kontrolle bezieht, und in Community-Empowerment, das auf gemeinschaftliche Entwicklungsprozesse und strukturelle Veränderungen zielt (Zimmermann 1995, Wallerstein & Bernstein 1994). Die Bedeutung von Empowerment liegt aber gerade im Zusammenwirken von zwei Dynamiken: Erfahrungen, welche die Kontrolle über das eigene Leben stärken, und Erfahrungen, wie Ressourcen durch die Wechselwirkung der drei Ebenen gewonnen werden können. Damit wird wieder ein Bezug zur Salutogenese erkennbar, weil das Kohärenzgefühl (als Gefühl der Verstehbarkeit, Kontrollierbarkeit und Sinnhaftigkeit) und die Ressourcen als zentrale Bedingungen von Gesundheit konzipiert werden, diese aber durch Erfahrungen der sozialen Teilhabe und Kontrolle vermittelt werden (Antonovsky 1987, Faltermaier 2005). Zugleich wird das Laiensystem als Potential und Ressource für Gesundheit verstanden und die Lebenswelten der Menschen als Orte gesehen, an denen Gesundheit alltäglich hergestellt wird (Faltermaier 2005).

In der fachlichen Diskussion der letzten 10 Jahre hat sich *drittens* gezeigt, dass es nicht unbedingt sinnvoll ist, Gesundheitsförderung als generelle Strategie zu verfolgen; denn der gesundheitliche Bedarf für präventive und gesundheitsförderliche Maßnahmen in der Bevölkerung ist sehr unterschiedlich. Daher wird heute eher favorisiert, die Gesundheitsförderung an *spezifische Zielgruppen* zu adressieren, die sich durch hohen Bedarf auszeichnen. Insbesondere wird heute in der nationalen und internationalen Forschung die soziale Ungleichheit in Gesundheit intensiv untersucht und in der Folge die Frage der *sozialen Differenzierung der Zielgruppen* gestellt. Kritisch wird dabei das Problem formuliert, dass Maßnahmen der Prävention und Gesundheitsförderung oft gerade von jenen Menschen wahrgenommen werden, die bereits ein hohes Maß an Gesundheitsbewusstsein haben; diese gehören eher den höheren Statusgruppen an und sind eher Frauen. Das Dilemma bestünde nun darin, dass auf diese Weise die soziale

Ungleichheit von Gesundheit in der Bevölkerung sogar noch erhöht würde, weshalb es als Präventionsdilemma bezeichnet wird (Bauer 2005). Der Zusammenhang von sozialer und gesundheitlicher Lage ist inzwischen empirisch gut belegt.
Nachdem Deutschland in der europäischen Ungleichheitsforschung lange Zeit
hinterherhinkte, wurde mit der Etablierung von Public Health die Entwicklung
mit zahlreichen Untersuchungen zur Beschreibung vertikaler gesundheitlicher
Ungleichheit nachgeholt (Mielck 2001, 2008, Richter & Hurrelmann 2006). Die
wesentliche Frage, die aber bis heute im Fokus gesundheitswissenschaftlicher
praxisnaher Diskussionen steht, ist die nach einer geeigneten und wirkungsvollen
Strategie zur Reduzierung gesundheitlicher Ungleichheit. In Deutschland wird
seit zehn Jahren die „Gesundheitsförderung-bei-sozial-Benachteiligten-Strategie"
verfolgt. Mit dieser Strategie sollen in erster Linie die am stärksten benachteiligten Gruppen erreicht werden. Menschen mit hohem gesundheitlichem Bedarf
sollen nicht mit individualisierten Angeboten sondern in ihren Lebenswelten und
in den Settings erreicht werden, um sie möglichst nicht aufgrund ihrer sozialen
Lage zu stigmatisieren (Lehmann 2006). Eine zweite Ebene der sozialen Differenzierung betrifft das *Geschlecht*, denn auch die Unterschiede zwischen Männern und Frauen in gesundheitlichen Indikatoren wurden vielfach epidemiologisch belegt. Nachdem sich die gesundheitswissenschaftliche Forschung und
Praxis zunächst lange Zeit auf die *Gesundheit von Frauen* konzentriert hatte,
weil hier nicht nur ein großer Nachholbedarf bestand, sondern auch deutlich
größeres Engagement von forschenden Frauen (vgl. etwa der Frauengesundheitsbericht, BMFSFJ 2001), hat sich in der letzten Dekade die Aufmerksamkeit
stärker auf die *Gesundheit von Männern* verlagert (vgl. Altgeld 2004). Männer
gelten nicht nur als Zielgruppe mit hohem gesundheitlichen Bedarf aufgrund
vieler Risiken, sondern auch als soziale Gruppe, die von allgemeinen Maßnahmen der Prävention und Gesundheitsförderung kaum erreicht wird und daher
spezifische Zugänge erfordert (Faltermaier 2007). Zudem ist die politische Strategie des Gender Mainstreaming inzwischen auch in der Gesundheitsförderung
angekommen (Kolip & Altgeld 2006) und legt gender-sensible Ansätze nahe,
welche die unterschiedlichen Lebenslagen, gesundheitlichen Bedürfnisse und
Motivationen von Frauen und Männern berücksichtigen und spezifische Zugänge
wählen. Schließlich ist das *Lebensalter* als dritte Ebene der Differenzierung zu
nennen. Ansätze der Prävention und Gesundheitsförderung müssen nicht nur
spezifisch für Menschen in verschiedenen Lebensphasen der Kindheit, Jugend
und des Erwachsenenalters angepasst werden, sondern vielfach sind auch die
Beziehungen zwischen den verschiedenen Generationen bedeutsam (z.B. die
Eltern für die Gesundheit von Kindern, die erwachsenen Kinder für die Gesundheit ihrer älteren Eltern). Insofern ist die Orientierung am Lebenslauf eine wichtige, aber nicht immer berücksichtigte Maxime der Praxis. Die populäre, aber

stark vereinfachende Vorstellung, Maßnahmen der Prävention sollten so früh wie möglich ansetzen, wird allmählich von einer differenzierenden Sichtweise abgelöst, dass die Gesundheitsförderung in jeder Lebensphase notwendig ist, weil sie von jeweils spezifischen Gesundheitsproblemen geprägt ist. Der demographische Wandel in der Bevölkerung legt es nahe, die Gesundheitsförderung im Erwachsenenalter und Alter (Faltermaier 2010, Kruse 2010) zu verstärken, weil die Gesundheit und Lebensqualität auch im Alter noch vielfach positiv beeinflusst werden kann.

4 Forschung und Hochschulausbildung zur Qualitätssicherung von Prävention und Gesundheitsförderung

Wie oben beschrieben, wird es für die Zukunft von Prävention und Gesundheitsförderung entscheidend sein, wie die Qualität dieses Praxisfeldes gesichert werden kann. Es besteht heute wohl ein Konsens darüber, dass professionelle Maßnahmen der Prävention und Gesundheitsförderung auf einer wissenschaftlichen Grundlage erfolgen sollten. Insofern ist die Etablierung von Public Health in Deutschland und die internationale Weiterentwicklung der gesundheitswissenschaftlichen Forschung zur Ätiologie von Krankheiten und zu den Bedingungen von Gesundheit von hoher Bedeutung für die wissenschaftliche Fundierung dieses Praxisbereiches. Neben der wissenschaftlich-konzeptionellen Basis einer Praxis wird sich die Qualität von Maßnahmen aber auch an ihrer nachgewiesenen Wirksamkeit und an der Qualifikation von Anbietern erweisen müssen. Für beide Qualitätsanforderungen lassen sich in jüngerer Zeit wichtige Entwicklungen in der Forschung und in der Ausbildung an den Hochschulen erkennen.

Erstens wurde in den letzten Jahren durch ein Forschungsförderungsprogramm der Bundesregierung (BMBF) versucht, mehr *wissenschaftliche Evidenz für die Prävention und Gesundheitsförderung* zu erreichen – ein bisher im Vergleich zur Gesundheitsforschung im klinischen Bereich stark vernachlässigtes Feld. Der Förderschwerpunkt des BMBF zur „Präventionsforschung" wurde 2003 etabliert und förderte inzwischen in vier bis ins Jahr 2010 reichende Phasen in mehr als 60 Projekten die Entwicklung und Evaluation evidenzbasierter und zielgruppenspezifischer Maßnahmen in der Primärprävention und Gesundheitsförderung. Als Zielgruppen wurden Kinder, Jugendliche, erwerbstätige Menschen im mittleren Erwachsenenalter, ältere Menschen und Menschen in schwierigen Lebenslagen gewählt. Thematisch wurden zum Beispiel Programme bei Kindern und Jugendlichen gefördert, die das Ernährungsverhalten und die Stressbewältigung verbessern, die Übergewicht und Essstörungen vermeiden, die psychische Gesundheit von Risikogruppen erhalten oder die Gesundheit in den

Settings von Familie, Kindergarten und Schule fördern sollten. Im Erwachsenenalter lagen die thematischen Schwerpunkte auf der Gesundheit von sozial Benachteiligten und Migranten, der Stressprävention für ausgewählte Mitarbeiter-
gruppen in Betrieben oder der Förderung des Bewegungsverhaltens in Stadtteilen. Bei älteren Menschen ging es zum Beispiel um die Sturzprävention in Hei-
men, die Gesundheitsförderung für pflegende Angehörige, die Bewegungsförde-
rung bei älteren Menschen oder um Angebote für ältere Menschen mit Migrationshintergrund. Die Ergebnisse dieser Forschungen können über eine neue In-
ternet-Plattform „Kooperation für nachhaltige Präventionsforschung" (www.
KNP -Forschung.de) über eine Projektdatenbank recherchiert werden.

Die Evaluationsforschung steht gerade im Bereich der Prävention und Gesundheitsförderung vor großen *Herausforderungen*. Methodisch anspruchsvolle
Studien sollten zum Nachweis der Wirksamkeit möglichst ein randomisiertes
Kontrollgruppen-Design wählen. Aber die Prüfung eines standardisierten Prä-
ventionsprogramms mit kontrolliertem Design widerspricht gerade der prozessu-
alen Offenheit und der Partizipation von Zielgruppen in lebensweltlich orientierten Ansätzen der Gesundheitsförderung (vgl. Kolip 2006). Dieses Dilemma ist
kaum zu lösen, weil es entweder auf Kosten der methodischen Standards oder
der Partizipation geht. Zudem bestehen prinzipielle Schwierigkeiten, die Effekte
präventiver Maßnahmen nachzuweisen, weil sie letztlich nur an der Reduktion
von Krankheitsraten zu messen sind und diese nur sehr langfristig zu verändern
sind. Weitere Fragen ergeben sich zur Messung des Outcomes in der Evaluationsforschung: Welche Zieldimensionen soll man wählen? Sollen sie an der Prävention von Krankheit oder der Förderung von Gesundheit ausgerichtet werden?
Die Veränderung von Krankheitsraten, von Risikofaktoren, von Risikoverhaltensweisen oder eines spezifischen präventiven Wissens oder Indikatoren von
Gesundheit? Sollen zur Messung von Gesundheit wie meist üblich negative Indikatoren gewählt werden (Beschwerdenlisten, Diagnosen von Krankheiten),
oder sollten in der Tradition der Ottawa-Charta verstärkt positive Indikatoren
(Wohlbefinden, Handlungs- und Leistungsfähigkeit) verwendet oder gar ein
Kontinuumsmaß im Sinne der Salutogenese entwickelt werden? Trotz der ange-
deuteten Schwierigkeiten ist diese Forschung äußerst wichtig und sinnvoll; sie
hat bereits zu deutlich verbessertem Qualitätsbewusstsein geführt und wird die
Standards für die Praxis weiter erhöhen. Über den Nachweis von Effekten hinaus
sollten jedoch auch die Prozesse der Veränderung stärker untersucht werden,
zum Beispiel über folgende Fragen: Welche Faktoren und Prozesse bewirkten
die gemessenen Veränderungen? Wie gestalten sich Veränderungsprozesse langfristig und wie ist Nachhaltigkeit und Transfer in den Alltag zu erreichen? Wie
sind evaluierte Maßnahmen auf andere Projekte und in die Routinepraxis zu
übertragen? Wie wird eine Passung zwischen den Maßnahmen und den Ziel-

gruppen erreicht? Die Klärung dieser Fragen erfordert langfristig konzipierte Untersuchungen mit multi-methodischen Ansätzen; sie ist wichtig, weil sie ein besseres Verständnis für Wirkungsprozesse und -prinzipien ermöglicht und sich damit letztlich auch das Praxishandeln und seine Rahmenbedingungen optimieren lassen.

Zweitens wird sich die Qualität in der Prävention und Gesundheitsförderung auch durch eine angemessene *Qualifizierung von Professionellen* in diesem Feld verbessern lassen. Insofern ist es bemerkenswert, dass inzwischen eine große Zahl von Studiengängen an Universitäten und (Fach-)Hochschulen entstanden ist, die eine akademische Ausbildung von Fachkräften in Public Health und in der Gesundheitsförderung ermöglichen. Nachdem in den 1990er Jahren die Masterstudiengänge in Public Health als Weiterbildungsstudium aufgebaut wurden, war die sehr dynamische Entwicklung nach 2000 vor allem dadurch geprägt, dass viele neue Gesundheitsstudiengänge an den (Fach-)Hochschulen entstanden, dass die Umstellung der Studiengänge im Rahmen des Bologna-Prozesses zu neuen Profilen führte und dass schließlich auch neue Studiengänge entwickelt wurden, die ihren Schwerpunkt explizit in der Prävention und Gesundheitsförderung haben. Eine aktuelle Bestandsaufnahme (Hartmann et al. 2010) zeigt über zehn Bachelor-Studiengänge mit dem Profil Public Health oder Gesundheitsförderung sowie mehr als 20 Master-Studiengänge, die etwa zur Hälfte konsekutiv angelegt sind, zur anderen Hälfte als Weiterbildungsstudiengang konzipiert sind. Aktuell wird im Rahmen der „Hochschulen für Gesundheit" auch an einem Fachqualifikationsrahmen gearbeitet, der die allgemeinen Kompetenzen in Public Health und Gesundheitsförderung abbilden soll, die im Rahmen dieser Studiengänge erworben werden. Auch diese Entwicklung kann als weiterer Schritt zu höherer Transparenz der Qualifikationen für die Praxis verstanden werden und kann wesentlich dazu beitragen, die Qualität von Maßnahmen über die Qualifikation der Anbieter zu verbessern.

5   Professionelle Praxis und Rahmenbedingungen in der Prävention und Gesundheitsförderung

Im Folgenden sollen aktuelle Entwicklungen in der professionellen Praxis der Prävention und Gesundheitsförderung nachgezeichnet werden, ihre Rahmenbedingungen untersucht und Perspektiven für dieses Handlungsfeld skizziert werden.

Die *Professionalisierung* des Praxisfeldes der Prävention und Gesundheitsförderung schreitet voran, die verstärkte Forschung und zunehmende akademische Ausbildung von Fachkräften sind Belege dafür. Gesundheit stellt einen

Arbeitsmarkt im Aufwärtstrend dar und markiert ein gesellschaftliches Zukunfts-
thema, das von zentraler Bedeutung für die Entwicklung von Ökonomie und
Humankapital ist. In den kommenden Jahrzehnten ist mit einem weiteren Zuwachs an Beschäftigten im Gesundheitssektor zu rechnen (Robert Koch-Institut
2009). Dabei spielen zwar Gesundheitsförderung und Prävention immer noch
eine untergeordnete Rolle, aber die epidemiologische Entwicklung in Deutschland, z.B. die Zunahme chronischer Erkrankungen, die steigende Multimorbidität
und die erhöhte Pflegebedürftigkeit, wird eine strukturelle und personelle Stärkung des Präventionssektors erforderlich machen. Über die prinzipielle Notwendigkeit von Prävention scheint sowohl unter Experten als auch unter Gesund-
heitspolitikern weitgehend Einigkeit zu herrschen, aber über die Wege dahin und
die notwendigen politischen Akzente bestehen nach wie vor keine klaren politischen Vorgaben, daher ist auch keine Gesamtstrategie erkennbar.

Das *Qualifikations- und Handlungsprofil* eines/r professionellen Gesund-
heitsförderers/in ist zwar bislang noch nicht klar definiert, aber es gibt verstärkt
Bemühungen um Abstimmung in diesem Feld (vgl. oben). Aus der Ottawa Charta lassen sich Facetten eines beruflichen Rollenbildes ableiten. Grossmann &
Scala (1996) unterscheiden vier Rollenaspekte in der Gesundheitsförderung:
gesundheitswissenschaftliche Expertise bereitzustellen (*expert*), Interessen zu
vertreten (*advocate*), Gesundheitsberatung und -training anzubieten (*enabler*)
und Projekte zu entwickeln und zu begleiten (*change facilitator*). In der Praxis
der Gesundheitsförderung sind diese Rollen in spezifischen Berufsfeldern zwar
unterschiedlich gewichtet, sie sollten aber möglichst integriert werden (wenn
auch nicht unbedingt in einer Person vereint). In der betrieblichen Gesundheitsförderung liegen die Schwerpunkte mehr auf der Analyse und Steuerung von
systemischen Strukturen und Prozessen. Professionelle in der kommunalen Gesundheitsförderung haben im Rahmen des Öffentlichen Gesundheitsdienstes
sowohl forschend-analytische Aufgaben, etwa lokale Gesundheitsdaten zu erheben oder sie in einer regionalen Gesundheitsberichterstattung zusammenzuführen,
als auch Aufgaben der Intervention, etwa gesundheitsfördernde Maßnahmen
für sozial benachteiligte Gruppen in kommunalen Einheiten zu planen und zu
implementieren. In der Gesundheits- und Patientenberatung würden die Akzente
mehr auf der psychosozialen Unterstützung von Veränderungsprozessen bei
Personen und Gruppen liegen. Das Tätigkeitsfeld ist komplex und erfordert multiprofessionelle Ansätze und Kompetenzen, sowohl Spezialisten als auch Univer-
salisten. In den kommenden Jahren wird sich zeigen, wie sich das Berufsbild
des/r professionellen Gesundheitsförderers/in auf dem Arbeitsmarkt weiter entwickelt und welche Qualifikationen dafür wichtig und praxistauglich sind. Möglicherweise werden sich auch neue Professionsbündel in der Gesundheitsförderung herauskristallisieren wie z.B. die Integration von Kompetenzen der Ge-

sundheitsförderung in das berufliche Profil von traditionellen Professionen wie Psychologie, Medizin, Gesundheits- und Krankenpflege, Pädagogik (Erzieher/innen, Lehrer/innen) und Sozialpädagogik oder auch die Etablierung von Gesundheitsförderung als ein Berufsfeld für praxisnahe Forschung (Walther 2002).

Die Sicherung der *Qualität* einer Praxis der Gesundheitsförderung und Prävention wurde bereits mehrfach angesprochen und ist ein großes Thema nicht nur in der Forschung sondern auch in der Fachdiskussion. Die Bewertung von gesundheitsfördernden Maßnahmen in komplexen Settings ist aber schwierig und stellt eine große Herausforderung für die Praxis dar. Die Wirkungen von Setting-Ansätzen sind mehrdimensional, direkt und indirekt, und sie zeigen sich oft erst nach mittel- und langfristigen Interventionsphasen. In Deutschland hat sich der Good-Practice-Ansatz als ein Instrument der Qualitätssicherung durchgesetzt; er wird auch als Alternative zur methodisch kontrollierten Evaluation von standardisierten Angeboten gesehen, die oft nicht möglich oder nicht sinnvoll ist (Kolip & Müller 2009). Good Practices oder Modelle guter Praxis der Gesundheitsförderung lassen sich bestimmen durch Kriterien wie Empowerment, Partizipation, niedrigschwellige Arbeitsweise oder durch den Grad der Innovation und Nachhaltigkeit. Die insgesamt zwölf Kriterien, die vom beratenden Arbeitskreis des Kooperationsverbundes „Gesundheitsförderung bei sozial Benachteiligten" aufgestellt wurden, sind fachlich überzeugend und werden von Praktiker/innen unterstützend für die Qualitätssicherung von Maßnahmen wahrgenommen, bedürfen aber einer stärkeren praxisnahen Operationalisierung (Kilian et al. 2009). Für die Praxis selbst ist der Good-Practice-Ansatz eine handhabbare Möglichkeit, zur Qualitätssicherung durch Selbstevaluation beizutragen. Auf eine externe Evaluation von Maßnahmen der Prävention und Gesundheitsförderung kann aber nicht verzichtet werden (vgl. Kap. 4). Diese Forschung für die Praxis sollte sich durch Methodenpluralität und Interdisziplinarität auszeichnen, und sie sollte über einen kooperativen Zugang das Vertrauen der Praxis gewinnen und auch ihre Rahmenbedingungen berücksichtigen. Für bestimmte Ziele und Zielgruppen kann es sinnvoll sein, standardisierte und evaluierte Programme zu verwenden, für andere Ziele und Settings kann es aber auch notwendig sein, auf flexible Strategien und Partizipation zu setzen. Es gilt für die Evaluationsforschung, die Priorität der Fragestellungen, die inhaltlichen Essentials einer Praxis der Gesundheitsförderung zu bewahren und nicht dem methodischen Diktat eines verengten Evidenzbegriffs zu opfern. So bietet es sich z.B. an, Ansätze einer partizipativen und qualitativen Evaluations- und Gesundheitsforschung (Wright 2004, Flick 2006) auszubauen.

Prävention und Gesundheitsförderung werden fachlich oft in *polarisierten und stereotypen Positionen* diskutiert; verschiedene Gesundheitsberufe setzen je nach ihrer professionellen Herkunft oft unterschiedliche Akzente: Interventionen sollten entweder mehr am Verhalten oder mehr an den Verhältnissen ansetzen, mehr bei Personen oder bei Systemen, bei der Ernährung oder der Bewegung oder der Psyche, auf der körperlichen, psychischen, sozialen, politischen oder ökologischen Ebene etc. Unseres Erachtens ist es *erstens* notwendig, zukünftig in Public Health stärker die komplexen Einflüsse und multidimensionalen Prozesse um Gesundheit herum anzuerkennen und koordiniert zu erforschen sowie *zweitens* im Praxisfeld der Prävention und Gesundheitsförderung stärker auf die Integration von Zielen und auf interaktive Prozesse zu setzen: Professionelles Handeln muss sich wesentlich auf das Handeln von Laien und ihren Alltag beziehen, um langfristig wirksam zu werden. Dazu müssen die Professionellen in der Gesundheitsförderung eine Grundhaltung einnehmen, die Subjekte, ihre Kompetenzen und Lebenswelten als Ausgangspunkte respektiert und gemeinsam mit ihnen Veränderungsprozesse unterstützt. Das bedeutet die Orientierung an Partizipation und Empowerment und steht vielfach im Gegensatz zur sozialisierten Haltung in Gesundheitsberufen, die vom Patienten Compliance fordert. Das professionelle System muss das Laiensystem und seine sozialen Strukturen in ihrer Eigenlogik (an-)erkennen und aktivieren; und Interventionen müssen sowohl am Verhalten als auch an Verhältnissen ansetzen, sowohl am Individuum als auch an gesellschaftlich-sozialen Strukturen und Systemen. Es ist eine der Grundlagen von Public Health, dass die Expertise einer wissenschaftlichen Disziplin in den multidisziplinären Dialog eingebracht wird; dazu muss es für die interdisziplinäre Forschung und für die Entwicklung von integrativen Modellen auch verstärkt wissenschaftliche Anreize geben, die über den bloßen Appell hinausgehen. Für viele Themen in der Gesundheitsförderung besteht gesundheitswissenschaftlich gesehen die Notwendigkeit, sie kooperativ zwischen verschiedenen Professionen zu behandeln. Die Vielfalt der heute in diesem Praxisfeld arbeitenden Berufe ist beeindruckend, sie sollte als Chance auf adäquatere Lösungen betrachtet werden und nicht als Feld der beruflichen Konkurrenz und Profilierung. Nach 20 Jahren Public Health ist es auffällig, wie sehr die „Szene" immer noch fachlich zersplittert ist; Public Health ist als multidisziplinäres Feld nicht wirklich präsent und daher auch nicht politisch wirksam. Das lähmt auch die Entwicklung im Berufsfeld der Gesundheitsförderung und Prävention. Es dominieren nach wie vor die traditionellen Fachgesellschaften, die – obwohl sie sich vielfach zu Public Health und zur gemeinsamen Aufgabe der Prävention bekennen – doch eher disziplinäre Traditionen, Strukturen, Netzwerke und Karrieremuster bewahren.

Eines der wesentlichen Probleme des Praxisfeldes der Gesundheitsförderung und Prävention scheint zu sein, dass es zwar viele Akteure, sinnvolle Ansätze und gute Projekte gibt, aber oft *wenig Kontinuität* in der Arbeit und kaum

Verbindlichkeit in der Zusammenarbeit. Es fehlt in vielen Feldern (z.B. im Setting Schule) eine klare personelle Verantwortung für diese Aufgabe und oft eine stabile Finanzierung über Projekte hinaus. Die Gesundheitsförderung kann in den verschiedenen Settings aber letztlich nur wirksam werden, wenn es gelingt, langfristige Prozesse der Veränderung zu initiieren. Dazu fehlen aber noch weitgehend die *Rahmenbedingungen und Strukturen, politisch, organisatorisch und ökonomisch.* Zentrale Akteure wie die Krankenkassen, der Öffentliche Gesundheitsdienst, die Bundeszentrale für gesundheitliche Aufklärung oder die Landesvereinigungen für Gesundheitsförderung arbeiten zwar punktuell in Projekten immer wieder zusammen, aber es gibt keine gemeinsame regionale und überregionale Organisation, teilweise sind die Konkurrenzen sogar im System gewollt (z.B. bei den Krankenkassen) oder werden in Kauf genommen. So gibt es z.B. in einem so wichtigen Setting wie dem Betrieb immer wieder Hindernisse für ein gemeinsames Handeln, wenn die Mitarbeiter/innen des Betriebs mehreren Krankenkassen angehören.

Die politischen Rahmenbedingungen für die Prävention und Gesundheitsförderung sind in Deutschland wenig entwickelt und erschöpfen sich in der Neufassung des § 20 SGB V oder des Arbeitsschutzgesetzes. Nach zweimaligem Anlauf in 2005 und 2008 ist die Einführung eines Präventionsgesetzes in Deutschland gescheitert. Aus der Perspektive der Praxis wäre aber die systematische Verankerung von Gesundheit als ein politisches Querschnittsthema notwendig. Es fehlen politische und organisatorische Strukturen, die eine intersektorale Zusammenarbeit fördern, die verschiedenen Ebenen von Akteuren auf der Bundes-, Länder- und der kommunalen Ebene miteinander verbinden und die eine Kontinuität von Gesundheitsförderung als integralen Bestandteil des Gesundheitssystems sichern. Ein Präventionsgesetz hätte für Deutschland einen wichtigen Meilenstein in der politischen Etablierung von Gesundheitsförderung dargestellt, es wäre allein aber sicher nicht dazu in der Lage gewesen, die notwendigen gesundheitspolitischen Weichenstellungen zu setzen. Aber es hätte wahrscheinlich eine wichtige symbolische Bedeutung haben können, zumindest um den Einstieg in die Prävention als „vierte Säule" des Gesundheitssystems zu signalisieren. Die ökonomische Lage des Gesundheitssystems ist bekanntlich desolat und bringt die Gesundheitspolitik seit vielen Jahren in die Zwangslage, immer wieder nach kurzfristigen finanziellen Lösungen durch Einsparung und Kostenverlagerung zu suchen. Gesetze, die dem Namen nach als Gesundheitsreformen verkauft wurden, waren daher nicht mehr als eine Politik der Kostendämpfung und Umverteilung, ohne die Frage der Anforderungen an ein modernes Gesundheitssystem zu stellen, ohne das heute vorherrschende Krankheitsspektrum und die gesundheitlichen Risiken in der Bevölkerung als Ausgangspunkt für eine Restrukturieren des Systems zu nehmen. Die bisherige Politik führte aus ökonomischen und berufspolitischen Zwängen heraus zu einer Marginalisierung von Prävention und Gesundheitsförderung, es sei eben leider kein Geld im System für zusätzliche Leistungen, wo doch langfristig gesehen eine effektive Politik der Prävention und Gesundheitsförderung ein immenses Einsparpotential birgt. Für die Zukunft der Gesundheitsförderung wird auch die weitere Einbindung des Öffentlichen Gesundheitsdienstes wichtig sein. Dem Öffentlichen Gesundheitsdienst, der Gesundheitsförderung zu seinen weichen Aufgaben zählt, zunehmend Aufgaben in der Gesundheitsberichterstattung übernimmt und Gesundheitsziele auf kommunaler Ebene entwickelt, wird das Potenzial für eine koordinierende Rolle in der zukünftigen Etablierung von Gesundheitsförderung zugeschrieben, dazu braucht er aber deutlich mehr Ressourcen.

Literatur

Altgeld, T. (Hrsg.) (2004): Männergesundheit. Neue Herausforderungen für Gesundheitsförderung und Prävention. Weinheim: Juventa.

Antonovsky, A. (1987): Unraveling the mystery of health. London: Jossey-Bass.

Barkholz, U., Paulus, P. (1998): Gesundheitsfördernde Schulen. Konzepte, Projektergebnisse, Möglichkeiten der Beteiligung. Gamburg: Verlag für Gesundheitsförderung.

Bauer, U. (2005): Das Präventionsdilemma. Potenziale schulischer Kompetenzförderung im Spiegel sozialer Polarisierung. Wiesbaden: VS Verlag für Sozialwissenschaften.

Bengel, J., Strittmatter, R., Willmann, H. (2000): Was erhält Menschen gesund? Antonovskys Modell der Salutogenese – Diskussionsstand und Stellenwert. Köln: Bundeszentrale für gesundheitliche Aufklärung (BZgA).

Bundesministerium für Familie, Senioren, Frauen und Jugend (BMFSFJ) (Hrsg.) (2001): Bericht zur gesundheitlichen Situation von Frauen in Deutschland. Stuttgart: Kohlhammer.

Engel, G.L. (1979): Die Notwendigkeit eines neuen medizinischen Modells: Eine Herausforderung der Biomedizin. In: Keupp, H. (Hrsg.): Normalität und Abweichung. München: Urban & Schwarzenberg, 63-85.

Faltermaier, T. (1999): Subjektorientierte Gesundheitsförderung. In: Röhrle, B., Sommer, G. (Hrsg.): Prävention und Gesundheitsförderung. Tübingen: DGVT-Verlag, 27-52.

Faltermaier, T. (2005): Gesundheitspsychologie. Stuttgart: Kohlhammer.

Faltermaier, T. (2007): Gesundheit und Gesundheitsförderung: Männerspezifische Zugänge. In: Hollstein,, W. Matzner, M. (Hrsg.): Soziale Arbeit mit Männern und Jungen. München: Reinhardt.

Faltermaier, T. (2010): Prävention und Gesundheitsförderung im Erwachsenenalter. In: Hurrelmann, K., Klotz, T., Haisch, J. (Hrsg.), Lehrbuch Prävention und Gesundheits-förderung (3., überarbeitete Auflage). Bern: Huber, 79-87.

Flick, U. (2006): Qualitative Evaluationsforschung. Reinbek: Rowohlt.

Forschungsverbund DHP (Hrsg.) (1998): Die Deutsche Herz-Kreislauf-Präventionsstudie. Design und Ergebnisse. Bern: Huber.

Grossmann, R., Scala, K. (1996): Gesundheit durch Projekte fördern. Ein Konzept zur Gesundheitsförderung durch Organisationsentwicklung und Projektmanagement. Weinheim: Juventa.

Hartmann, T., Baumgarten, K. et al. (2010). Bestandsaufnahme der Bachelor- und Master-Studiengänge im Bereich Gesundheitsförderung/Public Health. Unveröffentl. Arbeitspapier einer Arbeitsgruppe an der Hochschule Magdeburg-Stendal.

Hurrelmann, K. (2006): Gesundheitssoziologie (6. überarb. Aufl.). Weinheim: Juventa.

Hurrelmann, K., Laaser, U., Razum, O. (Hrsg.) (2006): Handbuch Gesundheitswissenschaften (4., vollst. überarb. Aufl.). Weinheim: Beltz.

Israel, B., Checkoway, B., Schulz, A., Zimmermann, M. (1994): Health education and community empowerment: Conceptualizing and measuring perceptions of individual, organizational, and community control. In: Health Education Quarterly 21(2), 147-170.

Kilian, H.; Brandes, S. & Lehmann, F. (2009): Der Good-Practice-Ansatz des Kooperationsverbundes „Gesundheitsförderung bei sozial Benachteiligten". In: Kolip, P., Müller, V.E. (Hrsg.): Qualität von Gesundheitsförderung und Prävention. Bern: Verlag Hans Huber, 97-113.

Kirschner, W., Radoschewski, M., Kirschner, R. (1995).): § 20 SGB V, Gesundheitsförderung, Krankheitsverhütung. Untersuchung zur Umsetzung durch die Krankenkassen. Sankt Augustin: Asgar-Verlag.

Kolip, P. (2006): Evaluation, Evidenzbasierung und Qualitätsentwicklung. Zentrale Herausforderungen für Prävention und Gesundheitsförderung. In: Prävention und Gesundheitsförderung 1, 234-239.

Kolip, P., Altgeld, T. (Hrsg.) (2006): Geschlechtergerechte Gesundheitsförderung und Prävention. Theoretische Grundlagen und Modelle guter Praxis. Weinheim: Juventa.

Kolip, P., Müller, V.E. (2009): Evaluation und Qualitätsentwicklung in Gesundheitsförderung und Prävention: Zentrale Fragen, vielfältige Antworten. In: Kolip, P., Müller, V.E. (Hrsg.): Qualität von Gesundheitsförderung und Prävention. Bern: Verlag Hans Huber, 7-20.

Kruse, A. (2010): Prävention und Gesundheitsförderung im Alter. In: Hurrelmann, K., Klotz, T., Haisch, J. (Hrsg.): Lehrbuch Prävention und Gesundheitsförderung (3., überarb. Aufl.). Bern: Huber, 88-98.

Lehmann, F. (2006): Kooperationsverbund zur Realisierung der Gesundheitsförderung bei sozial Benachteiligten in Deutschland. In: Richter, M., Hurrelmann, K. (Hrsg.): Gesundheitliche Ungleichheit: Grundlagen, Probleme, Perspektiven. Wiesbaden: VS Verlag für Sozialwissenschaften, 423-438.

Maschewsky-Schneider, U. (2005): Zur Situation von Public Health in Deutschland. In: Bundesgesundheitsblatt, Gesundheitsforschung, Gesundheitsschutz 48, 1138-1144.

Mielck, A. (2001): Die Verminderung sozial bedingter Ungleichheit von Gesundheitschancen als Aufgabe für Public Health. In: Bundesgesundheitsblatt, Gesundheitsforschung, Gesundheitsschutz 44, 804-812.

Mielck, A. (2008): Soziale Ungleichheit und Gesundheit in Deutschland. Die internationale Perspektive. In: Bundesgesundheitsblatt, Gesundheitsforschung, Gesundheitsschutz 51, 345-352.

WHO (1986): Ottawa charta for health promotion. An international conference on health promotion. Copenhagen: WHO Office for Europe.

Plümer, K.D., Kennedy, L., Trojan, A. (2010): Evaluation of the implementation of the WHO Healthy Cities Programme across Germany (1999-2002). In: Health Promotion International 25, 3, 342-354.

Rappaport, J. (1981): In praise of paradox: a social policy of empowerment over prevention. In: American Journal of Community Psychology 9, 1-25.

Richter, M., Hurrelmann, K. (Hrsg.) (2006): Gesundheitliche Ungleichheit: Grundlagen, Probleme, Perspektiven. Wiesbaden: VS Verlag für Sozialwissenschaften.

Robert Koch-Institut (2009): Beschäftige im Gesundheitswesen. Gesundheitsberichterstattung des Bundes, Heft 46.

Waller, H. (2006): Gesundheitswissenschaft. Eine Einführung in Grundlagen und Praxis von Public Health (4. Aufl.). Stuttgart: Kohlhammer.

Wallerstein, N. (1992): Powerlessness, empowerment, and health: Implications for health promotion programs. In: American Journal of Health Promotion 6, 3, 197-205.

Wallerstein, N., Bernstein, E. (1994): Introduction to community empowerment, participatory education, and health. In: Health Education Quarterly, 21, 2, 141-148.

Walter, U., Paris, W. (Hrsg.) (1996): Public Health: Gesundheit im Mittelpunkt. Alfred-Verlag.

Walther, K. (2002): Professionspfade in der Gesundheitsförderung. Analysen zur gesundheitsfördernden Arbeit in Arbeitsmarkt, Ausbildung und Beruf. Osnabrück: Der Andere Verlag.

Wright, M.T. (2004): Partizipative Qualitätssicherung und Evaluation für Präventionsangebote in Settings. In: Rosenbrock, R., Bellwinkel, M., Schröer, A. (Hrsg.): Primärprävention im Kontext sozialer Ungleichheit. Bremerhaven: Wirtschaftsverlag NW, 297-346.

Wydler, H., Kolip, P. Abel, T. (Hrsg.) (2000): Salutogenese und Kohärenzgefühl. Grundlagen, Empirie und Praxis eines gesundheitswissenschaftlichen Konzepts. Weinheim: Juventa.

Zimmermann, M.A. (1995): Psychological empowerment: Issues and illustrations. In: American Journal of Community Psychology 23, 581-599.

Ethik und Public Health

Peter Schröder-Bäck

1 Einleitung

Ethische Reflexionen spielen im Bereich Public Health eine wichtige Rolle und nehmen in den letzten Jahren zu. Der Beitrag will beleuchten, warum ethische Diskurse einen Beitrag zu Public Health leisten können und vor allem welche Entwicklungen es in diesem Kontext in den letzten Jahren gab. Um sich dem Thema zu nähern, werden zwei Fallgeschichten vorangestellt, die ausgewählte moralische Herausforderungen darstellen. Es folgen Überlegungen über die Bedeutsamkeit ethischer Diskurse für Public-Health-Themen. Solche Diskurse haben sich zunächst besonders in den USA entwickelt, um dann in anderen Ländern – mit einiger Verzögerung auch in Deutschland – aufgegriffen zu werden. Die Darstellung zeichnet diese Genese und Wirkungsgeschichte nach. Abschließend werden einige zukünftige Herausforderungen für Public Health bzw. Public-Health-Ethik (als Oberbegriff für Ethikdiskurse in Public Health und den Gesundheitswissenschaften) in Deutschland benannt.

2 Fallgeschichten

2.1 Ein Dilemma für den Epidemiologen

Ein Professor für Epidemiologie kommt in einer Studie zu Ergebnissen, die sein Auftraggeber – eine Industriefirma – unter Verschluss halten will. Die Forschungsergebnisse geben nämlich deutliche Hinweise darauf, dass es einen Zusammenhang zwischen den Stoffen, denen Arbeiterinnen am Arbeitsplatz ausgesetzt sind, und Unfruchtbarkeit sowie Fehlgeburten bei diesen Frauen gibt. Die Auftraggeber der Studie wollen den Ergebnissen keine Gesundheitsschutzmaßnahmen folgen lassen. Sie insistieren auf ihrem vertraglich festgelegten Recht an den Forschungsergebnissen, die der Professor nur mit Genehmigung der Auftraggeber kommunizieren dürfte. Was soll der Professor tun (Coughlin et al. 1997)?

2.2 Ein Konflikt für die Referatsleiterin

Eine Referatsleiterin eines Landesgesundheitsministeriums ist mit der Entwicklung eines neuen Impfkonzepts zur Masernprävention beauftragt, da in ihrem Land in letzter Zeit gehäuft Masernausbrüche vorkommen und im letzten Jahr sogar zwei Kinder an begleitenden Komplikationen gestorben sind. Die Referatsleiterin findet heraus, dass eine Impfpflicht eine effektive Maßnahme ist, eine hohe Durchimpfungsrate zu bekommen. Eine hohe Durchimpfungsrate schafft auch Schutz für die Kinder, die aus immunologischen Gründen nicht geimpft werden können.

Die Referatsleiterin genießt hohes fachliches Ansehen bei ihrer Gesundheitsministerin, die durch die Masernausbrüche unter politischen Druck geraten ist. Sie kann davon ausgehen, dass die Ministerin ihre Empfehlungen ins Kabinett einbringen und für die Umsetzung der Empfehlungen kämpfen wird. Bei dem Gedanken an eine Impfpflicht bekommt die Referatsleiterin trotz aller guten empirischen Gründe pro Impfpflicht jedoch „Bauchschmerzen": Kann man Eltern zwingen, ihre Kinder zu impfen, um im Zweifelsfall andere Kinder zu schützen? Die Referatsleiterin überlegt: Soll sie ihrer Gesundheitsministerin trotzdem eine Impfpflicht vorschlagen?

3 Der Bedarf an ethischer Reflexion in Public Health

Die Fallgeschichten, die aus zwei verschiedenen Arbeitsfeldern von Public Health stammen – der *wissenschaftlichen* (Auftrags-)Forschung und der *praktischen* Arbeit in der Gesundheitsadministration –, zeigen wirklichkeitsnahe moralische Herausforderungen auf. Sowohl in praktischen als auch wissenschaftlichen Arbeitsfeldern stellen sich Fragen nach richtigem Handeln. Damit ist aber eben nicht nur die methodische oder technische Richtigkeit möglicher Handlungsoptionen gemeint. Vielmehr spielen im Kontext von Public Health auch *moralische Werte* und die Auseinandersetzung mit ihnen eine Rolle – in den Beispielen die Frage, was höher zu bewerten ist, im ersten Fall die Vertragsbindung an den Auftraggeber oder der Schutz dieser und zukünftiger Arbeitnehmerinnen, im zweiten Fall die individuelle Freiheit, sich gegen Masernimpfungen zu entscheiden, oder der bevölkerungsweite Schutz gegen Masern. Die Disziplin, die sich mit Moral und richtigem Handeln auseinandersetzt, ist die *Ethik*. In der Ethik werden systematisch moralische Normen und Wertkonflikte geprüft und Kriterien entwickelt, die Handlungsorientierung bieten sollen, wenn die Alltagsmoral argumentative Unterstützung braucht (Nida-Rümelin 2005).

Die handelnden Personen der Fallgeschichten haben verschiedene Handlungsmöglichkeiten, wissen aber nicht, was die moralisch beste Option ist. Eine moralisch beste Option entspricht nicht zwangsläufig einer Entscheidung, die als gesundheitlich besonders zielführend und aus gesundheitswissenschaftlicher Sicht zwingend erscheint. Die handelnden Personen könnten bei ihrer Urteilsbildung auf ethische Reflexionen – das heißt vor allem Argumentation und Abwägungen – zurückgreifen, um ein begründetes Urteil zu fällen.

Dass es einen Bedarf an Public-Health-Ethik gibt – also einer systematisch-ethischen Bearbeitung von und Auseinandersetzung mit moralischen Herausforderungen, die sich typischerweise in Handlungsfeldern von Public Health stellen –, wurde in den USA durch eine Studie belegt. Public-Health-Experten verschiedener Organisationen – u.a. der *Centers for Disease Control and Prevention* und der *National Association of County and City Health Officials* – diskutierten in Fokusgruppen die ethischen Dimensionen ihrer Tätigkeiten sowie die Frage, wie sie für die Bearbeitung und Klärung ethischer Probleme gerüstet seien. Das Ergebnis war eindeutig:

> „Public health practitioners at all levels of practice reported that they must confront numerous ethical choices, both explicitly and implicitly, in their professional roles every day. They often feel ill-prepared to make the ‚ethical trade-offs' and perceive a need for more education and support to make these decisions" (Gaare Bernheim 2003: 105).

Auch die epidemiologische Forschung kommt ohne ethische Reflexion nicht aus; darauf hat der US-amerikanische Epidemiologe Coughlin schon Anfang der 1990er Jahre nachdrücklich (Coughlin 1997) und jüngst erneut hingewiesen:

> „Attention to ethical issues can facilitate the effective planning, implementation, and growth of a variety of public health programs and research activities. Public health ethics is consistent with the prevention orientation of public health. Ethical concerns can be anticipated or identified early and effectively addressed through careful analysis and consultation" (Coughlin 2006: 16).

Public-Health-Akteure in Deutschland werden in ethischen Fragen bislang kaum durch einen fachlich fokussierten Diskurs unterstützt, konstatiert Wehkamp 2008; und das, obwohl der Bedarf für eine solche Unterstützung steigt:

> „In Deutschland fehlt eine Public-Health-Ethik. Es ist wünschenswert, sie hier stärker einzuführen. Der Anteil kollektiv orientierter Maßnahmen an der gesamten Gesundheitsversorgung wird zunehmen. Ohne Ethik können diese Maßnahmen nicht zielgerecht geführt werden" (Wehkamp 2008: 119).

Wehkamp zufolge hätte ein in Deutschland zu etablierender Ethik-Diskurs einiges aus dem englischsprachigen Raum zu lernen, müsste sich darüber hinaus aber auch intensiv mit dieser Diskurstradition auseinandersetzen und ggf. von ihr abgrenzen. Eine deutschsprachige Public-Health-Ethik hätte die spezifischen Konzeptionen und Traditionen der Gesundheitswissenschaften hierzulande zu berücksichtigen (Wehkamp 2008). Vor diesem Hintergrund erscheint es sinnvoll, zunächst die Entwicklungen gesundheitsbezogener angewandter Ethik im englischsprachigen Raum näher zu betrachten.

4 Entwicklungen im englischsprachigen Raum

Innovationen im Bereich angewandter Ethik, ja, die Entwicklung der angewandten Ethik selbst, haben im englischsprachigen Raum und im Rahmen der dort dominanten analytischen Philosophie begonnen und sind erst mit Zeitverzögerung auf dem europäischen Kontinent und speziell im deutschsprachigen Raum wahr- und angenommen worden. Bioethik ist – wenn auch nicht die zeitlich erste Bereichsethik, in der angewandte Ethik konkret wird – das Paradigma einer angewandten Ethik, weil sich hier besonders umfassend mit Sachthemen befasst wird und Methoden weiter entwickelt werden (Oakley 1997). Bioethik bezeichnet die ethische Auseinandersetzung mit der modernen Medizin und den Herausforderungen der Lebenswissenschaften. Es waren die Entwicklungen der Medizin, die Innovationen im Gesundheitswesen und die Möglichkeiten der Lebenswissenschaften, welche Mitte des letzten Jahrhunderts dazu führten, dass Ethik in interdisziplinären Kontexten verstärkt nachgefragt wurde (Callahan 1973, Singer 1986). Diese Renaissance der Ethik verleitete zu dem Diktum, die moderne Medizin habe gar die Ethik an sich gerettet, da die genannten Herausforderungen die Wichtigkeit philosophisch-ethischer Diskurse verdeutlichten (Toulmin 1982).

Im Folgenden soll zuerst die Entstehung der Bioethik skizziert werden, um darzulegen, wie angewandte Ethik für Medizin und Lebenswissenschaften entwickelt wurde. Dies geschieht einerseits deshalb, weil Bioethik sich auch mit public-health-relevanten Fragestellungen beschäftigt – es hier also eine gewisse Überlappung zu Public-Health-Ethik gibt – und andererseits deshalb, weil gerade im deutschsprachigen Raum Bioethik-Ansätze auf Public Health/ Gesundheitswissenschaften angewandt werden. Zudem darf man unterstellen, dass Public-Health-Ethik in Deutschland von der Entwicklung der Bioethik und ihren methodischen und normativen Ansätzen lernen kann.

4.1   Die Entstehung der Bioethik – eine Skizze

Über viele Jahrhunderte hat das hippokratische Ethos dem Arzt ethische Handlungsorientierung gegeben (Veatch 1982). Der zentrale Satz des Hippokratischen Eids lautet: „Und ich werde die Grundsätze der Lebensweise nach bestem Wissen und Können zum Heil der Kranken anwenden, dagegen nie zu ihrem Verderben und Schaden" (Der Eid des Hippokrates 1989: 351). Der hippokratische Leitgesichtspunkt gebietet, Gutes zu tun und Schaden zu vermeiden. Diese Norm allein konnte jedoch der medizinischen Praxis der jüngeren Vergangenheit und Gegenwart wenig Hilfestellung bieten. Einerseits stellt das hippokratische Ethos mit seiner ausschließlichen Ausrichtung auf den einen Patienten einen gesellschaftlich unverantwortlichen Hyperindividualismus dar (Veatch 1982: 250). Andererseits war es laut Eid der Arzt und nicht der Patient, der weiß, was das Heil des Kranken ist. In der zweiten Hälfte des letzten Jahrhunderts wurden unter dem Eindruck der Nürnberger Prozesse und weiterer Vergehen im Bereich gesundheitlicher Forschung – wie z.B. der Tuskegee-Syphilis-Studie – diese Defizite eines hippokratischen Ethos besonders deutlich.

Vor diesem Hintergrund entwickelten sich neue Ethikdiskussionen im Kontext von Medizin und Lebenswissenschaften, die vor allem die Stärkung des Patienten – beispielsweise mit der Einführung der „informierten Einwilligung" – anstrebten (Jonsen 1998). Besonders intensiv und systematisch wurde die Diskussion in der vom Kongress der Vereinigten Staaten 1974 eingerichteten *National Commission for the Protection of Human Subjects of Biomedical and Behavioral Research* geführt. Die Kommission, die am US Department of Health, Education and Welfare ansässig war, entsprach damit dem vielfach artikulierten Bedarf an ethischer Reflexion, der mit der Ausweitung medizinischer, aber auch psychologischer Forschung entstanden war. Die Kommission wollte eine allgemein verständliche Sprache für ethische Maximen medizinischer Forschung finden. Sie entschied sich für einen prinzipienethischen Ansatz. Kennzeichen einer an so genannten mittleren Prinzipien orientierten Ethik ist es, sich nicht allein an einer traditionellen ethischen Theorie zu orientieren (wie beispielsweise Utilitarismus oder Kant's deontologischem Ansatz). Die fokussierten Prinzipien sind vielmehr allgemein anerkannt – sowohl im Alltag als auch von „Philosophen verschiedener Provenienz" (Rauprich 2005: 15) – und stehen *prima facie* gleichrangig nebeneinander. Die Prinzipien entwickeln ihre normative Kraft, wenn sie kontextualisiert und interpretiert werden. So ein Ansatz beansprucht, konkreten professionellen Ethik-Kodizes überlegen zu sein (The National Commission for the Protection of Human Subjects of Biomedical and Behavioral Research 1978).

Der Abschlussbericht der Kommission ist als *Belmont Report* (The National Commission for the Protection of Human Subjects of Biomedical and Behavioral Research 1978) bekannt geworden. Unter der Federführung von Tom Beauchamp hatte die Kommission sich auf drei Prinzipien verständigt, die fortan als ethische Richtschnur medizinischer Forschung dienen sollten: *Respekt gegenüber Personen* soll gewährleisten, dass Probanden eines Versuchs zuvor hinreichend aufgeklärt sind und sie in ihre Beteiligung eingewilligt haben; das Prinzip des *Wohltuns* erfordert eine kritische Abwägung von Nutzen und Risiken des Forschungsvorhabens; das Prinzip der *Gerechtigkeit* schließlich verlangt, dass Probanden fair und nicht sozial diskriminierend ausgewählt werden. Kurz nach Erscheinen des Reports veröffentlichte Beauchamp gemeinsam mit James Childress das Buch *Principles of Biomedical Ethics* (Beauchamp & Childress 1979). Darin werden die drei Prinzipien des Belmont Reports um das vierte des *Nichtschadens* ergänzt; außerdem interpretieren die Autoren *Respekt gegenüber Personen* nun als *Respekt vor der Autonomie (von Personen)*.

Für einen Ansatz wie den von Beauchamp und Childress vertretenen hat sich im englischsprachigen Raum der Begriff „principlism" durchgesetzt, im Deutschen zumeist als „Prinzipienethik" übersetzt. Die *Principles of Biomedical Ethics* haben schnell eine hohe Akzeptanz und Verbreitung in Forschung, Lehre und Praxis gefunden. Obwohl ursprünglich als ethische Maximen für Forschung entwickelt, stellte sich bald heraus, dass sie für den gesamten Bereich biomedizinischer Ethik, also auch den klinischen Kontext, geeignet sind. Auf sie wurde zunächst auch zurückgegriffen, als man begann, sich um eine ethische Fundierung von Public Health zu bemühen (Last 1992).

4.2 Public Health Ethics

Ethikdiskurse, die speziell die in Public Health auftretenden ethischen Fragestellungen und Dilemmata bearbeiten, werden mittlerweile intensiv geführt; davon zeugt eine Vielzahl von Publikationen. Entwickelt haben sie sich zunächst im Einflussbereich der Bioethik, alsbald war jedoch auch eine wechselseitige Beeinflussung festzustellen. Verschiedene zentrale Themenbereiche dieser Entwicklung sollen nun genannt werden.

Wie in der allgemeinen Ethik, so wurden auch in der Bioethik von Beginn an *Gerechtigkeitsfragen* bearbeitet (Shelp 1981). Dabei ging es vor allem um Fragen des Zugangs zu knappen medizinischen Leistungen. Doch seit den 1990er Jahren veränderten sich diese Gerechtigkeitsdiskussionen. So forderte Dan Brock explizit, die Agenda der klinisch orientierten Bioethik in Richtung auf Fragen nach sozialen Determinanten von Gesundheit und Krankheit zu erweitern (Brock 2000). Für die Erweiterung der Perspektive auf Gerechtigkeit ist die Arbeit Norman Daniels besonders sinnfällig: In seiner 1985 erschienenen Monographie *Just Health Care* (Daniels 1985) konzentrierte sich Daniels noch ganz auf die Klärung der Frage, nach welchen ethischen Normen der Zugang zu medizinischen Leistungen zu regeln wäre. Sein Fazit lautete, jedem müsse Zugang zu den medizinischer Leistungen garantiert sein, die es erlauben, seine natürliche Funktionsfähigkeit (= Gesundheit) wieder herzustellen bzw. zu erhalten. Das sei eine Voraussetzung für eine faire Chancenverteilung. In den 1990er Jahren begann Daniels dann, mit Public-Health-Wissenschaftlern zusammenzuarbeiten (Daniels et al. 1999). Nun stellte er Gerechtigkeitsfragen auch in den Kontext sozialer Determinanten von Gesundheit. Der Wandel zeigt sich nicht zuletzt am Titel der Neufassung des o.g. Werks: Er lautet nun *Just Health* (Daniels 2008). Sein grundlegendes Argument hat er dahingehend erweitert, dass neben dem universalen Zugang zum Gesundheitswesen eben auch die sozialen Determinanten von Gesundheit so verteilt sein müssen, dass sie jedem faire Lebenschancen garantieren.

Ein zweites Thema im Schnittbereich von Bioethik und Public Health waren die *moralischen Herausforderungen von Infektionskrankheiten, speziell HIV/ AIDS*. Erneut wurden ethische Fragen teilweise eng an den klinischen Kontext gebunden erörtert, so beispielsweise, ob Ärzte eine moralische Pflicht haben, HIV-Patienten zu operieren (Freedman 1988). Doch auch public-health-ethische Fragestellungen wurden immer häufiger diskutiert (Walters 1988, Levine & Bayer 1989); so z.B. die Frage, ob durch die Tatsache, dass sich in den USA viele HIV-Präventionsmaßnahmen an schwarze Frauen richteten, diese nicht zu Krankheitsüberträgerinnen reduziert und damit stigmatisiert und diskriminiert würden, was moralisch unzulässig und ungerecht wäre (Faden et al. 1991).

Die Diskussion über (public-health-)ethische Dimensionen von Infektionskrankheiten kam insgesamt aber nur sehr schleppend in Gang. Das ist erstaunlich, da der Zusammenhang zwischen Infektionskrankheiten und Bevölkerungsgesundheit eng ist: Infektionskrankheiten sind oft individuell verhinder- oder behandelbar, töten aber bei Unterlassung individueller Maßnahmen jährlich Millionen Menschen. Mit einer Verpflichtung zu individueller Prävention oder Therapie ließe sich also eine Vielzahl von Todesfällen vermeiden. Damit stellt sich unmittelbar die Frage, was höher zu bewerten ist: individuelle Freiheitsrechte oder der Anspruch auf Schutz vor der Übertragung einer tödlichen Erkrankung (Schadensverbot bzw. Gesundheitsmaximierungsgebot). Fragen wie diese haben gleichwohl nur geringe Beachtung in der Bioethik gefunden. Einen Grund dafür sieht Selgelid darin, dass Bioethiker eher von High-Tech-Medizin fasziniert seien und Infektionskrankheiten für sozial privilegierte Ethiker „weit weg" erschienen (Selgelid 2006).

Neben Douglas Weed, der in den 1990er Jahren mit einer Reihe von Artikeln auf eine notwendige „Philosophie von Public Health" (Weed 1999) hinwies – zu der er auch eine Ethik von Public Health zählte –, war der bereits erwähnte Epidemiologe Steven Coughlin einer der ersten Autoren, der eine systematische Auseinandersetzung mit Ethik forderte und sich, ausgehend von einem von ihm identifizierten Mangel an *„professional ethics"* *für Epidemiologen*, für eine Public-Health-Ethik stark machte (Coughlin 1997). Dies bezeichnet einen dritten Themenbereich der Entwicklungen. 1996 forderte Coughlin, dass Ethik in die Public-Health-Ausbildung aufgenommen und ein „Modell-Kurrikulum" geschaffen werden sollte (Coughlin 1996).

2003 entwickelten dann Ethiker und Gesundheitswissenschaftler einen didaktischen Ansatz, den sie mit einzelnen Modulen zu Public-Health-Ethik-Themen versahen (Jennings et al. 2003). Das Kurrikulum, das auch für die US-amerikanische *Association of Schools of Public Health* erstellt wurde, stellten sie zur freien Verfügung ins Internet. Thematisch behandelt es u.a. Forschungsethik, den öffentlichen Gesundheitsdienst, Infektionskrankheiten, Gesundheitsförderung, Gesundheit am Arbeitsplatz und Genetik.

Obwohl sich Public Health schon seit den 1970er Jahren vereinzelt mit ethischen Aspekten auseinandergesetzt hat (Veatch 1972, Beauchamp 1976a, Beauchamp 1976b, Susser et al. 1978), wurde Public-Health-Ethik kaum und wenig systematisch diskutiert. Dies änderte sich seit Ende der 1990er Jahre mit einer Reihe von Publikationen, die Public-Health-Ethik auch unter Berücksichtigung der drei genanten Themenbereiche diskutierten (u.a. Beauchamp & Steinbock 1999). Etwa zeitgleich gründete die *International Association of Bioethics* ein eigenes Netzwerk für Bioethiker mit Interesse an Public Health und unterhält seit 2002 eine aktive E-Mail-Liste (http://www.bioethics-international.org).

In dieser Entwicklungsphase wurde in drei Aufsätzen (Kass 2001, Childress et al. 2002, Callahan & Jennings 2002) der Versuch unternommen, die normative Grundlage von Public Health zu bestimmen und zugleich dezidiert von der Medizin- und Bioethik abzugrenzen. Aufgrund der Verschiedenheit von Public Health und (Bio-)Medizin bezweifelten Childress et al. nun, dass die von Childress mitentwickelten Prinzipien der Bioethik hinreichend differenziert für eine Anwendung in Public-Health-Ethik seien. Deshalb ergänzten und erweiterten sie die vier bioethischen Prinzipien für den Gegenstandsbereich von Public Health um „producing benefits", „avoiding, preventing, and removing harms", „utility", „distributive and procedural justice", „public participation", „protecting privacy and confidentiality", „respecting autonomous choices / liberty" etc. Mit der Anzahl von Prinzipien steigt freilich auch die Möglichkeit, dass sie im konkreten Fall miteinander in Konflikt geraten. Childress et al. geben Verfahren und Bedingungen an, nach denen dann abzuwägen und zu entscheiden wäre. Im Fall der eingangs geschilderten Masernprävention konkurrieren z.B. die Prinzipien *Schaden vermeiden* und *Respekt für autonome Wahl/Freiheit* miteinander; den von Childress und KollegInnen aufgestellten Kriterien zufolge wäre u.U. einer Impfpflicht Vorrang vor dem Freiheitsprinzip einzuräumen. Dann aber müsste die abwägende Ministerialbeamtin auch nachweisen, dass eine Impfpflicht *effektiv* und *notwendig* zur Zielerreichung ist. Für die Impfpflicht müsste zudem – nach Childress und KollegInnen – gezeigt werden, dass sie *verhältnismäßig* ist, eine *möglichst geringe Verletzung* der Privatsphäre darstellt sowie *öffentlich rechtfertigbar* ist.

Dies ist ein Beispiel für einen konkreten Ansatz einer Public-Health-Ethik, der Praktikern Beurteilungs- und Entscheidungskriterien an die Hand gibt. Eine Alternative dazu haben Thomas und KollegInnen entwickelt (Thomas et al. 2002, Public Health Leadership Society 2002), die mittlerweile viel Beachtung findet. Es handelt sich um einen Kodex, der aus verschiedenen Regeln besteht. Unterstützt wurden die Verfasser darin von verschiedenen Gesundheitsorganisationen (Centers for Disease Control and Prevention, National Association of City and County Health Officers), aber auch von Berufsverbänden, die in der Etablierung einer auf Public Health orientierten Ethik einen Beitrag zur Professionalisierung sehen (Public Health Leadership Society, American Public Health Association).

Seit dieser Zeit folgen diverse Einzelpublikationen (u.a. Powers & Faden 2006) und verschiedene Herausgeberbände (Anand et al. 2004, Boylan 2004, Selgelid et al. 2006, Bayer et al. 2007) im englischsprachigen Raum. Befördert wurde der Diskurs schließlich durch ein weiteres konkretes Thema: *drohende Pandemien* (SARS, H5N1 etc.), nachdem Ethiker auf moralische Probleme im Umgang behördlicher Stellen mit SARS – beispielsweise Stigmatisierung von Risikogruppen, Verstoß gegen die Privatsphäre – hingewiesen haben (u.a. Singer et al. 2003).

Diesseits des Atlantik hat das *Nuffield Council on Bioethics* – die zentrale Ethik-Kommission im Vereinigten Königreich, die Empfehlungen ausspricht und Politik berät – offene Konsultationen abgehalten und 2007 einen Bericht zu Public Health und Ethik verfasst. Dieser steckt einen normativ-methodischen Rahmen für Public-Health-Ethik ab. Er besagt, dass der freiheitliche Rechtsstaat die Aufgabe habe, sich sowohl um die einzelnen Bürger als auch die Population im Ganzen zu kümmern. Eine der normativ wichtigsten Aufgaben sei es, Schaden (in diesem Kontext vor allem Krankheit und gesundheitliche Ungleichheit) von den Bürgern abzuwenden. In diesem Bericht wird der entwickelte normative Rahmen sodann auf verschiedene Public Health relevante Themen angewandt (nämlich Infektionskrankheiten, Adipositas, Alkohol- und Tabakkonsum, Fluoridierung von Trinkwasser (Nuffield Council on Bioethics 2007)).

Jedoch hat innerhalb Europas nicht nur in Großbritannien die *scientific community* das Thema „Ethik" aufgegriffen. Die EU hat beispielsweise das Projekt „European Public Health Ethical Network (EuroPHEN)" (2003-2006) gefördert und in der European Public Health Association (EUPHA) wurde eine eigene Sektion gegründet. Vereinzelte europäische Konferenzen folgten, allerdings teilweise von medizinethischen Institutionen ausgerichtet und nahezu ohne Beteiligung von Public-Health-Experten (Wehkamp 2008). Eine Ausnahme stellt die Konferenz „Setting an ethical agenda for Health Promotion" 2007 in Ghent dar.

Ob *scientific communities* erfolgreich agieren kann man nach Kuhn an den Indikatoren existierender „Lehrbücher" und „Fachzeitschriften" ablesen (Kuhn 1996). Mit Ausnahme des schon genannten Modell-Kurrikulums (Jennings et al. 2003) ist bisher kein Lehrbuch für Public-Health-Ethik erschienen. 2008 wurde jedoch die Fachzeitschrift „Public Health Ethics" bei Oxford University Press gegründet, die von Angus Dawson und Marcel Verweij herausgegeben wird. Sie immerhin zeigt, dass sich Public Health Ethics zumindest im englischsprachigen Raum als wissenschaftlicher Diskurs etabliert hat.

Zwar unterscheidet sich das anglo-amerikanische Verständnis von Public Health von den deutschsprachigen Gesundheitswissenschaften in mancher Hinsicht; doch sind sich sowohl Konzepte als auch Praxis hinreichend ähnlich, um eine prinzipielle Anschlussfähigkeit deutschsprachiger an englischsprachige Public-Health-Ethik-Diskurse zu konstatieren.

5   Entwicklungen im deutschsprachigen Raum

5.1   Ethik, Bioethik und Public Health

Auch im deutschsprachigen Raum gab es mit der Einführung angewandter Ethik in die Medizin Auseinandersetzungen mit Public Health. Einige Ansätze hätte man bereits als Public-Health-Ethik klassifizieren können. Leider haben sie jedoch wenig Beachtung gefunden. Die Rezeption internationaler Ethikdiskurse wie auch die Etablierung einer hiesigen Diskussion ist nur allmählich in Gang gekommen.

Der m.W. erste deutschsprachige Artikel, der sich explizit mit Ethik und Public Health, genauer: der präventiven Sozialmedizin befasst, stammt von Ulrich Laaser und ist 1985 erschienen. Laaser schlägt darin vor, die präventive Sozialmedizin habe sich von den Kriterien Unabhängigkeit, Chancengleichheit, Hilfe für Benachteiligte und Fürsorge leiten zu lassen. Ferner seien Bevölkerungsbeteiligung und Befähigung als zentrale Gesichtspunkte zu berücksichtigen

(Laaser 1985). Dieser Vorschlag – von ihm später noch einmal weiter entwickelt (Laaser 1992) – scheint jedoch in den noch jungen Gesundheitswissenschaften kaum diskutiert worden zu sein.

Gutzwiller und Jeanneret räumen 1996 in ihrem Public-Health-Lehrbuch der Ethik ein Unterkapitel ein (Gutzwiller & Jeanneret 1996). Auch die nachfolgenden Editionen behandeln Ethik in Kapitellänge (Gutzwiller & Paccaud 2007), nennen dies allerdings „Medizinische Ethik" (Rippe & Faisst 2007) und sind damit noch immer das einzige Lehrbuch in deutscher Sprache, das Ethik explizit berücksichtigt (Wehkamp 2008). Allerdings wird beispielsweise an der Medizinischen Hochschule Hannover schon seit über zehn Jahren Ethik in der Public-Health-Ausbildung unterrichtet (Neitzke 1998).

Das „Handbuch Gesundheitswissenschaften" enthält einen Artikel zur Ethik (Bittner & Heller 1998). Bittner und Heller beginnen in der aktuellen Auflage ihren analytischen Aufsatz damit, Gesundheitswissenschaften zu bestimmen und von der Medizin abzugrenzen (Bittner & Heller 2006). An englischsprachigen Diskussionen der Bioethik orientiert, stellen sie Gerechtigkeit als zentrales Prinzip einer Public-Health-Ethik heraus. Das ist plausibel, ist Gerechtigkeit doch im Zentrum der Sozialethik und Public-Health-Ethik weitgehend als Sozialethik bestimmbar. Bittner und Heller fokussieren bei ihrer Gerechtigkeitsdiskussion ähnlich wie in der Bioethik den Zugang zu knappen Ressourcen im Gesundheitswesen.

Die Jahrestagung der Akademie für Ethik in der Medizin e. V. im Jahr 2001 bot public-health-ethischen Fragen ein erstes Forum dieser Art. Sie stand unter der Leitfrage „Individuelle Gesundheit versus Public Health?", zu der auch ein gleichnamiger Tagungsband erschienen ist (Brand et al. 2002). Obwohl mit Wehkamp einer der ersten deutschsprachigen Autoren (Wehkamp 1998), die sich mit Gesundheitswissenschaften und Ethik beschäftigt hatten, Mitveranstalter der Tagung war, ist die Tagung unter Gesundheitswissenschaftlern kaum wahrgenommen worden. Sie stellten unter den Teilnehmern die „krasse Minderheit" dar (Wehkamp 2008: 121). Kenntnisnahme und Beteiligung mögen auch durch den Umstand beeinträchtigt worden sein, dass die Tagung im Rahmen der medizinethischen Fachgesellschaft stattfand.

Von den Beiträgen zum Tagungsband wollen zwei die Grundlagen einer Public-Health-Ethik umreißen (Brand & Stöckel 2002, Dabrock 2002). Brand und Stöckel stellen einen normativen Rahmen vor, der um Gerechtigkeit und Eigenverantwortung kreist. Dabrock stellt Gerechtigkeit als zentrales Prinzip in den Mittelpunkt und erarbeitet einen auf Public Health anzuwendenden Gerechtigkeitsbegriff. Außerdem ist ihm die systematische Abgrenzung von Medizinethik/Bioethik und Public-Health-Ethik ein zentrales Anliegen. Dabrock konstatiert die eher sozialethische Ausrichtung einer Public-Health-Ethik im Gegensatz

zur eher individualethischen Ausrichtung der Bioethik. Damit sei eine Eigen-
schaft der Public-Health-Ethik umschrieben, die sie von der Bioethik abgrenze.
Folglich sei zwischen zwei Bereichsethiken zu differenzieren.

Kuhlmann hat 2002 den ersten Ethik-Artikel in einem gesundheitswissenschaftlichen Einführungsbuch geschrieben (Kuhlmann 2002). Im Gegensatz zu
Dabrock geht sie davon aus, dass Public-Health-Ethik innerhalb der Bioethik zu
verorten sei, also einen Unterfall der Bioethik darstelle. Als theoretischen Ansatz
favorisiert Kuhlmann die Prinzipienethik von Beauchamp und Childress. Sowohl
in der Erklärung metaethischer Konzepte als auch bei der Formulierung konkreter Prinzipien für eine Public-Health-Ethik stützt sie sich auf deren Arbeit. Dass
der Ansatz von Beauchamp und Childress zweifellos richtungsweisend für die
angewandte Ethik im gesundheitlichen Bereich ist, hat Wehkamp schon 1998
unterstrichen (Wehkamp 1998). Zugleich hebt er jedoch hervor, dass er sich für
eine einfache Übertragung auf Public Health nicht eigne, weil er speziell für die
moralischen und ethischen Herausforderungen der (klinischen) Medizin konzipiert worden sei. Für die Belange einer Public-Health-Ethik bedürfe er einer
Weiterentwicklung.

Wir sehen also erste systematische Versuche, sich mit einer Ethik von Public Health auseinanderzusetzen und ein „Terrain festzulegen" (Childress et al.
2002). Man diskutiert, ob es angemessener sei, sich innerhalb der Bio-
ethik/Medizinethik zu verorten oder sich von dieser explizit abzugrenzen. Wie
stets beginnt auch dieser philosophisch orientierte Diskurs mit Begriffsbestim-
mungen, die sich eben auch durch Abgrenzungen ergeben können. (Schröder
2007).

Darüber hinaus öffnen sich medizinethische Diskurse in Deutschland für
Public-Health-Fragestellungen. Marckmann zeigt beispielsweise pointiert die
ethische Grundspannung von Public Health zwischen Eigenverantwortung und
individuellem Wohl auf der einen und gesellschaftlicher Verantwortung und
Wohl auf der anderen Seite auf. Sein Beitrag ist Bestandteil eines Lehr- und
Studienbuchs für das Pflichtfach „Geschichte, Theorie und Ethik der Medizin"
im Medizinstudium (Marckmann 2006). Die Bochumer Forscher Huster und
Rauprich vollziehen in ihren Publikationen die Wende mit, die von Daniels
Werk ausgeht: nämlich die soziale Determinante von Gesundheit in die Gerech-
tigkeitsdiskussion mit aufzunehmen und den Gerechtigkeitsbegriff nicht auf
Zugangs- und Verteilungsfragen medizinischer Ressourcen einzugrenzen
(Rauprich 2006, Huster 2008a, Huster 2008b). Diese Perspektive ist anschluss-
fähig an Public-Health-/gesundheitswissenschaftliche Diskurse. Die Abgrenzung
von Medizinethik und Public-Health-Ethik wird dabei überwunden und beide
Perspektiven werden sinnvoll integriert.

5.2 Etablierung von Public-Health-Ethik-Diskursen

Allmählich etabliert sich also auch in Deutschland ein Public-Health-Ethik-Diskurs – nicht zuletzt inspiriert durch die oben genannten Publikationen. Public-Health-Ethik findet langsam Eingang in gesundheitswissenschaftliche und Public-Health-Diskurse außerhalb der medizin(ethi)schen *scientific community*. Anzeichen dafür geben folgende Entwicklungen:

2004 wurde bei der Deutschen Gesellschaft für Sozialmedizin und Prävention (DGSMP) eine Arbeitsgruppe zur Public-Health-Ethik gegründet. Seitdem gehören zum Programm der Jahrestagungen einschlägige Workshops.

In jüngster Zeit nehmen sich einige deutschsprachige Zeitschriften mit Themenheften des Ethikdiskurses und seiner Implementierung sowohl in der *scientific community* als auch unter Public-Health-Praktikern an. Zwei Hefte des „Bundesgesundheitsblatts" (2008, Jg. 51, Heft 2 und 2009, Jg. 52, Heft 5) versammeln neben Beiträgen zu Grundsatzfragen einer Public-Health-Ethik zahlreiche Artikel, die die ethischen Dimensionen praktischer Public-Health-Aufgaben und -themen bearbeiten, darunter Impfgerechtigkeit, globale Kindersterblichkeit, Influenzapandemiemanagement, Umweltgerechtigkeit, Fluoridierung von Trink-wasser, Adipositasprävention, Gesundheitskommunikation und Arbeitsschutz. Zudem wird der disziplinäre Austausch mit der Ökonomie und den Sozialarbeitswissenschaften angeregt. Ein Themenheft von „Das Gesundheitswesen" zu Ethik und Gesundheitsförderung befindet sich im Druck, ein Themenheft der Zeitschrift „Ethik in der Medizin" sowie ein Sammelband „Public-Health-Ethik" (Marckmann & Strech o.J.) in Vorbereitung. Damit scheint der Public-Health-Ethik-Diskurs endgültig im deutschsprachigen Raum angekommen zu sein – seit 2008 beschäftigt sich sogar der Nationale Ethikrat mit Themen der gesundheitswissenschaftlichen Forschung (Nationaler Ethikrat 2009).

6 Fazit und Ausblick

Individuelle Freiheit einerseits und bevölkerungsweite Gesundheit andererseits geraten in den Handlungsfeldern von Public Health oftmals in Konflikt miteinander. Public-Health-Akteure aus Wissenschaft und Praxis stehen mitten in diesem Konflikt und müssen sich möglichst reflektiert entscheiden. Ethik kann Kriterien bereitstellen, nach denen abzuwägen ist, Methoden der Abwägung vermitteln und auf diese Weise beratend fungieren. Die ethische Dimension von Public Health wurde im englischsprachigen Raum eher als im deutschsprachigen wahrgenommen, problematisiert und bearbeitet. Folglich orientiert sich der deutschsprachige Diskurs oft am angelsächsischen und beginnt sich erst seit wenigen Jahren zu intensivieren.

Zu den konkreten Herausforderungen der nahen Zukunft von Public Health in Deutschland gehört es zum einen, die Public-Health-Ethik-Diskurse intensiv in allen Themenfeldern von Public Health/Gesundheitswissenschaften weiterzuführen. Zum zweiten könnte Ethik konsequent und umfassend in die universitären Kurrikula und somit in die Lehre von Public Health/Gesundheitswissenschaften integriert werden. Beides würde die Integration von Ethik in Public Health/Gesundheitswissenschaften gewährleisten. Die professionelle Identität der Gesundheitsberufe würde dadurch gestärkt und an Hochschulen ausgebildeten Public-Health-Akteuren damit ein argumentatives und entscheidungshilfreiches Handwerkszeug für ihre Berufspraxis angeboten.

Literatur

Anand, S., Peter, F., Sen, A. (Hrsg.) (2004): Public health, ethics, and equity. New York: Oxford University Press.

Bayer, R., Gostin, L.O., Jennings, B., Steinbock, B. (Hrsg.) (2007): Public Health Ethics. Theory, Policy, and Practice. New York: Oxford University Press.

Beauchamp, D.E. (1976a): Exploring New Ethics for Public Health: Developing a Fair Alcohol Policy. In: Journal of Health Politics, Policy and Law 1: 338-354.

Beauchamp, D.E. (1976b): Public Health as Social Justice. In: Inquiry 13 (1): 3-14.

Beauchamp, D.E. & Steinbock, B. (1999): New Ethics for the Public's Health. New York: Oxford University Press.

Beauchamp, T.L. & Childress, J.F. (1979, 2009): Principles of biomedical ethics. New York: Oxford University Press.

Belmont Oral History Project (2004): Interview with Tom Lamar Beauchamp, Ph. D.

Bittner, R. & Heller, S. (1998): Ethik in den Gesundheitswissenschaften. In: Hurrelmann, K. & Laaser, U. (Hrsg.): Handbuch Gesundheitswissenschaften. Neuausgabe. Weinheim: Juventa Verlag: 425-440.

Bittner, R. & Heller, S. (2006): Ethik in den Gesundheitswissenschaften. In: Hurrelmann, K., Laaser, U., Razum, O. (Hrsg.): Handbuch Gesundheitswissenschaften. 4. Auflage. Weinheim: Juventa Verlag: 583-599.

Boylan, M. (Hrsg.) (2004): Public Health Policy and Ethics. Dordrecht: Kluwer Academic Publishers.

Brand, A. & Stöckel, S. (2002): Die öffentliche Sorge um die Gesundheit aller – ein sinnvoller Anspruch? In: Brand, A., von Engelhardt, D., Simon, A., Wehkamp, K.-H. (Hrsg.): Individuelle Gesundheit versus Public Health? Münster: LIT Verlag: 11-28.

Brand, A., von Engelhardt, D., Simon, A., Wehkamp, K.-H. (Hrsg.) (2002): Individuelle Gesundheit versus Public Health? Münster: LIT Verlag.

Brock, D.W. (2000): Broadening the Bioethics Agenda. In: Kennedy Institute of Ethics Journal 10 (1): 21-38.

Callahan, D. (1973): Bioethics as a Discipline. In: Hastings Center Studies 1 (1): 66-73.

Callahan, D. & Jennings, B. (2002): Ethics and Public Health: Forging a Strong Relationship. In: American Journal of Public Health 92 (2): 169-176.

Childress, J.F., Faden, R.R., Gaare R.D., Gostin, L.O., Kahn, J., Bonnie, R.J., Kass, N.E., Mastroianni, A.C., Moreno, J.D., Nieburg, P. (2002): Public Health Ethics: Mapping the Terrain. In: Journal of Law, Medicine & Ethics 30: 170-178.

Coughlin, S.S. (1996): Model curricula in public health ethics. In: American Journal of Preventive Medicine 12 (4): 247-251.

Coughlin, S.S. (1997): Ethics in epidemiology and public health practice. In: Ethics in epidemiology and public health practice: collected works. Columbus, GA: Quill Publications: 9-26.

Coughlin, S.S. (2006): Ethical issues in epidemiologic research and public health practice. In: Emerging Themes in Epidemiology 3.

Coughlin, S.S., Soskolne, C.L., Goodman, K.W. (Hrsg.) (1997): Case studies in public health ethics. Washington, DC.

Dabrock, P. (2002): Zur Eigenart von Public-Health-Ethik und Ethik des Gesundheitswesens gegenüber biomedizinischer Ethik. In: Brand, A., von Engelhardt, D., Simon, A., Wehkamp, K.-H. (Hrsg.): Individuelle Gesundheit versus Public Health. Münster: LIT Verlag: 79-95.

Daniels, N. (1985): Just health care. Cambridge: Cambridge University Press.

Daniels, N. (2008): Just health: Meeting health needs fairly. Cambridge: Cambridge University Press.

Daniels N., Kennedy, B.P., Kawachi, I. (1999): Why Justice is Good for Our Health: The Social Determinants for Health Inequalities. In: Daedalus 128: 215-251.

Der Eid des Hippokrates (1989): In: Sass, H.-M. (Hrsg.): Medizin und Ethik. Stuttgart: Reclam Verlag: 351-352.

Droste, S., Gerhardus, A., Kollek, R. (2003): Methoden zur Erfassung ethischer Aspekte und gesellschaftlicher Wertvorstellungen in Kurz-HTA-Berichten – eine internationale Bestandsaufnahme. Köln.

Faden, R., Gail, G., Powers, M. (1991): AIDS, women, and the next generation. New York: Routledge.

Freedman, B. (1988): Health professions, codes, and the right to refuse to treat HIV-infectious patients. In: Hastings Center Report (Supplement): 20-25.

Gaare Bernheim, R. (2003): Public Health Ethics: The Voices of Practitioners. In: The Journal of Law, Medicine, and Ethics 31 (4) (Special Supplement): 104-109.

Gutzwiller, F. & Jeanneret, O. (Hrsg.) (1996): Sozial- und Präventivmedizin – Public Health. Bern: Hans Huber Verlag.

Gutzwiller, F. & Paccaud, F. (Hrsg.) (2007): Sozial- und Präventivmedizin – Public Health. 3. Auflage. Bern: Hans Huber Verlag.

Hurrelmann, K., Laaser, U., Razum, O. (2006): Entwicklung und Perspektiven der Gesundheitswissenschaften in Deutschland. In: Hurrelmann, K., Laaser, U., Razum, O. (Hrsg.): Handbuch Gesundheitswissenschaften. 4. Neuauflage. Weinheim: Juventa Verlag: 11-46.

Huster, S. (2008a): Gesundheitsgerechtigkeit: Public Health im Sozialstaat. In: Juristenzeitung 63 (18): 859-866.

Huster, S. (2008b): „Hier finden wir zwar nichts, aber wir sehen wenigstens etwas". Zum Verhältnis von Gesundheitsversorgung und Public Health. Bochum: Zentrum für Medizinische Ethik e. V.

Jennings, B., Kahn, J., Mastroianni, A., Parker, L.S. (2003): Ethics and Public health: Model Curriculum. New York: Oxford University Press.

Jonsen, A. (1998): The Birth of Bioethics. New York: Oxford University Press.

Kass, N. (2001): An ethics framework for public health. In: American Journal of Public Health 91: 1776-1782.

Kuhlmann, E. (2002): Bioethik und Gesundheitswissenschaften: eine neue Ethik für die Gesundheit der Bevölkerung? In: Kolip, P. (Hrsg.): Gesundheitswissenschaften. Eine Einführung. Weinheim: Juventa Verlag: 173-194.

Kuhn, T.S. (1996): The Structure of Scientific Revolutions. 3. Auflage. Chicago: University of Chicago Press.

Laaser, U. (1985): Skizze einer Ethik der Primären Prävention. In: Denke, J., Volrad, F., Roessler, W., Swertz, P. (Hrsg.): Aktuelle Fragen der Sozialmedizin. Bochum: 127-143.

Laaser, U. (1992): Zur ethischen Bewertung von Nutzen und Kosten in der Prävention. In: Mohr, J. & Schubert, C. (Hrsg.): Ethik der Gesundheitsökonomie. Berlin: Springer Verlag: 101-121.

Last, J.M. (1992): Ethics and public health policy. In: Last, J.M., Wallace, R.B. (Hrsg.): Public Health & Preventive Medicine. East Norwalk, Connecticut: Appleton & Lange: 1187-1196.

Levine, C. & Bayer, R. (1989): The ethics of screening for early intervention in HIV disease. In: American Journal of Public Health 79 (12): 1661-1667.

Lühmann, D. & Raspe, H. (2008): Ethik im Health Technology Assessment – Anspruch und Umsetzung. In: Zeitschrift für Evidenz, Fortbildung und Qualität im Gesundheitswesen 102: 69-76.

Marckmann, G. (2006): Public Health und Ethik. In: Schulz, S., Steigleder, K., Fangerau, H., Paul, N.W. (Hg.): Geschichte, Theorie und Ethik der Medizin. Eine Einführung. Frankfurt am Main: Suhrkamp Verlag: 209-223.

Marckmann, G. & Strech, D. (in Vorbereitung): Public-Health-Ethik. Münster: LIT Verlag (so angekündigt auf der Website www.lit-verlag.de, 1.7.2009).

Nationaler Ethikrat (2009): Infobrief 01/09. Berlin.

Neitzke, G. (1998): Ethik im Public-Health-Studium. In: Public Health Forum 6: 22.

Nida-Rümelin, J. (2005): Vorwort zur ersten Auflage. In: Nida-Rümelin, J. (Hrsg.): Angewandte Ethik. 2. Auflage. Stuttgart: Kröner Verlag: 7-8.

Nuffield Council on Bioethics (2007): Public health: Ethical issues. London.

Oakley, J. (1997): Applied Ethics. In: Canfield, J.V. (Hrsg.): Routledge History of Philosophy 10: The Philosophy of the English Speaking World in the Twentieth Century. London: Routledge: 364-396.

Powers, M. & Faden, R. (2006): Social Justice: The Moral Foundations of Public Health and Health Policy. New York: Oxford University Press.

Public Health Leadership Society (2002): Principles of the Ethical Practice of Public Health. Version 2.2. Online unter: http://phls.org/CMSuploads/Principles-of-the-Ethical-Practice-of-PH-Version-2.2-68496.pdf.

Rauprich, O. (2005): Prinzipienethik in der Biomedizin – Zur Einführung. In: Rauprich, O. & Steger, F. (Hrsg.): Prinzipienethik in der Biomedizin. Frankfurt: Campus Verlag: 11-45.

Rauprich, O. (2006): Gleiche Gesundheit und soziale Gerechtigkeit. In: Schöne-Seifert, B., Buyx, A., Ach, J. (Hrsg.): Gerecht behandelt? Rationierung und Priorisierung im Gesundheitswesen. Paderborn: Mentis Verlag: 51-87.

Rippe, K.P. & Faisst, K. (2007): Medizinische Ethik. In: Gutzwiller, F.& Paccaud, F. (Hrsg.): Sozial- und Präventivmedizin – Public Health. 3. Auflage. Bern: Hans Huber Verlag: 101-113.

Schröder, P. (2007): Public-Health-Ethik in Abgrenzung zur Medizinethik. In: Bundesgesundheitsblatt – Gesundheitsforschung – Gesundheitsschutz 50: 103-111.

Selgelid, M.J. (2006): Ethics and infectious disease. In: Selgelid, M.J., Battin, M.P., Smith, C.B. (Hrsg.): Ethics and infectious Disease. Malden: Blackwell Publishing: 3-19.

Selgelid, M.J., Battin, M.P., Smith, C.B. (Hrsg.) (2006): Ethics and Infectious Disease. Malden: Blackwell Publishing.

Shelp, E.E. (Hrsg.) (1981): Justice and Health Care. Dordrecht: Kluwer Academic Publishers.

Singer, P. (Hrsg.) (1986): Applied Ethics. New York: John Wiley & Sons Inc.

Singer, P.A., Benatar, S.R., Bernstein, M., Daar, A.S., Dickens, B. M., MacRae, S.K., Wright, L., Shaul, R.Z. (2003): Ethics and SARS: lessons from Toronto. In: British Medical Journal 327: 1342-1344.

Susser, M., Stein, Z., Kline, J. (1978): Ethics in epidemiology. In: Annals of the American Academy of Political and Social Science 437: 128-141.

The National Commission for the Protection of Human Subjects of Biomedical and Behavioral Research (1978): The Belmont Report. Ethical Principles and Guidelines for the Protection of Human Subjects of Research. Washington, DC.

Thomas, J.C., Sage, M., Dillenberg, D., Guillory, V.J. (2002): A Code of Ethics for Public Health. In: American Journal of Public Health 92 (7): 1057-1059.

Toulmin, S. (1982): How Medicine Saved the Life of Ethics. In: Perspectives in Biology and Medicine 25: 736-750.

Veatch, R. (1972): Ethics, population policy, and population ethics. In: Social Education 36 (4): 363-368.

Veatch, R. (1982): A Theory of Medical Ethics. New York: Random House.

Walters, L. (1988): Ethical issues in the prevention and treatment of HIV infection and AIDS. In: Science 239: 597-603.

Weed, D. (1999): Towards a Philosophy of Public Health. In: Journal of Epidemiology and Community Health 53: 99-104.

Wehkamp, K.-H. (1998): Public Health und Ethik. In: Public Health Forum 22: 2-3.

Wehkamp, K.-H. (2008): Public-Health-Ethik. Bedarf und Diskurs in Deutschland. In: Bundesgesundheitsblatt – Gesundheitsforschung – Gesundheitsschutz 51: 119-126.

Soziologische Grundlagen der Versorgungsforschung

Bernhard Borgetto

Die Versorgungsforschung ist ein interdisziplinäres Arbeitsgebiet, das mit wissenschaftlichen Methoden die Versorgung der Bevölkerung mit Maßnahmen, die auf den Erhalt und die Förderung der Gesundheit und die Vermeidung und Bekämpfung von Krankheit und Behinderung gerichtet sind, evaluiert und neue Versorgungskonzepte entwickelt und implementiert.

Grundlagen der Versorgungsforschung sind die für sie relevanten Theorien, Methoden, Themenbereiche und Forschungsergebnisse. Die Soziologie leistet als eine der an der Versorgungsforschung beteiligten Disziplinen in allen vier Grundlagenbereichen wichtige Beiträge. Sie bietet auch Anknüpfungspunkte, die Grundlagen der Versorgungsforschung weiter zu verbreitern und zu vertiefen. Ein Buchbeitrag wäre mit einer umfassenden Darstellung der so umrissenen soziologischen Grundlagen überfordert. Im Weiteren wird dementsprechend nur selektiv und exemplarisch auf die einzelnen Bereiche eingegangen, wobei insbesondere aktuelle Entwicklungen, Kontroversen und Perspektiven in den Vordergrund gestellt werden. Eine umfassendere Darstellung bietet das Einführungswerk zur medizinsoziologischen Versorgungsforschung von Janßen, Borgetto und Heller (2007).

1 Versorgungsforschung

Mittlerweile gibt es eine Vielzahl von unterschiedlichen Definitionen der Versorgungsforschung, die unterschiedliche Merkmale hervorheben. Um einen Einblick in das Wesen der Versorgungsforschung zu ermöglichen, werden kurz die wichtigsten Merkmale der gängigen Definitionen vorgestellt.

Die Versorgungsforschung wird häufig als ein Teilgebiet der Gesundheitssystemforschung angesehen. Unterschieden werden in der Versorgungsforschung in der Regel – und immer mal wieder nach unterschiedlichen Kriterien – die Makroebene, die Mesoebene und die Mikroebene des Gesundheitssystems (vgl. Abb. 1).

Abbildung 1:   Ebenen der Versorgungsforschung (eigene Darstellung)

Gesellschaft

MAKROEBENE   **GESUNDHEITSSYSTEM**

- Bundespolitik (Regierung, Parlament ...)
- Sozialversicherung, Selbstverwaltung ...
- Gemeinsamer Bundesausschuss (G-BA), Institut für Qualität und
  Wirtschaftlichkeit im Gesundheitswesen (IQWiG), Bundesvereinigung für
  Prävention und Gesundheitsförderung (BVPG) ...

MESOEBENE

- Krankenhäuser, niedergelassenen Praxen
- Neue Versorgungsformen (Integrierte Versorgung, Hausarztmodelle,
  Strukturierte Behandlungsprogramme, Präventionsprogramme)
- Krankenkassen, Rentenversicherungsträger, Unfallkassen ...

MIKROEBENE

- Handlungen und Interaktionen (von Patienten, Ärzte, Pflegekräfte, Therapeuten,
  Gesundheitsförderer ...)
- Interventionen, Maßnahmen, Gesundheitstechnologien

Nach Schwartz und Busse (2003) wäre nur das, was hier als Mikro- und Mesoebene bezeichnet wird, Gegenstand der Versorgungsforschung. Die Beschreibung
der Aufgaben der Versorgungsforschung durch die Ständige Kongresskommission Deutscher Kongress für Versorgungsforschung (2003) in ihrem ersten Memorandum ist mit diesem Ansatz kompatibel. Genannt werden in dem Memorandum:

- die Beschreibung und Analyse der Versorgungssituation,
- hierauf aufbauend die Entwicklung von Versorgungskonzepten,
- die wissenschaftliche Begleitung der Umsetzung (Implementierung) neuer
  Versorgungskonzepte und
- die Evaluierung neuer und alter Versorgungskonzepte im medizinischen
  Alltag

Der Medizinsoziologe Holger Pfaff (2003: 13) geht von einem weiteren Verständnis der Versorgungsforschung aus, wenn er diese als „ein fachübergreifen-

des Forschungsgebiet" bezeichnet, das die „letzte Meile" der Kranken- und Gesundheitsversorgung und ihre Rahmenbedingungen beschreibt und kausal erklärt. Als Rahmenbedingung der Versorgung wird die Makroebene des Gesundheitssystems angesehen und in den Fokus der Versorgungsforschung gerückt, insofern sie mit ihren volkswirtschaftlichen und gesundheitspolitischen Themen die letzte Meile der Versorgung beeinflusst.

Wenn man schon so weit geht und das wirtschaftlich und politisch eingebettete Gesundheitssystem zur Rahmenbedingung erklärt, dann liegt es auch nahe, noch einen Schritt weiter zu gehen und die Gesellschaft und ihre Funktionsweise insgesamt als Rahmenbedingung für die Versorgung auf der letzten Meile zu betrachten – eine Auffassung, wie sie hier aus der Perspektive der Soziologe vertreten wird.

Auf diese Weise geraten auch weiterführende Fragestellungen für die Versorgungsforschung systematisch in den Blick, wie sie Badura, Schaeffer und von Troschke (2001: 295) formuliert haben; z.B.:

> „Wie lässt sich der Gesundheitszustand einer Gesellschaft wissenschaftlich erfassen? Welche Trends lassen sich feststellen? Welche Ursachen liegen ihnen zugrunde? In welche Richtung entwickelt sich das Gesundheitssystem? Was sind die treibenden Kräfte? Wieweit entspricht seine Entwicklung dem gesellschaftlichen Bedarf?"

In einem Punkt jedoch sind sich alle Akteure in der Versorgungsforschung einig: der Alltags- und Routinebezug wird als zentrales Merkmal der Versorgungsforschung angesehen. Deutlich wird dies in einer überspitzten Gegenüberstellung von klinisch-experimenteller Forschung und Ergebnisforschung als zentralem Bestandteil der Versorgungsforschung (Porzsolt, Stengel, Ghosh 2005). Während die klinisch-experimentelle Forschung darauf abzielt, möglichst unter idealen und standardisierten Bedingungen das Potenzial einer Behandlungsmaßnahme zu erforschen (Effektivität), geht es bei der Ergebnisforschung darum herauszufinden, ob diese Maßnahme auch unter den alltäglichen Bedingungen des medizinischen Routinebetriebs funktioniert, in dem oft alles andere als ideale Bedingungen vorherrschen (Brauchbarkeit).

2 Beitrag der Soziologie

2.1 Theoretische Grundlagen der Soziologie für die Versorgungsforschung

Bei der Versorgungsforschung geht es im weitesten Sinne um die Gestaltung und Optimierung sozialer bzw. soziotechnischer Systeme (Schubert 2008). Während technische Systeme weitgehend deterministisch von außen steuerbar sind, so sind soziale Systeme kontingent und daher nicht einfach von außen zu steuern. Die soziologische(n) Systemtheorie(n) zeigen und begründen dies an einer Vielzahl von für die Versorgungsforschung relevanten Beispielen, unabhängig davon, ob es sich um gesellschaftliche Teilsysteme wie das Gesundheitssystem, Organisationssysteme wie Krankenhäuser oder Interaktionssysteme wie die Arzt-Patient-Beziehung handelt (Badura & Feuerstein 1994, Bauch 1986, Luhmann 1983a, b, 1990, Rosewitz & Schimank 1988, Willke 1987, Vogd 2008).

Die soziologische Systemtheorie ist für die Versorgungsforschung in mehrfacher Hinsicht von zentraler Bedeutung: als Instrument der Analyse des Gesundheitssystems, das als Rahmenbedingung für die „letzte Meile" der Versorgung angesehen werden kann, als Instrument der Analyse von Versorgungseinheiten auf der „letzen Meile" des Versorgungssystems und als Instrument der Analyse der Entwicklung der Versorgungsforschung selbst. Aus systemtheoretischer Perspektive ist der Implementationsprozess der Versorgungsforschung nämlich ausgesprochen interessant. Ein Rückblick auf die kurze Geschichte der Versorgungsforschung in Deutschland zeigt, dass die Versorgungsforschung nicht einfach eingeführt werden konnte, sondern – gewissermaßen theoriekonform – Maßnahmen im Kontext des Systems etabliert werden mussten, die eine entsprechende Steuerungswirkung entfalten. Aus dieser Perspektive war beispielsweise die Einrichtung einer Ständigen Kongresskommission Deutscher Kongress für Versorgungsforschung eine erfolgreiche Maßnahme der Kontextsteuerung, die Akteure aus dem Gesundheitssystem in einen Implementationsprozess einer Forschungsrichtung in das Gesundheitssystem einbezogen hat, der von diesem nicht gewollt oder intendiert war – eher sogar noch auf anfängliche Ablehnung stieß. Inzwischen beteiligt sich die Bundesärztekammer sogar an der Finanzierung der Versorgungsforschung.

Eine andere soziologische Theorietradition kann als ebenso wichtig für die Versorgungsforschung gelten: die Rollentheorie (Gerhardt 1991). Mit diesem soziologischen Theorieinstrumentarium wurde zum Beispiel die Arzt-Patient-Beziehung als personaler Kern der medizinischen Versorgung auf der Mikroebene ausgiebig untersucht. Die Erfolge von Behandlungen können immer nur so gut sein, wie die Qualität der Interaktion zwischen Arzt und Patient es zulässt. Diese kann durch unrealistische Rollenerwartungen, Rollenkonflikte, unzureichende (oder zu starke) Rollenidentifikation und ähnliche Probleme beeinträchtigt werden. Mittlerweile zeigt sich allerdings, dass rollentheoretische Analysen stärker auf die Pflege und die therapeutischen Gesundheitsberufe ausgeweitet und auf die Verschränkungen der Rollenstrukturen im Gesundheitssystem gerichtet werden muss (Borgetto & Siegel 2008). Eine Versorgungsforschung, die die Untersuchung der sozialen Strukturen der Versorgung vernachlässigt, wird in dem Bemühen, die Versorgung zu optimieren, hinter ihren Möglichkeiten zurückbleiben.

Beizutragen hat die soziologische Theorie aber auch zu der Antwort auf die Frage nach den Ursachen von Erkrankungen – und man möchte neuerdings hinzufügen: von Gesundheit(en). Die theoretische Modellierung (und empirische Untersuchung) sozialer Einflüsse auf pathogenetische und salutogenetische Prozesse ist ein langandauerndes Projekt der Medizinsoziologie, bei dem es viele Erfolge zu verbuchen gab und gibt (Borgetto 2009a, Steinkamp 1993, 1999). Zu nennen sind hier insbesondere die Bedeutung der sozial ungleichen Belastungen durch natürliche und zivilisatorische Umwelteinflüsse (Bolte & Mielck 2004) und der sozial ungleichen Verfügbarkeit materieller Ressourcen (Wilkinson 2001), die Rolle sozialer Beziehungen für Gesundheit und Krankheit (Borgetto 2009b), die Modellierung sozialer Einflüsse auf Stressentstehung, -verarbeitung und -bewältigung (Aneshensel 1992) und die Analyse sozialer Einflüsse auf das Gesundheits- und Krankheitsverhalten (Niemann & Abel 2001, Borgetto & Kälble 2007). Insbesondere die drei zuletzt genannten Gebiete sind von großer Bedeutung für die Kranken- und Gesundheitsversorgung. Werden diese Erkenntnisse nicht systematisch für die Praxis weiterentwickelt und in Versorgungs- und Behandlungskonzepte eingearbeitet, so werden auch hier Chancen für eine bessere Versorgung vergeben.

2.2 Methodische Grundlagen der Soziologie für die Versorgungsforschung

Das Methodenarsenal der Soziologie ist vielfältig (vgl. z.B. Atteslander 2008, Schnell, Hill, Esser 2005), es beinhaltet u. a. verschiedene Formen der Befragung, Gruppendiskussion, Beobachtung, Inhaltsanalyse, des Experiments und der Sekundäranalyse von Daten. Von den vielfältigen methodischen Grundlagen, die die Soziologie der Versorgungsforschung damit bieten kann, sollen im Folgenden vier kurz diskutiert werden:

- Fragebogenentwicklung
- (Quasiexperimentelle) Beobachtungsstudien
- Qualitative Sozialforschung
- Sozialepidemiologie

Die Entwicklung von Fragebögen zur Meinungs- und Einstellungsforschung auf der Grundlage der Methoden empirischer Sozialforschung leistet einen sehr wichtigen Beitrag zur Versorgungsforschung. Instrumente wie der Kölner Patientenfragebogen machen die subjektive Sicht der Patienten auf Versorgungsstrukturen und -prozesse in Versorgungseinrichtungen transparent und für die Optimierung der Versorgungsqualität nutzbar (Pfaff et al. 2003). Zudem hat die Soziologie einen Beitrag zur quantitativen Erfassung subjektiver patientenbezogener Outcomes der Versorgung, wie z.B. Lebensqualität, geleistet, die so objektiv gemessen werden können und damit auch stärkere Anerkennung gefunden haben (Freund et al. 1999). Die Survey- Forschung hat dazu beigetragen, Vorbehalte gegenüber der Beurteilung von Behandlungsergebnissen durch den Patienten abzubauen, die noch vor nicht allzu langer Zeit nicht nur als subjektiv, sondern als letztlich willkürlich, nicht objektivierbar und damit als Qualitäts- oder gar Zielkriterium der Versorgung irrelevant galten (Strodtholz und Badura 2006). Von Bedeutung ist der Einsatz standardisierter Fragebögen aber auch in der organisations- und arbeitssoziologischen Analyse von Versorgungseinrichtungen, etwa zur Untersuchung von Sozialkapital in Krankenhäusern (Pfaff et al. 2005) oder zur Untersuchung vor Mitarbeiterzufriedenheit, Teamarbeit, multiprofessioneller Kooperation etc. (Körner, Schüpbach, Bengel 2005).

Die Soziologie hat auch eine lange Tradition und Erfahrung darin, Untersuchungsgegenstände zu erforschen, die nur in den seltensten Fällen in ein Studiendesign zu bringen sind, das einem naturwissenschaftlichen Experiment oder einer klinisch-experimentellen Untersuchung – gar einem randomisierten kontrollierten Versuch – entspricht. Für die Untersuchung der meisten der primären Untersuchungsgegenstände der Soziologie, die von dyadischen Interaktionen, also Interaktionen zwischen zwei Individuen, über soziale Gruppen, Institutionen und Organisationen, Lebensstile, soziale Lagen und Schichten, die Sozialstruktur bis hin zu ganzen Gesellschaften und zuletzt auch noch der Weltgesellschaft reichen, sind Kontrollgruppen, Randomisierung und Placebos nicht einsetzbar. Daher hat sie vielfältige statistische und untersuchungspraktische Methoden und Verfahren entwickelt, Alltag und Routine in quasi-experimentellen Studiendesigns möglichst unbeeinflusst zu untersuchen und die Forschungsergebnisse durch statistische Verfahren zu kontrollieren und valide und objektiv interpretierbar zu machen (Geyer 2003). Damit ist eine weitere Kernkompetenz der Soziologie beschrieben, die zu einer Versorgungsforschung, die die Untersuchungs- und Behandlungsmethoden, Behandlungskonzepte und Versorgungsformen unter Alltagsbedingungen und im Routinebetrieb untersuchen und evaluieren möchte, einen grundlegenden Beitrag leisten kann und leistet.

Qualitative Sozialforschung ist ein ebenfalls immer wichtiger werdender Bereich der Versorgungsforschung (Schaeffer & Müller-Mundt 2003). Ihre Rolle in einem im Verhältnis zur quantitativen Forschung spiralförmig bzw. parallel verlaufenden Forschungsprozess nimmt allgemein an Bedeutung zu. Oftmals wird sie nur als Ausgangspunkt für die Gewinnung von Hypothesen in einem noch wenig untersuchten Feld angesehen. In der Tat ist die hypothesengenerierende Funktion der qualitativen Forschung eine unverzichtbare Grundlage medizinsoziologischer Forschung. In der medizinischen Forschung wird die eigentliche Produktion von Dienstleistungen und Versorgungsleistungen und die Ko-Produktion von Gesundheit durch Gesundheitsberufler und Betroffene schon viel zu lange als eine Black Box angesehen. Qualitative medizinsoziologische Untersuchungen haben hier bereits früh grundlegende Einsichten vermittelt (z.b. Strauss et al. 1985) und zur Weiterentwicklung qualitativer Methoden beigetragen. Qualitative Forschung dient aber auch der Vertiefung unverstandener Ergebnisse hypothesentestender Forschung, die methodologisch betrachtet nicht erkenntnisgenerierend, sondern erkenntnissichernd ist (Borgetto 1999). Weitere Funktionen der qualitativen Sozialforschung sind die Sicherung einer Verständnisbasis z.B. für die Erlebens- und Bewältigungsprozesse von kranken Menschen, die oftmals unverstanden im Mittelpunkt der Versorgungsbemühungen, aber am Rande des Geschehens stehen, für die oftmals komplexen biographischen Auswirkungen von Krankheitsverläufen, für die Wechselwirkungen der medizinischen, beruflichen, familiären und finanziellen Aspekte von Erkrankungen und Behinderungen und für vieles andere mehr, auf das hier nicht weiter eingegangen werden kann.

Die Sozialepidemiologie schließlich ist nicht nur ein Instrument der Untersuchung sozialer Einflüsse auf Krankheit und Gesundheit, sondern auch der Untersuchung sozialer Einflüsse auf die Versorgung (Borgetto & von Troschke 2001, Mielck 2000, Mielck & Helmert 2003). Dabei kann die Soziologie die Versorgungsforschung durch z. T. komplexe soziologische Konstruktionen und Operationalisierungen bereichern, die von Indices der sozialen Schicht über Genderzugehörigkeit, Migrationseinflüsse bis hin zu milieuorientierten Konstruktionen von Lebensstil reichen und eine differenzierte Erfassung sozialer Einflussfaktoren ermöglicht.

Die Bedeutung sozialer Faktoren für die Entstehung gesundheitlicher Ungleichheiten ist – nach Jahren der Bemühung um eine Skandalisierung dieser Zusammenhänge durch die Medizinsoziologie – endlich zu einem Politikum geworden. Inzwischen ist es erklärter Wille der Gesundheitspolitik, sozial ungleiche Krankheitsrisiken und Gesundheitschancen abzubauen. Auch oder gerade wenn dies im Politik- und Gesundheitssystem bislang noch vorwiegend Thema von Festreden und Absichtserklärungen ist – die Versorgungsforschung ist sicher gut beraten, dieses Thema regelhaft zu berücksichtigen, da, wie kaum unbemerkt bleiben kann, die Gerechtigkeitsdebatte in den westlichen Gesellschaften an Bedeutung gewinnt (Corsten et al. 2005).

2.3 Thematische und empirische Grundlagen der Soziologie für die Versorgungsforschung

Auch in thematischer und empirischer Hinsicht hat die Soziologie bereits einiges zur Versorgungsforschung beigetragen. Die soziale Ungleichheit in der Versorgung ist – wie bereits angedeutet – dabei ein wichtiges und immer wieder aktuelles Thema (Richter & Hurrelmann 2006, Tiesmeyer et al. 2007, Sachverständigenrat zur Begutachtung der Entwicklung im Gesundheitswesen 2008). Eine Vielzahl von Untersuchungen belegen, dass Krankheitshäufigkeit und Sterblichkeit zunehmen, je niedriger die soziale Position im Schichtgefüge einer Gesellschaft ist (Mielck 2000, Mielck & Bloomfield 2001). Dies gilt für verschiedene Indikatoren der Schicht (Beruf, Schulbildung, Einkommen), für die meisten Krankheitstypen und zieht sich mehr oder weniger durch den gesamten Lebenslauf. Es gibt sogar Hinweise, dass sich der soziale Gradient in den letzten Jahrzehnten weiter verstärkt hat, wenngleich die altersadjustierten Mortalitätsraten in allen sozialen Schichten abnehmen. In einigen wenigen Krankheitsbereichen scheint kein sozialer Gradient zu existieren. Diese Zusammenhänge gelten nicht nur für Deutschland, sondern für viele der modernen westlichen Gesellschaften. Neben der sozialen Statuslage ist zudem das soziale (und nicht nur das biologische) Geschlecht in der Versorgungsforschung zu berücksichtigen (Babitsch & Kuhlmann 2007).

Insbesondere im Bereich der Gesundheitsversorgung bzw. präventiven Versorgung (Pfaff 2006) ist der Grundgedanke der Verhinderung sozial bedingter ungleicher Gesundheitschancen und der Beseitigung sozial bedingter ungleicher Krankheitsrisiken durch professionelle Aktivitäten in der Gesundheitsförderung und Prävention stark verankert – so stark, dass sich im Sozialgesetzbuch V die Verpflichtung findet, dass die gesetzlichen Krankenkassen mit ihren Aktivitäten in diesem Versorgungssegment auf eine Verringerung gesundheitlicher Ungleichheit hinwirken sollen.

Ein oft vernachlässigtes Thema in der Versorgungsforschung ist auch der prozessuale Aspekt, insbesondere bei chronisch kranken Patienten, die längerfristig, wenn nicht sogar ihr ganzes Leben in kontinuierlicher bzw. phasenweiser medizinischer Behandlung stehen (Schaeffer 2009). Unverzichtbar ist es vor diesem Hintergrund, Versorgungsverläufe zu untersuchen und zu anderen Teilen des Lebensverlaufs in Beziehung zu setzen. Das soziologische Konzept der Patientenkarrieren beispielsweise kann dazu dienen, neben dem medizinischen Versorgungsverlauf auch die familiären Aspekte, die beruflichen Aspekte und die finanziellen Aspekte der Biographien chronisch Kranker zu beleuchten, die untereinander in einem Verhältnis von Wechselwirkungen stehen (vgl. Gerhardt 1986, Borgetto 1999, 2009c).

Schon immer ein zentrales Thema für die Medizinsoziologie ist die Interaktion von Arzt und Patient gewesen. Fasst man – wie viele das tun – den Text von Parsons zur Struktur und Funktion der modernen Medizin als Geburtsurkunde der Medizinsoziologie auf (Parsons 1958), dann kann man die Arzt-Patient-Beziehung auch als Geburtsthema der Medizinsoziologie bezeichnen – ohne die Ergebnisse und Verdienste von Soziologen schmälern zu wollen, die sich bereits zuvor mit medizinischen Themen befasst haben. Die Untersuchung der Arzt-Patient-Rollen unter den Bedingungen des sozialen Wandels zeigt, wie die Öko-nomisierung des Gesundheitssystems einen ärztlichen Intrarollenkonflikt verfestigt, der sich aus zwei widersprüchlichen Rollenerwartungen speist. Einerseits ist der Arzt gehalten, alles in seiner Macht stehende zum gesundheitlichen Wohl seines Patienten zu unternehmen, andererseits wird er zunehmend in die Rolle eines Agenten der Distribution knapper medizinischer Güter und Dienstleistungen gedrängt. Die privaten Erfahrungen der Patienten mit ihren Ärzten wie auch die mediale Öffentlichkeit des Ökonomisierungsdiskurses im Gesundheitswesen führen über diesen Rollenkonflikt zu einer Vertrauenskrise, die sich mehr und mehr in die Arzt-Patient-Beziehung einbrennt und die Qualität der Versorgung beeinträchtigt (Borgetto 2006).

Auch das Thema der partizipativen Entscheidungsfindung ist von der Medizinsoziologie entscheidend geprägt worden (Scheibler, Janssen, Pfaff 2003). Neu hinzugekommen sind die pflegerische Interaktion im Gesundheitswesen (Dreißig 2008) und die Interaktion von Patienten und Angehörigen therapeutischer Gesundheitsfachberufe, wie die sich akademisierenden Berufe Ergotherapie, Logopädie und Physiotherapie (Borgetto & Siegel 2008, Borgetto, Wagner & Probst 2008). In diesen Kontext gehört auch die Entwicklung der Selbsthilfebewegung, die vor allem von der Soziologie ausgiebig untersucht wurde (Borgetto 2004, Borgetto & Trojan 2007, Borgetto & von dem Knesebeck 2009).

Die Ausnahmestellung der Ärzteschaft im System der Berufe und Professionen in Deutschland, wie in vielen anderen Gesellschaften auch, hat zu einer ausgiebigen Beschäftigung mit berufs- und professionssoziologischen Aspekten des Arztberufes geführt. Lange Zeit lag der Schwerpunkt darauf, am Beispiel der Ärzteschaft die Merkmale von Professionen überhaupt herauszuarbeiten und die historischen Prozesse der Etablierung der mit dem Ärztedasein verbundenen außerordentlichen Autonomie und Machtfülle nachzuvollziehen. Neuerdings aber kommen berufs- und professionssoziologische Analysen zu Schlussfolgerungen, die für die Versorgungsforschung von Bedeutung sind. Die Rede ist von Deprofessionalisierungsprozessen und Einschränkungen ärztlicher Autonomie (Bollinger, Gerlach, Pfadenhauer 2005, Kälble 2005, Borgetto & Kälble 2007). Manche Autoren sprechen auch von Reprofessionalisierungsprozessen (Klemperer 2006). Ohne dies inhaltlich näher ausführen zu können, sollte an dieser Stelle festgehalten werden, dass die Versorgung der Patienten auf der Mikroebene von diesen Veränderungen natürlich nicht unberührt bleibt (Pundt 2006).

Gleichzeitig wächst die Einsicht, dass eine Verbesserung der Kooperation der Gesundheitsberufe und der Berufe im Gesundheitswesen überhaupt von zentraler Bedeutung für die Versorgungsqualität ist und angesichts des demographischen und epidemiologischen Wandels auch noch weiter an Bedeutung zunehmen wird. Die dazugehörigen Diskussionen und empirischen Forschungsbemühungen haben in den letzten Jahren vor allem die Kooperation zwischen verschiedenen Arztgruppen und zwischen Ärzten und der Pflege zum Inhalt und Ziel gehabt – das jüngste Gutachten des Sachverständigenrates gibt hierzu umfassend Auskunft (Sachverständigenrat 2008). Dieser Diskurs erweitert sich aktuell auf die sich akademisierenden Gesundheitsfachberufe Ergotherapie, Logopädie und Physiotherapie, die an Professionalität und Autonomie gewinnen (Walkenhorst 2006). Langfristig wird diese Entwicklung darauf hinauslaufen, dass diese drei Berufsgruppen bzw. deren vollakademisierte Vertreter mit verändertem Berufsprofil – ähnlich wie die psychologischen Psychotherapeuten – in die ärztliche Domäne der Diagnosestellung und Therapieverordnung eindringen. Weniger invasiv ausgedrückt: Eine fachlich begründete Teilgleichstellung der genannten Berufsgruppen mit der Ärzteschaft steht aus Gründen der nachholenden Modernisierung des Gesundheitswesens an (Borgetto & Siegel 2008). Diesen Prozess durch eine soziologisch inspirierte Versorgungsforschung zu begleiten, wird sicher ein neuer und wichtiger Themenbereich sein.

3   Ausblick

Dieser kursorische Überblick über die soziologischen Grundlagen der Versorgungsforschung sollte verdeutlicht haben, dass soziologische Theorien, Methoden, Themen und die soziologische Empirie für die Versorgungsforschung unverzichtbar sind.

Der seit einigen Jahren zu beobachtende Abbau medizinsoziologischer Kapazitäten an den medizinischen Fakultäten deutscher Universitäten ist auch unter diesem Gesichtspunkt als kritisch anzusehen, denn er schwächt die Versorgungsforschung. Gleichzeitig findet ein Ausbau medizin- und gesundheitssoziologischer Kapazitäten an Fachhochschulen statt, der zwar begrüßenswert ist, der aber diese Schwächung nicht zu kompensieren vermag. Sollen die soziologischen Grundlagen der Versorgungsforschung erhalten bleiben und weiterentwickelt werden, so sollten sich die Akteure der Versorgungsforschung für den Erhalt der Medizinsoziologie einsetzen.

Literatur

Aneshensel, C.S. (1992): Social Stress: Theory and Research. In: Annual Review of Sociology 18: 15-38.

Atteslander, P. (2008): Methoden der empirischen Sozialforschung. 12. Auflage. Berlin: Erich Schmidt Verlag.

Babitsch, B. & Kuhlmann, E. (2007): Die Integration von Gender in die Versorgungsforschung. In: Janßen, C., Borgetto, B., Heller, G. (Hrsg.) (2007): Medizinsoziologische Versorgungsforschung. Theoretische Ansätze, Methoden, Instrumente und empirische Befunde. Weinheim, München: Juventa Verlag: 49-66.

Badura, B. & Feuerstein, G. (1994): Systemgestaltung im Gesundheitswesen. Zur Versorgungskrise der hochtechnisierten Medizin und den Möglichkeiten ihrer Bewältigung. Weinheim, München: Juventa.

Badura, B., Schaeffer, D., von Troschke, J. (2001): Versorgungsforschung in Deutschland. Fragestellung und Förderbedarf. In: Zeitschrift für Gesundheitswissenschaft 9 (4): 294-311.

Bauch, J. (1996): Läßt sich das Gesundheitswesen politisch steuern? Die Gesundheitsreform in systemtheoretischer Sicht. In: Sozialwissenschaften und Berufspraxis 3: 242-247.

Bollinger, H., Gerlach, A., Pfadenhauer, M. (Hrsg.) (2005): Gesundheitsberufe im Wandel. Soziologische Beobachtungen und Interpretationen. Frankfurt am Main: Mabuse Verlag.

Bolte, G. & Mielck, A. (Hrsg.) (2004): Umweltgerechtigkeit. Die soziale Verteilung von Umweltbelastungen. Weinheim, München: Juventa Verlag.

Borgetto, B. (1999): Berufsbiographie und chronische Krankheit. Handlungsrationalität am Beispiel von Patienten nach koronarer Bypassoperation. Opladen, Wiesbaden: Westdeutscher Verlag.

Borgetto, B. (2004): Selbsthilfe und Gesundheit. Analysen, Forschungsergebnisse und Perspektiven. Bern, Göttingen, Toronto, Seattle: Huber Verlag.

Borgetto, B. (2006): Ökonomisierung, Verwissenschaftlichung und Emanzipation. Die Reformen im deutschen Gesundheitswesen und das Rollengefüge von Arzt und Patient. In: Sozialer Sinn 7 (2): 231-250.

Borgetto, B. (2009a): Psychische und soziale Einflüsse auf Gesundheit und Krankheit. In: Wippert, P.-M., Beckmann, J. (Hrsg.): Stress- und Schmerzursachen verstehen. Gesundheitspsychologie und -soziologie in Prävention und Rehabilitation. Stuttgart: Thieme Verlag: 19-45.

Borgetto, B. (2009b): Soziale Beziehungen und Gesundheit. In: Badura, B., Walter, U., Hehlmann, T. (Hrsg.): Betriebliche Gesundheitspolitik. Der Weg zur gesunden Organisation. 2., völlig neu überarbeitete Auflage. Berlin: Springer Verlag (im Druck).

Borgetto, B. (2009c): Sozialer Wandel und die Bewältigung chronischer Erkrankungen aus individualisierungstheoretischer Perspektive. In: Schaeffer, D. (Hrsg.): Bewältigung chronischer Krankheiten im Lebenslauf. Bern, Göttingen, Toronto, Seattle: Hans-Huber Verlag: 247-262.

Borgetto, B. & Kälble, K. (2007): Medizinsoziologie. Sozialer Wandel, Krankheit, Gesundheit und das Gesundheitssystem. Weinheim, München: Juventa Verlag: 231-
245.
Borgetto, B. & von dem Knesebeck, O. (2009): Patientenselbsthilfe, Nutzerperspektive
und Versorgungsforschung. In: Bundesgesundheitsblatt – Gesundheitsforschung –
Gesundheitsschutz 52 (1): 21-29.
Borgetto, B. & Siegel, A. (2008): Gesellschaftliche Rahmenbedingungen der Ergothera-
pie, Logopädie und Physiotherapie. Eine Einführung in die sozialwissenschaftlichen
Grundlagen des beruflichen Handelns. Bern: Hans Huber Verlag.
Borgetto, B. & Trojan, A. (2007): Versorgungsforschung und Laiensystem. In: Janßen,
C., Borgetto, B., Heller, G. (Hrsg.): Medizinsoziologische Versorgungsforschung.
Theoretische Ansätze, Methoden, Instrumente und empirische Befunde. Weinheim,
München: Juventa Verlag: 25-47.
Borgetto, B., Wagner, A., Probst, A. (2008): Shared Decision Making in der Physiothera-
pie? Ein kritischer Beitrag zum Transfer eines Interaktionskonzeptes aus der Arzt-
Patient-Beziehung in die ambulante Heilmittelversorgung. In: pt_Zeitschrift für
Physiotherapeuten 60 (6): 674-677.
Corsten, M., Rosa, H., Schrader, R. (2005): Die Gerechtigkeit der Gesellschaft. Wiesba-
den: VS Verlag für Sozialwissenschaften.
Dreißig, V. (2008): Zur Rolle von Ungleichheits- und Machtverhältnissen in der Interaktion zwischen Pflegenden/ Ärzten und verschiedenen Patientengruppen im Krankenhaus. In: Bauer, U., Büscher, A. (Hrsg.): Soziale Ungleichheit und Pflege. Beiträge
sozialwissenschaftlich orientierter Pflegeforschung. Wiesbaden: VS Verlag für So-
zialwissenschaften: 363-374.
Freund, D., Lave, J., Clancy, C., Hawker, G., Hasselblad, V., Keller, R., Schneiter, E.,
Wright, J. (1999): Patient outcomes research teams: Contribution to outcomes and
effectiveness research. In: Annual Review of Public Health 20: 337-359.
Gerhardt, U. (1986): Patientenkarrieren. Eine medizinsoziologische Studie. Frankfurt am
Main: Suhrkamp Verlag.
Gerhardt, U. (1991): Gesellschaft und Gesundheit. Begründung der Medizinsoziologie.
Frankfurt am Main.: Suhrkamp Verlag.
Geyer, S. (2003): Forschungsmethoden in den Gesundheitswissenschaften. Eine Einfüh-
rung in die empirischen Grundlagen. Weinheim, München: Juventa Verlag.
Janßen, C., Borgetto, B., Heller, G. (2007) (Hrsg.): Medizinsoziologische Versorgungs-
forschung. Theoretische Ansätze, Methoden, Instrumente und empirische Befunde.
Weinheim, München: Juventa Verlag.
Kälble, K. (2005): Between professional autonomy and economic orientation – The medi-
cal profession in a changing health care system. In: GMS Psychosocial Medicine 2
(Doc01): 1-15.
Klemperer, D. (2006): Vom Paternalismus zur Partnerschaft – Eine Profession im Wan-
del. In: Pundt, J. (Hrsg.): Professionalisierung im Gesundheitswesen. Positionen –
Potenziale – Perspektiven. Bern: Hans Huber Verlag: 61-75.
Körner, M., Schüpbach, H., Bengel, J. (2005). Berufsgruppenübergreifende Kooperation
in der medizinischen Versorgung. Überblick zum Forschungs- und Entwicklungsstand. In: Zeitschrift für Gesundheitspsychologie 13 (4): 158-166.

Luhmann, N. (1983a): Anspruchsinflation im Krankheitssystem. Eine Stellungnahme aus gesellschaftstheoretischer Sicht. In: Herder-Dorneich, P., Schuller, A. (Hrsg.): Die Anspruchsspirale: Schicksal oder Systemdefekt? Stuttgart, Berlin, Köln, Mainz: Verlag W. Kohlhammer: 28-49.

Luhmann, N. (1983b): Medizin und Gesellschaftstheorie. In: Medizin, Mensch und Gesellschaft 8: 168-175.

Luhmann, N. (1990): Soziologische Aufklärung 5. Konstruktivistische Perspektiven. Opladen: Westdeutscher Verlag.

Mielck, A. (2000): Soziale Ungleichheit und Gesundheit: Empirische Ergebnisse, Erklärungsansätze, Interventionsmöglichkeiten. Bern: Huber Verlag.

Mielck, A. & Bloomfield, K. (Hrsg.) (2001): Sozial-Epidemiologie. Weinheim, München: Juventa Verlag.

Mielck, A., Helmert, U. (2003): Soziale Ungleichheit und Gesundheit. In: Hurrelmann, K., Laaser, U. (Hrsg.): Handbuch Gesundheitswissenschaften. Weinheim, München: Juventa Verlag: 519-535.

Niemann, S. & Abel, T. (2001): Neue soziale Ungleichheiten, Lebensstile und Gesundheit. In: Mielck, A., Bloomfield, K. (Hrsg.): Sozial-Epidemiologie. Eine Einführung in die Grundlagen, Ergebnisse und Umsetzungsmöglichkeiten. Weinheim, München: Juventa: 107-116.

Parsons, T. (1958): Struktur und Funktion der modernen Medizin. Eine soziologische Analyse. In: König, R., Tönnesmann, M. (Hrsg.): Probleme der Medizinsoziologie. In: Sonderheft 3 der Kölner Zeitschrift für Soziologie und Sozialpsychologie. Opladen: Westdeutscher Verlag: 10-57.

Pfaff, H. (2003): Versorgungsforschung – Begriffsbestimmung, Gegenstand und Aufgaben. In: Pfaff, H., Schrappe, M., Lauterbach, K.W., Engelmann, U., Halber, M. (Hrsg.): Gesundheitsversorgung und Disease Management. Grundlagen und Anwendungen der Versorgungsforschung. Bern, Göttingen, Toronto, Seattle: Hans Huber Verlag: 13-23.

Pfaff, H. (2006): Präventive Versorgung. Begriffsbestimmung und theoretisches Konzept. In: Gesundheitsförderung und Prävention 1: 17-23.

Pfaff, H., Freise, D. C., Mager, G., Schrappe, M. (Hrsg.) (2003): Der Kölner Patientenfragebogen (KPF): Entwicklung und Validierung eines Fragebogens zur Erfassung der Einbindung des Patienten als Kotherapeuten. Sankt Augustin: Asgard-Verlag.

Pfaff, H., Badura, B., Pühlhofer, F., Siewerts, D. (2005): Das Sozialkapital der Krankenhäuser – wie es gemessen und gestärkt werden kann. In: Badura, B., Schellschmidt, H. Vetter, C. (Hrsg): Fehlzeiten-Report 2004: Gesundheitsmanagement in Krankenhäusern und Pflegeeinrichtungen. Berlin: Springer Verlag: 81-109.

Porzsolt, F., Stengel, D., Ghosh, A. (2005): Ergebnisforschung: Nutzen für Patienten muss nachgewiesen werden. In: Deutsches Ärzteblatt 102: 2380-2385.

Pundt, J. (2006) (Hrsg.): Professionalisierung im Gesundheitswesen. Positionen – Potenziale – Perspektiven. Bern: Hans Huber Verlag.

Richter, M. & Hurrelmann, K. (Hrsg.) (2006): Gesundheitliche Ungleichheit. Grundlagen, Probleme, Perspektiven. Wiesbaden: VS Verlag für Sozialwissenschaften.

Rosewitz, B. & Schimank, U. (1988): Verselbständigung und politische Steuerbarkeit gesellschaftlicher Teilsysteme. In: Mayntz, R., Rosewitz, B., Schimank, U., Stich-

weh, R. (Hrsg.): Differenzierung und Verselbständigung. Zur Entwicklung gesellschaftlicher Teilsysteme. Frankfurt am Main, New York: Campus Verlag: 295-329.

Sachverständigenrat zur Begutachtung der Entwicklung im Gesundheitswesen (2008):
Gutachten 2007: Kooperation und Verantwortung. Voraussetzungen einer zielorientierten Gesundheitsversorgung. Band I. Baden-Baden: Nomos Verlag.

Schaeffer, D. (Hrsg.) (2009): Bewältigung chronischer Krankheiten im Lebenslauf. Bern,
Göttingen, Toronto, Seattle: Hans-Huber Verlag.

Schaeffer, D. & Müller-Mundt, G. (Hrsg.) (2003): Qualitative Gesundheits- und Pflegeforschung. Bern, Göttingen: Hans Huber Verlag.

Scheibler, F., Janssen, C., Pfaff, H. (2003): Shared decision making: ein Überblicksartikel
über die internationale Forschungsliteratur. In: Sozial- und Präventivmedizin 48 (1):
11-23.

Schnell, R., Hill, P., Esser, E. (2005): Methoden der empirischen Sozialforschung. 7.
Auflage. München: Oldenbourg Verlag.

Schubert, C. (2008): (Un-)Sicherheiten der organisierten Apparatemedizin. Vergleichende
Beobachtungen der Anästhesie als sozio-technische Praxis. In: Saake, I., Vogd, W.
(Hrsg.): Moderne Mythen der Medizin. Studien zur organisierten Krankenbehand-
lung. Wiesbaden: VS Verlag für Sozialwissenschaften: 139-160.

Schwartz, F.W. & Busse, R. (2003): Denken in Zusammenhängen: Gesundheitssystemforschung. In: Schwartz, F.W., Badura, B., Busse, R., Leidl, R., Raspe, H., Siegrist,
J., Walter, U. (Hrsg.): Das Public Health Buch. Gesundheit und Gesundheitswesen.
2. völlig neu bearbeitete und erweiterte Auflage. München, Jena: Urban & Fischer
Verlag: 385-411.

Ständige Kongresskommission Deutscher Kongress für Versorgungsforschung (2003):
Memorandum zur Versorgungsforschung in Deutschland. Situation – Handlungsbedarf – Strategien. Online unter: http://www.springerlink .com/ content/ 7vj95 q80
faj7f218/.

Steinkamp, G. (1993): Soziale Ungleichheit, Erkrankungsrisiko und Lebenserwartung.
Kritik der sozial-epidemiologischen Ungleichheitsforschung. In: Sozial- und Präventivmedizin 38: 111-122.

Steinkamp, G. (1999): Soziale Ungleichheit in Mortalität und Morbidität. Oder: Warum
einige Menschen gesünder sind und länger leben als andere. In: Schlicht, W., Dick-
huth, H.H. (Hrsg.): Gesundheit für alle. Fiktion oder Realität. Stuttgart, New York:
Schattauer Verlag: 101- 154.

Strauss, A, Fagerhaugh, S., Suczek, B., Wiener, C. (1985): Social Organization of Medical Work. Chicago, London: The University of Chicago Press.

Strodtholz, P. & Badura, B. (2006): Patientenorientierung im Gesundheitswesen durch
Patientenbefragung. In: Wendt, C., Wolf, C. (Hrsg.): Soziologie der Gesundheit.
Sonderheft 46/2006 der Kölner Zeitschrift für Soziologie und Sozialpsychologie:
444-463.

Tiesmeyer, K., Brause, M., Lierse, M., Lukas-Nülle, M., Hehlmann, T. (Hrsg.) (2007):
Der blinde Fleck. Ungleichheiten in der Gesundheitsversorgung. Bern: Verlag Hans
Huber.

Vogd, W. (2008): Paradoxien einer chirurgischen Abteilung. Wenn leitende Akteure
zugleich entscheiden und funktionieren sollen. In: Saake, I., Vogd, W. (Hrsg.): Mo-

derne Mythen der Medizin. Studien zur organisierten Krankenbehandlung. Wiesbaden: VS Verlag für Sozialwissenschaften: 109-136.

Walkenhorst, U. (2006): Ergotherapie, Physiotherapie und Logopädie auf dem Weg zur Professionalisierung. In: Pundt, J. (Hrsg.): Professionalisierung im Gesundheitswesen. Positionen – Potenziale – Perspektiven. Bern: Verlag Hans Huber: 106-123.

Wilkinson, R.G. (2001): Kranke Gesellschaften. Soziales Ungleichgewicht und Gesundheit. Wien, New York: Springer Verlag.

Willke, H. (1987): Kontextsteuerung durch Recht? Zur Steuerungsfunktion des Rechts in polyzentrischer Gesellschaft. In: Glagow, M., Willke, H. (Hrsg.): Dezentrale Gesellschaftssteuerung – Probleme der Integration polyzentrischer Gesellschaft. Pfaffenweiler: Centaurus: 3-26.

IV. Gesellschaftliche Rahmenbedingungen: Systeme, Strukturen, Institutionen

Bildung und Gesundheit

Benjamin Kuntz

1 Einleitung

„In short, a determinants of health approach tells us that health is critically influenced by social, economic, and physical environments, by relations as well as by structures and technologies. Health is not only determined by genes and care; it is not only about cuts and chemicals. Health is created everywhere. And it is created in classed, racialized, and gendered ways" (Armstrong et al. 2008: 73).

Bildung gehört sowohl in wohlhabenden und modernen Gesellschaften als auch in den Entwicklungs- und Schwellenländern dieser Welt zu den wichtigsten sozialen Determinanten von Morbidität und Mortalität. Bereits in der berühmten Ottawa Charta von 1986 betonte die Weltgesundheitsorganisation (WHO) die Bedeutung der Bildung als eine von neun grundlegenden Bedingungen und konstituierenden Momenten von Gesundheit (WHO 1986: 5). Der britische Epidemiologe Geoffrey Rose bezeichnet in seinem renommierten Werk „The strategy of preventive medicine" Bildung als fundamentalen Wegbereiter von Gesundheit („foremost enabler of health") (Rose 1995: 122). In dem 1998 erschienenen ersten Gesundheitsbericht für Deutschland heißt es: „Unter den drei wichtigsten Merkmalen zur Charakterisierung der sozialen Stellung einer Person – Einkommen, Bildung und Beruf – kommt dem Bildungsstatus bei gesundheitsbezogenen Untersuchungen ein besonderes Gewicht zu" (Statistisches Bundesamt 1998: 108).

Tatsächlich belegen zahlreiche Studien, dass Menschen mit hohem Bildungsabschluss durchschnittlich länger leben, bis auf wenige Ausnahmen seltener unter chronischen Erkrankungen und Gesundheitsbeschwerden leiden und ihren eigenen Gesundheitszustand subjektiv besser einschätzen (Klein 1996: 373f, Mirowsky & Ross 2003, Lampert et al. 2005: 37ff, Abel et al. 2007: 28, RKI 2009: 257ff). Darüber hinaus zeigen sie sich kompetenter im Umgang mit den Strukturen des Gesundheitssystems und in der Verarbeitung gesundheitsrelevanter Informationen (Helmert 2003: 50). Selbst der langjährige Vorstandsvorsitzende der Berliner Charité, Detlev Ganten, seines Zeichens Pharmakologe und Molekularbiologe, bekannte unlängst in einem Interview mit der Wochenzeitung

DIE ZEIT: „Bildung ist nachweislich die beste Voraussetzung für präventive Medizin" (DIE ZEIT, 31.01.2008, Nr. 6).

Das Ziel dieses Beitrags ist es, gestützt auf empirische Studien den Zusammenhang von Bildung und Gesundheit aus Public-Health-Sicht zu beleuchten, Erklärungsansätze zu skizzieren und sozialpolitische Handlungsimplikationen abzuleiten. Die folgenden Ausführungen basieren dabei auf der Idee, dass im 21. Jahrhundert die Bewahrung, Förderung und Wiederherstellung von Gesundheit nicht allein Aufgabe der Gesundheitspolitik ist. Gesundheit kann heute mit Recht als politische Querschnittsaufgabe bezeichnet werden (Marmot 2005: 1099). Es werden Hinweise für die Gültigkeit der Hypothese präsentiert, dass gerade Bildungspolitik auf fundamentale Weise immer auch Gesundheitspolitik ist.

2   Bildung als entscheidende Ressource der Wissensgesellschaft

Zwar herrscht unter Soziologen keine Einigkeit darüber, inwieweit der Terminus der „Wissensgesellschaft" überhaupt angemessen ist, um gegenwärtige gesellschaftliche Entwicklungen zu charakterisieren. Dennoch steht fest: Informationen, Wissen und Kommunikation prägen zunehmend nicht nur einen Großteil unseres Alltags, sondern auch weite Bereiche unserer Wirtschaft (Eikel 2005: 8f, Geißler 2006: 279). Gerade in einem sonst doch eher rohstoffarmen Land wie Deutschland wird Bildung auf diese Weise zur wichtigsten nationalen Ressource. Auch für das Leben und die Entwicklung jedes Einzelnen ist Bildung von großer Bedeutung, denn in modernen Gesellschaften entscheidet insbesondere das Bildungsniveau darüber, wie soziale Positionen vergeben werden und soziale Aufstiege zu erreichen sind. Bereits Max Weber sah in den vorhandenen Bildungsdisparitäten den „zweifellos […] wichtigste[n] ständebildende[n] Unterschied" seiner Zeit (Weber 1922: 247f, zitiert nach Becker & Lauterbach 2007: 9).

In seiner berühmten Berliner Rede vom 26. April 1997 im Berliner Hotel Adlon forderte der damalige Bundespräsident Roman Herzog nicht nur, dass ein Ruck durch Deutschland gehen müsse, sondern erklärte insbesondere Bildung zu einem „Megathema unserer Gesellschaft […], um in der kommenden Wissensgesellschaft bestehen zu können" (Herzog 1997: o.A.). Der im Jahr 2008 veröffentlichte 3. Armuts- und Reichtumsbericht der Bundesregierung bezeichnet schulische Bildung und berufliche Qualifikation als die „Grundlage für Teilhabe am Arbeitsmarkt" und als den „besten Schutz gegen Arbeitslosigkeit und Einkommensarmut" (BMAS 2008: 187). Neben Vorteilen im Hinblick auf die Berufs- und Arbeitswelt stellt Bildung eine wesentliche Voraussetzung dar, um am sozialen, kulturellen und politischen Leben zu partizipieren (Lampert et al. 2005: 37). Bildung erweitert den eigenen Handlungsspielraum, unterstützt zukunftsgerichtetes Denken und Handeln und eröffnet eine Vielzahl an (Teilhabe-)Chancen und an Wahlmöglichkeiten in Bezug auf die eigene Lebensgestaltung. Durch die Stärkung und Erweiterung individueller Potenziale werden im Laufe des Bildungsprozesses grundlegende Fähigkeiten und Wissensbestände vermittelt sowie soziale Normen, Werte und Kompetenzen erlernt, welche zu einer gewinnbringenden Entfaltung der Persönlichkeit und zu einer erfolgreichen Sozialisation beitragen (ebd.).

Das Bildungssystem der Bundesrepublik sowie die Bildungsbeteiligung ihrer Bürger haben sich in den vergangenen 60 Jahren grundlegend verändert. In diesem Zusammenhang ist insbesondere der Begriff der Bildungsexpansion zu nennen. Dieser beschreibt Umstrukturierungsprozesse im deutschen Bildungswesen, welche vom Ende der 1950er Jahre an zu einer kontinuierlichen Höherqualifizierung der Bevölkerung führten (Geißler 2006: 274ff, Becker & Lauterbach 2007: 10). Das Ergebnis lässt sich gut anhand von Abbildung 1 ablesen. Am Beispiel besuchter Schularten in der Klasse 7 zeigt sich eindrucksvoll, welche nachhaltigen Transformationsprozesse durch die Bildungsexpansion in Gang gesetzt wurden. Im Jahr 1952 besuchten noch rund vier Fünftel eines Jahrgangs die damaligen Volksschulen, lediglich 13% partizipierten an den Bildungsangeboten der Gymnasien. Die heutigen Hauptschulen tragen ihren Namen eigentlich zu Unrecht, wenn man sich vor Augen führt, dass im Schuljahr 2008/09 nur noch 17% der Siebtklässler auf diese Schulform gingen. Einen bedeutenden Zuwachs erfuhren hingegen die Gymnasien, die wie Geißler befindet, zu den „heimlichen Hauptschulen" avancierten (2006: 275), da sie mittlerweile in der 7. Klasse von mehr als einem Drittel jedes Jahrgangs besucht werden.

Die Bildungsexpansion führte auch dazu, dass neue Universitäten und Fachhochschulen gegründet wurden, ein insgesamt immer größerer Anteil eines Jahrgangs ein Studium aufnahm. Die Bildungsforscher Hadjar und Becker bezeichneten die Bildungsexpansion rückblickend als „eine der bedeutendsten Entwicklungen im 20. Jahrhundert" (2006: 11). Ein Problem zeigt sich jedoch bis heute als beständig, nämlich der stark ausgeprägte Einfluss der sozialen Herkunft auf die Bildungschancen der nachfolgenden Generation. Die vorliegenden Studienergebnisse weisen darauf hin, dass gerade der Umstand ungleicher Bildungschancen nach Merkmalen der sozialen Herkunft durch eine Ausweitung des Bildungssystems und eine in allen Bevölkerungsschichten gestiegene Bildungsbeteiligung nicht grundlegend verändert werden konnte (Becker & Lauterbach 2007, Büchner 2003: 14, Hadjar & Becker 2006: 12, BMAS 2008: 66ff).

Abbildung 1:   Bildungsexpansion – Schulbesuch an verschiedenen Schularten
1952 und 2008 (Art der Darstellung nach Geißler 2006: 275;
eigenständig aktualisiert und berechnet nach StBA 2009,
Schulstatistik, Tabelle 3.4: 52)

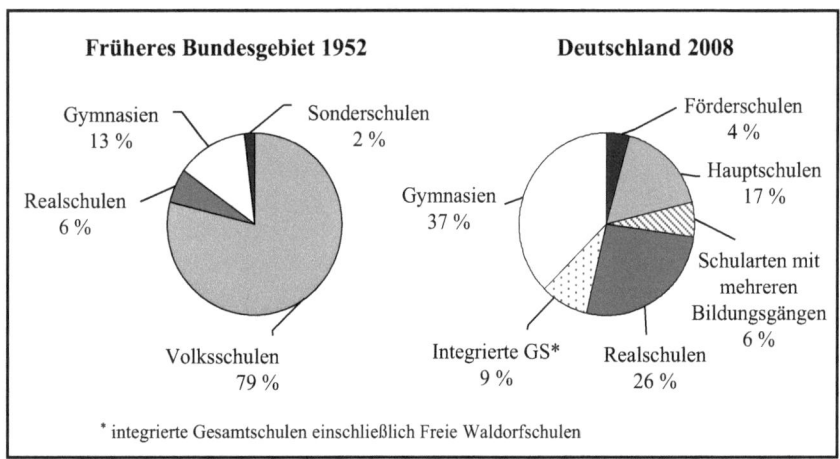

3   Über den Zusammenhang von Bildung und Gesundheit

Aus Public-Health-Sicht unterliegt die menschliche Gesundheit einer Vielzahl
biologischer, psychischer, ökologischer und sozialer Einflussfaktoren. Gesundheit entsteht nicht im luftleeren Raum, sondern im Spannungsfeld aus (genetischen) Anlagen, (natürlichen und sozialen) Umweltbedingungen und Verhaltens-
faktoren (Hurrelmann 2006).

Dass insbesondere Bildung für die Gesundheit ganzer Bevölkerungen eine
entscheidende Einflussgröße darstellt, wurde bereits vor mehr als 150 Jahren von
Rudolf Virchow (1821-1902) erkannt und dokumentiert. Als im Jahr 1848 in
Oberschlesien eine schwere Typhusepidemie wütete, reiste der erst 27-jährige
Virchow im Auftrag des preußischen Kultusministeriums in die Krisenregion,
um sich ein Bild von der Lage zu verschaffen. Nach seiner Rückkehr verfasste er
einen ausführlichen Bericht über die Zustände, die er vorgefunden hatte (Virchow 1849). Virchow war schockiert, denn er war davon überzeugt, dass die
Epidemie hätte verhindert werden können, wenn die gesellschaftlichen Bedingungen dies zugelassen hätten. Er schrieb:

„Denn daran läßt sich jetzt nicht mehr zweifeln, daß eine solche epidemische Ver-
breitung des Typhus nur unter solchen Lebensverhältnissen, wie sie Armuth und
Mangel an Cultur in Oberschlesien gesetzt hatten, möglich war. [...] Die logische
Antwort auf die Frage, wie man in Zukunft ähnliche Zustände [...] vorbeugen kön-
ne, ist also sehr leicht und einfach: Bildung mit ihren Töchtern Freiheit und
Wohlstand" (Virchow 1849: 307ff).

Am Ende der 1970er Jahre konnten Wissenschaftler in verschiedenen Entwicklungsländern einen deutlichen Zusammenhang zwischen dem Bildungsniveau
der Eltern, insbesondere dem der Mütter, und der Säuglings- bzw. Kindersterblichkeit nachweisen (Rose 1995). Wenn von Seiten der Entwicklungshilfe in die
(Aus-)Bildung junger Frauen investiert wurde, so stellte man fest, dass die Säug-
lings- und Kindersterblichkeit in diesem Gebiet sank. Ein besonders anschauliches Beispiel in Bezug auf die Korrelation zwischen Bildung und Kindersterblichkeit liefert ein Vergleich zweier indischer Bundesstaaten am Ende der 1980er
bzw. zu Beginn der 1990er Jahre. In Kerala waren zu dieser Zeit 17,5% der über
6-jährigen Mädchen und Frauen Analphabeten. Die Kindersterblichkeit (Todesfälle bei Kindern unter 5 Jahren) betrug 40,3 pro 1.000 Lebendgeburten. In Uttar
Pradesh hingegen lag die weibliche Analphabetenquote dreimal so hoch (54%),
die Kindersterblichkeitsrate sogar viermal so hoch (161,5 pro 1.000) (Cleland &
van Ginneken 2008: 295).

Auch in modernen westlichen Industrienationen wie Deutschland geht ein
höherer Bildungsstatus mit einer besseren Gesundheit und einer höheren Lebenserwartung einher. Zahlreiche Studien belegen, dass Menschen mit niedrigem
Bildungsstatus schlechter über ihren eigenen Gesundheitszustand urteilen, häufiger unter einer Vielzahl von Krankheiten und Gesundheitsbeschwerden leiden
und im Vergleich zu ihren besser gebildeten Mitmenschen früher sterben (Helmert 2003, Lampert et al. 2005, RKI 2009). Dabei zählt Bildung auch hierzulande zu den wichtigsten Determinanten der Gesundheit von Kindern und Jugendlichen (Stock et al. 2006, RKI 2009). Seitdem das Robert Koch-Institut in den
Jahren 2003 bis 2006 eine bis dato beispiellose Großstudie, den Kinder- und
Jugendgesundheitssurvey (KiGGS) durchgeführt hat, liegen nunmehr auch repräsentative und belastbare Ergebnisse zu dieser These vor. Kinder und Jugendliche aus bildungsfernen Schichten, hier definiert als Haushalte, in denen beide
Elternteile höchstens einen Hauptschulabschluss absolviert haben, weisen im
Vergleich zu Kindern und Jugendlichen aus Haushalten mit hohem Bildungshintergrund, in denen beide Eltern mindestens die Fachhochschulreife erreicht haben, einen deutlich schlechteren Gesundheitszustand sowie ein auffälligeres
Gesundheitsverhalten auf (BZgA & RKI 2008). Diese Feststellung bezieht sich
auf folgende Indikatoren: die elterliche Einschätzung des allgemeinen Gesund
heitszustands ihrer Kinder, das Auftreten von psychischen und Verhaltensprob-

lemen, die Verbreitung von Übergewicht und Adipositas, die Häufigkeit sportlicher Aktivitäten, das Rauchverhalten von Jugendlichen sowie die Passivrauchexposition. Eine aktuelle Studie an Grundschülern aus dem Raum Ulm zeigt einen linearen Zusammenhang zwischen dem höchsten Schulabschluss der Mutter und dem Übergewichtsrisiko ihrer Kinder: Während das Risiko, Übergewicht zu entwickeln, bei Kindern von Müttern mit Abitur oder einem anderen höheren Abschluss 8,1% beträgt, so liegt es bei Müttern mit Mittlerer Reife bereits bei 10,8%. Am häufigsten tritt Übergewicht bei Kindern auf, deren Mütter den Hauptschulabschluss oder gar keinen Schulabschluss aufweisen. Diese Kinder haben ein Übergewichtsrisiko von 21,7% (Nagel et al. 2009).

Ein ebenso gearteter Zusammenhang zwischen Bildung und Gesundheit zeigt sich auch für die erwachsene Bevölkerung. Internationale Studien belegen, dass sich Investitionen in Bildung in der denkbar härtesten Währung auszahlen: Lebenszeit (Mirowsky & Ross 2003: 47ff, Mackenbach 2006: 6ff, Meara et al. 2008). Klein konnte für Deutschland mit Daten des Sozio-oekonomischen Panels (SOEP) zeigen, dass die Lebenserwartung von Männern mit Abitur diejenige der Männer ohne Abitur um gut drei Jahre übertrifft. Frauen, die das Abitur absolviert haben, leben im Durchschnitt sogar fast vier Jahre länger (Klein 1996: 373f). Wird ein umfassendes Verständnis von Gesundheit und Krankheit zu Grunde gelegt, zeigt sich für eine Vielzahl an Indikatoren ein mit sinkendem Bildungsniveau ansteigendes Morbiditätsrisiko. Dies gilt u.a. für die Bereiche subjektive Gesundheit, körperliche Schmerzen, Herzinfarkt und Mundgesundheit, aber auch für spezifische Krankheiten und Gesundheitsbeschwerden, wie sie im Rahmen des telefonischen Gesundheitssurveys 2003 erhoben wurden (Lampert et al. 2005, Kuntz 2010). Auf sie wird im Folgenden eingegangen.

Anhand von Tabelle 1 lässt sich erkennen, dass viele der überwiegend chronischen Krankheiten bzw. Beschwerden in der niedrigen Bildungsgruppe im Vergleich zur höchsten Bildungsgruppe häufiger auftreten. Bei den Männern ist dies der Fall für Herzinfarkt, Angina pectoris, Arthrose, chronische Rückenschmerzen und Schwindel. Frauen mit Volks- oder Hauptschulabschluss berichten häufiger als Frauen mit Abitur von Schlaganfällen, Angina pectoris, Hypertonie, Diabetes mellitus Typ 2, chronischer Bronchitis, Arthrose, chronischen Rückenschmerzen und Schwindel. Kein Bildungseffekt lässt sich für Krebserkrankungen und Arthritis feststellen.

Im Gegensatz dazu berichtet Helmert, dass Frauen mit niedrigem Bildungsstatus häufiger an Krebs erkranken als Frauen aus der hohen Bildungsschicht (2003: 57). In ihrer Widersprüchlichkeit stimmen solche Befunde mit Ergebnissen internationaler Studien überein, welche darauf verweisen, dass ein möglicher Zusammenhang zwischen dem Bildungsstatus und dem Auftreten von Krebserkrankungen von der jeweils betrachteten Krebsart abhängen (Dalstra et al. 2005:

321, Mackenbach 2006: 26f). Demnach sind einige Krebsarten in niedrigeren Bildungsschichten verbreiteter, andere wiederum in höheren Bildungsschichten (u.a. La Vecchia et al. 1992).

Tabelle 1: Auftretenswahrscheinlichkeit spezifischer Krankheiten und Beschwerden in der niedrigsten im Vergleich zur höchsten Bildungsgruppe* (Lampert et al. 2005: 40)

Krankheiten und Beschwerden	Männer		Frauen	
	OR	95-%-KI	OR	95-%-KI
Herzinfarkt	1,69	1,07-2,67	1,52	0,83-2,78
Schlaganfall	1,67	0,92-3,03	2,68	1,18-6,05
Angina pectoris	1,45	1,04-2,01	2,77	1,72-4,47
Hypertonie	1,14	0,95-1,37	1,32	1,08-1,61
Bösartige Neubildungen	1,32	0,90-1,94	1,21	0,84-1,73
Diabetes mellitus Typ 2	0,71	0,47-1,06	1,84	1,13-3,02
Chronische Bronchitis	1,32	0,97-1,80	1,44	1,08-1,93
Arthrose	1,43	1,25-1,77	1,47	1,18-1,83
Arthritis	1,42	0,93-2,19	0,87	0,61-1,24
Chronischer Rückenschmerz	1,90	1,59-2,28	1,72	1,43-2,07
Schwindel	1,23	1,02-1,49	1,19	1,01-1,42

OR=Odds Ratios nach Adjustierung für Alter; 95-%-KI=Konfidenzintervalle zu den Odds Ratios
* Volks- oder Hauptschulabschluss vs. Abitur (Referenzkategorie, OR=1)

Weitere Auswertungen aus den Nationalen Untersuchungssurveys 1990-1992 zeigen darüber hinaus, dass Männer und Frauen aus der unteren Bildungsschicht häufiger angeben, bereits einen Herzinfarkt oder Schlaganfall erlitten zu haben sowie von Diabetes, Gicht und Rheuma betroffen zu sein. Einzig und allein für Allergien bzw. Heuschnupfen zeigt sich ein umgekehrter Zusammenhang, nach dem Angehörige aus den höheren Bildungsschichten häufiger betroffen zu sein scheinen (Helmert 2003: 57).

Auch wenn es sich bei den vorliegenden Ergebnissen um subjektive Stellungnahmen der befragten Personen und keine ärztlich verifizierten Diagnosen handelt, deuten die Befunde auf eine nach Bildungsgruppen deutlich ungleich verteilte Krankheitslast hin.

4   Erklärungsansätze

Es bleibt die Frage, über welche Pfade sich eine höhere Bildung positiv auf die Gesundheit auswirkt? Ross und Wu führen folgende drei Erklärungsansätze an: 1. Arbeitsbedingungen und finanzielle Erträge, 2. psychosoziale Ressourcen, 3. Gesundheitsverhalten (1995: 719). Diese zentralen Determinanten finden sich auch in einem von Mackenbach entworfenen allgemeinen Erklärungsmodell gesundheitlicher Ungleichheit wieder (vgl. Abbildung 2). Dem Modell zufolge üben die einzelnen Komponenten des sozioökonomischen Status keinen direkten Einfluss auf die Gesundheit aus, sondern werden vielmehr auf indirektem Weg über materielle und strukturelle Faktoren, psychosoziale Faktoren und Gesundheitsverhaltensweisen vermittelt (Richter & Hurrelmann 2006: 21). Dabei sollte jedoch nicht der Eindruck entstehen, dass Bildung, Einkommen und Berufsstatus auf die gleiche Art und Weise wirken. Adler und Newman betonen in diesem Kontext die Eigenständigkeit jedes einzelnen Indikators: „Each component provides different resources, displays different relationships to various health outcomes, and would be addressed by different policies" (2002: 61).

Abbildung 2:   Einfaches Modell zur Erklärung gesundheitlicher Ungleichheit (basierend auf Mackenbach 2006: 32)

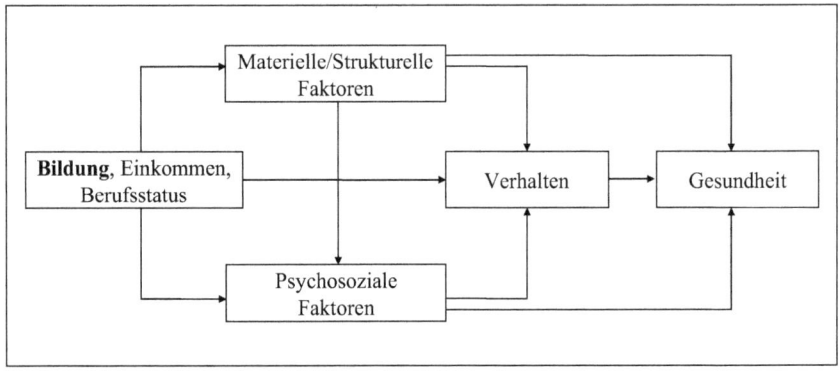

Nachfolgend soll es darum gehen, die einzelnen Pfade näher zu betrachten, welche höheren Bildungsschichten zu einer besseren Gesundheit verhelfen:
1. Bildung beeinflusst die Berufs- und Einkommenschancen und bestimmt somit indirekt auch Arbeits-, Wohn- und Freizeitbedingungen. Körperlich anstrengende, monotone Tätigkeiten, die Exposition gegenüber potenziell gesundheitsschädigenden Substanzen – all das sind Risiken, die vornehmlich in Berufen auftre-

ten, die lediglich eine geringe schulische bzw. berufliche Qualifikation zur Voraussetzung haben. Aus der Erforschung der Herz-/Kreislaufkrankheiten ist bekannt, dass bestimmte Charakteristika der Berufsarbeit einen Beitrag zu deren Entstehung leisten (Peter 2006: 110ff). Das von Siegrist entwickelte Modell der beruflichen Gratifikationskrisen basiert auf der Annahme, dass eine Kombination aus hohen Arbeitsanforderungen bei gleichzeitig geringen Erträgen (Gratifikationen; gemeint sind sowohl finanzielle Einkünfte als auch Wertschätzung, Ansehen oder Arbeitsplatzsicherheit) die Entwicklung kardiovaskulärer Risikofaktoren begünstigt (Geyer 1997: 37). Karasek und Theorell sehen diesen Tatbestand erfüllt, wenn hohe Arbeitsanforderungen mit einer geringen Kontrolle über Arbeitsabläufe und -inhalte einhergehen (Peter 2006: 111). Die Vermutung liegt nahe, dass derartig ungünstige Arbeitsbedingungen ebenfalls in Berufen kumulieren, in denen überwiegend gering qualifizierte Arbeitnehmer beschäftigt sind. Dabei kann eine erfüllende berufliche Arbeit durchaus auch positive Auswirkungen auf die Gesundheit haben (z.B. durch die Regelmäßigkeit des Tagesablaufs, als Quelle der Selbstbestätigung oder durch die soziale Unterstützung der Arbeitskollegen).

Mit einer beruflichen Besserstellung in der Arbeitswelt korrespondieren zudem höhere Einkommen, die zu einem Plus an finanzieller Sicherheit führen und in wertvolle Konsumgüter und allgemein bessere Lebensbedingungen überführt werden können (z.B. Qualität, Größe und Lage der Wohnung). Darüber hinaus konnte im Rahmen des 3. Armuts- und Reichtumsberichts der Bundesregierung gezeigt werden, dass die gesundheitlichen Folgen eines Lebens in materieller Armut durch eine hohe Bildung zumindest abgeschwächt werden (BMAS 2008: 104). Auswertungen aus dem Sozio-oekonomischen Panel 2006 belegen, dass innerhalb der Armutsrisikogruppe Personen mit höherer Schulbildung einen besseren Gesundheitszustand aufweisen als die Vergleichsgruppe mit einer niedrigen Schulbildung (ebd.).

2. Psychosoziale Faktoren: Eine Vielzahl an Forschungen belegt, dass psychosoziale Faktoren als wichtige Mediatoren des Phänomens sozial bedingter gesundheitlicher Ungleichheiten fungieren (Elstad 1998, Berkman & Glass 2000: 137ff, Kristenson 2008: 163). Ross und Wu argumentieren, dass die Kontrolle über das eigene Leben ein bedeutendes Bindeglied zwischen Bildung und Gesundheit darstellt (1995: 722). Menschen mit niedrigen Bildungsabschlüssen glauben häufiger, dass sie keine bzw. nur geringe Kontrolle über ihr eigenes Leben haben. Aus einem schwach ausgeprägtem Gefühl der Kontrolle resultiert die Grundhaltung, die eigene Umwelt als gefahrenvoll und die eigene Gesundheit als schicksalhaft und nur wenig durch sich selbst beeinflussbar anzusehen (Mirowsky & Ross 2003: 96). Besser gebildete Menschen sind dagegen häufiger Bestandteil dicht geknüpfter, gewinnbringender Netzwerke, erhalten mehr sozia-

le Unterstützung (Nachbarschaft, Freunde, Familie). Eine europäische Vergleichsstudie ermittelte in den meisten der 22 untersuchten Länder einen positiven Zusammenhang zwischen dem Bildungsstatus und der selbsteingeschätzten Gesundheit der Studienteilnehmer sowie zwischen dem Bildungsstatus und dem Ausmaß an emotionaler Unterstützung. Allerdings konnte die Variable „emotionale Unterstützung" in den weiterführenden Analysen wenn überhaupt dann zumeist nur einen geringfügigen Teil des Zusammenhangs von Bildungsstatus und selbsteingeschätzter Gesundheit erklären (Knesebeck & Geyer 2007).

Wie in dem Modell von Mackenbach durch die Pfeilverbindungen verdeutlicht und durch Elstad anschaulich beschrieben, wirken sich psychosoziale Faktoren auf zweifache Weise auf den Gesundheitszustand aus (Elstad 1998: 41). Der direkte Wirkungspfad beschreibt dabei die unmittelbar schädigenden psychischen und körperlichen Folgen psychosozialen Stresses. Forschungen auf dem Gebiet der Psychoneuroimmunologie und der Psychoneuroendokrinologie haben in den letzten Jahren ein wenig Licht in das Dunkel bringen können, über welche biochemischen Pfade psychosoziale Stressoren ‚unter die Haut gehen' (Marmot & Wilkinson 2001: 1233). Der indirekte Pfad führt über gesundheitsschädigende Verhaltensweisen (z.B. Tabakkonsum, exzessiver Alkoholgenuss), welche häufig als Bewältigungsstrategien gewählt werden, um Stress abzubauen bzw. Probleme zu verdrängen. Die eigentlichen Ursachen einer schlechteren Gesundheit wären in einem solchen Fall jedoch weniger in den gesundheitsschädigenden Verhaltensweisen zu suchen als vielmehr in den psychosozialen Lebensbedingungen der jeweiligen Personen (z.B. chronischer Stress, wenig Kontrolle über die eigenen Arbeitsinhalte, mangelhafte soziale Unterstützung, geringes Vertrauen in das soziale Umfeld).

3. Gesundheitsverhalten: Gesundheitsbezogene Verhaltensweisen werden sowohl durch die beiden anderen Intermediärvariablen als auch durch Bildung, Einkommen und Berufsstatus direkt beeinflusst. Dass sozialschichtspezifische Differenzen hinsichtlich des individuellen Gesundheitsverhaltens und insbesondere in Bezug auf die Risikofaktoren Bewegungsarmut, Übergewicht und Rauchen bestehen, ist aus einer Vielzahl an repräsentativen Studien bekannt (Mielck 2000: 185ff, Green & Potvin 2002: 121, Helmert & Schorb 2006: 125). Häufig entwickeln sich derartige Unterschiede bereits im Kindes- und Jugendalter und lassen sich dort beispielsweise anhand sozialer Ungleichheiten im Ernährungs- und Bewegungsverhalten festmachen (Richter 2005: 257, Lampert et al. 2007: 638). Bildung fördert ganz allgemein Kompetenzen im Umgang mit Gesundheit und Krankheit, denn über sie werden insbesondere Wissen, „Einstellungen und Werthaltungen vermittelt, die bei der Entwicklung von gesundheitsbezogenen Verhaltensmustern eine wichtige Rolle spielen" (Lampert et al. 2005: 45). Dabei ist der Zusammenhang zwischen Bildung und Gesundheitsverhalten sowohl

international als auch national empirisch gut belegt (Mirowsky & Ross 2003: 52ff, Nocon et al. 2007, RKI 2009).

Mit Daten des telefonischen Gesundheitssurveys 2003, einer vom Robert Koch-Institut durchgeführten repräsentativen Querschnittstudie, konnte Kuntz (2010) die Ergebnisse vergangener Studien weitestgehend bestätigen. In Abhängigkeit vom höchsten Schulabschluss offenbarten sich teils gravierende Unterschiede im Gesundheitsverhalten. Demnach gilt für beide Geschlechter und nahezu alle Altersgruppen, dass in den niedrigeren Bildungsschichten weniger Sport getrieben wird, Übergewicht und Adipositas weiter verbreitet sind und sowohl häufiger als auch stärker geraucht wird. Wie Abbildung 3 zeigt, bleibt der Bildungseinfluss auch dann noch signifikant, wenn für Alter, Einkommen und Berufsstatus statistisch kontrolliert wird (mit Ausnahme von Übergewicht und Adipositas bei Männern). Die herausragende Bedeutung der Bildung zeigt sich insbesondere beim Rauchverhalten.

Abbildung 3:   Der Einfluss des höchsten Bildungsabschlusses auf die Ausprägung gesundheitsrelevanter Risikoverhaltensweisen im Erwachsenenalter (Odds Ratios; Abitur vs. Hauptschule; kontrolliert für Alter, Einkommen und Berufsstatus) (vgl. Kuntz 2010)

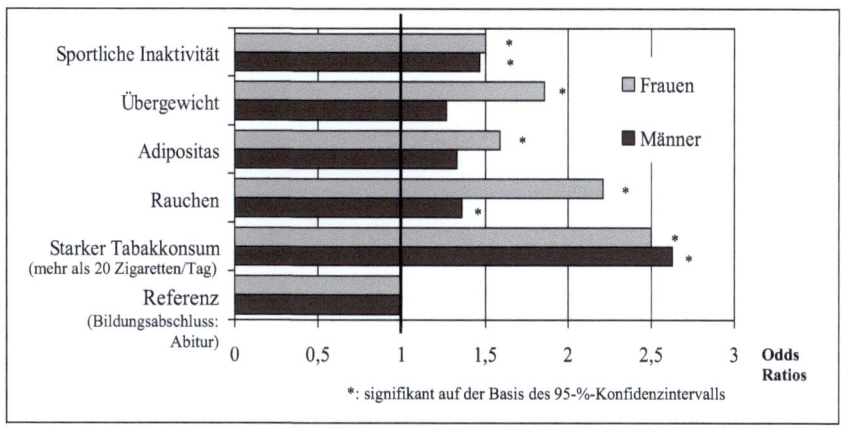

5   Ausblick: Investitionen in Bildung – Kollateralnutzen für die Gesundheit?!

Auf den Zusammenhang von Bildung und Gesundheit wurde in den vergangenen Jahren sowohl in der Nationalen Bildungsberichterstattung (Bildungsberichte 2006 und 2008) als auch in den 2001, 2005 und 2008 publizierten Armuts- und Reichtumsberichten der Bundesregierung verstärkt hingewiesen. Der Tenor dieser Berichte war: Bildung ist nicht nur ein Schlüssel zur Gesundheit, Bildung und Gesundheit bedingen sich gegenseitig. Bildung stellt auf der einen Seite eine wertvolle Ressource dar, um ein erfülltes und aktives Leben in guter Gesundheit zu verbringen, auf der anderen Seite lässt sich feststellen, dass gesunde, wache und ausgeglichene Kinder, Jugendliche und junge Erwachsene in Kindergärten, Schulen und Hochschulen auch deutlich bessere Bildungsleistungen erbringen. Mit dieser Erkenntnis vor Augen versuchen seit einigen Jahren verschiedene Akteure in Deutschland, beispielhafte Projekte im Themenfeld „Bildung und Gesundheit" anzustoßen. Im Folgenden sollen zwei dieser Projekte – das Landesprogramm „Bildung und Gesundheit" in Nordrhein-Westfalen sowie „Anschub.de – Programm für die gute gesunde Schule" – kurz vorgestellt werden.

Das Landesprogramm „Bildung und Gesundheit" in Nordrhein-Westfalen und sein Vorgänger „OPUS NRW: Netzwerk Bildung und Gesundheit" sind Projekte des nordrhein-westfälischen Ministeriums für Schule und Weiterbildung in Kooperation mit verschiedenen Sozialpartnern. Das Landesprogramm will Kindertageseinrichtungen und Schulen durch Gesundheitsförderungsansätze auf dem Weg zu guten gesunden Bildungseinrichtungen unterstützen. Gesundheit sei sowohl Voraussetzung als auch Ergebnis eines gelingenden Bildungsprozesses:

> „Das Landesprogramm „*Bildung und Gesundheit*" beruht auf der Grundannahme, dass zwischen Gesundheitsförderung, gesundheitlicher Prävention und Qualitätsentwicklung Interdependenz besteht. Es geht davon aus, dass Bildungsqualität nur dann entsteht, wenn Gesundheitsförderung und gesundheitliche Prävention in allen relevanten Qualitätsdimensionen einer Bildungseinrichtung stattfinden, wie auch umgekehrt Qualität eine unverzichtbare Voraussetzung für wirksame Gesundheitsförderung und gesundheitliche Prävention ist" (http://www.bug-nrw.de).

Das Projekt „Anschub.de – Programm für die gute gesunde Schule" ist eine deutschlandweit in verschiedenen Bundesländern implementierte Initiative der Bertelsmann Stiftung. Anschub.de steht für „Allianz für nachhaltige Schulgesundheit und Bildung in Deutschland". Ziel des nationalen Programms zur schulischen Gesundheitsförderung ist es, Gesundheit und Bildung sinnvoll miteinander zu verknüpfen, innovative Ansätze der schulischen Gesundheitsförderung zu entwickeln und diese nachhaltig im Schulleben zu verankern. Dabei sollen im

Rahmen von Anschub.de Lehrer, Schüler und Eltern gleichermaßen beteiligt werden. Für alle Beteiligten soll ein erkennbarer Nutzen entstehen und auch die Bildungsqualität soll durch die gesundheitsfördernden Maßnahmen steigen (http://www.anschub.de).

Die Beispiele veranschaulichen, wie von Investitionen im Bereich Bildung die Gesundheit profitieren soll und umgekehrt. Adler und Newman mutmaßen, dass jede Form bildungspolitischer Bemühungen – obgleich nicht immer vordergründig wie in den oben genannten Projekten beabsichtigt – gewissermaßen beiläufig gesundheitsbezogene Erträge mit sich bringt (2002: 62). Diesen Zusammenhang bezeichnen sie treffend als „collateral benefits" – Gesundheit als Kollateralnutzen von Bildungsinvestitionen (ebd.). Bildung hat zudem einen entscheidenden Vorteil gegenüber anderen sozioökonomischen Einflussgrößen. Von einem politischen Standpunkt aus betrachtet kann sie als strategischer Hebel fungieren, da über ihren vielschichtigen Nutzen innerhalb gesellschaftlicher und politischer Gruppierungen weitestgehend Einigkeit herrscht:

> „Education affects many health and disease pathways, and because there is public and political consensus about its value, it allows health initiatives that might face larger barriers if pursued through other means such as income redistribution" (Mechanic 2007: 534).

Anhand der vorgelegten Erkenntnisse dieses Beitrags lassen sich nicht nur inhaltliche Schwerpunkte und Orte zukünftiger Gesundheitsförderungs- und Präventionsprogramme benennen, sondern auch allgemeine politische Handlungsbedarfe ableiten. Kindergärten, Schulen und Hochschulen sind dabei im Sinne des aus der Ottawa Charta entstandenen Setting-Ansatzes als relativ leicht zugängliche Lebensräume zu begreifen, als Orte, in denen Interventionen niedrigschwellig und alltagsnah durchgeführt werden können. In Abhängigkeit von der Bildung messbare Unterschiede in der Gesundheit und im Gesundheitsverhalten machen unmittelbar deutlich, dass die mit der Bildung verbundenen Potenziale für ein gutes und langes Leben noch nicht genügend ausgeschöpft werden (Lampert et al. 2005).

Doch vorhandene Potenziale bleiben ungenutzt, so lange Bildungschancen weiterhin sozial ungleich verteilt sind. Nicht ohne Grund gilt Bildung als eine der wichtigsten sozialen Fragen im 21. Jahrhundert (Mayer 2000). Es sollten daher verstärkt Anstrengungen unternommen werden, gleiche Bildungschancen für alle Bevölkerungsgruppen zu ermöglichen. Gelingt es in Zukunft nicht, die bildungspolitischen Herausforderungen zu meistern sowie gezielt in unser Bildungssystem zu investieren, so steht zu befürchten, „dass das, was an Bildung gespart wird, im Gesundheitswesen um ein mehrfaches wieder ausgegeben werden muss" (Blättner 1999: 4). Eine aktuelle Studie des Robert Koch-Instituts kommt zu dem Schluss, dass es zwanzig Jahre nach dem Fall der Berliner Mauer für die gesundheitliche Lage von Kindern und Jugendlichen in Deutschland weniger von Bedeutung ist, ob sie in den alten oder neuen Bundesländern geboren und aufgewachsen sind. Einen deutlich höheren Stellenwert erhält nach Meinung der Autorinnen und Autoren vielmehr die Frage, „welche Bildungschancen sie haben und unter welchen sozialen Bedingungen sie aufwachsen" (RKI 2009: 271). Vor diesem Hintergrund sollte sich Public Health auch in Zukunft dieses so wichtigen Themas – des Zusammenhangs zwischen Bildung und Gesundheit – annehmen.

Literatur

Abel, T., Duetz Schmucki, M., Huwiler-Müntener, K. (2007): Sozialmedizin und Gesundheitssoziologie. In: Gutzwiller, F., Paccaud, F. (Hrsg.): Sozial- und Präventivmedizin. Public Health. 3. Auflage. Bern: Verlag Hans Huber: 23-34.
Adler, N.E. & Newman, K. (2002): Socioeconomic disparities in health: pathways and policies. In: Health Affairs 21 (2): 60-76.
Armstrong, P., Armstrong, H., Scott-Dixon, K. (2008): Critical to care: the invisible women in health services. Toronto: University of Toronto Press.
Becker, R. & Lauterbach, W. (2007): Bildung als Privileg – Ursachen, Mechanismen, Prozesse und Wirkungen. In: Becker, R. & Lauterbach, W. (Hrsg.): Bildung als Privileg. Erklärungen und Befunde zu den Ursachen der Bildungsungleichheit. 2., aktualisierte Auflage. Wiesbaden: VS Verlag für Sozialwissenschaften: 9-41.
Berkman, L.F. & Glass, T. (2000): Social integration, social networks, social support, and health. In: Berkman, L.F. & Kawachi, I. (Hrsg.): Social epidemiology. New York: Oxford University Press: 137-173.
Blättner, B. (1999): Investitionen in Bildung. Ein Beitrag zur Gesundheitsförderung. In: Impulse. Newsletter zur Gesundheitsförderung 23: 4-5.
Büchner, P. (2003): Stichwort: Bildung und soziale Ungleichheit. In: Zeitschrift für Erziehungswissenschaften 6 (1): 5-24.
BMAS – Bundesministerium für Arbeit und Soziales (2008): Lebenslagen in Deutschland. Der 3. Armuts- und Reichtumsbericht der Bundesregierung. o.A. Online unter: http://www.bmas.de/coremedia/generator/26742/property=pdf/dritter__armuts__und __reichtumsbericht.pdf (Letzter Abruf: 07.06.2010).
BZgA & RKI – Bundeszentrale für gesundheitliche Aufklärung & Robert Koch-Institut (Hrsg.) (2008): Erkennen – Bewerten – Handeln: Zur Gesundheit von Kindern und Jugendlichen in Deutschland. Berlin/Köln: RKI.
Cleland, J.G. & van Ginneken, J.K. (2008): Educational Attainment and Health/Survival. In: Heggenhougen, K. & Quah, S. (Hrsg.): International Encyclopedia of Public Health. Amsterdam: Elsevier: 295-303.
Dalstra, J.A.A., Kunst, A.E., Borrell, C., Breeze, E., Cambois, E., Costa, G., Geurts, J.J.M., Lahelma, E., Van Oyen, H., Rasmussen, N.K., Regidor, E., Spadea, T.,

Mackenbach, J.P. (2005): Socioeconomic differences in the prevalence of common chronic diseases: an overview of eight European countries. In: International Journal of Epidemiology 34: 316-326.

Eikel, A. (2005): Bildung in der Wissensgesellschaft – Dimensionen und Implikationen zukunftsfähiger Kompetenzen. Berlin: Verein zur Förderung von Ökologie im Bildungsbereich.

Elstad, J.I. (1998): The psycho-social perspective on social inequalities in health. In: Bartley, M., Blane, D., Davey Smith, G. (Hrsg.): The sociology of health inequalities. Oxford: Blackwell Publishing Ltd: 39-58.

Geißler, R. (2006): Die Sozialstruktur Deutschlands. Zur gesellschaftlichen Entwicklung mit einer Bilanz zur Vereinigung. 4., überarbeitete und aktualisierte Auflage. Wiesbaden: VS Verlag für Sozialwissenschaften.

Geyer, S. (1997): Ansätze zur Erklärung sozial ungleicher Verteilung von Krankheit und Mortalitäten. In: Gesundheitswesen 59: 36-40.

Green, L.W. & Potvin, L. (2002): Education, health promotion, and social and lifestyle determinants of health and disease. In: Detels, R., McEwen, J., Beaglehole, R., Tanaka, H. (Hrsg.): Oxford textbook of public health. Fourth edition. Volume 1: The scope of public health. New York: Oxford University Press: 113-130.

Hadjar, A. & Becker, R. (2006): Bildungsexpansion – erwartete und unerwartete Folgen. In: Hadjar, A. & Becker, R. (Hrsg.): Die Bildungsexpansion. Erwartete und unerwartete Folgen. Wiesbaden: VS Verlag für Sozialwissenschaften: 11-24.

Helmert, U. (2003): Soziale Ungleichheit und Krankheitsrisiken. Augsburg: Maro.

Helmert, U. & Schorb, F. (2006): Die Bedeutung verhaltensbezogener Faktoren im Kontext der sozialen Ungleichheit der Gesundheit. In: Richter, M. & Hurrelmann, K. (Hrsg.): Gesundheitliche Ungleichheit. Grundlagen, Probleme, Perspektiven. Wiesbaden: VS Verlag für Sozialwissenschaften: 125-139.

Herzog, R. (1997): Berliner Rede 1997. Aufbruch ins 21. Jahrhundert: Ansprache von Bundespräsident Roman Herzog im Hotel Adlon am 26. April 1997. Online unter: http://www.bundespraesident.de/Reden-und-Interviews/Berliner-Reden-,12086/Berliner-Rede-1997.htm (Letzter Abruf: 07.06.2010).

Hurrelmann, K. (2006): Gesundheitssoziologie. Eine Einführung in sozialwissenschaftliche Theorien von Krankheitsprävention und Gesundheitsförderung. 6., völlig überarbeitete Auflage. Weinheim/München: Juventa.

Klein, T. (1996): Mortalität in Deutschland – Aktuelle Entwicklungen und soziale Unterschiede. In: Zapf, W., Schupp, J., Habich, R. (Hrsg.): Lebenslagen im Wandel: Sozialberichterstattung im Längsschnitt. Frankfurt: Campus Verlag: 366-377.

Knesebeck, O.v.d., Geyer, S. (2007): Emotional support, education and self-rated health in 22 European countries. In: BMC Public Health 7: 272 (Online Journal).

Kristenson, M. (2008): Sozioökonomische Lage und Gesundheit – die Rolle des Bewältigungsverhaltens. In: Siegrist, J. & Marmot, M. (Hrsg.): Soziale Ungleichheit und Gesundheit: Erklärungsansätze und gesundheitspolitische Folgerungen. Bern: Verlag Hans Huber: 163-194.

Kuntz, B. (2010): Bildungsdisparitäten im Gesundheitsverhalten. Eine Sekundärdatenanalyse des telefonischen Gesundheitssurveys 2003 im Kontext der Diskussion um sozial bedingte gesundheitliche Ungleichheiten. In: BKK Landesverband Hessen

(Hrsg.): Bildung und Gesundheit: Prämierte Arbeiten des BKK Innovationspreises Gesundheit 2008. Frankfurt am Main: Mabuse-Verlag: 13-68.

Lampert, T., Saß, A.C., Häfelinger, M., Ziese, T. (2005): Armut, soziale Ungleichheit und Gesundheit. Expertise des Robert Koch-Instituts zum 2. Armuts- und Reichtumsbericht der Bundesregierung. In: Robert Koch-Institut (Hrsg.): Beiträge zur Gesundheitsberichterstattung des Bundes. Berlin: RKI.

Lampert, T., Mensink, G.B.M., Romahn, N., Woll, A. (2007): Körperlich-sportliche Aktivität von Kindern und Jugendlichen in Deutschland. Ergebnisse des Kinder- und Jugendgesundheitssurveys (KiGGS). In: Bundesgesundheitsblatt – Gesundheitsforschung – Gesundheitsschutz 50: 634-642.

La Vecchia, C., Negri, E., Franceschi, S. (1992): Education and cancer risk. In: Cancer 70: 2935-2941.

Mackenbach, J.P. (2006): Health inequalities: Europe in profile. An independent expert report commissioned by the UK presidency of the EU. London: Department of Health.

Marmot, M. (2005): Social determinants of health inequalities. In: Lancet 365: 1099-1104.

Marmot, M. & Wilkinson, R.G. (2001): Psychosocial and material pathways in the relation between income and health: a response to Lynch et al. In: British Medical Journal 322: 1233-1236.

Mayer, K.U. (2000): Arbeit und Wissen: Die Zukunft von Bildung und Beruf. In: Kocka, J. & Offe, C. (Hrsg.): Geschichte und Zukunft der Arbeit. Frankfurt am Main: Campus: 383-410.

Meara, E.R., Richards, S., Cutler, D.M. (2008): The gap gets bigger: changes in mortality and life expectancy, by education, 1981-2000. In: Health Affairs 27: 350-360.

Mechanic, D. (2007): Population health: Challenges for science and society. In: The Milbank Quarterly 85 (3): 533-559.

Mielck, A. (2000): Soziale Ungleichheit und Gesundheit. Empirische Ergebnisse, Erklärungsansätze, Interventionsmöglichkeiten. Bern: Verlag Hans Huber.

Mirowsky, J. & Ross, C.E. (2003): Education, social status and health. New York: Aldine de Gruyter.

Nagel, G., Wabitsch, M., Galm, C., Berg, S., Brandstetter, S., Fritz, M., Klenk, J., Peter, R., Prokopchuk, D., Steiner, R., Stroth, S., Wartha, O., Weiland, S.K., Steinacker, J. (2009): Determinants of obesity in the Ulm Research on Metabolism, Exercise and Lifestyle in Children (URMEL-ICE). In: European Journal of Pediatrics 168 (10): 1259-1267.

Nocon, M., Keil, T., Willich, S.N. (2007): Education, income, occupational status and health risk behaviour. In: Journal of Public Health 15: 401-405.

Peter, R. (2006): Psychosoziale Belastungen im Erwachsenenalter: Ein Ansatz zur Erklärung sozialer Ungleichverteilung von Gesundheit? In: Richter, M., Hurrelmann, K. (Hrsg.): Gesundheitliche Ungleichheit. Grundlagen, Probleme, Perspektiven. Wiesbaden: VS Verlag für Sozialwissenschaften: 109-123.

Richter, M. (2005): Gesundheit und Gesundheitsverhalten im Jugendalter. Der Einfluss sozialer Ungleichheit. Wiesbaden: VS Verlag für Sozialwissenschaften.

Richter, M. & Hurrelmann, K. (2006): Gesundheitliche Ungleichheit: Ausgangsfragen und Herausforderungen. In: Richter, M. & Hurrelmann, K. (Hrsg.): Gesundheitliche Ungleichheit. Grundlagen, Probleme, Perspektiven. Wiesbaden: VS Verlag für Sozialwissenschaften: 11-31.

RKI – Robert Koch-Institut (2009): 20 Jahre nach dem Fall der Berliner Mauer: Wie hat sich die Gesundheit in Deutschland entwickelt? In: Robert Koch-Institut (Hrsg.): Beiträge zur Gesundheitsberichterstattung des Bundes. Berlin: RKI.

Rose, G. (1995): The strategy of preventive medicine. Oxford: Oxford University Press.

Ross, C.E. & Wu, C. (1995): The links between education and health. In: American Sociological Review 60: 719-745.

Statistisches Bundesamt (Hrsg.) (1998): Gesundheitsbericht für Deutschland. Stuttgart: Verlag Metzler-Poeschel.

StBA – Statistisches Bundesamt (2009): Fachserie 11, Reihe 1: Bildung und Kultur. Allgemeinbildende Schulen. Schuljahr 2008/09. Wiesbaden: StBA. Online unter: http://www.destatis.de.

Stock, S., Plamper, E., Lauterbach, K.W. (2006): Bildung und sozialer Status als Determinanten kindlicher Gesundheit. In: Gerber, A. & Lauterbach, K.W. (Hrsg.): Gesundheitsökonomie und Pädiatrie. Stuttgart: Schattauer: 75-82.

Virchow, R. (1849): Mittheilungen über die in Oberschlesien herrschende Typhus-Epidemie. In: Archiv für pathologische Anatomie und Physiologie und für klinische Medizin 2: 143-322.

Weber, M. (1922): Wahlrecht und Demokratie in Deutschland. In: Weber, M.: Gesammelte politische Schriften. Tübingen: Mohr (Siebeck): 247-248.

WHO – World Health Organization (1986): Ottawa Charter: Charter adopted at an international conference on health promotion. Genf: WHO.

Anmerkung: Sowohl die beiden bislang erschienenen Nationalen Bildungsberichte (a) als auch die drei publizierten Armuts- und Reichtumsberichte der Bundesregierung (b) sind kostenlos über das Internet abrufbar:

(a) http://www.bildungsbericht.de
(b) http://www.bmas.de (per Stichwortsuche in der Publikationsdatenbank)

Gesundheitsökonomie: Über die rationale Allokation knapper Ressourcen im Versorgungsalltag

Wolfgang Greiner

1   Gesundheitsökonomie als gesundheitswissenschaftliche Disziplin

Die Gesundheitsökonomie gehört zu den Kerndisziplinen der Gesundheitswissenschaften und deckt dort die Analyse der wirtschaftlichen Aspekte des Gesundheitswesens ab. Sie hat dazu keine eigene gesundheitsökonomische Theorie ausgebildet, sondern wendet Konzepte der allgemeinen ökonomischen Theorie auf die Fragen des Gesundheitswesens an. Dies steht in der Tradition anderer Teildisziplinen der Ökonomie, wie der Umwelt-, Versicherungs- und Bildungsökonomie, die theoretisch allesamt auf den Kernelementen neoklassischer Wirtschaftstheorie aus mikro- und makroökonomischer Sicht basieren (Schulenburg & Greiner 2007: 4). Im Gesundheitswesen herrscht Knappheit (z. B. in Form von Unterversorgung mit Hausärzten in ländlichen Gebieten); darin gleicht es allen anderen Wirtschaftsbereichen. Das Konzept der Knappheit ist deshalb allen ökonomischen Teildisziplinen gemein. Allerdings werden in der gesundheitspolitischen Diskussion die unerwünschten Effekte der Knappheit nur selten als unvermeidliche Rahmenbedingung jeden Handelns zur Kenntnis genommen. Immerhin hat sich in den letzten Jahren zunehmend die Erkenntnis durchgesetzt, dass auch für das Gesundheitswesen keine unbegrenzten Ressourcen zur Verfügung stehen, sondern ihre Verwendung im Medizinbetrieb gesamtgesellschaftlich immer in Konkurrenz zu anderen öffentlichen und privaten Aufgaben wie Bildung, Forschung und Sicherheit steht. Erst wenn die Knappheit als Grundprinzip auch für das Gesundheitswesen anerkannt ist, ergibt die Beschäftigung mit gesundheitsökonomischen Konzepten Sinn.

Im Leitbild der Fakultät für Gesundheitswissenschaften der Universität Bielefeld spiegeln sich diese Zusammenhänge nur indirekt wider (Fakultät für Gesundheitswissenschaften der Universität Bielefeld 2009). Die dort niedergelegten Forschungsfelder wie die Förderung von Prävention, die Erforschung sozialer Ungleichheit in Bezug auf Gesundheit bzw. Krankheit, der gleiche Zugang für alle zu Gesundheitsdienstleistungen, die Evidenzbasierung und die Methodenentwicklung lassen aber erkennen, dass die genannten Public Health-relevanten Themen ohne ökonomischen Bezugsrahmen kaum produktiv diskutiert werden können. Dies wird in Tabelle 1 deutlich, in der einigen zentralen Public Health-Bereichen beispielhaft gesundheitsökonomische Forschungsthemen gegenübergestellt sind.

Tabelle 1:   Gesundheitsökonomische Forschungsthemen in den
            Gesundheitswissenschaften

Themenbereiche der Public Health-Forschung	Mögliche gesundheitsökonomische Forschungsthemen
▪ Etablierung von Gesundheitsförderung und Prävention	▪ Effizienz von Raucherentwöhnungsverfahren ▪ Effizienz von Impfprogrammen
▪ Soziale Ungleichheit und Gesundheit bzw. Krankheit	▪ Morbiditätsorientierter Risikostrukturausgleich ▪ Nutzeranalysen und Marktsegmentierung
▪ Gleicher Zugang für alle zu den Gesundheitsdiensten	▪ Gesundheitssystemgestaltung/Wettbewerbsorientierung ▪ Festbetragsregelungen und andere Selbstbeteiligungen ▪ Orphan Drugs ▪ Nachhaltige Finanzierungsreform
▪ Evidenzbasierung	▪ Gesundheitsökonomische Evaluation ▪ Health Technology Assessment/ IQWiG-Bewertungen
▪ Methodenentwicklung und Ausgabenbezug	▪ Versorgungsforschung ▪ Practical Clinical Trials ▪ Zahlungsbereitschaftsansätze ▪ Präferenzforschung (z.B. Discrete Choice Eperimente)

Im folgenden Beitrag soll nicht auf jedes dieser Themen detailliert eingegangen werden, denn zu allen genannten Schlagwörter besteht mittlerweile international und auch in Deutschland eine reichhaltige Literatur. Dazu hat in den letzten 25 Jahren neben der seinerzeit noch recht jungen Disziplin der Gesundheitsökonomie sicher auch die ebenfalls aufkeimende Public Health-Forschung beigetragen.

In diesem Zusammenhang sind insbesondere die Forschungsverbünde Public Health der frühen 1990er Jahre zu nennen, denen auch eine Reihe (damals) junger Wirtschaftswissenschaftler ihren Forschungszugang zum Gesundheitswesen verdankt. Zukünftig sehen sich die verschiedenen Public Health-Disziplinen, also auch die Gesundheitsökonomie, gemeinsam vor die Herausforderung gestellt, die empirische Forschung von einem medizinisch-klinischen Zugang zu einer Versorgungsforschung zu entwickeln (vgl. Schrappe et al. 2005). Dieser Prozess erfordert ein nachhaltiges Umdenken, sowohl im Hinblick auf das Design entsprechender Studien als auch der Anforderungen, die an ihre interne und externe Validität zu stellen wären. Dieser Paradigmenwechsel, der sich derzeit in der gesamten Gesundheitswissenschaft vollzieht, soll in seinen methodischen Herausforderungen im folgenden Abschnitt überblicksartig für die Gesundheitsökonomie deutlich gemacht werden. Gleichzeitig soll die inhaltliche Verbindung zu Überlegungen der Gesundheitssystemgestaltung (wie neue Finanzierungsverfahren und Wettbewerbsoptionen) in der Gesetzlichen Krankenversicherung (GKV) gezogen werden. Beide Komponenten, rationale Entscheidungsverfahren für die Erstattungsfähigkeit und die Weiterentwicklung des Finanzierungssystems, werden zukünftige Schwerpunkte der öffentlichen gesundheitsökonomischen, gesundheitspolitischen und damit letztlich der gesundheitswissenschaftlichen Diskussion bilden.

2 Gesundheitsökonomische Forschung in den Gesundheitswissenschaften

2.1 Rationierung und Rationalität im Gesundheitswesen

Die Knappheit der Mittel erfordert Entscheidungen darüber, wie diese eingesetzt werden sollen, und somit auch, für welche Verwendungen sie nicht eingesetzt werden sollen. Der in der Ökonomie dafür wertneutral verwendete Ausdruck Rationierung ist in der Public Health-Forschung negativ belegt. Hier zeigen sich semantische Unterschiede, die sich die Beteiligten im interdisziplinären Diskurs vorab klar machen sollten, um Missverständnisse von vornherein zu vermeiden oder leichter ausräumen zu können. Dabei ist der Unterschied im Begriffsverständnis gar nicht so groß: Denn auch in den Gesundheitswissenschaften gelten die einfachen Regeln, dass Verschwendung vermieden werden sollte und kollektive Entscheidungen auf rationalen Entscheidungsgrundlagen beruhen sollten (Evidenzbasierung). Das Besondere an der gesundheitsökonomischen Evaluation ist allerdings, dass damit auch wirksame Maßnahmen (im Sinne der Erhaltung bzw. Wiederherstellung von Gesundheit) von der Erstattung ausgeschlossen werden könnten, wenn die damit verbundenen Zusatzkosten Kosten, verglichen mit anderen Maßnahmen, als zu hoch eingeschätzt werden. Die so genannte Kosteneffektivität drückt dabei aus, wie viel zusätzliche Kosten notwendig sind, um eine Einheit eines erwünschten Ergebnisparameters (z. B. ein zusätzliches Lebensjahr oder einen vermiedenen Krebsfall) erreichen zu können. Unwirksame Maßnahmen sind demnach per se bereits ineffizient, aber auch wirksame Maßnahmen können dies sein, wenn durch ihre Erstattung dem Gesamtsystem Ressourcen entzogen würden, die an anderer Stelle einen höheren gesundheitlichen Nutzen spenden würden.

Dieser utilitaristische Blick auf die Allokation der Ressourcen folgt also dem Ziel, die Gesamtwohlfahrt einer bestimmten Population bei gegebenen Mitteln zu maximieren, was durch weitere Randbedingungen durchaus ergänzt werden kann. So kann beispielsweise lebensrettenden Maßnahmen (die nicht selten mit sehr hohen Kosten verbunden sind, aber häufig nur zu geringen Effekten bei der zusätzlichen Überlebensdauer führen) eine höhere Priorität gegeben werden, weil dies ggf. der Präferenz einer Mehrheit der Bevölkerung entspricht. Auch andere Gruppen wie besonders schwer Erkrankte, Kinder oder Menschen mit sehr seltenen Erkrankungen könnten hier explizit besser gestellt werden als die übrige Bevölkerung, wobei über die diesbezüglichen Präferenzen derzeit intensiv geforscht wird (McCabe et al. 2005).

Allerdings ist eine solche Besserstellung einzelner Personengruppen immer erkauft durch sogenannte Opportunitätskosten, womit Ökonomen den Entgang des Nutzens derjenigen Alternative bezeichnen, für die sonst die entsprechenden Ressourcen eingesetzt worden wären. Wenn beispielsweise Patienten mit seltenen Erkrankungen auch Leistungen erstattet bekämen, deren Kosteneffektivitätsrelation sonst zum Ausschluss aus dem Leistungskatalog geführt hätten, müssen dafür – unter der Annahme begrenzter Ressourcen – andere Programme (beispielsweise zur Prävention oder zur Verbesserung der Pflege) eingeschränkt werden. Ob dies den tatsächlichen Präferenzen der Entscheider entspricht, bleibt in der Regel unklar, da die Notwendigkeit einer Allokation knapper Ressourcen auch über Indikationsgrenzen hinaus nicht gesehen wird.[1]

Das Beispiel der seltenen Erkrankungen zeigt aber gleichzeitig, dass es jenseits von Gerechtigkeitserwägungen auch ökonomische Argumente geben könnte, bei Allokationsfragen unterschiedliche Maßstäbe je nach Patientengruppe anzusetzen: So ist die Evidenzlage (z. B. die Studienqualität gemessen an der Größe der Studienpopulation) in der Regel bei seltenen Erkrankungen vergleichsweise schlechter, da für ein vergleichendes Studiendesign schlicht zu wenig Patienten zur Verfügung stehen. Zudem unterscheidet sich der Forschungsaufwand grundsätzlich nicht nach der Größe der Patientengruppe, wes-

---

[1] So lehnt das IQWiG indikationsübergreifende Kosten-Nutzen-Bewertungen explizit ab (vgl. IQWiG 2009).

halb die Gemeinkosten der Forschung und Entwicklung auf eine kleinere Patientenzahl umgelegt werden müssen. Dies führt bei steigenden Stückkosten zu höheren Preisen und mithin zu schlechteren Kosteneffektivitäten. Die Nichtberücksichtigung der allermeisten seltenen Erkrankungen im aktuellen System des Risikostrukturausgleichs (RSA) zwischen den Krankenkassen ist in diesem Zusammenhang primär kein allokatives Problem, sondern betrifft distributive Fragestellungen der Verteilung der Mittel des Gesundheitsfonds zwischen den Krankenkassen. Allerdings kann eine Weiterentwicklung des RSA potenziell die Wettbewerbsintensität zwischen den Krankenkassen durchaus weiter stärken und somit die Allokation verbessern. Hierzu müssten die Regelungen möglichst wenig manipulationsanfällig ausgestaltet werden, was allerdings derzeit noch ein erhebliches Problem darstellt.

Anders als im britischen Gesundheitswesen, das eine offene Rationierung praktiziert, wird in Deutschland die Rationierung eher implizit vorgenommen. Dies geschieht z. B., indem den Leistungserbringern für ihre Arbeit nur ein bestimmtes Budget zur Verfügung steht und sie innerhalb dessen entscheiden müssen, wo sie Schwerpunkte der Versorgung setzen wollen. Aus diesem Grund gehen größere Leistungsanbieter (wie beispielsweise Krankenhausketten) vermehrt dazu über, vor Einführung neuer Maßnahmen deren Kosteneffektivität durch bereits publizierte Quellen oder auch interne Recherchen zu prüfen. Solchermaßen evidenzbasiert soll abgeschätzt werden, ob die Neuerungen medizinisch das halten, was sie versprechen, und ob sie tatsächlich zu Einsparungen führen bzw. einen gegebenen Rahmen für Zusatzkosten nicht überschreiten. Daten aus dem Versorgungsalltag sind hierzu am besten geeignet, denn klinische Studien sind typischerweise auf eine eng definierte Zielpopulation bezogen, deren Eigenschaften nicht ohne weiteres auf das tatsächliche Versorgungsgeschehen übertragen werden können. Methodische Anforderungen an eine realitätsnahe Datenerhebung und -analyse sollen im folgenden Abschnitt formuliert werden.

2.2 Grundsätzliche Anforderungen an gesundheitsökonomische Versorgungsforschung

Gegenstand der gesundheitsökonomisch orientierten Versorgungsforschung ist die Beschreibung und ökonomische Bewertung von Strukturen, Prozessen, Ergebnissen und Rahmenbedingungen der Kranken- und Gesundheitsversorgung. Im Fokus steht dabei insbesondere die Erhebung von Daten, die für eine gesundheitsökonomische Evaluation, d.h. die Ermittlung und Bewertung von Kosten und Nutzen von Versorgungskonzepten unter Alltagsbedingungen, herangezogen werden sollten. Zu den Adressaten gehören alle Akteure des Gesundheitswesens, d.h. sowohl Entscheidungsträger auf der Spitzenebene der gemeinsamen Selbstverwaltung als auch auf der Ebene einzelner Krankenversicherungen, Leistungserbringer und Patienten.

In der Gesundheitsökonomie ist der Alltagsbezug für die Bewertung von Gesundheitstechnologien bereits seit langer Zeit von herausgehobener Bedeutung. So werden Begriffe wie Versorgung/Versorgungsforschung/ Versorgungspraxis in den Deutschen Empfehlungen zur gesundheitsökonomischen Evaluation (Hannoveraner Konsens, vgl. Schulenburg et al. 2007) insgesamt achtmal erwähnt. Dabei steht vor allem ein realitätsnahes Studiendesign im Mittelpunkt der methodischen Anforderungen. Da es in der Regel nicht nur eine einzige Realität praktischer Versorgung gibt, wird die Einbeziehung aller möglichen bzw. üblichen Versorgungspfade eingefordert. Die Erhebung von Kosten und Nutzen soll dabei unter Alltagsbedingungen erfolgen, was keineswegs heißt, dass auf Studiendesigns höherer Evidenzstufe, gekennzeichnet beispielsweise durch Randomisierung, verzichtet werden muss. Einbezogen werden sollten auch kleinere Subgruppen, die nicht immer im Mittelpunkt der klinischen Forschung stehen, aber durchaus ökonomische Relevanz haben können. Im Folgenden sollen, angelehnt an die aktuelle Fassung des Hannoveraner Konsenses, einige Einzelaspekte herausgearbeitet werden, die für gute gesundheitsökonomische Versorgungsforschung von besonderer Bedeutung sind.

2.2.1 Perspektive

Für gesundheitsökonomische Analysen ist entscheidend, aus wessen Sicht Kosten und Nutzen erfasst und bewertet werden. Üblich sind beispielsweise die Perspektiven der Kostenträger, von Krankenhäusern oder auch der gesamten Volkswirtschaft. Spezifisch für die Versorgungsforschung ist die besondere Bedeutung der Patientenperspektive, vor allem auf der Nutzenseite. Die Wahrnehmung der Behandlung durch den Patienten kann beispielsweise mittels Lebensqualitäts- und Zufriedenheitsmessungen ermittelt werden. Für die Eruierung der Patientenperspektive ebenfalls zu berücksichtigen sind nicht erstattungsfähige Leistungen (wie z.B. die meisten rezeptfreie Medikamente) und individuelle Zuzahlungen, da deren Bedeutung für die Versorgung zunimmt. Für die Entscheidungsunterstützung der Kostenträger ist die Versorgungsforschung mit ihrer spezifischen Betonung der Patientenperspektive von großem Belang. Hingegen unterscheiden sich die Perspektiven von Kostenträgern und Patienten durch die genannten Kostenkomponenten (Selbstbeteiligungen, nicht erstattungsfähige

Leistungen), weshalb sie deutlich getrennt und gegebenenfalls einzeln berichtet werden sollten.

2.2.2 Studienformen

In der Versorgungsforschung haben vor allem gesundheitsökonomische Studienformen Relevanz, die sowohl Kosten als auch Effekte der Behandlung in die Analyse einbeziehen, also insbesondere Kosteneffektivitäts- und Kosten-Nutzwertanalysen. Andererseits können auch Krankheitskostenanalysen Einblicke in Versorgungsstrukturen geben (z. B. die Bedeutung einer Erkrankung und einzelner Schweregrade, Verbreitung einzelner Therapieformen oder die Verteilung von Leistungsanbietern). Neben naturalistischen Studiendesigns sind zur Abschätzung der Kosten und Nutzen zudem entscheidungstheoretische Modellierungen wie Entscheidungsbaum- und Markov-Modelle zulässig, da sie gerade in der Versorgungsforschung verschiedene Datenquellen und Vorgehensweisen einbeziehen können, um die komplexe Versorgungswirklichkeit möglichst umfassend darzustellen und einen zumindest indirekten Vergleich alternativer Versorgungskonzepte zu ermöglichen. Dazu sind die im Hannoveraner Konsens beschriebenen Qualitätskriterien wie Transparenz und Robustheit der Annahmen einzuhalten und die Ergebnisse idealerweise in späteren naturalistischen Versorgungsstudien mit großen Vergleichsgruppen zu verifizieren.

2.2.3 Alternativenwahl

Bei gesundheitsökonomischen Analysen ist die Vergleichsalternative von großer Bedeutung für das Ergebnis insbesondere inkrementeller Kostenwirksamkeitsberechnungen. In der Versorgungsrealität ist aber in Abhängigkeit z. B. vom Schweregrad, vom Behandler oder von Ko-Morbiditäten eine ganze Reihe unterschiedlicher Versorgungspfade anzutreffen, die in einer Versorgungsstudie möglichst vollständig Berücksichtigung finden sollte. Damit aber die Anzahl der in die Analyse einbezogenen alternativen Behandlungsmöglichkeiten nicht zu unübersichtlich wird, besteht gerade in der Versorgungsforschung die Notwendigkeit, die Wahl der Alternativen zu begründen und – soweit diese in der Praxis eine Rolle spielt – auch die Alternative der Nichtbehandlung mit einzubeziehen.

2.2.4   Validität und Datenquellen

In gesundheitsökonomischen Versorgungsforschungsprojekten kann eine Vielzahl verschiedener Quellen für Primär- und Sekundärdaten in die Analyse mit
einbezogen werden. Auswahlkriterium ist deren externe Validität, d. h in diesem
Fall ihre Repräsentativität für den Versorgungsalltag. Allerdings zeigt sich in der
praktischen Anwendung häufig, dass auch bei Datenquellen, die eine hohe externe Validität aufweisen (wie Krankenkassendaten oder gut geführte Registerdaten), Probleme in der Anwendbarkeit dadurch entstehen können, dass ein Teil
der relevanten Variablen nur unvollständig enthalten ist (insbesondere klinische
Daten und Informationen zum Nutzen einer Intervention). Zudem können systematische Verzerrungen wie beispielsweise Über- oder Untercodierungen der
Morbidität auftreten. Aus diesen Gründen ist eine Prüfung durch Plausibilitäts-
kontrollen angezeigt. Bei der Sekundärnutzung von Prozessdaten (insbesondere
von GKV-Abrechnungsdaten) ist bei der Ableitung von Kausalitäten besondere
Vorsicht geboten und soweit wie möglich eine umfangreiche Confounder-
Analyse vorzunehmen.

2.2.5   Kostenermittlung

Für eine realistische Abschätzung der Kosten in Versorgungsstudien sind sowohl
der Ressourcenverbrauch im klinischen Alltag als auch die tatsächlich bezahlten
Preise einzubeziehen, d. h. Rabatte und Selbstbeteiligungen sind mindernd zu
berücksichtigen, während Selbstmedikation und andere nicht erstattungsfähige
Leistungen je nach Perspektive der Analyse zusätzlich erhoben werden müssen.
Vermieden werden muss auf jeden Fall die Einbeziehung sogenannter Protokoll-
bedingter Kosten, d. h. derjenige Ressourceneinsatz, der lediglich auf Vorgaben
im Studienprotokoll zurückzuführen ist (z. B. zusätzliche Untersuchungen zum
Monitoring der Patienten). Spezifisch für die Versorgungsforschung ist, dass die
Kostenermittlung nicht auf einzelne Sektoren oder Kostenarten beschränkt ist,
sondern den gesamten Behandlungsverlauf umfasst und dabei auch technische
Ineffizienzen der Leistungserstellung, z. B. durch Informationsverluste beim
Übergang an den Sektorengrenzen, einbezieht. Die krankheitsbedingten finanziellen Belastungen pflegender Angehöriger sollten sowohl aus individueller wie
aus gesellschaftlicher Perspektive einbezogen werden. Bei der Bewertung indirekter Kosten, also volkswirtschaftliche Produktivitätsverluste durch Morbidität
und Mortalität, sind möglichst realitätsnahe Lohnhöhen der betroffenen Arbeitnehmer anzusetzen. Bei der Frage der Diskontierung von Kosten und Nutzen
besteht noch weiterer Forschungsbedarf, da gerade bei langen Beobachtungszeit-

räumen, wie sie für die Versorgungsforschung typisch sind, eine lineare Diskontierung der Nutzen regelmäßig nicht den Präferenzen der Bevölkerung entspricht, wie zahlreiche empirische Experimente zeigen.

2.2.6 Erhebung der Ergebnisparameter

Wie in allen Kosteneffektivitätsstudien sind auch in der Versorgungsforschung vorab die Ergebnisparameter zu definieren, wobei hier insbesondere patientenrelevante Endpunkte Bedeutung haben. Dazu bieten sich in der Versorgungsforschung neben Lebensqualität oder kombinierten Maßen (wie den sogenannten „Qualitäts-korrigierten Lebensjahren" – QALY) insbesondere auch Zufriedenheitsmaße an, die in besonderer Weise die Sicht der Patienten auf eher institutionelle Aspekte der Versorgung (wie Organisation und Informationsweitergabe) deutlich machen. Der besseren Vergleichbarkeit wegen ist auch im Bereich der Zufriedenheitsmessung ein höheres Maß an Standardisierung der Methoden (wie in der Lebensqualitätsforschung) anzustreben.

2.2.7 Zeithorizont

Gerade in Versorgungsstudien sind sehr häufig lange Zeiträume notwendig, um die Kosteneffektivität verschiedener Versorgungskonzepte zu evaluieren. Deshalb ist das Studiendesign so zu gestalten, dass Langfristaussagen möglich sind. Wenn längere Beobachtungszeiträume nicht möglich sind, sollten Modellierungen vorgenommen werden, die es erlauben, die relevanten Versorgungspfade schematisch darzustellen. Notwendig sind solche Modellierungen allemal, um die vorhandenen maßgeblichen Datenquellen (s. o.) zu integrieren. Weiterhin können so längere Folgewirkungen einzelner Behandlungsalternativen simuliert werden, die im Idealfall durch kontrollierte und randomisierte Versorgungsstudien mit langfristigem Studienzeitraum verifiziert werden.

2.2.8 Sensitivitätsanalyse

Bei Modellierungen, aber auch bei naturalistischen Studiendesigns, kann niemals davon ausgegangen werden, dass alle gemessenen Parameter repräsentativ für das Gesamtversorgungsgeschehen sind. Deshalb ist zu ermitteln, welche Variablen in dieser Hinsicht eher unsicher sind, um deren Einfluss auf das Ergebnis abzuschätzen; dazu dienen u. a. Worst-Case- und Best-Guess-Szenarien. Die dabei zu verwendenden Variationsspannen sind ebenfalls aus den vorliegenden Versorgungsdaten abzuleiten. Die Ergebnisse solcher Sensitivitätsanalysen können wiederum für die Priorisierung von weiteren Projekten der Versorgungsforschung verwendet werden.

Die hier aufgezeigten methodischen Grundsätze stellen keine grundsätzliche Neuorientierung der gesundheitsökonomischen Forschung dar, sondern akzentuieren eher die bereits vorhandenen Standards im Hinblick auf die Erfordernisse der Versorgungsforschung. Insgesamt wird deutlich, dass gute gesundheitsökonomische Versorgungsforschung einen vergleichsweise hohen Detaillierungsgrad erfordert und somit auch tendenziell mit höheren Forschungsaufwendungen verbunden ist.

Insbesondere ist dabei der Heterogenität der Versorgungspfade, der Patientenerwartungen und der Verfügbarkeit von Versorgungsinstitutionen Rechnung zu tragen. Die Erfahrung in der gesundheitsökonomischen Forschung zeigt, dass ein höheres Maß an externer Validität nicht zwangsläufig mit einer geringeren internen Validität der Datengrundlagen erkauft sein muss, sondern bei einem der heterogenen Realität angemessenen Forschungsdesign beide Ziele durchaus gleichzeitig erreichbar sind.

2.3   Sicherung des Zugangs zu Gesundheitsdiensten durch eine nachhaltige Finanzierungsreform

Notwendige (wenn auch nicht hinreichende) Bedingung für einen bedarfsgerechten Zugang zu Gesundheitsgütern und -dienstleistungen ist eine ausreichende Finanzierungsbasis, die in allen Industrieländern nicht allein den privaten Versicherungsmärkten überlassen wird. Auch über Finanzierungsverfahren wird letztlich kollektiv entschieden – mit Auswirkung auf die spätere Allokation der Ressourcen. Wenn es beispielsweise das politische Ziel ist, lediglich eine Grundabsicherung kollektiv zu finanzieren, steigt der Anteil des privat finanzierten Leistungsvolumens. Statt einer Begrenzung des Leistungskatalogs ist alternativ auch eine Begrenzung des Begünstigtenkreises möglich. So erhalten beispielsweise im von Hof und Schlömer entwickelten Konzept der „solidarischen Bürgerprämie" nur die unteren Einkommensklassen eine nahezu vollständige Absicherung ihrer finanziellen Gesundheitsrisiken (Hof & Schlömer 2005: 202), während von höheren Einkommensklassen gestaffelt höhere proportionale Zuzahlungen (z. B. zwischen 5 und 95%) gezahlt werden müssen.

Das innovative Finanzierungsmodell sieht vor, dass alle Versicherten grundsätzlich die gleiche Gesundheitsprämie zahlen, unabhängig von der Einkommenshöhe und dem Leistungsbezug. Darin ähnelt der Vorschlag dem Bürgerprämienmodell, wie es z. B. von der Kommission „Soziale Sicherheit" (die sogenannte Herzog-Kommission) vorgeschlagen hat (Herzog-Kommission 2003). Allerdings fallen bei der „solidarischen Bürgerprämie" die Prämien und damit auch die steuerliche Bezuschussung wesentlich geringer aus, denn es werden gezielt diejenigen Bevölkerungsschichten solidarisch unterstützt, für die eine eigene private Krankenversicherungsprämie nicht finanzierbar wäre. Das Modell wirkt damit aus distributiver Sicht wesentlich zielgenauer als beispielsweise das aktuelle einkommensabhängige Beitragssystem der GKV. Die Begrenzung auf eine einzige Einkommensart (derjenigen aus unselbständiger Arbeit), der proportionale Beitragstarif bis zur Beitragsbemessungsgrenze und das höchst demographieanfällige Umlagesystem lassen die derzeitige Finanzierung in der GKV als verteilungspolitisch nicht zielgenau und langfristig nicht nachhaltig erscheinen. Die Einführung des Gesundheitsfonds zum 1. Januar 2009 hat an diesem grundsätzlichen Reformbedarf nichts geändert, sondern lediglich die unterschiedlichen Beitragssätze angeglichen und somit einen weiteren wichtigen Wettbewerbsparameter eliminiert (Breyer 2007: 35). Zwar kann der stattdessen eingeführte optionale Zusatzbeitrag eine noch höhere Wettbewerbsintensität auslösen, weil er in absoluten Beträgen vollständig von den Versicherten zu zahlen ist, allerdings gilt dieser Zusatzbeitrag bereits in der Einführungsphase als diskreditiert: Krankenkassen, die diesen benötigen, gelten als unwirtschaftlich und werden daher alles daran setzen, Kosten einzusparen, um eine Zusatzprämie zu vermeiden. Als Konsequenz ist leider zu erwarten, dass langfristige Versorgungskonzepte wegen dieser kurzfristigen finanziellen Zwänge auf der Strecke bleiben, woraus wiederum deutlich wird, dass Finanzierungsverfahren und gesundheitswissenschaftliche Ziele nicht unabhängig voneinander zu betrachten sind.

2.4 Chancen und Grenzen stärkeren Wettbewerbs im Gesundheitswesen

Eine weitere bedeutsame Bedingung einer optimalen Allokation von Ressourcen am Markt ist ein funktionierender Wettbewerb, der den Konsumenten die Wahl zwischen verschiedenen Alternativen lässt. Voraussetzung dafür, dass der Wettbewerb diese Steuerungsfunktion übernehmen kann, ist wiederum, dass den Entscheidern Kosten und Nutzen einzelner alternativ möglicher Maßnahmen möglichst transparent sind. Dies kann nur erreicht werden durch

- ausreichende Patienteninformationen (beispielsweise um das richtige Krankenhaus oder den richtigen ambulant tätigen Arzt auswählen zu können),

- ständige Fortbildung der Leistungserbringer, damit diese dem medizinischen Fortschritt entsprechend angemessene Entscheidungen als Sachwalter der Patienten treffen können,
- und mehr Informationen zu Kosten und Nutzen (auch Qualität) der erbrachten Leistungen für die Kostenträger (z. B. Krankenkassen), soweit diese überhaupt unter den Anbietern wählen dürfen.

Alle genannten Voraussetzungen sind derzeit nur unzureichend erfüllt. So ist der Wettbewerb der Leistungserbringer um Verträge mit den Krankenkassen erst in den letzten Jahren zum Thema geworden, beispielsweise in Form von Rabattverträgen im Arzneimittelbereich (§ 130a Abs. 8 SGB V). Weitere Bestrebungen dieser Art stehen derzeit aber noch ganz am Anfang. Für den Krankenhausbereich wird beispielsweise diskutiert, elektive Leistungen nicht mehr durch alle dazu im Krankenhausplan ermächtigten Krankenhäuser erbringen zu lassen, sondern die Auftragsvergabe (wie heute schon bei Generika) über Ausschreibungen einzelner Krankenkassen oder Krankenkassengruppen zu organisieren (Leber et al. 2007). Dies könnte zu einem den jeweiligen regionalen Gegebenheiten entsprechenden Preisniveau, einer bedarfsgerechten Anpassung der Kapazitäten und zusätzlichen, vertraglich fixierten Anforderungen an die Qualität der Leistungen (z. B. über Garantieversprechen) führen. Diese Anregungen wurden vom Gesetzgeber bislang aber noch nicht aufgenommen.

Das letztgenannte Beispiel zeigt, dass die ökonomische Funktion des Wettbewerbs über die bereits erwähnte Steuerungs- und Allokationsfunktion hinausgeht und beispielsweise auch zur Förderung des technischen Fortschrittes (Innovationsfunktion) beitragen kann, wenn verbesserte Verfahren im Wettbewerb die bislang üblichen verdrängen. Wettbewerb führt zudem zu einer Begrenzung und Kontrolle wirtschaftlicher Macht (Kontrollfunktion), da auch etablierte Anbieter sich immer wieder im Wettbewerb neu beweisen müssen. Allerdings gilt gleichfalls, dass die Begrenzung wirtschaftlicher Macht ebenso Folge wie Voraussetzung für den Wettbewerb ist. Deshalb sollten z. B. Krankenkassen keinen Ausnahmebereich des Gesetzes gegen Wettbewerbsbeschränkungen darstellen. Im Krankenhausbereich sind kartellrechtliche Verfahren bereits seit einigen Jahren etabliert, wobei häufig für einzelne Krankenhäuser die Abgrenzung des jeweiligen relevanten Marktes (z. B. des Einzugsgebietes) nicht unproblematisch ist, denn dieser kann beispielsweise für eine endokrinologische Abteilung wesentlich anders sein als für eine gynäkologische Klinik. Problematisch aus gesundheitswissenschaftlicher Sicht wird eine rein kartellrechtliche Beurteilung eines Fusionsverfahrens dann, wenn darunter die flächendeckende Versorgung der Bevölkerung leidet. So ist es denkbar, dass in einem dünn besiedelten Gebiet ein Krankenhaus allein nicht mehr überlebensfähig ist, der einzig in Frage kommende Kooperationspartner aber bereits eine über den zulässigen Werten befindliche Marktabdeckung aufweist. Ein solcher Fall von Zielkonkurrenz zwischen Versorgungsdichte mit Krankenhausdienstleistungen und dem Verbot marktbeherrschender Stellungen kann letztlich nur politisch gelöst werden, sei es durch Ausnahmegenehmigungen (wie beispielsweise im kürzlich stattgefundenen Falle des Kaufs eines Kreiskrankenhauses durch das Universitätsklinikum Greifswald) oder durch spezielle Ausnahmetatbestände wie das Kriterium der Versorgungssicherheit bei der kartellrechtlichen Beurteilung.

Die Verbesserung der Allokation im Gesundheitswesen durch Stärkung von wettbewerblichen Elementen ist also noch nicht ausgeschöpft, wird aber andererseits immer wieder an Grenzen stoßen, die insbesondere durch Fragen der Versorgungssicherheit und Lücken in der Konsumentensouveränität der Nachfrager begründet sind. Diese Grenzen sind aber nicht fix, sondern verschieben sich z. B. durch eine Stärkung der Patientenkompetenz, Übertragung einfacher ärztlicher Tätigkeiten auf arztnahe Berufe und neue technische Möglichkeiten der Telemedizin. Letztere wird dazu beitragen, dass die Qualität einer Versorgung nicht mehr allein an ihrer flächenmäßigen Verbreitung, sondern an nachweisbaren medizinischen Ergebnissen gemessen wird. Insofern wird deutlich, dass auch in der Beurteilung von Wettbewerbsfragen sich das gesellschaftliche und technische Umfeld ständig verändert. Für rationale Entscheidungen muss somit regelmäßig evidenzbasiert untersucht werden, welche Ausnahmebereiche vom Wettbewerbsgrundsatz im Gesundheitswesen weiterhin sinnvoll und notwendig sind.

3 Zusammenfassung und Ausblick

In diesem Beitrag sollte auf die starke inhaltliche Verschränkung von gesundheitsökonomischen und gesundheitswissenschaftlichen Themen bei der Allokation im Gesundheitswesen eingegangen werden. Dies erfolgte an drei Beispielen, nämlich der Evaluation von Gesundheitsleistungen gemäß neuer methodischer Anforderungen im Bereich der Versorgungsforschung, der Determinanten wettbewerblicher Steuerung sowie der Finanzierung von Gesundheitsleistungen (mit ihren allokativen Folgen). Es wurde deutlich, dass gesundheitsökonomische Aspekte im Bereich von Public Health eine zentrale Stellung einnehmen, die umso wichtiger werden, je stärker die Einnahmen hinter den Ausgaben der Krankenversicherung zurückbleiben. Diese Schere zwischen Einnahmen und Ausgaben ist sowohl durch das Finanzierungssystem (siehe Abschnitt 2.3), zukünftig durch die demographische Herausforderung sowie durch neue Ansprüche an das Gesundheitssystem (technischer Fortschritt, höhere Morbidität sowie Abbau von bestehender Unterversorgung) bedingt.

Wolfgang Greiner

Alle diese Fragen können weder durch Epidemiologie, Medizin, demographische Analysen oder Ökonomie allein beantwortet werden, sondern erfordern einen klassischen gesundheitswissenschaftlichen, also interdisziplinären Zugang. Eine der wichtigsten Aufgaben der Gesundheitsökonomie dabei ist es, von der häufig anzutreffenden Fixierung anderer gesundheitswissenschaftlicher Disziplinen auf Fragen der Verteilung einen Bogen zu allokativen Fragestellungen zu schlagen. Dies wird zukünftig insbesondere durch die Evaluation von Gesundheitsprogrammen (nicht mehr einzelner Güter und Dienstleistungen) hinsichtlich ihrer Kosten und Nutzen unter Alltagsbedingungen erfolgen. Damit emanzipieren sich die Gesundheitswissenschaften zunehmend von der Betrachtung allein klinischer Effekte, deren Relevanz für den praktischen Versorgungsalltag nicht selten fragwürdig erscheint.

Auch wenn die Gesundheitsökonomie von jeher an tatsächlichen Marktbedingungen und den Präferenzen der Nutzer orientiert war, ist im methodischen Detail in den nächsten Jahren trotzdem noch eine Reihe von Fortschritten zu erwarten. Diese betreffen beispielsweise die Möglichkeiten, die erst seit wenigen Jahren im Bereich der Analyse von Krankenkassendaten bestehen. Dieser Wissensschatz ist nahezu ungehoben und weder in seinen Chancen noch Begrenzungen bislang annähernd erfasst. Ausgehend von den derzeit laufenden gesundheitsökonomischen Analysen dieser Datenbestände ist durchaus auch ihre Nutzung zur medizinischen Optimierung von Versorgung und zur Beantwortung epidemiologischer Fragestellungen zu erwarten. Das Beispiel zeigt somit, dass eine immer höhere gesundheitsökonomische Spezialisierung (z. B. zu Fragen der Datenbankanalyse) einhergehen muss mit einer stärkeren interdisziplinären Sichtweise, der die Perspektive angrenzender Fächer nicht fremd ist und für die ein gesundheitswissenschaftlicher Zugang ohne Alternative ist. Gerade dies wird dazu beitragen, dass Public Health (und sein Studium) zukünftig kaum noch isoliert in Einzeldisziplinen stattfinden kann. Die Fakultät für Gesundheitswissenschaften in Bielefeld ist dafür gut gerüstet.

Literatur

Breyer, F. (2007): Löst der Gesundheitsfonds die Finanzierungsprobleme der GKV? In: Göpffarth, D., Greß, S., Jacobs, K., Wasem, J. (Hrsg.): Jahrbuch Risikostrukturausgleich 2007. St. Augustin: Asgard Verlag: 27-43.

Fakultät für Gesundheitswissenschaften der Universität Bielefeld (2009): Leitbild der Fakultät. Online unter: http://www.uni-bielefeld.de/gesundhw/neu/fakultaet/1_leitbild.html.

„Herzog-Kommission" – Kommission „Soziale Sicherheit" (2003): Abschlussbericht. Online unter: http://www.sozialpolitik-aktuell.de/tl_files/sozialpolitik-aktuell/_ Politikfelder/ Sozialstaat/Dokumente/herzogkommission.pdf.

Hof, B. & Schlömer, C. (2005): Zur Zukunftsfähigkeit von Kopfprämienmodellen für die GKV im anstehenden demographischen Wandel In: Sozialer Fortschritt 8: 194-205.

IQWiG – Institut für Qualität und Wirtschaftlichkeit im Gesundheitswesen (2009): Würdigung der Empfehlung des Wissenschaftlichen Beirats des IQWiG zu „Methodik für die Bewertung von Verhältnissen zwischen Nutzen und Kosten im System der deutschen gesetzlichen Krankenversicherung" in der Version 1.1., 16.03.2009. Online unter: http://www.iqwig.de/download/09-03-18_Wuerdigung_der_ Empfehlung _des_Wissenschaftlichen_Beirats.pdf.

Leber, W.-D., Malzahn, J., Wolff, J. (2007): Elektiv wird selektiv. Online unter: http://www.aok-gesundheitspartner.de/inc_ges/download/dl.php/bundesverband/ krankenhaus/ imperia/md/content/gesundheitspartner/ bund/krankenhaus/ publikationen/ elektiv_wird_ selektiv_23_04_2007.pdf.

McCabe, C., Claxton, K., Tsuchiya, A. (2005): Orphan drugs and the NHS: should we value rarity? In: British Medical Journal 331 (7523): 1016-1019.

Schrappe, M., Glaeske, G., Gottwik, M., Kilian, R., Papadimitriou, K., Scheidt-Nave, C., Schulz, K.D., Ziegenhagen, D., Pfaff, H.. (2005): Ständige Kongresskommission Versorgungsforschung - Memorandum II: "Konzeptionelle, methodische und strukturelle Voraussetzungen der Versorgungsforschung". Z. ärztl. Fortbild. Qual. Gesundh.wes., 99 (10): 648-651.

Schulenburg, J.-M. Graf v.d. & Greiner, W. (2007): Gesundheitsökonomik. 2. Auflage. Tübingen: Mohr/Siebeck Verlag.

Schulenburg, J.-M. Graf v.d., Greiner, W., Jost, F., Klusen, N., Kubin, M., Leidl, R., Mittendorf, T., Rebscher, H., Schöffski, O., Vauth, C., Volmer, T., Wahler, S., Wasem, J., Weber, C. und die Mitglieder des Hannoveraner Konsens (2007): Deutsche Empfehlungen zur gesundheitsökonomischen Evaluation. Dritte und aktualisierte Fassung des Hannoveraner Konsens. In: Gesundheitsökonomie und Qualitätsmanagement 12: 285-290.

Krankenhaus und Public Health

Johannes Staender

Wenn man neue Kennzahlen des Krankenhaussektors mit denen der frühen neunziger Jahre vergleicht, zeigen sich signifikante Veränderungen. Die Zahl der Krankenhäuser ist spürbar zurückgegangen (1991: 2.411, 2008: 2.083), die Bettenkapazität ebenso (1991: 665.565, 2008: 503.360). In der Trägerstruktur haben sich die Gewichte zugunsten privater Träger verschoben. Ihr Anteil ist im genannten Zeitraum von knapp 15% auf gut 30% gestiegen, während der Anteil öffentlicher Träger deutlich (von 46% auf 32%) und der freigemeinnütziger Träger leicht (von 39,1% auf 37,5%) gesunken ist. Abgenommen hat auch die Gesamtzahl der Beschäftigten (1991: 1.111.625, 2008: 1.078.212). Eine nach Berufsgruppen differenzierte Betrachtung zeigt allerdings unterschiedliche Entwicklungen: Die Zahl der nichtärztlichen Mitarbeiter ist gefallen, die der Ärzte gestiegen. Auch sind die niedrigeren Beschäftigtenzahlen am Ende des betrachteten Zeitraums nicht das Ergebnis geradliniger Verläufe. So hat seit 2005 die Gesamtzahl des Personals und seit 2006 auch die Zahl der nichtärztlichen Beschäftigten wieder zugenommen. In entgegengesetzte Richtungen haben sich die Kennziffern der Inanspruchnahme bewegt: Während die Fallzahl in der Tendenz beträchtlich gewachsen ist (1991: 14,6 Mio., 2008: 17,5 Mio.), hat die durchschnittliche Verweildauer nicht minder deutlich abgenommen (1991: 14 Tage, 2008: 8,1 Tage), eine Gegenläufigkeit, die auf die Arbeitsverdichtung im Krankenhaus verweist (StBA 2009).

In diesen Veränderungen schlagen sich der Wandel des Krankheitsspektrums, die demographische Entwicklung und der medizinisch-technische Fortschritt nieder. Aber auch von politischen Maßnahmen sind nachhaltige Effekte auf die Angebots- und Inanspruchnahmeentwicklung ausgegangen. Von herausragender Bedeutung ist in diesem Zusammenhang die Reform des Vergütungssystems, also die Umstellung von tagesgleichen, Selbstkosten deckenden Pflegesätzen auf diagnosebezogene Fallpauschalen. Diese Reform ist markanter Ausdruck eines ordnungspolitischen Wandels, der sich seit der zweiten Hälfte der 1970er Jahre unbeschadet gewisser Differenzen in Akzentsetzung und angestrebter institutioneller Konkretisierung über Regierungswechsel hinweg vollzogen hat. Konstitutives Merkmal dieses Politikwandels ist die Aufwertung ökonomischer Grundsätze der sozialstaatlichen Krankenversorgung (Ausgabenbegrenzung, wirtschaftlicher Ressourceneinsatz) gegenüber den Prinzipien der Bedarfsorientierung und Solidarität. Auch die heute parteiübergreifend breit verankerte Wettbewerbsorientierung versorgungspolitischer Konzepte kann in diesem Zusammenhang genannt werden (Klinke 2008).

Die Vergütungsreform stellt nicht die einzige hervorstechende Neugestaltung rechtlicher Rahmenbedingungen in den vergangenen zwanzig Jahren dar. Auch die politische Karriere der Qualitätsthematik hat zu wichtigen Veränderungen geführt. Bis in die 1980er Jahre hinein war die Qualitätssicherung medizinischer Leistungen eine Domäne professioneller Selbstregelung. Mit der Bestimmung, dass sich Krankenhäuser an Maßnahmen der Qualitätssicherung zu beteiligen haben (Gesundheitsreformgesetz 1989), endete die gesetzgeberische Zurückhaltung. Seither ist der Bestand an qualitätsbezogenen Regelungen beträchtlich ausgeweitet worden. Gesetzlich verankert sind heute die externe (einrichtungsübergreifende, vergleichende) Qualitätssicherung, die Verpflichtung zum internen Qualitätsmanagement und zur Veröffentlichung strukturierter Qualitätsberichte sowie das Instrument der Mindestmengenregelung.

Die Qualität der Versorgung ist ein primäres Thema von Public Health, Qualitätspolitik und Qualitätsforschung haben sich wechselseitig stimuliert. Gesundheitsförderung ist ein weiteres Zentralthema. Die WHO hat das gesundheitsfördernde Krankenhaus programmatisch definiert:

> „Ein gesundheitsförderndes Krankenhaus leistet nicht nur eine qualitativ hochwertige umfassende medizinische und pflegerische Versorgung, sondern schafft auch eine die Ziele der Gesundheitsförderung verinnerlichende organisationsbezogene Identität, baut eine gesundheitsförderliche Organisationsstruktur und -kultur auf, wozu auch die aktive, partizipatorische Rolle von Patienten und von allen Mitarbeitern gehört, entwickelt sich zu einem gesundheitsförderlichen Umfeld und arbeitet aktiv mit der Bevölkerung seines Einzugsgebiets zusammen" (zit. n. Knesebeck et al. 2009: 83).

In Anlehnung an das WHO-Konzept mit seiner Betonung von Patientenorientierung, Mitarbeiterorientierung und regionaler Kooperation sollen nachfolgend drei Themenbereiche, die sich in den Gesundheitswissenschaften als wichtige Felder gestaltungsnaher Diskurse etabliert haben, angerissen werden. Bei allen Themen gerät alsbald der Faktor „Organisation" in den Blick. Eine wissenschaftlich fundierte Einschätzung entsprechender Gestaltungschancen setzt die Analyse der Binnenwelt und Außenbeziehungen von Krankenhäusern als organisierten Sozialsystemen voraus. Forschungsbedarf besteht vor allem hinsichtlich der Wirkung gestaltender Maßnahmen im Versorgungsalltag, also unter „natürlichen", nicht von einem Projektkontext bestimmten Bedingungen. Warum Fallstudiendesigns für derartige Forschungen besonders geeignet sind und welche analytischen Konzepte sich dafür anbieten, wird abschließend diskutiert.

1 Einige Themenschwerpunkte

1.1 Patientenorientierung und Patientensicherheit

Die Situation des stationär behandelten Patienten – ein klassisches Thema der Krankenhaussoziologie – ist durch eine „Total-Inklusion der Person auf Zeit" gekennzeichnet (Bauch 2000: 98), mit der eine Depersonalisierung einhergeht: Der Patient hat sich vorgegebenen Regeln und Routinen zu unterwerfen, erleidet einen Rollen- und Statusverlust, wird von seiner gewohnten Um- und Mitwelt isoliert, gerät in eine Situation ausgeprägter, unmittelbarer Abhängigkeit von Kompetenz und Motivation anderer, sieht sich unverstandenen und unbeeinflussbaren Prozeduren ausgeliefert und weitgehender Beobachtung ausgesetzt. Das Ausmaß der Depersonalisierung variiert mit der Art der Erkrankung und der Art der Klinik, in die der Patient eingewiesen wird. Besonders dramatisch kann sie in psychiatrischen Kliniken sein, die der Soziologe Erving Goffman als „totale Institutionen" beschrieben hat (Goffman 1973).

Die Prädominanz organisatorischer Regelungen liegt im Fokus von Forderungen nach einer verstärkten Patientenorientierung (früher: nach einer „Humanisierung") des Krankenhauses. Dabei werden sowohl der (objektive) Bedarf wie die subjektiven Präferenzen (Bedürfnisse, Erwartungen) des Patienten als Bezugspunkte benannt. Ein konstitutives Moment ist das Ziel, den Patienten wo möglich nicht als passiven Leistungsempfänger zu behandeln, sondern aktiv in den Versorgungsprozess einzubeziehen.

Das Postulat der Patientenorientierung zieht alle wichtigen Merkmalsdimensionen der Krankenhausversorgung in den Blick. In der Abgrenzung von Bleses (2005): Behandlung und Pflege, Information und Beratung, Kommunikation, Interaktion, Service- und Dienstleistung. Mit Blick auf diese Dimensionen sind eine Fülle von Indikatoren vorgeschlagen worden, um das Leistungsprofil eines Hauses unter dem Gesichtspunkt der Patientenorientierung zu erfassen und Ansatzpunkte für Optimierungsbemühungen zu markieren. Aus Patientenbefragungen ist bekannt, dass namentlich der Kommunikation mit Ärzten und Pflegekräften große Bedeutung beigemessen wird (Braun & Müller 2006). Eine entsprechend ausgerichtete Mitarbeiterführung und -motivation gelten als wichtige Faktoren der Patientenorientierung im Krankenhausalltag. Aber: Das Krankenhaus muss immer einen Kompromiss suchen zwischen organisatorischen „Imperativen" auf der einen Seite und der Forderung nach einer patientenorientierten Versorgung auf der anderen Seite (vgl. Bauch 2000: 98ff.). Empirische Studien dazu sind leider Mangelware; wir wissen wenig darüber, wie das Thema „Patientenorientierung" in der mikropolitischen Welt des Krankenhauses unter ökonomischen Bedingungen prozessiert wird, die der Beachtung psychosozialer

Versorgungsaspekte nicht eben förderlich sind (Vogd 2006). Wie und in welchem Umfang wird etwa, um einen wichtigen Aspekt herauszugreifen, der oft postulierte und viel diskutierte Wandel der Patientenrolle im Klinikalltag deutlich? Wie stark zeichnet sich der von Scheibler und Kollegen (2003: 11) schon vor einigen Jahren wahrgenommene „Trend in Richtung des shared decision making" hier ab? Ist der „mündige Patient" am Ende doch eher eine mythische Gestalt, wie Stollberg (ohne den Blick speziell aufs Krankenhaus zu richten) meint (Stollberg 2008)? „The European Patient of the Future" zufolge, einer 2002 in mehreren europäischen Ländern durchgeführten Studie, die auch Stollberg heranzieht, bevorzugen immerhin 51% der deutschen Patienten die gemeinsame gegenüber einer alleinigen Entscheidungsfindung des Arztes oder des Patienten. Inwieweit entspricht der Klinikalltag dem dann doch recht weit verbreiteten Beteiligungswunsch? Eine Befragung von Patientinnen nordrhein-westfälischer Brustzentren vermittelt für dieses spezifische Versorgungssegment ein insgesamt recht positives Bild (Steffen et al. 2009). Die Antworten der Ärzte, die bei einer jüngeren Studie über Auswirkungen der Vergütungsreform auch zur Einbeziehung von Patienten und Angehörigen in die klinische Entscheidungsfindung befragt wurden, stimmen dagegen skeptisch: „Patienten oder Angehörige werden von ca. 95 Prozent der befragten Ärzte selten bis nie an der Klärung von therapeutischen oder diagnostischen Problemen beteiligt" (Klinke 2008: 430).

Unter einem Public-Health-Blickwinkel muss betont werden, dass sich das Postulat der Patientenorientierung auf grundlegende Fragen der Versorgungsorganisation erstreckt. Es erschöpft sich nicht in unmittelbar marketingrelevanten Aspekten einer Kundenorientierung und geht über das einzelne Krankenhaus hinaus (Schott 1993, 1997; vgl. a. Stratmeyer 2002). Namentlich bei chronisch Kranken kommen Fragen der Organisation regionaler Leistungsangebote und der aktiven Einbeziehung des Patienten in den Blick, die den Binnenraum des Krankenhauses überschreiten. Einschlägige Stichworte benennen klassische, aber – wie die Verankerung eines Rechtsanspruchs auf ein intersektorales „Versorgungsmanagement" im SGB V unterstreicht – keinesfalls obsolete Gestaltungsforderungen, die sich um die Sollvorstellung einer integrierten Versorgung gruppieren: ganzheitliche, psychosoziale Aspekte berücksichtigende Betreuung, Behandlungskontinuität, Mobilisierung des Patienten als „Koproduzenten" seiner Gesundheit. Das strukturelle Fundament einer an diesen Forderungen ausgerichteten Versorgung sind integrative Arrangements in und zwischen Organisationen (multidisziplinäre Behandlungsteams, Versorgungsnetzwerke).

Ein primärer Aspekt der Situation des Krankenhauspatienten ist dessen Sicherheit. 1999 erschien in den USA „To err is human: Building a safer health system"(Kohn et al. 1999). Der Bericht des Institute of Medicine wartete mit alarmierenden Zahlen auf: 3,7% der in den Vereinigten Staaten stationär behandelten Patienten trügen Behandlungsschäden davon, die zu 70% vermeidbar seien. Die Zahl der behandlungsbedingten Todesfälle wurde auf 44.000 - 98.000 pro Jahr geschätzt. Im Gefolge von „To err is human" hat das Thema Patientensicherheit auch in Deutschland einen steilen Aufmerksamkeitszuwachs erfahren. Auf Basis einer Hochrechnung aus internationalen Studien ist das Aktionsbündnis Patientensicherheit zu einem Schätzwert von jährlich 17.000 Todesfällen gelangt. Die Gegenstände, mit denen sich die Forschung im Kontext des Sicherheitsthemas beschäftigen muss, schließen neben der Häufigkeit unerwünschter Ereignisse (behandlungsbedingter Schädigungen), der geeigneten Erhebungsmethodik, Fragen der Bildung von Sicherheitsindikatoren u.a.m. auch soziale Größen wie die „Teamfaktoren" (Kommunikation, Supervision, Verantwortlichkeit) ein, auf deren Bedeutung einschlägige Arbeiten verwiesen haben. Hervorgehoben und als wichtiger Forschungsgegenstand markiert wird zudem die (organisations-, professions-)kulturelle Seite der Sicherheitsthematik (Schrappe 2006).

Die Notwendigkeit einer organisations- oder systembezogenen Betrachtung ist also auch mit Blick auf das Forschungs- und Handlungsfeld Patientensicherheit zu betonen. Dass Risikomanagement im Krankenhaus generell nicht nur am individuellen Verhalten der Mitarbeiter ansetzen darf, sondern organisationsbezogene Maßnahmen einschließen muss, ist eine Forderung, die sich aus der neueren Qualitäts- und Risikoforschung mit Nachdruck ableitet (z.B. Leape 1997). West (2000) hat in ihrer Synopse organisationssoziologischer Beiträge zur Untersuchung „unerwünschter Ereignisse" Merkmalsdimensionen herausgearbeitet, auf denen sich sowohl Risikoquellen wie Ansatzpunkte zur Erhöhung der Patientensicherheit verorten lassen: Arbeitsteilung und Spezialisierung (Risikobereich: Bildung je spezifischer, tendenziell gegeneinander abgeschotteter Wissensdomänen); Kommunikationsstrukturen (Entstehung von Kommunikationsbarrieren durch das Wirken des „Homophilieprinzips" in Hinsicht auf Status, Berufsgruppe, Geschlecht); Verantwortungsverteilung (das „Problem der vielen Hände" – die in komplexen Organisationen oft undeutliche Zuordnung von Verantwortlichkeiten).

1.2 Betriebliche Gesundheitsförderung / Betriebliches Gesundheitsmanagement

Die Einsicht, dass Zusammenhänge zwischen der Situation des Krankenhauspatienten und den Arbeitsbedingungen des medizinischen Personals bestehen, hatten Günter Feuerstein und Bernhard Badura im Titel eines 1991 erschienenen Gutachtens in die programmatische Formel gefasst: „Patientenorientierung durch Gesundheitsförderung im Krankenhaus" (Feuerstein & Badura 1991). Patientenorientierung, so die Autoren, bedinge eine umfassend angelegte Strategie der Organisations- und Technikgestaltung (z.b. durch eine Über- wie Unterforderungen minimierende Arbeitsgestaltung, die Erweiterung von Handlungsspielräumen, eine alternativenbewusste Technikauswahl u.a.m.). Im Jahr darauf begann ein Forschungs- und Interventionsprojekt, das die Etablierung eines Gesundheitszirkels in einem großen Krankenhaus zum Ziel hatte. Dieses Projekt war nicht nur mit seiner systembezogenen Ausrichtung modellhaft, sondern konnte auch den angenommenen Zusammenhang zwischen betrieblicher Gesundheitsförderung und Versorgungsqualität belegen (Müller et al. 1997).

Für die Arbeitssituation vieler Krankenhausmitarbeiter ist eine hohe Anforderungs- und Belastungsintensität charakteristisch. Der Pflegedienst, dem in Forschung und Praxis bislang die größte Aufmerksamkeit zuteil wurde, ist durch ein ganzes Bündel von Belastungsfaktoren geprägt: Neben die körperlichen Belastungen (z.b. schweres Heben oder Umgang mit gesundheitsgefährdenden Arbeitsstoffen) treten Faktoren wie Zeitdruck, Schichtarbeit, schneller Anforderungswechsel, Leidbelastung, wahrgenommene Diskrepanzen zwischen Verantwortung und Anerkennung, geringe Einflussmöglichkeiten und die mangelnde Vereinbarkeit von Beruf und Familie. Hohe Fehlzeiten, Fluktuationsraten und Aussteigerquoten sind wesentlich auf diese Situation zurückzuführen. Bei der NEXT-Studie (Nurses Early Exit Study) zur Arbeitssituation von (examinierten) Pflegekräften, die vor einigen Jahren in 10 europäischen Ländern durchgeführt wurde, ergaben sich für das deutsche Kollektiv bei einer Reihe von Indikatoren vergleichsweise schlechte Werte, so bei den (quantitativen) Anforderungen, den Arbeitszeiten, der Arbeitsfähigkeit und der Absicht, den Beruf zu verlassen. Das Missverhältnis zwischen wahrgenommenen (quantitativen wie qualitativen) Anforderungen und wahrgenommener Belohnung (Gehalt, berufliche Entwicklungsmöglichkeiten, Aufstiegschancen, Arbeitsplatzsicherheit, soziale Anerkennung) war bei den deutschen Pflegekräften am größten (Hasselhorn & Müller 2005).

Nach Befragungsdaten, die im Projekt „Wandel in Medizin und Pflege im DRG-System" erhoben wurden, hat sich die Situation in den zurückliegenden Jahren eher verschlechtert. So wuchs der Anteil der Pflegekräfte, die sich unzureichend ausgebildet fühlen oder um ihren Arbeitsplatz fürchten, weil sie sich überfordert sehen, von 1,6% auf 8,3%. Dass vom Stellenabbau in der Krankenpflege keine positiven Impulse ausgegangen sind, muss nicht eigens betont werden. Auch bei den Krankenhausärzten zeigen die Daten einen Rückgang der Arbeitszufriedenheit, der sich aus dem Gefühl andauernder Überforderung speist (Klinke 2008: 43).

Die psychosoziale Belastungssituation deutscher Krankenhaus-Chirurgen ist jüngst in einem Projekt der Hans-Böckler-Stiftung untersucht worden (Knesebeck et al. 2009, 2010). Es zeigten sich ausgeprägte Arbeitsbelastungen (Job Strain, Gratifikationskrisen), wobei die Belastungsrisiken besonders hoch waren, wenn Ärzte eine niedrige Position bekleideten und lange Arbeitszeiten hatten. Die Untersuchung konnte nicht nur den Zusammenhang zwischen Arbeitsstress und gesundheitlicher Befindlichkeit der Ärzte belegen, sondern auch nachweisen, dass bestimmte Behandlungsaspekte (z.B. Beeinträchtigung durch Müdigkeit) mit psychosozialen Arbeitsbelastungen zusammenhängen.

Wenngleich einschlägige Krankenhausstudien und -projekte die konzeptionelle wie methodische Entwicklung des betrieblichen Gesundheitsmanagements (BGM) befördert und zur Erweiterung seiner Wissensbasis beigetragen haben, bildet das Krankenhaus nicht die Speerspitze betrieblicher Gesundheitspolitik. Dafür gibt es mehrere Gründe (Müller 2009), so die dichte Folge der Gesundheitsreformen, die seit den 1990er Jahren den sektoralen Strukturwandel beschleunigt und die Krankenhäuser beträchtlichem Anpassungsdruck unterworfen haben; die hohe Komplexität der Organisation, die ein umfassendes, soziale Strukturen einbeziehendes BGM zu einem aufwändigen Unterfangen macht; hierarchische Strukturen und Interessenkonflikte, die zu langsamen Entscheidungsprozessen führen und als Umsetzungshindernisse wirken können; mangelhaft koordinierte Arbeitsprozesse; sozialisationsbedingte Orientierungsdifferenzen der verschiedenen Berufsgruppen. Hinzu kommt das Problem, dass die überbetrieblichen BGM-Akteure im Krankenhaus zum Teil nicht nur als Berater agieren, sondern zugleich als Kostenträger Vertragspartner des Hauses sind.

Dennoch hat sich das Krankenhaus als Praxisfeld der Gesundheitsförderung und des Gesundheitsmanagements fest etabliert. Zu konstatieren ist nicht nur eine gewachsene Anzahl externer und interner Akteure, sondern auch eine Zunahme einrichtungsübergreifender Aktivitäten (für eine knappe Übersicht vgl. Müller 2010). So hebt das 1996 gegründete Deutsche Netz Gesundheitsfördernder Krankenhäuser die Mitarbeiterorientierung (und in diesem Zusammenhang die betriebliche Gesundheitsförderung) als eines der Ziele hervor, über die sich das gesundheitsfördernde Krankenhaus definiert (DNGfK 1999). Die „quantitative Veränderung der Anbieterstruktur lässt allerdings keine Rückschlüsse darauf zu, inwieweit, mit welcher Ausrichtung und Qualität BGF [betriebliche Gesundheitsförderung] und BGM inzwischen Einzug in Krankenhäuser genommen haben, und inwieweit das Wissen über Vorgehensweisen, Ergebnisse und Effekte systematisch und einrichtungsübergreifend genutzt werden kann" (Müller 2009: 18).

Nach kürzlich erhobenen Befragungsdaten sind deutsche Krankenhäuser vor allem auf dem (gesetzlich verankerten) Gebiet des Arbeitsschutzes aktiv, während man die betriebliche Gesundheitsförderung erst in einem Teil der Häuser als strategisch bedeutsames Handlungsfeld wahrnimmt. Zudem haben relativ wenige Häuser ein umfassendes, berufsgruppenübergreifendes Gesundheitsmanagement installiert, das einzelne Ansätze und Instrumente entwicklungsstrategisch verknüpft (Knesebeck et al. 2009: 107, 183). Ein solches systematisches und organisationsbezogenes Vorgehen wird programmatisch als „betriebliches Gesundheitsmanagement" von punktuellen, primär verhaltensgerichteten Initiativen abgesetzt, wie man sie mit dem Begriff „betriebliche Gesundheitsförderung" weithin assoziiert (vgl. Badura et al. 1999).

Der Frage nach den Effekten der in Krankenhäusern aktuell praktizierten Maßnahmen sind von dem Knesebeck und Kollegen mit Blick auf den Ärztlichen Dienst nachgegangen. Die Antworten der Mediziner formieren sich zum Befund eines „Wirksamkeitsdefizit[s] für den Ärztlichen Dienst" (Knesebeck et al. 2009: 187). Dies gilt für berufliche Anforderungen und Belastungen, Kontrollchancen und Gratifikationen, den physischen wie psychischen Gesundheitszustand, die Fehlzeiten und die Versorgungsqualität.

> „Das betriebliche Gesundheitsmanagement hat damit das gesundheitliche Wohlbefinden der Krankenhausärzte an ihrem Arbeitsplatz bzw. darüber hinaus ihre gesundheitsbezogene Lebensqualität im Allgemeinen einstweilen nur sehr begrenzt beeinflusst" (ebd.).

Ein konzeptioneller Entwicklungsstrang des BGM liegt in der Verknüpfung mit dem Begriff des „Sozialkapitals", das als „Kombination aus Werte- und Beziehungskapital" gefasst wird (Pfaff et al 2005: 108). BGM zielt in dieser Perspektive wesentlich darauf, das Sozialkapital der betreffenden Organisation zu stärken. Gleichzeitig gehört es, wie gerade negative Projekterfahrungen belegen, zu den zentralen Einsatz- und Erfolgsbedingungen des BGM, dass Gesundheit und Wohlbefinden der Mitarbeiter im Werte- und Zielhaushalt der Organisation und namentlich ihrer Leitungsebenen bereits einen gewissen Stellenwert haben (vgl. Pfaff et al. 2005).

Das eingangs erwähnte Projekt war bundesweit das erste, das sich einen systembezogenen Ansatz zu Eigen gemacht hat. Fragen der Kommunikation und Kooperation im Krankenhaus sind dabei von essentieller Bedeutung. Diese Fragen werden heute oft unter dem Begriff der „Schnittstelle" thematisiert.

1.3 Schnittstellen

Dieser Begriff, der in den 1990er Jahren in die gesundheitswissenschaftliche Diskussion Einzug gehalten hat (Feuerstein 1993), adressiert in seiner generalisierten Fassung das Problem der Integration differenzierter Systeme, seien es technische, sozio-technische oder soziale Systeme. Die Bedeutung der Integrationsthematik für die Gesundheitsversorgung liegt auf der Hand. Sie ergibt sich aus zentralen Merkmalen und Entwicklungslinien moderner Gesundheitssysteme. Die heutige Krankenbehandlung und speziell die Organisation Krankenhaus sind im Gefolge des medizinisch-technischen Fortschritts durch ein hohes Maß an Arbeitsteiligkeit und funktionaler (Binnen-)Differenzierung geprägt (Badura & Feuerstein 1994). Daraus resultiert ein hoher Koordinationsbedarf, dessen Befriedigung sich angesichts allfälliger Verselbständigungstendenzen auf Seiten von Organisationen, Organisationsgliederungen und Berufsgruppen keineswegs von selbst versteht. Dies gilt bereits für viele kurative Behandlungsverläufe, erst recht aber für die chronischen Erkrankungen, die das Krankheitspanorama in modernen Gesellschaften prägen. Der Versorgungsbedarf umfasst hier ein Bündel akutmedizinischer, rehabilitativ-sekundärpräventiver, beratender und unterstützender Leistungen, die unter Umständen über lange Zeiträume erbracht werden müssen.

Bereits Mitte der 1970er Jahre hat sich eine vom Wirtschafts- und Sozialwissenschaftlichen Institut des DGB herausgegebene Publikation der Integrationsthematik gewidmet (WSI 1976). Aber erst in den letzten Jahren ist im Gefolge der Vergütungsreform und politischer Regelungen zur Förderung integrativer Angebotsentwicklungen ein stärkerer Trend zur Bildung formalisierter, sektorübergreifender Kooperationsbeziehungen festzustellen. Mit dem GKV-Wettbewerbsstärkungsgesetz ist nun, wie schon erwähnt, ein Rechtsanspruch des Versicherten auf ein intersektorales Versorgungsmanagement ins SGB V aufgenommen worden. Die Leistungserbringer sind danach verpflichtet, mit Unterstützung der Kostenträger eine adäquate Anschlussversorgung sicherzustellen (§ 11 (4) SGB V).

1.3.1 Interne Schnittstellen

Das Schnittstellen-/Vernetzungsthema bezieht sich nicht nur auf interorganisationale und intersektorale Behandlungsverläufe, sondern auch auf die Binnenverhältnisse des Krankenhauses. Krankenhäuser sind intern hochgradig differenzierte soziale Gebilde mit ausgeprägt arbeitsteiligen Leistungsprozessen. Interne Differenzierungslinien verlaufen entlang der Abgrenzungen zwischen Berufsgruppen, Fachgebieten und Funktionsbereichen. Neben der funktionalen Differenzierung ist die Krankenhausorganisation auch formal-hierarchisch gegliedert. Krankenhäuser weisen zudem vielfältige informelle Rangabstufungen auf.

Die traditionelle, berufsständisch „versäulte" Krankenhausstruktur ist oft als Faktor kritisiert worden, der einer unter Qualitäts- und Effizienzaspekten rationalen Ablauforganisation entgegensteht. Vor dem Hintergrund dieser Kritik sind

„Prozessorientierung" und „Prozessmanagement" zu Topoi auch der kranken-hausbezogenen Gestaltungsdiskussion avanciert. Mit diesen Begriffen ist kein konzises Strukturierungsschema, sondern ein Ensemble von Organisationsfor-men und -instrumenten angesprochen, die sich in Hinsicht auf Reichweite und Interventionstiefe unterscheiden. Der Grundgedanke ist, dass die – kundenorien-tiert zu bestimmenden – Anforderungen der Geschäftsprozesse primärer Bezugs-punkt der Organisationsgestaltung sein sollen.

Ein prozessorientiertes Organisationsdesign ist durch Einheiten charakteri-siert, die Geschäftsprozesse so umfassend wie möglich durchführen und relativ wenig Interdependenzen mit anderen Einheiten aufweisen, wodurch der Koordi-nationsaufwand begrenzt wird. Innerhalb einer (z.B. als Profitcenter verfassten) Organisationseinheit werden Aufgaben autonom von multidisziplinären Teams erledigt. Wichtige Instrumente einer prozessorientierten Organisationsgestaltung sind Behandlungspfade und eine prozessbezogene Kostenrechnung, verbunden mit einem entsprechenden Kostenmanagement. „Prozessorientierung" ist eine – empirisch nicht direkt fassbare – Variable und kann namentlich in Krankenhäu-sern mit ihren stark funktionsbasierten Strukturelementen niemals alleiniges Gestaltungsprinzip sein.

Bekannt wurde die Idee der Prozessorientierung Anfang der 1990er Jahre als Leitkonzept des Business Process Reengineering (BPR). Eine prozessbasierte Organisation muss aber nicht Ergebnis „radikalen" Wandels sein, wie ihn BPR-Projekte charakteristischerweise anstreben, sondern kann Schritt für Schritt reali-siert werden (Merz et al. 2008).

Vera und Kuntz sind der Frage, ob Prozessorientierung in Krankenhäusern effizienzträchtig ist, mit einer quantitativen Studie nachgegangen. Ihre Antwort ist positiv, wobei speziell ein entsprechendes Prozessmanagement effizienzför-derlich zu sein scheint (Vera & Kuntz 2007). Der Versuch, die Organisation (stärker) prozesszentriert auszurichten, wird aber gerade in Krankenhäusern mit ihrer traditionell ausgeprägt funktionsorientierten Binnengliederung und ihren stark spezialisierten Mitarbeitern auf Widerstand stoßen.

Einen BPR-Versuch in einem englischen Krankenhaus haben McNulty und Ferlie (2004) untersucht. Sie zeigen, warum und wie ein top-down initiierter Transformationsversuch sich in der komplexen Organisation Krankenhaus wund laufen kann. Im Ergebnis blieb der Transformationsprozess weit hinter den Er-wartungen der Initiatoren zurück, deren „radikale" Ambitionen nicht zum Tragen kamen. Stattdessen erfolgten Veränderungen, die die bestehenden, funktional basierten Organisationsstrukturen großenteils reproduzierten.

McNulty und Ferlie erklären diesen Befund durch die Unvereinbarkeit der Prozessorientierungs-Ideale mit bestehenden und beharrungskräftigen Struktu-ren. Die Grenzen, an die das Top-Management bei dem Versuch stieß, die Reorganisation seiner Wahl durchzuführen, erwuchsen daraus, dass sich die Ebene der klinischen Arbeitsvollzüge dem gestaltenden Zugriff der obersten Leitungsinstanzen weitgehend entzieht. Zwar ist die ärztliche Autonomie heute stärkeren Einschränkungen unterworfen, sie bleibt aber eine wichtige Bestimmungsgröße namentlich auf der klinischen Handlungsebene.

Zu einem in mancher Hinsicht ähnlichen Ergebnis gelangten Rüegg-Stürm und Kollegen in einer Fallstudie über ein intraorganisationales Vernetzungsprojekt. Hier wurde das orientierungsleitende Organisationsmodell durch eingeführte Routinen „übersteuert", so dass es sich im Klinikalltag nicht durchsetzen konnte. Wird versucht, so das Resümee der Forscher, neue Strukturen zu etablieren, „ohne vorgängig sorgfältig die Mikro-Ebene bearbeitet zu haben, besteht die Gefahr, dass erstens die Ungewissheit in der Einführungsphase (…) groß ist. Zweitens tendiert die Organisation, dann in traditionelle Muster zurückzufallen, wenn sie dadurch die erzeugte Ungewissheit bewältigen kann" (Rüegg-Stürm et al. 2009: 204). Vernetzungsvorhaben müssen sich m.a.W. am konkreten Alltag der betreffenden Organisation(en) ausrichten. Sind stattdessen abstrakte Konzepte orientierungsleitend, läuft der Reorganisationsversuch das Risiko, sich an bestehenden Strukturen zu brechen.

Zentrale Erfolgsvoraussetzungen sind die Einbindung und das Engagement der Ärzte, denen ihre Schlüsselstellung im Behandlungsprozess erhebliche Obstruktionsmacht verschafft. Als weitere Erfolgsfaktoren gelten Engagement und Führungskompetenz des Top-Managements und eine Organisationskultur, in der Teamarbeit, offene Diskussion, Informationsaustausch und Kundenorientierung als Werte verankert sind.

1.3.2 Externe Schnittstellen / Interorganisatorische Vernetzung

In der Diskussion um die Vergütungsreform ist speziell auch die Schnittstelle zwischen Krankenhausversorgung und (stationärer) Rehabilitation thematisiert worden. Viele Beobachter haben darauf hingewiesen, dass die Institutionalisierung ökonomischer Anreize zur Minimierung der Verweildauer das Risiko vorzeitiger Verlegungen oder Entlassungen birgt. Unter Qualitätsgesichtspunkten ist die Akut-/Reha-Schnittstelle daneben vor allem hinsichtlich des Kontinuitätspostulats bedeutsam, der Forderung also, das Behandlungsgeschehen solle über Einrichtungswechsel hinweg zeitlich und sachlich bruchlos verlaufen und von unnötigen Verzögerungen und Wiederholungen frei bleiben.

Größter Rehabilitationsträger ist in Deutschland die Rentenversicherung. Für viele Patienten schließt die Schnittstelle zwischen Akutversorgung und Rehabilitation daher einen Wechsel des Kostenträgers ein. Um diesen Wechsel nicht zum Störfaktor des Behandlungsablaufs werden zu lassen, hat die Renten-versicherung das AHB-Verfahren eingeführt. Es soll bei bestimmten Indikationen die administrativen Voraussetzungen für einen nahtlosen Transfer des Patienten vom Krankenhaus in die Reha-Klinik schaffen und gilt als bewährte, kontinuitätsförderliche Regelung.

Wie sich die Krankenhaus/Reha-Schnittstelle auf der Behandlungsebene darstellt, hängt weitgehend von Entscheidungen der Leistungserbringer (Ärzte, Pflegekräfte, Sozialdienstmitarbeiter) in den beteiligten Einrichtungen ab. Wenn diese Einrichtungen eigenständige Organisationen sind und keine vertraglich fixierten Regelungen bestehen, haben die Versorgungsakteure einen relativ großen Spielraum. Zwar unterliegt die Wahl der Klinik (bzw. eine entsprechende Empfehlung an den Patienten) bestimmten Einschränkungen. Die Einrichtung muss vom zuständigen Kostenträger belegt werden und soll im Regelfall nicht weiter als 200 km vom Wohnort des Patienten entfernt liegen. Davon abgesehen fallen Fragen des Schnittstellenmanagements jedoch in den Hoheitsbereich der Leistungserbringer.

Dadurch kann Einflussgrößen eine beträchtliche Bedeutung zuwachsen, die Cisholm (mit Blick auf einen anderen Sozialbereich) als „informelle Organisation" beschrieben hat (Cisholm 1989). Diese „Organisation" besteht aus einer Struktur informeller Kommunikationskanäle, Verhaltensnormen und Übereinkünfte, die den Rahmen für Abstimmungsvorgänge etwa zwischen Ärzten verschiedener Einrichtungen abgibt. „Informell" heißt, dass diese koordinativen Arrangements nirgendwo als „Dienstwege" usw. schriftlich fixiert sind, bedeutet aber nicht, dass arbeitsfremde Aspekte im Vordergrund stehen. Informelle Strukturen entwickeln sich mit primärem Bezug auf Aufgaben und Probleme in der Zusammenarbeit zwischen den Einrichtungen und werden zumeist „regulär" aktiviert, weil sie die Aufgabenerfüllung erleichtern. Sie basieren auf persönlicher Bekanntschaft, sind aber eng an die Entscheidungskompetenz der betreffenden Akteure geknüpft. Informelle Strukturen können verschiedene Hintergründe haben: eine positive Kooperationsgeschichte, die auch persönliche Beziehungen wachsen lässt; persönliche Bekanntschaft auf anderer Basis, z.B. gemeinsames Studium oder Mitgliedschaft in derselben Fachgesellschaft; Ausbildung in derselben Einrichtung.

Die Vergütungsreform im Krankenhaussektor und die Gesetzgebung zur Integrierten Versorgung haben das unternehmerische wie wissenschaftliche Interesse an Kooperationen zwischen Krankenhäusern und Reha-Kliniken intensiviert, die über die gängige, „informell organisierte" Zusammenarbeit hinausgehen. Das Interesse an solchen Arrangements wird auch durch die Erwartung bestimmt, dass sich der Anbieterwettbewerb im Gesundheitswesen „zunehmend zwischen vertikal integrierten Leistungsketten und Versorgungsnetzwerken abspielen" dürfte (Klemann 2009: 276). Klemann (2007, 2009) hat Erfolgsfaktoren, aber auch Risiken und Hemmnisse einer intensivierten Kooperation in mehreren Fallstudien untersucht. Sie bestätigen die Bedeutung grundlegender Erfolgsbedingungen wie der Leistungsfähigkeit, Kooperationsbereitschaft und Kooperationskompetenz der Partner und ihrer Einsicht in die Notwendigkeit besonderer Managementanstrengungen. Strukturell schlug sich diese Einsicht darin nieder, dass eine Koordinationsstelle eingerichtet oder die ärztliche Leitung mit Koordinationsaufgaben betraut wurde, methodisch darin, dass man eine leistungsanalytisch fundierte Ablaufplanung durchgeführt hat. Als zentrale Steuerungsinstrumente fungieren Behandlungspfade, die schnittstellennahe (Teil-) Leistungen normieren. Träger des Qualitätsmanagements sind sektorübergreifende Arbeitsgruppen und Qualitätszirkel, in denen Kooperationsprobleme und Behandlungspfade erörtert werden. Die Initiative zur Kooperation ging in allen Fällen von der Krankenhausseite aus, die auch bei der Ausgestaltung der Kooperationen die bestimmende Kraft war (Klemann 2009: 290f.).

Die primären Vorteile der Kooperation liegen für beide Seiten in einem verbesserten Zugang zu wichtigen Ressourcen: Die Krankenhäuser profitieren von der gesicherten Verfügbarkeit zeitnaher Verlegungsmöglichkeiten, die Reha-Kliniken von einem stabileren und in der Regel höheren Patiententransfer aus den Partnerhäusern. Hinzu kommen (angenommene) Marketingeffekte (Krankenhäuser) und Reputationsgewinne (Reha-Kliniken). Klemanns Studien machen deutlich, wie wichtig Ressourcenaspekte für die Beantwortung der Frage nach den Bedingungen einer funktionierenden Kooperation zwischen Krankenhaus und Reha-Klinik sind (vgl. a. Staender & Bergner 1996). Organisationstheoretischen Ansätzen, die diese Aspekte in den Vordergrund stellen, kommt deshalb für die Analyse interorganisationaler Integrationschancen in der Gesundheitsversorgung besondere Bedeutung zu. Zwei dieser Ansätze seien knapp skizziert.

Seinem Namen gemäß, legt der Ressourcenabhängigkeitsansatz (Pfeffer & Salancik 1978) den Akzent darauf, dass jede Organisation von anderen Organisationen abhängig ist, die für sie bestands-/erfolgsrelevante Ressourcen kontrollieren. Der Ressourcenbegriff wird dabei in einem weiten Verständnis gebraucht und schließt etwa auch Reputation und Legitimität ein. Der Ansatz sieht grundlegende Verhaltensorientierungen von Organisationen darin, nach Autonomie und Sicherheit zu streben. Organisationen sind existenziell auf Ressourcen angewiesen, über die andere Akteure verfügen, können jedoch ihre Abhängigkeit in Grenzen selbst gestalten (z.B. indem sie Austauschbeziehungen mit mehreren Partnern unterhalten). Zudem eröffnen sich ihnen Chancen aktiver Umweltbeeinflussung, soweit sie selbst für andere essentielle Ressourcen kontrollieren. Das Management ressourcenbezogener Interdependenzen mit Umwelteinheiten ist somit eine primäre Aufgabe jeder Organisation. Den Strategien, die Organisationen dabei anwenden, gilt ein primäres Interesse der Forschung.

Der Ressourcenabhängigkeitsansatz teilt grundlegende Annahmen und Konzepte mit der Transaktionskostentheorie (Ebers & Gotsch 2006: 277ff.). Auch für die Transaktionskostentheorie agieren Organisationen eigeninteressiert, und auch sie geht davon aus, dass sich (korporative) Akteure angesichts unvollständigen Wissens und beschränkter Informationsverarbeitungskapazität nur bedingt rational verhalten können. Vor dem Hintergrund dieser Annahmen richtet sich das Erkenntnisinteresse auf die Transaktionseffizienz institutioneller Arrangements. Dabei werden sowohl die Kosten berücksichtigt, die im Zuge der Anbahnung einer Transaktion entstehen (ex-ante-Kosten), wie auch die Kosten, die bei der Umsetzung vereinbarter Tauschakte anfallen (ex-post-Kosten). Der Kostenbegriff ist zudem nicht auf Zahlungspflichten beschränkt, sondern schließt z.B. Ungewissheiten ein, die sich aus Zweifeln an der Vertrauenswürdigkeit eines Transaktionspartners speisen. Die Eignung eines institutionellen Arrangements zur Transaktionssteuerung hängt von bestimmten Eigenschaften der Transaktion (z.B. unklare Situationsbedingungen) wie des institutionellen Arrangements selbst (z.B. Art und Umfang der Verhaltenskontrolle) ab. Angenommen wird, dass sich das Tauschverhalten von (korporativen) Akteuren wesentlich an den (potentiellen) Transaktionskosten orientiert.

Unter dem Blickwinkel der beiden Ansätze betrachtet man Kooperationen zwischen Versorgungsorganisationen als ressourcenbezogene Tauschvorgänge zwischen korporativen Akteuren, die ihre Autonomie wahren und Transaktionskosten niedrig halten wollen. Man kann unterstellen, dass diese Handlungsorientierungen bedient werden müssen, wenn Versorgungsintegration durch die Vernetzung eigenständiger Organisationen erreicht werden soll. Welche Integrationschancen unter dieser Voraussetzung bestehen, ist eine für Zwecke der Gesundheitssystemgestaltung zentrale Frage, die sich cum grano salis auch mit Blick auf die Binnenwelt des Krankenhauses stellt. In beiden Hinsichten sind die Voraussetzungen, Chancen und Grenzen einer an Integrationszielen ausgerichteten Organisationsgestaltung bedeutende Public-Health-Themen.

2   Organisationskultur als Gegenstand

Bei allen angesprochenen Themen geht es wesentlich um Fragen der „Organisation" – ihrer Analyse und (Um-)Gestaltung. Seit in den achtziger Jahren populäre Managementbücher eine starke Unternehmenskultur als strategischen Erfolgsfaktor herausgestellt haben, zieht die Organisations- oder Unternehmenskultur auch in der Krankenhausliteratur großes Interesse auf sich. Die im ersten Abschnitt zitierte WHO-Definition des gesundheitsfördernden Krankenhauses bewegt sich auf dieser Linie, wenn von einer „die Ziele der Gesundheitsförderung verinnerlichende[n] organisationsbezogene[n] Identität" und einer „gesundheitsförderliche[n] Organisationsstruktur und -kultur" die Rede ist. Konkret wird in der Literatur etwa der Grad der Patienten-/Kundenorientierung als Kulturmerkmal thematisiert oder der Umgang einer Einrichtung mit Risiken und unerwünschten Ereignissen auf ihre Sicherheitskultur zurückgeführt. Das „Sozialkapital" der Organisation ist Bezugspunkt des betrieblichen Gesundheitsmanagements. Und ein basaler „cultural fit" zwischen Gruppen oder Einrichtungen wird zu den elementaren Erfolgsbedingungen inner- wie interorganisationaler Vernetzung gerechnet.

Dass mit dem Kulturbegriff ein analysier- und gestaltbarer Merkmalsbereich von Organisationen abgegrenzt werden kann, ist allerdings nicht genereller Konsens. Es wird auch die Auffassung vertreten, dass Organisationen keine Kultur *haben*, die sich gezielt vergegenständlichen und formen ließe, sondern Kulturgebilde *sind* (vgl. Davies et al. 2000; Scott 2003: 318ff.). Die Aufgabe der Forschung ist es dann, „to understand ‚what is ‚going on' in a situation', recognizing that there is no one correct version, including that one developed by the analyst"(Scott 2003: 323). Krankenhausstudien mögen in dieser Sicht das Verständnis organisationaler Prozesse fördern, sind aber wenig ertragsträchtig, wenn das Interesse der Gewinnung gestaltungsnaher Erkenntnisse gilt.

Geht man mit dem Mainstream der Forschung davon aus, dass kulturelle Merkmale einer Organisation bis zu einem gewissen Grad analytisch isoliert und gezielt beeinflusst werden können, muss man den Gegenstand „Kultur" präzise abgrenzen und differenziert konzeptualisieren. Soweit Organisationskultur als Ensemble bestimmter Organisationsmerkmale verstanden wird, besteht breite Übereinstimmung, dass es sich um spezifische Überzeugungen, Einstellungen, Werte und Normen handelt, die organisationsweit oder bei signifikanten Mitgliedergruppen als Handlungsorientierungen wirksam sind. Dabei schließt der Begriff keine Homogenitätsannahme ein; eine Organisationskultur kann sich als Komplex differenzierter, fragmentierter, widersprüchlicher (Sub-)Kulturen verschiedener Organisationsgliederungen oder Mitgliedergruppen präsentieren.

Keine Einigkeit besteht über die Abgrenzung der für die inhaltliche Beschreibung und Analyse einer Unternehmenskultur relevanten Merkmale. Davies und Kollegen folgend, lassen sich immerhin eine Reihe von Aspekten benennen, bei denen ein relativ breiter Konsens besteht und die speziell auch für die qualitätsbezogene Diskussion im Gesundheitswesen bedeutsam sind: Innovationsneigung/Stabilitätsorientierung; Ausmaß zentraler Steuerung; Kommunikationsmuster; Prozess-/Ergebnisorientierung; interne/externe Aufmerksamkeitsausrichtung;

Kunden-/Mitarbeiterorientierung; Teamorientierung; Konkurrenzorientierung im
Verhältnis zu anderen Organisationen.

Auch ein begrenzter Kulturwandel lässt sich im Krankenhaus nicht einfach
top-down ins Werk setzen. Bedürfnisse, Ängste, Motive der Beschäftigten müssen berücksichtigt werden. Beil-Hildebrand hat in einer eingehenden ethnogra-
phischen Studie untersucht, wie die Leitung eines deutschen Krankenhauses mit
Blick auf qualitätsbezogene und ökonomische Ziele versucht, die gemeinsame
Orientierung der Mitarbeiter/innen auf entsprechende Werte zu stärken (Beil-
Hildebrand 2003). Das Unternehmen stößt auf Skepsis und Widerstände, und
obwohl auch die Beteiligungsmöglichkeiten der Beschäftigten ausgeweitet werden sollen, wird die Initiative im Pflegedienst des Hauses (auf den sich die Studie konzentriert) als Versuch der Arbeits- und Kontrollintensivierung wahrgenommen. Entsprechend entwickelt sich unter den Pflegekräften die Tendenz, der
Managementinitiative rhetorisch Tribut zu zollen, die faktischen Aktivitäten
davon aber mehr oder weniger weit zu „entkoppeln" – ein Verhalten, das sich
auch in den Außenbeziehungen von Versorgungseinrichtungen (etwa gegenüber
Kostenträgern) findet (vgl. Iseringhausen 2007).

Der Literatur zu den Themen „Organisationsentwicklung" und „lernende
Organisation" lassen sich Hinweise und Empfehlungen zum Vorgehen bei Trans-
formationsprojekten entnehmen, die (auch) Aspekte der Organisationskultur im
Blick haben (für eine Übersicht vgl. z.B. Weiner et al. 2006, vgl. a. Grossmann
& Scala 2002; Pelikan & Wolff 1999). Die Kultur einer Organisation gezielt
verändern zu wollen, ist ein höchst anspruchsvolles Vorhaben, das Zeit braucht,
mit großen Wirkungsunsicherheiten behaftet ist und wissenschaftlich nur
schwach fundiert werden kann, was Voraussetzungen und Leistungsfähigkeit
bestimmter Vorgehensweisen betrifft.

> „The changes required are not just structural and procedural but more fundamentally
> encompass attitudinal change and the installation of new values. The task is one of
> engaging hearts and minds which will require actions and words linked with an un-
> usual level of coherence and consistency" (Davies et al. 2000: 117).

3   Ausblick

Erkenntnisse über die Wirkungsweise und Effektivität verfügbarer Interventions-
instrumente zu gewinnen, ist vorrangiges Interesse einer anwendungsnahen Untersuchung der Themen, die im Gegenstandsfeld „Krankenhaus und Public
Health" liegen. Dies gilt namentlich für Instrumente, die auf die Standardisierung von Behandlungsabläufen zielen – Behandlungspfade sind ein prominentes
Beispiel. Ein Cochrane Review hat Behandlungspfaden effizienz- und qualitäts-

förderliche Potentiale attestiert (Rotter et al. 2010). Es fehlt jedoch an empirisch dichten Studien, die Einsatz und Wirkung dieser Instrumente im vielschichtigen mikropolitischen Kontext des Krankenhauses unter Alltagsbedingungen beschreiben.

Beim Bemühen, das Wissen über die sozialen Strukturen und Dynamiken von Krankenhäusern und Versorgungsnetzwerken zu erweitern, bekommt es die Forschung mit der Komplexität dieser sozialen Gebilde zu tun. Krankenhäuser sind mehrstufig aufgebaute, funktional differenzierte Organisationssysteme mit tendenziell widersprüchlichen Zielen, in denen Akteurgruppen mit unterschiedlichen Handlungsorientierungen aufeinander treffen. Hinzu kommt, „dass es in der Welt des Sozialen generell kaum universelle, deterministische Zusammenhänge zwischen zwei in ihren möglichen Ausprägungen unverändert bleibenden Variablen gibt. Vielmehr herrscht Multikausalität und damit Kontingenz: Nicht nur einzelne Ereignisse, sondern auch beobachtbare Regelmäßigkeiten sind durch das Zusammenspiel mehrerer Faktoren bedingt, wobei auch verschiedene Faktorenbündel die gleiche Wirkung zeitigen können" (Mayntz 2009: 88).

Um Wirkungszusammenhänge in sozialen Systemen zu untersuchen, die durch strukturelle Komplexität und Multikausalität gekennzeichnet sind, bieten sich (qualitative) Fallstudien an. Fallstudien sind angezeigte Designs, wenn das Vorhaben Verknüpfungen und Wechselwirkungen in sozialen Kontexten anhand einer Vielzahl von Beobachtungen rekonstruieren will, um „Wie-" und „Warum-Fragen" zu beantworten und verschiedene Handlungsperspektiven aufeinander zu beziehen.

Der konzeptionelle Rahmen entsprechender Studien muss mit Blick auf das Krankenhaus organisationstheoretische und professionssoziologische Zugänge verknüpfen. Einschlägig sind Arbeiten zur „professionellen Organisation", die die strukturellen und dynamischen Besonderheiten formaler Organisationen untersuchen, deren Leistungen wesentlich von Professionals (Ärzte, Lehrer usw.) erbracht werden (vgl. z.B. Klatetzki & Tacke 2005). Generelle (nicht auf einen speziellen Organisationstyp fokussierende) Blickweisen, die speziell auch die Umweltbezüge von Organisationen thematisieren, haben der Ressourcenabhängigkeitsansatz (Pfeffer & Salancik 1978) und die neo-institutionalistische Organisationssoziologie (vgl. Iseringhausen 2007) erarbeitet. Der schon umrissene Resource-Dependence-Ansatz konzeptualisiert die Organisationswelt als Geflecht ressourcenbezogener Interdependenzen zwischen Sozialsystemen, die von extern kontrollierten Ressourcen abhängig (und entsprechend beeinflussbar) sind und zugleich nach Autonomie(-wahrung) streben – eine Interessen und Machtverhältnisse betonende Perspektive, aus der auch der Binnenraum einer Organisation mit ihren Subsystemen betrachtet werden kann. Der Neo-Institutionalismus hebt die Bedeutung institutionalisierter Umwelt-Erwartungen (z.B. Qualitäts- und Sicherheitsanforderungen) hervor, die Organisationen im Interesse der Legitimationsbeschaffung und -sicherung bedienen müssen.

Da Public Health als anwendungsorientierte Disziplin wesentlich die Gestaltung sozialer Systeme im Blick hat, kann sich der analytische Rahmen entsprechender Studien zudem auf Ansätze stützen, die unter der Frage nach Möglichkeiten und Grenzen politischer Steuerung entwickelt wurden, aber auch für Themen der Organisationsgestaltung nutzbar sind. Es handelt sich um den akteurzentrierten Institutionalismus und die sozialwissenschaftliche Steuerungsanalyse. Der akteurzentrierte Institutionalismus (Mayntz & Scharpf 1995) setzt bei der Bedeutung an, die Institutionen als Faktoren des sozialen Lebens zukommt. Institutionen werden als Regel-Konfigurationen mit ordnungsstiftender, koordinierender Funktion verstanden, die Handlungswahlen einschränken und Handlungsmöglichkeiten eröffnen, die Handlungsbestimmung aber nicht determinieren. Die Erklärung sozialer Prozesse muss deshalb auch kognitive und normative Handlungsorientierungen von Akteuren sowie nicht-institutionelle Situationsmerkmale einbeziehen, für deren Analyse eine Reihe von Kategorien vorgeschlagen werden.

Bezugspunkt der sozialwissenschaftlichen Steuerungsanalyse (in der hier angesprochenen Variante) ist das Problem der Koordination arbeitsteiliger Leistungszusammenhänge. In Organisationen wird dazu eine Palette sozialer Formen (z.b. hierarchische Strukturen, Verhandlungen, Diskussionen) und Instrumente (z.b. Vorschriften, materielle Anreize, Überzeugungsstrategien) eingesetzt. In Anlehnung an Kaufmann (1991) können drei Dimensionen oder Teilfunktionen der Koordinationsproblematik unterschieden werden: 1. (normative) Orientierung (z.b. durch Behandlungsleitlinien oder Behandlungspfade), 2. Befähigung und Motivation (z.b. durch Informationen und materielle Anreize), 3. Kontrolle/Evaluation/Feedback (z.b. durch Berichtssysteme). Die Grundannahme dieses analytischen Ansatzes ist, dass erfolgreiche soziale Steuerung aufeinander abgestimmte Instrumente für alle drei Dimensionen des Steuerungsproblems voraussetzt. Behandlungsleitlinien ärztlicher Fachgesellschaften etwa decken nur die erste Teilfunktion ab und sind in der Regel nicht mit spezifischen Verhaltensanreizen und Kontroll- oder Evaluationsmechanismen verknüpft. Es erstaunt denn auch nicht, wenn von derartigen Leitlinien nur geringe Verhaltenswirkungen ausgehen. Institutionelle Regelungen lassen sich mit Hilfe der genannten Kategorien im Hinblick auf ihre Steuerungsleistungen untersuchen (und ggf. gestalten). In Bezug auf ein konkretes Steuerungsproblem ist dann hinsichtlich jeder dieser Dimensionen zu fragen, ob das Handeln der Beteiligten in den entsprechenden Kontexten institutionell so konditioniert wird, dass eine effektive Handlungsabstimmung resultiert. Auch die Kulturthematik ist der skizzierten Dimensionierung zugänglich, da Kulturelemente (z.b. gemeinsame Werte, Überzeugungen) orientierungsleitende, motivationale und evaluative Funktionen erfüllen. Dabei ist die steuerungsbezogene Perspektive dem Teil des Kulturdiskurses nahe, der die Organisationskultur als isolier- und gestaltbaren Merkmalsbereich des Krankenhauses begreift.

Da Fallstudien nur zu begrenzt (hypothetisch) generalisierbaren Ergebnissen führen, sind Mehrfachfallstudien, die das Generalisierbarkeitsdefizit zumindest mildern, besonders attraktive Designs, wenn es um die Erweiterung des wissenschaftlichen Wissens darüber geht, was im Interesse einschlägiger Public-Health-Anliegen im und mit dem Krankenhaus „geht" und was nicht.

Literatur

Badura, B. & Feuerstein, G. (1994): Systemgestaltung im Gesundheitswesen. Weinheim: Juventa Verlag.

Badura, B., Ritter, W., Scherf, M. (1999): Betriebliches Gesundheitsmanagement. Ein Leitfaden für die Praxis. Berlin: Edition Sigma.

Bauch, J. (2000): Medizinsoziologie. München: R. Oldenbourg Verlag.

Beil-Hildebrand, M.B. (2003): Institutional Excellence im Krankenhaus – Rhetorik und Realität. Eine ethnographische Studie. Bern: Verlag Hans Huber.

Bleses, H. (2005): Patientenorientierung als Qualitätsmerkmal. Dissertation. Medizinische Fakultät der Charité – Universitätsmedizin Berlin. Online unter: http://edoc.hu-berlin.de/dissertationen (Letzter Abruf: 22.06.2010).

Braun, B. & Müller, R. (2006): Versorgungsqualität im Krankenhaus aus der Perspektive der Patienten. St. Augustin: Asgard.

Cisholm, D. (1989): Coordination without hierarchy: Informal structures in multiorganizational systems. Berkeley, CA: University of California Press.

Davies, H.T.O., Nutley, S.M., Mannion, R. (2000): Organisational culture and quality of health care. In: Quality in Health Care 9: 111-119.

DNGfK – Deutsches Netz Gesundheitsfördernder Krankenhäuser (1999): Homburger Leitlinien. Online unter: www.dngfk.de/downloads (Letzter Abruf: 22.06.2010).

Ebers, M. & Gotsch, W. (2006): Institutionenökonomische Theorien der Organisation. In: Kieser, A. & Ebers, M. (Hrsg.): Organisationstheorien. Stuttgart: Verlag W. Kohlhammer: 247-309.

Feuerstein, G. & Badura, B. (1991): Patientenorientierung durch Gesundheitsförderung im Krankenhaus. Zur Technisierung, Organisationsentwicklung, Arbeitsbelastung und Humanität im modernen Medizinbetrieb. Düsseldorf: Hans-Böckler-Stiftung.

Feuerstein, G. (1993): Systemintegration und Versorgungsqualität. In: Badura, B., Feuerstein, G., Schott, T. (Hrsg.): System Krankenhaus. Weinheim: Juventa Verlag: 41-67.

Goffman, E. (1973): Asyle: über die soziale Situation psychiatrischer Patienten und anderer Insassen. Frankfurt am Main: Suhrkamp.

Grossmann, R. & Scala, K. (2002): Intelligentes Krankenhaus. Innovative Beispiele der Organisationsentwicklung in Krankenhäusern und Pflegeheimen. Mit Beiträgen von K. Heimerl, A. Heller, G. Zepke. Wien: Springer Verlag.

Hasselhorn, H.M. & Müller, B.H. (2005): Arbeitsbelastung und -beanspruchung bei Pflegepersonal in Europa – Ergebnisse der NEXT-Studie. In: Badura, B., Schellschmidt, H., Vetter, C. (Hrsg.): Fehlzeiten-Report 2004. Gesundheitsmanagement in Krankenhäusern und Pflegeeinrichtungen. Berlin: Springer Verlag: 21-47.

Iseringhausen, O. (2007): Die Qualität der Qualität. Anspruch und Wirklichkeit des Qualitätsmanagements im Gesundheitswesen. Stuttgart: Ibidem-Verlag.

Kaufmann, F.-X. (1991): The relationship between guidance, control, and evaluation. In: Kaufmann, F.-X. (Hrsg.): The public sector – challenge for coordination and learning. Berlin: de Gruyter: 213-234.

Klatetzki, T. & Tacke, V. (Hrsg.) (2005): Organisation und Profession. Wiesbaden: VS Verlag für Sozialwissenschaften.

Klemann, A. (2007): Management sektorübergreifender Kooperationen: Implikationen und Gestaltungsempfehlungen für erfolgreiche Kooperationen an der Schnittstelle von Akutversorgung und medizinischer Rehabilitation. Wegscheid: WIKOM-Verlag.

Klemann, A. (2009): Erfolgsfaktoren von Kooperationen zwischen Krankenhäusern und Rehabilitationseinrichtungen. In: Amelung, V.E., Sydow, J., Windeler, A. (Hrsg.): Vernetzung im Gesundheitswesen. Stuttgart: Verlag W. Kohlhammer: 275-295.

Klinke, S. (2008): Ordnungspolitischer Wandel im stationären Sektor. 30 Jahre Gesundheitsreform, DRG-Fallpauschalensystem und ärztliches Handeln im Krankenhaus. Berlin: Pro Business.

Knesebeck, O. v.d., Grosse Frie, K., Klein, J., Blum, K., Siegrist, J. (2009): Psychosoziale Arbeitsbelastungen, Patientenversorgung und betriebliche Gesundheitsförderung im Krankenhaus – Eine Befragung von Ärzten und Krankenhäusern – Projekt der Hans-Böckler-Stiftung. Projektbericht. Düsseldorf. Online unter: www.forum-gesund heitspolitik.de/dossier/PDF/AbschlussberichtTeileIbisIII04032009 (Letzter Abruf: 22.06.2010).

Knesebeck, O. v.d., Klein, J., Grosse Frie, K., Blum, K., Siegrist, J. (2010): Psychosoziale Arbeitsbelastungen bei chirurgisch tätigen Krankenhausärzten. Ergebnisse einer bundesweiten Befragung. In: Deutsches Ärzteblatt 107: 248-253.

Kohn, L.T., Corrigan, J.M., Donaldson, M.S. (1999): To err is human: Building a safer health system. Washington: Institute of Medicine.

Leape, L.L. (1997): A systems analysis approach to medical error. In: Journal of Evaluation in Clinical Practice 3: 213-222.

Mayntz, R. & Scharpf, F.W. (1995): Der Ansatz des akteurzentrierten Institutionalismus. In: Mayntz, R. & Scharpf, F.W. (Hrsg.): Gesellschaftliche Selbstregelung und politische Steuerung. Frankfurt am Main: Campus: 39-72.

Mayntz, R. (2009): Kausale Rekonstruktion: Theoretische Aussagen im akteurzentrierten Institutionalismus (2002). In: Mayntz, R.: Sozialwissenschaftliches Erklären. Probleme der Theoriebildung und Methodologie. Frankfurt am Main: Campus: 83-96.

McNulty, T. & Ferlie, E. (2004): Process transformation: Limitations to radical organizational change within public service organizations. In: Organization Studies 25: 1389-1412.

Merz, J., Bucher, S., Rüegg-Stürm, J. (2008): Prozessmanagement im Krankenhaus: Spielarten und deren Wirkungsweisen. In: Schweizerische Ärztezeitung 89: 1673-1676.

Müller, B., Münch, E., Badura, B. (1997): Gesundheitsförderliche Organisationsgestaltung Krankenhaus. Entwicklung und Evaluation von Gesundheitszirkeln als Beteiligungs- und Interventionsmodell. Weinheim: Juventa Verlag.

Müller, B. (2009): Betriebliches Gesundheitsmanagement im System Krankenhaus – Bestandsaufnahme und Ausblick. Expertise im Auftrag der Hans-Böckler-Stiftung. Online unter: http://www.mediconcept.org/S-2008-145-4-1.pdf (Letzter Abruf: 22.06.2010).

Müller, B. (2010): *... und wer denkt an uns?* Gesundheitsförderung in Einrichtungen des Gesundheitswesens. In: Faller, G. (Hrsg.): Lehrbuch Betriebliche Gesundheitsförderung. Bern: Verlag Hans Huber: 252-257.

Pelikan, J.M. & Wolff, S. (Hrsg.) (1999): Das gesundheitsfördernde Krankenhaus. Konzepte und Beispiele zur Entwicklung einer lernenden Organisation. Weinheim: Juventa Verlag.

Pfaff, H., Badura, B., Pühlhofer, F., Siewerts, D. (2005): Das Sozialkapital der Krankenhäuser – wie es gemessen und gestärkt werden kann. In: Badura, B., Schellschmidt, H., Vetter, C. (Hrsg.): Fehlzeiten-Report 2004. Gesundheitsmanagement in Krankenhäusern und Pflegeeinrichtungen. Berlin: Springer Verlag: 81-109.

Pfeffer, J. & Salancik, G.R. (1978): The external control of organizations. New York: Harper and Row.

Rotter, T., Kinsman, L., James, E.L., Machotta, A., Gothe, H., Willis, J., Snow, P., Kugler, J. (2010): Clinical pathways: effects on professional practice, patient outcomes, length of stay and hospital costs. Cochrane Database of Systematic Reviews 2010, Issue 3. Art. No.: CD006632.DOI: 10.1002/14651858.CD006632.pub2.

Rüegg-Stürm, J., Tuckermann, H., Bucher, S., Merz, J., von Arx, W. (2009): Management komplexer Wertschöpfungsprozesse im Gesundheitswesen: Vernetzung beginnt in der Organisation. In: Amelung, V.E., Sydow, J., Windeler, A. (Hrsg.): Vernetzung im Gesundheitswesen. Wettbewerb und Kooperation. Stuttgart: Verlag W. Kohlhammer: 181-209.

Scheibler, F., Janssen, C., Pfaff, H. (2003): Shared decision making: ein Überblicksartikel über die internationale Forschungsliteratur. In: Sozial- und Präventivmedizin 48: 11-23.

Schott, T. (1993): Patienten(re)orientierung: Elemente einer Standortbestimmung. In: Badura, B., Feuerstein, G., Schott, T. (Hrsg.): System Krankenhaus. Weinheim: Juventa Verlag: 254-269.

Schott, T. (1997): Vision „Krankenhaus 2000": Patientenorientierung oder Risikoselektion? In: Schulz-Nieswandt, F. (Hrsg.): „Krankenhaus 2000" im Kontext institutionellen und leistungsrechtlichen Wandels. Weiden: eurotrans-Verlag: 83-99.

Schrappe, M. (2006): Patientensicherheit im Krankenhaus als Gegenstand der Versorgungsforschung. In: Bundesgesundheitsblatt – Gesundheitsforschung – Gesundheitsschutz 49: 198-201.

Scott, W.R. (2003): Organizations: Rational, natural, and open systems. Upper Saddle River, NJ: Prentice Hall/Pearson Education.

Staender, J. & Bergner, E. (1996): Herzchirurgie und kardiologische Rehabilitation: Bedingungen und Folgen einer interorganisatorischen Vernetzung. In: Schott, T., Badura, B., Wolf, P., Wolters, P. (Hrsg.): Neue Wege in der Rehabilitation. Weinheim: Juventa Verlag: 100-119.

StBA – Statistisches Bundesamt (2009): Fachserie 12, Reihe 6.1.1: Grunddaten der Krankenhäuser 2008. Wiesbaden: Statistisches Bundesamt. Online unter: www.destatis.de/publikationen (Letzter Abruf: 22.06.2010).

Steffen, P., Kowalski, C., Scheibler, F., Würstlein, R., Pfaff, H. (2009): Informationsvermittlung und Shared Decision-Making bei Patientinnen mit primärem Mammakarzinom. Ergebnisse der Patientinnenbefragung in den NRW-Brustzentren. In: Geburtshilfe und Frauenheilkunde 69: 1005-1011.

Stollberg, G. (2008): Kunden der Medizin? Der Mythos vom mündigen Patienten. In: Saake, I. & Vogd, W. (Hrsg.): Moderne Mythen der Medizin: Studien zur organisierten Krankenbehandlung. Wiesbaden: VS Verlag für Sozialwissenschaften: 346-362.

Stratmeyer, P. (2002): Das patientenorientierte Krankenhaus. Weinheim: Juventa Verlag.

Vera, A. & Kuntz, L. (2007): Process-based organization design and hospital efficiency. In: Health Care Management Review 32: 55-65.

Vogd, W. (2006): Die Organisation Krankenhaus im Wandel. Eine dokumentarische Evaluation aus Sicht der ärztlichen Akteure. Bern: Verlag Hans Huber.

Weiner, B.J., Helfrich, C.D., Hernandez, S.R. (2006): Organizational learning, innovation, and change. In: Shortell, S.M. & Kaluzny, A.D. (Hrsg.): Health care management: Organization design and behaviour. Clifton Park, NY: Thomson Delmar Learning, 382-414.

West, E. (2000): Organisational sources of safety and danger: Sociological contributions to the study of adverse events. In: Quality in Health Care 9: 120-126.

WSI – Wirtschafts- und Sozialwissenschaftliches Institut des Deutschen Gewerkschaftsbundes (1976): Integrierte medizinische Versorgung. Notwendigkeit, Möglichkeiten, Grenzen. Köln: Bund-Verlag.

Demografischer Wandel in der Arbeitswelt: Ein internationaler Vergleich im Hinblick auf Arbeits- und Beschäftigungsfähigkeit

Gottfried Richenhagen

1 Einleitung

Die Alterszusammensetzung der deutschen Bevölkerung unterliegt einem schleichenden Wandel: Eine geringe Geburtenrate und die verlängerte Lebenserwartung werden dazu führen, dass es in Zukunft immer mehr Ältere und demgegenüber weniger Jüngere in der Bevölkerung geben wird.

Was für die Bevölkerung insgesamt gilt, trifft auch auf die Erwerbsbevölkerung zu. So werden z.b. im Jahr 2020 die 50- bis 64-Jährigen die „Mittelalten" (d.h. die 35- bis 49-Jährigen) als stärkste Gruppe der Erwerbsbevölkerung längst abgelöst haben. Diese als Kohortenwechsel bezeichnete Veränderung findet vermutlich in den Jahren 2013 bis 2015 statt, also bereits in ca. drei bis fünf Jahren. Es kommt zu alternden Belegschaften (vgl. z.b. Richenhagen 2008 mit weiteren Nachweisen).

Wirtschaft und Gesellschaft, Unternehmen und Beschäftigte bleiben grundsätzlich nur zwei Alternativen, um dieser Tatsache zu begegnen: Entweder werden die bisher praktizierten jugendzentrierten Personal- und Unternehmensstrategien fortgeführt, oder es wird eine gesteuerte Entwicklung hin zu alternden, aber dennoch wettbewerbsfähigen Unternehmen eingeleitet. Die Beibehaltung des Status quo birgt folgende Risiken:

- altersbedingte Abschwächung des Produktivitätsfortschrittes durch Verluste von Wettbewerbs-, Innovations- und Beschäftigungsfähigkeit,
- Zunahme der Konkurrenz der Unternehmen um junge Erwerbsfähige („war of talents"),
- Verschärfung regionaler und qualifikationsbezogener „mismatches" am Arbeitsmarkt,
- ganz zu schweigen von den bekannten negativen Folgen für die Finanzierbarkeit der Sozialsysteme.

Dass die zweite Alternative eine realistische Option darstellt, zeigen die Erfahrungen aus vielen anderen, mit Deutschland vergleichbaren Ländern innerhalb und außerhalb der EU. Es gilt, diesen Erfahrungsschatz zu heben. In der hier vom Autor vorgelegten, explorativ ausgerichteten, empirischen Studie ist daher nach arbeitspolitischen, insbesondere arbeitsgestalterischen Maßnahmen gesucht worden, die in diesen Ländern dazu beigetragen haben, die Wettbewerbsfähigkeit von Unternehmen mit alternden Belegschaften zu sichern oder gar zu steigern. Dazu wurden Daten meist öffentlicher Stellen, z.B. von Eurostat (vgl. i.F.) in einer neuen, bisher in der Literatur nicht zu findenden Weise kombiniert.

Aus der Perspektive von Public Health ist die vorliegende Untersuchung den gesellschaftlichen Rahmenbedingungen, also den Systemen, Strukturen und Institutionen zuzuordnen, die auf die Gesundheit, hier im Kontext von Arbeit einwirken. Dabei stehen nicht so sehr - wie der Begriff „demografischer Wandel" vermuten lassen könnte – staatliche, insbesondere gesetzliche Maßnahmen zum Übergang von der Arbeit in die Nacherwerbsphase („Rente mit 67", Altersteilzeit) im Vordergrund, sondern es geht primär um die Frage, wie durch Personalentwicklung (z.B. Weiterbildung) und Arbeitsorganisation (z.B. Erweiterung von Handlungsspielraum) die Gesundheit, genauer die Arbeits- und Beschäftigungsfähigkeit, länger erhalten werden kann. Arbeits- und Beschäftigungsfähigkeit sind dabei die Leitbegriffe, mit denen die Arbeitswelt betrachtet wird. Zur Erläuterung (ausführlicher in Richenhagen 2009):

Der Begriff der *Arbeitsfähigkeit* wurde Anfang der 1980er Jahre in Finnland im Zusammenhang mit dem Arbeitsbewältigungs-Index (work ability index oder kurz WAI) vor allem von Ilmarinen geprägt:

> „Work ability is built on the balance between a person's resources and work demands. A person's resources consist of health and ability, education and competence, and values and attitudes" (Ilmarinen 2005: 132).

Arbeitsfähigkeit bezeichnet also die relative Leistungsfähigkeit eines Mitarbeiters oder einer Mitarbeiterin im Hinblick auf konkrete Arbeitsanforderungen, auf tatsächlich zu erledigende Arbeitsaufgaben; sie wird nicht abstrakt und allgemein als Fähigkeit zur Arbeit verstanden, sondern als Fähigkeit zu bestimmten Aufgaben in bestimmten Situationen. Für deren Pflege tragen Beschäftigte und Unternehmen eine gemeinsame Verantwortung.

> „It seeks a sustainable balance between the requirements of the work and the capacities of the workers and a sharing of responsibility between management and workers in order to bring this about" (University of Warwick et al. 2006: 14).

Die Haupteinflussfaktoren oder „Stellschrauben", die auf die Arbeitsfähigkeit wirken, werden im so genannten Haus der Arbeitsfähigkeit zusammengefasst (vgl. Ilmarinen 2005: 133). Es bringt zum Ausdruck, dass Arbeitsfähigkeit durch Humanressourcen einerseits und Arbeitsanforderungen andererseits sowie durch deren Zusammenwirken weiterentwickelt und gefördert, aber auch reduziert und vermindert wird. Auf Seiten des Beschäftigten sind Gesundheit (i. S. von körperlichem und psychischem Leistungsvermögen), Kompetenz (i. S. von Fertigkeiten und Wissen) und Werte (i. S. von Einstellungen und Motivation) die entscheidenden Faktoren, auf Seiten der Arbeitsanforderungen geht es um Aufgabeninhalt, Arbeitsorganisation, Arbeitszeit, Arbeitsumgebung und Management bzw. Führung.

Der Begriff der *Beschäftigungsfähigkeit* hingegen bezieht auch die Arbeitsmarktsituation mit ein:

„Beschäftigungsfähigkeit beschreibt die Fähigkeit einer Person, auf der Grundlage ihrer fachlichen und Handlungskompetenzen, Wertschöpfungs- und Leistungsfähigkeit ihre Arbeitskraft anbieten zu können und damit in das Erwerbsleben einzutreten, ihre Arbeitsstelle zu halten oder, wenn nötig, sich eine neue Erwerbsbeschäftigung zu suchen" (Blancke et al. 2000: 9).

Rump und Eilers verstehen unter Beschäftigungsfähigkeit „die Fähigkeit, fachliche, soziale und methodische Kompetenzen unter sich wandelnden Rahmenbedingungen zielgerichtet und eigenverantwortlich anzupassen und einzusetzen, um eine Beschäftigung zu erlangen oder zu erhalten" (Rump & Eilers 2006: 21). Kurz gesagt: Beschäftigungsfähigkeit ist andauernde Arbeitsfähigkeit, die sich in stark wandelnden Arbeitsmärkten beweist.

2 Datenlage und methodisches Vorgehen dieser Studie

Internationale Vergleiche finden mittlerweile in vielen Politikbereichen Anwendung, so auch in der Arbeitspolitik[1], die mehr umfasst als Arbeitsmarktpolitik (vgl. z.B. Keller 2009). In der hier vorgelegten Studie war es das Ziel, mittels Vergleich eine arbeitspolitische Strategie zu entwerfen, mit deren Umsetzung in Deutschland eine Erhöhung der Beschäftigungsquote Älterer zu erwarten wäre und sich zugleich die Wettbewerbsfähigkeit im Bereich Human Resources erhalten oder sogar steigern ließe. Dabei wurde in folgenden Schritten vorgegangen:

---

[1] Für das Themenfeld „Demografie und Arbeit" vgl. z.B. Funk 2004, Kraatz et al. 2006, Prager & Schleiter 2006, University of Warwick et al. 2006, Richenhagen 2007.

- Bestimmung von Ländern mit einer höheren Beschäftigungsquote Älterer und einer höheren Wettbewerbsfähigkeit als Deutschland (*Erfolgsländer*),
- Analyse der *Erfolgsfaktoren* in diesen Ländern, insbesondere der auf den Erhalt und die Förderung der Arbeits- und Beschäftigungsfähigkeit bezogenen Strategien, die dort umgesetzt werden, um mit älteren Belegschaften wettbewerbsfähig zu sein,
- Ableiten von Hinweisen für Deutschland.

Ein Standardproblem bei internationalen Vergleichen ist es, die Vergleichbarkeit der herangezogenen Daten sicherzustellen: hinsichtlich Definitionen, Erhebungsverfahren und berücksichtigtem Zeitraum. In der vorgelegten Studie wurde das Problem dadurch gelöst, dass Daten von Eurostat zugrunde gelegt wurden. Mit diesem Statistischen Amt der EU steht ein hochwertiger statistischer Informationsdienst zur Verfügung. Für den Bereich der Beschäftigung stammen die Daten zum großen Teil aus der regelmäßig stattfindenden EU-Arbeitskräfteerhebung (AKE).

Die AKE erfasst auf der Basis entsprechender EU-Verordnungen demografische, soziale und wirtschaftliche Merkmale von Erwerbstätigen, Arbeitslosen und Nichterwerbspersonen. Sie verwendet Begriffe und Definitionen, die den Empfehlungen der Internationalen Arbeitsorganisation (ILO) entsprechen. Die wichtigsten Ergebnisse werden von Eurostat in einer Online-Datenbank der Öffentlichkeit zur Verfügung gestellt (Eurostat 2009). Jährliche Daten für die EU-15-Staaten, also für die 15 Staaten, die vor der so genannten Osterweiterung die EU gebildet haben, liegen im Regelfall seit 1995 vor.

Darüber hinaus wurde bei der Bestimmung von Einzelelementen der Erfolgsfaktoren auf Ergebnisse der Vierten Europäischen Erhebung über Arbeitsbedingungen zurückgegriffen (4. EEA), die die Europäische Stiftung zur Verbesserung der Lebens- und Arbeitsbedingungen alle fünf Jahre durchführt. Im Rahmen dieser Erhebung wurden im Auftrag der Europäischen Stiftung Ende 2005 Gespräche mit fast 30.000 Arbeitnehmern in 31 Ländern geführt, und zwar in der damaligen EU (25 Staaten, kurz EU-25 genannt), den beiden damaligen Beitrittsländern Bulgarien und Rumänien sowie Kroatien, der Türkei, der Schweiz und Norwegen. Die Befrager erfassten in strukturierten Interviews ein breites Themenspektrum, u. a. körperliche Risiken, Arbeitszeiten, Arbeitsorganisation, Beschäftigungsfähigkeit, Arbeitszufriedenheit, Gesundheitsauswirkungen, Fehlzeiten, Nachhaltigkeit der Beschäftigung, Vereinbarkeit von Beruf und Privatleben, Gewalt und Belästigung sowie Arbeitsleistung (vgl. Europäische Stiftung 2008).

Die meisten der hier ausgewerteten Daten beziehen sich auf das Jahr *2005*, das letzte Jahr, in dem die Daten der erwähnten Untersuchungen ungefähr zeitgleich, d.h. innerhalb eines Jahres erhoben wurden. Die AKE-Daten und auch die

im Folgenden verwendeten Daten zur Wettbewerbsfähigkeit werden zwar jährlich erfasst, die nächste, also 5. EEA wurde jedoch erst 2010 durchgeführt und
wird Ende 2010 publiziert werden. Soweit verfügbar, wurden die Daten aus dem
hier zugrunde gelegten Berichtsjahr 2005 um jüngere, bis 2008 reichende Daten
ergänzt.

3 Ergebnisse

3.1 Erfolgsländer

Bei der Bestimmung der Erfolgsländer wurden im Sinne der eingangs definierten
Fragestellung folgende Kriterien zugrunde gelegt (vgl. Abb. 1):

- Die Beschäftigungsquote Älterer, d. h. der 55- bis 64-Jährigen, definiert
  nach Eurostat/AKE (s.u.), ist im Jahr 2005 in diesen Ländern höher als in
  Deutschland.
- Die Wettbewerbsfähigkeit, gemessen am Global Competitiveness Index
  (GCI, vgl. WEF 2005, xvii) des Weltwirtschaftsforums, ist – ebenfalls 2005
  – größer als die Deutschlands.

Die Beschäftigungsquote Älterer ergibt sich nach Eurostat/AKE

„aus dem Dividieren der Anzahl von erwerbstätigen Personen im Alter zwischen 55
und 64 Jahren durch die Gesamtbevölkerung derselben Altersklasse. ... Sie deckt
die in privaten Haushalten lebende Bevölkerung ab, schließt jedoch kollektive
Haushalte wie Pensionen, Studentenwohnheime und Krankenhäuser aus. Die Erwerbsbevölkerung besteht aus Personen, die während der Referenzwoche irgendeine
Tätigkeit gegen Entgelt oder Ertrag mindestens eine Stunde ausgeübt haben oder die
nicht gearbeitet haben, weil sie vom Arbeitsplatz vorübergehend abwesend waren"
(Eurostat 2009).

Der GCI ist ein allgemein anerkannter Indikator des Weltwirtschaftsforums
(WEF), der jährlich die Wettbewerbsfähigkeit von 117 Ländern misst. Er besteht
aus 9 Teilindizes, z.B. zur Infrastruktur, Makroökonomie, Bildung und Technologie. Es gehen sowohl objektivierbare Wirtschaftsdaten ein als auch subjektive
Urteile, die durch eine Befragung erhoben werden (WEF 2005, 2008).

Als Erfolgsländer innerhalb der EU-15-Staaten stellen sich heraus: Finnland, Schweden, Dänemark, Niederlande und Großbritannien, in denen zusammen ungefähr genau so viele Menschen leben wie in Deutschland. Diese Staaten,
unter ihnen sowohl Vertreter des skandinavischen, des angelsächsischen als auch

des kontinentalen Wohlfahrtsstaatsmodells, erscheinen auf den ersten Blick eher heterogen. Bezüglich der „job-quality", der Arbeitsqualität, weisen sie jedoch Gemeinsamkeiten auf, wie sich nicht nur im Folgenden, sondern auch durch andere Untersuchungen zeigt. So bilden die genannten Länder in der theoretisch und empirisch sehr gut fundierten „job-quality taxonomy" von Davoine, Erhel & Guergoat-Lariviere (2008, 49) ein gemeinsames Cluster.

Weitere Erfolgsländer *außerhalb* der EU-15-Staaten sind: die USA, die Schweiz, Norwegen und Japan. In den Folgejahren reduziert sich die Liste der EU-15-Erfolgsländer auf Dänemark, Schweden und Finnland; außerhalb dieses Raumes kommen noch die USA und die Schweiz hinzu (Erhebungsjahr 2008; Eurostat 2009, WEF 2008). Irland und Großbritannien hatten zwar 2008 eine höhere Beschäftigungsquote Älterer als Deutschland, waren aber dem WEF zufolge weniger wettbewerbsfähig.

Abbildung 1:   Ländervergleich Beschäftigungsquote Älterer (BQÄ) und Wettbewerbsfähigkeit (GCI) im Jahre 2005

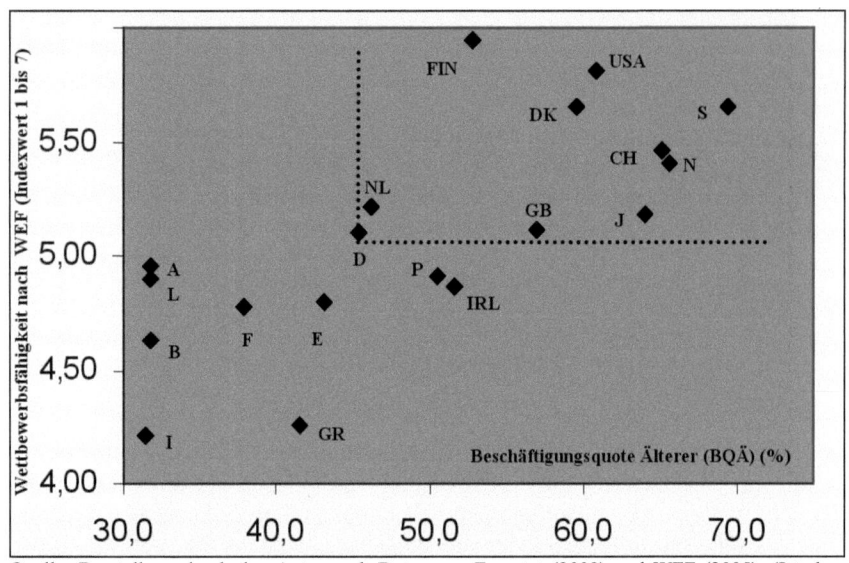

Quelle: Darstellung durch den Autor nach Daten von Eurostat (2009) und WEF (2005); (Länderkennzeichen nach internationalen Kfz-Kennzeichen, folgende Länder mit einer höheren Wettbewerbsfähigkeit als Deutschland werden nicht dargestellt: Taiwan, Singapur, Island, Australien und Kanada).

3.2 Fallbeispiel Finnland

Eine herausragende Stellung unter den Erfolgsländern nimmt Finnland ein, nicht nur deshalb, weil es 2005 durch das Weltwirtschaftsforum als wettbewerbsfähigstes aller untersuchten 117 Länder eingestuft wurde. Finnland konnte auch seit dem Jahr 2000, in dem sich die EU im Rahmen des so genannten Lissabon-Prozesses eine Erhöhung der Beschäftigungsquote Älterer auf mindestens 50 Prozent zum Ziel gesetzt hatte, bei der Beschäftigungsquote Älterer den höchsten Zuwachs unter jenen EU-15-Länder erreichen, die 2005 eine höhere Beschäftigungsquote Älterer als Deutschland hatten (vgl. Tabelle 1). Dies gilt selbst dann, wenn man den Vergleichszeitraum auf 2000 bis 2008 erweitert. Von einem niedrigeren Niveau ausgehend hat Deutschland die Beschäftigungsquote Älterer in diesem Zeitraum allerdings noch stärker gesteigert als Finnland (D: von 37,6 auf 53,8 Prozent (+16,2), FIN: von 41,6 auf 56,5 Prozent (+14,9); vgl. Eurostat 2009).

Um Hypothesen über Erfolgsfaktoren zu gewinnen, wurde Finnland basierend auf der Primär- und Sekundärliteratur einer genaueren Analyse unterzogen (für eine zusammenfassende Darstellung des finnischen Vorgehens vgl. INQA 2006, Ilmarinen 2005 sowie die in Richenhagen 2008 genannte Literatur). Seine Erfolge bei der Beschäftigungsquote Älterer hat Finnland demnach durch ein fünfjähriges Nationalprogramm „Älter werdende Arbeitnehmer" erreicht, das Weiterbildungsprogramme, Gesetzesreformen, Medienkampagnen, Managementschulungen, Forschungs- und Entwicklungsprojekte umfasste und in dem fast alle Ministerien, Verbände und Sozialversicherungen effektiv zusammenarbeiteten. Die Wirksamkeit des Programms lässt sich zusammengefasst auf zwei Faktoren zurückführen: *Erstens* konnten durch verschiedene Maßnahmen innerhalb und außerhalb der Unternehmen die Beschäftigungs- und insbesondere die Arbeitsfähigkeit derzeitiger und zukünftig älterer Arbeitnehmerinnen und Arbeitnehmer erhöht und zugleich die Arbeitsbedingungen alternsgerechter gestaltet werden. *Zweitens* wurden materielle Anreize für vorzeitiges Ausscheiden aus dem Erwerbsleben drastisch zurückgeführt bzw. in positive Anreize für längeres Arbeiten umgewandelt.

Beide Faktoren, so zeigt das finnische Beispiel, sind gleichermaßen zu beachten, wenn die Beschäftigungsquote Älterer erhöht werden soll. Während der zweite Faktor für Deutschland auch im internationalen Vergleich gut untersucht und Nachholbedarf festgestellt wurde (vgl. z.B. Funk & Seyda 2006: 27f., Schmidt & Hartlapp 2008: 9f.), besteht für den ersten Untersuchungsbedarf. Auf ihn soll im Folgenden näher eingegangen werden.

Tabelle 1:   Differenz (Δ) zwischen den Beschäftigungsquoten der Jahre 2005
und 2000 (in Prozent) bei allen EU-15-Ländern mit einer höheren
Beschäftigungsquote Älterer als Deutschland im Jahr 2005

Land	P	DK	S	GB	IRL	NL	FIN
Δ	- 0,2	+ 3,8	+ 4,5	+ 6,1	+ 6,3	+ 7,9	+ 11,1

Quelle: eigene Berechnungen nach Daten von Eurostat (2009), Länderkennzeichen nach internationalen Kfz-Kennzeichen.

3.3 Erfolgsfaktoren bei der Arbeits- und Beschäftigungsfähigkeit

Einzelne Erfolgsfaktoren Finnlands und anderer Erfolgsländer bei der Förderung
von Arbeits- und Beschäftigungsfähigkeit lassen sich sehr gut anhand des hier
zugrunde liegenden Datenmaterials (vgl. Abschnitt 2) überprüfen. Abbildung 2
zeigt z.b. mit dem Zusammenhang zwischen „Lebenslangem Lernen" (LLL) und
der Beschäftigungsquote Älterer im EU-15-Raum, dass die Erfolgsländer weit
vor den anderen EU-15-Staaten liegen. Die Teilnahme am LLL, von Eurostat/AKE definiert als Anteil der Personen zwischen 25 und 64 Jahren, die in
einem Zeitraum von vier Wochen vor dem Befragungszeitpunkt nach eigenen
Angaben an einer Ausbildung oder an einem Unterricht teilgenommen haben
(vgl. Eurostat 2009), ist einer der zentralen Faktoren zum Erhalt und zur Förderung von Arbeits- und Beschäftigungsfähigkeit.

Die Teilnahme am LLL korreliert gut (R^2 > 0,5259) mit der Beschäftigungsquote Älterer und zwar nicht nur im Berichtsjahr 2005, sondern seit 2003
ununterbrochen bis 2007 (vgl. Abbildung 2): Sie erklärt etwa die Hälfte der Varianz der Beschäftigungsquoten Älterer und ist damit einer der wichtigsten Faktoren im Bereich der Arbeits- und Beschäftigungsfähigkeit; andere Faktoren, wie
z.B. Arbeitszufriedenheit, „job-skills-match", Zufriedenheit mit dem Einkommen oder Karrierechancen, haben der 4. EEA zufolge eine weitaus geringere
Bedeutung (R^2 < 0,1). Für Deutschland ist zudem der relativ große Abstand zu
den Erfolgsländern bemerkenswert, der sich auch in den drei nachfolgenden
Jahren nicht verringert hat (Eurostat 2009; 2008er-Daten für Schweden lagen
beim Abschluss dieser Arbeit allerdings noch nicht vor).

Abbildung 2:   Beschäftigungsquote Älterer (BQÄ) und Teilnahme am
Lebenslangen Lernen (LLL) im Jahr 2005 bei den EU-15-Staaten
(für 2003 bis 2007 ergibt sich ein ähnliches Bild (0,5259 < R^2 <
0,5742)).

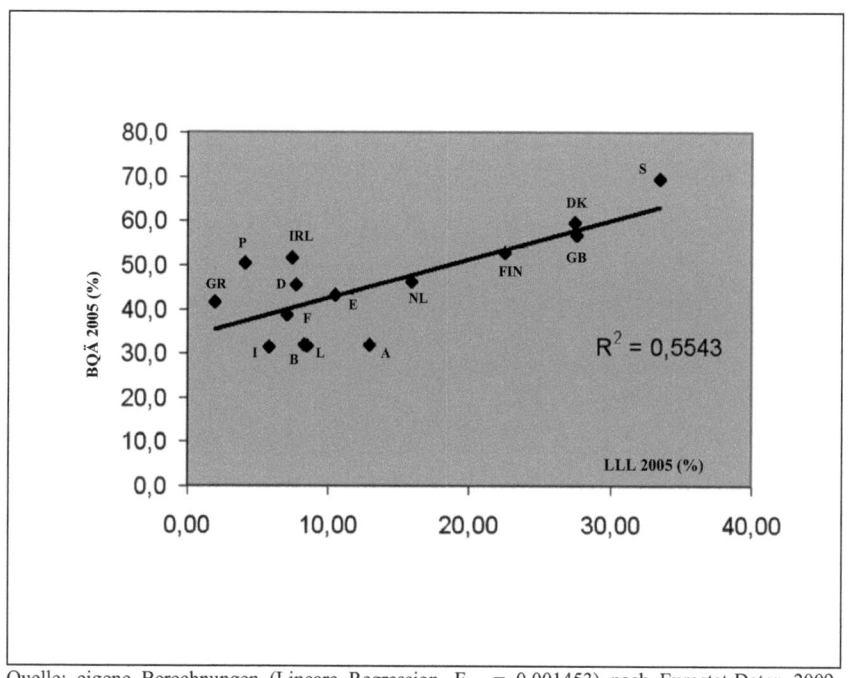

Quelle: eigene Berechnungen (Lineare Regression, F_{krit} = 0,001453) nach Eurostat-Daten 2009,
Länderkennzeichen nach internationalen Kfz-Kennzeichen

Weitere Erfolgsfaktoren ergeben sich durch einen *Gesamtvergleich* Deutschlands
mit den übrigen Ländern. Aus den bisher veröffentlichten Befragungsergebnis-
sen der 4. EEA wurden daher die Indikatoren mit Einfluss auf die Arbeits- und
Beschäftigungsfähigkeit bestimmt, deren Wert für Deutschland schlechter ist, als
der Wert für jedes (!) andere Erfolgsland. Dies sei an den Beispielen „Handlungsspielraum" und „Lernen von Neuem bei der Arbeit" erläutert.

Die EEA enthält vier Fragen, die den Handlungsspielraum bei der Arbeit
inhaltsvalide erfassen (so auch Ilmarinen 2005: 318f.). Handlungsspielraum
bestimmt sich daraus, ob die Reihenfolge der zu erledigenden Aufgaben, das
Vorgehen sowie Arbeitstempo bzw. Arbeitsrhythmus und Pausen selbst bestimmt werden können oder nicht. Im Urteil der Beschäftigten ist der Hand-

lungsspielraum in Deutschland geringer als in allen anderen Erfolgsländern und auch geringer als im EU-15-Durchschnitt (4. EEA). Dies zeigt in einer Zusammenfassung der Ergebnisse Abbildung 3.

Abbildung 3:   Ländervergleich Handlungsspielraum bei der Arbeit im Jahr 2005

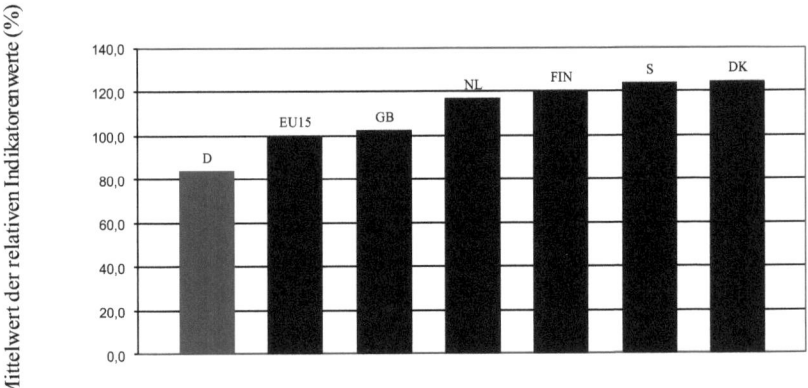

Quelle: eigene Berechnungen nach Daten der 4. EEA (Länderkennzeichen nach internationalen Kfz-Kennzeichen).

Ein ähnlicher Befund ergibt sich auf die Frage: „Schließt die Arbeit, die Sie hauptsächlich ausüben, im allgemeinen das Lernen von Neuem ein?" Abbildung 4 gibt die Prozentwerte der Ja-Antworten wieder und zeigt, dass Arbeitssituationen in deutschen Unternehmen weniger Gelegenheit zum Lernen von Neuem bieten als in den Vergleichsländern und auch als im EU-15-Durchschnitt.

Abbildung 4: Ländervergleich „Lernen von Neuem bei der Arbeit" im Jahr 2005

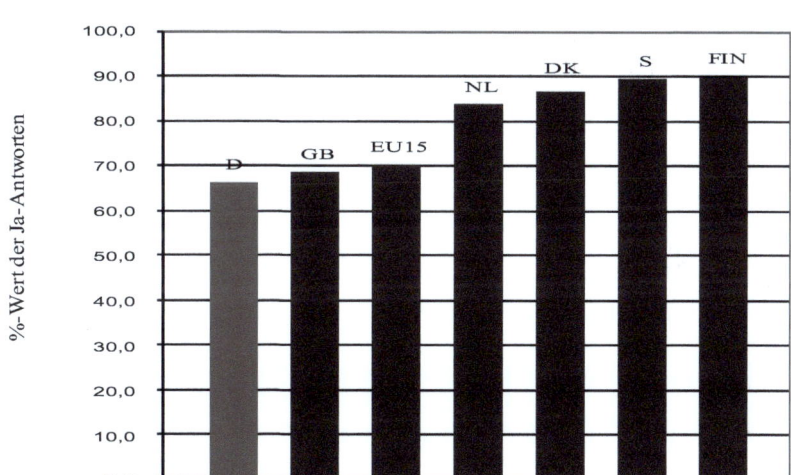

Quelle: eigene Berechnungen nach Daten der 4. EEA (Länderkennzeichen nach internationalen Kfz-Kennzeichen).

Zusammenfassend kann auf Basis des oben dargestellten Gesamtvergleiches festgestellt werden, dass die Beschäftigten in den Erfolgsländern ihre Arbeitssituation in folgenden Aspekten positiver beurteilen als Beschäftigte in Deutschland. Sie geben an:

- mehr Handlungsspielraum bei der Arbeit,
- eine bessere soziale Unterstützung durch Kollegen und Vorgesetzte,
- realistischere Zeitbudgets bei der Erledigung von Arbeitsaufgaben,
- mehr Beteiligung der Beschäftigten in Organisationsfragen und bei der
- Auswahl von mitarbeitenden Kollegen,
- eine lernförderlichere Arbeitsgestaltung durch Lernen von Neuem bei der Arbeit, Selbstbeurteilung der Arbeitsqualität, selbständiges Lösen von unvorhergesehenen Problemen und stärkere Umsetzung eigener Ideen,
- sowie einen geringeren Aus- und Weiterbildungsbedarf im Hinblick auf die von den Beschäftigten ausgeübte Tätigkeit.

Alle hier genannten Elemente stärken direkt oder indirekt die Arbeits- und Beschäftigungsfähigkeit. Denn sie wirken nicht nur positiv auf mindestens einen der vier Haupteinflussfaktoren der Arbeitsfähigkeit (vgl. Abschnitt 1), sondern sie helfen auch, arbeits- und marktbezogene Fähigkeiten zu erhalten und weiterzuentwickeln.

Als „Gegenprobe" stellt sich die Frage, in welchen Elementen Deutschland besser ist als die Erfolgsländer; diese Elemente wären Indizien dafür, dass die Unternehmen und die Beschäftigten der Erfolgsländer für die höhere Wettbewerbsfähigkeit und Beschäftigungsquote Älterer Nachteile in Kauf zu nehmen hätten. Die Antwort auf die „Gegenproben-Frage" lautet: Die Werte Deutschlands, die sich innerhalb der 4. EEA auf die Arbeits- und Beschäftigungsfähigkeit beziehen, liegen mit zwei Ausnahmen immer innerhalb des Wertebereiches der Erfolgsländer. Dies betrifft z.B. physikalische Einwirkungen wie Lärm, Hitze etc. oder auch einige arbeitsorganisatorische Aspekte wie Teamarbeit oder Aufgabenrotation. Von daher wäre zunächst einmal mit keinen Nachteilen zu rechnen.

Allerdings ragt Deutschland in zwei Aspekten positiv über die Erfolgsländer heraus.

Der *erste* Aspekt betrifft die gesundheitlichen Gefährdungen durch die Arbeit. In Deutschland berichten 18 Prozent der Befragten, dass sie ihre Sicherheit und Gesundheit durch die Arbeit gefährdet sehen. In allen anderen Erfolgsländern ist dieser Anteil höher, er liegt dort im Mittel bei 24,8 Prozent. Man kann daran die Hypothese knüpfen, dass eine erhöhte Beschäftigungsquote Älterer in Deutschland für mehr Beschäftigte als derzeit zu gesundheitlichen Problemen führen würde. Dies erscheint insbesondere plausibel, wenn man die derzeit in Deutschland vorzufindenden durchschnittlichen Krankentage Älterer auf eine zukünftige, dann ältere Erwerbsbevölkerung hochrechnet.

Dass die mit älteren Belegschaften zweifellos verbundenen Gesundheitsprobleme nicht zwangsläufig zu einem Anstieg negativer gesundheitlicher Folgen für die Beschäftigten führen *müssen*, lässt sich ebenfalls mit den Daten der 4. EEA zeigen, nämlich z.B. bei der Frage nach dem Fehlen bei der Arbeit wegen gesundheitlicher Gründe. Hier liegt der Anteil der Beschäftigten in Deutschland wiederum innerhalb des Wertebereiches der Erfolgsländer und nicht darunter, wie bei einer uneingeschränkten Gültigkeit der obigen Hypothese zu erwarten wäre. Dies gilt auch, wenn man die durchschnittlichen Fehltage, die ebenfalls in der 4. EEA erhoben wurden, in die Rechnung einbezieht. Auch bei Fragen nach einzelnen, durch die Arbeit auftretenden Gesundheitsbeeinträchtigungen (Rückenschmerzen, Kopfschmerzen, Herzkrankheiten etc.) zeigt sich in der Gesamtschau kein Vorteil Deutschlands gegenüber den Erfolgsländern.

Ältere Belegschaften können also durch geeignete Maßnahmen der Gesundheitsförderung bei der Arbeit gesünder bleiben, als dies derzeit in Deutschland der Fall zu sein scheint. Das Potenzial Betrieblicher Gesundheitsförderung

(BGF) ist hierzulande bei weitem nicht ausgeschöpft, nach Hollederer 2007 (gestützt auf das IAB-Betriebspanel) liegt der Anteil der Unternehmen, die BGF-Angebote machen, bei ca. 20 Prozent. Allerdings zeigt das Beispiel einiger Erfolgsländer auch, dass eine erhöhte Beschäftigungsquote Älterer mit einer erhöhten Quote Erwerbsunfähiger einhergeht (vgl. Kraatz et al. 2006). Gleichwohl sind dort anteilig mehr 55- bis 64-Jährige in Arbeit als in Deutschland.

Der *zweite* Aspekt betrifft folgende Frage: „Denken Sie, dass Sie ihren derzeitigen Beruf auch noch mit 60 Jahren ausüben können?" In Deutschland halten dies mehr Beschäftigte für möglich als in den Vergleichsländern (73,6 Prozent vs. 61,4 Prozent im Durchschnitt der Erfolgsländer). Bemerkenswert an dem Befund für Deutschland ist, dass Arbeitnehmerinnen und Arbeitnehmer die Beschäftigung Älterer viel optimistischer einschätzen, als sie tatsächlich praktiziert wird: Der Beschäftigungsquote Älterer von 45,4 Prozent (2005) steht eine positive Einschätzung der eigenen zukünftigen Beschäftigungsfähigkeit von 73,6 Prozent der Befragten gegenüber.

4 Wegweiser für Deutschland

Nimmt man das Beispiel der Erfolgsländer (weitere Informationen zu diesen Ländern finden sich in Barth et al. 2006) und insbesondere Finnlands im Sinne einer „Best-Practice"-Strategie als Wegweiser, dann sollten für Deutschland folgende Maßnahmen erwogen werden:

- Rückführung von Vorruhestandsmodellen,
- positive Anreize für eine längere Lebensarbeitszeit,
- positive Anreize für die Rekrutierung Älterer durch die Unternehmen,
- Maßnahmen zum Erhalt und zur Förderung der Arbeits- und Beschäftigungsfähigkeit Älterer.

Beim letztgenannten Punkt sind zwei Faktoren besonders wichtig:

- Die überragende Bedeutung des Themas Weiterbildung in den Unternehmen: Die vorgestellten Ergebnisse zur Weiterbildungsteilnahme und Weiterbildungsnotwendigkeit, aber auch zu arbeitsorganisatorischen Elementen, die ein Lernen bei und während der Arbeit fördern, zeigen, dass hier im Vergleich zu den Erfolgsländern erheblicher Nachholbedarf besteht.
- Organisationale Potenziale: Durch Arbeitsorganisation, Führung, Gestaltung der sozialen Beziehungen und Beteiligung lässt sich die Arbeits- und

Beschäftigungsfähigkeit fördern. Dieses Potenzial wird in Deutschland – im Vergleich zu den Erfolgsländern – bislang zu wenig genutzt.

Zu einem ähnlichen Ergebnis im Hinblick auf die Arbeitsorganisation kommt der von der EU herausgegebene Report „Ageing und Employment":

> „It is too simplistic to say that Finland has been pre-eminent amongst the bolder strategists in increasing retirement ages because of its access to more advanced thinking about work, organisation and, yes, age. But a major reason why Germany has held back, has been its recognition of the need to redesign workplaces and working practices so as to make less fraught the transition to older retirement regimes" (University of Warwick et al. 2006: 14).

Gerade bei den organisationalen Potenzialen ist der Vergleich mit den Erfolgsländern in weiteren Aspekten interessant, nämlich hinsichtlich Arbeitstempo und Arbeitsunterbrechungen. In den Erfolgsländern sind anteilig mehr Beschäftigte in ihrem Arbeitstempo von anderen abhängig, seien dies Kollegen, Kunden oder andere Externe. Zudem wird von mehr Arbeitsunterbrechungen wegen unvorhergesehener Aufgaben berichtet (Europäische Stiftung 2008). Man könnte also sagen, in der Arbeitswelt der Erfolgsländer geht es sozial vernetzter und inhaltlich turbulenter zu. Richtig dosiert, scheint auch dies Arbeits- und Beschäftigungsfähigkeit zu fördern. Dass in Schweden, Dänemark und Finnland eher „active jobs" (i. S. des Anforderungs-Kontrollmodells von Karasek), in Deutschland jedoch eher „stress-jobs" (i. S. dieses Modells) vorzufinden sind, unterstützt diese Vermutung (Europäische Stiftung 2008: 65).

5   Diskussion und Ausblick

Die vorliegende, explorative Untersuchung hat starke Indizien dafür erbracht, dass bei Erfolgsländern im demografischen Wandel auch Maßnahmen zur Stärkung der Arbeits- und Beschäftigungsfähigkeit alternder Belegschaften zum Erfolg beigetragen haben. Daraus lässt sich die Hypothese ableiten, dass unter „normalen" wirtschaftlichen Rahmenbedingungen (positive, wenn auch z.T. sehr geringe Wachstumsraten, wie sie im EU-15-Raum 2000 bis 2005 festzustellen waren) eine hohe Beschäftigungsquote Älterer bei zugleich hoher Wettbewerbsfähigkeit erzielt werden kann, dies allerdings nur, wenn die o.g. Maßnahmen durchgeführt werden.

Eine Untersuchung von Schmidt und Hartlapp (2008) belegt diesen Zusammenhang. Auf Basis eines einfachen regressionsanalytischen Modells ermitteln sie, ebenfalls mit Hilfe internationaler Vergleiche, jene Faktoren, die ältere

Beschäftigte aus dem Arbeitsmarkt herausdrängen ("push factors") bzw. in den Arbeitsmarkt hineinziehen ("pull factors") und so die Beschäftigungsquote Älterer beeinflussen (Schmidt & Hartlapp 2008: 8f.). Auch hier zeigt sich die große Bedeutung von Maßnahmen zur Stärkung der Arbeits- und Beschäftigungsfähigkeit; unterstrichen wird darüber hinaus die starke Wirkung materieller Anreize (relative Lohnkosten Älterer, "Abgabenkeil"). Übrigens resultieren aus dieser Untersuchung die gleichen Erfolgsländer, die auch mit Hilfe der hier angewandten Methode ermittelt wurden. Zudem sind sie identisch mit den Ländern, die im Rahmen der wissenschaftlich fundierten Analysen zum Carl-Bertelsmann-Preis 2006 im EU-15-Raum als Beispiele guter Praxis ermittelt wurden (Barth et al. 2006).

Seit 2005 hat sich die Beschäftigungsquote Älterer in Deutschland stark erhöht und zwar von 45,4 Prozent in 2005 auf 53,8 Prozent in 2008 (Eurostat 2009). Grundsätzlich böte sich die Möglichkeit, die Gültigkeit der obigen Hypothese am Beispiel Deutschlands zu erhärten, indem zu zeigen wäre, dass sich die Erfolgsfaktoren (vgl. 3.3) seitdem wesentlich verbessert hätten. Die nächste, d.h. die fünfte EEA wird jedoch erst 2010 durchgeführt, so dass für 2006f. bislang keine EEA-Daten vorliegen und die Hypothese auf diese Weise noch nicht erhärtet werden kann.

Literatur

Barth, H. J., Heimer, A., Pfeiffer, I. (2006): „Von Vorbildern lernen – 'Best practice'-Strategien und Initiativen aus zehn Ländern". In: Bertelsmann Stiftung (Hrsg.): „Älter werden – aktiv bleiben". Gütersloh: Verlag Bertelsmann Stiftung: 153-228.

Blancke, S., Roth, C., Schmid, J. (2000): „Employability ('Beschäftigungsfähigkeit') als Herausforderung für den Arbeitsmarkt – Auf dem Weg zur flexiblen Erwerbsgesellschaft – Eine Konzept- und Literaturstudie". Arbeitsbericht 157 der Akademie für Technikfolgenabschätzung in Baden-Württemberg. Stuttgart.

Davoine, L., Erhel, C., Guergoat-Lariviere, M. (2008): „A Taxonomy of European Labour Markets Using Quality Indicators". In: Centre d'Études de lémplot (Hrsg.): Rapport de recherche No 45.

Europäische Stiftung zur Verbesserung der Lebens- und Arbeitsbedingungen (Hrsg.) (2008): „Vierte Europäische Erhebung über die Arbeitsbedingungen" (4. EEA). Deutsche Version. Online unter: http://www.eurofound. europa. eu/ pubdocs/ 2006/ 98/de/1/ ef0698de.pdf (Letzter Abruf: 26.04.2009).

Eurostat – Statistisches Amt der Europäischen Gemeinschaften (Hrsg.) (2009): Beschäftigungsquote älterer Erwerbstätiger in den Jahren 2000ff. und Teilnahme am Lebenslangen Lernen 2000ff. innerhalb der Strukturindikatoren Beschäftigung. Online unter: http://epp.eurostat.ec.europa.eu/portal/ page/portal/structural_ indicators/ indicators/ employment (Letzter Abruf: 26.04.2009).

382 Gottfried Richenhagen

Funk, L. (2004): „Mehr Beschäftigung für Ältere – Lehren aus dem Ausland". Köln: Deutscher Instituts-Verlag.

Funk, L. & Seyda, S. (2006): „Beschäftigungschancen für ältere Arbeitnehmer – Ein Ländervergleich". In: Prager, J., Schleiter, A. (Hrsg.): Länger leben, arbeiten und sich engagieren. Chancen werteschaffender Beschäftigung bis ins hohe Alter. Gütersloh: Verlag Bertelsmann Stiftung: 15-50.

Hollederer, A. (2007): „Betriebliche Gesundheitsförderung in Deutschland – Ergebnisse des IAB-Betriebspanels 2002 und 2004". In: Das Gesundheitswesen 69: 63-76.

Ilmarinen, J. (2005): „Towards a Longer Worklife". Helsinki: Finnish Institute of Occupational Health and Ministry of Social Affairs and Health.

INQA – Initiative Neue Qualität der Arbeit (Hrsg.) (2006): „Mehr Ältere in Beschäftigung – Deutsche Übersetzung des Abschlussberichtes zum finnischen Nationalprogramm 'Älter werdende Arbeitnehmer'". Dortmund: Wirtschaftsverlag NW.

Keller, B. (2008): „Einführung in die Arbeitspolitik". München: Oldenbourg Verlag.

Kraatz, S., Rhein, T., Sproß, C. (2006): „Internationaler Vergleich – Bei der Beschäftigung liegen andere Länder vorn". In: Institut für Arbeitsmarkt und Berufsforschung – IAB (Hrsg.): Kurzbericht 5.

Prager, J. U. & Schleiter, A. (2006): „Länger leben, arbeiten und sich engagieren". Gütersloh: Verlag Bertelsmann Stiftung.

Richenhagen, G. (2007): „Demografischer Wandel in der Arbeitswelt – Internationale Vergleiche weisen den Weg". In: Zeitschrift für Arbeitswissenschaft (2): 109 - 114.

Richenhagen, G. (2008): „Demografischer Wandel in der Arbeitswelt - Stand und Perspektiven in Deutschland 2008". In: Hennig, K., Richert, A., Hees, F. (Hrsg): Berichte aus dem Zentrum für Lern- und Wissensmanagement und dem Lehrstuhl Informatik im Maschinenbau der RWTH Aachen (Band 59). Aachen: 17 - 29.

Richenhagen, G. (2009): „Leistungsfähigkeit, Arbeitsfähigkeit, Beschäftigungsfähigkeit und ihre Bedeutung für das Age Management". In: INQA – Initiative Neue Qualität der Arbeit (Hrsg.): Tagungsbericht zum Abschlussworkshop des Programms zur Förderung und zum Erhalt intellektueller Fähigkeiten für ältere Arbeitnehmer (PFIFF). Erscheint 2010.

Rump, J. & Eilers, S. (2006): „Managing Employability". In: Rump, J., Sattelberger, T., Fischer, H. (Hrsg.): Employability Management – Grundlagen, Konzepte, Perspektiven. Wiesbaden: Gabler Verlag: 13 - 73.

Schmidt, G. & Hartlapp, M. (2008): „Aktives Altern in Europa". In: Aus Politik und Zeitgeschichte – Beilage zur Wochenzeitung das Parlament: 18-19/ 6 - 15.

University of Warwick et al. (Hrsg.) (2006): "Ageing and employment: Identification of Good Practice to Increase Job Opportunities and Maintain Older Workers in Employment – Final Report. Online unter: http://ec.europa.eu/ employment_ social/ news/2006/ sept/ageingreport_en.pdf. (Letzter Abruf: 26.04.2009).

WEF – World Economic Forum (Hrsg.) (2005): The Global Competitiveness Report 2005 - 2006. Online unter: http://www.weforum.org/ pdf/Gcr/GCR _05_ 06_ Executive_ Summary.pdf (Letzter Abruf: 26.04.2009).

WEF – World Economic Forum (Hrsg.) (2008): The Global Competitiveness Report 2008 - 2009. Online unter: http://www.weforum.org/documents/GCR0809/index.html (Letzter Abruf: 26.04.2009).

Dieser Arbeit ist eine aktualisierte und gekürzte Fassung des Aufsatzes „Demografischer Wandel in der Arbeitswelt - Internationale Vergleiche weisen den Weg", erschienen in der Zeitschrift für Arbeitswissenschaft 2/2007.

Betriebliches Gesundheitsmanagement durch die GKV – Erfahrungen und Ausblick

Michael Drupp

1 Die Rolle der GKV beim betrieblichen Gesundheitsmanagement

Die gesetzliche Krankenversicherung (GKV) ist in Deutschland einer der wichtigen Akteure bei der Gestaltung und Umsetzung des betrieblichen Gesundheitsmanagements. Die rechtlichen Grundlagen sind aus den einschlägigen Bestimmungen des SGB V und hier insbesondere des § 20a Abs. 1 kodifiziert. Die inhaltliche Ausgestaltung und Weiterentwicklung von Maßnahmen hat sich im Kontext der internationalen und nationalen Public-Health-Diskussion sowie der eigenen praktischen Erfahrungen der GKV-Träger ergeben. Sie hat ihren Niederschlag u.a. im „Leitfaden Prävention" des Spitzenverbandes Bund der Krankenkassen gefunden sowie in den jährlich vom Medizinischen Dienst des Spitzenverbandes Bund der Krankenkassen e.V. (MDS) herausgegebenen Präventionsberichten. Der vorliegende Beitrag beleuchtet die Vorgehensweisen der GKV bei der Gesundheitsförderung im Setting Betrieb, weist auf Möglichkeiten und Grenzen ihrer gesundheits- und sozialpolitischen Funktion hin und zieht eine erste Bilanz, nachdem mit dem GKV-Wettbewerbsstärkungsgesetz (GKV-WSG) vom 1. April 2007 die betriebliche Gesundheitsförderung zu einer Pflichtleistung aufgewertet worden ist.

2 Gesetzliche Grundlagen und Vorgehensweisen der GKV

Die Krankenkassen haben schon seit 1990 – wenn auch mit unterschiedlicher Ausprägung bei den einzelnen Trägern – Betriebe bei der Umsetzung von Maßnahmen der betrieblichen Gesundheitsförderung unterstützt. Der Gesetzgeber hat mit der GKV-Gesundheitsreform 2000 sowie dem GKV-WSG 2007 einen verbindlichen Rahmen geschaffen, der die Rolle der gesetzlichen Krankenversicherungen in Deutschland in der betrieblichen Gesundheitsförderung in Abgrenzung zu anderen Akteuren wie den Unfallversicherungträgern regelt. Dabei hat er zugleich die finanziellen Aufwendungen der einzelnen Kassen, Ausführungsbestimmungen zur Qualitätssicherung und zum Vorgehen der Kassen festgelegt.

Im Einzelnen sind folgende gesetzliche Regelungen zu nennen:

- *Sozialpolitische Aufgabe und Qualitätssicherung*: Die betriebliche Gesundheitsförderung durch die Krankenkassen unterliegt mit der Primärprävention insgesamt dem Postulat der sozialpolitischen Aufgabe, den allgemeinen Gesundheitszustand zu verbessern und insbesondere einen Beitrag zur Verminderung sozial bedingter Ungleichheit von Gesundheitschancen zu erbringen (§ 20 Abs. 1 SGB V). Damit wird im Gesetz eine sozialpolitische Instrumentalfunktion direkt benannt, ohne dass dort allerdings eine weitere Konkretisierung vorgenommen wird. Vielmehr soll der Spitzenverband Bund der Krankenkassen gemeinsam und einheitlich unter Einbeziehung unabhängigen Sachverstandes prioritäre Handlungsfelder und Kriterien für die Leistungen beschließen, und zwar insbesondere hinsichtlich Bedarf, Zielgruppen, Zugangswegen, Inhalten und Methodik. Diese sind im „Leitfaden Prävention", zuletzt in der Fassung vom 2. Juni 2008, niedergelegt. Eine Dokumentation der Leistungen erfolgt in der vom MDS jährlich herausgegebenen GKV-Dokumentation (MDS 2008).
- *Pflichtleistung*: Krankenkassen haben Leistungen zur betrieblichen Gesundheitsförderung zu erbringen (§ 20a Abs. 1 SGB V). Dabei sollen sie unter Beteiligung der Versicherten und der betrieblichen Verantwortlichen die gesundheitliche Situation von Unternehmen einschließlich ihrer Risiken und Potenziale analysieren sowie Vorschläge zur Verbesserung der gesundheitlichen Situation und zur Stärkung gesundheitlicher Ressourcen entwickeln. Die Kassen sollen ausdrücklich auch Umsetzungsmaßnahmen in den Betrieben unterstützen. Der Gesetzgeber legt damit ausdrücklich die Notwendigkeit einer analysebasierten und systematischen Vorgehensweise fest.
- *Zusammenarbeit*: Bei der Wahrnehmung ihrer Aufgaben sollen die Krankenkassen mit dem zuständigen Unfallversicherungsträger zusammenarbeiten (§ 20a Abs. 2 SGB V). Sie können ihre Aufgaben entweder selbst, alternativ auch durch andere Krankenkassen, durch ihre Verbände oder zu diesem Zweck gebildete Arbeitsgemeinschaften wahrnehmen. Dabei sollen die Krankenkassen untereinander zusammenarbeiten. Im Hinblick auf die Zusammenarbeit mit den Unfallversicherungsträgern ist festgelegt, dass die Krankenkassen letztere bei deren Aufgaben zur Verhütung arbeitsbedingter Gesundheitsgefahren unterstützen, indem sie diese über Erkenntnisse informieren, die sie über Zusammenhänge zwischen Erkrankungen und Arbeitsbedingungen gewonnen haben. Im Falle einer berufsbedingten Gefährdung oder einer Berufskrankheit hat die unverzügliche Mitteilung an die für den Arbeitsschutz zuständigen Stellen und den Unfallversicherungsträger zu erfolgen (§ 20b Abs. 1 SGB V).

- *Finanzierung*: Für die Wahrnehmung ihrer Aufgaben in der primären Prävention (§ 20a Abs. 1 SGB V) und der betrieblichen Gesundheitsförderung (§§ 20a und 20b) sollten die Kassen in 2009 für jeden ihrer Versicherten mindestens einen Betrag von 2,82 EUR aufbringen. Dieser Mindestbetrag ist in den Folgejahren entsprechend der monatlichen Bezugsgröße (nach § 18 Abs. 1 SGB IV) anzupassen. Eine Aufteilung der finanziellen Aufwendungen nach den einzelnen Settingfeldern hat der Gesetzgeber nicht vorgenommen.

- *Bonus für betriebliche Gesundheitsförderung*: Danach kann eine Krankenkasse in ihrer Satzung vorsehen, dass bei Maßnahmen der betrieblichen Gesundheitsförderung durch Arbeitgeber sowohl der Arbeitgeber als auch die teilnehmenden Versicherten einen Bonus erhalten (§ 65a Abs. 2 SGB V). Diese unterliegen dem Wirtschaftlichkeitsprinzip, d. h. sie müssen – analog den Regelungen zum individuellen Gesundheitsbonus (§ 65a Abs. 1 und Abs. 3 SGB V) – mittelfristig aus Einsparungen und Effizienzsteigerungen, die durch die betriebliche Gesundheitsförderung erzielt werden, finanziert werden.

Der Leitfaden Prävention nimmt entsprechend der Festlegung des § 20 Abs. 1 SGB V eine Konkretisierung der Ziele der GKV, eine qualitätsbezogene Formulierung von Anforderungen für Anbieter, Krankenkassen und Betrieben bei der Durchführung der betrieblichen Gesundheitsförderung vor. Er enthält außerdem eine Beschreibung der vier konkreten Handlungsfelder „Arbeitsbedingte körperliche Belastungen", „Betriebsverpflegung", „Psychosoziale Belastungen bzw. Stress" und „Suchtmittelkonsum". Für letztere werden jeweils Präventionsprinzipien sowie detaillierte Hinweise zu Bedarf, Wirksamkeit, Zielgruppe, Zielen und Inhalten der Maßnahme und Methodik und Anbieterqualifikation gegeben (IKK-Bundesverband 2008: 46 f.).

Zur Sicherung eines effektiven Ressourceneinsatzes werden an Anbieter, Krankenkassen und Betriebe bei der Durchführung von Maßnahmen besondere Qualitätsmaßstäbe angelegt. Dabei spielen sowohl die durch Ausbildung und entsprechende Abschlüsse nachzuweisenden Qualifikationen von Fachkräften und Prozessberatern eine Rolle als auch Qualitätsnachweise zu den Angeboten selbst, z. B. zur konkreten Indikation und Qualitätssicherung u.a. nach Zielgruppen, Handlungsinhalten und Methodik, schließlich zur Wirksamkeit, Dokumentation und Evaluation.

Krankenkassen sollen bei ihrer Beratung grundsätzlich bedarfs- und zielorientiert sowie systematisch vorgehen, d.h. sich am Zyklus des betrieblichen Gesundheitsmanagements orientieren. Dabei soll auf bewährte Instrumente im Analysebereich (z. B. AU-Analyse, standardisierte Gefährdungsanalyse, arbeitsmedizinische Untersuchungen, Mitarbeiterbefragungen und betriebliche Gesundheitszirkel) zurückgegriffen werden. Deren Ergebnisse sind Basis für die Interventionen und konkreten Umsetzungsmaßnahmen. Beratungskonzepte sollen dabei ganzheitlich und langfristig angelegt sein und sowohl verhaltens- als auch verhältnisorientierte Maßnahmen umfassen. Die Maßnahmen können durch die Kassen selbst oder im Auftrag durch entsprechend qualifizierte Dritte durchgeführt werden, grundsätzlich gilt auch hier das Zusammenarbeitsgebot mit den Unfallversicherungsträgern und anderen Kassen.

Als handlungsleitend für die betriebliche Gesundheitsförderung durch Krankenkassen sind erstmalig im Leitfaden vom 2. Juni 2008 für die folgenden zwei Jahre zwei Schwerpunktziele mit jeweils drei Teilzielen formuliert worden (IKK-Bundesverband 2008: 15f.). Die Spitzenleistungen der GKV haben sich zwischenzeitlich auf eine Verlängerung der freiwillig gesteckten Ziele um zwei Jahre verständigt, so dass diese nunmehr – mit entsprechend angepasstem quantitativem Vorgehen – bis zum Jahr 2011 gelten (MDS 2010):

1. „Reduktion von Psychischen und Verhaltensstörungen mit den Teilzielen"

- Steigerung der Anzahl an betrieblichen Präventionsmaßnahmen mit der inhaltlichen Ausrichtung „gesundheitsgerechte Mitarbeiterführung" um 10% innerhalb von zwei Jahren (Teilziel 1.1)
- Steigerung der Anzahl an betrieblichen Präventionsmaßnahmen mit der inhaltlichen Ausrichtung Stressbewältigung/Stressmanagement um 10% innerhalb von zwei Jahren (Teilziel 1.2)
- Steigerung der Teilnahme älterer Arbeitnehmer an betrieblichen Präventionsmaßnahmen zur Reduktion psychischer Belastungen um 10% innerhalb von zwei Jahren (Teilziel 1.3).

2. „Die salutogenen Potenziale der Arbeitswelt ausschöpfen"

- Steigerung der Anzahl an Betrieben mit betrieblichen Steuerungskreisen um 10% innerhalb von zwei Jahren (Teilziel 2.1)
- Steigerung der Anzahl an Betrieben, in denen betriebliche Gesundheitszirkel durchgeführt werden um 10% innerhalb von zwei Jahren (Teilziel 2.2)
- Steigerung der Anzahl an Betrieben mit speziellen Angeboten für die Beschäftigten zur besseren Vereinbarkeit von Familien- und Erwerbsleben um 10% innerhalb von zwei Jahren (Teilziel 2.3).

Mit den Ausführungen des „Leitfadens Prävention" und den zeitbezogen avisierten Schwerpunktzielen liegt ein vergleichsweise hoher Konkretisierungsgrad der institutionell festgelegten Zielausrichtung der GKV im Bereich der betrieblichen Gesundheitsförderung vor. Nach der im Präventionsbericht 2009 vorgenommenen ersten Zwischenbilanz haben sich mit Ausnahme des Teilziels 2.3 (Vereinbarkeit von Familien- und Erwerbsleben) alle Teilziele von 2007 bis 2008 durch Ausweitung der Maßnahmen positiv entwickelt (MDS 2010: 27).

3 Bilanz der GKV-Aktivitäten

Die Tatsache, dass die Träger der GKV auf der Basis eines gesetzlichen Auftrages direkt in Betrieben Unterstützungsleistungen erbringen, die sich an wissenschaftlich fundierten Kriterien des Leitfadens „Prävention" orientieren, könnte per se für die Wahrnehmung einer vom Gesetzgeber gewollten sozialpolitischen Instrumentalfunktion sprechen, werden doch – anders als bei unspezifisch ausgeschriebenen Präventionskursen – sozialpolitisch relevante Zielgruppen durch den Setting-Ansatz direkt und unmittelbar erreicht. So unterstreichen Rosen-brock/Michel (Rosenbrock & Michel 2007: 24), dass der Setting-Ansatz zur Verminderung sozial bedingter Unterschiede von Gesundheitschancen besonders geeignet ist, da er „die Vorteile eines vergleichsweise einfach zu organisierenden und weitgehend diskriminierungsfreien Zugangs zu unterschiedlichen Zielgruppen mit der Möglichkeit der Integration von verhältnis- und verhaltenspräventiven Elementen und der Stärkung bzw. Vermehrung von gesundheitsrelevanten Ressourcen (vereint)". Eine hohe Plausibilität für die Wahrnehmung einer sozialpolitischen Instrumentalfunktion dürfte dann insbesondere für solche gesetzlichen Krankenversicherungen unterstellt werden, die ein Gros der sozialpolitisch relevanten Zielgruppen selbst versichern (Drupp 2010).

Auch die inzwischen umfangreiche wissenschaftliche Literatur spricht für die besondere Eignung des betrieblichen Setting-Ansatzes (Sockoll et al. 2008). Daraus lassen sich zwar Aussagen über die Effektivität und Effizienz einzelner Maßnahmen und Programme ableiten, allerdings keine unmittelbaren Schlussfolgerungen für die Wahrnehmung einer sozialpolitischen Instrumentalfunktion ziehen. Hierzu bedarf es vielmehr empirischer Studien darüber, welche sozialpolitisch relevanten Branchen, Betriebe sowie Ziel- und Berufsgruppen erreicht werden. Hinweise darauf geben bis dato allein die jährlich vom MDS vorgelegten Präventionsberichte. Da es sich hierbei allerdings um eine freiwillige Maßnahmendokumentation der Kassen handelt und sich die Dokumentation noch deutlich verbessern ließe, sind die dargestellten Ergebnisse und Schlussfolgerungen zum Teil mit Vorsicht zu interpretieren.[1] Indessen stellen sie die bislang

---

[1] So hat Lenhardt zu Recht darauf hingewiesen, dass der Präventionsbericht für das Jahr 2007 eine Ausweitung der Kassenaktivitäten im Setting Betrieb darstellt, nach den Daten der GKV-

einzige umfassendere Datenbasis dar, so dass sich Aussagen zu Struktur und Trends bei den Dienstleistungen der Kassen nolens volens auf die Präventionsberichte stützen müssen. Den Rücklauf der BGF-Dokumentationsbögen der Berichtsjahre 2001-2008 stellt Abbildung 1 dar. Danach hat sich in diesem Zeitraum die Zahl der durchgeführten dokumentierten Projekte fast verdreifacht.

Abbildung 1: Rücklauf der BGF-Dokumentationsbögen der Berichtsjahre 2001-2008

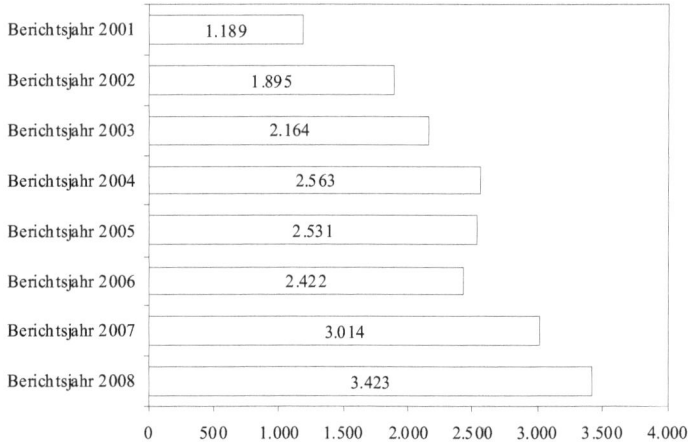

Quelle: Präventionsbericht 2009, Medizinischer Dienst des Spitzenverbandes Bund der Krankenkassen e.V. (MDS), unveröffentlichter Entwurf.

Ausgabenstatistik das Engagement der Kassen jedoch erstmalig leicht zurückgegangen sei. Er führt die Diskrepanz auf das verbesserte Meldeverhalten der Kassen zurück (Lenhardt 2009: 11 f).

Schätzungen, wie viele Beschäftigte mit den gemeldeten Projekten erreicht wurden, gibt Abbildung 2 wieder.

Abbildung 2:   Geschätzte Anzahl der Beschäftigten, die mit den gemeldeten
Projekten erreicht wurden

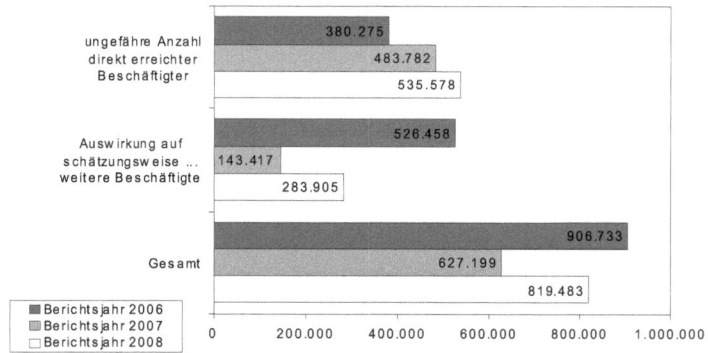

Quelle: Präventionsbericht 2009, Medizinischer Dienst des Spitzenverbandes Bund der Krankenkassen e.V. (MDS), unveröffentlichter Entwurf.

Die Tatsache, dass im Jahre 2008 gerade einmal insgesamt 1,33 % der Beschäftigten in Deutschland erreicht wurden[2], weist zunächst auf den nach wie vor vergleichsweise begrenzten Verbreitungsgrad der Kassenmaßnahmen hin. Dieser ergibt sich allerdings auch aus dem oben beschriebenen gesetzlichen Orientierungsrahmen für die Kassenausgaben in der Prävention selbst, der in 2008 bei 2,78 Euro lag. Dabei hat der Gesetzgeber nicht festgelegt, zu welchem Prozentanteil die Mittel für Maßnahmen der betrieblichen Gesundheitsförderung aufgebracht werden müssen. Die Ausgaben der GKV für betriebliche Gesundheitsförderung lagen im Jahre 2006 immerhin bereits bei 32,6 Mio. Euro, sanken in 2007 leicht ab auf 32,2 Mio. Euro und lagen im Jahr 2008 bei knapp 36 Mio. Euro, was einem Durchschnittsbetrag von 0,51 Euro je Versichertem bzw. Versicherter entsprach. Die Ausgaben und ihre Entwicklung differieren dabei zwischen den Kassenarten zum Teil erheblich (siehe Abbildung 4). Sozialpolitisch relevant ist immerhin der Tatbestand, dass die große Versorgerkasse AOK sowie zum Teil

---

[2] Laut Erwerbstätigenstatistik gab es in Deutschland in 2008 40.280.000 Erwerbstätige, im Präventionsbericht 2008 wird die Zahl der direkt erreichten Beschäftigten mit 483.782 angegeben.

die betriebsnahen Kassen ihre Ausgaben für betriebliche Gesundheitsförderung im Zeitverlauf kontinuierlich gesteigert haben (siehe Abbildung 3).

Abbildung 3:   Entwicklung der Gesamtausgaben für Betriebliche Gesundheitsförderung in der GKV (2001-2008) nach Kassenart

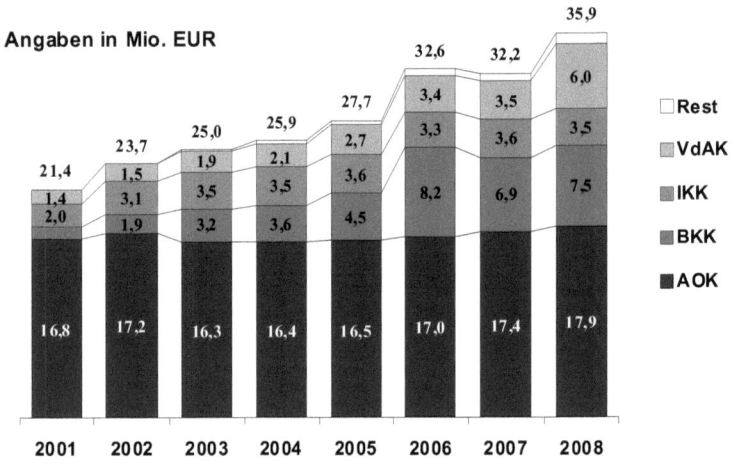

Quelle: Leistungsausgaben KJ1 der GKV, Stand 19.10.2009

Abbildung 4: Entwicklung der durchschnittlichen Pro-Kopf-Ausgaben für Betriebliche Gesundheitsförderung in der GKV (2001-2008) nach Kassenart

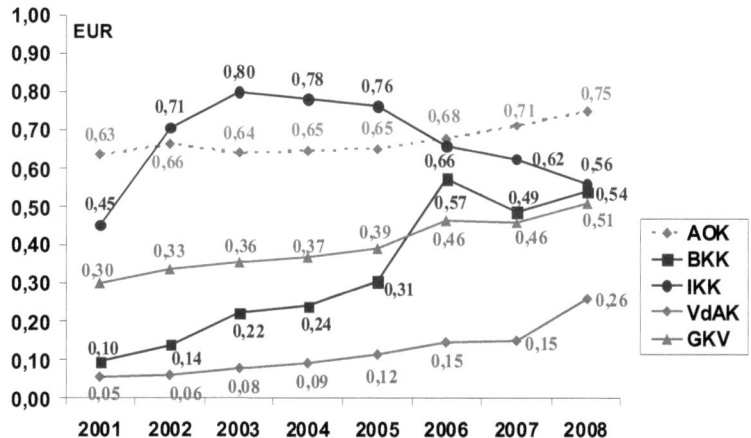

Quelle: Leistungsausgaben KJ1 der GKV, Stand 19.10.2009

Folgende Ergebnisse der Kassenaktivitäten sind von sozial- und gesundheitspolitischer Relevanz (MDS 2008: 11 f., MDS 2009: 71 f.):

- Betriebliche Gesundheitsförderung wird zu einem großen Teil bei Betrieben im verarbeitenden Gewerbe durchgeführt (in 2008 gehörten 35 % aller erfassten Projektbetriebe dieser Kategorie an). Damit ist ein eindeutiger Schwerpunkt auf Branchen gelegt, in denen körperliche Belastungen mit ihren bekannten gesundheitlichen Auswirkungen eine besondere Rolle spielen.
- Im Trend der Jahre 2006 bis 2008 ist eine Zunahme von Projekten im Bereich von Gesundheits- und Sozialeinrichtungen von 10 % auf 14 % zu konstatieren, was vorsichtig als zielführend für diese sozial- und gesundheitspolitisch relevante Branche interpretiert werden kann.
- Bei den Betriebsgrößen liegt der Schwerpunkt der Aktivitäten mit 39 % bei Betrieben zwischen 100 und 499 Beschäftigten. Die Mehrzahl der Beschäftigten arbeitet allerdings in Klein- und Kleinstbetrieben, wird also durch die gewählten Projektansätze kaum oder nur unzulänglich erreicht. Hier geeig

nete Informations- und Transferwege, z. B. über Netzwerke kleiner und mittlerer Unternehmen (KMU-Netzwerke), Industrie- und Handelskammern sowie Organisationen des Handwerks zu finden und zu nutzen, bleibt somit eine sozialpolitisch relevante Herausforderung für die GKV.

- Bei der inhaltlichen Ausrichtung der Interventionen stehen mit 77 % (in 2008) die körperlichen Belastungen im Vordergrund, bei möglichen Mehrfachnennungen spielen Stressmanagement und gesundheitsgerechte Mitarbeiterführung mit jeweils 35 % eine deutlich geringere Rolle (MDS 2009: 85).

- Für 51 % der Projekte wird in 2008 eine Kombination von verhältnis- und verhaltenspräventiven Aktivitäten angegeben (MDS 2009: 87); der frühere, an die Kassen gerichtete Vorwurf, ihre Maßnahmen seien in erster Linie individualpräventiv ausgerichtet, ist zumindest auf dieser Datenbasis obsolet geworden.

- Bei zwei Dritteln aller Betriebe war der Männeranteil höher als 50 %; allgemein unterstreicht dies die Annahme, dass sich über Maßnahmen der betrieblichen Gesundheitsförderung die ansonsten oft schwer zugänglichen männlichen Zielgruppen auch und gerade in den durch Gesundheitsgefährdungen besonders geprägten Produktionsbranchen und im Handwerk erreichen lassen.

Als Zwischenbilanz kann konstatiert werden, dass die GKV-Aktivitäten im Hinblick auf sozialpolitische Zielsetzungen wie die Erreichung besonders belasteter Branchen, Arbeitsplätze und Zielgruppen durchaus Wirkung entfalten. Die bisherige Datenlage und insbesondere der Mangel an Evaluationen, die speziell auf sozialpolitische Effekte abstellen, erlauben allerdings noch keine abschließenden Aussagen über die tatsächliche Effektivität und Effizienz der Maßnahmen insgesamt.

Grenzen einer gesundheits- und sozialpolitischen Instrumentalfunktion ergeben sich auch aus anderen Aspekten (Drupp 2010). So liegt die Entscheidungshoheit zur Durchführung von betrieblicher Gesundheitsförderung beim Betrieb selbst. In der Praxis ergibt sich daraus oft das Problem der „Positivauswahl", so dass es besonderer Strategien und Überzeugungsarbeit der Kassen als Dienstleister in der Gesundheitsförderung bedarf, diejenigen Betriebe zu erreichen, die aus sozialpolitischer Sicht einen besonders hohen Interventions- bzw. Beratungsbedarf haben. Weitere Einschränkungen der sozialpolitischen Instrumentalfunktion ergeben sich aus dem Tatbestand, dass wesentliche Einflussfaktoren für die Verteilung von Gesundheitschancen außerhalb einer expliziten Gesundheitspolitik liegen. Dies wird beispielhaft an den aktuellen Auswirkungen der globalen Wirtschafts- und Finanzkrise auf die Beschäftigungssituation und die wahrscheinlichen gesundheitlichen Auswirkungen für die wieder wachsende Zahl von Arbeitslosen sowie gesundheitliche Beeinträchtigungen der (noch) Beschäftigten im Kontext des steigenden Arbeitsplatzverlustrisikos thematisiert. Betriebliche Gesundheitsförderung dürfte im Hinblick auf die gesundheitlichen Auswirkungen bei den noch Beschäftigten insoweit allenfalls (begrenzt) kompensatorisch bzw. unterstützend wirken.

4 Möglichkeiten einer Verbreitung von BGF-/BGM-Aktivitäten in kleinbetrieblichen Strukturen und Netzwerken

Die Tatsache, dass sich das Gros der GKV-Maßnahmen auf mittelständische und größere Betriebe konzentriert, kaum jedoch auf Klein- und Kleinstbetriebe, begründet sich in den spezifischen Anforderungen und Bedarfen solcher Betriebe. Sie haben ein Interesse an flexiblen, pragmatischen Lösungen, die möglichst wenig Aufwand verursachen, zugleich jedoch eine schnelle und nachhaltige Wirkung hervorrufen sollen. Die Unterstützungsleistungen der GKV für solche Betriebe werden sich deshalb bevorzugt im Bereich von Informationsmedien, Schulungen und Multiplikatorentrainings sowie Basisangeboten in den vier, im GKV-Leitfaden festgelegten Schwerpunktfeldern der arbeitsbedingten körperlichen Belastungen, Betriebsverpflegung, psychosozialen Belastungen (einschließlich Stress) und Suchtmittelkonsum (wie „Rauchfrei im Betrieb", „Punktnüchternheit" bei der Arbeit) bewegen.

Von Bedeutung sind dabei wiederum zielgruppenspezifische Angebote wie z. B. Gesundheitsinformationen und Schulungen für Handwerkerfrauen. So beruht deren Arbeitsalltag zumeist auf einem engen Zeit- und Arbeitplan mit unterschiedlichsten Rollen: von der Ehefrau und Konfliktlöserin über die Werbespezialistin bis hin zur Vorgesetzten und Geschäftsführerin. Wirkungen aus deren Stress- und Rollenverhalten – positiver wie negativer Art – strahlen unmittelbar auf die Belegschaftsmitglieder aus. Als „Managerin" eines Handwerksbetriebs tragen sie erheblich zur Sicherung von Gesundheit und Leistungsfähigkeit der Belegschaftsmitglieder und somit zum Betriebserfolg bei. Praktische, schnell umsetzbare und effiziente Vorgehensweisen – durch die GKV z. B. vermittelt in Kurzworkshops zum „Selbst- und Gesundheitsmanagement für Unternehmerfrauen im Handwerk" – sind hier beispielhaft und gefragt, wenn es um Gesundheitsförderung im Handwerk geht.

Die Teilnahme an solchen Basisangeboten weckt bei den Teilnehmern oft den Wunsch nach weiteren Informationen und einem kontinuierlichen Informations- und Erfahrungsaustausch mit anderen Unternehmen. Der Initiierung und Förderung von Netzwerken durch die GKV zur Verbreitung von Wissen rund um

Themen wie „Gesundheit", „Stressverhalten" und „Mitarbeiterengagement"
kommt deshalb wachsende Bedeutung zu. Betriebe können sich dabei sowohl
Informationen aus bundesweiten Netzwerken auf dem elektronischen Wege
verschaffen als auch in solchen Netzwerken direkt mitwirken. Beispiele sind das
Deutsche Netzwerk Betriebliche Gesundheitsförderung (DNBGF, www .dnbgf.
de), das Demografienetzwerk mit dem Schwerpunkt der demografischen Entwicklung (ddn) oder auch regionale Netzwerke wie das Netzwerk KMU-
Kompetenz zu Arbeitsqualität und Mitarbeiterengagement (vgl. Drupp 2009).
Diese Netzwerke werden zum Teil auch gezielt durch die Bundesregierung, z. B.
im Rahmen der Initiative Neue Qualität der Arbeit, sowie durch Arbeitgeberverbände, Gewerkschaften, Handwerkskammern und Innungen unterstützt.

Mittlerweile gibt es vielfältige Erfahrungen mit hemmenden und fördernden
Faktoren solcher Netzwerke. Einige davon seien am Beispiel des norddeutschen
Netzwerkes KMU-Kompetenz „Arbeitsqualität und Mitarbeiterengagement"
erläutert:

Das Netzwerk KMU-Kompetenz wurde 2005 im Rahmen der Initiative
Neue Qualität in der Arbeit (INQA) von der AOK Niedersachsen, den Sozialpartnern DGB und Unternehmerverbände und seit 2007 unter Beteiligung der
AOK Mecklenburg-Vorpommern aufgebaut. Teilnetzwerke existieren damit in
zwei Bundesländern, in Niedersachsen und Mecklenburg-Vorpommern. Der
geplante Aufbau eines weiteren Teilnetzwerks in Hamburg kam aufgrund der
besonderen Marktbedingungen in dieser Region nicht zustande und wurde auch
nicht weiter verfolgt.

Beim Aufbau des Netzwerks war die AOK Niedersachsen bzw. deren
AOK-Institut für Gesundheitsconsulting federführend. Ihren Erfahrungsvor-
sprung beim Netzwerkaufbau in Niedersachsen hat sie für einen systematischen
Wissenstransfer an die AOK Mecklenburg-Vorpommern genutzt. Dadurch ließ
sich der zeitliche Entwicklungsaufwand im Teilnetzwerk Mecklenburg-Vor–
pommern wesentlich verringern.

Im Netzwerk sind derzeit insgesamt 41 Unternehmen aus Niedersachsen
und Mecklenburg-Vorpommern organisiert. Die Mehrzahl der Unternehmen
führt ein systematisches Gesundheitsmanagement entsprechend dem PDCA-
Zyklus durch. Die Ergebnisse der bei der Analyse eingesetzten Mitarbeiterbefragung dienen als Basis eines datengestützten Lernens voneinander, um Verbesse-
rungspotenziale auf der Ebene der Einzelbetriebe wie auch des Gesamtnetzwerks
ausschöpfen zu können.

Mit einer qualitativen Auswertung konnten im Projektverlauf eine Reihe von
hemmenden und fördernden Faktoren identifiziert werden, die von Bedeutung
für den Erfolg dieses und auch anderer Netzwerke sein dürften.

Zu den fördernden Faktoren gehören (vgl. Drupp 2009):

- aktuelle Themen wie z. B. Burn-out, Fachkräftemangel aufzugreifen, die den Betrieben unter den „Nägeln brennen"
- praktische Hilfsmittel (z. B. Checklisten)
- professionelle Moderation und Organisation der Meetings und Veranstaltungen
- Protokollierung und Dokumentation der Erkenntnisse
- offene Gesprächsatmosphäre auf Arbeitstreffen und direkter Erfahrungsaustauch
- ein ansprechendes Begleitprogramm
- Termine in den Firmen (mit Besichtigung von Arbeitsplätzen und Produktion)
- Mitgliedsbeitrag („Was nichts kostet ist auch nichts").

Hemmende Faktoren demgegenüber sind:

- Überflutung mit Information und Terminen
- Passivität / Konsumhaltung von Teilnehmern
- oberflächliche Diskussionen
- das Abgreifen von Angeboten ohne Gegenleistung
- zu starke Profilierungen einzelner Firmen und Personen
- eine hohe Anspruchserwartung bei erfahrenen Teilnehmern
- Interessenerosion von erfahrenen Teilnehmern
- kurzfristige monetäre Nutzenerwartungen
- hohe Eintrittshürden, z. B. verpflichtende aufwändige Erhebungsinstrumente (Mitarbeiterbefragungen).

Um den Erfolg eines Netzwerkes und seine Verbreitung zu fördern, müssen unterstützende Faktoren weiter gestärkt, die hemmenden dagegen abgebaut bzw. alternative Lösungswege gefunden werden. So hat das Netzwerk KMU-Kompetenz inzwischen nicht nur neue Arbeitsformen institutionalisiert (z. B. die Durchführung themenbezogener Workshops neben den bestehenden Arbeitsweisen), sondern auch spezielle Hilfsmittel (z. B. Assessment-Bögen) eingeführt, um das „Benchmarking" und „Lernen voneinander" zu intensivieren und zu systematisieren.

5   Zusammenfassung und Ausblick

Die BGF der gesetzlichen Krankenversicherung hat sich in den vergangenen Jahren kontinuierlich weiterentwickelt. In die Gestaltung der Maßnahmen sind sowohl die praktischen Erfahrungen der GKV eingeflossen als auch Erkenntnisse der Public-Health-Forschung. Zu letzteren gehört, dass einzelne verhaltenspräventive Maßnahmen, auf die sich das erste Engagement der GKV im Setting Betrieb konzentriert hat, allein in der Regel keine nachhaltige Wirkung entfalten. Vielmehr ist ein systematisches, zielorientiertes Vorgehen erforderlich, das Gesundheitsmaßnahmen im Idealfall unmittelbar in die Managementprozesse integriert, betriebliche Gesundheitsförderung also zum betrieblichen Gesundheitsmanagement wird. Dabei ist allerdings den besonderen Anforderungen und Bedürfnissen kleinbetrieblicher Strukturen Rechnung zu tragen, die mit umfassenden Ansätzen einer betrieblichen Gesundheitsförderung, auf sich allein gestellt, überfordert sind.

Zum Vorgehen und zu den Qualitätsanforderungen im Einzelnen hat der GKV-Leitfaden eine wichtige Orientierung geschaffen, die auf der Basis weiterer Erfahrungen und neuer Erkenntnisse fortzuentwickeln ist. In der praktischen Umsetzung bleibt zu konstatieren, dass nicht nur die Investitionen der GKV für die Prävention, gemessen am Gesamtbudget, vergleichsweise gering sind, sondern bis dato auch die Anzahl erreichter Betriebe und Personengruppen. Die Gesamtinvestitionen der GKV für Leistungen der BGF in Höhe von rund 36 Mio. Euro (in 2008) sind gleichwohl ein beachtlicher Betrag, der zudem weiter ansteigt. In den nächsten Jahren wird es darum gehen, diese Mittel noch zielgerichteter einzusetzen und – nicht zuletzt auch vor dem Hintergrund der demografischen Entwicklung – die Maßnahmen der betrieblichen Gesundheitsförderung in den Kontext umfassender primär-, sekundär- und tertiärpräventiver Maßnahmen zu stellen, zum Beispiel durch praktische Verbesserungen im Rahmen des betrieblichen Eingliederungsmanagements und Maßnahmen der integrierten Versorgung (unter Einschluss von Sozialversicherungsträgern und ambulanten wie stationären Leistungserbringern). Für die Verbreiterung und Wirksamkeit der Maßnahmen auch und gerade im KMU-Bereich dürfte die Nutzung von Netzwerken und das Zusammenwirken von Sozialversicherungsträgern, Sozialpartnern und Organisationen des Handwerks (Handwerkskammern, Innungen) von entscheidender Bedeutung sein.

Literatur

Drupp, M. (2009): Innovationsfähigkeit am Beispiel des Netzwerkes KMU-Kompetenz „Arbeitsqualität und Mitarbeiterengagement". In: Gatermann, I., Fleck, M. (Hrsg.): Innovationsfähigkeit sichert Zukunft. Beiträge zum 2. Zukunftsforum Innovationsfähigkeit des BMBF. Berlin: Duncker & Humblot Verlag: 81-86.

Drupp, M. (2010): Betriebliches Gesundheitsmanagement durch die GKV – Möglichkeiten und Grenzen ihrer sozialpolitischen Instrumentalfunktion. In: Gerlinger, T., Kümpers, S., Lenhardt, U., Wright, M. T. (Hrsg.): Politik für Gesundheit. Fest- und Streitschriften zum 65. Geburtstag von Rolf Rosenbrock. Bern: Verlag Hans Huber 2010: 268-279.

IKK-Bundesverband (2008): Leitfaden Prävention. Gemeinsame und einheitliche Handlungsfelder und Kriterien der Spitzenverbände der Krankenkassen zur Umsetzung von §§ 20 und 20a SGB V vom 21. Juni 2000 in der Fassung vom 2. Juni 2008, Bonn, Frankfurt am Main.

Lenhardt, U. (2009): Betriebliche Gesundheitsförderung 2007: Stagnation oder Ausbau? In: Gute Arbeit 3.

MDS – Medizinischer Dienst des Spitzenverbandes Bund der Krankenkassen e.V. (Hrsg.) (2008): Präventionsbericht 2008. Dokumentation von Leistungen der gesetzlichen Krankenversicherung in der Primärprävention und betrieblichen Gesundheitsförderung – Berichtsjahr 2007. Essen.

MDS – Medizinischer Dienst des Spitzenverbandes Bund der Krankenkassen e.V. (Hrsg.) (2010): Präventionsbericht 2009. Im Erscheinen.

Rosenbrock, R. & Michel, C. (2007): Primäre Prävention. Bausteine für eine systematische Gesundheitssicherung. Berlin: Medizinisch Wissenschaftliche Verlagsgesellschaft.

Sockoll, I., Kramer, I., Bödeker, W. (2008): Wirksamkeit und Nutzen betrieblicher Gesundheitsförderung und Prävention. Zusammenstellung der wissenschaftlichen Evidenz 2000 bis 2006. IGA-Report 13. Essen.

Rehabilitation der gesetzlichen Rentenversicherung – für Selbstbestimmung und gleichberechtigte Teilhabe am Leben in der Gesellschaft

Silke Brüggemann, Rolf Buschmann-Steinhage, Verena Pimmer

1 Einführung

Chronische Krankheiten nehmen vor allem aufgrund der veränderten Alterszusammensetzung der Bevölkerung und der Fortschritte in der akutmedizinischen Versorgung einen wachsenden Anteil im Gesamtspektrum der Erkrankungen ein. Damit steigt die Bedeutung der Rehabilitation. Denn bei chronischen Krankheiten führt die medizinische Behandlung naturgemäß nicht zur Heilung. Das Ziel von Rehabilitation ist dagegen der Erhalt bzw. die Wiederherstellung der Selbstbestimmung und gleichberechtigten Teilhabe von Menschen mit Behinderungen und chronischen Erkrankungen am Leben in der Gesellschaft (§ 1 SGB IX).

Die Rehabilitation in medizinischer, beruflicher und sozialer Hinsicht ist heute neben Kuration, Prävention und Pflege wesentlicher Bestandteil des Sozialversicherungssystems und der Gesundheitsversorgung in Deutschland und damit tragende Säule in der Versorgung chronisch Kranker. Sie beschränkt sich nicht auf die Behandlung der Physis, sondern schließt immer die Psyche und das berufliche und soziale Umfeld mit ein. Die Rehabilitation ergänzt und erweitert somit die Behandlung beim niedergelassenen Arzt oder im Krankenhaus.

Die gesetzliche Rentenversicherung hat neben der materiellen Sicherung im Alter oder bei Erwerbsminderung den gesetzlichen Auftrag zur Rehabilitation ihrer Versicherten (§ 9ff. SGB VI). Danach sind die spezifischen Ziele der Rehabilitation der gesetzlichen Rentenversicherung die Vermeidung oder die Verminderung von Behinderung, der Erhalt oder die Wiederherstellung der Erwerbsfähigkeit ihrer Versicherten und somit die Vermeidung von Berentung wegen Erwerbsminderung („Reha vor Rente"). Dies umfasst nach modernem Verständnis auch die soziale Integration und gesellschaftliche Teilhabe der Menschen. So sollen Reha-Leistungen krankheitsbedingte Störungen einzelner Fähigkeiten (z.B. nicht Treppen steigen können) sowie berufliche und soziale Beeinträchtigungen (z.B. nicht mehr lange hinter der Verkaufstheke stehen können, mit Verwandten und Freunden nicht mehr flüssig sprechen können) beseitigen oder zumindest lindern.

Wichtige Ziele der Rehabilitation sind:

- das Fortschreiten einer chronischen Erkrankung aufzuhalten, Verluste oder Einschränkungen von Fähigkeiten ganz oder teilweise zu beseitigen oder zu kompensieren,
- ein möglichst gutes psychisches Verarbeiten der Krankheit sowie ein gesundheitsgerechtes Verhalten zu fördern,
- gezielt die Bewältigung der Anforderungen in Beruf, Gesellschaft und Familie zu unterstützen und
- den Verbleib im Berufsleben oder eine erfolgreiche Rückkehr in das Berufsleben zu erreichen.

Für die Rehabilitation sind verschiedene Zweige des Systems der Sozialen Sicherung zuständig. Wesentliche Träger sind neben der gesetzlichen Rentenversicherung (primär für rentenversicherte Beschäftigte) die Gesetzliche Krankenversicherung (für Nichterwerbstätige: Kinder, Hausfrauen/-männer, Rentnerinnen und Rentner), die Gesetzliche Unfallversicherung sowie die Bundesagentur für Arbeit. Der folgende Beitrag konzentriert sich auf die Rehabilitation der gesetzlichen Rentenversicherung.

2 Rehabilitation heute

Medizinische Rehabilitation wird vor allem als mehrwöchige Behandlung in speziellen Reha-Einrichtungen durchgeführt. Die Rehabilitation erfolgt entweder im Anschluss an einen Akutkrankenhausaufenthalt (sogenannte Anschlussrehabilitation, früher Anschlussheilbehandlung) oder wird von den Versicherten direkt beantragt. Sie wird ambulant oder stationär durchgeführt und zunehmend durch Nachsorgeangebote ergänzt.

Im Bereich der beruflichen Rehabilitation verfügt Deutschland über eine Fülle von Einrichtungen mit zum Teil sehr speziellen Angeboten und Konzepten. Neben Berufsförderungswerken gibt es Berufsbildungswerke, berufliche Trainingszentren, freie Bildungsträger, ambulante Angebote sowie die Rehabilitationseinrichtungen für psychisch Kranke (RPK). Das breite Spektrum der Leistungen zur Teilhabe am Arbeitsleben reicht von mehrjährigen beruflichen Bildungsmaßnahmen über Eingliederungszuschüsse bis hin zu technischen Hilfen am Arbeitsplatz.

Anlass für eine Rehabilitation der Rentenversicherung sind meist chronische Erkrankungen, die die Erwerbsfähigkeit erheblich gefährden oder bereits beeinträchtigt haben. Den Erkrankungen liegen unterschiedliche somatische, psychische und soziale Ursachen zugrunde. Gleichzeitig sind Menschen mit chronischen Erkrankungen und Behinderungen mit somatischen und psychosozialen Belastungen sowie Prozessen der Krankheitsbewältigung konfrontiert. Entsprechend umfassend muss in der Rehabilitation die Arbeit an den körperlichen, psychischen und sozialen Auswirkungen der Erkrankung ausgestaltet sein.

Dafür arbeiten verschiedene medizinische und nicht-medizinische Berufsgruppen im Team zusammen. Diese Interdisziplinarität ist wesentliches Qualitätsmerkmal der Rehabilitation und entspricht als Versorgungsprinzip dem interdisziplinären, gesundheitszielorientierten Charakter des Public Health-Ansatzes.

Das Prinzip der Interdisziplinarität schlägt sich in differenzierten Reha-Konzepten nieder. Bei der Rehabilitation geht es darum, sämtliche Dimensionen einer chronischen Erkrankung zu erfassen. Gemeinsam mit den Rehabilitanden werden Ziele und Strategien entwickelt, wie die Gesundheit gefördert, die Krankheit und Krankheitsfolgen bewältigt und grundlegende Verhaltens- und Lebensstiländerungen bezüglich individueller Risikofaktoren erreicht werden können. Ausgehend von einem bio-psycho-sozialen Konzept gilt es vor allem, auf den vorhandenen Ressourcen aufzubauen und der Förderung von Eigenaktivitäten des/der Betroffenen einen besonderen Stellenwert einzuräumen. Dies erfolgt u.a. durch Aufklärung über die Erkrankung und die Vermittlung von Wissen und Fertigkeiten. Medizinische Reha-Konzepte umfassen heutzutage aktivierende Elemente mit körperlichem (Aufbau-) Training, psychoedukative und im Bedarfsfall psychotherapeutische Interventionen, die Schulung im Umgang mit der Krankheit und das Fördern von Selbstmanagement sowie gezielte Reha-Nachsorge. Die Menschen werden also in ihrer Rolle als selbstverantwortlich Handelnde und Gestalter ihres Gesundheits- und Krankheitsverhaltens unterstützt.

3   Von der Bismarck'schen Sozialreform zur Reha-Kommission – die ersten 100 Jahre der Rehabilitation der Rentenversicherung

Die Geschichte der gesetzlichen Rentenversicherung und ihrer Rehabilitationsleistungen begann bereits 1891 mit dem Reichsgesetz über Invaliditäts- und Altersversicherung, das im Rahmen der Bismarck'schen Sozialreform erlassen wurde. Das Gesetz regelte nicht nur die Altersvorsorge, sondern ermächtigte auch die Landesversicherungsanstalten, Heilverfahren durchzuführen, um Invalidenrenten zu verhindern. Dieser gesetzliche Auftrag wurde von der Rentenversicherung von Anfang an extensiv ausgelegt. Es wurden nicht nur Krankenhaus-, sondern auch Heilstättenbehandlungen durchgeführt und dies sogar bei bereits eingetretener Erwerbsunfähigkeit. Hierfür wurden eigens Heilstätten erbaut – zunächst vor allem für die Behandlung von Tuberkulose.

Zehn Jahre später passte der Gesetzgeber im Invalidenversicherungsgesetz (IVG) die Gesetzesformulierung der damaligen Praxis an. Das IVG brachte darüber hinaus eine wesentliche inhaltliche Neuerung mit sich: Bis dahin konnte ein Heilverfahren auch ohne Zustimmung des Erkrankten eingeleitet werden; seit dem IVG war die Zustimmung des Versicherten notwendig, sofern er verheiratet war oder eine eigene Haushaltung hatte – diese Bestimmung war in den Beratungen zum Gesetz heftig umstritten. Ab Mitte 1911 galt dann für lange Zeit die Reichsversicherungsordnung (RVO), in der u.a. festgelegt war: „Um die infolge einer Erkrankung drohende Invalidität eines Versicherten oder einer Witwe abzuwenden, kann die Versicherungsanstalt ein Heilverfahren einleiten."

Die Rentenversicherungs-Neuregelungsgesetze von 1957 „institutionalisierten die Rehabilitation in ihrer Gesamtheit als vorrangige Aufgabe und festen Bestandteil der von den Rentenversicherungsträgern zu gewährenden Regelleistungen. (…) Zugleich wurde die Berufsförderung als neue Leistung eingeführt" (Schaub 1990: 608). Gleichzeitig wurde der strenge Bezug zur drohenden oder bereits eingetretenen Invalidität aufgegeben, d.h. die Rentenversicherung konnte ab 1957 Reha-Leistungen auch erbringen, um die (noch bestehende) Erwerbsfähigkeit zu erhalten. Der so implementierte Präventionsauftrag galt in dieser Form etwa 25 Jahre.

In den 1960er Jahren begann die Erfolgsgeschichte der AHB (Anschlussheilbehandlung, heute Anschlussrehabilitation), zunächst als „Richtlinien zur Durchführung von Anschluss-Heilmaßnahmen bei Infarktkranken der LVA Oberbayern", die bald auch bei allen anderen Rentenversicherungsträgern eingeführt und auf weitere Erkrankungen ausgedehnt wurde. Bahnbrechend war vor allem das sogenannte Direkteinweisungsverfahren, das die Bundesversicherungsanstalt für Angestellte (BfA) 1977 bundesweit einführte.

Ein Meilenstein in der Entwicklung der Rehabilitation ist das 2001 in Kraft getretene Neunte Sozialgesetzbuch (SGB IX). In diesem hat der Gesetzgeber das Recht der Rehabilitation behinderter Menschen weiterentwickelt und zusammengefasst. Damit ging ein Paradigmenwechsel einher: Ziel der Rehabilitation ist die Selbstbestimmung und die gleichberechtigte Teilhabe am Leben in der Gesellschaft.

Die Rentenversicherung war niemals nur ein Kostenträger, der sich auf die Finanzierung von Leistungen beschränkt. Von Anfang an gestaltete sie die Rehabilitation als Leistungsträger inhaltlich mit und brachte – gestützt auf ihre Selbstverwaltung – ihre Kompetenz in die Konzeption der Leistungen, der Reha-Einrichtungen sowie der Verwaltungsverfahren ein.

4   Die moderne Rehabilitation – Wissenschaftsbasierung und Teilhabe

4.1 Die Reha-Kommission

In den 1990er Jahren entstand eine kritische Diskussion vor allem um strukturelle Aspekte des Systems der Rehabilitation, die in der „Kommission zur Weiterentwicklung der Rehabilitation in der gesetzlichen Rentenversicherung", der sogenannten Reha-Kommission der Rentenversicherung, eine systematische und wegweisende Aufarbeitung fand. Bis dahin war die Rehabilitation vielfach eher tradierten Kurkonzepten verhaftet.

Aufgabe der Reha-Kommission (1989-1991) war es, auf Basis einer Bestandsaufnahme Vorschläge zur Weiterentwicklung der Rehabilitation der Rentenversicherung zu erarbeiten. Mit diesem konsequenten Schritt zur Entwicklung eines professionellen und modernen Reha-Systems kam die Wissenschaftsbasierung der Rehabilitation in Deutschland einen großen Schritt voran.

Wesentliche Initiativen aus der Reha-Kommission heraus waren die Initiierung eines Qualitätssicherungsprogramms für die medizinische Rehabilitation, die Entwicklung von Rahmenkonzepten für die medizinische und berufliche Rehabilitation, parallel dazu die Entwicklung indikationsspezifischer Reha-Konzepte sowie die Etablierung reha-wissenschaftlicher Förderschwerpunkte (VDR 1992). Weitere zentrale Entwicklungen, wie die intersektorale Zusammenarbeit der Reha-Träger sowie die Modernisierung des Reha-Angebots, wurden durch die Impulse aus der Reha-Kommission wesentlich gebahnt. Auf diese Meilensteine wird im Folgenden eingegangen.

4.2 Reha-Qualitätssicherungsprogramm der Rentenversicherung

Als Ausfluss der Reha-Kommission wurde 1993 bundesweit die Einführung eines Qualitätssicherungsprogramms für die medizinische Rehabilitation der Rentenversicherung beschlossen. Das Programm beruht auf der Grundlage der drei Qualitätsdimensionen Struktur-, Prozess- und Ergebnisqualität sowie der Idee dynamischer selbstlernender Systeme im Sinne eines Total Quality Managements. Dementsprechend wurden in den vergangenen Jahren verschiedene Instrumente und Verfahren entwickelt (Beckmann et al. 2005). Inzwischen sind über 950 Reha-Einrichtungen in die Reha-Qualitätssicherung der Rentenversicherung eingebunden. Die Ergebnisse werden den Einrichtungen und den Rentenversicherungsträgern regelmäßig zurückgemeldet. Damit wird das einrichtungsinterne Qualitätsmanagement gefördert und die Transparenz des Leistungsgeschehens erhöht.

406 Silke Brüggemann, Rolf Buschmann-Steinhage, Verena Pimmer

4.3 Rahmenkonzepte

Mit dem Rahmenkonzept zur medizinischen Rehabilitation in der gesetzlichen Rentenversicherung erhielt die medizinische Rehabilitation eine ausformulierte konzeptuelle Grundlage. Es beschreibt Grundlagen, Zielsetzungen und Inhalte der medizinischen Rehabilitation der gesetzlichen Rentenversicherung. Da dies ein fortlaufender Prozess ist (und auch sein muss), wurde das Rahmenkonzept nach seiner Erstveröffentlichung 1992 inzwischen mehrfach fortgeschrieben (Deutsche Rentenversicherung Bund 2007). Das Rahmenkonzept wird durch indikationsspezifische Reha-Konzepte flankiert. Gemeinsam ist allen diesen Konzepten, dass sie die Grundlinien und Besonderheiten des modernen Reha-Ansatzes verdeutlichen und wissenschaftliche Erkenntnisse einbeziehen.

Seit 2009 gibt es analog ein Rahmenkonzept für die Leistungen zur Teilhabe am Arbeitsleben (LTA) (Deutsche Rentenversicherung Bund 2009). Es basiert auf Vorarbeiten im Rahmen einer weiteren Kommission, der Reha-Kommission Berufsförderung (VDR 1997).

Besonders hervorzuheben ist, dass alle Reha-Konzepte auf der Internationalen Klassifikation der Funktionsfähigkeit, Behinderung und Gesundheit (ICF) der WHO basieren. Mit der ICF wird die rein bio-medizinische Betrachtungsweise (Körperfunktionen und -strukturen) verlassen. Einbezogen werden stattdessen Aspekte des Menschen als handelndes Subjekt (Aktivitäten) und als selbstbestimmtes und gleichberechtigtes Subjekt in Gesellschaft und Umwelt (Teilhabe). Zentraler Begriff hier ist die sogenannte funktionale Gesundheit (Schuntermann 2007). Diese Sichtweise ist für die Rehabilitation von zentraler Bedeutung. Eine Person gilt als funktional gesund, wenn – vor ihrem gesamten Lebenshintergrund – ihre körperlichen Funktionen (einschließlich des geistigen und seelischen Bereichs) und ihre Körperstrukturen allgemein anerkannten (statistischen) Normen entsprechen. Sie sollte all das tun oder tun können, was von einem Menschen ohne Gesundheitsproblem erwartet wird, und sie sollte ihr Dasein in allen Lebensbereichen, die ihr wichtig sind, in der Weise und dem Umfang entfalten können, wie es von einem Menschen ohne Beeinträchtigung der Körperfunktionen oder -strukturen oder der Aktivitäten erwartet wird.
Die genannten Aspekte gleichsam umhüllend werden die Kontextfaktoren der betreffenden Person, d.h. alle externen Gegebenheiten der Welt, in der sie lebt (z.b. Verfügbarkeit von Teilzeitarbeitsplätzen), sowie ihre persönlichen Eigenschaften und Attribute (z.B. Alter, Geschlecht, Ausbildung, Motivation, Leistungsbereitschaft) in die Betrachtung einbezogen. Beides, die Umweltfaktoren und die personbezogenen Faktoren, sind auch bei der Rehabilitation zu berücksichtigen (z.B. über Hilfsmittel, angepasste Technologien, Arbeitsplatzanpassung). Kontextfaktoren können sich positiv insbesondere auf die Teilhabe an

Lebensbereichen auswirken (Förderfaktoren, z.b. soziale Unterstützung, „gebraucht zu werden", gute Leistungsbereitschaft der Person) oder eben negativ (Barrieren, z.b. fehlende Teilzeitarbeitsplätze, Migration, Einschränkung der kognitiven Fähigkeiten, mangelnde Motivation der Person).

4.4 Rehabilitationswissenschaftliche Forschung in Deutschland

Der von der Reha-Kommission thematisierten fehlenden wissenschaftlichen Fundierung der Rehabilitation und den defizitären strukturellen Voraussetzungen an den Hochschulen wurde mit der gezielten Förderung und Etablierung der reha-wissenschaftlichen Forschung in Deutschland begegnet. Die Reha-Wissenschaften entwickeln und überprüfen Konzepte, Methoden und Strukturen rehabilitativer Versorgung. Die Forschung untersucht insbesondere die Wirksamkeit der einzelnen Therapiebausteine und der Rehabilitation insgesamt. Die Ergebnisse dienen als Grundlage für eine evidenzbasierte Weiterentwicklung der Rehabilitation.

Wesentliche Charakteristika der Reha-Wissenschaften, die vielfach Parallelen zu Public Health aufweisen, sind ihr multiperspektivischer Ansatz (individuums-, institutions-, programm-, bevölkerungs- und umweltbezogene Perspektive), ihre Theorien- und Methodenvielfalt mit experimentellen und nicht-experimentellen Studien, qualitativen und quantitativen Forschungsmethoden. Erfolgreiche Reha-Forschung verlangt eine interdisziplinäre Zusammenarbeit: Über die Medizin hinaus arbeiten viele andere wissenschaftliche Fachgebiete zusammen (Psychologie, Pädagogik, Soziologie, Epidemiologie, Biometrie, Ökonomie und Recht). Und: Reha-Forschung geschieht im Spannungsfeld von Gesundheitspolitik, Kosten- und Leistungsträgern, Reha-Einrichtungen, Wissenschaft und Betroffenen.

Auf universitärer Ebene wurden mehrere reha-wissenschaftliche Stiftungsprofessuren eingerichtet sowie entsprechende Forschungsschwerpunkte an einigen Universitäten. Forschungskoordinierende Abteilungen wurden in der Verwaltungen der Rentenversicherung etabliert, reha-wissenschaftliche Fördervereine und reha-wissenschaftliche Abteilungen in Reha-Einrichtungen entstanden.

Zur Entwicklung der Reha-Wissenschaften in Deutschland gehört zentral die Forschungsförderung. Hier sind v.a. die Förderschwerpunkte zu nennen, die zusammen mit dem Bundesforschungsministerium (BMBF) durchgeführt wurden bzw. werden. Von besonderer Bedeutung für den heutigen Stand der Reha-Forschung in Deutschland war der Förderschwerpunkt „Rehabilitationswissenschaften" (1998-2007), der auf Empfehlungen der Reha-Kommission und einen Vorschlag von Rcha-Wissenschaftlern zurückging (Koch ct al. 1995, Buschmann-Steinhage et al. 1998). Mit einem Fördervolumen von ca. 40 Mio. Euro wurden rund 160 Projekte in acht regionalen Forschungsverbünden gefördert. Diese Verbünde bestehen heute noch und bilden das Rückgrat der deutschen Reha-Forschung. Seit 2007 läuft der Förderschwerpunkt „Chronische Krankheiten und Patientenorientierung", an dem sich die gesetzliche Rentenversicherung, das BMBF und nun auch die Krankenversicherung beteiligen. Die bisherigen Förderschwerpunkte konzentrieren sich auf die medizinische Rehabilitation. Vergleichbare Förderprogramme für die berufliche oder soziale Rehabilitation stehen noch aus.

Seit 1991 findet jährlich das Rehabilitationswissenschaftliche Kolloquium statt, der heute größte Kongress für Reha-Forschung in Deutschland, durchgeführt von der Deutschen Rentenversicherung zusammen mit der DGRW (s.u.). Dieser wichtige Kristallisationspunkt der Reha-Wissenschaften dient der Verbreitung der Forschungsergebnisse und bietet ein Forum für den Austausch zwischen Forschung und Praxis. An der Tagung nehmen inzwischen über 1.200 Expertinnen und Experten aus Forschung, Medizin, Psychologie und Therapie sowie Gesundheitsmanagement, Verwaltung und Politik teil.

Im Jahr 2000 wurde die erste eigenständige reha-wissenschaftliche Fachgesellschaft gegründet: die Deutsche Gesellschaft für Rehabilitationswissenschaften (DGRW). Die DGRW sieht sich der Förderung einer interdisziplinären Forschung und Lehre zur Rehabilitation verpflichtet. Sie setzt sich für die Verbreitung und Umsetzung wissenschaftlicher Erkenntnisse in die Praxis der Rehabilitation ein und gibt der Nachwuchsförderung einen hohen Stellenwert. Die Mitgliedschaft der DGRW in der Arbeitsgemeinschaft der Wissenschaftlichen Medizinischen Fachgesellschaften zeigt einmal mehr die Anerkennung der Reha-Wissenschaften in der Fachwelt. Auch ist die DGRW seit 2006 feste Ansprechpartnerin für rehabilitationsbezogene Aspekte bei der Erstellung der Nationalen Versorgungsleitlinien. Aktuelle Aussagen zum Forschungsbedarf auf dem Gebiet der Rehabilitation macht eine Expertise der Deutschen Gesellschaft für Rehabilitationswissenschaften (Koch et al. 2007).

4.5 Rehabilitation in der Lehre

Mit dem Ausbau der Reha-Forschung wuchs und wächst auch die Verankerung der Lehre an den Universitäten und Hochschulen. Das Fach Rehabilitation ist inzwischen an vielen Universitäten und Hochschulen verankert und als wissenschaftliche Disziplin etabliert. Forschungsinstitute bzw. -abteilungen wurden an Universitäten geschaffen. Dazu kommen Arbeitsbereiche für Reha-Wissenschaften sowie die erwähnten Stiftungslehrstühle bzw. -professuren zu Rehabilitationsmedizin und Reha-Wissenschaften.

Seit 2003 gehört die Rehabilitation zum Kanon des Medizinstudiums, und zwar im Querschnittsbereich 12 „Rehabilitation, Physikalische Medizin, Naturheilverfahren", für den Lehrziele, Curricula etc. entwickelt wurden. Ergänzend gibt es Angebote im Wahlpflichtbereich, Hospitationen in Reha-Einrichtungen usw. In der ärztlichen Weiterbildung gibt es den Facharzt für physikalische und rehabilitative Medizin und die Zusatzbezeichnung „Rehabilitationswesen".

Für andere Studienfächer wie z.B. Psychologie, Soziologie oder Rechtswissenschaften gibt es (noch) keine Vorgaben für rehabilitationsbezogene Studieninhalte. Der Stellenwert der Rehabilitation in der Lehre hängt hier von der Ausrichtung des jeweiligen Instituts ab. In medizinnahen nicht-akademischen Ausbildungsgängen der Krankenpflege, Logopädie, Physiotherapie usw. sind einige Lehrinhalte implizit rehabilitationsnah, auch wenn die Rehabilitation nicht explizit angesprochen wird.

5 Weiterentwicklung der Rehabilitation als Ergebnis der Reha-Forschung

Voraussetzung für die Wissenschaftsbasierung der Rehabilitation war es, die Reha-Forschung in Deutschland zu etablieren. Durch die Forschungsergebnisse der letzten Jahre, vor allem aus dem Förderschwerpunkt „Rehabilitationswissenschaften", erhielt die Rehabilitation viele neue Impulse, von denen hier einige dargestellt werden:

5.1 Patientenschulung

Eines der zentralen Forschungsergebnisse ist die Bedeutung der Patientenschulung für die Rehabilitation (z.B. Faller et al. 2005). Hierunter werden Maßnahmen verstanden, die Patienten darin unterstützen sollen, ihr Verhalten dahingehend zu verändern, dass krankheitsbedingte Einschränkungen minimiert oder besser bewältigbar werden („Empowerment"). Patientenschulungen verfolgen sekundär- und tertiärpräventive Ziele und sind für Patientinnen und Patienten mit einer bereits bestehenden (meist chronischen) Erkrankung oder ausgeprägten Risikofaktoren konzipiert. Dabei geht es um die enge Verknüpfung von Therapie und Lernen auf der Basis von krankheitsbezogener Information, konkretem Erleben und intensivem Üben. Im Rahmen der Förderschwerpunkts „Rehabilitationswissenschaften" wurde an der Universität Würzburg ein Zentrum Patientenschulung eingerichtet, das – inzwischen als Verein etabliert – Forschungsaktivitäten durchführt, initiiert und begleitet, Serviceangebote für Rentenversicherungsträger, Wissenschaftler und Reha-Einrichtungen macht sowie die genannten Strukturen vernetzt. Die Durchführung einer qualifizierten Patientenschulung ist grundsätzliche Anforderung an alle Reha-Einrichtungen.

5.2 Medizinisch-beruflich orientierte Rehabilitation

In der Praxis wurden medizinische und berufliche Teilhabeleistungen überwiegend zeitlich getrennt und konzeptionell eher unabhängig voneinander erbracht. In jüngster Zeit wird diese Dichotomie durch neue Konzepte wie die medizinisch-beruflich orientierte Rehabilitation (MBOR) durchbrochen: Die Leistungen der medizinischen Rehabilitation werden stärker als bisher auf die Folgen gesundheitlicher Beeinträchtigungen in der Berufs- und Arbeitsrealität ausgerichtet. Die tendenziell krankheitsbezogene Sichtweise wird durch die konsequente Einbeziehung der beruflichen Situation ergänzt. Dazu gehören konkrete berufsbezogene Therapiebausteine, wie z.B. zur Stressbewältigung am Arbeitsplatz. Bereits in der Reha-Einrichtung wird geklärt, ob ein Reha-Fachberater hinzugezogen werden soll. Dieser informiert ggf. über mögliche Leistungen und leitet die Prüfung von Leistungen zur Teilhabe am Arbeitsleben ein. Wesentlich ist auch die enge Zusammenarbeit zwischen der Reha-Einrichtung und Betrieben bzw. Betriebsärzten.

5.3 Leistungen zur Teilhabe am Arbeitsleben

Während sich die medizinische Rehabilitation durch Konzepte wie MBOR auf die berufliche Rehabilitation zubewegt, gilt es auch für die Einrichtungen für Leistungen zur Teilhabe am Arbeitsleben (LTA), sich weiterzuentwickeln. Zwar hat der Bereich der beruflichen Rehabilitation in den letzten zehn Jahren u.a. durch das SGB IX und auf Basis des o.g. bio-psycho-sozialen Gesundheitsmodells der ICF wesentliche Impulse erhalten. Künftig wird es aber nötig sein, stärker zielgruppenspezifische und individualisierte Angebote zu entwickeln und vorzuhalten. Gleichzeitig bedarf es einer stärkeren regionalen Vernetzung, z.B. durch engere Abstimmung mit der medizinischen Rehabilitation, Vernetzung mit der regionalen Arbeitsverwaltung und Einbeziehung neuer Informationstechnologien. Gleichzeitig geht es um stärkere Individualisierung durch Flexibilisierung und Neustrukturierung der Angebote. Es soll stärker auf die einzelnen Versicherten eingegangen werden – unter Berücksichtigung der Anforderungen des Arbeitsmarkts.

5.4 Reha-Nachsorge

Aufgabe der Reha-Nachsorge ist es – mit unterschiedlichen indikationsbezogenen Schwerpunkten – den durch die vorangegangene stationäre oder ambulante medizinischen Rehabilitation eingetretenen Erfolg weiter zu verbessern und nachhaltig zu sichern. Dazu gehören im Wesentlichen die weitere Verbesserung noch eingeschränkter Fähigkeiten, die Verstetigung von Lebensstiländerungen und Verstärkung der Selbstwirksamkeitseffekte, der nachhaltige und überprüfbare Transfer des Gelernten in den Alltag und die Förderung der persönlichen und sozialen Kompetenz. Nicht zuletzt trägt die Reha-Nachsorge zu einer Verringerung von Schnittstellenproblemen in der Verzahnung der medizinischen /gesundheitlichen Versorgungskette bei.

Bereits während einer Rehabilitation müssen Rehabilitanden motiviert werden, Nachsorgeangebote auch tatsächlich wahrzunehmen, muss eine konkrete Handlungs- und Bewältigungsplanung erfolgen. Gleichzeitig sollte vermittelt werden, dass Nachsorge notwendig ist, um die in der Rehabilitation erreichten Behandlungserfolge auch langfristig zu stabilisieren. Auch nachgehende Leistungen, wie Reha-Sport oder Funktionstraining, oder die Anregung z.B. zur weiteren Gewichtsreduktion oder Psychotherapie sollten bereits während der Rehabilitation gebahnt werden.

5.5 Patientenorientierung

Zur Patientenorientierung gehören u.a. Bemühungen, spezifische Angebote für unterschiedliche Zielgruppen zu etablieren. Ausgehend von der Vorstellung, dass individuelle Lebenswelten relevant für die Krankheitsbewältigung sind, gibt es inzwischen Konzepte für Menschen unterschiedlicher Altersgruppen, für Männer und Frauen und in Teilen für Menschen mit bestimmtem sozio-ökonomischen Hintergrund wie z.B. Hartz-IV-Empfänger. Daneben existieren – wenn auch nicht in der Fläche – Angebote in unterschiedlichen Sprachen bzw. für Menschen aus anderen Kulturen, was der Bedeutung des steigenden Anteils an Menschen mit Migrationshintergrund in unserer Gesellschaft Rechnung trägt.

Weiterführende Ansätze der Patientenorientierung in Richtung Empowerment wie die partizipative Entscheidungsfindung gewinnen zunehmend Eingang in Forschung und Reha-Konzepte. Im Rehabilitationsrecht haben sie ihren Nicderschlag gefunden im sogenannten Wunsch- und Wahlrecht (§ 9 SGB IX), das den Versicherten Mitbestimmung beim Zugang zur und bei der Ausgestaltung der Rehabilitation ermöglicht.

5.6 Flexibilisierung der Rehabilitation

Neben der Individualisierung der Reha-Inhalte gibt es Ansätze, im Sinne einer Flexibilisierung Dauer, Intensität und Setting der Rehabilitation an den Bedarf und die Bedürfnisse des Einzelnen anzupassen und dabei das starre Muster der dreiwöchigen, immer noch überwiegend stationären medizinischen Rehabilitation zu verlassen.

5.7 Entwicklung nicht stationärer rehabilitativer Angebotsformen

Seit Mitte der 1990er Jahre wird von der Kranken- und Rentenversicherung die ambulante Rehabilitation auf- und ausgebaut. Denn ambulante Rehabilitation kann zumindest bei einem Teil der Rehabilitandinnen und Rehabilitanden stationäre Leistungen gleichwertig ersetzen und dabei kostengünstiger erbracht werden. Bei der ambulanten Rehabilitation halten sich die Rehabilitanden nur zu den Therapiezeiten in der wohnortnahen Reha-Einrichtung auf, so dass die sogenannten Hotelkosten wegfallen. Ambulante Angebote sollen aufgrund von Wohnortnähe und stärkerer Nutzung von Selbsthilfepotenzialen die Nachhaltigkeit der Reha-Erfolge und das Ziel der (Re-)Integration in die Gesellschaft verbessern. Ziel ist es, durch ambulante Angebote bestimmte Versichertengruppen, wie z.B. Pflegende oder Alleinerziehende, für die stationäre Angebote weniger zugänglich sind, besser zu erreichen.

Die ambulante Rehabilitation gibt es v.a. in den Indikationsbereichen Orthopädie, Kardiologie und Neurologie. Neben erweiterten stationären oder neu etablierten ambulanten Zentren gibt es auch ambulant-rehabilitative Angebote angegliedert an Akutkrankenhäuser, wodurch eine frühzeitige und nahtlose, umfassende und interdisziplinäre rehabilitative Weiterführung der Akutbehandlung in Wohnortnähe möglich wird. Bislang hat sich die ambulante Rehabilitation überwiegend in Ballungsräumen etablieren können, während auf dem Land weiterhin die stationären Einrichtungen dominieren.

5.8 Vernetzung im Gesundheitssystem

Eine wesentliche Aufgabe für die Weiterentwicklung der Rehabilitation als Teil des Versorgungssystems war und ist die Überwindung der sektoralen und träger-spezifischen Versorgungsgrenzen mit dem Ziel einer verbesserten Zusammenarbeit. Neben der Kooperationsbereitschaft und Kooperationsfähigkeit der Institutionen bedarf es hierbei auch der Einbindung aller an der Reha-Kette im weiteren Sinn Beteiligten, wie niedergelassene Ärztinnen und Ärzte, betriebsärztliche Dienste, Akutkliniken, Reha-Fachberater, Institutionen der beruflichen Rehabilitation, Nachsorgeeinrichtungen, ambulante Reha-Sport- und Selbsthilfegruppen. Alle Beteiligten müssen in ihrem Handeln der Tatsache Rechnung tragen, dass nur im engen und partnerschaftlichen Zusammenwirken der Behandlungs-/Reha-Prozess erfolgreich sein kann.

Auch dem Gesetzgeber ist an einer Koordination der Leistungen und der Kooperation der Leistungsträger gelegen. Mit dem SGB IX wurden entsprechende Instrumente und Verfahren eingeführt. Hierzu zählen z.B. die Gemeinsamen Servicestellen für Rehabilitation nach §§ 22ff. SGB IX, die für Versicherte koordinierende und beratende Funktion in Reha-Fragen vor Ort übernehmen.

Ein weiterer Ansatz für eine individuelle trägerübergreifende und intersektorale Vernetzung der Rehabilitation ist das (trägerübergreifende) Persönliche Budget nach § 17 SGB IX.

Ebenfalls erwähnt sei die Verpflichtung der Reha-Träger, „Gemeinsame Empfehlungen" nach § 13 SGB IX im Rahmen der Bundesarbeitsgemeinschaft für Rehabilitation zu erarbeiten, durch die für die Versicherten eine trägerübergreifende kontinuierliche und möglichst einheitliche Beratung, Begleitung und Leistungserbringung gewährleistet werden soll.

Ein anderer Aspekt der Vernetzung ist der engere Einbezug von niedergelassenen Ärzten und Ärztinnen sowie Betriebsärzten durch verbesserte Informationen über Ziele, Zeitpunkt, Ort und Ergebnis der Rehabilitation. Hierdurch wird die sektorale Begrenzung aufgebrochen. Dies ist sinnvoll und nötig, denn der Erfolg einer während der Rehabilitation durchgeführten Therapie kann gefährdet sein, wenn sie nicht in geeigneter Weise und ohne aktive Beteiligung der Patientinnen und Patienten vorbereitet, nach der Rehabilitation fortgeführt und mit den weiteren Behandlungszielen abgestimmt wird. Gleichzeitig fördert ein solches Vorgehen das nicht immer ausreichende Verständnis für Rehabilitation bei den niedergelassenen Ärztinnen und Ärzten.

Ein weiteres Beispiel ist die Kooperation betrieblicher und außerbetrieblicher Akteure im Rahmen des Betrieblichen Eingliederungsmanagements nach § 84 Abs. 2 SGB IX. Betriebliches Eingliederungsmanagement (BEM) soll Beschäftigten, die innerhalb eines Jahres länger als sechs Wochen ununterbrochen

oder wiederholt arbeitsunfähig sind, Hilfen zur Vermeidung erneuter Arbeitsunfähigkeit und zur Erhaltung des Arbeitsplatzes geben. Zum BEM können Möglichkeiten der innerbetrieblichen Umsetzung oder sonstige Anpassungsmaßnahmen am Arbeitsplatz gehören, die greifen sollten, bevor die Leistungsfähigkeit
den Arbeitplatzanforderungen nicht mehr genügt. Auch kann eine recht- bzw.
frühzeitig eingeleitete Rehabilitation das Ergebnis sein. Für die Einleitung und
Durchführung des BEM stehen die Reha-Träger in den Gemeinsamen Servicestellen sowie die Kompetenzen z.b. der Berufsförderungswerke bezüglich Ar-
beitsplatzanalyse und Ermittlung von Fähigkeitsprofilen zur Verfügung. Die
Rentenversicherung berät im Rahmen des BEM Versicherte und Arbeitgeber.

6 Perspektiven

6.1 Ökonomische und demographische Herausforderungen

Die Zukunft der Rehabilitation wird durch gegenläufige Tendenzen von steigendem Reha-Bedarf einerseits und geringer werdenden Mitteln andererseits gekennzeichnet sein.

Aufgrund der demografischen Entwicklung und der Änderung der Morbidi-
tätsstruktur ist mit einer Zunahme altersassoziierter sowie zivilisationsbedingter
und chronischer Erkrankungen zu rechnen. Durch die Anhebung des Rentenein-
trittsalters („Rente mit 67") wird sich die Lebensarbeitszeit schrittweise verlän-
gern, der Anteil älterer Menschen, die erwerbstätig sind, wird steigen. All dies
wird zu einem erhöhten Bedarf und einer erhöhten Nachfrage nach qualitativ
hochwertigen Reha-Leistungen der Rentenversicherung führen. Gleichzeitig
bringen die Entwicklungen eine höhere Nachfrage an akutmedizinischen Leistungen mit sich. Wenn sich die finanziellen Rahmenbedingungen nicht ändern,
werden sich die Ressourcen für Rehabilitation empfindlich verknappen: u.a.
durch eine weiter vorrangig behandelte Kurativmedizin und durch steigende
Pflegeausgaben. Naheliegend ist, dass sich die Rehabilitation nach wie vor und
noch zunehmend legitimieren und auf diese Veränderungen einstellen muss.

Lösungsmöglichkeiten liegen in einem gezielteren Ressourceneinsatz, z.B.
durch Entwicklung von Strategien, die eine effektivere und flexiblere Gestaltung
von Reha-Leistungen erlauben: Dabei ist zu berücksichtigen und auch zu nutzen,
dass die Rehabilitation Teil des umfassenden und gegliederten Systems der Gesundheitsversorgung und der sozialen Sicherung in Deutschland ist. Veränderungen der anderen Säulen des Systems lassen auch die Rehabilitation nicht unbeeinflusst. Im Gesundheitsbereich gilt dies vor allem für die Umstellung der
Krankenhausfinanzierung auf Fallpauschalen, basierend auf den Diagnosis Rela-

ted Groups, die Einführung der Disease Management-Programme für wichtige chronische Krankheiten und der Integrierten Versorgung nach § 140a ff. SGB V zur besseren Verzahnung der verschiedenen Sektoren.

6.2 Wandel der Arbeitswelt

Der technologische Wandel in der Arbeitswelt verringert für viele Beschäftigte zwar die Intensität der körperlichen Beanspruchung, führt aber andererseits zu größeren kognitiven und psychischen Arbeitsanforderungen. Auch die medizinische und die berufliche Rehabilitation müssen die veränderten Anforderungen durch Anpassung der Angebotsstruktur aufgreifen. Gerade ältere Menschen erleben diese Anforderungen als besondere Belastung und ggf. Verunsicherung, zugleich mit einem „normalen" Nachlassen von Teilen der psychischen, körperlichen und geistigen Leistungsfähigkeit. Wegen des höheren Lebensalters können krankheitsbezogene Beeinträchtigungen der Teilhabe am Arbeitsleben zu einem steigenden Bedarf an alters- bzw. zielgruppenspezifischen rehabilitativen Leistungen zum Erhalt oder der Wiederherstellung der Erwerbsfähigkeit führen.

6.3 Fokus auf die Prävention

Die Rehabilitation muss stärker als bisher präventive Ansätze nutzen, Instrumente dafür entwickeln und in der Routine implementieren. Neben zielgruppenspezifischen Interventionskonzepten sollten betriebsbezogene präventive Strategien hohe Priorität haben. Es gilt mehr denn je, Reha-Bedarf rechtzeitig zu erkennen und notwendige Reha-Leistungen zu initiieren. Das bedeutet, auf die Versicherten zuzugehen und alle Faktoren, medizinische, berufliche und ggf. altersspezifische, die zu einer Gefährdung der Erwerbsfähigkeit führen, frühzeitig zu erkennen. Verfahren wie das Betriebliche Eingliederungsmanagement (s.o.) bieten hier erhebliches Potenzial.
   Auch in der Rehabilitation selbst gilt es – präventiv – frühzeitig spezifischen Behandlungsbedarf zu erkennen. Dies gilt insbesondere für psychische Komorbidität.

6.4 Verstetigung der Reha-Forschung

Die heute etablierten Forschungsstrukturen der Reha-Wissenschaften gilt es weiter zu verstetigen und auszubauen. Die Reha-Forschung wurde zunächst –

vor allem ihr angewandter Teil – mit den Gesundheitswissenschaften verglichen (Bengel & Koch 2000). Heute wird sie oft als Teil der Versorgungsforschung angesehen und könnte von deren Aufschwung profitieren.

Dem Reha-Ziel der möglichst gleichberechtigten Teilhabe und der Patientenorientierung in der Rehabilitation müssen auch die Reha-Wissenschaften Rechnung tragen. Im Sinne des Teilhabeziels (SGB IX) sollten Betroffene in die Erarbeitung von Forschungszielen und in die Bewertung der Forschungsergebnisse einbezogen werden (Schliehe 2008). So könnten die Reha-Wissenschaften beispielgebend für andere patientenorientierte Forschungsgebiete werden.

7 Fazit

Die Rehabilitation hat im deutschen Gesundheitswesen einen weiten Weg hinter sich gebracht. Ihre Wurzeln reichen zurück zum Kampf gegen die Tuberkulose und zur sogenannten „Krüppelfürsorge". Heute ist ihr Rahmen deutlich weiter gesteckt. Ihr ganzheitliches und aufeinander abgestimmtes Konzept qualifizierter Teilhabeleistungen stellt die Rehabilitandinnen und Rehabilitanden mit all ihren individuellen Bedürfnissen in den Mittelpunkt. Erfolg in der Rehabilitation sichert die Partizipation des Individuums am Leben in der Gesellschaft. Die gesetzliche Rentenversicherung hat diese Entwicklung von Anfang an maßgeblich mitgestaltet.

Literatur

Beckmann, U., Klosterhuis, H., Mitschele, A. (2005): Qualitätsentwicklung durch Qualitätssicherung – Erfahrungen aus zehn Jahren Qualitätssicherung der Rehabilitation. In: Die AngestelltenVersicherung 52 (9): 431-438.

Bengel, J. & Koch, U. (Hrsg.) (2000): Grundlagen der Rehabilitationswissenschaften. Heidelberg: Springer Verlag.

Buschmann-Steinhage, R., Gerwinn, H., Klosterhuis, H., Mitreiter, R. (1998): Der Förderschwerpunkt „Rehabilitationswissenschaften" – ein Förderprogramm und seine Umsetzung. In: Die Rehabilitation 37 (2): 71-77.

Deutsche Rentenversicherung Bund (Hrsg.) (2007): Rahmenkonzept zur medizinischen Rehabilitation. Online unter: http://www.deutsche-rentenversicherung.de/ nn_10454 /SharedDocs/de/Navigation/Service/Zielgruppen/Sozialmedizn__Forschung/konzept e__systemfragen/konzepte/rahmenkonzepte __med__reha__node.html__nnn=true.

Deutsche Rentenversicherung Bund (Hrsg.) (2009): Rahmenkonzept Leistungen zur Teilhabe am Arbeitsleben. Online unter: http://www.deutsche-rentenverung. de/ nn_ 10454/SharedDocs/de/Navigation/Service/Zielgruppen/Sozialmedizin__Forschung/ konzepte__systemfragen/konzepte/lta__konzept__node. html__nnn=true.

Faller, H., Reusch, A., Vogel, H., Ehlebracht-König, I., Petermann, F. (2005): Patientenschulung. In: Die Rehabilitation 44: 21-31.

Koch, U., Gerdes, N., Jäckel, W., Müller-Fahrnow, W., Raspe, H.H., Schian, H.M., Schliehe, F., Wallesch, C., Lotz, W. (1995): Verbundforschung Rehabilitationswissenschaften – Vorschlag zu einer Förderinitiative. In: Deutsche Rentenversicherung 7-8: 491-513.

Koch, U., Lehmann, C., Morfeld, M. (2007): Bestandsaufnahme und Zukunft der Rehabilitationsforschung in Deutschland. In: Die Rehabilitation 46: 127–144.

Schaub, E. (1990): Die Rehabilitation in der Rentenversicherung. In: Ruland, F. (Hrsg.): Handbuch der gesetzlichen Rentenversicherung. Neuwied: Luchterhand: 601-643.

Schliehe, F. (2008): „Forschen und beforscht werden – Betroffene, Forscher und Praktiker im Bereich Rehabilitation im Austausch"– Bericht über einen Workshop vom 28.– 29.2.2008 in Rheinsberg. In: Die Rehabilitation 47: 254–258.

Schuntermann, M. F. (2007): Einführung in die ICF. 2. überarbeitete Auflage. Landsberg: ecomed Medizin.

Verband Deutscher Rentenversicherungsträger (Hrsg.) (1992): Bericht der Reha-Kommission. Empfehlungen zur Weiterentwicklung der medizinischen Rehabilitation in der gesetzlichen Rentenversicherung. Frankfurt am Main:VDR.

Verband Deutscher Rentenversicherungsträger (Hrsg.) (1997): Abschlussbericht der Reha-Kommission Berufsförderung des Verbandes Deutscher Rentenversicherungsträger. DRV-Schriften 7.

Der Präventionsauftrag der Gesetzlichen Unfallversicherung – ein großes Potenzial für das Betriebliche Gesundheitsmanagement

Jürgen Lempert-Horstkotte, Linda Friederike Tacke

Neue, zunehmend psychosoziale gesundheitliche Gefährdungen in unserer komplexen Arbeitswelt und die gesundheitsbezogenen Erfordernisse des demografischen Wandels stellen auch das System der Gesetzlichen Unfallversicherung (GUV) und ihre weit gefächerte Trägerlandschaft vor neue Herausforderungen. Das System der GUV befindet sich unübersehbar in einem Prozess der Anpassung und Wandlung. Vor diesem Hintergrund steht die Gestaltung und Ausformung des Präventionsauftrags auf dem Prüfstand und muss sich an Erkenntnissen und Konzepten einer zeitgemäßen betrieblichen Gesundheitspolitik messen lassen. Für die bisher eher distanzierte gesundheitswissenschaftliche und gesundheitspolitische Diskussion wäre es lohnend, sich der Welt des betrieblichen Arbeits- und Gesundheitsschutzes zu nähern und sich mit den Präventionspotenzialen der GUV auseinanderzusetzen.

Die Gesetzliche Unfallversicherung (GUV) – und mit ihr deren weit gefächerte Trägerlandschaft – steht vor einer Reihe neuer Herausforderungen. Als kleinster Zweig des deutschen Sozialversicherungssystems war und ist es ihre Aufgabe, arbeitsbedingte Erkrankungen, Unfälle und Gesundheitsgefährdungen abzuwehren oder bereits eingetretene Schäden zu kompensieren. Die Arbeitswelt unterliegt allerdings einem beträchtlichen Wandel, somit auch die mit ihr verbundenen gesundheitlichen Gefahren und Beeinträchtigungen. So treten *arbeitsbedingte* psychosoziale Belastungen im Verhältnis zu den Gefährdungen klassischer industrieller Arbeitsplätze zunehmend in den Vordergrund. Außerdem wird sich die Arbeitswelt auf alternde Belegschaften und deren gesundheitliche Probleme einzustellen haben. Das Problemtableau, aus dem das Aufgabenspektrum der GUV erwächst, hat sich also bereits erheblich gewandelt, und diese Entwicklung wird sich fortsetzen. Das System der GUV selbst befindet sich in einem Prozess der Anpassung und Wandlung. Diesen muss sie gestalten und umsetzen. Darin wird sie auch gemessen werden an Erkenntnissen und Konzepten einer zeitgemäßen betrieblichen Gesundheitspolitik. Flankiert wird diese Entwicklung von einem Reformprozess der Strukturen der GUV, der seinen vorläufigen Abschluss mit der Verabschiedung des Unfallversicherungsmodernisierungsgesetzes (UVMG; Bundestags-Drucksache 16/9154) im Juni 2008 gefunden hat.

Weder die Gesundheitswissenschaften noch die Gesundheitspolitik haben bislang – bis auf wenige Ausnahmen – dem Präventionsauftrag des betrieblichen Arbeits- und Gesundheitsschutz eine erhöhte Aufmerksamkeit geschenkt. Dabei sollte es nicht bleiben, denn das Präventionspotenzial der GUV ist beträchtlich und könnte paradigmatisch auch für andere Themen- und Regelungsbereiche gesundheitlicher Versorgung sein. Der vorliegende Beitrag schildert Hintergründe der Reform, erläutert deren Begrenzung und lotet die Chance aus, den Präventionsauftrag der GUV den heutigen arbeitsbedingten Gefährdungen anzupassen und als zukunftsfähige betriebliche Gesundheitspolitik zu verankern.

1   Aufgaben, Struktur und Prävention der Gesetzlichen Unfallversicherung

Das deutsche Arbeitsschutzsystem ist dual organisiert: Neben der GUV steht der staatliche Arbeitsschutz der Länder. Die Träger der Unfallversicherung (UVT) stehen in der Verpflichtung, den Arbeits- und Gesundheitsschutz rechtsverbindlich zu organisieren und die Unternehmen bei der Einführung und Umsetzung von Maßnahmen zu beraten und zu unterstützen. Zudem haben sie, wie die staatlichen Arbeitsschutzbehörden, einen Überwachungsauftrag (Abbildung 1).

Abbildung 1:   Das Arbeitsschutzsystem der BRD[1]

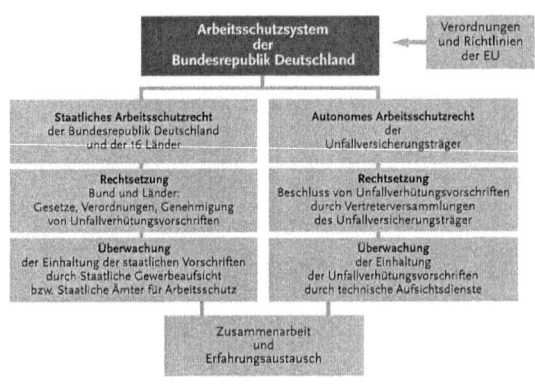

---

[1] Sicherheit und Gesundheit bei der Arbeit 2004. Bundesanstalt für Arbeitsschutz und Arbeitsmedizin 2006. ISBN: 3-88261-051-4. 226 S.

Die GUV ist der kleinste Zweig innerhalb des deutschen Sozialversicherungssystems. Ihr Auftrag ist im Sozialgesetzbuch VII festgelegt, und zwar für die Bereiche Prävention, Rehabilitation und Entschädigung. Aufgabe der GUV ist es demnach,

- „1. mit allen geeigneten Mitteln Arbeitsunfälle und Berufskrankheiten sowie arbeitsbedingte Gesundheitsgefahren zu verhüten,
- 2. nach Eintritt von Arbeitsunfällen oder Berufskrankheiten die Gesundheit und die Leistungsfähigkeit der Versicherten mit allen geeigneten Mitteln wiederherzustellen und sie oder ihre Hinterbliebenen durch Geldleistungen zu entschädigen" (SGB VII § 1).

Träger der GUV sind die gewerblichen und die landwirtschaftlichen Berufsgenossenschaften sowie die UVT der öffentlichen Hand. Die gewerblichen Berufsgenossenschaften bilden die größte Gruppe innerhalb des Versicherungszweiges. Die UVT sind nach Branchen gegliedert, sodass die einzelnen Berufsgenossenschaften sich auf Wirtschaftszweige beziehen und über jeweils spezielles Präventionswissen der Gefährdungen in ihrer Branche verfügen. Für Unternehmen besteht eine Zwangsmitgliedschaft in der GUV. Anders als in anderen Zweigen der Sozialversicherung werden Beiträge allein von den Unternehmen erhoben.

Bereits seit ihrer Gründung im Jahr 1884 haben die UVT einen Präventionsauftrag. Dieser ermächtigt sie, Unfallverhütungsvorschriften zu erlassen und umzusetzen sowie versicherte Betriebe durch ihr eigenes Aufsichtspersonal zu überwachen. Der Präventionsauftrag wurde 1973/74 um die Aufforderung erweitert, „arbeitsbedingte Erkrankungen" zu berücksichtigen. Dieser Terminus wurde 1996 durch „arbeitsbedingte Gesundheitsgefahren" ersetzt und normiert seither wesentlich das Aufgabenspektrum der UVT (vgl. Slesina 2008). Im Hinblick auf die aufgewendeten Mittel übersteigt der Präventionsauftrag der GUV den der gesetzlichen Krankenkassen um ein Mehrfaches: Die gewerblichen Berufsgenossenschaften sind mit Steuerungsausgaben für die Prävention von zuletzt knapp 900 Mio. Euro jährlich (2008: 892 Mio.) der größte Präventionsdienstleister in der Bundesrepublik Deutschland (vgl. DGUV 2009). Demgegenüber verwandten die Krankenkassen im Jahr 2007 circa 300 Mio. Euro für Maßnahmen der Primärprävention und betrieblichen Gesundheitsförderung (vgl. Stuppardt 2008: 4).

Maßnahmen und „Produkte" werden von den UVT in persönliche und sächliche Präventionsdienstleistungen aufgeteilt. Persönliche Präventionsdienstleistungen umfassen die Aufgaben Beratung, Ermittlung von Gefährdungen, arbeitsmedizinische und sicherheitstechnische Betreuung, Überwachung sowie Schulungen. Als sächliche Präventionsdienstleistungen gelten die Erstellung von Informationsmaterial, die Erarbeitung von Unfallverhütungsvorschriften, die

Vergabe von Zertifikaten, die Bereitstellung von Forschungs- und Entwicklungs-
ergebnissen sowie der Bereich der Information und Kommunikation. Grundsätzlich wird das *Zusammenwirken* der verschiedenen Dienstleistungen als Kernelement des Präventionserfolges durch die Maßnahmen der Berufsgenossenschaften
angesehen (Pfeiffer et al. 2005).

In der Präventionsarbeit bestehen Schnittstellen zu anderen Sozialversicherungsträgern. Die betriebliche Eingliederung von Arbeitnehmern mit eingeschränkter Leistungsfähigkeit, wie sie als Aufgabe im SGB IX formuliert ist, hat
ebenso einen Bezug zu den Tätigkeitsfeldern der UVT wie einige Leistungen der
Deutschen Rentenversicherung. Die bedeutendste Verknüpfung besteht allerdings mit den Aufgaben der Gesetzlichen Krankenversicherung (GKV). Dies
sieht auch der Gesetzgeber so, der deshalb beide Sozialversicherungsträger ausdrücklich zur Kooperation auffordert, insbesondere bei den Maßnahmen der
betrieblichen Gesundheitsförderung (SGB V § 20a und b).

2   Die GUV und ihre Reform als Gegenstand gesundheitspolitischer Aktivitäten und gesundheitswissenschaftlicher Forschung

2004 hatte die Expertenkommission „Die Zukunft einer zeitgemäßen Betrieblichen Gesundheitspolitik" ihre Arbeit unter der wissenschaftlichen Leitung von
Professor Dr. Bernhard Badura abgeschlossen. Ihre Vorschläge legte sie unter
dem Titel „Zukunftsfähige betriebliche Gesundheitspolitik" vor (Bertelsmann
Stiftung & Hans-Böckler-Stiftung 2004). Ziel der Expertenkommission war es,
Reformen für eine neue betriebliche Gesundheitspolitik anzustoßen und Fachleu-
te aus Politik, Wirtschaft und Verbänden der Sozialversicherung und der Wissenschaft zur Zusammenarbeit zu bewegen. Die Empfehlungen der Kommission
richten sich an die unterschiedlichen Akteure der betrieblichen Gesundheitspolitik. An die Adresse überbetrieblicher Akteure, zu denen die Unfallversicherer
zählen, ergeht die Aufforderung, „eine substantielle Neuausrichtung und Verstärkung ihrer Programmatik und Aktivitäten in Richtung einer aktiven betrieblichen Gesundheitspolitik im Sinne eines neuen Interventionstyps" vorzunehmen
(ebd.: 94). Dies sollte durch eine stärkere Regionalisierung, eine besondere Unterstützung von Klein- und Mittelbetrieben sowie durch eine Verknüpfung von
Gesundheitsförderung, Prävention, Kooperation, Rehabilitation und Pflege erprobt werden (ebd.: 96). Die Kommission stellt fest, dass es „generell mangelt
(...) am Mut, über die klassischen, das heißt über die technisch „harten" Gefährdungen hinauszugehen und sich den psychischen Nöten und Risiken an der
Mensch-Mensch-Schnittstelle sowie der Führungsproblematik zu widmen" (ebd.:

98). Die Expertenkommission präzisiert die potenziellen Aufgaben überbetrieblicher Akteure:

- „Motivation und Aufklärung im Hinblick auf den Nutzen eines modernen betrieblichen Gesundheitsmanagements,
- Vermittlung von Prozessverständnis und Instrumenten; Kenntnisse der dafür erforderlichen betrieblichen Prozesse,
- nachhaltige Qualifizierung der betrieblichen Akteure für die Erfüllung dieser Aufgaben,
- Schaffung von leicht, schnell und jederzeit nutzbaren Informationsmöglichkeiten über die technischen und sozialen Aspekte eines modernen betrieblichen Gesundheitsmanagements,
- konkrete Hilfestellung (Anregung, Beratung, Begleitung, Moderationen, Evaluation) bei der Etablierung und nachhaltigen Gestaltung eines zeitgemäßen betrieblichen Gesundheitsmanagements,
- Schaffung und Pflege geeigneter Anreize für die betrieblichen Akteure,
- Anregung und Unterstützung von regionalen Netzwerken,
- Unterstützung bei der Qualitätssicherung und Erfolgsmessung" (Rosenbrock 2003: 10).

Ein politisch gewichtiges Echo fand die Arbeit der Expertenkommission mit einer gemeinsamen Erklärung der Bundesvereinigung der Deutschen Arbeitgeberverbände (BDA) und des Deutschen Gewerkschaftsbundes (DGB), in der generell „der verpflichtende Arbeits- und Gesundheitsschutz sowie die den Arbeitsschutz ergänzenden freiwilligen Maßnahmen der Gesundheitsförderung" als Bestandteile einer zeitgemäßen betrieblichen Gesundheitspolitik verstanden werden. Betriebliche Gesundheitspolitik könne so dazu beitragen, „die Innovationskraft und Produktivität zu erhöhen" (vgl. BDA & DGB 2004).

Vor dem Hintergrund der insgesamt großen öffentlichen Zustimmung zu den Empfehlungen der Expertenkommission haben die Bertelsmann Stiftung und die Hans-Böckler-Stiftung im Jahre 2004 den „Initiativkreis Betriebliche Gesundheitspolitik" zur „Mediation der Sozialpartner, zur Restrukturierung des Akteursgeflechts, zur Qualitätsentwicklung und Lösung der Transferprobleme" ins Leben gerufen (Bertelsmann Stiftung & Hans-Böckler-Stiftung 2004: 103). Der Initiativkreis bestand von 2004-2008 und hat unter Vorsitz von Dr. Hermann Rappe, ehemals Vorsitzender der IG Chemie-Papier-Keramik, u.a. einschlägige Gesetzgebungen bewertet und darauf hingearbeitet, die Empfehlungen der Expertenkommission z.B. in Reformvorhaben einzubringen (vgl. Bertelsmann Stiftung & Hans-Böckler-Stiftung 2008).

Das Projekt einer Reform der Unfallversicherung hat die Große Koalition aufgegriffen und in ihrem Koalitionsvertrag unter der Überschrift „Moderne Unfallversicherung" einige Eckpunkte dazu formuliert. Das nährte die Hoffnung, dass der aus dem SGB VII und dem Arbeitsschutzgesetz abzuleitende Präventionsauftrag in einer zeitgemäßen Auslegung als Bestandteil einer erneuerten betrieblichen Gesundheitspolitik in den Reformvorstellungen Berücksichtigung finden würde.

Der Initiativkreis brachte daraufhin ein Forschungsprojekt auf den Weg, das den Reformprozess der GUV und insbesondere die Umsetzung des Präventionsauftrags untersuchen sollte.[2] Auf Basis der Erkenntnisse und Empfehlungen der Expertenkommission wurde untersucht, welche Einschätzungen Akteure verschiedener Handlungsebenen über den Reformprozess hatten, welches Präventionsverständnis und welche Ausrichtung der Prävention sie ihrem Handeln zugrunde legten, welche Bedeutung Standards, Qualifikationen und Anreize hatten, wie das Verhältnis von Beratung und Kontrolle, die Nähe zu Versicherten und den Unternehmen und die Kooperation mit anderen Präventionsakteuren bewertet wurde.

3 Die Gesetzliche Unfallversicherung im Reformprozess

In vier Diskussionszusammenhängen ist der Reformbedarf der GUV zuvor konstatiert worden – aus freilich sehr unterschiedlichen Perspektiven:

- Seitens der EU – im Rahmen einer Begutachtung der Umsetzung von EU-Gesetzgebungen für den Arbeits- und Gesundheitsschutz in den Mitgliedstaaten – wurden dem deutschen Arbeitsschutzsystem das Fehlen eines strategischen Ansatzes bescheinigt und weitere erhebliche Kritikpunkte am deutschen Aufsichtssystem festgestellt. Für die Bundesregierung ergab sich daraus ein unmittelbarer Handlungsbedarf (vgl. SLIC 2006).
- Im dualen System des deutschen Arbeitsschutzes (s.o.) ist der staatliche Arbeitsschutz immer wieder Kritik ausgesetzt gewesen; dies v.a. im Zusammenhang mit Bestrebungen zur Deregulation. Einige Bundesländer haben Vorschläge unterbreitet, z.T. bereits Maßnahmen eingeleitet, die auf ei-

---

[2] Das Projekt mit dem Titel: „Die gesetzliche Unfallversicherung im Reformprozess: Umsetzung und Weiterentwicklung des Präventionsauftrages in der Arbeitswelt" wurde von Ende 2006 bis Anfang 2008 an der Fakultät für Gesundheitswissenschaften der Universität Bielefeld sowie am Wissenschaftszentrum Berlin unter der Leitung von Prof. Dr. B. Badura und Prof. Dr. R. Rosenbrock von J. Lempert-Horstkotte und Dr. H. Wellmann bearbeitet. Gefördert haben es die Bertelsmann Stiftung, die Hans-Böckler-Stiftung sowie die Berufsgenossenschaften „Gesundheitsdienst und Wohlfahrtspflege" und „Metall Nord Süd".

ne Einschränkung staatlicher Leistungen zum Arbeitsschutz zielen. Manche streben eine gänzlich neue Struktur des Arbeitsschutzsystems an (z.b. Gesetzantrag Freistaat Bayern, Bundesrat-Drucksache 820/03).

- An der Binnenorganisation des Systems der Berufsgenossenschaften wird die stark gegliederte und daher intransparente Trägerstruktur bemängelt. Auf sie werden Effizienzdefizite zurückgeführt (BMAS-Projektgruppe UV-Reform 2007: 27ff).

- Aus der Diskussion um eine Erneuerung betrieblicher Gesundheitspolitik, wie sie die Expertenkommission öffentlichkeitswirksam geführt hat, sind neue Standards betrieblicher Präventionsarbeit entstanden, die sich als Erwartungen nun auch an die UVT richten.

Mit dem Reformprozess ist zunächst angestrebt worden, die Organisationsstruktur *und* das Leistungsrecht der Unfallversicherung zu modernisieren. Allerdings wurde frühzeitig deutlich, dass die Reformierung des Leistungsrechts politisch nicht zu realisieren war. Die Kritik verschiedenster Verbände und Interessenvertreter an möglichen Leistungseinschränkungen oder Leistungsausweitungen war so heftig, dass die Bundesregierung sich dem Widerstand beugte und die Reform auf das Organisationsrecht beschränkte.

Ziel sollte nun sein, den veränderten Rahmenbedingungen in der gewerblichen Wirtschaft Rechnung zu tragen. Insbesondere sollte die historisch gewachsene branchenbezogene Organisation der gewerblichen Unfallversicherung den Strukturwandel der Wirtschaft nachvollziehen. Zudem galt es, die Zersplitterung von ehemals über 60 Trägern der GUV zu überwinden und die Verwaltungsstrukturen insgesamt zu modernisieren. Eine der wesentlichen Strukturmaßnahmen zielte auf die Reduzierung der gewerblichen Berufsgenossenschaften bis Ende 2009 von bislang 23 auf 9 und der Unfallkassen von bislang 27 auf 17 sein.

Aus präventionspolitischer Perspektive ist von besonderer Bedeutung, dass über das UVMG eine wesentliche Innovation in die Struktur des deutschen Arbeitsschutzsystems implementiert wurde: Als Parallelprozess wurden durch eine entsprechende Veränderung des Arbeitsschutzgesetzes von der Konferenz der Arbeits- und Sozialminister der Länder (ASMK) die Grundlagen für die „Gemeinsame Deutschen Arbeitsschutzstrategie (GDA)" als strategisches Instrument zur Bündelung von Zielen und Aktivitäten in der Präventionsarbeit von Institutionen des staatlichen Arbeitsschutzes und den Trägern der GUV geschaffen. Die neuen gesetzlichen Vorgaben schreiben den Arbeitsschutzakteuren vor, gemeinsame Arbeitsschutzziele zu entwickeln, Handlungsfelder und Arbeitsprogramme festzulegen, eine qualifizierte Evaluation durchzuführen, das Vorgehen abzustimmen und ein verständliches Vorschriften- und Regelwerk zu erstellen (vgl. ArbSchG § 20a). Demzufolge ist als ein Kernelement der GDA die Formulierung gemeinsamer Arbeitsschutzziele zu sehen. Für die Jahre 2008-2012 wurden folgende Präventionsziele vereinbart:

- „Verringerung von Häufigkeit und Schwere der Arbeitsunfälle unter Einbeziehung der Verringerung von psychischen Fehlbelastungen und der Förderung der systematischen Wahrnehmung des Arbeitsschutzes in den Unternehmen
- Verringerung von Muskel-Skelett-Belastungen und -Erkrankungen unter Einbeziehung der Verringerung von psychischen Fehlbelastungen und der Förderung der systematischen Wahrnehmung des Arbeitsschutzes in den Unternehmen
- Verringerung der Häufigkeit und Schwere von Hauterkrankungen" (ASMK 2007).

Zusammen mit diesen vereinbarten Zielen wurden gemeinsame Handlungsfelder und Arbeitsprogramme festgelegt. Durch ihre spezifischen Aufgabenfelder und Regelungsdimensionen nehmen staatliche Institutionen und UVT eine exponierte Position innerhalb der Strategie ein (vgl. BMAS 2007).

Das UVMG insgesamt mit der entsprechenden Regelung zur GDA im Arbeitsschutzgesetz wurde im Juni 2008 vom Deutschen Bundestag beschlossen.

4   Nicht genutzte Chancen der Reform und Handlungsbedarf

Die wissenschaftliche Analyse und Bewertung des Reformprozesses der GUV führte zu dem Ergebnis, dass die Chance zu einer umfassenden Reform im Sinne einer zukunftsfähigen betrieblichen Gesundheitspolitik, wie sie die Expertenkommission formuliert hatte, nicht genutzt wurde (Badura et al. 2008: 188ff). Die Beschränkung auf die Strukturreform der GUV berührte zwar Rahmenbedingungen der Präventionsarbeit, führte allerdings nicht zu einem neuen Rahmen für die Präventionsarbeit insgesamt. Inwieweit arbeitsbedingten gesundheitlichen Gefährdungen in der modernen Arbeitswelt nun besser vorzubeugen ist, bleibt fraglich.

Die GDA ist hingegen als Ansatz für eine effizientere Nutzung der eng bemessenen Ressourcen im Arbeitsschutz positiv zu werten. Insbesondere hinsichtlich der Verbindlichkeiten, Steuerungsmöglichkeiten, der Methodik, aber auch der allgemeinen Zielsetzung kann die GDA zu einer Erneuerung betrieblicher Gesundheitspolitik beitragen und Impulse setzen. Fraglich bleibt, in welchem Maße die Akteure der Arbeitsschutzstrategie sich auf solche Ziele verständigen, die dem gewandelten Krankheits- und Gefährdungspanorama und dem demografischen Wandel Rechnung tragen. Dass in der Zielsetzung die Prävention psychischer Belastungen nur als „Nebenthema" auf die Agenda kommen konnte, ist Ausdruck für die Schwierigkeiten, sich auf neue Herausforderungen zu verständigen.

Im Gegensatz zu den politischen Rahmenbedingungen, die sich bislang als reformresistent erwiesen haben, öffnen sich die Berufsgenossenschaften durchaus einem neuen Präventionsverständnis und entwickeln neue Formen der Zusammenarbeit mit Unternehmen. Dies geschieht auf der Basis eines sich verändernden Selbstverständnisses als Dienstleister für die Mitgliedsunternehmen und ihre Beschäftigten. Dabei müssen sich die Akteure allerdings nach wie vor damit auseinandersetzen, dass betriebliche Gesundheitspolitik in vielen Unternehmen ein randständiges Thema ist. Die UVT sind unbestritten gefordert, über neue Formen der Kundenorientierung nachzudenken und die konkreten betrieblichen Anforderungen in den Unternehmen zu berücksichtigen. Die gegebenen gesetzlichen und rechtlichen Rahmenbedingungen stehen einer qualifizierten Umsetzung des Präventionsauftrages und seiner zeitgemäßen Weiterentwicklung prinzipiell nicht im Wege. Diesen Gestaltungsspielraum könnten Akteure nutzen.

5 Berufsgenossenschaften interpretieren den Präventionsauftrag neu

Die untersuchten Berufsgenossenschaften haben dies z.T. getan und den Präventionsauftrag neuen gesundheitlichen Belastungen in der Arbeitswelt angepasst. Am Beispiel einer Dienstleistung, die die Berufsgenossenschaft für Gesundheitsdienst und Wohlfahrtspflege (BGW) ihren Mitgliedsbetrieben anbietet, zeigen wir im Folgenden, was ein solcher Anpassungsprozess beinhalten und wie er gestaltet werden kann. Mit dem Projekt *al.i.da* („Arbeitslogistik in der Altenpflege", Bestandteil der Initiative „Aufbruch Pflege" (BGW 2006)) hatte sich die BGW zum Ziel gesetzt, gesundheitsförderliche Arbeitsverhältnisse in der stationären Altenpflege zu entwickeln und dadurch die Gesundheit von Pflegekräfte zu stärken bzw. ihre gesundheitlichen Belastungen zu verringern. Das als Beratungskonzept konzipierte Programm soll die Arbeitsabläufe verbessern und die Personaleinsatzplanung optimieren (BGW 2006). Dabei können in den teilnehmenden Einrichtungen Maßnahmen wie die Veränderung der Dienstplangestaltung für den Schichtbetrieb, die Veränderung des Aufgabenprofils in der Pflegetätigkeit, die Verbesserung von Informations- und Kommunikationsstrukturen, die Anpassung der Organisationsstruktur, eine Verbesserung der Bewohnerorientierung, sowie Planung und Umsetzung baulicher Maßnahmen mit Unterstützung von BGW-Experten durchgeführt werden.

Die Ergebnisse der Evaluationen zeigen, dass die initiierten Veränderungen zum Abbau von körperlichen und psychischen Belastungen beitragen. Hektik, Stress und Zeitdruck seien durch die Entzerrung der Arbeitsspitzen, dem Einsatz von Hol- und Bringediensten, der Ausgliederung pflegefremder Tätigkeiten und der vermiedenen Überlappung von Spät- und Nachtdiensten reduziert worden. Mit einer verbesserten Kommunikation und Mitbestimmung sowie dem Abbau von Arbeitsbelastungen stiegen die Zufriedenheit und Arbeitsmotivation der Mitarbeiter (BGW 2004).

6 Der Reformbedarf hält an

Trotz dieser positiven Ansätze in der Praxis einzelner Berufsgenossenschaften sind eine Reihe von Problemen in der Arbeit der UVT bislang nicht gelöst: Mit der Vielfalt der Träger ist es bisher nicht gelungen, gemeinsame Standards zu entwickeln, sich auf geeignete Evaluationsmethoden zu verständigen und eine Übereinkunft bei der Datenerhebung, -pflege und –organisation zu erzielen. Des Weiteren werden Präventionsleistungen und reformierte Formen betrieblicher Gesundheitsarbeit nur unzureichend in die Mitgliedsunternehmen transferiert. Darüber hinaus bedürfen Selbstverwaltungen der Berufsgenossenschaften der Qualifizierung, um ihrer Aufgabe als gestaltende Kraft einer zukunftsfähigen betrieblichen Gesundheitspolitik gerecht werden zu können. Zu optimieren ist außerdem die Zusammenarbeit zwischen den gesetzlichen Krankenversicherungen und den Unfallversicherungsträgern. Die künftige Rolle des staatlichen Arbeitsschutzes, der im Zusammenhang mit den zunehmenden Deregulierungsbestrebungen einem spürbaren Stellenabbau konfrontiert ist, ist im dualen Konzert nach wie vor unklar. Schließlich ist insgesamt ein hoher Bedarf an Weiterbildung des Personals der Unfallversicherungsträger zu Themen des betrieblichen Gesundheitsmanagements festzustellen (Badura et al. 2008: 83ff).

Vor dem Hintergrund dieser Befunde hat der Initiativkreis betriebliche Gesundheitspolitik mehrere Kernfragen zur Situation der GUV formuliert:

- „Soll die Präventionsarbeit sich vornehmlich konzentrieren auf die Vermeidung von Arbeitsunfällen und Berufskrankheiten sowie solcher arbeitsbedingter Gesundheitsgefahren, die weitestgehend im Zusammenhang mit Haftungsfragen stehen, oder soll sie sich … um die Verhütung arbeitsbedingter Gesundheitsgefahren generell kümmern und damit körperliche, psychische und soziale Gesundheitsgefährdungen gleichermaßen berücksichtigen?

- Soll die Präventionsarbeit weiterhin in erster Linie die Vermeidung von Risiken und Schäden zum Ziel haben, oder soll sie sich künftig ebenso um die Herstellung gesundheitsförderlicher Arbeitssituationen und die Befähigung zum gesundheitsförderlichen Verhalten der Beschäftigten bemühen?
- Sollen die Präventionsdienstleister der GUV primär als Aufsichtspersonen tätig werden oder als Berater und Partner ihrer Versicherten?
- Sollen sie dabei in erster Linie hinsichtlich der Einhaltung von Vorschriften und Regeln agieren, oder sollen sie die Unternehmen und Versicherten auch zum Erhalt von Arbeitsfähigkeit und Wohlbefinden beraten und unterstützen?
- Wie müssen sich die Unfallversicherungträger in ihrer Binnenorganisation ausrichten, damit sie die für die unterschiedlichen Unternehmen jeweils passende Gesundheits- und Arbeitsschutzkompetenz bereitstellen und ihnen bekannt machen?
- Mit welchen Anreizen sollen Unternehmen dazu veranlasst werden, mehr in die Gesundheit ihrer Belegschaften zu investieren und die Unfallversicherungträger als kompetente Dienstleister für ihr jeweiliges Gesundheits- und Arbeitsschutzmanagement zu sehen?" (Bertelsmann Stiftung & Hans-Böckler-Stiftung 2008: 12)

Mit seinem 10-Punkte-Programm hat der Initiativkreis grundsätzliche Anforderungen an den Präventionsauftrag und Empfehlungen an die GUV veröffentlicht (vgl.: Bertelsmann Stiftung & Hans-Böckler-Stiftung 2007): Der Initiativkreis hält „energische Schritte in Richtung einer vorausschauenden, auf Vermeidung von Sozialleistungen kurativer Art bzw. in Form von krankheitsbedingter Frühverrentung ausgerichteten Sozialpolitik" für notwendig. Er mahnt eine investive Sozialpolitik an. Der Gewinn der Sozialleistungsträger bestehe in vermiedenen Behandlungskosten, Unfällen und krankheitsbedingten Frühberentungen. Der Bundesregierung wird eine integrierte, ressortübergreifende Betrachtung und Weiterentwicklung des Arbeitsschutzes, der betrieblichen Wiedereingliederung, Gesundheitsförderung und Prävention nahegelegt, da das zugrunde liegende Sozialrecht die Zusammengehörigkeit dieser Themenbereiche kaum erkennen lasse. Dazu wird eine „nationale Präventionsstrategie" für sinnvoll erachtet. Weiterhin empfiehlt der Initiativkreis, den Präventionsauftrag der GUV auf den Prüfstand zu stellen, um insbesondere die Wirksamkeit der Präventionsmaßnahmen hinsichtlich der Mensch-Mensch-Schnittstelle qualifiziert bearbeiten zu können. In den von der GDA konzipierten Arbeitsschutzzielen sei der steigende Stellenwert psychischer Belastungen bei den arbeitsbedingten Gesundheitsgefahren ebenso angemessen zu berücksichtigen wie die Herausforderung des demografischen Wandels. Darüber hinaus wird empfohlen, die Schnittstellen insbe sondere zwischen Gesetzlicher Unfall- und Gesetzlicher Krankenversicherung zu optimieren. Außerdem wird eine Qualitätsverbesserung der Datenerhebung und – nutzung angemahnt: Ohne eine verlässliche Datengrundlage könnten Maßnahmen nicht optimal vorbereitet und ihre Umsetzung nicht evaluiert werden. Wünschenswert wäre letztlich, „die Richtigkeit des wissenschaftlich gut begründeten Grundsatzes ‚Gesundheit fördert Arbeit' auch routinemäßig im Einzelfall" belegen zu können. Ferner wird die Entwicklung eines nationalen Berichts zur gesundheitlichen Lage der „Erwerbsbevölkerung" empfohlen.

Hinsichtlich der betrieblichen Gesundheitsarbeit hält der Initiativkreis eine aktive Professionalisierung und die Festlegung von Qualitätskriterien für erforderlich. In diesem Zusammenhang wird die Entwicklung von Rahmencurricula für die Aus- und Weiterbildung zukünftiger Präventionsexperten empfohlen. Leistungen sollten regelmäßig in ihrer Struktur-, Prozess- und Ergebnisqualität dokumentiert und veröffentlicht werden. Außerdem könne die betriebliche Praxis und die Weiterbildung betrieblicher Experten von einer engen Zusammenarbeit mit der Wissenschaft nur profitieren. Moderne betriebliche Gesundheitspolitik erfordere außerdem „zusätzliche Anreize seitens der überbetrieblichen Akteure" und eine aktive Unterstützung des Reformprozesses durch die Sozialpartner.

Die Träger der GUV selbst haben in den letzten Jahren einige Male ihre Position zur Prävention formuliert und präzisiert, insbesondere in der „Bonner Erklärung" (HVBG 2005) sowie in dem 2008 verabschiedeten Positionspapier der Selbstverwaltung „Prävention lohnt sich" (DGUV 2008). In diesen Leitlinien bekennen sich die Träger der GUV zu grundlegenden Voraussetzungen für eine qualifizierte Prävention: Unfallversicherungträger verstehen sich als partnerschaftliche Berater und Dienstleister; sie arbeiten branchenspezifisch und betriebsnah; Präventionsangebote tragen nicht nur zur Gesunderhaltung der Beschäftigten bei, sondern auch zum Wertschöpfungsprozess in den Unternehmen; sie erkennen ihre Bedeutung als größter nichtstaatlicher Bildungsträger, der jährlich ca. 400.000 Multiplikatoren in ihrer Sicherheits- und Gesundheitskompetenz qualifiziere und motiviere; zur kontinuierlichen Weiterentwicklung aller Präventionsleistungen wollen sie durch eigene Forschung und Forschungsförderung beitragen (ebd.).

7   Fazit

Die gesundheitswissenschaftliche Auseinandersetzung mit dem Präventionsauftrag der GUV und ihrer Träger, der Berufsgenossenschaften und der Unfallversicherer der öffentlichen Hand, führt zu dem Resümee, dass diese eine ganze Reihe wichtiger Voraussetzungen für die Gestaltung einer zukunftsfähigen betrieblichen Gesundheitspolitik erfüllen. Hoch qualifizierte, an technisch-sachlichen Gefährdungen orientierte Präventionsarbeit wandelt sich allmählich zu einer Präventionsarbeit, die auch das neue Panorama arbeitsbedingter gesundheitlicher Gefährdungen, die sich an der Mensch-Mensch-Schnittstelle bewegen, in den Blick nimmt. In einer Reihe interessanter praktizierter Arbeitsansätze findet dieses neue Präventionsverständnis bereits seinen Ausdruck. Wenn die Unfallversicherung mutig auf diesem Wege weitergeht, wird sie nicht nur wie bisher einen wichtigen und unverzichtbaren Beitrag für die Prävention von arbeitsbedingten gesundheitlichen Gefährdungen durch Maschinen und die sachliche Arbeitsumgebung leisten, sondern sie könnte sich als überbetrieblicher Akteur einer zeitgemäßen betrieblichen Gesundheitspolitik profilieren und das Verständnis von Prävention in der Arbeitswelt entscheidend erweitern.

Literatur

ASMK – Arbeits- und Sozialministerkonferenz (2007): GDA-Arbeitsschutzziele 2008 – 2012. Hauptkonferenz am 12. Und 16. Nov. 2007. Berlin.

Badura, B., Lempert-Horstkotte, J., Rosenbrock, R., Wellmann, H. (2008): Unfallversicherung im Wandel – Eine Bewertung des Unfallversicherungsmodernisierungsgesetzes und der Präventionsarbeit im Lichte der Empfehlungen der Expertenkommission (unveröffentlicht). Bielefeld, Berlin: Bertelsmann Stiftung, Hans-Böckler-Stiftung.

BDA – Bundesvereinigung der Deutschen Arbeitgeberverbände & DGB – Deutscher Gewerkschaftsbund (2004): Gemeinsame Erklärung von BDA und DGB gemäß den Empfehlungen der Expertenkommission der Bertelsmann Stiftung und der Hans-Böckler-Stiftung zur „Zukunft einer zeitgemäßen betrieblichen Gesundheitspolitik". Berlin.

Bertelsmann Stiftung & Hans-Böckler-Stiftung (2004): Zukunftsfähige Betriebliche Gesundheitspolitik. Vorschläge der Expertenkommission. Gütersloh.

Bertelsmann Stiftung & Hans-Böckler-Stiftung (2007): Grundsätze moderner Prävention und Gesundheitsförderung: 10-Punkte-Programm zur Reform der Unfallversicherung. Düsseldorf, Gütersloh.

Bertelsmann Stiftung & Hans-Böckler-Stiftung (2008): Initiativkreis Betriebliche Gesundheitspolitik – Statement zum Abschluss der Arbeit des Initiativkreises Betriebliche Gesundheitspolitik (unveröffentlicht). Berlin.

BGW - Berufsgenossenschaft für Gesundheitsdienst und Wohlfahrtspflege (2004): BGW-Betriebsbarometer – Anleitung für eine Mitarbeiterbefragung in der stationären Altenpflege. Online unter: http://www.bgw-online.de/internet/generator/Inhalt/ Onlinehalt/Medientypen/Arbeitshilfe/BGWBetriebsbarometer_20_20Mitarbeiterbefragu ng_20f_C3_BCr_20die_20station_C3_A4re_20Altenpflege,property=pdfDownload.pdf (Letzter Abruf: 20.04.2008).

BGW - Berufsgenossenschaft für Gesundheitsdienst und Wohlfahrtspflege (2006): al.i.d.a
  – Arbeitslogistik in der stationären Altenpflege. Projektabschlussbericht. Online unter: http://www.bgw-online.de/internet/generator/Inhalt/OnlineInhalt/Medientypen
  /bgw_20forschung/EP-ABALIDA__Projektabschlussbericht,property =pdf Downlo-
  ad .pdf (Letzter Abruf: 14.04.2008).
BMAS - Bundesministerium für Arbeit und Soziales (Hrsg.) Projektgruppe UV-Reform
  (2007): Arbeitsentwurf eines Gesetzes zur Reform der GUV. 1. Teil: Organisations-
  reform der GUV. Berlin.
DGUV - Deutsche Gesetzliche Unfallversicherung (2008): Prävention lohnt sich: Die
  Position der Selbstverwaltung der gesetzlichen Unfallversicherung zur Prävention –
  Leitlinien und Umsetzung. Fulda.
DGUV - Deutsche Gesetzliche Unfallversicherung (2009): Zahlen und Fakten.Online
  unter: http://www.dguv.de/inhalt/zahlen/praevention/index.jsp. (Letzter Abruf:
  10.08.2009).
HVBG - Hauptverband der gewerblichen Berufsgenossenschaften (2005): Bonner Erklä-
  rung: Sicherheit und Gesundheit bei der Arbeit – Die Prävention der gewerblichen
  Berufsgenossenschaften. Sankt Augustin.
Pfeiffer, B., Jahn, F., Wetzstein, A., Kohstall, T., Lauterbach, D., Kirchner, C.-J., Paridon,
  H., Kiene, H.-C., Gallenberger, W., Kutscher, J. (2005). Berufsgenossenschaftliches
  Institut Arbeit und Gesundheit – BGAG. In: Die BG 5: 249-254.
Rosenbrock, R. (2003): Zusammenarbeit und Leistungen der überbetrieblichen Akteure.
  Abschlussbericht der Arbeitsgruppe 3 der Expertenkommission „Betriebliche Ge-
  sundheitspolitik" der Bertelsmann Stiftung und Hans-Böckler-Stiftung.
Slesina, W. (2008): Betriebliche Gesundheitsförderung in der Bundesrepublik Deutsch-
  land. In: Bundesgesundheitsblatt – Gesundheitsforschung – Gesundheitsschutz 3:
  296–304.
SLIC - Senior Labour Inspectors' Committee (2006): SLIC Evaluationsbericht über das
  deutsche Arbeitsaufsichtssystem. Brüssel: Europäische Union.
Steinmeyer, H.-D., Rürup, B. (2006): Gutachten zur Neuorganisation der gesetzlichen
  Unfallversicherung. Münster, Darmstadt.
Stuppardt, R. (2008): Prävention aus Sicht der Krankenkassen. PMS-Symposium 14./15.
  November: Prinzipien und Perspektiven der medikamentösen Prävention. Berlin.
  Online unter: http://www.rolfstuppardt.de/PDF/PMS.pdf. (Letzter Abruf: 13.08
  .2009).

Auf dem Weg zu guter Arbeit – Gesundheit in der Arbeitswelt

Elke Hannack, Evelyn Räder

Die Bedingungen am Arbeitsplatz dürfen nicht krank machen, sie tun es aber trotz aller Anstrengungen mit steigender Tendenz. Die Arbeitswelt unterliegt einem tiefgreifenden Wandel, der Auswirkungen auf die Betriebe und die Gesundheit der Beschäftigten hat. Damit verbunden sind erhöhter Zeitdruck, oft auch Umstrukturierungen, Personalabbau und Betriebsschließungen. Restrukturierungsprozesse gehen in der Regel mit der Angst um die berufliche Zukunft und den Arbeitsplatz einher. Da Restrukturierungsprozesse sich meistens über einen längeren Zeitraum erstrecken, handelt es sich auch um dauerhafte Belastungen für die Beschäftigten. Es gehört in vielen Unternehmen geradezu zur Unternehmenskultur, die vorhandenen Strukturen ständig umzubauen. Aus den Umstrukturierungen selbst, aus ihren oft zweifelhaften und überzogenen wirtschaftlichen Zielen, aus den Methoden, mit denen sie durchgesetzt werden und aus der häufig mangelhaften Kommunikation folgen meist hohe psychische Beanspruchungen für die betroffenen Mitarbeiterinnen und Mitarbeiter. Sozial sensibles Vorgehen[1] ist dabei die Ausnahme. Dies führt unweigerlich zu gesundheitlichen Belastungen.

Auch im Dienstleistungsbereich haben sich die Arbeitsbedingungen in den vergangenen Jahren massiv verändert. Stress, Mehrbelastungen und Arbeitsplatzunsicherheit nehmen im Zusammenhang mit Reorganisations- und Rationalisierungsmaßnahmen zu. Arbeitsverdichtung und Strukturveränderungen stellen höchste körperliche und psychische Anforderungen an Belegschaften. Die arbeitsbedingten Belastungen auch von „Bürotätigkeiten" werden in breiten Teilen der Öffentlichkeit noch immer unterschätzt, womit sich wiederum das Risikopotenzial erhöht. Die genannten Folgen aus Veränderungsprozessen bergen zudem

---

[1] Siehe: HIRES - Europäische Expertengruppe „Gesundheit in Restrukturierungen" (2009): Empfehlungen für sozial sensibles Restrukturieren. In: Kieselbach, T. (Koordinator): Gesundheit und Restrukturierung – Innovative Ansätze und Politikempfehlungen der Europäischen Expertengruppe „Gesundheit in Restrukturierungen". München: Rainer Hampp Verlag: 121f.; zu den Voraussetzungen für die Aufrechterhaltung und Weiterentwicklung von Prävention und betrieblicher Gesundheitsförderung in Restrukturierungsprozessen: Lenhardt, U. & Rosenbrock, R. (2006): Wegen Umbau geschlossen? – Auswirkungen betrieblicher Reorganisation auf den Gesundheitsschutz. Berlin: sigma.

ein hohes Konfliktpotenzial. Konflikte entstehen immer dann, wenn die betrieblichen Veränderungen nicht genügend gestaltet werden. In der Wirtschafts- und Finanzkrise spitzt sich der Druck auf die Arbeitnehmer/innen in immer mehr Unternehmen zu. Die Veränderungen sind mit erhöhtem Stress und gesundheitlichen Beeinträchtigungen verbunden.

Zumeist bestimmen jedoch betriebswirtschaftliche Fragen Prozesse der Umstrukturierung. Deren soziale Auswirkungen werden vernachlässigt. Damit bleiben auch die möglichen negativen Auswirkungen auf die Gesundheit der Beschäftigten unberücksichtigt – zum Schaden aller Beteiligten. Denn: Gesundheit und Zufriedenheit der Beschäftigten entscheiden bekanntermaßen über Leistungsfähigkeit und Wettbewerbsfähigkeit eines Unternehmens.

Heute bestehende Initiativen von Sozialpartnern, Sozialversicherungen Bund und Ländern wie INQA müssen endlich durch ein wirkungsvolles Präventionsgesetz unterstützt werden. Der Einsatz für gute Arbeit und präventive Gesundheitspolitik bedingen sich gegenseitig. Dies kann nur auf der Grundlage gesundheitswissenschaftlicher Erkenntnisse (Publik Health) geschehen, da nur so die geistigen, körperlichen, psychischen und sozialen Bedingungen und Wechselwirkungen von Gesundheit und Krankheit in der Arbeitswelt sichtbar werden können.

1   Bedeutung des Betrieblichen Gesundheitsmanagements

Das betriebliche Gesundheitsmanagement stellt eine Weiterentwicklung der vormaligen betrieblichen Gesundheitsförderung dar. In diesem Zusammenhang sind die folgenden Begriffe zu unterscheiden, die in der Diskussion jedoch nicht immer trennscharf verwendet werden:

- *Betriebliche Gesundheitsförderung:* Umfasst technische, soziale, medizinische, ergonomische, körperliche, psychologische, organisatorische, wirtschaftliche und rechtliche Aspekte der Gesundheitsvorsorge am Arbeitsplatz. Ziel ist die Verbesserung des Gesundheitszustandes der Arbeitnehmerinnen und Arbeitnehmer (vgl. auch § 20 a SGB V).
- *Betriebliche Gesundheitsprävention:* Gesundheitlichen Beeinträchtigungen soll frühzeitig und wirksam entgegengewirkt werden (vgl. auch § 20 b SGB V)
- *Betriebliches Gesundheitsmanagement:* Bewusste Steuerung und Integration aller betrieblichen Prozesse mit dem Ziel der Erhaltung und Förderung der Gesundheit und des Wohlbefindens der Beschäftigten.

- *Betriebliche Gesundheitspolitik:* nachhaltige Förderung und Verbesserung der Gesundheit der Arbeitnehmerinnen und Arbeitnehmer als Leitprinzip für alle Beteiligten.

Die Einführung eines betrieblichen Gesundheitsmanagements erfolgt prozessorientiert und mit Partizipation aller betrieblichen Akteurinnen und Akteure. Zum einen geht es um die Vermeidung von Krankheiten, Erwerbsminderungen und Arbeitslosigkeit, zum anderen darum, mit alters- und alternsgerechten Arbeitsbedingungen auf die demografische Entwicklung zu reagieren.

Dabei zeigt sich, dass die notwendigen betriebliche Akteur/innen nicht nur Arbeitgeber und Interessenvertretung, die Fachkraft für Arbeitssicherheit und die/der Betriebsärztin/Betriebsarzt sind, sondern ebenso sachverständige Mitarbeiter/innen und die Beschäftigten selbst. Alle diese Gruppen sind mitverantwortlich für die Gesundheit im Betrieb. Außerbetriebliche Akteur/innen, allen voran die Kranken- und Unfallversicherung, kommen hinzu.

Betriebliches Gesundheitsmanagement erschöpft sich nicht in einzelnen Aktionen, sondern wirkt umfassend und präventiv. Verbindlichkeit entsteht durch den Abschluss von Betriebs- und Dienstvereinbarungen und durch betriebliche Gremien in unterschiedlicher Zusammensetzung: der Arbeitskreis der betrieblichen Interessenvertretung, die Gesundheitskommission mit dem Arbeitgeber, der Gesundheitszirkel unter Einbeziehung von Fachleuten.

Die gründliche Analyse der betrieblichen Situation ist das Fundament für zielgerichtete Maßnahmen der betrieblichen Gesundheitsförderung. Belastende Arbeitsbedingungen sind zu ermitteln und der Handlungsbedarf festzustellen. Dazu sollten vorhandene Informationsquellen ausgewertet und wichtige Information eingeholt werden. Mit Hilfe von Analyseinstrumenten (obligatorische Gefährdungsbeurteilung, aber z.B. auch Beschäftigtenbefragung, Gesundheitsbericht, Altersstrukturanalyse, Fluktuationsanalyse, Fehlzeitenerfassung sowie der DGB-Index Gute Arbeit in der betrieblichen Anwendung) muss der Ist-Zustand festgestellt und analysiert werden. Im nächsten Schritt sollte beschrieben werden, wie sich die betrieblichen Akteure/innen die veränderte betriebliche Situation vorstellen (Soll-Zustand). Konkrete Ziele sind zu formulieren, Arbeitsstrukturen einzurichten und gegebenenfalls weitere Akteur/innen einzubeziehen.

Im Folgenden sind geeignete Maßnahmen zu entwickeln. Das können Konzepte in den Bereichen Qualifizierung, Arbeitsorganisation und -gestaltung, ergonomische Arbeitsplatzgestaltung, Zusammensetzung der Arbeitsteams, Organisation des Wissenstransfers, Umsetzung des Betriebliches Eingliederungsmanagement, Arbeitszeitgestaltung, Unterstützungsangebote für Mitarbeiter/innen sowie weitere gesundheitsfördernde Maßnahmen sein. Dabei müssen die Akteure/innen entscheiden, welche Maßnahmen mit den vorhandenen Ressour-

cen realisiert werden können und müssen. Vor ihrer Umsetzung sind die Maßnahmen gründlich zu planen. Der Abschluss von Betriebs- oder Dienstvereinbarungen gibt Sicherheit und Verbindlichkeit für alle Beteiligten.

Mittlerweile gibt es eine ganze Reihe von guten Beispielen zu Betriebs- und
Dienstvereinbarungen im Bereich der betrieblichen Gesundheitsförderung. Mögliche Regelungsgegenstände sind:

Gesundheitsförderung durch Verhaltens- und Verhältnisprävention

- Definition und Gewichtung
- Vorrang der Verhältnisprävention
- Angebote der Verhaltensprävention
- Gesundheitsangebote des Unternehmens zur Unterstützung des individuel-
  len Gesundheitsverhaltens
- Reduzierung psychischer Belastungen
- Suchtprävention

(Erweiterte) Mitbestimmung

- Konkretisierung und Erweiterung der Mitbestimmungsrechte der betriebli-
  chen Interessenvertretung
- Rechte der Schwerbehindertenvertretung
- Formen der Beteiligung der Beschäftigten
- Unterstützungspflicht nach § 16 Arbeitsschutzgesetz

Analyse-Instrumente

- Auswertung betrieblicher Informationsquellen wie Gefährdungsbeurteilung,
  Beschäftigtenbefragung, Gesundheitsbericht, Altersstrukturanalyse, Fluktuationsanalyse, Fehlzeitenerfassung
- Ausgestaltung vorhandener oder/und Vereinbarung neuer Analyse-Instrumente wie dem DGB-Index Gute Arbeit

Betriebliche Organisation

- Zieldefinition anhand der Ergebnisse der Analyse
- Erarbeitung eines Konzeptes
- Entscheidung über Form der Umsetzung (Einzelmaßnahmen, Mix verschie-
  dener Maßnahmen, Projekte etc.)
- Rolle, Aufgabe und Verantwortlichkeit der Akteur/innen

- Arbeitsstrukturen und mögliche Gremien (Arbeitskreis der Interessenvertretung; Gesundheitskommission mit Arbeitgeber; beratender Gesundheitszirkel mit Expert/innen)
- Qualifizierung für Gesundheitsförderung

Maßnahmen der betrieblichen Gesundheitsförderung

- Regelung konkreter Maßnahmen und deren Dokumentation
- Vereinbarung zur Entwicklung von bedarfsorientierten Maßnahmenregeln, z. B. in den Bereichen Qualifizierung, Arbeitsorganisation und -gestaltung, Gestaltung, Verteilung der Arbeitszeit, Gestaltung der Wiedereingliederung, Gestaltung von Restrukturierungsprozessen
- Vereinbarung der Ergänzung der Betriebs- bzw. Dienstvereinbarung, soweit sich dies als erforderlich erweist

Evaluierung der Maßnahmen

- Beschreibung der Umsetzung und deren Dokumentation
- Bewertungskriterien
- Vereinbarung zur Vornahme von Änderungen bei Analyseinstrumenten und Maßnahmen, soweit sich dies als erforderlich erweist

Die Überprüfung der Maßnahmenerfolge (Evaluierung) und deren Dokumentation sind von entscheidender Bedeutung für die Nachhaltigkeit des betrieblichen Gesundheitsmanagements. Ohne eine systematische Erfassung des Vorgehens und dessen Ergebnissen ist eine langfristige Umorientierung der Unternehmenspolitik zu mehr Gesundheitsförderung für die Belegschaft nicht denkbar. Zur Bewältigung der einzelnen Schritte ist viel Wissen und Erfahrung erforderlich. Mittlerweile gibt es jedoch zahlreiche Informationsquellen und Angebote zum Thema Gesundheitsmanagement im Betrieb.

2   Alters- und alternsgerechte Arbeitsorganisation und -gestaltung als Teil des betrieblichen Gesundheitsmanagements

In Zeiten des demografischen Wandels brauchen wir alters- und alternsgerechte Arbeitsbedingungen, damit sich die Arbeitnehmerinnen und Arbeitnehmer über alle Altersgruppen hinweg optimal mit ihrem Leistungsvermögen einbringen können und dem gesundheitlichen Verschleiß präventiv entgegenwirkt wird. Dabei ist die Frage, wie Unternehmen die Gesundheit und damit die Beschäftigungsfähigkeit ihrer Mitarbeiterinnen und Mitarbeiter nachhaltig fördern und langfristig erhalten können, in der betrieblichen Praxis nicht leicht zu beantworten. Auf die Branchen und Betriebe bzw. Dienststellen herunter gebrochen sind die Situation und die daraus resultierenden Anforderungen meist sehr komplex, so dass bereits die Auswahl der Analyseinstrumente über die obligatorische Altersstrukturanalyse hinaus eine anspruchsvolle Aufgabe ist. Zur Beurteilung der Situation ist die Auswertung umfassender Daten zur Arbeitsgestaltung erforderlich[2]. Aber auch bei der Umsetzung von als geeignet ermittelten Maßnahmen für eine ressourcenorientierte Arbeitsgestaltung - soll sie wirklich an der Wurzel der Probleme ansetzen - können sich hohe Hürden auftürmen. Organisatorische und gestalterische Änderungen von Arbeitsplätzen werfen eine Vielzahl von Fragen auf. So entstehen neue Weiterbildungsbedarfe. Möglichweise verschieben sich durch geänderte Tätigkeiten Hierarchien oder die tarifliche Bewertung. Schon an diesen beispielhaft aufgezählten Punkten wird deutlich, dass übergestülpte Maßnahmen und Konzepte nicht funktionieren können und welche zentrale Bedeutung die Kommunikation bei solchen Veränderungsprozessen hat.

3   Gute Arbeit als Indikator für die Gesundheit der Beschäftigten

Im vorhergehenden Anschnitt wurde die Bedeutung einer aussagekräftigen Datenlage herausgestellt. Selten werden die Arbeitnehmerinnen und Arbeitnehmer selbst gefragt, obwohl sie die Expertinnen und Experten ihrer Arbeitssituation sind. Es fehlen damit wichtige Erkenntnisse zur Einschätzung der Ausgangslage. Seit drei Jahren erhebt daher der DGB-Index Gute Arbeit die Urteile und Ansprüche der Beschäftigten, um die Ergebnisse für die Verbesserung der Arbeitsbedingungen öffentlich verfügbar zu machen. Durch das gewählte Verfahren ist der DGB-Index Gute Arbeit repräsentativ für die Sicht der Arbeitnehmerinnen und Arbeitnehmer. Neben der Index-Auswertung werden eine Fülle von Daten mit arbeits- und sozialpolitischer Bedeutung, z. B. über den Zusammenhang von Arbeitshetze und Gesundheitsbelastungen und Arbeitsvermögen der Beschäftigten, ihre Einschätzung zur Arbeitsfähigkeit bis zur Rente und zugleich ihre Möglichkeiten zur zusätzlichen Altersvorsorge geliefert. Der DGB-Index Gute Arbeit wird mittlerweile auch direkt in einigen Unternehmen eingesetzt. Dazu wurden im ersten Quartal des Jahres 2009 - wie schon 2007 und 2008 - in einer repräsentativen Stichprobe von fast 8.000 Arbeitnehmerinnen und Arbeitnehmern aller Regionen, Einkommensgruppen, Branchen, Betriebsgrößen, Beschäftigungsver-

---

[2] Zu Kennzahlen zur Erfassung von Daten zur Arbeitsgestaltung: Langhoff, T. (2009): Den demographischen Wandel im Unternehmen erfolgreich gestalten – eine Zwischenbilanz aus arbeitswissenschaftlicher Sicht. Berlin, Heidelberg: Springer Verlag: 145.

hältnissen, gemäß ihrem Anteil an den abhängig Beschäftigten schriftlich befragt[3]. Die Ergebnisse sind ernüchternd. Es drängt sich die Frage auf, ob die
Erkenntnisse aus 20 Jahren Gesundheitswissenschaften - von Ausnahmen abgesehen - Eingang in die Arbeitswelt gefunden haben. Danach erwartet nur jeder
zweite Beschäftigte, unter den derzeitigen Arbeitsbedingungen seine Tätigkeit
bis zum Rentenalter ausüben zu können. Mit dieser Einschätzung zu ihrer zukünftigen Arbeitsfähigkeit ziehen die Arbeitnehmerinnen und Arbeitnehmer das
Resümee ihres Urteils über ihre Arbeitsbedingungen in Deutschland. Das Ergebnis der Befragung 2009: 12 Prozent haben „Gute Arbeit", 33 Prozent „Schlechte
Arbeit" und 55 Prozent „Mittelmäßige Arbeit". Im Bundesdurchschnitt liegt die
Arbeitsqualität bei einem Indexwert von 58 im unteren Mittelfeld. Besonders
brisant: Fast 80 Prozent der Beschäftigten sind in den letzten zwölf Monaten
mindestens einmal krank zur Arbeit gegangen, 50 Prozent sogar mehrmals.

Die Ergebnisse des DGB-Index Gute Arbeit erinnern daran, dass das betriebliche Gesundheitsmanagement trotz aller Anstrengungen noch nicht in der
Fläche angekommen ist. Es gibt hierbei kein Erkenntnis-, sondern ein Umset-
zungsdefizit.

4   Implementierung des Betrieblichen Gesundheitsmanagements steht noch ganz am Anfang

Da die meisten Maßnahmen einer gesundheitsfördernden und alternsgerechten
Arbeitsgestaltung eine finanzielle und zeitliche Belastung für die Unternehmen
bedeuten und erst langfristig wirken, wird häufig noch immer auf eine kurzfristige Verwertung der Arbeitskraft gesetzt. Bei vorzeitigem Gesundheitsverschleiß
wird auf die Erwerbsminderungsrente oder krankheitsbedingte Kündigung gesetzt, denn Modelle für den vorzeitigen Ausstieg aus dem Erwerbsleben stehen
kaum noch zur Verfügung[4]. Eine Umorientierung auf eine längere Beschäfti-
gungsdauer erfolgt oft erst dann, wenn im Unternehmen durch hohe Fehlzeiten
bei gleichzeitig hohem Altersdurchschnitt ernste Probleme auftreten. Selbst im
öffentlichen Sektor mit einem Durchschnittsalter von ca. 44 Jahren[5] ist betriebliches Gesundheitsmanagement noch eine Ausnahmeerscheinung. Zwar haben
rund 40 Prozent aller Einrichtungen in der öffentlichen Verwaltung bereits Erfahrungen mit verhaltensorientierten Maßnahmen der betrieblichen Gesundheitsförderung gemacht. Ganz anders sieht es aber mit anspruchsvolleren Maßnahmen

---

[3] DGB-Index Gute Arbeit (2009): Der Report 2009.
[4] Dazu: Kerschbaumer, J. (2009): Flexibler Ausstieg aus dem Erwerbsleben – aber wie? in: Soziale
Sicherheit 4/2009: 125-132.
[5] Statistisches Bundesamt (2009): Fachserie 14, Reihe 6.

aus, wie sie z. B. mit den Instrumenten des Gesundheitszirkels und des Gesundheitsberichts verwirklicht werden. Hier waren und sind solche Maßnahmen vergleichsweise sehr viel seltener anzutreffen. Das heißt, ein systematisches Gesundheitsmanagement mit einer Bedarfsanalyse und zielgerichteten, verhältnispräventiven Interventionen wird nur in Ausnahmefällen betrieben. Die Aktivitäten erfolgen meist nur punktuell, sind wenig vernetzt und zeitlich begrenzt.[6]

Gleichwohl gibt es auch „Leuchttürme", die in vielen Fällen dem Engagement von Gewerkschaften und betrieblichen Interessenvertretungen zur verdanken sind. Die folgenden Beispiele aus dem ver.di-Organisationsbereich seien genannt, die auch die verschiedenen Ebenen zeigen, auf denen Vereinbarungen getroffen werden können:

- Mit dem Tarifvertrag zur betrieblichen Gesundheitsförderung im Sozial- und Erziehungsdienst vom August 2009 wurde erstmals für eine in ver.di organisierte Berufsgruppe eine tarifliche Regelung zur betrieblichen Gesundheitsförderung vereinbart. Dieser regelt einen individuellen Anspruch auf die jährlich Durchführung einer Gefährdungsbeurteilung und die Bildung einer betrieblichen Kommission. Der Tarifvertrag konnte nur durch einen lang anhaltenden Tarifkonflikt durchgesetzt werden, bei dem es neben der Einkommensgestaltung um Fragen der Arbeitsbedingungen und der Gesundheitsbelastungen ging. Diese Auseinandersetzung ist symptomatisch dafür, dass viele Arbeitgebervertreter zwar grundsätzlich offen sind für betriebliche Gesundheitsförderung, sich aber gegen verpflichtende Regelungen wehren.

- Im Dezember 2009 hat die Bundesregierung mit dem Deutschen Gewerkschaftsbund und dem Deutschen Beamtenbund die Gemeinsame Initiative zur Förderung des Gesundheitsmanagements in der Bundesverwaltung abgeschlossen, auf deren Grundlage die Dienststellen und Personalräte der Bundesministerien und sonstigen Bundesverwaltungen Dienstvereinbarungen abschließen können. Es handelt sich dabei um eine Absichtserklärung ohne Festlegung auf konkrete Maßnahmen. Diese sollen nach allgemeinen Vorgaben in den Dienststellen entwickelt werden. Bemerkenswert ist jedoch die Regelung, dass zusätzliche finanzielle und personelle Ressourcen bereitgestellt werden müssen, wenn sie für die Umsetzung des Gesundheitsmanagements erforderlich sind.

- Aus den vielen betrieblichen Beispielen sei die Dienstvereinbarung über eine altersgerechte Personal- und Organisationsentwicklung bei der Kreis-

---

[6] Sochert, R. & Schwippert, C. (2003): Die öffentliche Verwaltung – ein kranker Sektor? Europäische Trends und deutsche Praxis in der betrieblichen Gesundheitsförderung in: Betriebliches Gesundheitsmanagement und Prävention arbeitsbedingter Gesundheitsgefahren Band 29: 92.

verwaltung Recklinghausen 2006 herausgegriffen. Darin werden auf der Grundlage eines werteorientierten Leitbildes Elemente einer altersgerechten Arbeitsorganisation mit Maßnahmen der betrieblichen Gesundheitsförderung verbunden. Als Ziel wird zudem die Förderung der Zusammenarbeit von älteren und jüngeren Beschäftigten und die Organisation von Wissenstransfer definiert. Diese Dienstvereinbarung zeigt auf eindrucksvolle Weise, dass betriebliches Gesundheitsmanagement mit Fragen des betrieblichen Miteinanders und der Führungskultur beginnt.

Der Abschluss von Vereinbarungen ist die erste Hürde, die überwunden werden muss. Stockende Verhandlungen in verschiedenen Unternehmen und für verschiedene Berufsgruppen verdeutlichen, dass hier „dicke Bretter zu bohren sind". Die zufriedenstellende Umsetzung des betrieblichen Gesundheitsmanagements in den Dienststellen und Unternehmen ist die nächste Hürde. Es stellt sich schon die Frage, wann in einem fortlaufenden Verbesserungsprozess von einem Zustand gesprochen werden kann, der „zufriedenstellend" ist. Vorbildlich ist die betriebliche Gesundheitspolitik der Berliner Stadtreinigungsbetriebe (BSR), die sich als einer von bisher wenigen Unternehmen den Herausforderungen des demografischen Wandels gestellt haben[7]. Der BSR-Standard geht weit über die gesetzlichen Erfordernisse hinaus und gilt aufgrund des ganzheitlichen Ansatzes als bundesweit führend. Er umfasst Präventionsmaßnahmen und betriebliches Eingliederungsmanagement ebenso wie Arbeitszeitmodelle, familienfreundliche Arbeitsbedingungen, Nachwuchs- und Frauenförderung. Für den Bereich der Prävention und Wiedereingliederung hat die BSR ein Team für Gesundheits- und Sozialberatung eingesetzt. Die Expertinnen und Experten beraten zu allen Fragen der Gesundheit, bieten Hilfestellungen bei der Wiedereingliederung und helfen auch bei psychosozialen Problemen. Zum Leistungsspektrum gehören zudem Sport und Ernährungskurse sowie Angebote zur Konflikt- oder Schuldnerberatung. Das Team arbeitet eng mit dem betrieblichen Arbeitsschutz und dem betriebsärztlichen Dienst zusammen. Für leistungsgeminderte Beschäftigte wurden spezielle Arbeitsbereiche geschaffen (Papierkorbwerkstatt und BSR-Scouts für außerplanmäßige Reinigungseinsätze), in denen die Betroffenen ihrem Restleistungsvermögen entsprechend wertvolle Arbeit leisten können, anstatt auf Schonarbeitsplätze abgeschoben oder ganz aus dem Betrieb gedrängt zu werden. Solche erfolgreichen Beispiele zeichnet aus, dass alle betrieblichen Akteurinnen und Akteure trotz unterschiedlicher Auffassungen in den Details an einem Strang ziehen und einen respektvollen und partnerschaftlichen Umgang miteinander pflegen.

---

[7] Der ver.di-Organisationsgrad liegt dort bei 86 Prozent.

5   Die Rolle der Gewerkschaften für eine nachhaltige betriebliche Gesundheitsförderung

Gerade jetzt muss Gesundheit am Arbeitsplatz einen hohen Stellenwert haben und darf im schwierigen Tagesgeschäft nicht unter den Tisch fallen. An den unter 4. dargestellten Beispielen werden die Anforderungen an die Gewerkschaften im Prozess der Implementierung des betrieblichen Gesundheitsmanagements deutlich. ver.di engagiert sich hierfür in verschiedenen Zusammenhängen und mit unterschiedlichen Partnern (z. B. in der Selbstverwaltung der Unfall- und Krankenversicherung, als Mitglied des Demographie Netzwerkes oder in der Arbeitsgruppe Betriebliche Gesundheitsförderung beim BMAS). Gewerkschaften spielen bei der Initiierung von Präventionsprozessen als „Stimme der Arbeitnehmerinnen und Arbeitnehmer" eine entscheidende Rolle als Garanten für die gerechte Behandlung der Beschäftigten und für die Priorität von gesundheitlichen Aspekten[8]. Für eine alternsgerechte Arbeitsgestaltung hat der Deutsche Gewerkschaftsbund ein Leitbild erarbeitet[9]. Es bezieht die gesamte Belegschaft ein und setzt auf nachhaltiges, ganzheitliches und präventives Altersmanagement, das auf die Mitbestimmung und Partizipation der Beschäftigten ausgerichtet ist.

In der gewerkschaftlichen Arbeit geht es darum, unsere Konzepte zu Gesundheitsförderung und guter Arbeit in die Tarifpolitik und Betriebspolitik einzubringen. Wir haben die Aufgabe, unsere Kolleginnen und Kollegen vor Ort (Betriebsräte, Personalräte, Schwerbehindertenvertretungen und engagierte Beschäftigte) zu beraten, zu unterstützen und zu vernetzen, damit betriebliche Gesundheitspolitik in den Unternehmen und Dienststellen durchgesetzt werden kann. Dies geschieht durch Arbeitskreise, Schulungen, Publikationen, Internetseiten, Einspeisen von Sachverstand in Verhandlungen über Tarifverträge und Vereinbarungen. Durch die Vernetzung der Betriebsräte, Personalräte und Schwerbehindertenvertretungen sowie fachkundiger Ehrenamtlicher einerseits und anderen Verbänden und Institutionen andererseits Fach- und Erfahrungswissen in die Betriebe und Dienststellen transportiert werden. Die Beschäftigten und ihren Interessenvertretungen werden bei der Durchsetzung und Absicherung eines respektvollen Umganges mit Gesundheit und Persönlichkeit der Arbeitnehmerinnen und Arbeitnehmer in jeder wirtschaftlichen Lage unterstützt. Die gesetzliche Verpflichtung des Arbeitgebers, arbeitsbedingte Gesundheitsgefahren zu vermeiden und die Arbeit in einem dauerhaften kontinuierlichen Verbesserungsprozess menschengerecht zu gestalten, muss in der Regel offensiv eingefordert werden. Mitbestimmungsrechte in Fragen des Arbeits- und Gesundheitsschutzes

---

[8] so die HIRES-Studie 2009: 132
[9] DGB (2004): Leitbild für alternsgerechte Arbeitsgestaltung

und bei der Gefährdungsbeurteilung, Mitwirkungsrechte bei der Personalplanung und der Arbeitsorganisation und Arbeitsgestaltung sind intensiv zu nutzen.

Das Modellprojekt „Effiziente Organisations- und Führungsformen zur betrieblichen Gesundheitsförderung im öffentlichen Sektor" der Universität Bielefeld – gefördert von der Hans-Böckler-Stiftung und unterstützt von ver.di – hat sehr genau die Herausforderungen für die Gewerkschaften bei der Implementierung des betrieblichen Gesundheitsmanagement in die Arbeitswelt beschrieben. Seither ist viel geschehen: Über alle Branchen hinweg setzen sich ver.di-Kolleginnen und -Kollegen für betriebliche Gesundheitsförderung in ihren Unternehmen, Betrieben und Dienststellen ein. Dieses Engagement spiegelt sich in etlichen Projekten, Betriebs- und Dienstvereinbarungen und seit 2009 auch in dem ver.di-Tarifvertrag für den Sozial- und Erziehungsdienst wider.

6   Fazit

Was versteht ver.di unter erfolgreichem betrieblichem Gesundheitsmanagement? Soll es in der betrieblichen Gesundheitsförderung nicht bei einzelnen Aktionen bleiben, sondern soll ein Gesundheits- und Präventionskonzept entwickelt und umgesetzt werden, muss das ganze Unternehmen bzw. die Verwaltung darauf ausgerichtet werden: Am Anfang steht ein mitarbeiterorientiertes Leitbild, das die Unternehmenskultur prägt und Vorurteilen gegenüber dem Älterwerden entgegenwirkt. Werte wie Achtung, Höflichkeit, Lob und Anerkennung, Respekt, Sensibilität, Gesprächskultur und vertrauensvolle Kommunikation müssen die Grundlage des Umgangs miteinander sein. Führungskräfte haben hierbei eine Vorbildfunktion. Die meisten Unternehmen sind von einem modernen Gesundheitsmanagement jedoch leider weit entfernt. Die Gestaltung der betrieblichen Gesundheitsförderung wird – wenn überhaupt – traditionell am konventionellen Arbeitsschutz angehängt.

Einen neuerlichen Schub für das betriebliche Gesundheitsmanagement brachten die gesetzlichen Regelungen zum betrieblichen Eingliederungsmanagement (BEM) 2004. § 84 Abs. 2 SGB IX sieht eine Pflicht des Arbeitgebers zum Angebot von Unterstützung an die Beschäftigten vor, die innerhalb von 12 Monaten länger als sechs Wochen ununterbrochen oder wiederholt arbeitsunfähig erkrankt sind und erzeugt damit einen Handlungsdruck. Das gute Instrument des BEM, das sich nicht nur an Arbeitnehmerinnen und Arbeitnehmer mit Behinderungen, sondern an alle gesundheitlich beeinträchtigten Beschäftigten richtet, ist auszubauen. Gesetzliche Regelungen zur betrieblichen Gesundheitsförderung und zum Arbeits- und Gesundheitsschutz müssen verbindlich ausgestaltet und genutzt werden, so vor allem die Gefährdungsbeurteilung, mit der auch psychische Belastungen ermittelt und die erforderlichen Maßnahmen umgesetzt werden müssen. Verstöße gegen Arbeitsschutzgesetze (z. B. das Arbeitszeitgesetz) dürfen nicht geduldet werden. Instrumente betrieblicher Gesundheitsförderung sind aber auch noch mehr als bisher in Tarifverträgen und Betriebs- bzw. Dienstvereinbarungen zu regeln. In diesem Sinne engagieren wir uns für gute Arbeit.

Literatur

DGB Projektgruppe „profil '04" (2004): Demografischer Wandel und alternsgerechte Arbeitsgestaltung" Demografischer Wandel – Schritte zu einer Altersgerechten Arbeitswelt. Berlin.

DGB-Index Gute Arbeit GmbH (2009): Der Report 2009 – Wie die Beschäftigten die Arbeitswelt in Deutschland beurteilen. Online unter: http://www.dgb-index-gutearbeit.de/dgb-index_2009/ergebnisse (Letzter Abruf: 31.05.2010).

HIRES - Europäische Expertengruppe „Gesundheit in Restrukturierungen" (2009): Empfehlungen für sozial sensibles Restrukturieren. In: Kieselbach, T. (Koordinator): Gesundheit und Restrukturierung – Innovative Ansätze und Politikempfehlungen der Europäischen Expertengruppe „Gesundheit in Restrukturierungen". München: Rainer Hampp Verlag: 121f.

Kerschbaumer, J. (2009): Flexibler Ausstieg aus dem Erwerbsleben – aber wie? In: Soziale Sicherheit (4): 125-132.

Langhoff, T. (2009): Den demographischen Wandel im Unternehmen erfolgreich gestalten – eine Zwischenbilanz aus arbeitswissenschaftlicher Sicht. Berlin, Heidelberg: Springer Verlag.

Lenhardt, U. & Rosenbrock, R. (2006): Wegen Umbau geschlossen? – Auswirkungen betrieblicher Reorganisation auf den Gesundheitsschutz. Berlin: sigma.

Sochert, R. & Schwippert, C. (2003): Die öffentliche Verwaltung – ein krnaker Sekor? Europäische Trends und deutsche Praxis in der betrieblichen Gesundheitsförderung. In: Betriebliches Gesundheitsmanagement und Prävention arbeitsbedingter Gesundheitsgefahren Band 29.

Statistisches Bundesamt (2009): Fachserie 14, Reihe 6.

Der Beitrag großer deutscher Stiftungen zur öffentlichen Gesundheit

Erika Mezger

1 Einleitung

Große deutsche Stiftungen waren seit Ende der 1980er Jahre in vielfältiger Hinsicht mit der Entwicklung der New Public Health befasst. Neben der Hans-Böckler-Stiftung und der Bertelsmann Stiftung, deren Beitrag im Folgenden differenzierter dargestellt wird, förderte beispielsweise der Stifterverband für die Deutsche Wissenschaft mit Mitteln der Fritz und Hildegard Berg-Stiftung von 1992-2006 ein Sonderprogramm „Gesundheitswissenschaften/Public Health". Die in diesem Zusammenhang gegründete Deutsche Koordinierungsstelle für Gesundheitswissenschaften (DKGW) in Freiburg nimmt eine Mittlerfunktion zwischen Hochschulen, außeruniversitären Forschungseinrichtungen und Wissenschaftsorganisationen wahr. Sie hält engen Kontakt mit den zuständigen Stellen des Bundes und der Länder und verbessert durch eigene Fördermaßnahmen die Bedingungen für die Entwicklung der Gesundheitswissenschaften/Public Health. Dieser Auftrag wird inzwischen mit reduzierten Ressourcen und in eingeschränkter Form aus Eigenmitteln fortgesetzt.

Die Robert Bosch Stiftung ist eine der größten unternehmensgebundenen Stiftungen Deutschlands. Ihre Gesamtförderung belief sich 2008 auf 60 Mio. Euro, davon entfielen 5,7 Mio. auf den Programmbereich 2 „Gesundheit und Humanitäre Hilfe". Die Robert Bosch Stiftung setzte u.a. mit dem 1989 erstmalig erschienen „Arztbild der Zukunft" des Murrhardter Kreises und der 1992 veröffentlichten Denkschrift „Pflege braucht Eliten" wichtige Akzente für Studienreformdiskussionen und für den Aufbau und Ausbau einer eigenständigen Pflegewissenschaft sowie gesundheitswissenschaftlicher Studiengänge. Sie gab Gutachten in Auftrag, um internationale Erfahrungen beim Aufbau der Public Health-Forschung zu nutzen. Die Robert Bosch Stiftung fördert auch aktuell Professionalisierungsdebatten in medizinischen und nichtmedizinischen Gesundheitsberufen und unterstützt durch zahlreiche Publikationen, Modellprojekte, neue Ausbildungskonzepte und internationale Austauschprogramme Entwicklungen, die den Umfang, die Angemessenheit und Qualität der gesundheitlichen Versorgung vor dem Hintergrund des demografischen Wandels aufgreifen.

2   Begegnungen, Bewegungen, Aufbruch

Schwerpunkte der Förderung und inhaltliche Akzentuierungen sind naturgemäß
in Zusammenhang mit dem jeweiligen Stiftungsauftrag zu sehen. Sie stehen
darüber hinaus in vielfältiger Wechselwirkung zu gesamtgesellschaftlichen Veränderungen und sind nicht zuletzt durch persönliche Begegnungen und Entwicklungen beeinflusst.

Meine ersten Begegnungen mit Bernhard Badura, dem damaligen Professor
für Sozialpolitik an der Universität Konstanz und späteren Gründungsdekan der
ersten Fakultät für Gesundheitswissenschaften an einer deutschen Universität,
fanden während meines Studiums der Verwaltungswissenschaften in Konstanz
statt. Eine thematische Verbindung bestand seither durch unser beider Interesse
an moderner Sozialpolitik und Sozialstaatentwicklung, dem ich auch in meiner
von Bernhard Badura betreuten Diplomarbeit nachging. Vor 20 Jahren war ich
Referatsleiterin in der Abteilung Forschungsförderung der Hans-Böckler-Stiftung; von 1994 ab konnte ich die Entwicklung der Abteilung auch als Abtei-
lungsleiterin mitgestalten. Bernhard Badura leitete 1989 das Institut für Soziologie der TU Berlin und folgte 1991 dem Ruf an die Universität Bielefeld.

3   Forschungsförderung durch die Hans-Böckler-Stiftung

Die Hans-Böckler-Stiftung (HBS), das Mitbestimmungs- Forschungs- und Studienförderungswerk des DGB, wurde 1977 aus der Stiftung Mitbestimmung und
Hans-Böckler-Gesellschaft gegründet. Sie wirbt für Mitbestimmung als Gestaltungsprinzip einer demokratischen Gesellschaft und setzt sich dafür ein, deren
Möglichkeiten zu erweitern. Die HBS ist das zweitgrößte Studienförderungswerk
der Bundesrepublik; der Haushalt 2007/2008 (1.10.07-30.9.08) hatte ein Ge-
samtvolumen von 50,6 Mio. Euro, davon waren 34,1 Mio. Förderbeiträge und
12,7 Mio. Zuwendungen des Bundesministeriums für Bildung und Forschung,
die zweckgebunden ausschließlich für Studienförderung verwendet werden.
Bezogen auf den Anteil an „Gesamtaufwendungen" lag die Studienförderung mit
43,2 Prozent an der Spitze, auf den Bereich der Forschungsförderung entfielen
22,3 Prozent. Bezogen auf die „verwendeten Eigenmittel" weist der Jahresbe-
richt 2008 einen Anteil von 31,4 Prozent für die Forschungsförderung und 20,8
Prozent für die Studienförderung aus.

Im Februar 1990 verabschiedete der Vorstand der HBS das neue Forschungsförderungsprogramm mit dem Titel „Forschung für die Zukunft – Gestaltung des Strukturwandels durch gewerkschaftliche Interessensvertretung", mit
dem den veränderten Rahmenbedingungen gewerkschaftlicher Interessensvertre-

tung und Mitbestimmung und den damit verbundenen neuen Forschungsbedarfen Rechnung getragen werden sollte. Ihm war ein intensiver Arbeits- und Diskussionsprozess mit Gewerkschafter/innen und Wissenschaftler/innen vorausgegangen.

Weder in den acht Schwerpunkten der Forschungsförderung noch in der Erstausgabe des seit 1990 herausgegebenen Forschungs Informations Dienstes (FID) tauchen Begriffe wie Gesundheitsförderung oder Public Health auf. Und in einer von 35 Expertisen zur Programmplanung wurde bezogen auf das Thema „Arbeitsbedingte Erkrankungen und Gesundheitsgefahren" konstatiert: „Der Gesundheitsschutz in der Arbeitsumwelt stellt eine zentrale Aufgabe der gewerkschaftlichen Politik mit stark wachsender Bedeutung dar. (…) Die Forschungsförderung der HBS kann hinsichtlich der Untersuchung arbeitsbedingter Gesundheitsrisiken, der Prävention, Rehabilitation und Entschädigung wie auch der allgemeinen Umsetzungsforschung nur eine Pilotfunktion wahrnehmen. Im Mittelpunkt steht dagegen die wissenschaftliche Unterstützung der gewerkschaftlichen Interessenvertretung und Mitbestimmung im Arbeits- und Gesundheitsschutz" (FID 1/1990: 30).

Eine „Pilotfunktion" für die Förderung der Public Health-Forschung wurde durch die Forschungsförderung in den folgenden Jahren allerdings umfassend wahrgenommen. Die „Zukunft des Sozialstaates" und die „Modernisierung des öffentlichen Sektors" sowie der Wandel der Industrie- und Dienstleistungsgesellschaft, seit Ende der 1980er Jahre ständige Forschungsschwerpunkte der HBS, bildeten dafür einen geeigneten Rahmen. Inhaltliche Anknüpfungspunkte gab es u.a. aus den Debatten um notwendige Reformen im traditionellen Arbeits- und Gesundheitsschutz und durch die Perspektiven, die sich aus der Ottawa-Charta und dem Setting-Ansatz der WHO auch in Bezug auf Weiterentwicklungen in den Bereichen „Humanisierung des Arbeitslebens" sowie die Ressourcenorientierung und eine partizipative Arbeits- und Organisationsentwicklung erschlossen.

Das Forschungsförderungsprogramm wurde zuletzt 2008 aktualisiert und durch Förderlinien ergänzt. Die Fördererpolitik der Abteilung konzentriert sich aktuell auf die folgenden Schwerpunkte

- Strukturwandel – Innovation und Beschäftigung
- Mitbestimmung im Wandel
- Erwerbsarbeit im Wandel
- Zukunft des Sozialstaates/Sozialpolitik
- Berufliche und allgemeine Bildung
- Bedeutung und Rolle der Tarifparteien
- Geschichte der Gewerkschaften.

Im Mittelpunkt stehen dabei Themen, die für Beschäftigte von Interesse sind und
Projekte, die für die Praxis nutzbare Ergebnisse versprechen.

4   Themenfelder und Meilensteine

Fragen, die sich mit dem Wandel im Gesundheitswesen und der Situation der
dort Beschäftigten befassen, sowie Projekte zur betrieblichen Gesundheitsförderung haben in der Forschungsförderung in den vergangenen 20 Jahren an Bedeutung gewonnen. Ungewissheit in vielerlei Hinsicht gab und gibt dafür Anlass:
Wie sich die gesundheitliche Versorgung der Bevölkerung angesichts der demografischen Entwicklung verändern wird, wie sozialer Wandel und der Versicherungsschutz, überhaupt das Versorgungssystem zukünftig ausgestaltet werden
können, wie sich veränderte Patientenerwartungen und medizintechnische Entwicklungen in die Versorgung integrieren lassen. Begleitet werden all diese
Themen von Diskussionen über die Ökonomisierung des Gesundheitssektors und
die Entwicklung hin zu einer Gesundheitswirtschaft sowie vielfältigen gesetzlichen Änderungen. So ist das Gesundheitswesen seit den 1990er Jahren zunehmend und anhaltend Gegenstand vielfältiger Debatten und Kontroversen. Die
institutionellen Rahmenbedingungen der Arbeitswelt allgemein und im Gesundheitswesen im Besonderen änderten sich nachhaltig und ändern sich in weiten
Bereichen mit zunehmender Dynamik. Der Gesundheitssektor geriet außerdem
als einer der größten Arbeitgeber in den Blickpunkt und damit auch die Krisen
und Chancen, die sich für die Beschäftigten mit den Veränderungsprozessen
abzeichneten.

4.1   Wandel im Gesundheitswesen

1991 veröffentlichte die HBS ein von Günter Feuerstein und Bernhard Badura
erstelltes Gutachten, in dem der Forschungsstand zur Technisierung, Organisationsentwicklung, Arbeitsbelastung und Humanität im Medizinbetrieb differenziert dargestellt wurde. Die Verfasser skizzierten die Idee der Gesundheitsförderung und zeichneten deren Potenziale hinsichtlich der Organisations- und Technikgestaltung, Personalentwicklung und Patientenorientierung auf. Die dort beschriebenen Impulse und Gestaltungsoptionen flossen in das von 1992-1995
geförderte Modellprojekt „Gesundheitsförderung im Krankenhaus (GiK)" ein. Es
war das erste Forschungs- und Interventionsprojekt zur Gesundheitsförderung
und Organisationsgestaltung in einem deutschen Klinikum. Die im Projektverlauf neu eingeführten Ansätze, Strukturen und Vorgehensweisen erwiesen sich

auch über den Förderungszeitraum hinaus als tragfähig und dienten im In- und Ausland als Grundlage für eine Reihe weiterer Projekte.

In den 1990er Jahren wurden weitere Studien zur Veränderungsdynamik in Krankenhäusern gefördert; sie befassten sich beispielsweise mit den Themen „Outsourcing" und mit der „Situation von Krankenpflegekräften in den neuen Bundesländern".

Forschungs- und Interventionsprojekte fanden u.a. zur partizipativen Arbeitszeitgestaltung in der Pflege am Universitätsklinikum Freiburg und zur Umwandlung von Arbeitszeiten im Kontext aktueller Innovationen im Krankenhaus" in Hamburger Krankenhäusern statt. Die Situation von Krankenhausärzten war u.a. Thema des 2009 abgeschlossenen Projektes „Psychosoziale Arbeitsbelastungen und Patientenversorgung – Eine Befragung von ÄrztInnen und Mitarbeitervertretungen in Krankenhäusern".

Zu den Auswirkungen neuer *Versorgungsstrukturen* und anderer gesetzlicher Änderungen wurde bereits 1999 ein Projekt zur „Integration von ambulanter und stationärer medizinischer Versorgung in regionaler Perspektive" gefördert. 2009 wurden die Abschlussberichte zu den Projekten „Wandel von Medizin und Pflege im DRG-System" und „Innovationsblockaden und Innovationschancen integrierter Versorgungsformen: Deutschland und die Schweiz im Vergleich" vorgelegt.

Im Bereich der *Gesundheitssystemforschung* lassen sich folgende Projekte verorten: „Ausmaß und Gründe für Ungleichheiten der gesundheitlichen Versorgung in Deutschland", „Effektivitäts-, Effizienz- und Qualitätsreserven im deutschen Gesundheitssystem", „Auswirkungen der Regelungen des GKV-Wettbewerbsstärkungsgesetzes auf Nichtversicherung im deutschen Krankenversicherungssystem" und „Bildung und Gesundheit als öffentliche Güter im wohlfahrtsstaatlichen Kontext – ein Vergleich zwischen Deutschland und skandinavischen Ländern hinsichtlich Finanzierung, Wohlfahrtsergebnissen und Beschäftigungsrelevanz".

Auch der *demografische Wandel* und seine Auswirkungen auf die Belegschaften sowie Konzepte zum Umgang mit alternden Belegschaften wurden bereits zu einem vergleichsweise frühen Zeitpunkt Förderungsgegenstand. So startete im Mai 1997 das Projekt „Arbeitsbedingungen und Arbeitsunfähigkeit im Öffentlichen Dienst" und daran anknüpfend 1999 eines zu „Integration älterer und gesundheitlich beeinträchtigter Arbeitnehmer/innen des Öffentlichen Dienstes in die Erwerbsarbeit". Mit der 2007 veröffentlichten Publikation „Ausrangiert – Arbeitsmarktprobleme Älterer in den Regionen" sowie der 2008 zusammen mit der Bertelsmann Stiftung und INQA[1] herausgegebenen Publikation „Fit für den demografischen Wandel" geht es darum, die regionalen Besonderheiten im demografischen Wandel zu analysieren und die Kooperation von Unternehmen in regionalen Netzwerken als Handlungsstrategie zu beschreiben.

Die Förderlinie wurde durch die Ausschreibung „Demografischer Wandel und Arbeitspolitik" neu ausgerichtet und Projekte zu Branchenaspekten alternsgerechter Arbeit in der Stahlindustrie und in mittelständischen Betrieben der Chemieindustrie in die Förderung aufgenommen. 2009 wurde außerdem der Abschlussbericht „Psychosoziale Arbeitsbedingungen und Gesundheit bei älteren Erwerbstätigen: Eine europäische Vergleichsstudie" vorgelegt.

4.2 Von der betrieblichen Gesundheitsförderung zur betrieblichen Gesundheitspolitik

Die Themen Arbeits-, Gesundheitsschutz und Gesundheitsförderung wurden zu Beginn der 1990er Jahre häufig noch unabhängig voneinander diskutiert. Die Reformnotwendigkeiten im Arbeitsschutz waren allerdings häufig proklamiert worden. Erste Ansätze zur betrieblichen Gesundheitsförderung, die auch neue Impulse für die Partizipation von Mitarbeiter/innen eröffnete, wurden seit Mitte der 1990er Jahre im Rahmen des Programms „Humanisierung der Arbeit" erprobt. Die „Dokumentation von betrieblichen Projekten aus dem Bereich des gesundheitsbezogenen Handelns von Beschäftigten" veröffentlichte die HBS 1993.

Mit den Forschungs- und Interventionsprojekten „Gesundheitsförderung im Krankenhaus" und „Qualitätsmanagement und integrierter Arbeits- und Gesundheitsschutz im Lebensmittelhandel" förderte die HBS seit 1992 zusammen mit anderen Kooperationspartnern zwei umfangreiche Modellvorhaben in zentralen Dienstleistungsbereichen. Auf das Projekt zur Gesundheitsförderung durch Organisationsentwicklung im Krankenhaus ist bereits hingewiesen worden. Das Evaluationsprojekt im Einzelhandel untersuchte die in der REWE-Handelsgruppe entwickelte Gesundheitsförderung.

Zunehmend wurde reflektiert, wie betriebliche Gesundheitsförderung organisiert sein muss, damit ihre positiven Effekte nicht nur als Ergebnis belegbar sind, sondern schon in der Gestaltung der Maßnahmen, also in den Prozessen umfassend zum Tragen kommen. Hier schließen sich Fragen nach dem Zusammenhang zwischen Gesundheitsförderung und Organisationsentwicklung, nach

---

[1] Die Initiative Neue Qualität der Arbeit (INQA) wurde 2002 durch das Bundesministerium für Arbeit und Gesundheit ins Leben gerufen. Die HBS hat ihren Einfluss bei der Entstehung und Entwicklung dieser Initiative geltend gemacht.

einer angemessenen betrieblichen Gesundheitspolitik und einem professionellen Gesundheitsmanagement an.

Im Zuge gesetzlicher Änderungen – erinnert sei hier nur an die wechselvolle Geschichte des § 20 SGB XI – wandten sich außerdem neue Akteursgruppen dem Diskussions- und Handlungsfeld Betriebliche Gesundheitsförderung zu.

Mit den Studien „Praxis betrieblicher Gesundheitsförderung" und „Betriebliche Gesundheitsförderung durch Krankenkassen" wurden 1999 die Ergebnisse aus Forschungsprojekten vorgelegt, in denen die Rolle der GKV, Rahmenbedingungen und Angebote betrieblicher Gesundheitsförderung in den Wirtschaftszweigen Metallverarbeitung sowie Handel, Banken und Versicherungen in Hessen und Thüringen und andere von einer Krankenkasse unterstützte Maßnahmen untersucht worden waren. In beiden Forschungsprojekten wurden u.a. Fragen nach dem Innovationsgehalt und nach der Nachhaltigkeit gesundheitsfördernder Maßnahmen berücksichtigt.

Erfahrungen aus der betrieblichen Gesundheitsförderung und Erkenntnisse über Bedingungen für Erfolge und Misserfolge bildeten ebenso eine Grundlage für die Entwicklung des Praxisleitfadens „Betriebliches Gesundheitsmanagement", der ebenfalls 1999 veröffentlicht wurde. Im Praxisleitfaden wurde aufgezeigt, was Gesundheitsmanagement bedeutet und leisten kann und welche Vorgehensweisen und Verfahren sich als angemessen und wirksam erwiesen haben. Der Leitfaden diente wiederum als Orientierung für das Begleitungs- und Evaluationsvorhaben zum ver.di-Projekt „Effiziente Organisations- und Führungsformen – ein integratives Projekt zur betrieblichen Gesundheitsförderung" (1999-2002).

Branchen- und berufsfeldbezogene Analysen zum Stand des betrieblichen Gesundheitsmanagements und zur Gesunderhaltung von Beschäftigten wurden in den letzten zwei Jahren für den Finanzdienstleistungssektor, die Kernverwaltung von Kommunen, Krankenhäuser sowie zum Burnout bei sozialen Fachkräften vorgelegt. Hier wie auch in der Studie „Gesetzliche Unfallversicherung im Reformprozess: Umsetzung und Weiterentwicklung des Präventionsauftrags in der Arbeitswelt" werden außerdem die Rolle der Promotoren berücksichtigt und Forschungsdesiderata benannt.

Mit Unterstützung der HBS konnten verschiedene Analyse- und Interventionsformen im Arbeits- und Gesundheitsschutz und im Betrieblichen Gesundheitsmanagement beforscht werden, darunter Krankenrückkehrgespräche und (psychische) Gefährdungsbeurteilungen. Außerdem war und ist der Zusammenhang zwischen Bildung, Qualifizierung und Gesundheit Gegenstand der Forschungsförderung. 2009 startete ein Projekt zur „Untersuchung des Kompetenz- und Strategiebedarfs von Betriebs- und Personalräten im Bereich der betrieblichen Gesundheitspolitik".

4.3 Zwischenfazit

Allein im Berichtszeitraum 2007/2008 förderte die Stiftung 122 Forschungsvorhaben. Die Literaturrecherche der HBS weist unter dem Stichwort „Gesundheit/spolitik/Pflege" seit 1999 mehr als 100 Einträge auf. Die genannten Beispiele verweisen demnach nur exemplarisch auf durch die HBS geförderte, Public Health-relevante Themenstellungen hin.

Einige der zentralen Projekte wurden in der 2002 veröffentlichten Transferbroschüre der HBS „Betriebliche Gesundheitspolitik. Forschungsinitiativen zum Wandel im Gesundheitswesen" vorgestellt; alle weiteren und viele andere Hinweise auf einschlägige Projekte und Publikationen finden sich in den Ausgaben des Forschungs Informations Dienstes (FID), der über die Webseite www. boeckler.de abgerufen werden kann.

Die vorgestellten Projekte berücksichtigen die Elemente Strategiefähigkeit, Entwicklungskompetenz und Nutzerorientierung. Diese Aspekte haben sich für Modernisierungsprozesse insgesamt im hohen Maße als verallgemeinerungsfähig erwiesen. Welchen Beitrag Mitbestimmung und Partizipation für das Gelingen von Innovationen leisten können, wird derzeit in vier Projekten gesondert erforscht.

5   Vernetzungen und Politikgestaltung (INQA, Expertenkommission)

Betriebliche Gesundheitsförderung weitete den Blick von der Vermeidung und Reduzierung von Belastungen und krankmachenden Arbeitsbedingungen auf die Erschließung gesundheitsfördernder Potenziale, zu denen Handlungsspielräume und Transparenz, die Vermeidung von lang anhaltender Unter- und Überforderung, gute soziale Beziehungen und die Qualifikation der Beschäftigten gehören. Die Förderung dieser Potenziale dient gleichermaßen dem Wohlbefinden der Beschäftigten, der Qualität der Produkte und Dienstleistungen und der Konkurrenzfähigkeit von Unternehmen. Sie bildet eine Voraussetzung dafür, dass die enorme Entwicklungsdynamik, mit der sich Beschäftigte und Unternehmen konfrontiert sehen, überhaupt gemeistert werden kann.

Die Perspektive auf Gesundheitsförderung und Betriebliches Gesundheitsmanagement als integriertem und integrierendem Bestandteil einer partnerschaftlichen Unternehmenskultur war ein guter Grund für eine enge Kooperation mit der Bertelsmann Stiftung, die 1992 begann und zunächst in gemeinsamen Projekten, Veranstaltungen und Veröffentlichungen ihren Ausdruck fand.

Die Bertelsmann Stiftung investiert ihr Budget ausschließlich in Projekte, die sie selbst konzipiert, initiiert und auch in der Umsetzung begleitet. Im Geschäftsjahr 2008 hat sie rund 57,5 Mio. Euro für die direkte Programmarbeit ausgegeben.

1997 hatte die Bertelsmann Stiftung in Kooperation mit der Universität Bielefeld eine Studie zum Zusammenhang zwischen einer betrieblichen Gesundheitspolitik, partnerschaftlichen Führungs- und Organisationsstrukturen und der Senkung krankheitsbedingter Ausfallzeiten und -kosten vorgelegt. Mit dem 2000 von beiden Stiftungen herausgegebenen Handbuch „Erfolgreich durch Gesundheitsmanagement. Beispiele aus der Arbeitswelt" wurde an diese Vorlage angeknüpft. Mit der Publikation wollte man u.a. Kriterien für eine moderne betriebliche Gesundheitspolitik aufzeichnen, Impulse für ein offensives Gesundheitsmanagement geben und das Interesse an einem zeitgemäßen und effektiven betrieblichen Gesundheitsmanagement bei Entscheidern und Akteuren insgesamt stärken.

2001 riefen die Bertelsmann Stiftung und die HBS die Expertenkommission „Die Zukunft einer zeitgemäßen betrieblichen Gesundheitspolitik" ins Leben. Die Expertenkommission wurde von Dr. Hermann Rappe, dem früheren Vorsitzenden der IG Chemie, Papier, Keramik (IGCPK), und von Prof. Dr. Bernhard Badura, Universität Bielefeld, geleitet; ihr gehörten 50 namhafte Unternehmer, Politiker, Verbandsvertreter, Repräsentanten der Sozialversicherungsträger und Wissenschaftler an. Die Kommission führte zahlreiche Anhörungen durch, holte Expertisen ein, sichtete den Datenbestand, bereitete den internationalen Forschungsstand auf und zog aus all dem Schlussfolgerungen. Die vier Arbeitsgruppen unter Leitung von Prof. Dr. Ekkehart Frieling, Universität Kassel, Prof. Dr. Dieter Frey, Ludwig-Maximilian-Universität München, Prof. Dr. Rolf Rosenbrock, Wissenschaftszentrum Berlin für Sozialforschung, und Prof. Dr. Johannes Siegrist, Heinrich-Heine-Universität Düsseldorf, legten teilweise sehr detaillierte Ergebnisberichte vor.

Die Kommission arbeitete auf der Grundlage eines umfassenden Gesundheitsverständnisses im Sinne der WHO, wonach Gesundheit das soziale, psychische und körperliche Wohlbefinden umfasst. Sie betrachtete Investitionen in Gesundheit als originäre Aufgabe von Unternehmen, Verwaltungen und Dienstleistungseinrichtungen, um gesundheitliche Probleme dort zu lösen, wo sie entstehen, und zwar präventiv und gesundheitsfördernd und nicht nachträglich kurierend. Dazu gehört, das gesamte inner- und überbetriebliche Handlungsfeld auf gesundheitliche Auswirkungen hin zu prüfen und insbesondere die Wechselwirkungen zwischen betrieblicher Gesundheitspolitik und den Systemen der sozialen Sicherung zu berücksichtigen.

2004 veröffentlichten die Stiftungen die Vorschläge der Expertenkommission in der Denkschrift „Zukunftsfähige betriebliche Gesundheitspolitik". Mit ich rer Diagnose und den 14 Empfehlungen an die Betriebe, Sozialpartner, den Staat, die überbetrieblichen Akteure und an die Wissenschaft ist die Arbeit der Expertenkommission auf große Zustimmung gestoßen.

Die Expertenkommission empfahl den beiden Stiftungen außerdem die „Gründung eines 'Initiativkreises Betriebliche Gesundheitspolitik' – zur Mediation der Sozialpartner, zur Rekonstruktion des Akteursgeflechts, zur Qualitätsentwicklung und Lösung der Transferprobleme." (Bertelsmann-Stiftung & Hans-Böckler-Stiftung 2008: 1)

Das Plenum des Initiativkreises (IK) unter Leitung von Dr. Hermann Rappe traf sich von 2004 bis 2008 zehn Mal zu ganztägigen Sitzungen. Insbesondere Gesetzgebungsverfahren hat der IK im Sinne der Empfehlungen der Expertenkommission kritisch begleitet, so die jeweils aktuellen Entwicklungen zum ‚Gesetz zur Stärkung der gesundheitlichen Prävention' (Präventionsgesetz), die Novellierung der gesetzlichen Bestimmungen zur Betrieblichen Gesundheitsförderung und zur Prävention arbeitsbedingter Erkrankungen im § 20a und § 20b SGB V durch das GKV-Wettbewerbsstärkungsgesetz (GKV-WSG) im Jahr 2007 sowie die Reform der Gesetzlichen Unfallversicherung durch das Unfallversicherungsmodernisierungsgesetz (UVMG). Mitglieder des IK führten zahlreiche Gespräche mit hochrangigen Vertretern der Bundesministerien für Arbeit und für Gesundheit, der Gesetzlichen Unfallversicherung, der gesetzlichen Krankenversicherung und den Sozialpartnern, dabei erwies sich heterogene Zusammensetzung des IK als vorteilhaft.

Der IK konnte zwar wesentliche Vorstellungen in den Referentenentwurf zum Präventionsgesetz einbringen; bekanntermaßen wurde das Gesetz aber bis heute aufgrund der Blockadesituation zwischen den Regierungsparteien nicht verabschiedet. Durch Lobbying für das Gemeinwohl spielte der IK dennoch eine wichtige Rolle.

In Zusammenhang mit dem GKV-WSG war er bei der Neufassung des § 20 SGB V (Primärprävention durch die GKV) erfolgreich, weil seine Vorstellungen zur Prävention und Gesundheitsförderung im Betrieb mit den Interessen von Teilen der GKV-Akteure kompatibel waren.

2007 rief der IK zusammen mit der Berufsgenossenschaft für Gesundheitsdienst und Wohlfahrtpflege (BGW) ein Forschungsprojekt zur Reform der Gesetzlichen Unfallversicherung ins Leben. Im Juli 2007 legte er ein 10-Punkte-Programm zur Reform der Gesetzlichen Unfallversicherung vor. Die Versuche des IK, über die originäre Relevanz des Themas ‚Gestaltung der betrieblichen Prävention' hinaus auch dessen vielfältige Verbindungen mit den Themen der Gesetzgebung in den Prozess einzubringen, konnten sich gegen die relativ starke Geschlossenheit der korporatistischen Akteure nicht umfassend durchsetzen. Allerdings gelangen die Etablierung als Teil des Politischen Netzwerkes und

Erarbeitung eines ‚good will', der in der jetzt beginnenden Phase der Umsetzung der Gemeinsamen Deutschen Arbeitsschutzstrategie (GDA) und der Orientierung der Unfallversicherungsträger (UVT) auf die neuen Strukturen und Aufgaben weiter genutzt werden muss.

Der IK legte am 30. September 2008 sein Abschlussstatement vor, in dem u.a. konstatiert wird, dass gesundheitsförderliche Arbeitssituationen auf verschiedenen Wegen erreicht und gesichert werden können: durch betriebliches Gesundheitsmanagement (BGM), betriebliche Gesundheitsförderung (BGF), durch einen erweiterten Arbeitsschutz und betriebliches Eingliederungsmanagement. Eine zukunftsfähige betriebliche Gesundheitsförderung müsse insbesondere die Probleme des demografischen Wandels und der Klein- und Mittel-Unternehmen (KMU) in den Blick nehmen, Staat und Sozialversicherungen dafür geeignete Rahmenbedingungen setzen und wirksame Anreize schaffen. Zum Entwurf, zur Durchführung, zur Steuerung und Qualitätssicherung bedarf eine zukunftsfähige betriebliche Gesundheitspolitik auch weiterhin wissenschaftlicher Expertise und Begleitung.

In die Kooperation zwischen der HBS und der Bertelsmann Stiftung wurden viele weitere Partner einbezogen, darunter die INQA mit dem Themenschwerpunkt „Gesunde Arbeitswelten im demographischen Wandel": In Anknüpfung an Empfehlungen der Expertenkommission wurde in einem dreijährigen Modellprojekt der Aufbau regionaler Netzwerke gefördert, der insbesondere kleinen und mittleren Unternehmen eine verbesserte Unterstützung für den langfristigen Erhalt der Gesundheit und Leistungsfähigkeit ihrer Belegschaften im demografischen Wandel ermöglichen soll.

Eine umfassende Darstellung und Würdigung der HBS und ihrer Rolle bei der Entstehung und Entwicklungen von Netzwerken, wie bspw. in Bezug auf die Initiative Neue Qualität der Arbeit (INQA), die 2002 durch das Bundesministerium für Arbeit und Gesundheit ins Leben gerufen wurde, bleibt späteren Ausführungen überlassen. Sicher lassen sich hier und bezogen auf andere Initiativen und Netzwerke vielfältige Impulse durch und Wechselwirkungen mit der HBS nachzeichnen.

6   Fazit

Der Beitrag großer Stiftungen zur öffentlichen Gesundheit konnte hier für ausgewählte Stiftungen nur angerissen und in Hinblick auf die Abteilung Forschungsförderung der HBS in Kooperation mit der Bertelsmann Stiftung ansatzweise vertieft werden. Dabei wurde exemplarisch aufgezeigt, welche Schwerpunkte und Vorgehensweisen vor dem Hintergrund des Selbstverständnisses und

Stiftungsauftrags der HBS in den letzten 20 Jahren initiiert, gefördert und Gegenstand der Politikgestaltung wurden.

Die österreichischen Wissenschaftler und Organisationsberater Grossmann
und Scala führten in ihrem erstmalig 1994 erschienenen Buch „Gesundheit durch
Projekte fördern" aus, dass Gesundheitsförderung vor einer widersprüchlichen
Aufgabe steht:

> „Auf der einen Seite muss sie für sich eine eigene organisatorische Verankerung und
> eine qualifizierte professionelle Ausschilderung schaffen, um auf die gesellschaftli-
> chen Bedingungen von Gesundheit Einfluß nehmen zu können. Andererseits muß
> sie bestrebt sein, in bestehenden Organisationen und Berufen Fuß zu fassen. Ver-
> zichtet man auf die Bewältigung dieses Widerspruches, bleibt es bei Appellen, und
> es gelingt nicht, Verantwortung für Gesundheit dort zu etablieren, wo die Rahmen-
> bedingungen von Gesundheit hergestellt wird." (Grossmann & Scala 1994: 42)

Die HBS hat dazu beigetragen, diesen Widerspruch ansatzweise aufzulösen und
die Entwicklung der – ebenfalls von den Autoren beschriebenen – professionellen Rollen für Gesundheitsförderung zu unterstützen. Sie hat in den vergangenen
20 Jahren zahlreiche Wissenschaftler/innen gefördert, die ihrerseits die Diskurse
in zahlreichen Forschungsbeiräten, bei Workshops, Tagungen und anderen Veranstaltungen, in diversen Arbeitsgruppen, in der Expertenkommission und im IK
mit ihren Beiträgen bereichern. Das „Who is who" der deutschen Public Health-
Forschung entspricht in weiten Teilen dem Kreis jener Wissenschafter/innen, die
von der HBS in ihrer Arbeit unterstützt worden sind.

> „Wir haben als Grundlagenforscher angefangen und uns mit der Frage beschäftigt:
> Was macht krank und was erhält gesund? Wir stießen auf die Probleme im deut-
> schen Arbeits- und Gesundheitsschutz, und wir haben durch die Erfahrung in diver-
> sen Projekten lernen müssen, dass der Grundlagenforscher, der Wissen produziert,
> damit nur die notwendigen Bedingungen für gesellschaftlichen Wandel schafft. Die
> eigentliche Herausforderung dieser Kommission liegt doch darin, dass wir, wenn wir
> gute Arbeit leisten, tatsächlich die Chance bekommen, nicht nur das vorhandene
> Wissen zur Kenntnis zu nehmen, sondern daraus auch die richtigen Schlussfolge-
> rungen für die Praxis zu ziehen."

So äußerte sich Bernhard Badura vor einigen Jahren in einem Interview und
führte weiter aus „dass die Hans-Böckler-Stiftung durch ihre jahrelange Förderung eine entscheidende Voraussetzung dafür geschaffen hat, dass wir als Wissenschaftler an dieser Stelle weitergekommen sind." (HBS 2002: 51ff.)

Inzwischen hat die HBS gemeinsam mit anderen Stiftungen ein breites
Spektrum von Themen der Gesundheitssystem-, der Gesundheitspolitik- und der
Versorgungsforschung im nationalen und internationalen Kontext bearbeitet. Auf

der Ebene der Politikgestaltung wurden wiederholt Institutionen des Sozial- und Gesundheitssystems und Promotoren für Gesundheitsförderung in den Blick genommen. Nicht zuletzt wurden auch bis dahin weitgehend vernachlässigte Dienstleistungsbereiche sowie Einzelunternehmen Gegenstand von Projekten.

Die Erfahrungen und Ergebnisse der frühen Modellprojekte bildeten eine Grundlage für die Konzeption neuer Interventions- und Forschungsvorhaben. Sie dienten somit auch dazu, Desiderata abzuarbeiten und Analyse-, Interventions- und Evaluationsansätze weiterzuentwickeln.

Neben der Breite und dem Innovationsgehalt der Themen sind die Kontinuität, Entwicklung und Qualität der Begegnungen und der Kooperationen bemerkenswert. Sie waren und bleiben – abgesehen von der wissenschaftlichen Expertise – wichtige Voraussetzungen für Vertrauensbildung, Konsensfindung und gemeinsame Politikgestaltung.

Literatur

Bertelsmann-Stiftung & Hans-Böckler-Stiftung (Hrsg.) (2000): Erfolgreich durch Gesundheitsmanagement. Beispiele aus der Arbeitswelt. Gütersloh.

Bertelsmann-Stiftung & Hans-Böckler-Stiftung (Hrsg.) (2004): Expertenkommission „Betriebliche Gesundheitspolitik". Gütersloh.

Bertelsmann-Stiftung & Hans-Böckler-Stiftung (Hrsg.) (2008): Zukunftsfähige betriebliche Gesundheitspolitik. Statement zum Abschluss des Initiativkreises. Gütersloh, Düsseldorf.

FID - Forschungs Informations Dienst: 1/1990 – 1/2009. Düsseldorf: Hans-Böckler-Stiftung. Abteilung Forschungsförderung.

Grossmann, R. & Scala, K. (1994): Gesundheit durch Projekte fördern. Weinheim: Juventa Verlag.

HBS - Hans-Böckler-Stiftung (Hrsg.) (2002): Betriebliche Gesundheitspolitik – Forschungsinitiativen zum Wandel im Gesundheitswesen. Texte und Interviews: Müller, B. Düsseldorf.

HBS - Hans-Böckler-Stiftung (Hrsg.) (2008): Forschungsförderungsprogramm. Düsseldorf.

Walter, U. & Schwarz, P. (Hrsg.) (1996): Public Health. Gesundheit im Mittelpunkt. Meran: Alfred & Söhne Verleger.

Weitere Hinweise

www.bertelsmann-stiftung.de
www.boeckler.de
www.bosch-stiftung.de

Transparenz und Rationalität: Der Gemeinsame Bundesausschuss, das Institut für Qualität und Wirtschaftlichkeit im Gesundheitswesen und die neue Institution zur Qualitätssicherung nach § 137 a SGB V

Norbert Schmacke

Bei der Beschäftigung mit komplexen Systemen taucht nach kurzer Zeit die Frage auf: Wie lassen sie sich steuern? Antworten gibt es zahlreiche und mindestens so viele Schuldzuweisungen, weil komplexe Systeme in der öffentlichen Wahrnehmung selten richtig funktionieren. Derartige Debatten werden mit großer Leidenschaft logischerweise auch zur Gesetzlichen Krankenversicherung (GKV) geführt. Erst seit wenigen Jahren wird in der Öffentlichkeit wahrgenommen, dass der Gesetzgeber eine Institution mit Namen Gemeinsamer Bundesausschuss (G-BA) in neuer Weise autorisiert hat, wichtige Weichenstellungen im Leistungsgeschehen vorzunehmen. Rascher wurde das dem G-BA an die Seite gestellte Institut für Qualität und Wirtschaftlichkeit im Gesundheitswesen (IQWiG) bekannt, vor allem wegen der dort erstellten Berichte zu Nutzen und Risiken von Arzneimitteln, die an die Methoden des Health Technology Assessment (HTA, s.u.) anknüpfen. Damit gibt es nun zwei prominente Institutionen auf der Bundesebene, die für ungenügende Steuerung verantwortlich gemacht werden können, weil sie qua Gesetz zuständig sind für die Kernfrage, welche Untersuchungs- und Behandlungsverfahren nach welchen Maßstäben Eingang in das System finden oder eben nicht.

1 Luhmann oder Habermas?

Komplexe Systeme sind in ihren Entscheidungen auf Reduktion von Komplexität zwingend angewiesen (Luhmann 1984), ihre Handlungsmuster fußen weithin auf dem Prinzip der Legitimation durch Verfahren (Luhmann 1969), und außerdem sind sie für ihren Bestand auf Vertrauen (Luhmann 1968) aus Politik und Öffentlichkeit angewiesen. Das wäre die erste Annäherung an ein Verständnis der Positionierung des G-BA und des IQWiG: gewissermaßen im Sinne einer zeitlosen Erklärung. Man kann einwenden, dass mit dem Rückgriff auf ein derartiges systemtheoretisches Konzept die Bedeutung der Diskurstheorie (Habermas 1981) für ein Verständnis moderner Steuerungsversuche massiv unterschätzt wird. Die These könnte lauten: Die dezidiert in Gestalt des HTA erscheinenden Institutionen des G-BA und des IQWiG sind Ausdruck der modernen Zivilgesellschaft, die weitaus stärker, als Luhmann es sich hätte vorstellen können, ausdrücklich darauf abzielt, die Legitimation politischer Macht an Rationalitätskriterien zu knüpfen. Es soll auch nicht in Abrede gestellt werden, dass ein wichtiger Indikator für den Demokratisierungsprozess in der Verbesserung der Bürger- und Patientenrechte gesehen werden kann (Hart & Francke 2002). Auf den gesellschaftlichen Wandel wird bei der Reflexion des Ansatzes von Evidence Based Medicine (EBM) und in der Bilanz des Artikels ausführlicher eingegangen. Einstweilen sei ein etwas ausführlicherer Rückblick auf Luhmanns Deutung des Krankenversorgungssystems erlaubt.

Luhmann tauchte Anfang der achtziger Jahre im Kölner Kolloquium von Philipp Herder-Dorneich und Alexander Schuller überraschend auf – als in gesundheitspolitischen Debatten unbekannter Diskutant (Luhmann 1983). Es war eines der ersten Treffen in Deutschland, bei dem prominent über die tatsächliche oder vermeintliche Anspruchsdynamik in der gesetzlichen Krankenversicherung diskutiert wurde. Luhmann verwendete den Begriff der Anspruchsinflation zwar auch, gab seiner Präsentation aber eine interessante Wendung. Nachdem er – klassischem ökonomischem Denken folgend – konzediert hatte, dass Gesundheit wie Bildung „Werte ohne Maß" seien, die auf „unbegrenztes Wachstum" hinausliefen, entwickelte er eine außerordentliche Polemik „gegen eine allzu oberflächliche Interpretation dieses Sachverhaltes", wonach der Wohlfahrtsstaat schuld sei oder eine Manie der Politiker oder Interessenverbände wie die Gewerkschaften (Luhmann 1983: 29). Insbesondere wandte Luhmann sich gegen die Idee, „in den Ansprüchen der Individuen die letzte Erklärung für die Verselbständigung der Kostenentwicklung zu sehen" (Luhmann 1983: 37). Er setzte solchen mittlerweile seit Jahrzehnten weit verbreiteten Ideen das Erklärungsmuster des „Selbstantriebs" entgegen, das er mit dem Bild des Heuschreckenflugs erläuterte:

> „Heuschrecken besitzen feine Härchen, die auf Luftbewegungen reagieren. Die Reaktion wird weitergeleitet und setzt eine Flügelbewegung in Gang, die ihrerseits wieder Luftbewegung erzeugt. Das Tier beginnt zu fliegen. Da es auf diese Weise, Kybernetiker nennen das positiven Feedback, selbst für Antrieb sorgt, kann es nicht aufhören zu fliegen. Es stößt lediglich an Grenzen der eigenen Kraft und wird schließlich durch Verbrauch seiner Energie, durch Mangel an Glukose, zum Abbrechen gezwungen. Bemerkenswert ist, dass der Antriebsmechanismus selbst keine eigenen Stoppregeln enthält. Er bildet einen geschlossenen Kreislauf. Das Einschränken oder Abbrechen muß, wie auch beim Explosionsmotor, auf einer anderen Ebene

der Realität vollzogen werden: durch Regulierung der Energiezufuhr" (Luhmann 1983: 37).

Luhmann kommt in seiner Analyse zu dem entscheidenden Befund, „dass nämlich das Krankheitssystem als einziges der großen gesellschaftlichen Funktionssysteme keine eigene Reflexionstheorien entwickelt hat". Und weiter:

> „Die Ansprüche auf Hinausschieben des Todes, auf Festhalten der Jugend, auf Heilung von Krankheiten, auf Linderung oder Betäubung von Schmerzen haben einen festen Rückhalt am Körper des Menschen. Sobald ihre Erfüllung *möglich* ist, lässt sich ihre Nichterfüllung kaum mehr begründen. Ungleichheiten im internationalen oder im schichtenmäßigen Vergleich werden wie Skandale behandelt. Warnungen wie die vor der hochwahrscheinlichen Evolution medizinresistenter Bakterien verhallten ungehört. Man kennt die Kehrseite, man kann sie sogar plakativ herausstellen, und findet damit trotzdem keinen Eingang in gesellschaftlich folgenreiche Kommunikation. Die Bedenken zerplatzen wie Blasen, die aus der Tiefe an die Oberfläche steigen. An der Oberfläche gesellschaftlicher Kommunikation lassen sie sich nicht halten, geschweige denn zu größeren, wirksameren Einheiten aggregieren" (Luhmann 1983: 43f.).

Unter Bezug auf das nahezu unbegrenzte Fortschrittsversprechen der Medizin lautet Luhmanns Bilanz mithin: Wenn das Krankheitsversorgungssystem nach dem Prinzip des Heuschreckenflugs gebaut ist und nur der Logik von „mehr Geld" gehorcht, dann findet sich vermutlich niemand, der das sogenannte Anspruchsniveau reguliert. „Statt dessen wird politisch entschieden", sagt Luhmann. Politik könne sich aber dem „Sog der besseren Möglichkeiten" kaum entziehen und sei demzufolge dazu verurteilt, immer wieder aufs Neue punktuelle Korrekturen an den Budgets vorzunehmen, ohne jemals zum Kern der Frage vordringen zu können, welches denn gewissermaßen legitime Ansprüche sind. Lösungen für dieses Dilemma sind Luhmann zufolge kaum vorstellbar (Luhmann 1983: 49). Es wird abschließend auf die Frage zurückzukommen sein, ob im Zeitalter des etablierten HTA diese desillusionierende Deutung der Logik des Krankenversorgungssystems noch plausibel ist.

2   Die Beschwörung der Krise

Nun begannen Anfang der achtziger Jahre zwar politische und gesundheitsökonomische Debatten um die Überforderung der gesetzlichen Krankenversicherung. Gleichwohl wurden Grundfragen des Aufbaus des Systems sorgsam ausgeklammert. Politik folgte noch recht lang dem Prinzip „anything goes". Stichworte mögen genügen: Niemand stellte ernsthaft die Frage, warum es in (West-)

Deutschland ein in dieser Form einmaliges System einer doppelten Facharztschiene gibt; alle wirkten zufrieden mit der Organisationsform der als „Cottage
Industry" zu kennzeichnenden Struktur der ambulanten Versorgung; und jeder
Landrat konnte weitgehend ungestört das Ziel verfolgen, in enger Abstimmung
mit Chefärzten der Bevölkerung ein Krankenhaus seiner Vorstellungen zu bauen.
Krankenkassen bezahlten alle Rechnungen. Eine Lieblingslosung lautet bekanntlich bis heute: „Für Gesundheit sollte uns nichts zu teuer sein."

Für die Debatten um Qualität und Wirtschaftlichkeit ist nun in doppelter
Weise bedeutsam, dass in die letzten Jahrzehnte des 20. Jahrhunderts eine Reihe
echter Innovationen in der Medizin fallen – etwa in der Kinderonkologie, der
Anästhesie, der invasiven Kardiologie. Dadurch hatte es das spröde Thema Steuerung des Systems sehr schwer, die öffentliche Aufmerksamkeit zu erregen.
Zugleich wurde der Eindruck geweckt, der medizinische Fortschritt allein stelle
das System schon vor unlösbare Finanzierungsprobleme, jedenfalls müsse stetig
frisches Geld hineingepumpt werden. Mit den Einbrüchen auf der Einnahmeseite
der Sozialversicherungen infolge anhaltend hoher Erwerbslosenzahlen wurde die
frühere gewissermaßen unbegründete Gelassenheit dann in überraschendem
Tempo endgültig von einem Katastrophenszenario abgelöst, das da heißt: moderne Medizin ist infolge von medizinischem Fortschritt und Überalterung der
Gesellschaft definitiv nicht mehr finanzierbar. Rationierung wurde zu einem
Schreckensbegriff, worin sich widerspiegelt, dass die deutsche gesundheitspolitische Debatte sich nie mit der unstrittigen (gesundheits-)ökonomischen Tatsache
auseinandergesetzt hatte: dass Ressourcen immer endlich sind und Rationierung
demzufolge unvermeidlich ist, selbst in Phasen scheinbaren Überflusses. Die
Apokalypse wurde Teil der Mythen der Gesundheitspolitik (Reiners 2009).

Hingegen steht eine ernsthafte Diskussion über Rationalisierungsreserven
des deutschen Gesundheitssystems und deren Nutzung noch aus. So gelingt es
bis heute nicht einmal in Ansätzen, über den Zusammenhang zwischen Gesamtausgaben für Kuration und Gesundheitschancen der Bevölkerung im Lichte internationaler Daten zu diskutieren. Man muss wohl umgekehrt mutmaßen: Die
Debatten um Kostenexplosion wie Kostendämpfung und Rationierung werden
gerade deshalb so emotional geführt, weil im deutschen System enorme Budgets
zur Verfügung stehen – auch unter Berücksichtigung der tatsächlich tendenziell
zurückgehenden Einnahmen aus der beitragsfinanzierten Versicherung. Interessanterweise nimmt gleichzeitig das Reden von der Gesundheitswirtschaft zu,
welche von der Politik, unverbunden mit dem Überforderungsdiskurs, enthusias-
tisch als Motor des ökonomischen Aufschwungs gefeiert wird. Derartige Unge-
reimtheiten werden arrondiert durch die Hoffnung, die Senioren künftig als zah-
lungskräftige Käuferschicht heilsam in die gesundheitsökonomische Gesamtbilanz einbeziehen zu können.

3   GBA, IQWiG und die Institution zur Qualitätssicherung nach § 137 a SGB V

Der deutschen Gesundheitspolitik erschien das 1999 in Großbritannien gegründete National Institute for Health and Clinical Excellence (NICE) als Vorbild, wie sich den Eigengesetzlichkeiten der Leistungsgewährung durch die gemeinsame Selbstverwaltung ein Korrektiv verordnen ließe. In den Analysen von Nutzen und Kosten medizinischer Leistungen, wie sie im angloamerikanischen Raum als EBM bereits diskutiert und erprobt wurden, glaubte nun auch die deutsche Politik, ein Rezept zur Versachlichung von ansonsten zu oft interessendurchwirkten Entscheidungen über den Leistungskatalog der GKV gefunden zu haben. Der zum Teil wütende Widerstand gegen ein deutsches NICE, anfänglich als Bundesoberbehörde neben der Selbstverwaltung konzipiert, wirkte dann geradezu wie eine Bestätigung für die Angemessenheit dieses Rezeptes. Das Ergebnis war ein Kompromiss: Der alte Bundesausschuss, der ausschließlich für die vertragsärztliche und –zahnärztliche Versorgung zuständig gewesen war, wurde zu einem für die ambulante *und* stationäre Versorgung zuständigen Gemeinsamen Bundesausschuss weiterentwickelt, in dem nun neben Vertretern von Kassen und Leistungserbringern unter einem unparteiischen Vorsitzenden erstmals auch (allerdings nicht stimmberechtigten) Patientenvertreter mitwirken. Die Aufgabe des IQWiG, als ein primär dem G-BA zuarbeitendes, unabhängiges wissenschaftliches Institut, beschränkte sich zunächst auf die Nutzenbewertung, orientiert auch am Wirtschaftlichkeitsgebot; die Möglichkeit ausdrücklich zur Kostenbewertung medizinischer Technologien ist dem IQWiG erst mit der Gesundheitsreform 2007 eingeräumt worden. Diese jüngste Reform dekretiert mit dem § 137a, dass der G-BA eine „fachlich unabhängige", ansonsten nicht näher bezeichnete Institution zur Qualitätssicherung mit der Prüfung von Versorgungsqualität sowie einrichtungs- und sektorenübergreifender Qualitätssicherung zu beauftragen habe.

Somit haben die Welt der EBM und die Welt des Qualitätsmanagement peu à peu Einzug in das Sozialgesetzbuch V gefunden. Die bislang weithin unbestimmten Rechtsbegriffe „Qualität und Wirtschaftlichkeit" erfahren eine institutionelle und methodische Hinterlegung: bislang in der Verfahrensordnung des G-BA und im Methodenpapier des IQWiG, demnächst abgerundet durch ein ebenfalls gesetzlich vorgeschriebenes Methodenpapier der neuen Qualitätssicherungsinstitution.

Unter den Leitideen von Transparenz und Rationalität erfolgt nun zunächst eine Kommentierung einschlägiger Passagen des SGB V und der Verfahrensordnung des G-BA, ehe eine eigene Bewertung gewagt wird, welche auf die Luhmannsche Deutung der Eigendynamik des Gesundheitswesens und auf den Dis-

kurs um die Macht einer kritischen Öffentlichkeit Bezug nimmt. Der G-BA be-
schließt, so der Gesetzestext in § 92 SGB V,

> „die zur Sicherung der ärztlichen Versorgung erforderlichen Richtlinien über die
> Gewähr für eine ausreichende, zweckmäßige und wirtschaftliche Versorgung der
> Versicherten; dabei ist den besonderen Erfordernissen der Versorgung behinderter
> oder von Behinderung bedrohter Menschen und psychisch Kranker Rechnung zu
> tragen, vor allem bei den Leistungen zur Belastungserprobung und Arbeitstherapie;
> er kann dabei die Erbringung und Verordnung von Leistungen einschließlich Arz-
> neimitteln oder Maßnahmen einschränken oder ausschließen, wenn nach allgemein
> anerkanntem Stand der medizinischen Erkenntnisse der diagnostische oder therapeu-
> tische Nutzen, die medizinische Notwendigkeit oder die Wirtschaftlichkeit nicht
> nachgewiesen sind sowie wenn insbesondere ein Arzneimittel unzweckmäßig oder
> eine andere, wirtschaftlichere Behandlungsmöglichkeit mit verbleichbaren diagnos-
> tischen oder therapeutischen Nutzen verfügbar ist".

In der Verfahrensordnung des G-BA (http://www.g-ba.de/institution/ auftrag/
Verfahrensordnung/) wird konkretisiert, wie der Nutzen einer Methode bestimmt
wird; hierbei wird ausdrücklich auf das Vorgehen der evidenzbasierten Medizin
Bezug genommen:

> „Der Nutzen einer Methode ist durch qualitativ angemessene Unterlagen zu belegen.
> Dies sollen, soweit möglich, Unterlagen der Evidenzstufe I mit patientenbezogenen
> Endpunkten (z.B. Mortalität, Morbidität, Lebensqualität) sein." Und weiter: „Die
> Bewertung der medizinischen Notwendigkeit erfolgt im Versorgungskontext unter
> Berücksichtigung der medizinischen Problematik, Verlauf und Behandelbarkeit der
> Erkrankung und insbesondere der bereits in der GKV-Versorgung etablierten dia-
> gnostischen und therapeutischen Alternativen".

Der Gesetzgeber bindet damit die Frage nach den Standards der medizinischen
Versorgung an methodisch hochwertige Nutzennachweise (Francke & Hart
2008). Der G-BA ist zudem gehalten, bei seinen Richtlinienbeschlüssen die Bedeutsamkeit der aufgerufenen Erkrankungen für die Versicherten zu reflektieren,
dezidiert Erkenntnisse zum Spontanverlauf und bisherigen Stand der Versorgung
von Erkrankungen in seine Überlegungen einzubeziehen. Damit ist die Frage,
welche medizinischen Neuerungen die medizinische Versorgung der Versicherten tatsächlich verbessern, dem untergesetzlichen Normgeber G-BA zur Beantwortung zugewiesen worden. Das zuständige Ministerium kann Beschlüsse des
G-BA nach der Gesetzeslage lediglich *rechtlich* beanstanden, darf sich m.a.W.
nicht in die Fachdebatte um den Nachweis des medizinischen Nutzens einmi-
schen.

Fachliche Beratung erfährt der G-BA durch das 2004 gegründete, unabhängige wissenschaftliche IQWiG, dessen Aufgaben im § 139 a des SGB V umrissen werden:

1. Recherche, Darstellung und Bewertung des aktuellen medizinischen Wissensstandes zu diagnostischen und therapeutischen Verfahren bei ausgewählten Krankheiten
2. Erstellung von wissenschaftlichen Ausarbeitungen, Gutachten und Stellungnahmen zu Fragen der Qualität und Wirtschaftlichkeit der im Rahmen der gesetzlichen Krankenversicherung erbrachten Leistungen unter Berücksichtigung alters-, geschlechts- und lebenslagenspezifischer Besonderheiten
3. Bewertung evidenzbasierter Leitlinien für die epidemiologisch wichtigsten Krankheiten
4. Abgabe von Empfehlungen zu Disease Management-Programmen
5. Bewertung des Nutzens und der Kosten von Arzneimitteln
6. Bereitstellung von für alle Bürgerinnen und Bürger verständlichen allgemeinen Informationen zur Qualität und Effizienz in der Gesundheitsversorgung sowie zu Diagnostik und Therapie von Krankheiten mit erheblicher epidemiologischer Bedeutung.

Das Institut muss dabei den „international anerkannten Standards der evidenzbasierten Medizin" und „der Gesundheitsökonomie" folgen. Dass jüngst ein lebhafter Streit um die Standards der Gesundheitsökonomie zwischen IQWiG und einer großen Schar von Ökonomen entstanden ist, wäre eine eigene Studie wert, die vor allem zu thematisieren hätte, wie der bisherige Impact der Gesundheitsökonomie als wissenschaftlicher Disziplin auf Qualität und Wirtschaftlichkeit der Versorgung zu bewerten ist. Es könnte sein, ist aber natürlich nicht beiläufig belegbar, dass der Einsatz ökonomischer Methoden, insbesondere umfangreicher Modellierungen des gesellschaftlichen Nutzens neuer Methoden in der Medizin, vor allem dazu führt, dass rechtsverbindliche Entscheidungen so weit hinausgeschoben werden, bis die interessierte F+E-Industrie ihre kalkulierten Profite eingefahren hat. Mit dem IQWiG hat der Gesetzgeber jedenfalls die Bedeutung unabhängiger wissenschaftlicher Expertise zur Bewertung von Leistungen noch einmal prominent herausgestellt. Erstmals auch ist eine Institution vom Gesetzgeber mit dem Auftrag versehen, für die Bevölkerung unabhängige Informationen über das System und das Leistungsgeschehen zu erstellen.

Die jüngste Gesetzesreform ergänzt den Ansatz von „Qualität und Wirtschaftlichkeit" durch eine vom G-BA zu beauftragende „fachlich unabhängige Institution", welche „Verfahren zur Messung und Darstellung der Versorgungsqualität für die Durchführung der einrichtungsübergreifenden Qualitätssiche-

rung" entwickeln soll, die „möglichst sektorenübergreifend anzulegen sind"
(§ 137 a SGB V). Damit hat der Gesetzgeber für die GKV das Ziel, die Versorgung an transparenten Kriterien zur Bestimmung und Durchführung medizinischer Leistungen zu orientieren, in zwei Institutionen herausgehoben platziert.
Die Selbststeuerung der Arztprofession ist dadurch empfindlich eingeschränkt
worden. Die Transparenz ist also gesetzlich ebenso erzwungen, wie die Steuerungsinstrumente des SGB V dem Prinzip der Rationalität Geltung verschaffen
sollen.

4   Health Technology Assessment: Anspruch und Wirklichkeit

Für die Steuerung des Leistungsspektrums in der Medizin hat sich international
das Health Technology Assessment (HTA) als wissenschaftlich fundiertes Instrument der Aufbereitung von Information durchgesetzt: zunächst etwa ab
1980in Kanada und den USA, etwa zehn Jahre später schrittweise auch in
Deutschland. Der internationale Verbund INAHTA definiert HTA als „multidis-
ciplinary field of policy analysis, studying the medical, economic, social and
ethical implications of development, diffusion and use of health technology"
(www.inahta.org/HTA/). Technologie umfasst dabei wohlbemerkt sämtliche
diagnostischen und therapeutischen Verfahren: Arzneimittel, Operationen, Be-
strahlungen, Medizinprodukte, personenbezogene Dienstleistungen, Verfahren
sowie Organisationsysteme. HTA besteht aus der systematischen Suche nach
wissenschaftlichen Studien zur Versorgungseffektivität, und -qualität sowie
deren Bewertung nach vereinbarten methodischen Standards. Mit HTA wird
beansprucht, die Debatte darüber, was als medizinischer Fortschritt zu gelten hat,
zu verwissenschaftlichen. Der damit verbundene Steuerungsanspruch stößt in der
Praxis auf erheblichen Widerstand. Als Gründe werden vor allem genannt (vgl.
Gabby & Walley 2006):

- Innovationen werden als so relevant betrachtet, dass die i.d.R. sehr zeitauf-
  wändigen HTA-Prozesse nicht abgewartet werden dürften.
- Es wird befürchtet, dass der nötige gesellschaftliche Konsens zur Interpretation vorhandener Evidenz unter den divergierenden Interessengruppen nicht
  herstellbar sei.
- Die Bewertungsmethoden selber werden bezüglich ihrer internen Qualität,
  Zuverlässigkeit und Angemessenheit für die Praxis angezweifelt.
- Bei zunehmender Erfahrung mit HTA-Institutionen wird inzwischen aber
  auch befürchtet, so v.a. im National Health Service von England und Wales,
  dass zu viele extrem kostenintensive Verfahren positiv entschieden werden.

An die Stelle eines anfänglichen Enthusiasmus für HTA ist inzwischen weitverbreitete Skepsis getreten, ob HTA-gestützte Entscheidungen in den Gesundheitssystemen die klassischen Muster politischen und von Partikularinteressen bestimmten Aushandelns von Versorgungsentscheidungen tatsächlich ablösen können (Oliver et al. 2004, Hutten et al. 2006). Konsens in der fachlichen Debatte um HTA ist zudem, dass HTA im Spannungsfeld von wissenschaftlichen Normen und gesellschaftlichen Werten zu verorten ist (Draborg & Kronborg Andersen 2006, Rothgang et al. 2004). Für die Frage der Akzeptanz von HTA sind nicht nur die unterschiedlichen Perspektiven von Industrie und HTA-Institutionen von Belang. Von bislang unterschätzter Bedeutung ist auch, wie in der Öffentlichkeit der Wandel von der „alten" zur „neuen" Expertokratie verstanden wird (z.B. Gerhardus & Stich 2008). Offen ist auch noch, wie gut es gelingt, durch die Verstärkung partizipativer und diskursiver Elemente in der Praxis des G-BA und verwandter Institutionen das Vertrauen in dezidiert wissenschaftlich gestützte Entscheidungen zu stärken. Und unabhängig davon stellt sich die Frage, wie der Impact von HTA auf Entscheidungsprozesse unter den Gesichtspunkten von Qualität und Wirtschaftlichkeit angemessen evaluiert werden kann (Henshall et al. 2002).

5   Bilanz

Wenn man von der Frage ausgeht, ob sich komplexe Systeme wie die gesetzliche Krankenversicherung überhaupt steuern lassen, dann wird man mit Blick auf die neuere Geschichte eher geneigt sein, mit Luhmann mehr oder weniger resigniert festzustellen: das System agiert hochgradig selbstreferentiell. Wenn etwas bislang nachweislich steuernd gewirkt hat, dann vielleicht nicht zuletzt die viel gescholtenen Kostendämpfungsmaßnahmen. „Intelligentere" Steuerungskonzepte haben es demgegenüber extrem schwer. Mit Blick auf die internationale Politikentwicklung ist allerdings auch zu konstatieren, dass die Prinzipien von Transparenz und Rationalität für die Weiterentwicklung der Gesundheitsversorgungssysteme noch nie so hoch gehalten worden sind wie in den vergangenen zehn Jahren. Es ist in den Steuerungsinstitutionen zu einer schier unglaublichen Aufrüstung mit methodischem Wissen gekommen, ungeachtet momentaner Kontroversen um angemessene gesundheitsökonomische Methoden. Die Verbindung der Philosophie der evidenzbasierten Medizin und des HTA mit den Entscheidungsprozessen ringt aus im Wesentlichen vier Gründen um ihre entscheidende Akzeptanz:

- Sie irritiert, prima vista jedenfalls, die Logik der Return-On-Investment-Strategien der Industrie,
- sie stößt in der Öffentlichkeit auf unterschiedlich große Skepsis, ob es sich nicht doch primär um eine raffinierte Rationierungsinszenierung handelt,
- sie ist zumindest bezüglich eines vertieften Verständnisses noch eine reine Insiderdebatte, die in großem Umfang an neue Experten gebunden ist,
- und sie steht last not least quer zur Kultur der medizinischen Profession, die sich für Leistungsgewährung und – beurteilung allein verantwortlich fühlt und den Rahmen enger professioneller Selbststeuerung nur gezwungenermaßen verlässt.

Es lässt sich am Ende mithin trefflich argumentieren: Nie gab es ein so hohes Maß an Rationalität und Transparenz in der Debatte um die Leistungsversprechen der gesetzlichen Krankenversicherung (Schmacke 2007). Aber noch ist nicht ausgemacht, ob mehr Rationalität mittel- und langfristig durch kritische Analyse der Leistungsversprechen deutliche Korrekturen des bisherigen Selbstlaufs erzwingen kann. Dies wäre im Sinne des Abbaus von Über- und Fehlversorgung und der Abmilderung von Unterversorgung schließlich aber das zentrale medizinische, ökonomische und ethische Ziel. Evidenzbasierte Medizin wie HTA und die darauf verpflichteten Institutionen sind den Prinzipien einer vernunftgeleiteten Öffentlichkeit zugehörig. Dies ist ihre Stärke und Schwäche zugleich. Es ist nie von vornherein ausgemacht, ob das Fortschrittsversprechen der Medizin nur den Ruf nach „mehr Geld" unkritisch befördert, oder ob sich tatsächlich neue Möglichkeiten eröffnen, über Gesundheitschancen jenseits irrealer Versprechungen wissensbasiert nachzudenken. Das wären dann immer die Stunden von „Public Health".

Literatur

Draborg, E. & Kronborg Andersen, K. (2006): Recommendations in health technology assessments worldwide. In: International Journal of Technology Assessment in Health Care 22: 155-160.
Francke, R. & Hart, D. (2008): Einführung in die rechtlichen Aspekte bei HTAs. In: Zeitschrift für Evidenz, Fortbildung und Qualität im Gesundheitswesen 102: 63-68.
Gabbay, J. & Walley, T. (2006): Introducing new health interventions. In: British Medical Journal 332: 64-65.
Gerhardus, A. & Stich, A. K. (2008): Sozio-kulturelle Aspekte im Health Technology Assessment (HGA). In: Zeitschrift für Evidenz, Fortbildung und Qualität im Gesundheitswesen 102: 77-84.

Habermas, J. (1981): Theorie des kommunikativen Handelns (Bd. 1: Handlungsrationalität und gesellschaftliche Rationalisierung). Frankfurt am Main: Suhrkamp Verlag.

Hart, D. & Francke, R. (2002): Patientenrechte und Bürgerbeteiligung. Bestand und Perspektiven. In: Bundesgesundheitsblatt 1: 13-20.

Henshall, C., Koch, P., Below, G. C., Boer, A., Conde-Olagasasti, J. L., Dillon, A., Gibis, B., Grilli, R., Hardy, C., Liaropoulos, L., Martin-Moreno, J. M., Roine, R., Scherste, R., Soreide, O., Züllig, M. (2002): Health Technology Assessment in Policy and Practice.Working Group 6 Report. In: International Journal of Technology Assessment in Health Care 18: 447-455.

Hutton, J., McGrath, C., Frybourg, J. M., Tremblay, M., Bramley-Harker, E., Henshall, C. (2006): Framework for describing and classifiying decision-making systems using technology assessment to determine the reimbursement of health technologies (fourth hurdle systems). In: International Journal of Technology Assessment in Health Care 22: 10-18.

INAHTA - International Network of Agencies for Health Technology Assessment (o. J.). Online unter: http://www.inahta.org/HTA/.

Luhmann, N. (1968): Vertrauen – Ein Mechanismus der Reduktion sozialer Komplexitäten. Stuttgart: Enke Verlag.

Luhmann, N. (1969): Legitimation durch Verfahren. Frankfurt am Main: Alfred Metzner Verlag.

Luhmann N. (1983): Anspruchsinflation im Krankheitssystem. Eine Stellungnahme aus gesellschaftstheoretischer Sicht. In: Herder-Dorneich, P. & Schuller A. (Hrsg.): Die Anspruchsspirale: Schicksal oder Systemdefekt? Stuttgart: Kohlhammer Verlag: 28-49.

Luhmann N. (1984): Soziale Systeme. Grundriss einer allgemeinen Theorie. Frankfurt am Main: Suhrkamp Verlag.

Oliver, A., Mossialos, E., Robinson, R. (2004): Health technology assessment and its influence on health care priority setting. In: International Journal of Technology Assessment in Health Care 20: 1-10.

Reiners, H. (2009): Mythen der Gesundheitspolitik. Bern: Verlag Hans Huber.

Rothgang, H., Niebuhr, D., Wasem, J., Greß, S. (2004): Das National Institute for Clinical Excellence – Staatsmedizinisches Rationierungsinstrument oder Vorbild für die evidenzbasierte Bewertung medizinischer Leistungen. In: Das Gesundheitswesen 66 (5): 303-310.

Schmacke, N. (2007). Abbau von Innovationsbarrieren. Vortrag anlässlich der Verleihung der Salomon-Neumann-Medaille an den Gemeinsamen Bundesausschuss. In: Das Gesundheitswesen 69: 115-119.

Gesundheitssysteme im internationalen Vergleich

Claus Wendt

1 Einleitung

Die Gesundheitssystemforschung kann von der Public Health-Forschung lernen. In der international vergleichenden Analyse von Gesundheitssystemen stand viel zu lange die Frage der Kostenentwicklung im Vordergrund. In jüngeren Studien wurde der Schwerpunkt etwas stärker auf die Analyse von Regulierungs- und Governance-Formen gerückt. Doch die Frage, welchen Einfluss unterschiedliche institutionelle Regelungen auf die Gesundheitsversorgung und den Gesundheitszustand haben, blieb weitgehend ausgeblendet. Die Public Health-Perspektive ist demgegenüber in ihrem Kern auf die Verbesserung und Erhaltung von Gesundheit ausgerichtet, und die Forschung auf diesem Gebiet muss sich daran messen lassen, ob sie hierzu einen Beitrag leistet. Es ist zwar richtig, dass die Medizin – und damit zentrale Aufgaben des Gesundheitssystems – auf das Individuum ausgerichtet sind, während Public Health im Visier hat, wie die Gesundheit einer Gesamtpopulation gefördert werden kann. Doch sind auch in Gesundheitssystemen im engeren Sinne die Versorgung, Vorsorge und Prävention in einer Form verankert, die über Leistungen für Einzelpersonen hinausgeht.

Dieser Beitrag befasst sich mit der Frage, wie Analysen von Gesundheitssystemen und Studien zu Gesundheit und gesundheitlicher Ungleichheit besser miteinander verknüpft werden können. Die Grundlage für diesen Text bilden vorwiegend eigene Studien, die ich in Zusammenarbeit mit Kolleginnen und Kollegen in den letzten Jahren durchgeführt habe. Aufgrund der Kürze des Beitrags kann demgegenüber einer Reihe einflussreicher Arbeiten zum Thema „Gesundheit und Gesundheitssystem", die v.a. auf den deutschen Fall ausgerichtet sind, nicht die ihnen gebührende Aufmerksamkeit geschenkt werden (siehe u.a. Badura & Siegrist 2002, Schwartz et al. 2002, Gerlinger 2006, Rosenbrock & Gerlinger 2006, Rosenbrock & Kümpers 2006). Zunächst grenze ich unterschiedliche Gesundheitssysteme anhand ihrer Finanzierungs- und Regulierungsmechanismen voneinander ab. Darauf aufbauend folgen eine Analyse des Leistungsangebots sowie eine Diskussion, inwieweit Niveau und Struktur des jeweiligen Leistungsangebots mit Grundprinzipien unterschiedlicher Gesundheitssystemtypen zusammenhängen. Der nächste Schritt bezieht sich auf die Frage der Regulierung des Zugangs zu Gesundheitsleistungen und die dadurch beeinflusste

Leistungsinanspruchnahme. Am Ende dieser Kette, die auch als „Produktionsprozess der Gesundheitsversorgung" bezeichnet werden kann, müsste als „Outcome" Gesundheit stehen (Abbildung 1).

Abbildung 1:   Produktionsprozess in Gesundheitssystemen (Quelle: Kohl &
                  Wendt 2004: 326)

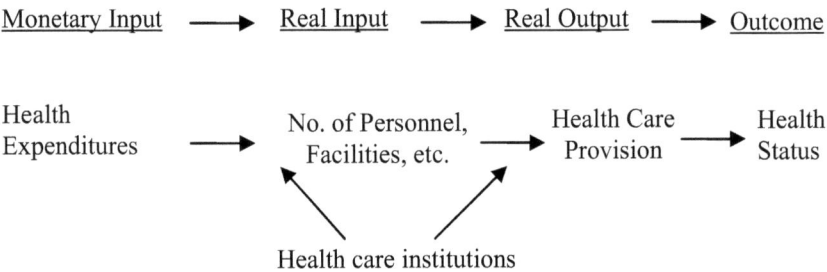

Die Analyse des Zusammenhangs zwischen Gesundheitssystem und Gesund-
heitszustand steht jedoch nach wie vor aus (siehe für einen Überblick Reibling &
Wendt 2010a). Dieser Forschungsfrage ist in zukünftigen Arbeiten eine höhere
Aufmerksamkeit zu schenken. Als wichtige Zukunftsaufgabe für Forschung und
Politik ist dabei u.a. eine stärkere Ausrichtung von Gesundheitsleistungen auf
Kinder und Jugendliche sowie auf ältere Menschen anzusehen. Bernhard Badura
(1999) hat die erforderliche Ausrichtung von Gesundheitssystemen auf die spezifischen Bedürfnisse einzelner Bevölkerungsgruppen mit seiner Einforderung
einer stärkeren Bürgerorientierung der Gesundheitspolitik prägnant formuliert.

2   Ausgaben und Leistungsniveau

Seit der Ölpreiskrise der 1970er Jahre standen in den meisten OECD-Ländern
Fragen der Kostendämpfung im Zentrum der vergleichenden Gesundheitssystemforschung (siehe z.B. Culyer 1990, Jönsson & Musgrove 1997, Chinitz et al.
1998). Die Frage des Leistungsangebots in unterschiedlichen Gesundheitssystemen wurde ebenfalls vergleichend untersucht (McPherson 1990, Hsiao 1995,
Freeman 2000, Figueras et al. 2004), ohne dass dabei jedoch die Frage der Aus-
gabenhöhe systematisch mit einer Analyse des Leistungsangebots verknüpft
wurde. Dieses Defizit hängt möglicherweise damit zusammen, dass im Gegensatz zu monetären Inputs das Leistungsangebot bisher noch nicht mit Hilfe eines

oder mehrerer standardisierter Indikatoren im Ländervergleich analysiert werden kann. Die Höhe des Gesamtpersonals sagt beispielsweise nur wenig über die Zugangschancen für Patientinnen und Patienten zu notwendigen Gesundheitsleistungen aus.

Zusammen mit Jürgen Kohl habe ich deshalb den Versuch unternommen, einen Leistungserbringer-Index auf Grundlage verfügbarer OECD-Daten zu erstellen (siehe Tabelle 1), der zukünftig weiterentwickelt werden muss.

Tabelle 1: Leistungserbringer in Gesundheitssystemen je 1.000 Einwohner, 2003 (Quelle: Wendt & Kohl 2010)

	Fach-ärzte	Kranken-pflegekräfte	Allge-meinärzte	Apotheker	Leistungser-bringer-Index
Australien	1,2	10,4	1,4	0,8	117,0
Belgien	1,9	5,8	2,1	1,2	148,8
Dänemark	1,3	7,0	0,7	0,6	80,3
Deutschland	2,3	9,7	1,0	0,6	111,4
Finnland	1,4	7,3	0,7	1,5	113,0
Frankreich	1,7	7,3	1,6	1,1	131,4
Griechenland	3,3	3,8	0,3	0,8	93,7
Großbritannien	1,5	9,1	0,7	0,5	85,8
Irland	0,6	14,8	0,5	0,9	96,7
Italien	2,4	5,4	0,9	1,2	117,6
Kanada	1,1	9,8	1,0	0,7	98,1
Luxemburg	1,8	12,3	0,9	0,8	115,5
Neuseeland	0,7	9,1	0,7	0,8	84,6
Niederlande	0,9	13,9	0,5	0,2	74,7
Norwegen	1,9	14,4	0,7	0,4	103,2
Österreich	2,0	9,4	1,4	0,6	118,7
Polen	2,1	4,9	0,1	0,7	70,4
Portugal	1,9	4,2	0,5	0,9	84,7
Schweden	1,8	10,3	0,6	0,7	97,1
Schweiz	2,5	10,7	0,5	0,5	98,3
Slowak. Rep.	2,3	6,5	0,4	0,5	80,3
Spanien	1,5	7,5	0,7	0,9	94,7
Tschech. Rep.	2,8	8,0	0,7	0,5	100,9
Ungarn	2,0	8,6	0,7	0,5	91,4
USA	1,4	7,9	1,0	0,7	96,9
OECD 25 Durchschnitt	**1,77**	**8,72**	**0,81**	**0,74**	**100.0**

Dennoch sind wir der Auffassung, dass er bereits in der gegenwärtigen Fassung für den internationalen Vergleich das potenzielle Leistungsniveau in einem Land besser widerspiegelt als Zahlen zum Gesamtpersonal oder zu einzelnen Berufsgruppen (siehe zur Auswahl der Indikatoren: Kohl & Wendt 2004; Wendt & Kohl 2010). Der Leistungserbringer-Index wurde berechnet, indem die Werte für die jeweiligen Leistungserbringer (Fachärzte, Krankenpflegekräfte, Allgemeinärzte und Apotheker) jeweils in Prozent des OECD-Durchschnitts (=100) dargestellt wurden. Der Index wurde dann in einem zweiten Schritt aus dem Durchschnitt aller vier Indikatoren gebildet. Belgien (Index = 148,8) sticht dabei mit dem höchsten Wert aller 25 in die Analyse einbezogenen OECD-Länder hervor, während Polen (Index = 70,4) den niedrigsten Wert aufweist.

Setzt man in einem zweiten Schritt die Gesundheitsausgaben (in Prozent des BIP) mit dem Leistungserbringer-Index in Beziehung, ist folgendes Muster zu erkennen: Während sich eine Gruppe (darunter Deutschland, Frankreich, Österreich und Belgien mit gesetzlichen Krankenversicherungssystemen) für ein hohes Niveau an Leistungserbringern bei höheren Kosten entscheiden, hat in einer anderen Gruppe (darunter die Nationalen Gesundheitssysteme von Großbritannien, Dänemark, Neuseeland und Spanien) die Frage der Kostendämpfung Vorrang, während der Leistungserbringer-Index niedriger ist. Die Gruppe mit unterdurchschnittlichen Ausgaben und einem überdurchschnittlichen Leistungserbringer-Index ist schwierig zu interpretieren. In Italien und in der Tschechischen Republik sind bspw. trotz einer hohen Anzahl an Leistungserbringern Defizite bei der Qualität der Versorgung zu vermuten. Als besonders problematisch kann die Situation in der vierten Ländergruppe angesehen werden. Mit den Vereinigten Staaten, der Schweiz, Griechenland und Portugal weisen v.a. Länder mit einem hohen Anteil privater Gesundheitsausgaben eine Kombination aus überdurchschnittlichen Gesamtausgaben und einem unterdurchschnittlichen Leistungserbringer-Index auf (Tabelle 2).

Tabelle 2: Gesundheitsausgaben und Leistungserbringer-Index, 2003 (Quelle: Wendt & Kohl 2010)

Gesamtausgaben für Gesundheit (in % des BIP)	Leistungserbringer-Index			
	Überdurchschnittlich (>100)		Unterdurchschnittlich (<100)	
Überdurchschnittlich (>9,08 %)	Deutschland 10,9 111,4		USA 15,2 96,9	
	Frankreich 10,4 131,4		Schweiz 11,5 98,3	
	Belgien 10,1 148,8		Griechenland 10,5 93,7	
	Norwegen 10,1 103,2		Kanada 9,9 98,1	
	Österreich 9,6 118,7		Portugal 9,8 84,7	
	Australien 9,2 117,0		Schweden 9,3 97,1	
			Niederlande 9,1 74,7	
Unterdurchschnittlich (<9,08 %)	Italien 8,2 117,6		Dänemark 8,9 80,3	
	Luxemburg 7,7 115,5		Ungarn 8,3 91,4	
	Tschech. Rep. 7,5 100,9		Neuseeland 8,0 84,6	
	Finnland 7,4 113,0		Spanien 7,9 94,7	
			Großbritannien 7,9 85,8	
			Irland 7,2 96,7	
			Polen 6,5 70,4	
			Slowak. Rep. 5,9 80,3	

3   Regulierungsmodelle in Gesundheitssystemen

Die Unterschiede lassen sich teilweise auf unterschiedliche Regulierungsmodelle in OECD-Gesundheitssystemen zurückführen (Wendt & Kohl 2010), die wiederum auf jeweils spezifischen Grundprinzipien beruhen. Nationale Gesundheitssysteme wie der britische NHS basieren v.a. auf dem Leitgedanken der Chancengleichheit. Der Staat verfügt über weitreichende Möglichkeiten, um dieses Prinzip durchzusetzen, und ist gleichzeitig in höherem Maße als in anderen Gesundheitssystemen in der Lage, die finanziellen Ressourcen sowie die Anzahl des Gesundheitspersonals zu kontrollieren. Dagegen beruhen die deutsche gesetzliche Krankenversicherung sowie weitere Sozialversicherungssysteme v.a. auf dem Grundprinzip der sozialen Sicherheit. Diese Systeme wurden institutionalisiert, um den Einkommensverlust im Krankheitsfall für bestimmte Berufsgruppen abzumildern. Diese Leitidee der sozialen Sicherheit wurde seit Mitte des 20. Jahrhunderts zunehmend als Statussicherheit interpretiert. Es galt, den einmal erlangten finanziellen und sozialen Status aufrechtzuerhalten. Erst im

Zuge des medizinischen Fortschritts bezog sich die Frage der ‚Sicherheit' immer stärker darauf, im Krankheitsfall die bestmögliche medizinische Versorgung zu erhalten. Es geht zwar weiterhin um die Absicherung der Krankheitskosten in einer für den Einzelnen nicht kalkulierbaren Notsituation, aber gleichzeitig auch darum, dass man auf Gesundheitsleistungen zurückgreifen kann, die dem aktuellen Stand des medizinischen Wissens entsprechen. Demgegenüber werden im US-amerikanischen Gesundheitssystem die Leitideen der sozialen Sicherheit und Chancengleichheit durch marktwirtschaftliche Prinzipien überlagert. Die hohen Gesundheitsausgaben bei einer vergleichsweise geringen Anzahl an Leistungserbringern und fehlendem Versicherungsschutz im Krankheitsfall für etwa 17 Prozent der Bevölkerung unter 65 Jahren hängen auch damit zusammen, dass die Gewinnorientierung im Gesundheitssystem der USA einen hohen Stellenwert hat (White 2007).

3.1 Gesundheitssystem-Typen

Die häufig in der Literatur verwendete Unterscheidung von gesetzlichen Krankenversicherungssystemen einerseits und nationalen Gesundheitssystemen andererseits reicht allerdings nicht aus, um die zentralen Charakteristika von Gesundheitssystemen zu erfassen. Auch die zusätzliche Abgrenzung eines privaten Krankenversicherungs-Typs ist hierfür nicht geeignet. Beispielsweise weisen die neuen Sozialversicherungssysteme in Mittel- und Osteuropa häufig weiterhin einen hohen staatlichen Anteil bei der Leistungserbringung auf, während das für ein Sozialversicherungssystem typische Element der gemeinsamen Selbstverwaltung durch Vertreter der Leistungserbringer und der Finanzierungsträger nur unvollständig institutionalisiert ist. Und in den Niederlanden wurde die Finanzierung des ursprünglichen Sozialversicherungssystems im Jahr 2006 privaten Krankenversicherungen übertragen. Diese werden jedoch umfassend staatlich reguliert, so dass eine Einstufung als privater Krankenversicherungs-Typ das niederländische System nicht korrekt erfassen würde.

Neben der Finanzierungs- und Regulierungsform wurden in einigen Studien Indikatoren zur Leistungserbringung zur Abgrenzung unterschiedlicher Gesundheitssysteme bzw. Systemtypen herangezogen. Field (1973) hat bspw. Gesundheitssysteme nach dem Autonomiegrad der ärztlichen Profession sowie der Eigentumsrechte an Einrichtungen der Leistungserbringung unterteilt. In einer OECD-Studie von 1987 wurden Gesundheitssysteme anhand der Dimensionen ‚Absicherungsgrad der Bevölkerung', ‚Finanzierungsform' und ‚Eigentumsrechte an Versorgungseinrichtungen' voneinander abgegrenzt. Auf Grundlage eines Konzeptes von Moran (1999) haben Wendt, Frisina und Rothgang (2009) eine

Typologie vorgeschlagen, in der die Dimensionen ‚Finanzierung', ‚Leistungs-erbringung' und ‚Regulierung' mit dem Ausmaß des Einflusses ‚staatlicher', ‚gesellschaftlicher' und ‚privater' Akteure kombiniert werden. Das Resultat ist ein 27er-Schema, anhand dessen Verschiebungen über alle drei Dimensionen hinweg mit einer Stärkung bzw. Schwächung des staatlichen, gesellschaftlichen und privaten Einflusses analysiert werden können. Damit kann beispielsweise die sich wandelnde Rolle des Staates in Gesundheitssystemen erfasst werden.

Bislang nicht systematisch zusammengeführt – und deshalb ein Desiderat in der Diskussion – sind Informationen zu der Struktur (public-private Mix) und dem Niveau von Gesundheitsausgaben und Gesundheitsleistungen sowie der Regulierung des Zugangs von Patientinnen und Patienten zur Gesundheitsver-sorgung (Wendt 2009, Reibling 2010). Mit Hilfe der folgenden Indikatoren kön-nen die zentralen Charakteristika unterschiedlicher Gesundheitssysteme mögli-cherweise besser erfasst werden, als es in vorliegenden Studien der Fall ist:

- Gesundheitsausgaben: Diese können entweder in Prozent des Bruttoin-landsprodukts (BIP) oder in EURO bzw. US$ pro Einwohner, umgerechnet in Kaufkraftparitäten, angegeben werden. Sofern das Ziel darin besteht, das Potenzial eines Gesundheitssystems einzuschätzen, den Bürgerinnen und Bürgern ein möglichst hohes Niveau an Gesundheitsleistungen zur Verfü-gung zu stellen, ist eine Berechnung der Ausgaben in EURO/US$ pro Ein-wohner vorzuziehen.
- Public-Private Mix der Finanzierung: Dieser Indikator gibt Aufschluss über das Interventionspotenzial des Staates (Alber 1988) und, damit zusammen-hängend, in welchem Ausmaß die Bereitstellung von Gesundheitsleistungen in der Verantwortung des Staates liegt.
- Private Selbst- und Zuzahlungen: Diese geben an, in welchem Ausmaß das Risiko der Erkrankung auf den einzelnen Patienten übertragen und eine so-lidarische Absicherung reduziert wird (Hacker 2004).
- Anzahl der Leistungserbringer: Für den Zugang zu notwendigen Gesund-heitsleistungen ist es zentral, dass ausreichend Gesundheitspersonal zur Verfügung steht. Besser als mit Hilfe von Daten zum Gesamtpersonal oder zu praktizierenden Ärzten kann das potenzielle Leistungsniveau über einen Index der Leistungserbringung abgebildet werden (siehe Tabelle 1 sowie Wendt & Kohl 2010), der unterschiedliche Kategorien von Leistungser-bringern erfasst.
- Institutionelle Indikatoren zum Zugang zu Gesundheitsleistungen: Der Zu-gang zu Gesundheitsleistungen kann über quantitative Indikatoren zu Aus-gaben und Personal nicht vollständig erfasst werden. Zusätzlich sind institu-tionelle Informationen zur Anspruchsgrundlage für den Erhalt von Gesund-

heitsleistungen, zur Honorierung der Leistungserbringer sowie zur Regulierung des Zugangs von Patienten zu Ärzten erforderlich. In europäischen Gesundheitssystemen bilden entweder die Staatsbürgerschaft (Nationale Gesundheitssysteme) oder Sozialversicherungsbeiträge (Gesetzliche Krankenversicherungssysteme) die Anspruchsgrundlage. Die Frage der Honorierung der ärztlichen Profession ist deshalb relevant, da hierdurch Anreize für eine Ausweitung bzw. Reduzierung der ärztlichen Versorgung und grundsätzlich auch für ein hohes bzw. niedriges Niveau der Qualität der Versorgung gesetzt werden können. Einen erheblichen Einfluss auf die Inanspruchnahme medizinischer Leistungen hat darüber hinaus die Regulierung des Zugangs von Patienten zu Leistungserbringern. Hier stehen sich Modelle der freien Arztwahl und des direkten Zugangs zu Fachärzten auf der einen Seite und eine strikte Regulierung des Zugangs über Gatekeeper (Hausarztmodell) mit einem Zugang zu Fachärzten nur durch eine Überweisung durch einen Hausarzt auf der anderen Seite gegenüber (Reibling & Wendt 2008, Wendt 2009, Reibling 2010).

Führt man auf Grundlage dieser Indikatoren eine Cluster-Analyse für 15 europäische Gesundheitssysteme mit Daten für 2001 durch (siehe Wendt 2009), erhält man folgende Gesundheitssystemtypen:

a. Hohes Versorgungsniveau und schwach regulierter Zugang für Patienten (Belgien, Deutschland, Frankreich, Luxemburg, Österreich). In diesem Typus von Gesundheitssystemen besteht v.a. im niedergelassenen Bereich ein hohes Niveau der Gesundheitsversorgung, und Patienten haben in der Regel Wahlfreiheit und einen direkten Zugang zu Allgemein- und Fachärzten. Die privaten Selbst- und Zuzahlungen sind auf einem moderaten Niveau, und der hohe Anteil der öffentlichen Finanzierung verdeutlicht, dass der Schutz im Krankheitsfall als eine öffentliche Aufgabe verstanden wird. Dieses Modell ist allerdings mit deutlich überdurchschnittlichen Gesundheitsausgaben verbunden, und das hohe Versorgungsniveau kann möglicherweise nicht aufrechterhalten werden, wenn verbunden mit der Alterung der Gesellschaft die Ansprüche an Gesundheitssysteme steigen.

b. Universeller Deckungsgrad bei umfassender Regulierung des Zugangs (Dänemark, Großbritannien, Irland, Italien, Schweden). In diesem Typus von Gesundheitssystemen hat die Absicherung im Krankheitsfall nach wie vor den Status eines sozialen Staatsbürgerschaftsrechts. Allerdings ist der Zugang zur Gesundheitsversorgung in hohem Ausmaß staatlich reguliert, und alle Bürgerinnen und Bürger müssen sich in der Regel für einen längeren Zeitraum auf der Liste eines Hausarztes eintragen, der ggf. an einen Facharzt überweist. Im niedergelassenen Bereich weist dieser Typus ein deutlich unterdurchschnittliches Niveau an Leistungserbringern auf, das gilt jedoch nicht für die Versorgung im Krankenhaus. Ein moderates Niveau an privaten Selbst- und Zuzahlungen bedeutet nur leichte Zugangsbarrieren für niedrige Einkommensgruppen sowie für Gruppen mit einer hohen Inanspruchnahme von Gesundheitsleistungen, und der hohe öffentliche Finanzierungsanteil signalisiert eine umfassende Verantwortung des Staates für die Versorgung der Bevölkerung mit Gesundheitsleistungen.

c.   Niedriges Gesundheitsbudget und strikte Regulierung des Zugangs (Finnland, Portugal, Spanien). Besonders für die südeuropäischen Gesundheitssysteme gilt, dass das Versprechen eines nationalen Gesundheitssystems, Gesundheitsversorgung als ein soziales Staatsbürgerrecht zu institutionalisieren, nur unvollständig umgesetzt wurde. Das zeigt sich an einem deutlich unterdurchschnittlichen Versorgungsniveau in der stationären Versorgung, einem vergleichsweise hohen Anteil an privaten Selbst- und Zuzahlungen, der v.a. für die unteren Einkommensgruppen eine erhebliche Zugangsbarriere bedeutet, sowie an einem öffentlichen Finanzierungsanteil, der deutlich niedriger ist als in den beiden anderen Gesundheitssystemtypen. Der Zugang zu Leistungserbringern wird noch stärker reguliert als im zweiten Gesundheitssystemtyp. Das in diesen Ländern zur Verfügung gestellte Gesundheitsbudget ist möglicherweise nicht ausreichend, um für alle Patientinnen und Patienten den Zugang zu den erforderlichen Gesundheitsleistungen zu gewährleisten.

Zwei europäische Länder konnten keiner der drei Gruppen von Gesundheitssystemen zugeordnet werden: Griechenland ist noch stärker als die anderen südeuropäischen Systeme durch hohe private Zuzahlungen gekennzeichnet, während der Zugang zu Ärzten kaum direkt staatlich reguliert wird. Allerdings führt eine nach wie vor hohe Bedeutung inoffizieller Zahlungen an Leistungserbringer (Davaki & Mossialos 2005) zu erheblichen Ungleichheiten im griechischen System. Die Niederlande wiederum kennzeichnete vor 2006 ein hohes Niveau an privaten Zuzahlungen, Sozialversicherungsbeiträge als Anspruchsgrundlage für den Erhalt von Leistungen und eine vergleichsweise strikte Regulierung des Zugangs zur ärztlichen Versorgung. Es bildete quasi einen Mischtyp aus Sozialversicherungssystem in der Finanzierung und nationalem Gesundheitssystem in der Versorgung.

Die identifizierten Typen von Gesundheitssystemen (Wendt 2009) sind nicht als starre Konstrukte anzusehen. Vielmehr können sich die Gruppenzugehörigkeit, die Zahl der Typen sowie die zentralen Merkmale der einzelnen Gesundheitssystemtypen verändern, wenn die Analyse für unterschiedliche Jahre durchgeführt wird und wenn weitere Länder in die Analyse einbezogen werden. Um den Zusammenhang von Gesundheitssystemen, Leistungsinanspruchnahme und Gesundheitszustand aufzuklären, kann die Konstruktion von Gesundheitssystemtypen einen wichtigen Beitrag leisten. Es kann beispielsweise analysiert werden, welche Charakteristika von Gesundheitssystemen zu einer Reduzierung der Ungleichheit bei der Leistungsinanspruchnahme beitragen. Möglicherweise lassen sich auch die institutionellen Bedingungen von Gesundheitssystemen erfassen, die einen Einfluss auf gesundheitliche Ungleichheit haben (siehe hierzu Conley & Springer 2001, Eikemo et al. 2008).

3.2 Zugangsregulierung und Leistungsinanspruchnahme

Abschließend soll kurz die Frage des Einflusses unterschiedlicher Gesundheitssystemtypen auf die Leistungsinanspruchnahme diskutiert werden. Konkret wird gefragt, wie sich unterschiedliche Stärken der Zugangsregulierung auf die Inanspruchnahme ärztlicher Leistungen auswirken. Diese Forschungsperspektive kann zukünftig eine wichtige Brücke zwischen dem Gesundheitssystemvergleich und der Public Health-Forschung darstellen, da der Fokus direkt auf die Frage der Gesundheitsversorgung gerichtet ist.

In Tabelle 3 ist die Stärke der Regulierung des Zugangs zur ärztlichen Versorgung in Form eines Index dargestellt, in den a) eingeht, ob sich Patienten bei einem Allgemeinarzt registrieren müssen, b) ob es für die Arztwahl eine räumliche Begrenzung gibt, bspw. innerhalb einer Region, c) ob Allgemeinärzte über eine Pauschale pro Patient honoriert werden, d) ob der Zugang zum Facharzt frei ist, zusätzliche private Zahlungen erfordert, oder nur mit einer Überweisung durch einen Hausarzt möglich ist, und e) ob der Zugang zur ambulanten Versorgung im Krankenhaus frei ist, zusätzliche private Zahlungen erfordert, oder eine Überweisung durch einen Hausarzt erfordert (siehe Reibling & Wendt 2008, 2009 für weitere Informationen).

Die Stärke der Zugangsregulierung, so die in diesen Studien analysierte These (Reibling & Wendt 2008, 2009, 2010b), sollte sich auf das Niveau sowie auf Ungleichheitsstrukturen bei der Leistungsinanspruchnahme auswirken. Anhand von Daten der ersten Welle des Survey of Health, Ageing and Retirement in Europe (SHARE) kann in einer vergleichenden Analyse von 11 europäischen Ländern gezeigt werden, dass mit zunehmender Regulierung die Wahrscheinlichkeit eines Arztbesuchs signifikant sinkt (Reibling & Wendt 2008). Allerdings bezieht sich dieser Effekt v.a. auf die Wahrscheinlichkeit einer ersten Kontaktaufnahme mit einem Arzt und nicht auf die Anzahl der Arztbesuche, was mit der These übereinstimmt, dass der erste Arztbesuch durch den Patienten initiiert wird, während alle weiteren Arztbesuche im Verlauf einer Krankheit in höherem Maße durch den Arzt initiiert werden.

Tabelle 3:   Index der Zugangsregulierung, 2004 (Quelle: Reibling & Wendt 2008, 2009, 2010b)

Land	Registrierung bei Allgemeinarzt	Räumliche Begrenzung der Arztwahl	Honorierung nach Kopfpauschalen	Zugang zum Facharzt	Zugang zur ambulanten Versorgung im Krankenhaus	Index der Zugangsregulierung / IZR
Belgien	–	–	–	Zuzahlung	Zuzahlung	2
Dänemark	+	+	+	Überweisung	Überweisung	7
Deutschland	–	–	–	Frei	Überweisung	2
Frankreich	–	–	–	Frei	frei	0
Griechenland	–	–	–	Frei	frei	0
Italien	+	+	+	Überweisung	Überweisung	7
Niederlande	+	–	+	Überweisung	Überweisung	6
Österreich	–	–	+	Zuzahlung	Zuzahlung	3
Spanien	+	+	–	Überweisung	Überweisung	6
Schweden	+	–	–	Zuzahlung	Zuzahlung	3
Schweiz	–	–	–	Frei	frei	0

Anmerkung: Kodierung für die Index-Konstruktion: – = 0; + = 1; frei = 0; Zuzahlungen = 1; Überweisung = 2;

Wie bereits Van Doorslaer und Kollegen auf Grundlage des European Community Household Panels gezeigt haben (Van Doorslaer & Masseria 2004, Van Doorslaer et al. 2006), gibt es unter Kontrolle des Gesundheitszustandes und weiterer Einflussfaktoren bei der Inanspruchnahme allgemeinärztlicher Leistungen eine Ungleichheit zugunsten der unteren Einkommensgruppen und bei der Inanspruchnahme fachärztlicher Leistungen eine Ungleichheit zugunsten höherer

Einkommensgruppen. Institutionelle Regelungen scheinen diese der unterschiedlichen *Einkommens*verteilung folgende ungleiche Inanspruchnahme indes nicht
zu beeinflussen (Reibling & Wendt 2008). Demgegenüber hat der Faktor *Bildung* in Abhängigkeit von den institutionellen Bedingungen einen starken Einfluss auf Ungleichheiten bei der Leistungsinanspruchnahme. Es sind deutliche
Unterschiede zwischen Bildungsgruppen bei der Inanspruchnahme fachärztlicher
Leistungen zu erkennen, die von der Stärke der Zugangsregulierung abhängen.
V.a. in Gesundheitssystemen mit freier Arztwahl, in denen der Zugang kaum
reguliert ist (z. B. Frankreich, Deutschland) weisen höhere Bildungsgruppen eine
deutlich höhere Wahrscheinlichkeit eines Facharztbesuchs (bei Kontrolle des
Gesundheitszustandes und weiterer Einflussfaktoren) als Gruppen mit einem
niedrigeren Bildungsniveau auf. Dieser Zusammenhang ist in Ländern mit starker Zugangsregulierung (z. B. Dänemark, Niederlande) deutlich geringer (Abbildung 2 sowie Reibling & Wendt 2010b).

Abbildung 2:   Relativ höhere Wahrscheinlichkeit eines Facharztbesuches bei
                 hoher Bildung (Quelle: Reibling & Wendt 2010b)

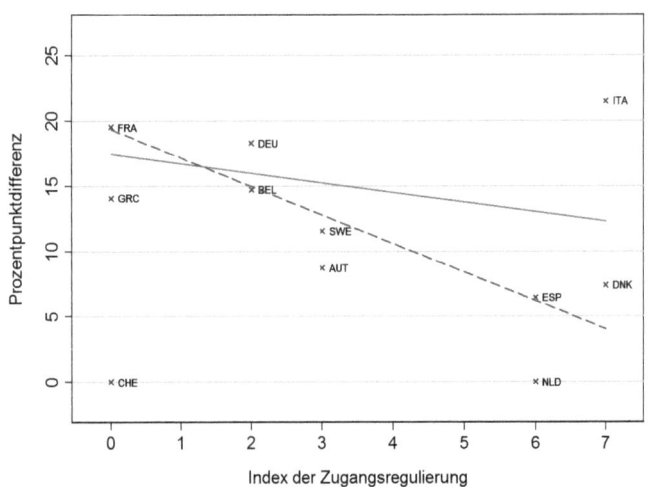

Anmerkungen: – linearer Zusammenhang (N = 11), R= -0,33; --- linearer Zusammenhang (N=10,
ohne ITA), R = -0,69. AUT Österreich, BEL Belgien, CHE Schweiz, DEU Deutschland, DNK Dänemark, FRA Frankreich, GRC Griechenland, ESP Spanien, ITA Italien, NLD Niederlande, SWE
Schweden, alle anderen Variablen sind am Mittelwert gehalten.

Die Analysen zeigen, dass die Form und Stärke der Regulierung des Zugangs zu Leistungen des Gesundheitssystems einen erheblichen Einfluss auf die Leistungsinanspruchnahme haben. Bestehende Ungleichheiten bei der Leistungsinanspruchnahme können durch eine stärkere Regulierung des Zugangs zu Leistungserbringern teilweise deutlich reduziert werden.

4 Diskussion

In den vergangenen drei Jahrzehnten haben sich die vergleichende Gesundheitssystemforschung und die Public Health-Forschung weiter voneinander entfernt. Die Umsetzung des von David Mechanic im Jahr 1975 formulierten Zieles, die vergleichende Analyse der institutionellen Bedingungen stärker mit den damit verbundenen Wirkungen in Bezug auf den Gesundheitszustand und die Lebenschancen in einer Gesellschaft zu verbinden, steht nach wie vor aus.

In diesem Beitrag wurden erste Schritte skizziert, wie Fragen der Gesundheitsversorgung und des Gesundheitszustandes stärker in der vergleichenden Gesundheitssystemforschung verankert werden könnten. Hierzu gehören u.a. die genauere Erfassung des potenziellen Leistungsniveaus eines Gesundheitssystems, bspw. mit Hilfe eines Leistungserbringer-Index, die exaktere Abbildung von Gesundheitssystem-Typen, zu deren Abgrenzung neben Daten zur Finanzierung und Leistungserbringung auch institutionelle Indikatoren herangezogen werden, sowie die Analyse des Einflusses der Zugangsregulierung bei der Leistungserbringung auf die Leistungsinanspruchnahme und möglicherweise in weiterer Folge auf den Gesundheitszustand.

Literatur

Alber, J. (1988): Die Gesundheitssysteme der OECD-Länder im Vergleich. In: Schmidt, M.G. (Hrsg.): Staatstätigkeit. International und historisch vergleichende Analysen. Opladen: Westdeutscher Verlag: 116-150.

Badura, B. (1999): Elemente einer bürgerorientierten Gesundheitspolitik. In: Gewerkschaftliche Monatshefte 6/1999: 349-356.

Badura, B. & Siegrist, J. (2002): Evaluation im Gesundheitswesen. Ansätze und Ergebnisse. Weinheim: Juventa.

Chinitz, D., Preker, A., Wasem, J. (1998): Balancing competition and solidarity in health care financing. In: Saltman, R.B., Figueras, J., Sakellarides, C. (Hrsg.): Critical challenges for health care reform in Europe. Buckingham: Open University Press: 55-77.

Conley, D. & Springer, K. (2001): Welfare state and infant mortality. In: American Journal of Sociology 107: 768-807.

Culyer, A.J. (1990): Cost containment in Europe. In: OECD (Hrsg.): Health care systems in transition. The search for efficiency. Paris: OECD: 29-40.

Davaki, K. & Mossialos, E. (2005): Plus ça change: health sector reforms in Greece. In: Journal of Health Politics, Policy and Law 30 (1-2): 143-167.

Eikemo, T. A., Bambra, C., Judge, K., Ringdal, K. (2008): Welfare state regimes and differences in self-perceived health in Europe: a multilevel analysis. In: Social Science & Medicine 66: 2281-2295.

Field, M.G. (1973): The concept of the 'health system' at the macrosociological level. In: Social Science & Medicine 7: 763-785.

Figueras, J., Saltman, R.B., Busse, R., Dubois, H.F.W. (2004): Patterns and performance in social health insurance systems. In: Saltman, R.B., Busse, R., Figueras, J. (Hrsg.): Social health insurance systems in Western Europe. New York: Open University Press: 81-140.

Freeman, R. (2000): The politics of health in Europe. Manchester: University of Manchester Press.

Gerlinger, T. (2006): Historische Entwicklung und theoretische Perspektiven der Gesundheitssoziologie. In: Wendt, C. & Wolf, C. (Hrsg.): Soziologie der Gesundheit. Wiesbaden: VS Verlag für Sozialwissenschaften: 34-56.

Hacker, J.S. (2004): Privatizing risk without privatizing the welfare state: the hidden politics of social policy retrenchment in the United States. In: American Political Science Review 98 (2): 243-260.

Hsiao, W.C. (1995): A framework for assessing health financing strategies and the role of health insurance. In: Dunlop, D.W. & Martins, J.M. (Hrsg.): An international assessment of health care financing. Lessons for developing countries. Washington D. C.: The World Bank: 15-30.

Jönsson, B. & Musgrove, P. (1997): Government financing of health care. Washington D.C.: The World Bank.

Kohl, J. & Wendt, C. (2004): Satisfaction with health care systems. A comparison of EU countries. In: Glatzer, W., von Below, S., Stoffregen, M. (Hrsg.): Challenges for quality of life in the contemporary world. Dordrecht: Kluwer: 311-331.

McPherson, K. (1990): International differences in medical care practices. In: OECD (Hrsg.): Health care systems in transition. The search for efficiency. Paris: OECD: 17-28.

Mechanic, D. (1975): The comparative study of health care delivery systems. In: Annual Review of Sociology 1: 43-65.

Moran, M. (1999): Governing the health care state. A comparative study of the United Kingdom, the United States and Germany. Manchester: Manchester University Press.

OECD (1987): Financing and delivering health care. A comparative analysis of OECD countries. Paris: OECD.

Reibling, N. (2010): Healthcare systems in Europe: towards an incorporation of patient access. In: Journal of European Social Policy 20 (1): 5-18.

Reibling, N. & Wendt, C. (2009): Gesundheitszustand und Nutzung von Gesundheitsleistungen. In: Zeitschrift für Sozialreform (Themenschwerpunktheft hrsg. von B. Riegraf, E. Kuhlmann und H. Theobald) 55 (4): 329-346.

Reibling, N. & Wendt, C. (2010a): Gesundheit und Gesundheitssystem. Bereichsbesprechung. In: Soziologische Revue 33 (2): 230-242.

Reibling, N. & Wendt, C. (2010b): Bildungsniveau und Zugang zu Gesundheitsleistungen. Zugangsregulierung und Leistungsinanspruchnahme in Europa. In: Das Gesundheitswesen 72 (im Erscheinen).

Rosenbrock, R. & Gerlinger, T. (2006): Gesundheitspolitik. Eine systematische Einführung. 2. überarbeitete Auflage. Bern: Verlag Hans Huber.

Rosenbrock, R. & Kümpers, S. (2006): Die Public Health Perspektive: Krankheit vermeiden – Gesundheit fördern. In: Wendt, C. & Wolf, C. (Hrsg.): Soziologie der Gesundheit. Wiesbaden: VS Verlag für Sozialwissenschaften: 243-269.

Schwartz, F. W., Badura, B, Busse, R., Leidl, R., Raspe, H., Siegrist, J. (Hrsg.) (2002): Das Public Health Buch: Gesundheit und Gesundheitswesen. München: Urban & Fischer.

Van Doorslaer, E. & Masseria, C. (2004): Income-related inequality in the use of medical care in 21 OECD countries. OECD, Health Working Paper NO. 14.

Van Doorslaer, E., Masseria, C., Koolman, X. (2006): Inequalities in access to medical care by income in developed countries. In: Canadian Medical Association Journal 174: 177-183.

Wendt, C. (2009): Mapping European healthcare systems. A comparative analysis of financing, service provision, and access to healthcare. In: Journal of European Social Policy 19 (5): 432-445.

Wendt, C., Frisina, L., Rothgang, H. (2009): Health care system types. A conceptual framework for comparison. In: Social Policy & Administration 43 (1): 70-90.

Wendt, C. & Kohl, J. (2010): Translating monetary inputs into health care services - the influence of different modes of public policy in a comparative perspective. In: Journal of Comparative Policy Analysis 12 (1-2): 11-31.

White, J. (2007): Markets and medical care: the United States, 1993-2005. In: The Milbank Quarterly 85 (3): 395-448.

V. Lebenswelten und Gesundheit

Kinder und Jugendliche: Die Gesundheit der heranwachsenden Generation

Matthias Richter, Verena Bohn, Thomas Lampert

1 Einleitung

Die Erforschung von Gesundheit und Krankheit auf Bevölkerungsebene in Deutschland hat sich in den letzten 20 Jahren stark verändert. Lange Zeit wurde die gesundheitliche Lage der Bevölkerung im Wesentlichen über statistische Routinedaten sowie Prozessdaten der Kosten- und Leistungsträger der gesundheitlichen Versorgung bestimmt und bewertet (Kurth 2007, Richter 2008). Erst Mitte der 1980er Jahre wurden die Herausforderungen des epidemiologischen Übergangs auch in Deutschland erkannt, und es wurde immer offensichtlicher und prekärer, dass in Deutschland kaum Daten über die Verbreitung der immer stärker um sich greifenden chronisch-degenerativen Erkrankungen und deren Risikofaktoren existieren. Ein Meilenstein, der vielleicht auch die Geburtsstunde einer modernen Gesundheitsberichterstattung – jenseits von Medizinalstatistiken – in Deutschland markiert, war die Deutsche Herz-Kreislauf-Präventionsstudie (DHP) (Kreuter et al. 1995). Sie stellte den Anfang einer inzwischen ganzen Reihe umfangreicher Gesundheitssurveys dar, wie sie das Robert Koch-Institut (RKI) durchführt und zu einem detaillierten Gesundheitsmonitoring ausgebaut hat (Kurth et al. 2009).

Während die gesundheitswissenschaftliche Forschung über Erwachsene zunehmend repräsentative, bevölkerungsweite Daten nutzen konnte, wurde dem Kindes- und Jugendalter weiterhin wenig Beachtung geschenkt (Kolip et al. 1995, Bergmann et al. 1999). Kindheit und Jugend galten immer noch als Sinnbild einer gesunden, beschwerdefreien Lebensphase. Im Vordergrund stand hier das Argument, dass die meisten Krankheiten und Risiken erst im höheren Erwachsenenalter auftreten (Faltermaier 2005, Klein-Heßling 2006). Gesundheitliche Risiken sind in der Kindheit und Jugend zudem vielfach noch gar nicht zu erkennen. Hinzu kam, dass die wenigen zur Verfügung stehenden Daten ein positives Bild vermittelten: Durch die fortschreitende Verbesserung der allgemeinen Lebensbedingungen, der hygienischen Verhältnisse und der leichteren Erreichbarkeit und höheren Qualität medizinischer Versorgung, hat sich die gesundheitliche Lage der Heranwachsenden erheblich verbessert. Dementsprechend bewertete man Kinder und Jugendliche in Deutschland – gemessen an den „klassischen" Indikatoren der Gesundheit – in der Regel als „gesund". Das Interesse der Forschung galt zu dieser Zeit vor allem dem gesundheitsrelevanten Risikoverhalten und der klassischen Gesundheitserziehung von Kindern und Jugendlichen. Die in den 1970er Jahren initiierte Drogenaffinitätsstudie der Bundeszentrale für gesundheitliche Aufklärung (BZgA) ist sicher ein gutes Beispiel für eines der zentralen Forschungsprogramme der damaligen Zeit (BZgA 2004, 2008).

Die Notwendigkeit einer umfassenden kinder- und jugendspezifischen Gesundheitsforschung wurde erst Anfang der 1990er Jahre gesehen (Kolip et al. 1995, Richter 2008). Durch die zunehmende gesellschaftliche Bedeutung von Kindheit und Jugend stieg auch das wissenschaftliche Interesse an dieser Lebensphase. Dieses Interesse beschränkte sich nicht nur auf die Entwicklungspsychologie und Sozialisationsforschung, sondern reicht bis in die biomedizinische und gesundheitswissenschaftliche Forschung hinein. Flankiert von der internationalen Forschung häuften sich auch in Deutschland Ergebnisse verschiedener Einzelstudien, die ein anderes Bild der gesundheitlichen Lage von Kindern und Jugendlichen aufzeigten: Aus den Lebens- und Umweltbedingungen der jungen Generation haben sich neue Gesundheitsbeeinträchtigungen ergeben, die in der Regel nicht primär lebensbedrohlich sind, wohl aber das Befinden, die Lebensqualität und die Leistungsfähigkeit dauerhaft beeinträchtigen können. Es zeichnete sich eine deutliche Verschiebung von akuten zu chronischen Erkrankungen sowie von somatischen zu psychischen Störungen ab (Hölling et al. 2007, Richter 2005). Diese „neue Morbidität" wird zu einem großen Teil von Störungen der Entwicklung, der Emotionalität und des Sozialverhaltens bestimmt. Das Bild einer „gesunden" Kindheit und Jugend ließ sich so nicht mehr aufrechterhalten und musste relativiert werden.

Die zunehmende Beschäftigung mit der Gesundheit von Kindern und Jugendlichen ist auch dem demographischen Wandel und der hohen Armutsbetroffenheit der heranwachsenden Generation zuzuschreiben. Aufgrund der anhaltend geringen Geburtenhäufigkeit und der weiter steigenden Lebenserwartung geht der Anteil der Kinder und Jugendlichen an der Gesamtbevölkerung sukzessive zurück, während der Anteil älterer Menschen steigt. Infolgedessen wird rege über notwendige Reformen der sozialen Sicherungssysteme und die künftigen Belastungen der aktuell heranwachsenden Generation diskutiert. Dass inzwischen etwa ein Sechstel der Kinder und Jugendlichen in Deutschland in Armut aufwächst, unterstreicht die Notwendigkeit dieser Diskussion (Lampert & Richter 2009). Armut vermindert die Bildungschancen und wirkt sich später in Nachteilen auf dem Arbeitsmarkt und in der Einkommenssituation aus. Dabei kann von einem Zusammenhang zwischen Armut und Gesundheit ausgegangen werden, der bereits im Kindes- und Jugendalter besteht und sich im weiteren Lebenslauf wechselseitig verstärkt (Dragano & Siegrist 2009, Davey Smith 2008).

Im Rahmen dieses Beitrags soll ein kurzer Einblick in die gesundheitswissenschaftliche Forschung zur Gesundheit von Kindern und Jugendlichen der letzten 20 Jahre gegeben werden. Wir nutzen die Gelegenheit auch gerne, um die Arbeit des WHO Collaborating Centers for Child and Adolescent Health Promotion an der Universität Bielefeld, die inzwischen auf fast 15 Jahre zurückblicken kann, zu resümieren und zentrale Ergebnisse dieser Arbeit vorzustellen. Dazu wird im folgenden Abschnitt zunächst kurz auf unterschiedliche Perspektiven der Analyse der gesundheitlichen Lage von Kindern und Jugendlichen eingegangen. Anschließend werden aktuelle Herausforderungen in diesem Forschungsfeld skizziert und durch exemplarische Forschungsergebnisse der Studie „Health Behaviour in School-aged Children (HBSC)" unterlegt, die einen der zentralen Tätigkeitsbereiche der Bielefelder WHO Collaborating Centers darstellt. Der Beitrag schließt mit einem kurzen Ausblick und skizziert Konsequenzen für die weitere Forschung und Praxis der Prävention und Gesundheitsförderung im Kindes- und Jugendalter.

2   Kindheit und Jugend als Phase maximaler oder gefährdeter Gesundheit

2.1   Eine gesunde Kindheit und Jugend?

Auch aus den Ergebnissen der aktuellen Gesundheitsberichterstattung geht hervor, dass das Kindes- und Jugendalter mit Abstand der gesündeste Altersbereich im Leben ist (RKI & BZgA 2008). Ehemals bedeutende gesundheitliche Gefährdungen für die Heranwachsenden wie Infektionskrankheiten und chronische körperliche Erkrankungen sind heute weitestgehend zurückgedrängt (Hurrelmann 2009). Wie bereits angedeutet, ist die Ursache dieser positiven Entwicklung vor allem in der Verbesserung der strukturellen Determinanten der Gesundheit und allen voran der Lebensbedingungen zu sehen (Rosenbrock & Kümpers 2009). Auch die medizinische Versorgung hat sich bezüglich Qualität und Erreichbarkeit in den letzten Jahrzehnten stark verbessert. Diese einschneidenden Veränderungen führten z.B. dazu, dass sich die Lebenserwartung Neugeborener in Deutschland in den letzten 100 Jahren nahezu verdoppelt hat (Statistisches Bundesamt 2008). Die Säuglings- und Kindersterblichkeit ist heute – im Gegensatz zu früher – statistisch fast unbedeutend geworden. Selbst in den letzten Jahren zeigt die Entwicklung der Säuglingssterbefälle einen andauernden positiven

Trend auf. Traten im Jahr 1990 in Deutschland etwa 700 Fälle pro 100.000 Lebendgeborene auf, waren es 2004 knapp 400 Fälle (RKI 2006). Zahlen des Statistischen Bundesamtes für Deutschland im Jahr 2005 zeigen weiter, dass überhaupt nur 20% der Todesfälle im Jugendalter auf Krankheiten zurückzuführen sind. Die Haupttodesursache in diesem Altersabschnitt sind Verletzungen und Vergiftungen, die meist durch Unfälle verursacht werden (Statistisches Bundesamt 2007). Ohnehin nimmt die Sterblichkeit ab dem 5. Lebensjahr nur eine unterordnete Bedeutung für die Bewertung der gesundheitlichen Lage von Kindern und Jugendlichen ein (Vingilis et al. 1998).

Wenn der Gesundheitszustand von Kindern und Jugendlichen an den oben dargestellten Daten zur Mortalität und Morbidität bewertet wird, trifft die Behauptung, dieser Lebensabschnitt sei „gesund", also durchaus zu. Diese Befunde entsprechen dem Bild von Kindheit und Jugend als Phase *maximaler Gesundheit*, das lange Zeit die gesundheitswissenschaftliche Forschung ebenso wie die Gesundheitspolitik bestimmte. Aufgrund der relativ niedrigen Raten gesundheitlicher Einschränkungen, Erkrankungen und Behinderungen liegt die Aufmerksamkeit im Rahmen dieser Perspektive vor allem auf Indikatoren des zugrundeliegenden Gesundheitspotenzials bzw. auf Indikatoren zukünftiger Morbidität. Gerade das Gesundheitsverhalten ist hier von besonderer Bedeutung, da in dieser Lebensphase zahlreiche gesundheitsrelevante Einstellungen und Lebensweisen eingeübt und verfestigt werden, die oftmals langfristige Auswirkungen auf das Krankheitsgeschehen und das Wohlbefinden haben (Richter 2010, Lampert & Thamm 2007, Nickel et al. 2008).

2.2 Eine gefährdete Kindheit und Jugend?

Die oben skizzierten Entwicklungen einer Verbesserung der Lebensbedingungen und der Ausbau der medizinischen Versorgung im Verbund mit der Senkung der Säuglings- und Kindersterblichkeit, der Reduzierung von Infektionskrankheiten und besseren Behandlungsmöglichkeiten ermöglichte erst das Entstehen einer „gesunden" Kindheit und Jugend. Wie es jedoch scheint, hatte diese positive Entwicklung auch eine negative Seite. So fällt bei genauerer Betrachtung der gesundheitlichen Situation von Kindern und Jugendlichen immer wieder ein bemerkenswertes Ergebnis auf: Auch unter den Heranwachsenden beginnt sich das Krankheitsspektrum zu verändern. Dadurch ist eine Entwicklung absehbar, der für Erwachsene schon länger Gültigkeit zugeschrieben wird: Während akute (infektiöse und parasitäre) Erkrankungen drastisch abgenommen haben, sind psychosomatische Beeinträchtigungen, Verhaltensstörungen und chronische Erkrankungen in den Vordergrund getreten (RKI & BZgA 2008).

Die epidemiologische Transition machte also auch vor dem Kindes- und Jugendalter nicht halt. Zunehmend finden sich bei Heranwachsenden gesundheitliche
Störungen, die das psychische und soziale Wohlbefinden dieser Altersgruppe
stark beeinträchtigen. Eine „neue" bzw. immer stärker in den Vordergrund tre-
tende Morbidität entwickelte sich und erforderte erhöhten Handlungsbedarf auf
allen Ebenen. Im Gegensatz zum Verständnis von Kindheit und Jugend als eine
Phase maximaler Gesundheit verschiebt sich hier der Blickwinkel: Kindheit und
Jugend wird als eine Phase (akut) gefährdeter Gesundheit angesehen und die
„hohe" Prävalenz verschiedener – insbesondere psychosozialer – Gesundheitsprobleme ins Zentrum des Interesses gerückt (Baumeister et al. 1991, American
Academy of Pediatrics 2001).

2.3 Veränderte Ausgangsbedingungen für die Forschung und Praxis

Um die Gesundheit von Kindern und Jugendlichen gezielt fördern zu können, ist
es wichtig, ein möglichst genaues Abbild der gesundheitlichen Situation in diesen Lebensphasen zu gewinnen: Welchen Einflussfaktoren unterliegt sie? Welches sind die Rahmenbedingungen? Der epidemiologische Übergang zeigte einen völlig neuen Bedarf an Daten und Erkenntnissen zur gesundheitlichen Situation von Kindern und Jugendlichen an. Die existierenden amtlichen Statistiken,
Prozessdaten der gesundheitlichen Versorgung und der Routineuntersuchungen
von Schülern deckten die relevanten Themen nur unzureichend ab.

Neben diesen Daten gab es nur wenige Studien, die versuchten, sich dieser
gesundheitswissenschaftlichen Herausforderung zu stellen. Oftmals behandelten
sie zudem nur bestimmte Aspekte der Gesundheit – und hier vor allem Krankheit
– und/oder waren regional stark begrenzt. Institutionalisierte Instrumente, die
eine bevölkerungsweite Abschätzung der gesundheitlichen Lage erlaubten, gab
es kaum. Um aber verallgemeinerbare Ergebnisse zu erzielen, war es wichtig,
belastbare und repräsentative Daten zu erlangen (Bergmann et al. 1999). Einen
ersten wichtigen Impuls für eine umfassende Berichterstattung über die Gesundheit von Kindern und Jugendlichen gaben verschiedene Studien aus dem Sonder-
forschungsbereich „Prävention und Intervention im Kindes- und Jugendalter"
(SFB 227) an der Universität Bielefeld, der unter der Leitung von Klaus Hurrelmann initiiert wurde und Ende 1997 nach 12 Jahren auslief (Kolip et al. 1995).
Gerade durch den Jugendgesundheitssurvey, der Mitte der 1990er Jahre in die
internationale Studie „Health Behaviour in School-aged Children" (HBSC) unter
Schirmherrschaft der WHO integriert wurde, konnten zahlreiche neue Erkenntnisse zur Gesundheitslage, ihren Ursachen und Auswirkungen im Kindes- und
Jugendalter gewonnen werden. Diese Ergebnisse verdeutlichten erstmals für

Deutschland, dass Kinder und Jugendliche zwar eine weitgehend gesunde Population darstellen, aber „neue" Probleme in den Vordergrund getreten sind. Zieht man selbstberichtete Angaben wie die Selbsteinschätzung der Gesundheit, psychosomatische Beschwerden oder die gesundheitsbezogene Lebensqualität heran, so werden hohe Prävalenzen gesundheitlicher Beeinträchtigungen offenbar (vgl. Ravens-Sieberer et al. 2001, Richter 2005, Richter et al. 2008). So leiden im Jahr 2006 etwa 20% der Kinder und Jugendlichen an wiederholten psychosomatischen Beschwerden. Eine vergleichbar hohe Anzahl berichtet zudem über eine negative Selbsteinschätzung der Gesundheit und eine schlechte mentale Gesundheit. Die Häufigkeit dieser gesundheitlichen Beeinträchtigungen nimmt mit dem Alter deutlich zu, in erster Linie bei Mädchen. Hierin unterscheiden sich die deutschen Heranwachsenden nicht von Gleichaltrigen aus anderen europäischen Ländern (Currie et al. 2008). Bestätigt wurden diese Ergebnisse durch den Kinder- und Jugendgesundheitssurvey (KiGGS) des Robert Koch-Institutes, der erstmalig bundesweit repräsentative Ergebnisse zur gesundheitlichen Lage von Heranwachsenden bereitstellte (Kurth 2007). Aus beiden großen Studien liegen inzwischen umfangreiche Veröffentlichungen vor, die die Annahme einer umfassend guten Gesundheit im Kindes- und Jugendalter eindrucksvoll in Frage stellen und auf einen deutlichen Widerspruch zwischen der eigenen Wahrnehmung der Kinder und Jugendlichen und den Ergebnissen statistischer Routinedaten hinweisen.

Zusammengefasst wird deutlich, dass die Analyse der gesundheitlichen Lage vor allem durch zwei gegensätzliche Blickwinkel unter Heranziehung jeweils unterschiedlicher Indikatoren gekennzeichnet ist. Kinder und Jugendliche sind einerseits frei von gravierenden Krankheiten und Behinderungen. Sie sind somit wesentlich „gesünder" als vor drei bis vier Generationen. So positiv diese Entwicklung aber auch ist, muss man andererseits stets im Blickfeld haben, dass „neue" gesundheitliche Probleme immer stärker in den Vordergrund treten, die eine deutliche Gefahr für die Gesundheit und das Wohlbefinden in diesem Lebensabschnitt darstellen. Demnach sind Kinder und Jugendliche auch als eine vulnerable Gruppe zu betrachten, die in Bezug auf ihre gesundheitlichen Risiken beobachtet werden müssen. Herauszustreichen ist, dass beide Perspektiven nicht im Widerspruch stehen, sondern sich lediglich die Frage stellt, welche Seite der Medaille man betrachtet.

3   Gesundheit und Krankheit im Kindes- und Jugendalter: Neue Herausforderungen

In den letzten Jahren ist das wissenschaftliche Interesse an internationalen Vergleichen und Trendanalysen im Bereich der Kinder- und Jugendgesundheitsforschung deutlich gewachsen. Die international vergleichende Forschung hat sich als eine der zentralen Herausforderungen in der wissenschaftlichen Analyse der gesundheitlichen Lage von Kindern und Jugendlichen herauskristallisiert, da ein Vergleich unterschiedlicher sozialer und kultureller Kontexte Aussagen darüber erlaubt, was „global" und was „lokal" ist (Michaud et al. 2001, Jessor et al. 2003, Ciairano 2004). Gemeinsamkeiten und Unterschiede in der Assoziation zwischen unterschiedlichen gesundheitsbezogenen Outcomes sowie deren Determinanten stehen im Mittelpunkt des Interesses (Crockett 1997, Moore & Parsons 2000). In den vergleichenden Analysen wird nach sozialen Faktoren gesucht, die die Gesundheit Heranwachsender einerseits schützen, andererseits Risiken aussetzen und dazu beitragen, eine negative Gesundheit zu erklären (Michaud et al. 2001). Aus Public Health-Perspektive ist es darüber hinaus wichtig, zeitliche Veränderungen in der Gesundheit und im Gesundheitsverhalten zu analysieren, um Trends zu erkennen, Zielgruppen zu identifizieren und den Unterstützungsbedarf sozial und gesundheitlich Benachteiligter artikulieren zu können (Brener et al. 2003, Richter 2010). Gerade für eine zielgerichtete Prävention und Gesundheitsförderung ist es unverzichtbar, belastbare Daten über die Verbreitung und zeitliche Veränderungen gesundheitsbezogener Risiken zur Verfügung zu haben. Ohne diese Information können präventive Maßnahmen weder geplant und umgesetzt noch evaluiert und neu ausgerichtet werden (Lampert & Thamm 2007, Settertobulte & Richter 2007b). Bislang sind Daten, die eine länder- und zeitvergleichende Perspektive erlauben, sehr rar. Eine der wenigen Untersuchungen, die neben dem Monitoring der Gesundheit und des Gesundheitsverhaltens im Zeit- und Ländervergleich auch den weiteren sozialen Kontext der Gesundheit erschließt, ist die Studie „Health Behaviour in School-aged Children (HBSC)".

Die Health Behaviour in School-aged Children Studie
Die HBSC-Studie war eine der ersten Studien, die es sich zur Aufgabe gemacht hat, den subjektiven Gesundheitszustand Jugendlicher zu beschreiben und hinsichtlich seiner Einflussfaktoren zu analysieren. Wissenschaftler aus Finnland, Norwegen und Österreich initiierten die HBSC-Studie im Jahr 1982 (Currie et al. 2008, 2009). Seitdem ist eine kontinuierlich steigende Anzahl von Ländern in das Studiennetzwerk eingetreten und nimmt an den vierjährig stattfindenden

Surveys teil.[1] Deutschland ist seit 1994 an der Studie beteiligt. Das internationale Netzwerk besteht aus wissenschaftlichen Teams der einzelnen Länder in Kooperation mit dem WHO Regionalbüro für Europa.

An der aktuellen HBSC-Studie (2005/06) beteiligten sich Forschergruppen aus 41 Ländern in Europa, Nordamerika und Israel. In den jeweiligen Ländern nehmen pro Altersgruppe mindestens 1.500 Schülerinnen und Schüler an der Befragung teil. Die Zielpopulation der Studie sind Schulkinder im Alter von 11, 13 und 15 Jahren. Damit wurden über 200.000 Kinder und Jugendliche zu unterschiedlichsten Aspekten ihrer Gesundheit und ihres Gesundheitsverhaltens befragt. Als Erhebungsinstrument dient ein standardisierter Fragebogen, der von den Teilnehmern selbst auszufüllen ist.

Neben der Erhebung von Daten zur Gesundheit und dem Gesundheitsverhalten im Zeit- und Ländervergleich leistet die Studie einen Beitrag zur Erforschung der Determinanten der Gesundheit im Kindes- und Jugendalter. Es wird versucht, die Gesundheit der Heranwachsenden in Beziehung zu ihren Lebensbedingungen zu setzen. Im Mittelpunkt steht hier Frage, inwieweit personale und soziale Risiko- und Schutzfaktoren für die Prävention und Gesundheitsförderung identifiziert werden können. Dementsprechend werden Daten aus den zentralen jugendlichen Lebenswelten (Familie, Schule und Gleichaltrige) erhoben. Die Ergebnisse der Studie sollen dazu beitragen, Politik und Praxis auf nationaler und internationaler Ebene zu informieren und eine verlässliche Entscheidungs- und Handlungsgrundlage zu schaffen. Durch ihre länder- und zeitübergreifende Perspektive stellt die HBSC-Studie eine wertvolle Ergänzung zum Kinder- und Jugendgesundheitssurvey des Robert Koch-Institutes dar, der thematisch und in Bezug auf die einbezogene Altersspanne von 0 bis 17 Jahre zwar breiter angelegt war, aber bislang nur einmalig durchgeführt wurde und auf Deutschland beschränkt ist.

Im Folgenden sollen mit Hilfe der HBSC-Studie zentrale Herausforderungen der Erforschung der Gesundheit von Kindern und Jugendlichen dargestellt werden. Im Mittelpunkt stehen drei unterschiedliche Perspektiven: eine international sowie eine zeitlich vergleichende Perspektive sowie die Rolle sozialer Determinanten für die gesundheitliche Lage im Kindes- und Jugendalter.

---

[1] Weitere Informationen zur HBSC-Studie finden sich auch im Internet unter: http://www.hbsc.org

4   Ergebnisse

4.1   Die Bedeutung einer internationalen Perspektive

Die internationale Ausrichtung der HBSC-Studie ist, wie gesagt, ein wesentliches Merkmal. Nachfolgend soll für einen der zentralen Gesundheitsindikatoren im Kindes- und Jugendalter, die Selbsteinschätzung der Gesundheit, kurz skizziert werden, was sich in einer internationalen Perspektive auf die Kinder- und Jugendgesundheit zeigt. Die Selbsteinschätzung der Gesundheit wurde über die Frage gemessen: „Wie würdest du deinen Gesundheitszustand beschreiben?" In Abbildung 1 ist für alle an der aktuellen HBSC-Studie teilnehmenden Länder der prozentuale Anteil der 15-jährigen Kinder und Jugendlichen dargestellt, die ihre Gesundheit auf einer vierstufigen Skala als „einigermaßen" oder „schlecht" einschätzen.

Wie die Ergebnisse zeigen, variiert die negative Selbsteinschätzung bei 15-Jährigen deutlich über die Länder. Bei Mädchen zwischen 8,1% und 49,5% und bei Jungen zwischen 3,9% und 24,7%. Die 15-Jährigen in der Ukraine schätzen ihre Gesundheit am schlechtesten ein, dicht gefolgt von Malta und Russland. Über die niedrigsten Prävalenzen einer eher negativen Gesundheit berichten Jugendliche aus Mazedonien, der Slowakei und Griechenland. Jugendliche in Deutschland nehmen im internationalen Vergleich eine mittlere Position ein. Ein geographisches Muster lässt sich nur für Jungen erkennen: Jungen in Nordeuropa berichten häufiger über eine eher schlechte Gesundheit als Jungen in Südeuropa. Für Mädchen gilt dies jedoch nicht. Wie die Ergebnisse ebenfalls zeigen, schätzen Mädchen ihre Gesundheit in jedem Land schlechter ein als Jungen. In Deutschland berichten beispielsweise 20,3% der Mädchen und 11,8% der Jungen über eine „einigermaßen bzw. schlechte" Gesundheit.

Auch wenn die Ergebnisse zunächst nur deskriptive Aussagen über die Verteilung gesundheitlicher Beeinträchtigungen erlauben, so geben sie doch wertvolle Hinweise, um bestimmte länderübergreifende Muster identifizieren zu können. Die Tatsache, dass Mädchen in allen Ländern häufiger über gesundheitliche Probleme berichten und sie mit dem Alter generell zunehmen (siehe Currie et al. 2008), zeigt an, dass allgemeine, mit der Adoleszenz verbundene Faktoren einen besonderen Einfluss haben müssen. Neben diesem allgemeinen Muster zeigen die Daten aber auch eine deutliche Variation der Prävalenzen über die Länder und werfen damit die Frage auf, welche Gründe für die Unterschiede verantwortlich sind. Auch wenn hier zunächst offen bleiben muss, was die Ursachen dieser Variationen sind, liegt es nahe, hier die sozialen Strukturen und das kulturelle Verständnis von Gesundheit im jeweiligen Land für die Unterschiede mitverantwortlich zu machen. Das beispielhaft herausgegriffene Ergebnis unterstreicht die große Bedeutung, die länderübergreifende Analysen sowohl für ein Monitoring als auch für die Ursachenforschung der gesundheitlichen Lage im Jugendalter haben. Ein nächster, wichtiger Schritt für die Forschung im Rahmen der HBSC-Studie muss sein, aufbauend auf der deskriptiven Analyse, die genauen Ursachen für die länderspezifischen Unterschiede in der Gesundheit von Jugendlichen zu ergründen.

Abbildung 1:   Selbsteingeschätzte Gesundheit („einigermaßen" oder „schlecht") bei 15-Jährigen nach Geschlecht und Land (Quelle: Currie et al. (2008))

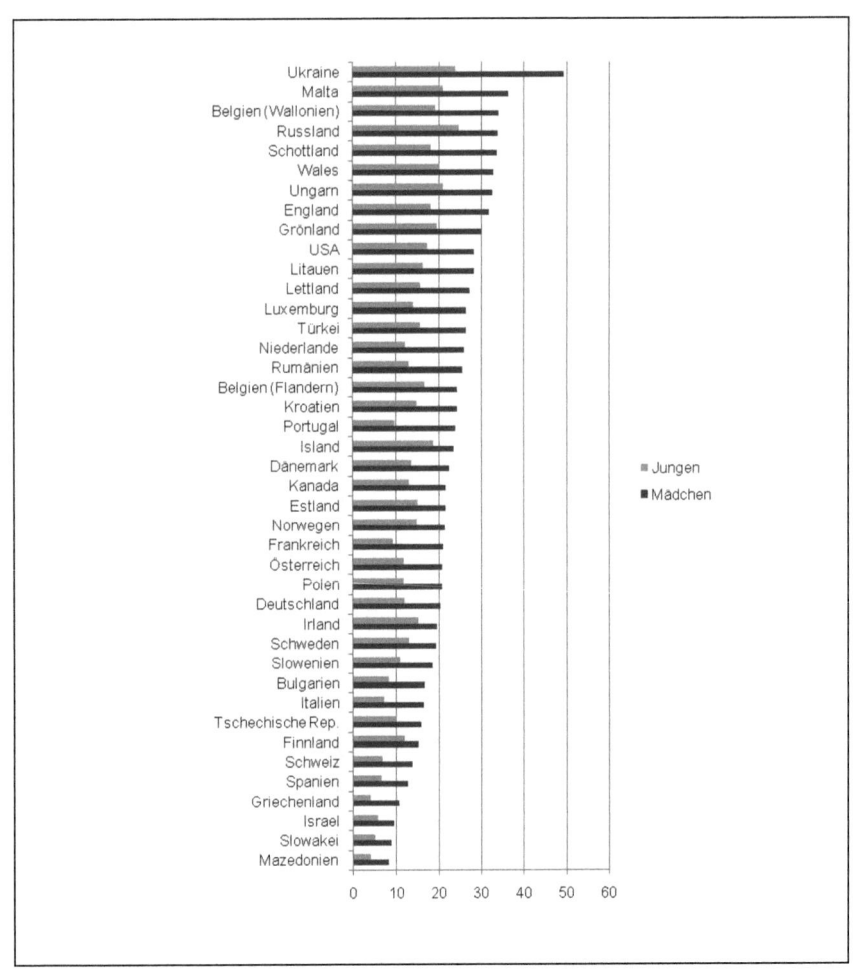

4.2 Die Bedeutung einer Trendperspektive

Wichtig für die Entwicklung und Überprüfung zielgerichteter Präventionsstrategien ist die Möglichkeit, zeitliche Veränderungen in der Verbreitung gesundheitlicher Risiken beobachten zu können (Lampert et al. 2010). In Abbildung 2 wird der Zeitverlauf für den regelmäßigen Tabakkonsum und wiederholte alkoholbedingte Rauscherfahrungen bei Jungen und Mädchen in der nordrheinwestfälischen Teilstichprobe der HBSC-Studie dargestellt.

Abbildung 2:   Regelmäßiger Tabakkonsum (mindestens einmal in der Woche) und wiederholte alkoholbedingte Rauscherfahrungen (2-3 mal im Leben oder mehr) bei 11- und 15-Jährigen von 1994 bis 2006 in Nordrhein-Westfalen nach Geschlecht und Surveyjahr, Angaben in Prozent (Quelle: Richter & Leppin 2008)

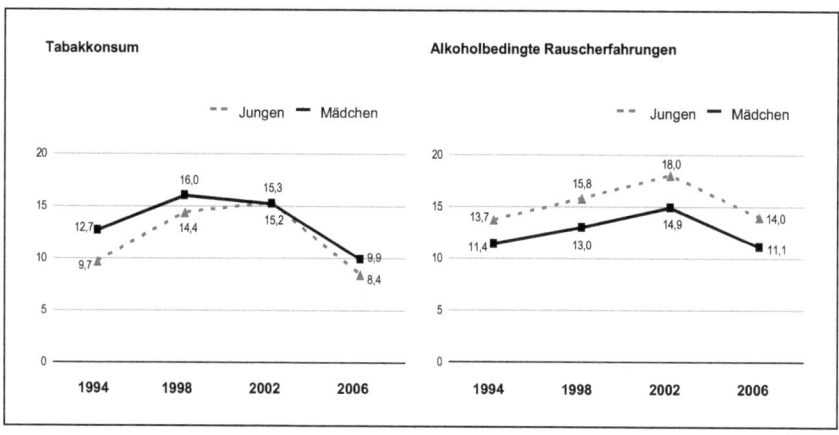

Wie aus den Ergebnissen deutlich wird, haben sowohl der regelmäßige Tabakkonsum als auch wiederholte Rauscherfahrungen von 1994 bis 2002 unabhängig vom Geschlecht zugenommen. Besonders deutlich war der Anstieg von 1994 auf 1998. Während 1994 etwa 10% der Jungen und 13% der Mädchen mindestens einmal in der Woche rauchten, waren es 1998 14% der Jungen und 16% der Mädchen. Von 1998 auf 2002 stieg die Prävalenz regelmäßigen Tabakkonsums bei Jungen dann nur noch um einen Prozentpunkt und bei Mädchen ging sie um einen Punkt zurück. Ein ähnliches Bild zeigt sich für Rauscherfahrungen. Die Daten des aktuellen Surveys aus dem Jahr 2006 belegen einen bemerkenswerten Trendumschwung bei beiden Indikatoren: Von 2002 bis 2006 sank der Anteil der

Jugendlichen mit regelmäßigem Tabakkonsum und wiederholten Rauscherfahrungen deutlich ab. Die Werte des Jahres 2006 lagen bei beiden Risikoverhaltensweisen etwa auf dem Niveau von 1994, teilweise sogar darunter. Im Jahr 2006 rauchten 8% der Jungen und 10% der Mädchen im Alter von 11 bis 15 Jahren regelmäßig; 14% der Jungen und 11% der Mädchen berichteten über mindestens zwei Rauscherfahrungen in ihrem Leben. Auffallend ist, dass die Jungen häufiger über regelmäßige Rauscherfahrungen berichteten, während Mädchen öfter Tabak konsumierten als die Jungen.

Die Ergebnisse unterstreichen, wie wichtig es ist, deskriptive Daten zur Verfügung zu stellen, die Aussagen über zeitliche Veränderungen in der Gesundheit und im Gesundheitsverhalten erlauben. Sie ermöglichen zwar auch hier keine direkten Aussagen über die Ursachen dieser Veränderungen, zeigen im Sinne einer Bedarfsermittlung aber an, wann und wo die gesundheitsrelevanten Probleme überhaupt auftreten. Bezogen auf das obige Beispiel sind die Ursachen für den positiven Wandel in den letzten Jahren wahrscheinlich in den gesellschaftlichen Veränderungen zu suchen, die zwischen 2002 und 2006 stattgefunden haben (Richter & Leppin 2008). In diesen Jahren wurden beispielsweise die Tabaksteuer und damit der Zigarettenpreis schrittweise erhöht. Zeitgleich hat sich, flankiert von zahlreichen Präventionsmaßnahmen, die gesellschaftliche Stimmung gegenüber dem Rauchen deutlich gewandelt. Die Trendumkehr beim Alkoholkonsum ist dagegen schwieriger zu erklären. Möglicherweise hat die öffentliche Diskussion über die Besteuerung von Alkopops dazu beigetragen, dass das Bewusstsein über die Konsequenzen des Alkoholkonsums von Jugendlichen in der Bevölkerung gestiegen ist und somit der Erwerb von alkoholischen Getränken für Jugendliche unter 16 Jahren erschwert wurde. Es muss abgewartet werden, ob sich dieser Trend in zukünftigen Befragungen festigt.

4.3 Determinanten der Gesundheit von Kindern und Jugendlichen

Die oben dargestellten Ergebnisse zeigen an, wie wichtig es ist zu identifizieren, welche Bevölkerungsgruppen überdurchschnittlich häufig unter gesundheitlichen Beeinträchtigungen leiden und nach den Ursachen der Variationen in der Gesundheit zu suchen. Dies ist vor allem für die Entwicklung zielgerichteter Präventionsstrategien von Bedeutung. In den letzten Jahren hat sich in der gesundheitswissenschaftlichen Forschung immer stärker herauskristallisiert, dass neben den medizinischen und verhaltensbezogenen Faktoren gerade die sozialen Bedingungen einen starken Einfluss auf das Gesundheitsbefinden ausüben. Dies gilt auch und gerade für das Kindes- und Jugendalter (Lampert & Richter 2009, Richter et al. 2008).

Auch für Deutschland liegen inzwischen zahlreiche Studien vor, die einen engen Zusammenhang zwischen sozialen und gesundheitlichen Ungleichheiten belegen (Mielck 2000, 2005, Richter & Hurrelmann 2009). Erst in den letzten Jahren ist jedoch auch ein deutlicher Anstieg an Forschungsarbeiten zu diesem Thema bei Kindern und Jugendlichen zu verzeichnen (Richter 2008, 2010). Anders als im Erwachsenenalter sind die Belege für einen Zusammenhang zwischen sozialer Ungleichheit und Gesundheit in der Adoleszenz weniger deutlich. Gerade deshalb ist weiterführende Forschung in diesem Bereich unerlässlich. Hinzu kommt, dass die jüngste Bevölkerungsgruppe überproportional von Armut betroffen ist (Klocke & Lampert 2005). Kinder werden in verschiedene sozioökonomische Umwelten hineingeboren, welche mit ungleichen Entwicklungs- und Lebenschancen verknüpft sind und die Gesundheit maßgeblich beeinflussen (Lampert & Richter 2009; Currie et al. 2008). Eine soziale und gesundheitliche Benachteiligung im Kindes- und Jugendalter kann damit weitere Benachteiligungen nach sich ziehen und so die Gesundheit im weiteren Lebenslauf stark beeinflussen. Diese Argumente unterstreichen, wie wichtig es ist, sich auch und gerade mit „distalen" Determinanten der Gesundheit zu beschäftigen, da sie alle nachfolgenden Determinanten wie Nachbarschaft und Schule/Arbeitswelt, aber auch verhaltensbezogene und physiologische Faktoren beeinflussen.

In Abbildung 3 ist der Zusammenhang zwischen sozialer Ungleichheit (gemessen über den familiärem Wohlstand) und Selbsteinschätzung der Gesundheit/Tabakkonsum für eine exemplarische Auswahl von Ländern, die an der HBSC-Studie teilnehmen, dargestellt. Trotz aller Unterschiede in der Gesamtprävalenz machen die Ergebnisse deutlich, dass sich mit Ausnahme der portugiesischen Jungen durchgängig ein signifikanter Zusammenhang zwischen einer einigermaßen oder schlechten Einschätzung der Gesundheit und familiärem Wohlstand findet. Geschlechter- und länderübergreifend steigt mit abnehmendem Wohlstand der Anteil derer, die ihren Gesundheitszustand nur als einigermaßen oder schlecht beurteilen. Bestätigt werden diese exemplarischen Ergebnisse, wenn man alle Länder in die Analyse einbezieht (Currie et al. 2008, Richter et al. 2009). So zeigt sich bei Mädchen in der Mehrheit der Länder (36 der 41 Länder) und bei Jungen in drei Viertel der Länder (31 der 41 Länder) eine signifikante Assoziation zwischen der Selbsteinschätzung der Gesundheit und dem familiärem Wohlstand.

In Bezug auf den Tabakkonsum ist das Bild hingegen inkonsistent. Von den hier untersuchten Ländern lässt sich lediglich für England und die USA für beide Geschlechter ein signifikanter Zusammenhang mit dem familiärem Wohlstand nachweisen. In beiden Ländern nehmen die Raten wöchentlichen Rauchens – wenn auch auf unterschiedlichem Ausgangsniveau – mit sinkendem Wohlstand zu. In Deutschland steht das Rauchverhalten der Mädchen, nicht allerdings das der Jungen, in einer signifikanten Beziehung zum familiären Wohlstand. Für die gesamten HBSC-Daten finden sich bei Mädchen nur in etwa der Hälfte der Länder (19/39) und bei Jungen in nur acht der 39 Länder signifikante sozioökonomische Unterschiede (Currie et al. 2008). Interessanterweise ist der Zusammenhang zwischen familiärem Wohlstand und Tabakkonsum bei Mädchen in Nordeuropa stärker. In Ost- und Südeuropa hingegen konnte keine Assoziation festgestellt werden.

Abbildung 3:   Selbst eingeschätzte Gesundheit (einigermaßen/schlecht) und regelmäßiger Tabakkonsum (mindestens einmal die Woche) nach familiärem Wohlstand und Land bei 11- bis 15-jährigen Jugendlichen (Quelle: Richter et al. 2010)

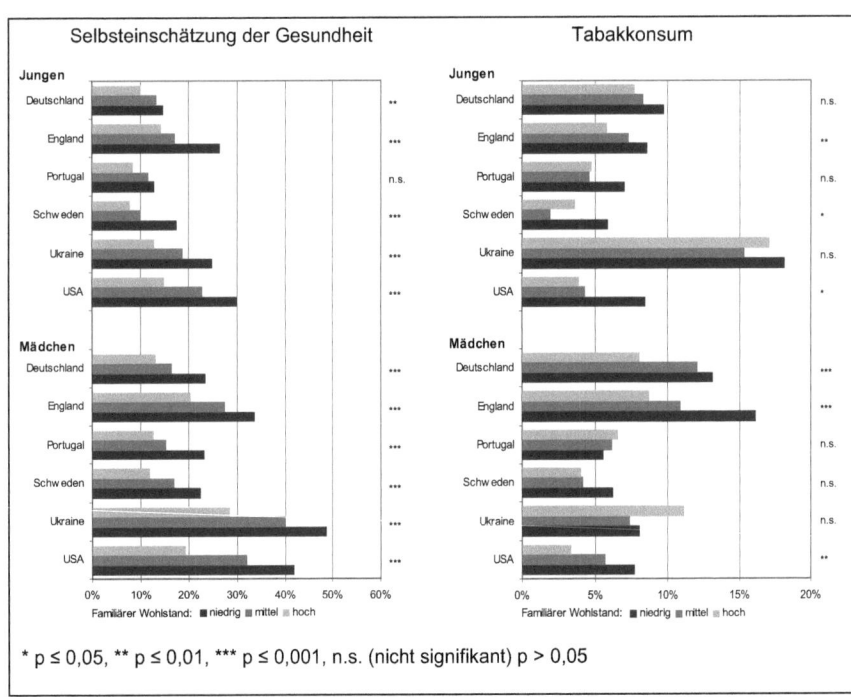

Die hier berichteten Ergebnisse deuten an, dass die Beziehung zwischen sozialer Ungleichheit und Gesundheit wahrscheinlich komplexer und vielschichtiger als im Erwachsenenalter ist. Während sich für die subjektive Gesundheit der Jugendlichen ein sehr gleichförmiger Zusammenhang mit sozialer Ungleichheit findet, zeigen sich beim Tabakkonsum allgemein schwächere und inkonsistentere Unterschiede. In Bezug auf das Rauchen weisen die Ergebnisse auf länderspezifische Unterschiede und damit auch auf unterschiedliche Ursachen hin. Die Tatsache, dass sich dort kaum Unterschiede finden, wo Zigaretten im Vergleich zum Durchschnittseinkommen relativ billig sind (in Ost- und Südeuropa), mag einen ersten Hinweis geben, dass weniger finanzielle als vielmehr kulturelle und/oder bildungsspezifische Determinanten eine wichtige Rolle spielen. Insgesamt unterstreichen derartige Analysen, wie wichtig es ist, über den Tellerrand des eigenen Kontextes zu gucken, um so auch Verursachungsfaktoren identifizieren zu können, die auf der Makroebene liegen. Hier liegt sicher ein großes zukünftiges Forschungsfeld der Gesundheitswissenschaften.

5   Fazit

In enger Verbindung mit dem Wandel im Krankheitsspektrum von Heranwachsenden hat auch die Erforschung der gesundheitlichen Lage von Kindern und Jugendlichen eine neue Ausrichtung erfahren. Neben die klassische Betrachtungsweise und Berichterstattung auf Grundlage von Routine- und Prozessdaten, die eher ein positives Bild zeigten, sind in den letzten Jahren mittlerweile auch in Deutschland mehr und mehr große, bevölkerungsweite Gesundheitssurveys getreten, die diese Angaben ergänzen und herausfordern. Die Befunde dieser Surveys zeichnen ein eindeutiges Bild: Gesundheitliche Beeinträchtigungen bei Heranwachsenden, vor allem im Bereich der subjektiven Gesundheit und im Gesundheitsverhalten, sind demnach keine Ausnahme, teilweise sogar schon die Regel (Hurrelmann & Richter 2005, Klein-Heßling 2006). Die exemplarisch vorgestellten Ergebnisse der HBSC-Studie weisen auf die Bedeutung einer perspektivenübergreifenden Betrachtung und Analyse hin. Um die aktuellen gesundheitsbezogenen Herausforderungen besser verstehen und mögliche Entwicklungen vorhersagen zu können, ist es erforderlich, die Ergebnisse in einen zeitlichen und räumlichen Kontext zu stellen. Die internationalen Befunde der HBSC-Studie verdeutlichen, dass es große Unterschiede in der Verbreitung gesundheitlicher Beeinträchtigungen zwischen den Ländern gibt. Ungeachtet dieser Variationen machen die Ergebnisse aber auch deutlich, dass alters- und geschlechtsspezifische Muster dieser Beeinträchtigungen und Risiken weitestgehend universellen, länderübergreifenden Charakter haben. Ein ähnlicher Effekt zeigt sich für sozioökonomische Unterschiede in der Gesundheit. Für viele Kinder und Jugendliche aus sozial benachteiligten Familien ist es fast „normal", mit gesundheitsbezogenen Vorbelastungen und Beeinträchtigungen zu leben und aufzuwachsen (Lampert et al. 2010). Die Trenddaten der deutschen HBSC-Studie deuten zudem an, dass diese Muster eine hohe zeitliche Konsistenz aufweisen (Richter & Leppin 2008, Settertobulte & Richter 2007a).

Diese Ergebnisse unterstreichen, wie wichtig es ist, eine erklärende Perspektive einzunehmen und diese Resultate auch theoretisch einzubinden. Trotz des zunehmenden wissenschaftlichen und politischen Interesses an Fragen der Kinder- und Jugendgesundheit ist man aber noch weit davon entfernt, die beschriebenen Muster und Entwicklungen erklären zu können. Ein Grund hierfür ist, dass ein Großteil der gesundheitswissenschaftlichen Forschung zur gesundheitlichen Lage von Kindern und Jugendlichen noch einen stark deskriptiven Charakter hat. Fragen nach den Ursachen der „neuen Morbidität", der Bedeutung kindlicher und jugendlicher Lebenswelten sowie gesellschaftlicher Strukturen werden zwar aufgeworfen, aber nur selten vertiefend untersucht. Gerade die Frage, wie Gesellschaft und soziale Kontexte interagieren und wie groß der Beitrag der einzelnen Ursachenkomplexe für die Gesundheit ist, stellt sich dringend. Aufgabe zukünftiger Forschung muss es sein, zunehmend international vergleichende und longitudinale Daten zu erheben und die Stärke von Public Health – den interdisziplinären Austausch – zu fördern, um so zu umfassenden Erklärungsansätzen zu gelangen.

Die skizzierten Ergebnisse haben auch eine starke präventionspolitische Bedeutung. Sie zeigen, wie maßgeblich Gesundheit und Gesundheitsverhalten in Kontexte eingebunden sind und durch sie beeinflusst werden. Erfreulich ist, dass auch die Orientierung der Präventionsmaßnahmen für diese Altersgruppe in den letzten Jahren einem Wandel unterlag. Während noch vor wenigen Jahren pathogenetisch ausgerichtete Präventionskonzepte, welche das Ziel verfolgen, individueller Risikofaktoren zu mindern, im Mittelpunkt des Interesses standen, gewinnt heute die salutogenetische Orientierung immer mehr an Bedeutung. Mit steigender Bedeutung der Gesundheitsförderung setzte sich in den vergangenen Jahren immer mehr die Erkenntnis durch, dass Gesundheit gerade in dieser Lebensphase als zentrale Ressource verstanden werden muss, die notwendig für eine produktive Lebensführung ist. Wenn auf diese Ressource nicht oder nur eingeschränkt zurückgegriffen werden kann, besteht die Gefahr, dass wichtige Entwicklungsaufgaben in der Kindheit und Jugend nicht erfüllt werden und langfristige gesundheitliche Schäden entstehen (Currie et al. 2008). Neben der individuenzentrierten und verhaltensorientierten Ausrichtung rückt der verhältnis-/ kontextorientierte Ansatz immer mehr in den Fokus der Präventionsstrategien. Die hier berichteten Ergebnisse zeigen eindrucksvoll den Stellenwert, den eine Verbesserung *gesellschaftlicher* und *struktureller* Bedingungen für die Prävention und ein gesundes Aufwachsen haben muss. Gesundheitsförderungs- und Präventionsstrategien sollten demnach auch das Ziel haben, die gesellschaftlichen Rahmenbedingungen und die Lebensverhältnisse der Heranwachsenden zu be-

einflussen. Hier lassen sich für Deutschland noch zahlreiche, aber vielversprechende Aufgaben sowohl für die Forschung als auch für die Praxis und Politik
konstatieren.

Literatur

American Academy of Pediatrics (2001): The new morbidity revisited: a renewed commitment to psychosocial aspects of primary care. Committee on Psychosocial Aspects of Child and Family Health. In: Pediatrics 108 (59: 1206-1210.

Baumeister, A.A., Kupstas, F.D., Klindworth, L.M. (1991): The New Morbidity: A National Plan of Action. In: American Behavioral Scientist 34: 468-500.

Bergmann, K.E., Kamtsiuris, P., Bellach, B.-M. (1999): Zur Gesundheit der jungen Generation – Wissensbedarf am Beginn des 21. Jahrhunderts. In: Diskurs 2: 70-75.

Brener, N.D., Billy, J.O., Grady, W.R. (2003): Assessment of factors affecting the validity
of self-reported health risk behavior among adolescents: evidence from the scientific
literature. In: Journal of Adolescent Health 33: 436-457.

BZgA - Bundeszentrale für gesundheitliche Aufklärung (2004): Die Drogenaffinität Jugendlicher in der Bundesrepublik Deutschland 2004. Eine Wiederholungsbefragung
der Bundeszentrale für gesundheitliche Aufklärung. Köln.

BZgA - Bundeszentrale für gesundheitliche Aufklärung (2008): Die Drogenaffinität Jugendlicher in der Bundesrepublik Deutschland 2008. Alkohol-, Tabak-, und Cannabiskonsum. Erste Ergebnisse zu aktuellen Entwicklungen und Trends. Köln.

Ciariano, S. (2004): Risk behaviour in adolescence: drug-use and sexual activity in Italy
and The Netherlands. Groningen: Stichting Kinderstudies Publisher.

Crockett, L.J. (1997): Cultural, historical and subcultural contexts of adolescence: Impli-
cation for health and development. In: Schulenberg, J., Maggs, J.L., Hurrelmann, K.
(Hrsg.): Health risks and developmental transitions during adolescence. New York:
Cambridge University Press: 23-53.

Currie, C., Gabhainn, S.N., Godeau, E., Roberts, C., Smith, R., Currie, D., Picket, W.,
Richter, M., Morgan, A., Barnekow, V. (2008): Inequalities in young peoples health:
HBSC international report from the 2005/2006 Survey. WHO.

Currie, C., Nic Gabhainn, S., Godeau, E., International HBSC Network Coordinating
Committee (2009): The Health Behaviour in School-aged Children: WHO Collabo-
rative Cross-National (HBSC) study: origins, concept, history and development
1982-2008. In: International Journal of Public Health 54 (Suppl 2): 131-139.

Davey Smith, G. (2008): Die Bedeutung einer Lebenslaufperspektive für die Erklärung
gesundheitlicher Ungleichheit. In: Bauer, U., Bittlingmayer, U.H., Richter, M.
(Hrsg.): Health Inequalities – Determinanten und Mechanismen gesundheitlicher
Ungleichheit. Wiesbaden: VS Verlag für Sozialwissenschaften: 291-330.

Dragano, N. & Siegrist, J. (2009): Die Lebenslaufperspektive gesundheitlicher Ungleichheit: Konzepte und Forschungsergebnisse. In: Richter, M. & Hurrelmann, K.
(Hrsg.): Gesundheitliche Ungleichheit. Grundlagen, Probleme, Perspektiven. 2. Auf
lage. Wiesbaden: VS Verlag für Sozialwissenschaften: 179-192.

Faltermaier, T. (2005): Gesundheitspsychologie. Stuttgart: Kohlhammer Verlag.

Hölling, H., Erhart, M., Ravens-Sieberer, U., Schlack, R. (2007): Verhaltensauffälligkeiten bei Kindern und Jugendlichen. In: Bundesgesundheitsblatt – Gesundheitsforschung – Gesundheitsschutz 50: 784-793.

Hurrelmann K. & Richter M. (2005): Menschenskinder! Was dem Nachwuchs wirklich fehlt. In: Gesundheit und Gesellschaft 6: 22-29.

Hurrelmann, K. (2009): Gesundheit und Krankheit im Lebenslauf. In: Schaeffer, D. (Hrsg.): Bewältigung chronischer Krankheit im Lebenslauf. Bern: Hans Huber Verlag: 283-296.

Jessor, R., Turbin, M.S., Costa, F.M., Dong, Q., Zhang, H., Wang, C. (2003): Adolescent problem behavior in China and the United States: A cross-national study of psychosocial protective factors. In: Journal of Research on Adolescence 13 (1): 329-360.

Klein-Heßling, J. (2006): Gesundheit im Kindes- und Jugendalter: Symptomatik, gesundheitsförderliches und gesundheitsriskantes Verhalten. In: Lohaus, A., Jerusalem, M., Klein-Heßling, J. (Hrsg.): Gesundheitsförderung im Kindes- und Jugendalter. Göttingen: Hogrefe Verlag: 13-30.

Klocke, A. & Lampert, T. (2005): Armut bei Kindern und Jugendlichen. Berlin: Robert Koch-Institut.

Kolip, P., Nordlohne, E., Hurrelmann, K. (1995): Der Jugendgesundheitssurvey 1993. In: Kolip, P., Hurrelmann, K., Schnabel, P.-E. (Hrsg.): Jugend und Gesundheit. Interventionsbereiche und Präventionsfelder. Weinheim: Juventa Verlag: 25-48.

Kreuter, H., Klaes, L., Hoffmeister, H., Laaser, U. (1995): Prävention von Herz-Kreislaufkrankheiten. Ergebnisse und Konsequenzen der Deutschen Herz-Kreislauf-Präventionsstudie. Weinheim: Juventa Verlag.

Kurth, B.-M. (2007). Der Kinder- und Jugendgesundheitssurvey (KiGGS): Ein Überblick über Planung, Durchführung und Ergebnisse unter Berücksichtigung von Aspekten eines Qualitätsmanagements. In: Bundesgesundheitsblatt – Gesundheitsforschung – Gesundheitsschutz 50: 533-546.

Kurth, B.-M., Lange, C., Kamtsiuris, P., Hölling, H. (2009): Gesundheitsmonitoring am Robert Koch-Institut. Sachstand und Perspektiven. In: Bundesgesundheitsblatt – Gesundheitsforschung – Gesundheitsschutz 52: 557-570.

Lampert, T. & Thamm, M. (2007): Tabak-, Alkohol- und Drogenkonsum von Jugendlichen in Deutschland. Ergebnisse des Kinder- und Jugendgesundheitssurveys (KiGGS). In: Bundesgesundheitsblatt – Gesundheitsforschung – Gesundheitsschutz 50: 600–608.

Lampert, T. & Richter, M. (2009): Gesundheitliche Ungleichheit bei Kindern und Jugendlichen. In: Richter, M. & Hurrelmann, K. (Hrsg.): Gesundheitliche Ungleichheit. Grundlagen, Probleme, Perspektiven. 2. Auflage. Wiesbaden: VS Verlag für Sozialwissenschaften: 207-228.

Lampert, T., Mensink, G.B.M., Hölling, H., Kleiser, C., Schlack, R., Kurth, B.M. (2010): Entwicklung und Umsetzung der Gesundheitsziele für Kinder und Jugendliche: Welchen Beitrag leistet der Kinder- und Jugendgesundheitssurvey des Robert Koch-Instituts (KiGGS)? In: Bundesgesundheitsblatt – Gesundheitsforschung – Gesundheitsschutz (in press).

Michaud, P.-A., Blum, R.W., Slap, G.B. (2001): Cross-cultural surveys of adolescent health and behavior: progress and problems. In: Social Science and Medicine 53 (9): 1237-1246.

Mielck, A. (2000): Soziale Ungleichheit und Gesundheit. Empirische Ergebnisse, Erklärungsansätze, Interventionsmöglichkeiten. Bern: Hans Huber Verlag.

Mielck, A. (2005): Soziale Ungleichheit und Gesundheit. Einführung in die aktuelle Diskussion. Bern: Hans Huber Verlag.

Moore, S. & Parsons, J. (2000): A research agenda for adolescent risk taking: where do we go from here? In: Journal of Adolescence 32: 371-376.

Nickel, J., Ravens-Sieberer, U., Richter, M., Settertobulte, W. (2008): Gesundheitsrelevantes Verhalten und soziale Ungleichheit bei Kindern und Jugendlichen. In: Richter, M., Hurrelmann, K., Klocke, A., Melzer, W., Ravens-Sieberer, U. (Hrsg.): Gesundheit, Ungleichheit und jugendliche Lebenswelten: Ergebnisse der zweiten internationalen Vergleichsstudie im Auftrag der Weltgesundheitsorganisation WHO. Weinheim: Juventa Verlag: 63-92.

Ravens-Sieberer, U., Gosch, A., Abel, T., Auquiert, P., Bellach, B.M., Bruil, J., Dür, W., Power, M., Rajmil, L., the European KIDSCREEN Group (2001): Quality of Life in Children and Adolescents – A European Public Health Perspective. In: Sozial- und Präventivmedizin 46 (5): 294–302.

Richter, M. (2005): Gesundheit und Gesundheitsverhalten im Jugendalter: Der Einfluss sozialer Ungleichheit. Wiesbaden: VS Verlag für Sozialwissenschaften.

Richter, M. (2008): Soziale Determinanten der Gesundheit im Spannungsfeld zwischen Ungleichheit und jugendlichen Lebenswelten: Der WHO-Jugendgesundheitssurvey. In: Richter, M., Hurrelmann, K., Klocke, A., Melzer, W., Ravens-Sieberer, U. (Hrsg.): Gesundheit, Ungleichheit und jugendliche Lebenswelten: Ergebnisse der zweiten internationalen Vergleichsstudie im Auftrag der Weltgesundheitsorganisation WHO. Weinheim: Juventa Verlag: 9-37.

Richter, M. (2010): Risk behaviour in adolescence: Patterns, determinants and consequences. Wiesbaden: VS Verlag für Sozialwissenschaften.

Richter, M. & Hurrelmann, K. (2009): Gesundheitliche Ungleichheit: Ausgangsfragen und Herausforderungen. In: Richter, M., Hurrelmann, K. (Hrsg.): Gesundheitliche Ungleichheit. Grundlagen, Probleme, Perspektiven. 2. Auflage. Wiesbaden: VS Verlag für Sozialwissenschaften: 13-35.

Richter, M. & Leppin, A. (2008): Trends im Tabak-, Alkohol und Cannabiskonsum im frühen Jugendalter: Ein Vergleich der HBSC-Studien 1994 bis 2006. In: Deutsche Hauptstelle für Suchtfragen (DHS) (Hrsg.): Jahrbuch Sucht 2008. Geesthacht: Neuland: 152-170.

Richter, M., Hurrelmann, K., Klocke, A., Melzer, W., Ravens-Sieberer, U. (Hrsg.) (2008): Gesundheit, Ungleichheit und jugendliche Lebenswelten: Ergebnisse der zweiten internationalen Vergleichsstudie im Auftrag der Weltgesundheitsorganisation WHO. Weinheim: Juventa Verlag.

Richter, M., Erhart, M., Vereecken, C.A., Zambon, A., Boyce, W., Nic Gabhainn, S. (2009): The role of behavioural factors in explaining socioeconomic differences in adolescent health: a multilevel study in 33 countries. In: Social Science & Medicine 69: 396-403.

Richter, M., Kruse, C., Steckling, N. (2010): Ungleiche Gesundheitschancen bei Jugendli-
chen: Eine internationale Perspektive. In: Ohlbrecht, H. & Hackauf, H. (Hrsg.): Ju-
gend und Gesundheit. Weinheim: Juventa Verlag: 18-43.
RKI - Robert Koch-Institut (2006): Gesundheit in Deutschland. Gesundheitsberichterstattung des Bundes. Berlin.
RKI - Robert Koch-Institut & Bundeszentrale für gesundheitliche Aufklärung (2008):
Erkennen – Bewerten – Handeln: Zur Gesundheit von Kindern und Jugendlichen in
Deutschland. Berlin.
Rosenbrock, R. & Kümpers, S. (2009): Primärprävention als Beitrag zur Verminderung
sozial bedingter Ungleichheit von Gesundheitschancen. In: Richter, M. & Hurrel-
mann, K. (Hrsg.): Gesundheitliche Ungleichheit. Grundlagen, Probleme, Perspekti-
ven. Wiesbaden: VS Verlag für Sozialwissenschaften: 387-403.
Settertobulte, W. & Richter, M. (2007a): Aktuelle Entwicklungen im Substanzkonsum
Jugendlicher: Ergebnisse der „Health Behaviour in School-aged Children (HBSC)"-
Studie 2005/2006. In: Mann, K., Havemann-Reinecke, U., Gassmann, R. (Hrsg.):
Jugendliche und Suchtmittelkonsum. Trends – Grundlagen – Maßnahmen. Freiburg:
Lambertus Verlag: 7-27.
Settertobulte, W. & Richter, M. (2007b): Gesundheitliche Versorgung für Kinder und
Jugendliche. In: Janssen, C., Borgetto, B., Heller, G. (Hrsg.): Medizinsoziologische
Beiträge zur Versorgungsforschung. Theoretische Ansätze, Methoden und Instru-
mente. Weinheim: Juventa Verlag: 163-176.
Statistisches Bundesamt (2007): Statistisches Jahrbuch 2007. Wiesbaden.
Statistisches Bundesamt (2008): Periodensterbetafeln für Deutschland. Allgemeine und
abgekürzte Sterbetafeln. Wiesbaden.
Vingilis, E., Wade, T.J., Adalf, E. (1998): What factors predict student self-rated health?
In: Journal of Adolescence 21: 83-97.

Wege zu einer geschlechtersensiblen Gesundheitsberichterstattung

Petra Kolip

1 Der Blick zurück

Hätte man Public Health-Studierenden vor 20 Jahren, ja sogar noch vor 10 Jahren die Aufgabe gestellt, einen Bericht zur Gesundheit von Frauen und Männern zu erstellen oder auch nur zu einem beliebigen Themenbereich mit gesundheitswissenschaftlichem Handlungsbedarf Daten für beide Geschlechter getrennt aufzubereiten, diese Studierenden hätten einen mühevollen Weg vor sich gehabt. Zwar liegt seit etwas mehr als 10 Jahren der erste Gesundheitsbericht für Deutschland vor (Statistisches Bundesamt 1998), in diesem Bericht finden sich aber nur wenige Daten, die sich für einen Geschlechtervergleich hätten heranziehen lassen. Der Gesundheitsbericht für Deutschland war seinerzeit ein Meilenstein, weil zu wichtigen gesundheits- und versorgungspolitisch relevanten Themen Indikatoren bereitgestellt wurden, die auch erläuternd aufbereitet waren. Dennoch: Aus Kreisen der Frauengesundheitsforschung wurde Kritik an der genderinsensiblen Gesundheitsberichterstattung formuliert und es wurden Initiativen gestartet, dieses Manko zu beheben. Unterstützung fanden diese deutschen Initiativen um Prof. Ulrike Maschewsky-Schneider durch eine breite, von der WHO initiierte Diskussion („Women's health counts"), die darauf aufmerksam machte, dass das Geschlecht Gesundheit und Krankheit, gesundheitsrelevantes Verhalten und den Zugang zum Versorgungssystem maßgeblich beeinflusst. Um einen Beitrag zur, so damals noch formuliert, gesundheitlichen Benachteiligung von Frauen zu leisten, müssten Forschungsstrategien für den Bereich der Gesundheit von Frauen entworfen werden (Helfferich & von Troschke 1994). Die Initiativen waren erfolgreich und mündeten in die Erstellung eines Frauengesundheitsberichtes (BMFSFJ 2001). Dieses Projekt wurde interessanterweise nicht vom Bundesgesundheitsministerium, sondern vom Bundesministerium für Familie, Senioren, Frauen und Jugend in Auftrag gegeben – ein Hinweis darauf, dass es seinerzeit (noch) nicht gelungen war, das Anliegen einer geschlechtersensiblen Gesundheitsberichterstattung in den Mainstream der Gesundheitspolitik einzuspeisen. Geschlechterbezogene Gesundheitsforschung wurde zu jener Zeit noch wahrgenommen als ein „Steckenpferd" von einigen feministischen

Forscherinnen und Praktikerinnen, das abseits der eigentlichen Gesundheitsversorgung geritten werden konnte und mit den zentralen, „hauptsächlichen" Fragen der gesundheitlichen Versorgung und der Gesundheitssystemgestaltung nichts zu tun hatte.

Mittlerweile hat sich die Situation grundlegend geändert: Kaum ein Gesundheitsbericht oder eine Publikation zur gesundheitlichen Situation in spezifizierten Bevölkerungsgruppen, die mit dem Ziel der Ableitung von Handlungszielen und Strategien erstellt werden, beinhalten nicht auch Aussagen zu Geschlechterunterschieden (und sei es auch nur am Rande). Hintergrund dieser Entwicklung ist u. a., dass in den letzten Jahren zunehmend deutlich geworden ist, dass die Berücksichtigung der Kategorie Geschlecht nicht mehr nur ein Anliegen einiger „Alt-Feministinnen" ist, sondern einen wesentlichen Beitrag zur Qualitätsverbesserung im Gesundheitswesen leistet, weil Maßnahmen zielgruppenspezifischer konzipiert und umgesetzt werden und damit die eingesetzten Mittel besser verwendet werden können (Kuhlmann & Kolip 2005).

Gender Mainstreaming als die dahinterliegende Strategie (s. u.) geht weit über Frauenförderung hinaus, da sie Frauen *und* Männer in den Blick nimmt. Sie nutzt damit – richtig verstanden und eingesetzt – beiden Geschlechtern. Die Gesundheitsberichterstattung liefert hierfür die zentralen Informationen zur Problemanalyse, aus der Handlungsstrategien abgeleitet werden. Deshalb steht sie im Zentrum des folgenden Beitrags, um den Weg in Richtung gendersensibler Gesundheitsberichterstattung nachzuzeichnen. Er ging über mehrere Etappen, die im Folgenden kurz skizziert werden sollen:[1]

- Geschlechterspezifische Gesundheitsberichte haben deutlich gemacht, dass Frauen und Männer – bei allen Gemeinsamkeiten – jeweils spezifische gesundheitliche Problemlagen aufweisen, ein unterschiedliches Präventionspotenzial haben und in ihrer gesundheitlichen Entwicklung von unterschiedlichen Risiken und Ressourcen beeinflusst werden.
- Die Strategie des Gender Mainstreaming wurde auch in Deutschland als politische Strategie implementiert, was sich u. a. in der inzwischen zur Verfügung stehenden Datenbasis niederschlägt.
- Das wissenschaftliche und theoretische Wissen um die Relevanz der Geschlechterdimension hat sich verbreitet und hat die Identifikation spezifischer vulnerabler Gruppen ebenso möglich gemacht wie die Ableitung konkreter Handlungsempfehlungen in einzelnen Interventionsfeldern.

---

[1] Leser und Leserinnen, die sich stärker für die epidemiologischen Befunde zu den Geschlechterunterschieden in Gesundheit und Krankheit interessieren, seien auf Lademann & Kolip (2005) und Kolip (1998) verwiesen.

2   Etappen einer geschlechtersensiblen Gesundheitsberichterstattung in Deutschland

2.1   Geschlechterspezifische Gesundheitsberichte als Ausgangspunkt einer Sensibilisierung für die Relevanz sozialer Vielfalt

Der 2001 veröffentlichte „Bericht zur gesundheitlichen Situation von Frauen in Deutschland" (BMFSFJ 2001) lieferte erstmals systematisch geschlechtervergleichende Daten zur gesundheitlichen Lage in der deutschen Bevölkerung. Die AutorInnen argumentierten für die Notwendigkeit des Berichts, da sich Männer und Frauen in der gesundheitlichen Lage ebenso unterscheiden wie in den Arbeits- und Lebensbedingungen, die einen Einfluss auf die Gesundheit ausüben, in den körperlich-biologischen Einflussfaktoren sowie im Umgang mit dem Körper. Auch die geschlechterdifferenzierte Nutzung des Versorgungssystems war ein Ausgangspunkt für den Bericht. Seine besondere Bedeutung erlangte er dadurch, dass er auf der Basis eines bio-psycho-sozialen Gesundheitsverständnisses nicht nur eine Beschreibung und Analyse geschlechts- und schichtspezifischer Unterschiede in Gesundheit und Krankheit enthielt, sondern auch das Augenmerk auf frauenspezifische gesundheitliche Problemlagen und Themenfelder lenkte (z. B. reproduktive Gesundheit, Gewalt gegen Frauen), und zudem über die Deskription hinausging und theoretische Analysen in den Bericht einflocht. Mit seinen 700 Seiten war er eine wertvolle Materialsammlung und ein guter Ausgangspunkt, um einzelne Themen weitergehend zu bearbeiten. So wurde in der Folge u. a. „Gewalt gegen Frauen" als für Public Health im Allgemeinen und die gesundheitliche Versorgung im Speziellen relevant thematisiert und damit aus der Nische der „Frauenthemen" heraus geholt. Was vor 10 Jahren noch utopisch erschien, ist mittlerweile akzeptierter Bestandteil des Versorgungssystems: Ärztekammern bieten Fortbildungen zum Thema Gewalt gegen Frauen (und Kinder) an und haben Leitfäden und Materialien herausgegeben,[2] Klinikmitarbeiter und -mitarbeiterinnen werden geschult, Anzeichen von häuslicher Gewalt zu erkennen und Frauen gezielt anzusprechen, und das Robert Koch-Institut hat ein Themenheft zum Thema „Gesundheitliche Folgen von Gewalt" herausgegeben (Hornberg et al. 2008) und damit auf die gesundheitspolitische Tagesordnung gesetzt.

Auch das Thema „Reproduktive Gesundheit" wird inzwischen auf breiterer Ebene diskutiert, und Angebote zur Verbesserung des Versorgungsangebotes, das den Bedürfnissen von Schwangeren und Gebärenden, aber auch dem der (werdenden) Väter stärker gerecht wird, wurden innerhalb des traditionellen

---

[2] für einen Überblick siehe http://www.frauengesundheitsportal.de/bot_dokument_idx-6729.html

Versorgungssystems etabliert. Die Kritik an der Geburtshilfe, die sich zu einer Geburtsmedizin gewandelt hat und damit einer Medikalisierung von Schwangerschaft und Geburt Vorschub leistet (Kolip 2000), ging zunächst von der Frauengesundheitsbewegung aus. Alternative Versorgungsangebote (z. B. Geburtshäuser) wurden außerhalb des Versorgungssystems etabliert und konnten deshalb nur von einer Minderheit genutzt werden (nicht zuletzt aus finanziellen Gründen). Das Bedürfnis nach einer frauen- und familiengerechten Versorgung wird inzwischen aber auch innerhalb des Systems diskutiert – nicht zuletzt von Kliniken aus Marketinggründen, die um eine kleiner werdende Klientel konkurrieren. Interessant sind hier Ansätze, im außerklinischen Kontext entwickelte Versorgungsprinzipien, z. B. einer interventionsarmen Geburt, in den klinischen Kontext zu integrieren, wie es etwas im Konzept des Hebammenkreißsaals umgesetzt wird. Anknüpfend an internationale Erfahrungen richtet sich das Betreuungskonzept des Hebammenkreißsaals an gesunde Schwangere ohne gravierende Schwangerschafts- oder Geburtsrisiken; sie werden vor, während und nach der Geburt ausschließlich von Hebammen betreut (Kolip 2009, Kolip et al. 2009). 2003 wurde der erste Hebammenkreißsaal in Bremerhaven eingerichtet; inzwischen gibt es an mehreren Orten in Deutschland ein solches Angebot und weitere Initiativen befinden sich in der Startphase.

In der Folge des Frauengesundheitsberichtes entstanden auch auf der Ebene der Bundesländer geschlechterspezifische, d. h. in der Regel frauenspezifische Gesundheitsberichte (z. B. in Berlin (Senatsverwaltung für Gesundheit, Soziales und Verbraucherschutz 2001), Brandenburg (Ministerium für Arbeit, Soziales, Gesundheit und Frauen 2003), Bremen (Senatorin für Arbeit, Frauen, Gesundheit, Jugend und Soziales 2001) und NRW (Ministerium für Frauen, Jugend, Familie und Gesundheit 2000)). Noch selten sind Männergesundheitsberichte (für eine Ausnahme siehe Landesinstitut für Gesundheit und Arbeit NRW 2008, und als umfassender Bericht im deutschsprachigen Raum der 1. Österreichische Männergesundheitsbericht (ÖBIG 2004)). Sie alle haben dazu beigetragen, deutlich zu machen, dass Gesundheit nicht geschlechtsneutral ist, sondern Frauen und Männer spezifische gesundheitliche Problemlagen aufweisen und durch unterschiedliche Gesundheitsprofile gekennzeichnet sind. Das Schweizerische Gesundheitsobservatorium hat diese wie folgt prägnant gekennzeichnet:

„Vom mittleren Lebensalter an leiden Männer mehr an Krankheiten, die zum Tode führen. Frauen hingegen entwickeln chronische Krankheiten im psycho-somatischen und psychischen Bereich. Doch auch an lebensbedrohlichen Krankheiten sterben sie später als Männer. Die längere Lebenszeit der Frauen geht mit Behinderungen und Einschränkungen einher" (Schweizerisches Gesundheitsobservatorium 2004, ohne Seitenangabe).

Die erste Sensibilisierung für die Relevanz der Geschlechterkategorie war notwendig, um auf soziale Differenzierungen hinzuweisen. Wie weiter unten noch ausgeführt wird, ist die Berücksichtigung der Kategorie Geschlecht mittlerweile nur noch ein erster Schritt, um auf die Bedeutung einer sozialepidemiologischen Perspektive hinzuweisen. An zahlreichen Punkten sind andere Differenzierungen – etwa nach dem Alter, der sexuellen Orientierung, dem Bildungshintergrund oder hinsichtlich einer Migrationserfahrung – ähnlich bedeutsam wie die nach Geschlecht, wie auch innerhalb der Geschlechtergruppen je nach Themengebiet eine differenzierte Betrachtung notwendig ist. Hierauf wird weiter unten noch einzugehen sein.

2.2 Gender Mainstreaming als unterstützende politische Strategie

Die Entwicklung in Richtung einer geschlechtersensiblen Gesundheitsberichterstattung wurde durch den Prozess des Gender Mainstreaming unterstützt. Dieser noch immer „unhandliche" und schwer zu übersetzende Begriff beschreibt einen Rahmen und eine Strategie, das soziale Geschlecht als relevante Strukturkategorie konsequent zu berücksichtigen. Ursprünglich im Kontext der Entwicklungszusammenarbeit erarbeitet, wurde Gender Mainstreaming als politischer Ansatz für alle Politikfelder formuliert, um Chancengleichheit zwischen den Geschlechtern zu erhöhen (Kuhlmann & Kolip 2005). Die Bundesregierung hat das Konzept 1999 übernommen und alle Ministerien auf die Anwendung verpflichtet. Ziel des Gender Mainstreaming ist es, bei allen (politischen) Entscheidungen die Auswirkungen auf die Gleichstellung der Geschlechter zu überprüfen. Die Geschlechterperspektive soll damit zu einer selbstverständlichen Blickrichtung werden, und zwar auch in jenen Bereichen, die bislang als geschlechterneutral galten. Auch in den Gesundheitsbereich hat Gender Mainstreaming damit Einzug gehalten – allerdings eher im Schneckentempo. Basis ist das Madrid Statement der WHO Euro (2001), in dem deutlich formuliert wird, dass sich Frauen und Männer sowohl in den Gesundheitsindikatoren als auch in den Rahmenbedingungen für Gesundheit deutlich unterscheiden:

> „The factors that determine health and ill health are not the same for men and women. Gender interacts with biological differences and social factors. Women and men play different roles in different social contexts. (…) This affects the degree to which women and men have access to, and control over, the resources and decision making needed to protect their health" (WHO Euro 2001: 2).

Die WHO definiert Gender Mainstreaming als Schlüsselstrategie, um die gesundheitliche Ungleichheit zwischen den Geschlechtern zu reduzieren und for-

dert alle Mitgliedsstaaten auf, sich an der Umsetzung dieser Strategie zu beteiligen:

> „To achieve the highest standard of health, health policies have to recognize that
> women and men, owing to their biological differences and their gender roles, have
> different needs, obstacles and opportunities" (WHO Euro 2001: 2).

Ziel ist die Herstellung vertikaler und horizontaler gesundheitlicher Chancengleichheit: Horizontale Chancengleichheit meint, dass da, wo Frauen und Männer den gleichen Bedarf haben, sie auch das gleiche Versorgungsangebot erhalten sollen. Dort, wo ein unterschiedlicher Bedarf zu erkennen ist, müssen män-
ner- bzw. frauenspezifische Angebote zur Erreichung vertikaler Chancengleichheit gemacht werden.

Gender Mainstreaming meint im vorliegenden Kontext, bei allen gesundheitsbezogenen Aktivitäten zu überprüfen, ob das Geschlecht als Strukturkategorie relevant ist (und falls ja: wie es angemessen zu berücksichtigen ist). Der Grad
der Umsetzung ist in den einzelnen Bereichen des Gesundheitswesens höchst
unterschiedlich, nicht zuletzt, weil häufig Handreichungen fehlen, wie denn das
Ziel der gesundheitlichen Chancengleichheit zu erreichen wäre. Als Vorbild für
die Etablierung von Gender Mainstreaming kann das für die Gesundheitsberichterstattung des Bundes zuständige Robert Koch-Institut gelten, das den Auftrag
zum Gender Mainstreaming sehr ernst nimmt und einen großen Beitrag dazu
geleistet hat, dass sich die Gesundheitsberichterstattung in den vergangenen
Jahren maßgeblich verbessert hat. Nicht nur, dass mittlerweile zahlreiche Daten
nach Geschlechtern aufgeschlüsselt zur Verfügung stehen – die eingangs aufge-
führte studentische Aufgabe wäre heute viel leichter zu bearbeiten –, sondern das
RKI legt großen Wert darauf, dass in den Gesundheitsberichten die Daten nicht
nur nach Geschlecht dargestellt, sondern auch interpretiert werden (Lange 2007).
Hierzu wurden u.a. umfassende AutorInnen-Richtlinien erarbeitet, die die Autorinnen und Autoren befähigen sollen, die Geschlechterperspektive angemessen
zu berücksichtigen. Vergleicht man den ersten Gesundheitsbericht für Deutschland aus dem Jahr 1998 mit jenem zweiten, der im Jahr 2006 erschienen ist (RKI
2006), wird eindrücklich deutlich, wie weitreichend das Prinzip des Gender
Mainstreaming mittlerweile in der Gesundheitsberichterstattung umgesetzt wurde. Diese Phase zwischen dem ersten Frauengesundheitsbericht und dem jüngsten „Gesundheitsbericht für Deutschland" markiert den Unterschied zwischen
einer geschlechter*vergleichenden* und einer geschlechter*sensiblen* Gesundheitsberichterstattung: Während erstere sich damit begnügt, die Daten geschlechter-
differenziert darzustellen, werden in der geschlechtersensiblen Gesundheitsberichterstattung die Daten vor dem Hintergrund theoretischer Ansätze interpre-

tiert, um Ansatzpunkte für eine Verbesserung der gesundheitlichen Lage der Bevölkerung beizutragen – und das als selbstverständlicher Bestandteil der Aktivitäten.

2.3 Verbreiterung der theoretischen und empirischen Wissensbasis

Eine theoriegestützte Interpretation der Daten ist nicht zuletzt deshalb von Bedeutung, weil nur so Ansatzpunkte für angemessene Interventionen identifiziert und geeignete Interventionsmethoden ausgewählt oder entwickelt werden können. Die Differenzierung zwischen dem biologischen (sex) und dem sozialen Geschlecht (gender) und die Frage nach den geschlechterspezifischen Einflussfaktoren auf der Folie eines bio-psycho-sozialen Gesundheits- und Krankheitsmodells ist für die gendersensible Gesundheitsberichterstattung ein erster Anknüpfungspunkt, dem eine vertiefte theoretische Analyse folgt (siehe Kuhlmann & Kolip 2005).

Während „sex" die biologischen Unterschiede zwischen Frauen und Männern meint, die sich an den Hormonen, den Chromosomen oder den Geschlechtsorganen festmachen, bezieht sich „gender" auf Rollenerwartung und kulturell zugeschriebene Handlungserwartungen. Die Sozialepidemiologin Nancy Krieger verfeinert diese Differenzierung noch. Sie differenziert vier Komponenten: gender relations, sex linked biology, exposure und health outcome (Krieger 2003). Dieses epidemiologische Grundmodell lässt sich heranziehen, um die Interaktion zwischen dem biologischen und sozialen Geschlecht analytisch zu beleuchten. Zwei Beispiele mögen ihren Ansatz illustrieren. Das Beispiel Prävention einer HIV-Infektion fokussiert auf weibliche Pflegekräfte. Hier ist die Prävalenz gegenüber männlichen Pflegekräften deutlich erhöht. Ursache ist nicht eine höhere biologische „Anfälligkeit", sondern ein geschlechtssegregierter Arbeitsmarkt, der für Frauen mit einer erhöhten Infektionsgefahr verbunden ist. Einmal infiziert, unterscheiden sich Männer und Frauen nicht in der Wahrscheinlichkeit, an Aids zu erkranken. Anders ist die Beziehung zwischen sex und gender bei der Augeninfektion bei Kontaktlinsenträgern (Keratitis), die bei Männern häufiger ist als bei Frauen. Hier wirkt das soziale Geschlecht nicht auf die Exposition, sondern auf die Prozesse zwischen Exposition und Erkrankung, weil Männer ein ungünstigeres Hygieneverhalten aufweisen.

Die Unterscheidung zwischen dem biologischen und dem sozialen Geschlecht und ihre Relevanz für gesundheitsbezogene Interventionen sind nicht immer leicht nachzuvollziehen. Die Diskussion zum Lungenkrebs und Tabakkonsum macht aber beispielhaft deutlich, wie sinnvoll diese Differenzierung sein kann. Wie in anderen Ländern auch, hat sich der Geschlechterunterschied in der

Lebenserwartung verringert; als eine wesentliche Ursache wird der steigende Tabakkonsum von Frauen diskutiert (Luy 2003). In der Tat ist die Lungenkrebs-sterblichkeit in der weiblichen Bevölkerung in den vergangenen Jahren angestiegen, während sie in der männlichen gesunken ist. Die Tabakkonsumprävalenzen haben sich gegenläufig entwickelt: Die Konsumraten sind bei den Männern zurückgegangen und bei den Frauen angestiegen (bzw. stagnieren) (siehe Abb. 1 und Abb. 2).

Abbildung 1:   Anteil regelmäßiger Raucher und Raucherinnen ab 15 Jahren in Deutschland

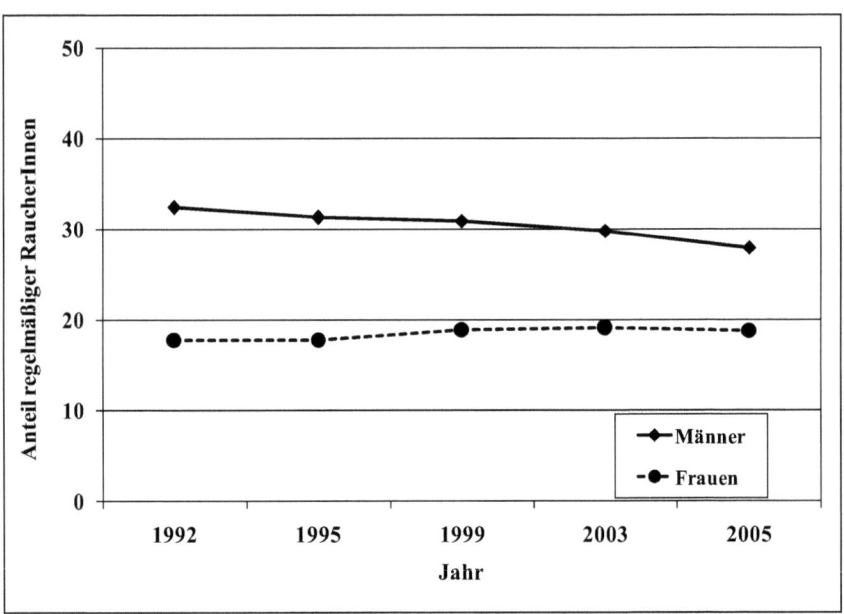

Quelle: Mikrozensus, Statistisches Bundesamt 2009a

Abbildung 2: Sterblichkeit an Lungenkrebs in Deutschland nach Geschlecht
(altersstandardisierte Sterberaten; Europabevölkerung neu)

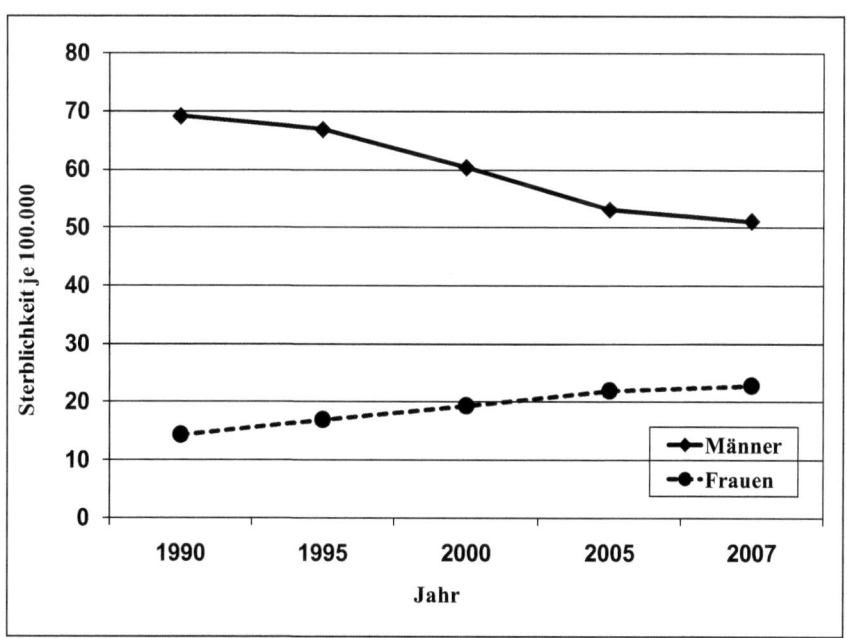

Quelle: Statistisches Bundesamt 2009b

Ausgehend von vergleichbaren Beobachtungen in den USA analysiert Sarah
Payne (2001) dieses Phänomen mit der Frage, welchen Einfluss hierauf das biologische und welchen das soziale Geschlecht hat. Sie verdeutlicht, dass sich
Frauen und Männer nicht nur in den Konsummustern unterscheiden, sondern
auch an unterschiedlichen Formen des Lungenkrebses erkranken. Zudem ist bei
gleicher Anzahl konsumierter Zigaretten das Erkrankungsrisiko bei Frauen größer. Payne führt dieses Muster zum einen auf biologische Faktoren zurück, etwa
das empfindlichere Lungengewebe von Frauen für Kanzerogene im Tabakrauch,
aber sie nimmt auch das soziale Geschlecht in den Blick, etwa wenn sie darauf
aufmerksam macht, dass Frauen häufiger Zigaretten mit niedrigem Teer- und
Nikotingehalt rauchen, die tiefer inhaliert werden und dadurch das Lungengewebe stärker schädigen (vor diesem Hintergrund ist der Wechsel zu sogenannten
„Light-Zigarretten" zur vermeintlichen Reduktion des Risikos für Frauen kontraproduktiv, da der geringere Nikotingehalt durch eine tiefere Inhalation mit
größerem Schadenspotenzial ausgeglichen wird – ein Faktum, das in Präventi-

onsprogrammen bislang nicht aufgegriffen wird). Aber auch das Rauchverhalten und die Konsummotive von Frauen und Männern unterscheiden sich. So scheinen Frauen häufiger in Stress- und Belastungssituationen zu rauchen, wie auch die Zigarette als Mittel zur Gewichtskontrolle für Frauen eine größere Bedeutung hat; beides Umstände, die das Beendigen des Tabakkonsums erschweren. An diesem Beispiel wird deutlich, dass das Wissen um geschlechterspezifische Prävalenzraten noch keine ausreichenden Ansatzpunkte für Präventionsmaßnahmen bietet. Vielmehr müssen männer- und frauenspezifische Motive und Konsummuster ebenso identifiziert werden wie die individuellen Rahmenbedingungen gesundheitsriskanten Verhaltens. Aber bislang liegen gendersensible Präventionsprogramme nur selten vor, die den unterschiedlichen Einstiegs- und Konsummotiven von Frauen und Männern Rechnung tragen (USPSTF 2009). Eine Ausnahme ist hier die Beratung zum Rauchstopp, die sich an schwangere Frauen wendet (USPSTF 2009).

Die geschlechterspezifischen Gesundheitsberichte haben die Aufmerksamkeit auf eine notwendige soziale Differenzierung gelegt, die mittlerweile auch auf andere Dimensionen ausgedehnt wurde. So ist in den vergangenen Jahren deutlich geworden, dass es innerhalb einer Geschlechtergruppe große Differenzen gibt, etwa wenn das Einkommen, der Erwerbsstatus, die Lebensform oder der Bildungshintergrund betrachtet werden. Eine über das Geschlecht hinausgehende Differenzierung ermöglicht es, spezifische vulnerable Gruppen auszumachen. Als Beispiel sei noch einmal auf den Tabakkonsum von Frauen verwiesen. Die Analysen des Robert Koch-Instituts (Lampert & Burger 2005) zeigen, dass hier je nach Lebenslage von unterschiedlichen Prävalenzraten auszugehen ist (vgl. Tabelle 1).

Tabelle 1:   Anteil aktueller Raucherinnen nach Lebensform und Alter (Angaben in Prozent)

	Alter in Jahren			
Lebensform	18-29	30-44	45-64	65+
Alleinlebende	45,3	38,7	33,6	9,5
Alleinerziehende	50,0	61,9	60,0	-
Partner/in, ohne Kind(er)	41,1	37,5	24,2	4,6
Partner/in, mit Kind(ern)	35,0	32,0	26,7	-

Quelle: Lampert & Burger 2005

So ist in allen Altersgruppen unter 65 Jahren der Raucherinnenanteil in der Gruppe der Alleinerziehenden am höchsten; in der Altersgruppe 30 bis 44 Jahren ist er im Vergleich zu Frauen mit Partner/in und mindestens einem Kind nahezu doppelt so hoch. Frauen, die mit einem Partner oder einer Partnerin und mindestens einem Kind zusammenleben, haben die niedrigsten Raucherquoten. Dabei ist vermutlich nicht die Tatsache der alleinerziehenden Elternschaft relevant, sondern die damit ebenfalls verbundenen Lebensbedingungen. So ist die Armutsquote in dieser Gruppe besonders hoch: Nach Eurostat-Daten sind 34% der Alleinerziehenden einem Armutsrisiko ausgesetzt (operationalisiert über 60% des Haushalts-Äquivalenzeinkommens, Eurostat 2009), während dies nur auf 10% der Haushalte mit zwei Erwachsenen und einem Kind zutrifft. Dies lässt zum einen den Schluss zu, dass sich gesundheitsbezogene Interventionen auf spezifische vulnerable Gruppen konzentrieren müssen, wenn sie einen Beitrag zur Reduktion gesundheitlicher Ungleichheit leisten wollen, und dass zudem Gesundheitsförderung und Prävention nicht (ausschließlich) am individuellen Verhalten ansetzen dürfen, sondern die sozialen Rahmenbedingungen gestalten müssen (Misra et al. 2007), um gesundheitliche Chancengleichheit zu ermöglichen.

3   Schlussfolgerungen

Rückblickend lässt sich also festhalten, dass bereits wesentliche Schritte in Richtung einer geschlechtersensiblen Gesundheitsberichterstattung gegangen wurden. Nimmt man den Public Health Action Cycle als Rahmenmodell für gesundheitsbezogene Interventionen, der von der Problemanalyse (assessment) über die Strategieentwicklung (policy development) und die Implementation von Maßnahmen (assurance) bis hin zur Evaluation (evaluation) reicht (Institute of Medicine 1988), dann lässt sich leicht zeigen, dass in den einzelnen Bereichen in Deutschland ein unterschiedlicher Stand erreicht ist. So liefert die Gesundheitsberichterstattung des Bundes, wie dargestellt, mittlerweile umfangreiche Daten, die sich für eine geschlechtergerechte Strategieentwicklung nutzen ließen. Die Ableitung von Strategien erfolgt bislang allerdings noch selten gendersensibel – sieht man einmal von jenen Themen ab, die traditionell als „frauenspezifisch" gelten (z. B. gesundheitliche Versorgung rund um Schwangerschaft und Geburt oder Brustkrebs). Dass die Strategieentwicklung bislang kaum die Kategorie Geschlecht berücksichtigt, zeigt sich nicht zuletzt am Gesundheitsziele-Prozess,[3] der die Relevanz der Geschlechterkategorie allenfalls am Rande thematisiert.

---

[3] Siehe hierzu www.gesundheitsziele.de

Immerhin wurden in den vergangenen Jahren zahlreiche geschlechterspezifische Angebote im Bereich der Prävention und Gesundheitsförderung entwickelt; hier handelt es sich aber in der Regel um Angebote für Frauen (siehe hierzu die Datenbank www.gesundheitliche-chancengleichheit.de). Angebote für die Zielgruppe Männer sind noch selten (für Ausnahmen siehe z. B. Kolip & Altgeld 2006). Diese „Frauenlastigkeit" nährt leider das Vorurteil, Gender Mainstreaming sei lediglich eine neue Form der Frauenförderung.

Auch die Umsetzung von vermeintlich geschlechtsneutralen Maßnahmen erfolgt nur selten mit Blick auf die Frage, ob für Mädchen und Jungen, Frauen und Männer unterschiedliche Zugänge und Methoden gewählt werden müssen (z. B. in der Ansprache der Zielgruppe). Eine Ausnahme ist hier z. B. die Barmer Ersatzkasse, die für die Entwicklung der Angebote zur Gesundheitsförderung nach § 20 SGB V einen Gender Mainstreaming-Prozess begonnen hat, der zu einem unterschiedlichen Angebot für Frauen und Männer geführt hat (Meierjürgen & Dalkmann 2006). Auch in anderen Feldern der Prävention und Gesundheitsförderung ist Hoffnung in Sicht: So hat die Stiftung Gesundheitsförderung Schweiz bereits vor Jahren Antragsteller dazu motiviert, zur Relevanz der Kategorie Geschlecht in den Anträgen auf Ko-Finanzierung Stellung zu nehmen. Um sie hierin zu unterstützen, wurden nicht nur umfangreiche Informationsmaterialien entwickelt, sondern auch ein Beratungsangebot aufgebaut und eine Checkliste mit Fragen entwickelt, mittels derer sich Interessierte für das Thema sensibilisieren konnten. Mittlerweile sind die zentralen Fragen in ein übergeordnetes Instrument zur Qualitätsentwicklung integriert – Gendersensibilität hat damit ihren „Sonderstatus" verloren und wird als das wahrgenommen, was es ist: eine Möglichkeit, die Qualität des eigenen Angebotes zu verbessern, weil die Zielgruppen besser spezifiziert werden können und eine ggf. geschlechterdifferenzierte Methodik eine größere Reichweite des Angebotes zur Folge hat (Gesundheitsförderung Schweiz 2009). Selbst die Frage, ob nicht andere Dimensionen sozialer Differenzierung relevanter sind, wurde inzwischen so bearbeitet, dass sie für die Praxis tauglich ist. So bietet das Instrument von Burke und Eichler („BIASfree Framework", Burke & Eichler 2006), das auf der Grundlage eines Instrumentes zur Identifizierung eines Gender Bias entwickelt wurde, die Möglichkeit, unterschiedliche Dimensionen sozialer Differenzierung (einschließlich sexueller Orientierung und Behinderung) bei der Interventionsplanung zu berücksichtigen. Letztlich geht es darum, wie bei einem Radar unterschiedliche Aspekte sozialer Differenzierung „auf den Schirm zu holen", um deren Bedeutung zu beurteilen. Im Sinne der Berücksichtigung sozialer Vielfalt kann dieses zu mehr Qualität in Prävention, Gesundheitsförderung und gesundheitlicher Versorgung beitragen.

Literatur

BMFSFJ – Bundesministerium für Familie, Senioren, Frauen und Jugend (Hrsg.) (2001): Bericht zur gesundheitlichen Situation von Frauen. Stuttgart: Kohlhammer Verlag.

Burke, M. A. & Eichler, M. (2006): The BIAS FREE Framework. A practical tool for identifiying and eliminating social biases in health research. Geneva: Global Forum for Health Research. Online unter: http://www.globalforumhealth.org /Site/002__ What% 20we% 20do/005__Publications/010__BIAS%20FREE.php (Letzter Abruf: 24.6.2009).

Eurostat (2009): At risk of poverty rates by household type in 2007. Online unter: http://epp.eurostat.ec.europa.eu (Letzter Abruf: 24.6.2009).

Gesundheitsförderung Schweiz (2009): Checkliste zur Genderperspektive. Online unter: http://www.quint-essenz.ch/de/files/Checkliste_Gender_10.pdf (Letzter Abruf: 20.7. 2009).

Helfferich, C. & von Troschke, J. (Hrsg.) (1994): Der Beitrag der Frauengesundheitsforschung zu den Gesundheitswissenschaften/Public Health in Deutschland. Freiburg.

Hornberg, C., Schröttle, M., Bohne, S., Khelaifat, N., Pauli, A. (2008): Gesundheitliche Folgen von Gewalt unter besonderer Berücksichtigung von häuslicher Gewalt gegen Frauen. Themenheft 42. Berlin: Robert Koch-Institut.

Institute of Medicine (1988): The Future of Public Health. Washington, DC: The National Academies Press.

Kolip, P. (1998): Frauen und Männer. In: Schwartz, F.W., Badura, B., Busse, R. et al. (Hrsg.): Das Public Health-Buch. Gesundheit und Gesundheitswesen. München: Urban & Fischer Verlag: 506-516.

Kolip, P. (Hrsg.) (2000): Weiblichkeit ist keine Krankheit. Weinheim: Juventa Verlag.

Kolip, P. (2009): Kriterien für eine frauengerechte Gesundheitsversorgung. In: Mozygemba, K., Mümken, S., Krause, U., Zündel, M., Rehm, M., Höfling-Engels, N., Lüdecke, D., Qurban, B. (Hrsg.): Nutzerorientierung – ein Fremdwort in der Gesundheitssicherung? Bern: Hans Huber Verlag: 129-138.

Kolip, P. & Altgeld, T. (Hrsg.) (2006): Geschlechtergerechte Gesundheitsförderung und Prävention. Theoretische Grundlagen und Modelle guter Praxis. Weinheim: Juventa Verlag.

Kolip, P., Baumgärtner, B., Rahden, O. v. (2009): Entbindungsort und Entbindungsmodus. In: Bitzer, E.M., Walter, U., Lingner, H., Schwartz, F.W. (Hrsg.): Kindergesundheit stärker. Vorschläge zur Optimierung von Prävention und Versorgung. Berlin: Springer Verlag: 58-65.

Krieger, N. (2003): Gender, sexes, and health: What are the connections and why does it matter? In: International Journal of Epidemiology 32: 652-657.

Kuhlmann, E. & Kolip, P. (2005): Gender und Public Health. Weinheim: Juventa Verlag.

Lademann, J. & Kolip, P. (2005): Gesundheit von Frauen und Männern im mittleren Lebensalter. Schwerpunktbericht der Gesundheitsberichterstattung. Berlin: Robert Koch-Institut.

Lampert, T. & Burger, M. (2005): Verbreitung und Strukturen des Tabakkonsums in Deutschland. In: Bundesgesundheitsblatt 48: 1231-1241.

Landesinstitut für Gesundheit und Arbeit NRW (Hrsg.) (2008): Gesundheit von Jungen und Männern in Nordrhein-Westfalen – Erkrankungshäufigkeit, Risikoverhalten und präventive Potentiale. Online unter: http://www.loegd.nrw.de/1pdf_dokumente/ 2_gesundheitspolitik_gesundheitsmanagement/nrw-kurz-und-informativ/ maenner-gesundheit_0808.pdf (Letzter Abruf: 8.7.2009).

Lange, C. (2007): Gender Mainstreaming in der Gesundheitsberichterstattung des Bundes. In: Baer, S., Hildebrandt, K. (Hrsg.): Gender Works! Gender Mainstreaming: Gute Beispiele aus der Facharbeit. Frankfurt am Main: Verlag Peter Lang: 152-167.

Luy, M. (2003): Causes of male excess mortality: Insights from cloistered populations. In: Population and Development Review 29: 647-676.

Meierjürgen, R. & Dalkmann, S. (2006): Gender Mainstreaming im Präventionsangebot einer Krankenkasse. In: Kolip, P., Altgeld, T. (Hrsg.): Geschlechtergerechte Gesundheitsförderung und Prävention. Theoretische Grundlagen und Modelle guter Praxis. Weinheim: Juventa Verlag: 245-257.

Ministerium für Arbeit, Soziales, Gesundheit und Frauen Brandenburg (2003): Zwei Geschlechter – zwei Gesundheiten? Beiträge zur Sozial- und Gesundheitsberichterstattung. Potsdam.

Ministerium für Frauen, Jugend, Familie und Gesundheit NRW (2000): Gesundheit von Frauen und Männern in Nordrhein-Westfalen. Landesgesundheitsbericht 2000. Bielefeld.

Misra, J., Moller, S., Budig, M. (2007): Work-family policies and poverty for partnered and single women in Europe and North America. In: Gender & Society 21: 804-827.

ÖBIG – Österreichisches Bundesinstitut für Gesundheitswesen (2004): 1. Österreichischer Männergesundheitsbericht. Wien: Bundesministerium für Soziales und Konsumentenschutz.

Payne, S. (2001): „Smoke like a man, die like a man"? A review of the relationship between gender, sex and lung cancer. In: Social Science and Medicine 53: 1067-1080.

RKI – Robert Koch-Institut (2006): Gesundheitsbericht für Deutschland. Berlin: RKI.

Schweizerisches Gesundheitsobservatorium (2004): Online unter: http://www. obsan. admin.ch/bfs/obsan/de/index/01.html.

Senatorin für Arbeit, Frauen, Gesundheit, Jugend und Soziales Bremen (2001): Frauen-GesundheitsBericht. Bremen.

Senatsverwaltung für Gesundheit, Soziales und Verbraucherschutz Berlin (2001): Bericht über die gesundheitliche Situation von Frauen in Berlin.

Statistisches Bundesamt (1998): Gesundheitsbericht für Deutschland. Stuttgart: Metzler Poeschel.

Statistisches Bundesamt (2009a): Verteilung der Bevölkerung nach ihrem Rauchverhalten. Online unter: http://www.gbe-bund.de/oowa921-install/servlet/oowa/ aw92/ dboowasys921.xwdevkit/xwd_init?gbe.isgbetol/xs_start_neu/&p_aid=3&p_aid= 63208138&nummer=436&p_sprache=D&p_indsp=-&p_aid=80780017 (Letzter Abruf: 30.6.2009).

Statistisches Bundesamt (2009b): Sterbeziffer ab 1980. Online unter: http://www.gbe-bund.de/oowa921-install/servlet/oowa/aw92/dboowasys921.xwdevkit/xwd_init? gbe.isgbetol/xs_start_neu/&p_aid=3&p_aid=63208138&nummer=3&p_sprache=D &p_indsp=-&p_aid=32537510 (Letzter Abruf: 30.6.2009).

USPSTF – US Preventive Services Task Force (2009): Counselling and interventions to prevent tobacco use and tobacco-caused disease in adults and pregnant women. Online unter: http://www.ahrq.gov/clinic/uspstf09/tobacco/tobaccors2.htm (Letzter Abruf: 20.5.2009).

WHO Euro (2001) Mainstreaming Gender Equity in Health. Online unter: http:// www. euro.who.int/__data/assets/pdf_file/0008/76508/A75328.pdf (Letzter Abruf: 1.7. 2009).

Lebenswelt und Gesundheit älterer Menschen

Dagmar Dräger, Stefan Blüher

Ein entscheidendes demografisches Kennzeichen moderner Gesellschaften ist die Zunahme der Langlebigkeit. Die durchschnittliche Lebenserwartung hat sich inzwischen in Deutschland bei Männern auf derzeit 76,2 Jahre, bei Frauen auf heute 81,8 Jahre erhöht. Es wird ein weiterer Anstieg der Lebenserwartung von ca. 4 Jahren bis zum Jahre 2030 erwartet (Statistisches Bundesamt 2007a). Der Anstieg der Lebenserwartung eröffnet einerseits die Chance auf ein längeres Leben in Gesundheit im Sinne der Compression of Morbidity (Fries 1980, 2003) (siehe Blüher & Dräger in diesem Buch), birgt aber auch das Risiko des gehäuften Auftretens von Krankheiten und längeren Krankheitsphasen entsprechend der Medikalisierungsthese (Krämer 1992, 1997). Die Altersgruppe der 65-Jährigen und Älteren wird von 16 Mio. (2005) um 40% auf ca. 22 Mio. Menschen im Jahre 2030 ansteigen. Mit einem Anteil von 29% an der Gesamtbevölkerung (Statistisches Bundesamt 2007a) wird das höhere und sehr hohe Alter (ab 85 Jahren) nicht nur für den Einzelnen relevant, sondern für die Gesellschaft zur sozialen Realität.

Daher stellen Anstrengungen, die auf die Verbesserung der Gesundheit dieser Populationen zielen, ein in zunehmendem Maße relevantes Thema aus der Sicht von Public Health dar. Die systematischen Bemühungen um die Gesundheit dieser vulnerablen Gruppe schließen sowohl Therapie und Pflege als auch Prävention und Rehabilitation bis ins sehr hohe Alter ein. Entsprechend dem neueren Verständnis von Public Health ist es dafür notwendig, alle Disziplinen, die sich im weitesten Sinne mit populationsbezogenen Gesundheitsfragen beschäftigen, einzubeziehen. Nur durch eine multidisziplinäre Herangehensweise ist eine Verbesserung der Lebensqualität dieser Risikogruppe und damit die Erreichung eines wesentlichen Ziels von Public Health möglich. Die Verlängerung der Lebenszeit – als zweite Zielgröße des Forschens und Handelns – tritt hingegen in den Hintergrund (Kolominsky-Rabas 2006).

Nicht nur aus der Sicht von Public Health fand in den letzten beiden Jahrzehnten eine Verschiebung des wissenschaftlichen Selbstverständnisses statt, sondern auch aus der Perspektive der Gerontologie und Geriatrie. Im Bereich von Public Health führte die Definition des Zieles, einen bestmöglichen Gesundheitszustand für die größtmögliche Anzahl an Individuen zu erreichen, zu einem Bedeutungszuwachs von Gesundheitspotenzialen und einer Relativierung von

Risikofaktoren (ebd.). Eine vergleichbare Veränderung vollzog sich in der Gerontologie von einer defizitorientierten Sichtweise auf das Alter(n) zu einem
ressourcenorientierten Blick auf das Erkennen und Fördern von Chancen für die
Gesundheit.

1   Theoretische Verortung des Themas „Lebenswelt und Gesundheit – ältere Menschen"

Wir nähern uns dem Phänomen Gesundheit von einem strukturindividualisti-
schen Ansatz her (vgl. Esser 1999), welcher eine makrosoziologische und mikro-
soziologische Perspektive beinhaltet (siehe Abbildung 1).

Abbildung 1:   Theoretische Verortung von Gesundheit und Krankheit im Alter
in Anlehnung an das strukturindividualistische Modell von
Coleman. (Quelle: Esser 1999, eigene Darstellung)

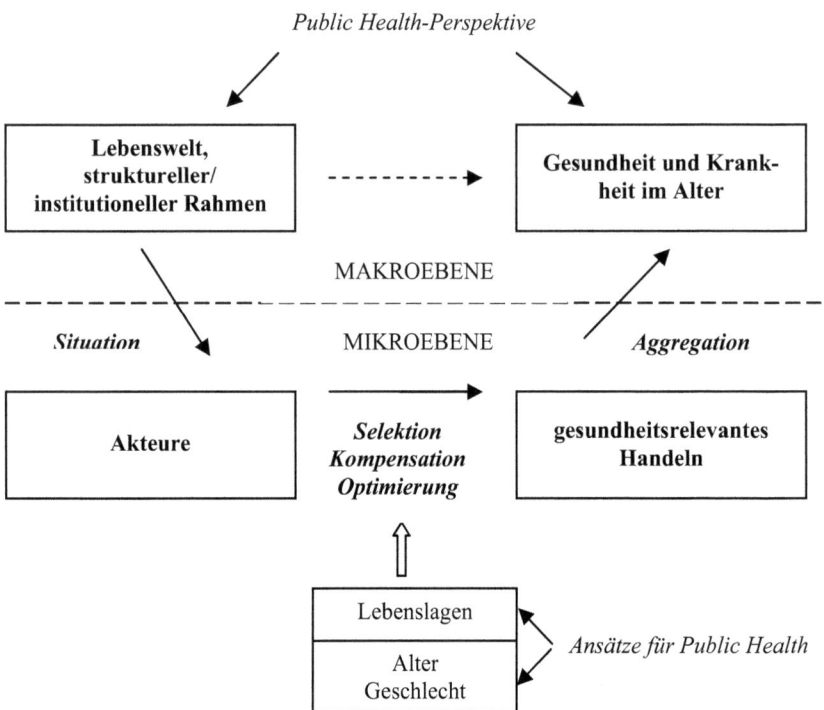

Die Charakteristik von Public Health spiegelt sich insbesondere in der populationsbezogenen Betrachtung des Auftretens von Gesundheits- und Krankheitszuständen – auf der Makroebene – wider. Zudem bietet die Analyse struktureller und institutioneller Rahmenbedingungen (z.B. des Gesundheitssystems) und der Lebenswelt älterer Menschen Möglichkeiten der Einflussnahme von Public Health auf der Makroebene.

Um den Ursachen von Gesundheit und Krankheit im Alter auf den Grund zu gehen, ist es jedoch notwendig, den Akteur und sein individuelles Handeln – welches durch Alter und Geschlecht sowie durch Lebenslagen moderiert wird – zu untersuchen. So ist auch die Analyse der Bedingungen für individuelles Gesundheitshandeln auf der Mikroebene für Ansätze von Public Health von Bedeutung.

Die Ausführungen zur Lebenswelt und Gesundheit im Alter orientieren sich im Folgenden an den einzelnen Modelldimensionen.

2 Makroebene: Lebenswelten und struktureller Rahmen als Einflussfaktoren auf Gesundheit und Krankheit im Alter

2.1 Gesundheit und Krankheit im Alter

Laut Statistischem Bundesamt (2000) weisen in Deutschland ca. 20% aller über 65-Jährigen eine dauerhafte Krankheit oder Behinderung auf. Über telefonische Selbstauskunft gaben in der Gruppe der über 70-Jährigen 55,5% der Frauen und 54,9% der Männer an, unter einer chronischen Erkrankung oder Gesundheitsstörung zu leiden (Ellert et al. 2006). Bei populationsbezogenen Aussagen dieser Art zu Gesundheit und Krankheit im Alter müssen drei wesentliche Aspekte Berücksichtigung finden: Erstens die Schwierigkeit der Grenzziehung zwischen gesundem und krankem Altern, zweitens die Unterscheidung des Gesundheitszustandes Älterer im 3. oder 4. Lebensalter und drittens die für das Alter charakteristische Multimorbidität.

Sowohl in der Theorie als auch in der Praxis erweist sich eine Abgrenzung zwischen normalem und krankhaftem Altern als schwierig. Einerseits kann die Zuweisung in Abhängigkeit von den zu bewertenden (biomedizinischen, psychischen, sozialen oder kognitiven) Aspekten variieren. Andererseits erfolgt die Bewertung nach sozialen Konventionen, Wertmaßstäben und Normalitätsvorstellungen, die einem historischen Wandel unterliegen (Gerok & Brandtstädter 1992, BMFSFJ 2001). Die Einordnung der zu beobachtenden Veränderungen in normale oder pathologische Alterungsprozesse wird immer eine gewisse Unschärfe aufweisen.

Beeinträchtigungen auf organisch-somatischer und psychischer Ebene durch alternstypische Einbußen fallen unter den Begriff des „normalen Alterns", was allerdings nicht gleichbedeutend mit unabänderlich oder nicht änderungsbedürftig gesetzt werden sollte. Die Kennzeichen altersphysiologischer Veränderungen sind: Verluste der Vitalkapazität, Einbußen von Adaptations- und Kompensationsreserven sowie Beeinträchtigungen in den einzelnen Organ- und Funktionssystemen. Die altersphysiologischen Abweichungen treten innerhalb altersgleicher Gruppen sowohl quantitativ als auch qualitativ in einer großen Variabilität auf. Dafür sind nicht nur altersabhängige Prozesse, sondern auch altersunabhängige Faktoren verantwortlich; dazu gehören z.B.: Anzahl, Art und Dauer von Risikofaktoren und Erkrankungen in vorangegangenen Lebensabschnitten sowie die Art und das Ausmaß körperlicher Aktivität in früheren Lebensaltern und im Alter (Gerok & Brandtstädter 1992, Kruse & Schmitt 2002).

Demgegenüber steht das „krankhafte Altern", welches durch erhebliche Leistungseinbußen und Funktionseinschränkungen charakterisiert ist, verbunden mit einer unterdurchschnittlichen, also verkürzten Lebensspanne (BMFSFJ 2001). Ältere Menschen sind nach Renteln-Kruse (2001) insbesondere von Erkrankungen des Herz-/Kreislaufsystems, des Nervensystems und der Sinnesorgane, des Blutes, des Stoffwechsels, des Gastrointestinaltrakts sowie von Neubildungen betroffen. Wichtig ist diese Unterscheidung zwischen normalem und krankhaftem Altern im Hinblick auf die Legitimation von Interventionen. Während Prävention auf beeinflussbare Krankheitsprozesse gerichtet ist, zielen Interventionen im Rahmen unvermeidbarer Gesundheitseinbußen (physiologisches Altern) auf die Bewältigung von Einschränkungen und die Vermeidung von Folgeerkrankungen (Tesch-Römer & Wurm 2009a).

Im Hinblick auf eine differenzierte Analyse von Gesundheit und Krankheit scheint es sinnvoll, die Lebensphase Alter – die oftmals mehrere Jahrzehnte umfasst – in das 3. Lebensalter der jungen Alten (65-85 Jahre) und in das 4. Lebensalter der Hochaltrigen (> 85 Jahre) zu unterteilen, da jeweils unterschiedliche Krankheitsprobleme relevant sind. In Hausarztpraxen werden sowohl in der Gruppe der 60- bis 79-Jährigen als auch bei den 80-Jährigen und Älteren die essenzielle Hypertonie, die Fettstoffwechselstörungen und chronisch ischämische Herzkrankheiten als häufigste Einzeldiagnosen gestellt. In der Liste der zehn häufigsten Krankheiten ab dem 80. Lebensjahr wird das Krankheitsspektrum im Vergleich zu den jüngeren Altersgruppen durch die Osteoporose, Gonarthrose und insbesondere durch die Demenzerkrankungen ergänzt (Walter et al. 2006). Die mittlere Prävalenzrate der Demenz bei 65-Jährigen und Älteren liegt bei 7,2%. Durchschnittlich erkranken in der jüngsten Gruppe (65-69) nur 1,2%, hingegen liegt der Anteil bei den 90-Jährigen und Älteren bereits bei

34,6% (BMFSJ 2002). Beiden Gruppen gemeinsam ist, dass chronische Krankheiten dominieren, während die Bedeutung akuter Erkrankungen zurückgeht.

Charakteristisch für das Alter ist auch, dass mehrere Krankheiten nebeneinander auftreten können und sich wechselseitig beeinflussen (BMFSFJ 2002, RKI 2003). Für dieses Phänomen hat sich in die Geriatrie der Begriff der Multimorbidität etabliert. Der Alterssurvey zeigt, dass bereits bei mehr als der Hälfte der über 55-Jährigen mindestens zwei Erkrankungen vorliegen (Abbildung 2). Unterschiede zwischen dem 3. und 4. Lebensalter zeigen sich deutlich. Bei der Gruppe der 70- bis 85-Jährigen ist der Anteil Älterer mit 5 und mehr Erkrankungen mit 24% doppelt so hoch wie bei den 55- bis 69-Jährigen. Bei Frauen werden insgesamt mehr Diagnosen gestellt als bei Männern (Tesch-Römer & Wurm 2009a).

Abbildung 2: Multimorbidität im Alter. Quelle: Alterssurvey (BMFSFJ 2005)

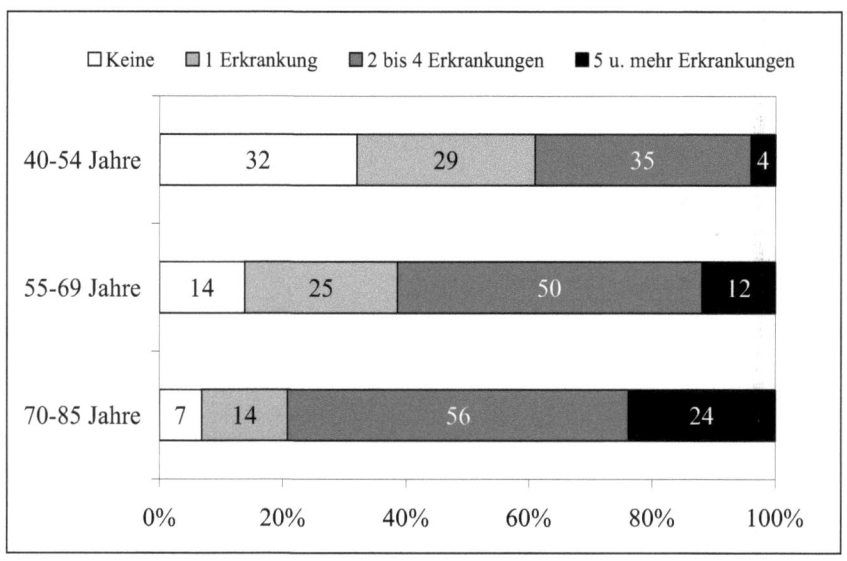

Das Nebeneinander von verschiedenen Krankheiten kann auch zeitlich versetzt auftreten und führt häufig zu einem sehr komplexen Muster von Krankheiten. Darüber hinaus wird die Multimorbidität von einer häufigen Arzneimittelanwendung begleitet; über ein Drittel der älteren Patienten nehmen fünf und mehr Medikamente ein (BMFSFJ 2002). Auch wenn sich durch Multimorbidität nicht alle krankheitsbezogenen Belastungen vervielfachen, so vergrößert sich infolgedes-

sen doch die Anzahl der beeinträchtigten Lebensbereiche. Somit gilt Multimorbidität u. a. als eine wichtige Erklärung für die Entstehung und Entwicklung von
Lebensaktivitätseinschränkungen und von Behinderungen. 50- bis 59-jährige
Befragte in Deutschland weisen nur zu einem Drittel funktionale Einschränkung
im Alltag auf, während 80% der 80-Jährigen und Älteren davon betroffen sind
(Menning 2006a).

Trotz der zahlreichen Befunde zum Zusammenhang von Alter und Einschränkungen der Gesundheit sollte jedoch nicht übersehen werden, dass heute
lebende ältere Frauen und Männer eine ausgesprochene Vitalität und eine durchschnittlich bessere Gesundheit aufweisen als vorangegangene Kohorten. Unterstrichen wird diese positive Sicht auf den Gesundheitszustand älterer Menschen
durch deren eigene positive Wahrnehmung.

2.2 Struktureller und institutioneller Rahmen

Mit Blick auf die Lebenswelten älterer Menschen sollte eine grundlegende Unterscheidung des Wohnens in der eigenen Häuslichkeit vom Wohnen in Institutionen erfolgen. Beide Settings sind als gesundheitsrelevante Verhältnisse zu begreifen. Ergänzend müssen gesundheitsrelevante Versorgungsstrukturen betrachtet werden.

2.2.1 Gesundheitsrelevante Lebenswelten

Alltag im Alter erfolgt für 95% der über 65-Jährigen in Deutschland in einer
privaten Wohnung. Grundsätzlich besteht der Wunsch, solange wie möglich dort
selbstbestimmt und selbstständig zu leben (BMFSFJ 2002). Die Wohnung ist
zentraler Lebensort, in dem ein Großteil der alltäglichen Aktivitäten stattfindet.

Die engere und weitere Nachbarschaft sowie das Stadtviertel werden als
Wohnumfeld bezeichnet und stellen das wichtigste Aktionsfeld des älteren Menschen dar. Änderungen in diesem Bereich (z. B. Geschäftsschließungen) können
erhebliche Einschränkungen, auch in der Selbstständigkeit des älteren Menschen,
nach sich ziehen (BMFSFJ 2001). Die zentrale Bedeutung der wohnbezogenen
Lebenswelt wird insbesondere bei auftretender Hilfebedürftigkeit bewusst.

Die ausgeprägte Empfindlichkeit gegenüber widrigen räumlich-sozialen
Umwelten aufgrund einer eingeschränkten Adaptationsfähigkeit beinhaltet eine
Reihe von Risiken (z. B. Sturzrisiko) für den älteren Menschen. Wohnungsbezogene Risiken dürften bei steigendem Lebensalter und mit der Zunahme von Hilfe-, Pflege- und Betreuungsbedürftigkeit zunehmen. Qualitative Studien sowie

die Erfahrungen zahlreicher Wohnberatungsstellen belegen unterschiedlichste Probleme, z. B. unsichere Zugänge und Treppen sowie unzureichende Bewegungsflächen im Bad usw. Insbesondere Hochaltrige leben häufig in mangelhaften, mit geringem Komfort ausgestatteten Wohnungen. Dies ist einerseits auf die häufig lange Wohndauer in derselben Wohnung zurückzuführen, andererseits auf die geringe Bereitschaft bzw. Fähigkeit, Einrichtung und Ausstattung der Wohnung zu verändern (BMFSFJ 2002, Oswald et al. 2000).

Mit dem Anstieg des Anteils pflege- und hilfebedürftiger alter Menschen geht eine Erhöhung der Personenzahl einher, die nicht mehr in ihrem gewohnten häuslichen Umfeld leben kann und für die daher Institutionen zur Lebenswelt werden. Von rd. 2,16 Mio. Leistungsempfängern der Pflegeversicherung werden zwar noch 1,45 Mio. Pflegebedürftige ambulant versorgt, aber bereits 0,71 Mio. in Einrichtungen der stationären Altenhilfe (BMG 2008). Neben einer Verschlechterung des allgemeinen Gesundheitszustandes stellen Demenzerkrankungen die häufigste Ursache für eine Heimaufnahme dar. Aufgrund einer höheren Lebenserwartung und dem damit verbundenen schlechteren Gesundheitszustand leben Frauen häufiger in Pflegeheimen, ihr Anteil liegt bei 77% (Statistisches Bundesamt 2007b). Sowohl zum Gesundheitszustand als auch zur Lebenswelt von Bewohnern in Pflegeheimen liegen aufgrund des erschwerten Zugangs und z. T. fehlender angemessener Erhebungsinstrumente weniger Befunde vor. Dieser Mangel ist für amtliche Statistiken und für Studien zu konstatieren. Insbesondere Personen mit eingeschränkter kognitiver Leistungsfähigkeit sind in den bisherigen Studien systematisch unterrepräsentiert. Bekannt ist, dass institutionelle Rahmenbedingungen, die auch durch eine zunehmende Ressourcenverknappung gekennzeichnet sind, den Erhalt und die Förderung von Selbstständigkeit und Selbstbestimmung erschweren bzw. verhindern.

Zusammenfassend lässt sich sagen, dass wohnbezogene häusliche oder institutionelle Lebenswelten von zentraler Bedeutung für die Gesundheit älterer Menschen sind. Umwelt kann Kompetenzeinbußen als Folge von Krankheit kompensieren oder aber auch verstärken. Ansätze der ökologischen Gerontologie legen daher eine genaue Beschreibung aller relevanten Umweltaspekte sowohl im häuslichen als auch im institutionellen Rahmen nahe.

2.2.2 Gesundheitsrelevante Versorgungsstrukturen

Die gesundheitliche Versorgung älterer Menschen bedarf einer differenzierten Sichtweise. Sowohl ambulante als auch stationäre Versorgungsstrukturen müssen die Vielfältigkeit gesundheitlicher Zustände älterer Menschen in ihren unterschiedlichen Lebenswelten beachten.

Stationäre Versorgung

Zunehmend werden in deutschen Krankenhäusern ältere Menschen behandelt. Mit dem Anstieg des Lebensalters und der Zunahme von Krankheiten steigen die Einweisungsraten bei gleichzeitig längerer durchschnittlicher Liegedauer. 65-Jährige und Ältere beanspruchen eine stationäre Versorgung doppelt so häufig wie 45- bis 64-Jährige, im Vergleich zu den 15- bis 44-Jährigen sogar mehr als dreimal so häufig (Menning 2006b). Der ältere Mensch benötigt eine qualifizierte medizinische, pflegerische und therapeutische Versorgung, welche mögliche Risikofaktoren aufgrund längerer Krankheitsverläufe, einer verzögerten Genesung und einer veränderten Reaktion auf Medikamente berücksichtigt. Den Empfehlungen zufolge obliegt diese einer geriatrischen Fachabteilung bzw. Fachklinik für Geriatrie. Der ältere Patient bedarf im Regelfall gleichzeitig akutmedizinischer Behandlung bzw. Überwachung und rehabilitativer Maßnahmen. Dies verlangt eine verstärkte Zusammenarbeit der verschiedenen Professionen und Fachexperten.

Die Behandlung älterer Menschen erfolgt überwiegend in Krankenhäusern der Regelversorgung, also häufig in Einrichtungen, die nicht geeignet sind, angemessene Angebote für ältere Menschen vorzuhalten, da das Angebot geriatrischer Einrichtungen noch weit unter dem des von der 4. Altenberichtskommission empfohlenen liegt (BMFSFJ 2002). Allgemeine stationäre Einrichtungen berücksichtigen nicht die speziellen Risikofaktoren und speziellen Bedürfnisse dieser Patienten in der geforderten Weise. Eine fehlende Orientierung an den Bedarfen älterer Menschen führt häufig zur Wiedereinweisung, also zum so genannten „Drehtüreffekt". Neben einer zum Teil nicht angemessenen Versorgung zeigt sich für spezielle Fachbereiche eine Unterversorgung. So werden beispielsweise nur sehr wenige ältere Menschen in psychiatrischen Fachabteilungen versorgt (Kruse 2006).

Diese Defizite lassen sich auch für Rehabilitationseinrichtungen konstatieren. Ob Behandlungskonzepte und Methoden, die für die Versorgung jüngerer Menschen – und deren Wiedereingliederung ins Berufsleben – entwickelt wurden, auch bei älteren Menschen mit Erfolg angewandt werden können, ist fraglich. Gesundheitliche Versorgung beinhaltet bei Aufnahme eine Einschätzung vorhandener und potenzieller Fähigkeiten zur Festlegung einer Versorgungsstrategie. Die Versorgungsempfehlung bei Entlassung muss sich an den Lebenswelten des älteren Menschen orientieren, in Abhängigkeit von seiner wohnbezogenen häuslichen oder institutionellen Umwelt. Aktivitäten, die unter optimalen Bedingungen des stationären Kontextes möglich sind, entsprechen nicht automatisch der Alltagsfähigkeit innerhalb des häuslichen Umfeldes (Dräger 2006).

Ambulante Versorgung

Die Nutzung ambulanter Versorgungsstrukturen ist für den älteren Menschen von großer Bedeutung. Es konnte in Untersuchungen ein unabhängiger Einfluss durch ein höheres Alter auf die Wahrscheinlichkeit eines Arztbesuches aufgezeigt werden. Im ambulanten Versorgungssystem stehen für den älteren Menschen vor allem Hausarztkontakte im Vordergrund. Im Gesundheitssurvey 2003 gaben 96% der 65- bis 84-Jährigen an, über einen Hausarzt zu verfügen und diesen im Durchschnitt mehr als sechsmal im Jahr aufzusuchen (Bergmann et al. 2005). Dieser nimmt für den älteren Menschen eine wichtige Steuerungsfunktion ein und ist für eine medizinische Versorgung verantwortlich, die nicht ausschließlich auf Diagnosen reagiert. Es müssen die durch Krankheit verursachten Einschränkungen der Kompetenzen des Patienten berücksichtigt werden. Die Meinung über die Qualität der hausärztlichen Versorgung differiert. Einerseits wird versucht, durch strukturierte Versorgungsprogramme (Disease Management Programme (DMP) die Versorgung zu verbessern. Andererseits zeigt auch hier die Diagnostik und Therapie psychischer Erkrankungen deutliche Lücken (Kruse 2006).

Die Inanspruchnahme von Fachärzten ist geringer als die von Allgemeinmedizinern. Mit zunehmendem Alter steigen laut Alterssurvey die Augenarztbesuche und bei Männern die Inanspruchnahme eines Urologen. Einen gegenläufigen Alterstrend weist hingegen die Nutzung von Zahnärzten und bei Frauen die Inanspruchnahme von Gynäkologen auf (Saß et al. 2009). Das Inanspruchnahmeverhalten kann zwar durch den Hausarzt geleitet sein, liegt aber letztendlich in der Entscheidung des älteren Menschen selbst.

3 Mikroebene

Die ausschließlich makrosoziologische Betrachtung von Gesundheit und Krankheit sowie deren Beeinflussung durch lebensweltliche und strukturelle Bedingungen kann die Entstehung von Gesundheit und Krankheit im Alter nicht umfassend erklären. Im Rahmen einer strukturell-individualistischen Erklärung ist eine genauere Analyse auf der Mikroebene notwendig. So zeigen sich sowohl in physiologischen Alterungsprozessen als auch im Verlauf von Krankheiten interindividuelle Unterschiede. Ebenso erhalten gesundheitsrelevante Aspekte der Lebenswelt aus dieser Perspektive eine andere Bedeutung. So wird z. B. Wohnen nicht allein durch die oben beschriebenen objektiven Rahmenbedingungen, sondern auch durch deren subjektive Einschätzung, die sich z. B. auf Vertrautheit und Sicherheit beziehen, bestimmt.

3.1 Akteure

Der ältere Mensch als Akteur im Sinne des anfangs dargestellten Modells unterliegt einerseits den objektiven Gegebenheiten seiner Lebenswelt und handelt gleichzeitig immer auch vor dem Hintergrund der subjektiven Bewertung seiner dinglichen und sozialen Umwelt.

Diese Überlegung lässt sich am Beispiel der Wohnumwelt illustrieren: Generell scheint das individuelle Wohnerleben maßgeblich zur Zufriedenheit beizutragen, welche sich im verbreiteten Streben nach Beibehaltung der Wohnsituation ausdrückt. Selbst unter objektiv schlechteren Wohnverhältnissen werden bei älteren Befragten häufig unverhältnismäßig hohe Zufriedenheitseinschätzungen (Zufriedenheitsparadoxon) ermittelt (Oswald 1998, Oswald et al. 2000). Daraus folgt häufig eine geringe Akzeptanz von notwendigen Anpassungsmaßnahmen, wobei offensichtliche Wohnungsmängel und Gefahrenpotenziale in Kauf genommen werden. Das Unterlassen des gebotenen gesundheitsrelevanten Handelns kann sich entsprechend negativ auf die Gesundheit auswirken.

Das Beispiel zeigt auch, dass aus den Gegebenheiten der Lebenswelt nicht nur gesundheitsrelevante Risiken (z. B. Sturzgefahr durch Barrieren) erwachsen, sondern auch mögliche Ressourcen (Wohnraumanpassung) zur Aufrechterhaltung der selbstständigen Lebensführung nicht genutzt werden.

Zur Beschreibung und Erklärung von Möglichkeiten einer selbstständigen und eigenverantwortlichen Lebensgestaltung des älteren Menschen dient in der Gerontologie das Konzept der Kompetenz. Es löst die lange Zeit vorherrschende Defizitperspektive auf das Altern ab. Kruse definiert das *Konstrukt der Kompetenz* im Sinne von „Fähigkeiten und Fertigkeiten zur Aufrechterhaltung oder Wiedererlangung eines selbstständigen, selbstverantwortlichen und aufgabenbezogenen Lebens in einer anregenden, unterstützenden, die selbstverantwortliche Auseinandersetzung mit Aufgaben und Belastungen fördernden (räumlich, sozialen und infrastrukturellen) Umwelt" (Wahl & Kruse 1999: 457). Es werden mit dieser Sichtweise die Wechselwirkungen zwischen den an den Menschen gerichteten Anforderungen, den situations- bzw. lebensweltlichen Möglichkeiten sowie den Fähigkeiten und Fertigkeiten zur Bewältigung der Anforderungen deutlich (ebd.).

Baltes et al. (1996) schlagen in ihrem Modell der Alltagskompetenz die Unterteilung in basale Kompetenz (Ba Co für „basic level of competence") und in erweiterte Kompetenz (Ex Co für „expanded level of competence") vor, um das gesamte Verhaltensrepertoire von Menschen abbilden zu können. Die basale Kompetenz zeigt sich in Selbstpflegeaktivitäten und einfachen instrumentellen Aktivitäten und ist für das tägliche Überleben notwendig. Die dazugehörigen Aktivitäten laufen größtenteils hoch automatisiert und routinemäßig ab und sind relativ kulturunabhängig. Die erweiterte Kompetenz wird hingegen in komplexen instrumentellen Aktivitäten, in sozialen Aktivitäten und in Freizeitaktivitäten sichtbar. Diese unterliegen individuellen Präferenzen, Motivationen und Zielen und sind damit stark kulturell beeinflusst. Basale und erweiterte Kompetenz ermöglichen Unabhängigkeit von der Hilfe anderer Menschen sowie ein hohes Maß an Selbstbestimmung in der Alltagsgestaltung (Baltes et al. 1996, BMFSFJ 2001), die sich auch auf gesundheitsrelevantes Handeln bezieht.

3.2 Gesundheitsrelevantes Handeln

Zur Aufrechterhaltung der Alltagskompetenz als Ausdruck des Handelns im Sinne der Gesundheit dienen im Alter *Selektionsprozesse*, wie sie das Modell der selektiven Optimierung mit Kompensation (S-O-K-Modell) von Baltes & Baltes (1989) beschreibt.

Dieses Modell verweist im Rahmen von Adaptationsvorgängen auf die Möglichkeit, trotz Einschränkungen und Verlusten aktiv, erfolgreich und produktiv zu altern. Die Adaptation erfolgt über drei prototypische Prozesse, die in Wechselwirkung zueinander stehen:

- Selektion: Der ältere Mensch konzentriert sich auf Ziele und Verhaltensbereiche von hoher Priorität, die von ihm gefordert werden, zu denen er persönlich motiviert ist und die seine Fertigkeiten und biologische Leistungsfähigkeit zulassen. Der völlige Verzicht auf Aktivitäten in einem bestimmten Verhaltensbereich oder auch ein schrittweiser Abbau von Aufgaben und Zielen innerhalb eines oder mehrerer Komplexe ist möglich. Selektionsprozesse erfolgen einerseits als Reaktion auf zunehmende Einschränkungen vorhandener Möglichkeiten oder Verluste (reaktiv) in den vorhandenen Lebenswelten; andererseits kann dieser Prozess auch vorausschauend auf antizipierte Veränderungen erfolgen (proaktiv) (Baltes & Baltes 1989, Baltes & Carstensen 1996).
- Kompensation: Das ursprüngliche Ziel oder die Aufgabe verändern sich nicht, sondern andere Mittel und Wege werden eingesetzt, um Defizite auszugleichen. Die Suche nach anderen Möglichkeiten, die automatisch oder geplant erfolgen kann, um das gleiche Ziel und Ergebnis zu erreichen, schließt sowohl die Nutzung als auch die Schaffung von relevanten Handlungsmitteln (Technologien, Hilfsmittel wie Hörgeräte, Rollator usw.) ein. Kompensatorische Mittel müssen zuvor nicht im Verhaltensrepertoire existieren. Die unterschiedlich einsetzbaren Kompensationsmittel schließen so-

wohl interne (Gedächtnisstrategien) als auch externe Ressourcen (soziale
Unterstützung durch Angehörige) ein (ebd.).

- Optimierung: Sie steht für das Potenzial des alten Menschen, sich noch
  entwickeln zu können, noch Ziele zu haben sowie für seine Fähigkeit, eine
  Aktivierung und Stärkung der körperlichen und geistigen Reserven zu bewirken. Dies widerspricht dem von der Gesellschaft häufig hergestellten
  Zusammenhang zwischen Alter, Schutz und Sicherheit. Diese Ansicht
  zwingt stattdessen dazu, an Stimulation und Herausforderung (z. B. Ge-
  dächtnistraining) zu denken. Optimierung beinhaltet die Stärkung und Ver-
  feinerung der Handlungsmittel und Handlungsressourcen (z. B. Gehübun-
  gen mit dem Rollator), die notwendig sind, um sowohl bereits bestehende
  als auch neue Ziele und Erwartungen zu erreichen (ebd.).

Optimierung durch Selektion und Kompensation ermöglicht dem alten
Menschen, die für ihn wichtigen Lebensaufgaben zu bewältigen. Eine wesentliche Aufgabe kann sein, die Gesundheit zu erhalten und in diesem Sinne zu handeln.

Das auf die Gesundheit gerichtete Handeln eines Akteurs – also das Verhalten eines Individuums im Hinblick auf gesundheitsrelevante Fragen – ist abhängig auch von seiner Persönlichkeitsstruktur. Dieses Handeln wird jedoch
zugleich von gültigen Werten und Verhaltensnormen der Gesellschaft sowie
durch lebensweltlich bedingte Handlungsspielräume und Kompetenzen geprägt.
Einer an individuelle Lebenswelten anknüpfenden gesundheitlichen Aufklärung
kommt in diesem Zusammenhang eine wesentliche Bedeutung zu. Übertragen
auf den älteren Menschen bedeutet dies, dass Gesundheitsverhalten erstens eine
Frage des im Lebenslauf entwickelten Lebensstils ist. Zugleich ist jedoch der
Erhalt der Gesundheit als individueller und gesellschaftlicher Wert eines der
wichtigsten Lebensziele alter Menschen (Staudinger 1996, Wurm et al. 2009).
Drittens müssen dem älteren Menschen gesundheitsrelevante Kenntnisse in angemessener Form bereitgestellt und Präventionsangebote auf seine spezifischen
Bedürfnisse ausgerichtet werden. Bisher liegen gesundheitsförderliche Angebote
für Senioren nur im geringen Maße vor (Robertz-Grossmann 2006).

Gesundheitsverhalten im Alter umfasst neben den allgemeingültigen präventiven Ansätzen wie gesunde Ernährung, körperliche Aktivität, Verzicht auf
Nikotin, verantwortlicher Umgang mit Alkohol, ärztlich kontrollierter Gebrauch
von Medikamenten und Vorsorgemaßnahmen spezielle Verhaltensregeln. Ein
weit gefasstes Verständnis schließt als gesundheitsförderliches Verhalten – im
Sinne der erweiterten Kompetenz – psychisch-geistige Aktivität, Vermeidung
von lang anhaltenden körperlichen und seelischen Überlastungen, harmonische
Verhältnisse zwischen Arbeit und Erholung und die gedankliche Vorwegnahme

der Zukunft mit ein (Kruse 1999, Lang 1999). Das Gesundheitsverhalten nimmt Einfluss auf die Beschleunigung oder Verlangsamung von Alternsprozessen. Die Reduktion von Gesundheitsrisiken senkt das Krankheitsrisiko, auch wenn gesundheitsförderliches Verhalten erst im höheren Lebensalter einsetzt (SVR 2000/2001).

Ältere Menschen scheinen die Notwendigkeit von Gesundheitsförderung und Prävention zu unterschätzen. So stellt sich die Frage, warum sie ein eher zurückhaltendes Verhalten bei der Umsetzung entsprechender Maßnahmen zeigen, z. B. bei Vorsorgeuntersuchungen. Eine Ursache kann in der Fehlinterpretation liegen, Erkrankungen als altersbedingte Einbußen im Sinne eines normalen Alterns zu werten. Damit wird die Chance, durch einen gesundheitsfördernden Lebensstil, durch Mobilisierung funktioneller Reserven sowie durch entsprechende Trainingsmaßnahmen das Morbiditätsprofil im Alter zu verringern, oftmals nicht wahrgenommen.

Ein weiterer Grund ist in dem durch Studien belegten Optimismus im individuellen Gesundheitserleben zu sehen. Im Gegensatz zu objektiven medizinischen Befunden findet sich bei älteren Menschen eine eher positive Bewertung der eigenen Gesundheit. Lediglich 13,3% der Männer und 13,0 % der Frauen über 70 Jahren schätzen ihre Gesundheit als schlecht oder sehr schlecht ein, bei der Altersgruppe der 60- bis 69-Jährigen geben sogar nur 9,5% der Frauen und 8% der Männer ein derart negatives Urteil ab (Menning 2006a).

Der subjektive Gesundheitszustand bleibt weitgehend stabil, während sich der objektive Gesundheitszustand zunehmend verschlechtert, d.h. die Antworten von 70-Jährigen unterscheiden sich trotz einer negativen Entwicklung der körperlich-organischen und der körperlich-funktionellen Gesundheit nicht von denen der über 90-Jährigen (Berliner Altersstudie/BASE). Neueren Befunden aus dem Altersurvey zufolge verschlechtert sich zwar die subjektive Gesundheit im Altersgang, jedoch weniger als die objektive Gesundheit (Wurm et al. 2009). Der Zusammenhang zwischen objektiver und subjektiver Gesundheit wird mit zunehmendem Alter also immer schwächer. Vergleiche mit Gleichaltrigen beziehen sich vorwiegend auf Personen, denen es schlechter geht und fallen demnach häufig zugunsten der eigenen Gesundheit aus. Dieser Befund ist unter dem Begriff des „Altersinvarianz-Paradoxon" in der gerontologischen Forschung bekannt geworden (Borchelt et al. 1996, Steinhagen-Thiessen et al. 1999).

Die Diskrepanz zwischen objektivem Gesundheitszustand und subjektiver Gesundheitseinschätzung durch den älteren Menschen wurde in allen nationalen Altersstudien (Bonner Gerontologische Längsschnittstudie/BOLSA, Berliner Altersstudie/BASE, Interdisziplinäre Längsschnittstudie des Erwachsenenalters /ILSE) bestätigt (Wahl & Kruse 1999). Die Übereinstimmung zwischen objektiver und subjektiver Gesundheit liegt laut Metaanalysen bei 5-30% (Wurm et al. 2009).

Neben individuellen und gesellschaftlichen Bedingungen nimmt die Art der Erkrankung einen entscheidenden Einfluss auf die subjektive Gesundheit. So kann einer Erkrankung, wie z. B. des Bewegungsapparates, die häufig mit befindlichkeitsstörenden Schmerzen einhergeht, eine größere Bedeutung beigemessen werden als einer Koronarinsuffizienz, die vitalitätsbedrohend ist. Umso erstaunlicher ist, dass die subjektive Gesundheit einen hohen Prognosewert für Mortalität und Langlebigkeit aufweist, sogar einen besseren Prädiktor für Mortalität darstellt als objektive medizinische Befunde (Tesch-Römer 2002).

3.3 Lebenslagen

Lebenslagen beschreiben Möglichkeiten und Spielräume auch im Hinblick auf gesundheitsrelevantes Handeln und manifestieren sich in unterschiedlichen Dimensionen horizontaler und vertikaler Ungleichheit.

Das Geschlecht eines Menschen stellt ein Merkmal horizontaler sozialer Ungleichheit dar, dem gerade im höheren Lebensalter eine besondere Bedeutung für die Gesundheit zukommt. So zeichnen sich die Lebenslagen heute älterer Frauen vielfach dadurch aus, dass geringere Chancen auf höhere Bildungsabschlüsse und damit einhergehendes geringeres Einkommen – als Merkmale vertikaler sozialer Ungleichheit – kumulieren und sich in gesundheitlicher Ungleichheit manifestieren. Beispielsweise ist die Gesundheit von Frauen im Vergleich zu Männern durch mehr diagnostizierte Krankheiten gekennzeichnet, was zugleich zu einem höheren Anteil multimorbider Patientinnen führt. Verbunden damit treten bei Frauen funktionale Einschränkungen stärker als bei Männern auf (Menning 2006a). Zudem ist ihr gesundheitsbezogener Handlungsspielraum nicht nur wegen des schlechteren Gesundheitszustandes, sondern auch wegen geringerer familiärer Ressourcen eingeschränkt. Fast drei Viertel aller Frauen über 80 Jahren sind von Verwitwung betroffen, während in dieser Altersgruppe zwei Drittel der Männer noch verheiratet sind (Tesch-Römer & Wurm 2009b). Dadurch sind Frauen häufiger auf eine institutionelle Versorgung angewiesen.

Der Zusammenhang zwischen sozialer und gesundheitlicher Lage im höheren Alter lässt sich durch eine Vielzahl weiterer Befunde auch geschlechtsunabhängig belegen. Einige Untersuchungen zeigen z. B., dass eine schlechtere Schulbildung mit einer höheren Prävalenz der Alzheimer-Demenz einhergeht (Seidler 2004). Ein weiterer Beleg verweist darauf, dass sozial benachteiligte ältere Menschen stärker von Multimorbidität betroffen sind (RKI 2003). Erst im Übergang vom 3. zum 4. Lebensalter wird eine Angleichung oder Nivellierung sozialer Unterschiede im Krankheits- und Sterbegeschehen durch den Prozess des selektiven Überlebens vermutet (Lampert 2009).

Das Durchschnittseinkommen älterer Menschen als wesentliches materielles Merkmal der Lebenslage unterscheidet sich derzeit wenig von dem der Gesamtbevölkerung. Ältere Menschen sind gegenwärtig unterdurchschnittlich von relativer Armut betroffen. Die momentan durchschnittlich günstige materielle Lage geht jedoch einher mit erheblichen Unterschieden im Einkommen und schließt auch die Möglichkeit eines erhöhten Armutsrisikos von bestimmten Gruppen nicht aus. Das Vorliegen von Armut im Alter ist im Gegensatz zu Armutslagen jüngerer Menschen jedoch kaum mehr veränderbar. Die ökonomische Situation zukünftig älterer Menschen dürfte sich darüber hinaus aller Voraussicht nach weitaus problematischer darstellen, da sich die Einkommensunterschiede weiter verstärken dürften und der Anteil mit niedrigen Einkommen ansteigen wird (Tesch-Römer & Wurm 2009b).

Die sich aus ökonomischen Restriktionen ergebenden begrenzten Handlungsspielräume für den Erhalt von Gesundheit können derzeit zum Teil durch immaterielle Ressourcen, z. B. in Form familiärer Unterstützung, kompensiert werden. Die Zukunft persönlicher Netzwerke ist jedoch ebenfalls ungewiss. Der Trend zu kleineren Haushalten, Individualisierung und Kinderlosigkeit wird sich weiter fortsetzten, und ob Freunde und Nachbarn die Funktionen familiärer Unterstützung übernehmen, ist unklar.

4 Ausblick

Dem Thema „Gesundheit und Krankheit in Lebenswelten älterer Menschen" muss in Zukunft mehr Bedeutung beigemessen werden. In diesem Zusammenhang ist noch einmal zu betonen, dass Alter nicht mit Krankheit gleichgesetzt werden darf. Angesichts der hohen Variabilität in der Lebensphase Alter mit großen interindividuellen Unterschieden hinsichtlich der Alterungsprozesse und des Auftretens von Krankheiten wird die Unterscheidung zwischen 3. und 4. Lebensalter immer bedeutsamer.

Aus der Perspektive von Public Health bieten sich Anknüpfungsmöglichkeiten zur Einflussnahme auf Gesundheit und Krankheit durch die Gestaltung der räumlichen und sozialen Umwelt älterer Menschen mit dem Ziel, Kompetenzen und Handlungsspielräume zu erhalten oder zu erweitern. Über räumlich-soziale Lebenswelten hinaus stellt die Gesundheitssystemgestaltung eine besondere Herausforderung dar, da eine große Zahl älterer Menschen in nicht unerheblichem Umfang Versorgungsleistungen des Gesundheitssystems in Anspruch nimmt. Fehl- und Unterversorgung im ambulanten und stationären Sektor sind demnach weder aus der Perspektive der Akteure noch aus gesundheitsökonomischer Sicht akzeptabel.

Potenziale von Gesundheitsförderung und Prävention im höheren Lebensalter werden mit Blick auf eine mögliche Reduzierung der Inanspruchnahme von Versorgungsleistungen viel zu wenig ausgeschöpft. Dafür müssen Kompetenzen älterer Menschen im Hinblick auf gesundheitsförderliches Handeln gestärkt und gleichzeitig Angebote bedarfsorientiert und zielgruppenspezifisch ausgerichtet werden.

Die Komplexität der in diesem Beitrag dargestellten Überlegungen zu Gesundheit und Krankheit in Lebenswelten älterer Menschen verdeutlicht die Notwendigkeit eines interdisziplinären Vorgehens, das für Public Health charakteristisch ist. Dieses Erfordernis muss auch in der Public-Health-Forschung, die verstärkt auf Prävention und Gesundheitssystemgestaltung für den älteren Menschen ausgerichtet sein sollte, stets im Blick behalten werden.

Literatur

Baltes, P.B. & Baltes, M.M. (1989): Optimierung durch Selektion und Kompensation. Ein psychologisches Modell. In: Zeitschrift für Pädagogik 35: 85-105.

Baltes, M.M. & Carstensen, L.L. (1996): Gutes Leben im Alter: Überlegungen zu einem prozeßorientierten Metamodell erfolgreichen Alterns. In: Psychologische Rundschau 47: 199-215.

Baltes, M.M., Maas, I.,Wilms, H.-U., Borchelt, M. (1996): Alltagskompetenz im Alter: Theoretische Überlegungen und empirische Befunde. In: Mayer, K.U. & Baltes P.B. (Hrsg.): Die Berliner Altersstudie. Berlin: Akademie Verlag: 525-542.

Bergmann, E., Kalcklösch, M., Tiemann, F. (2005): Inanspruchnahme des Gesundheitswesens. Erste Ergebnisse des telefonischen Gesundheitssurvey 2003. Bundesgesundheitsblatt – Gesundheitsforschung – Gesundheitsschutz 48 (12): 1365-1373.

BMFSFJ - Bundesministerium für Familie, Senioren, Frauen und Jugend (Hrsg.) (2001): Dritter Bericht zur Lage der älteren Generation. Berlin.

BMFSFJ - Bundesministerium für Familie, Senioren, Frauen und Jugend (Hrsg.) (2002): Vierter Bericht zur Lage der älteren Generation. Berlin.

BMFSFJ - Bundesministerium für Familien, Senioren, Frauen und Jugend (Hrsg.) (2005): Der Alterssurvey – Aktuelles auf einen Blick: Gesundheit und Gesundheitsversorgung. Pressetexte der Bundesregierung. Online unter: http://www. bmfsfj. de/ BM FSFJ/root.html (Letzter Abruf: 13.11.2008).

BMG - Bundesministerium für Gesundheit (2008): Zahlen und Fakten zur Pflegereform. Online unter: http://www.bmg.bund.de/ nn_1376632/ SharedDocs/Standardartikel/ DE/AZ/P/Glossarbegriff-Pflegereform-2008.html (Letzter Abruf: Mai 2008).

Borchelt, M., Gilberg, R., Horgas, A.L., Geiselmann, B. (1996): Zur Bedeutung von Krankheit und Behinderung. In: Mayer, K.U. & Baltes, P.B. (Hrsg.): Die Berliner Altersstudie. Berlin: Akademie Verlag: 449-474.

Dräger, D. (2006): Rehabilitation im Alter – Braucht die Praxis Theorie? Entwicklung eines Theoriemodells der Rehabilitation für geriatrische Patienten. Online unter: http://www.diss.fu-berlin.de/2006/328/index.html.

Ellert, U., Wirz, J., Ziese, T. (2006): Telefonischer Gesundheitssurvey des Robert Koch-Institutes (2.Welle). In: Robert Koch-Institut (Hrsg.): Beiträge zur Berichterstattung des Bundes. Berlin: Robert Koch-Institut.

Esser, H. ([1993]1999): Soziologie. Allgemeine Grundlagen. 3. Auflage. Frankfurt am Main: Campus Verlag.

Fries, J. (1980): Aging, natural death, and the compression of morbidity. In: New England Journal of Medicine 303: 130-135.

Fries, J. (2003): Measuring und monitoring success in compressing morbidity. In: Annals of Internal Medicine 139: 455-459.

Gerok, W. & Brandstädter, J. (1992): Normales, krankhaftes und optimales Altern: Variations- und Modifikationsspielräume. In: Baltes, P.B. & Mittelstrass, J. (Hrsg.): Zukunft des Alterns und gesellschaftliche Entwicklung. Berlin: de Gruyter: 356-385.

Kolominsky-Rabas, P.L. (2006): Public Health. In: Oswald, W.D., Lehr, U., Sieber, C., Kornhuber, J. (Hrsg.): Gerontologie. Medizinische und sozialwissenschaftliche Grundbegriffe. Stuttgart: Verlag Kohlhammer: 302-306.

Krämer, W. (1992): Altern und Gesundheitswesen: Probleme und Lösungen aus der Sicht der Gesundheitsökonomie. In: Baltes, P.B. & Mittelstrass, J. (Hrsg.): Zukunft des Alterns und gesellschaftliche Entwicklung. Berlin: de Gruyter: 563-580.

Krämer, W. (1997): Hippocrates und Sisyphus – die moderne Medizin als das Opfer ihres eigenen Erfolges. In: Kirch, W. & Kliemt, H. (Hrsg.): Rationierung im Gesundheitswesen. Regensburg: S. Roderer-Verlag: 7-19.

Kruse, A. (1999): Regeln für gesundes Älterwerden – wissenschaftliche Grundlagen. In: Bundesvereinigung für Gesundheit e.V. (Hrsg.): anlässlich des Weltgesundheitstages 1999. Bonn.

Kruse, A. (2006): Alterspolitik und Gesellschaft. In: Bundesgesundheitsblatt – Gesundheitsforschung – Gesundheitsschutz 49: 513-522.

Kruse, A. & Schmitt, E. (2002): Gesundheit und Krankheit im hohen Alter. In: Hurrelmann, K. & Kolip, P. (Hrsg.): Geschlecht, Gesundheit und Krankheit. Männer und Frauen im Vergleich. Bern: Verlag Hans Huber: 206-221.

Lampert, T. (2009): Soziale Ungleichheit und Gesundheit im höheren Lebensalter. In: Böhm, K., Tesch-Römer, C., Ziese, T. (Hrsg.): Beiträge zur Gesundheitsberichterstattung des Bundes. Gesundheit und Krankheit im Alter. Berlin: Robert Koch-Institut: 121-133.

Lang, E. (1999): Altersmedizin. In: Jansen, B., Karl, F., Radebold, H., Schmitz-Scherzer, R. (Hrsg.): Soziale Gerontologie. Weinheim: Beltz PVU: 256-273.

Menning, S. (2006a): Gesundheitszustand und gesundheitsrelevantes Verhalten Älterer. Report Altersdaten GeroStat. In: Deutsches Zentrum für Altersfragen Berlin (Hrsg.): Heft 2.

Menning, S. (2006b): Lebenserwartung, Mortalität im Alter. Statistisches Informationssystem GeroStat. In: Deutsches Zentrum Altersfragen Berlin (Hrsg.): Band 1.

Oswald, F. (1998): Erleben von Wohnalltag bei gesunden und älteren gehbeeinträchtigten Älteren. In: Zeitschrift für Gerontologie und Geriatrie 31: 250-256.

Oswald, F., Schmitt, M., Sperling, U., Wahl, H.-W. (2000): Wohnen als Entwicklungskontext: Objektive Wohnbedingungen, Wohnzufriedenheit und Formen der Auseinandersetzung mit dem Wohnen in Ost- und Westdeutschland. In: Martin, P., Ettrich, K.U., Lehr, U., Roether, D., Martin, M., Fischer-Cyrulies, A. (Hrsg.): Aspekte der Entwicklung im mittleren und höheren Lebensalter. Darmstadt: Steinkopff Verlag: 201-219.

Renteln-Kruse, W.v. (2001): Epidemiologische Aspekte der Morbidität im Alter. In: Zeitschrift für Gerontologie und Geriatrie 34 (Suppl. 1): 10-15.

RKI – Robert Koch-Institut (2003): Multimorbidität in Deutschland. Stand – Entwicklung – Folgen. Berlin: Eigenverlag.

Robertz-Grossmann, B. (2006): Wissen umsetzen. Aufgaben und Aktivitäten der Arbeitsgruppe 3 „Gesund altern" des Deutschen Forums Prävention und Gesundheitsförderung. In: Bundesgesundheitsblatt – Gesundheitsforschung – Gesundheitsschutz 49 (6): 523-528.

Saß, A.-C.,Wurm, S., Ziese, T. (2009): Inanspruchnahmeverhalten. In: Böhm, K., Tesch-Römer, C., Ziese, T. (Hrsg.): Beiträge zur Gesundheitsberichterstattung des Bundes. Gesundheit und Krankheit im Alter. Berlin: Robert Koch-Institut: 134-159.

Seidler, A. (2004): Können psychosoziale Faktoren vor der späteren Entwicklung einer Demenzerkrankung schützen? In: Jahrbuch für Kritische Medizin 40: 40-48.

Statistisches Bundesamt (2000): Bevölkerungsentwicklung Deutschlands bis zum Jahr 2050. Ergebnisse der 9. koordinierten Bevölkerungsvorausberechnung. Wiesbaden: Statistisches Bundesamt.

Statistische Bundesamt (2007a): Demografischer Wandel in Deutschland. Heft 1. Bevölkerungs- und Haushaltsentwicklung im Bund und in den Ländern. Wiesbaden: Statistisches Bundesamt.

Statistisches Bundesamt (2007b): Pflegestatistik 2005 – Pflege im Rahmen der Pflegeversicherung – Deutschlandergebnisse. Wiesbaden: Statistisches Bundesamt.

Staudinger, U.M. (1996): Psychologische Produktivität und Selbstentfaltung im Alter. In: Baltes, M.M. & Montanda, L. (Hrsg.): Produktives Alter. Frankfurt am Main: Campus Verlag: 344-373.

Steinhagen-Thiessen, E., Wrobel, N., Borchelt, M. (1999): Der Zahn der Zeit. Körperliche Veränderungen im Alter. In: Niederfranke, A., Naegele, G., Frahm, E. (Hrsg.): Funkkolleg Altern 1. Die vielen Gesichter des Alterns. Opladen: Westdeutscher Verlag: 277-317.

SVR – Sachverständigenrat für die Konzertierte Aktion im Gesundheitswesen (2000/2001): Bedarfsgerechtigkeit und Wirtschaftlichkeit. Über-, Unter-, Fehlversorgung. Band 3). Bonn: Eigenverlag.

Tesch-Römer, C. (2002): Notwendigkeiten und Möglichkeiten zur Optimierung von Rehabilitation und Pflege in den altersgewandelten Gesellschaften. In: Rehabilitation und Pflege im Spannungsfeld des demographischen Wandels. In: DEGEMED (Hrsg.): Tagungsband vom 13. September 2002. Berlin: 31-44.

Tesch-Römer, C. & Wurm, S. (2009a): Theoretische Positionen zu Gesundheit und Alter. In: Böhm, K., Tesch-Römer, C., Ziese, T. (Hrsg.): Beiträge zur Gesundheitsberichterstattung des Bundes. Gesundheit und Krankheit im Alter. Berlin: Robert Koch-Institut: 7-20.

Tesch-Römer, C. & Wurm, S. (2009b): Lebenssituationen älter werdender und alter Menschen in Deutschland. In: Böhm, K., Tesch-Römer, C., Ziese, T. (Hrsg.): Beiträge zur Gesundheitsberichterstattung des Bundes. Gesundheit und Krankheit im Alter. Berlin: Robert Koch-Institut: 113-120.

Wahl, H.-W. & Kruse, A. (1999): IV. Aufgaben, Belastung und Grenzsituationen im Alter, Gesamtdiskussion. In: Zeitschrift für Gerontologie und Geriatrie 32: 456-472.

Walter, U., Schneider, N., Bisson, S. (2006): Krankheitslast und Gesundheit im Alter. In: Bundesgesundheitsblatt – Gesundheitsforschung – Gesundheitsschutz 49: 537-546.

Wurm, S., Lampert, T., Menning, S. (2009): Subjektive Gesundheit. In: Böhm, K., Tesch-Römer, C., Ziese, T. (Hrsg.): Beiträge zur Gesundheitsberichterstattung des Bundes. Gesundheit und Krankheit im Alter. Berlin: Robert Koch-Institut: 79-91.

Lebenswelt und Gesundheit benachteiligter Bevölkerungsgruppen als Public Health-Thema: Behindert sein und behindert werden

Mathilde Niehaus

1 Ausgangslage vor rund 20 Jahren

Der vor 20 Jahren neu eingeführte Leitbegriff Public Health laut Laaser und Schwartz (1991: 6) steht für die Herausforderung, in multidisziplinärer Kooperation von sozial-, verhaltens- und wirtschaftswissenschaftlichen Disziplinen Einflussgrößen auf die gesundheitliche Lage der Bevölkerung in Forschung und Lehre zu thematisieren. Zudem nimmt dieser Leitbegriff in Tradition der Sozialmedizin die Normen der Gerechtigkeit und Fürsorge auf, indem der gesellschaftlichen Determiniertheit von Gesundheit und Krankheit nachgegangen wird und ein Ziel die Verbesserung der Gesundheit von benachteiligten Bevölkerungsgruppen ist. Dabei wird die Gesundheitsberichterstattung zu einem wichtigen Instrument. Die traditionellen Berichterstattungen der amtlichen Statistiken erlauben allerdings vielfach nicht, qualifizierte Aussagen über den Gesundheitszustand einzelner Bevölkerungsgruppen zu treffen, und lassen in der Regel keine datenbasierten Empfehlungen zur Verbesserung der Gesundheits- und Lebenssituation zu. Dies gilt auch für die amtlichen Rehabilitations- und Behinderten-Statistiken. Der Sachverständigenrat für die Konzertierte Aktion im Gesundheitswesen charakterisierte im Jahresgutachten 1987 die Qualität der amtlichen Behindertenstatistik als schlecht und forderte nachdrücklich die Erhebung brauchbarer Daten. Nicht zuletzt dieses Gutachten war Ende der 1980er Jahre Anlass, auf die Datendefizite und Forschungsbedarfe für die Bevölkerungsgruppe „Menschen mit Behinderung" in der sich entwickelnden scientific community der Gesundheitswissenschaften hinzuweisen und den Aufbau eines entsprechenden sozialpolitischen Berichtssystems vorzuschlagen (Frick et al. 1992). Welche Entwicklung hat seitdem stattgefunden und welche Bedeutung wird dem Thema in Zukunft beigemessen bzw. mit welchen Herausforderungen ist in den kommenden Jahren zu rechnen?

2 Von der Identifikation „Menschen mit Behinderung" als benachteiligte Bevölkerungsgruppe hin zur Identifikation behindernder Bedingungen

Wenn das Ziel von Public Health war bzw. ist, der gesellschaftlichen Determiniertheit von Gesundheit und Krankheit nachzugehen und die Lebenssituation von Menschen zu verbessern, dann stellt sich die Forschungsfrage nach der Identifikation benachteiligter Bevölkerungsgruppen. Sind Menschen mit Behinderung eine benachteiligte Bevölkerungsgruppe (vgl. Maschke 2007)? Wer gehört zur Bevölkerungsgruppe der Menschen mit Behinderung und welche Daten liegen über diese Gruppe vor, die für die Gesundheitswissenschaften und für Public Health relevant sind?

Zur Identifikation der Bevölkerungsgruppe „Menschen mit Behinderung" können Alltagkenntnisse und amtliche sowie wissenschaftliche Daten herangezogen werden. Das Alltagsverständnis von Behinderung ist sowohl von gesellschaftlichen sowie kulturellen Rahmenbedingungen als auch von (fehlenden) persönlichen Erfahrungen geprägt. Immer dann, wenn von Behinderten die Rede ist, wurden und werden im Alltagsverständnis entsprechende Bilder von Rollstuhlfahrern, blinden oder gehbehinderten Männern oder von Gruppen sogenannter geistig behinderter Kinder imaginiert.

Welches Wissen über Behinderungen in der Bevölkerung vorliegt, war 2001 Gegenstand einer Befragung in Deutschland und weiteren europäischen Ländern. Der Bericht über „Europäer und das Thema Behinderung", der auf der Grundlage des Eurobarometers entstand, stellt die öffentliche Meinung und den Kenntnisstand in Europa dar. Im Jahr 2001 wurden in jedem Mitgliedstaat der Europäischen Union einer repräsentativen Stichprobe einheimischer Bürger im Alter ab 15 Jahren Fragen zum Thema Behinderung vorgelegt. Insgesamt wurden 16.172 Personen befragt. Einerseits zeigt sich, dass die Europäer über die verschiedenen Behinderungen und die damit zusammenhängenden Probleme nur sehr ungenau informiert sind, und andererseits meinen 97 Prozent der Europäer, „es müsse etwas getan werden, um Menschen mit Behinderungen besser in die Gesellschaft zu integrieren" (Europäische Kommission 2001: 71). In den letzten 20 Jahren veränderten sich sowohl das Bild von Menschen mit Behinderung als auch das Wissen über diese Bevölkerungsgruppe nur langsam (vgl. Europäische Kommission 2001). Auch die Public Health–Forschung in Deutschland hat zur schnelleren Aufklärung keinen wesentlichen Beitrag leisten können. Vorurteile über die Lebenssituation von Menschen mit Behinderung durch tatsächliches Wissen zu ersetzen, bleibt eine Herausforderung für zukünftige Public Health - Forschung.

Als Kontrast zur öffentlichen Meinung über Behinderung bietet sich die amtliche „Behindertenstatistik" entsprechend § 131 SGB IX an: „Über schwerbehinderte Menschen wird alle zwei Jahre eine Bundesstatistik durchgeführt. Sie umfasst folgende Tatbestände:

1. die Zahl der schwerbehinderten Menschen mit gültigem Ausweis, 2. persönliche Merkmale schwerbehinderter Menschen wie Alter, Geschlecht, Staatsangehörigkeit, Wohnort, 3. Art, Ursache und Grad der Behinderung."

Tabelle 1:   Schwerbehinderte Menschen nach Geschlecht, Alter, Art und Grad der Behinderung

Schwerbehinderte Menschen am Jahresende[1]			
Gegenstand der Nachweisung	2003	2005	2007
Insgesamt	**6 638 892**	**6 765 355**	**6 918 172**
männlich	3 485 341	3 527 983	3 587 250
weiblich	3 153 551	3 237 372	3 330 922
nach Alter von ... bis unter ... Jahren			
unter 4	15 276	14 478	14 297
4 - 6	14 885	14 611	14 002
6 - 15	93 824	91 124	91 928
15 - 18	40 471	41 342	39 918
18 - 25	106 209	111 722	117 157
25 - 35	210 406	200 061	200 510
35 - 45	476 492	468 581	447 270
45 - 55	770 516	794 660	826 264
55 - 60	568 325	607 467	650 827
60 - 62	319 984	282 040	286 327
62 - 65	596 952	535 298	473 602
65 und mehr	3 425 552	3 603 971	3 756 070
nach Art der Behinderung			
Körperliche	4 477 147	4 445 204	4 448 975
Zerebrale Störungen, geistige- und / oder seelische	1 158 251	1 236 115	1 310 344
Sonstige und ungenügend bezeichnete	1 003 494	1 084 036	1 158 853
nach Grad der Behinderung			
50	2 039 827	2 044 599	2 093 757
60	1 062 939	1 098 587	1 119 760
70	756 466	770 049	778 112
80	815 512	828 419	842 713
90	343 392	351 423	359 683
100	1 620 756	1 672 278	1 724 147
[1] Mit gültigem Schwerbehindertenausweis			

Quelle: Statistisches Bundesamt 2009

In Deutschland gibt es keine Meldepflicht für Behinderungen. Nur auf Antrag der betroffenen Person selbst kann eine amtliche Feststellung über das Vorliegen einer Behinderung sowie deren Ausprägung erfolgen (Grad der Behinderung). Ab einem Grad der Behinderung von 50 wird von Schwerbehinderung gesprochen. In der Bundesrepublik Deutschland leben rund 6,9 Mio. Menschen mit einem gültigen Schwerbehindertenausweis, darunter waren am Jahresende 2007 rund 3,3 Mio. weibliche und 3,6 Mio. männliche Schwerbehinderte (Statistisches Bundesamt 2009). Die Schwerbehindertenquote, das heißt die Zahl der Schwerbehinderten bezogen auf 1.000 Einwohner, variiert sowohl mit der Geschlechtszugehörigkeit und dem Alter als auch mit der Zugehörigkeit zu den verschiedenen Bundesländern. Im gesamten Bundesgebiet sind nach Berechnungen des Statistischen Bundesamtes 8,9 Prozent der männlichen und 7,9 Prozent der weiblichen Bevölkerung schwerbehindert.

Dieser große Anteil schwerbehinderter Menschen scheint den alltäglichen Eindrücken und Bildern, der wie im Eurobarometer 2001 abgefragten öffentlichen Meinung zu widersprechen. Zu bedenken ist, dass mit Schwerbehinderungen nicht nur die „klassischen" Beeinträchtigungen gemeint sind, sondern auch Auswirkungen von Herz-Kreislauferkrankungen sowie Funktionseinschränkungen der Atemwege und der Wirbelsäule (siehe Tabelle 2). Am häufigsten kommen Beeinträchtigungen der inneren Organe bzw. Organsysteme mit einem Anteil von rund 25 Prozent vor (Statistisches Bundesamt 2009: 10), Einschränkungen und Beeinträchtigungen also, die für die Umwelt äußerlich kaum oder gar nicht erkennbar sind. Die „tatsächliche" Zahl behinderter Menschen liegt aber wahrscheinlich noch höher. Denn nicht alle, die beeinträchtigt oder gesundheitlich schwer eingeschränkt sind, lassen sich einen amtlichen Schwerbehindertenausweis ausstellen. Das trifft in besonderer Weise auf Frauen zu. Sie sind in der amtlichen Zählung unterrepräsentiert (vgl. Niehaus 1993).

Das medizinische Verständnis von Behinderung, wie es in der amtlichen Statistik zum Ausdruck kommt, schlägt sich auch in den Annahmen über die Ursachen nieder. Viele assoziieren mit Behinderungen die Verursachung durch Unfälle, Kriegseinwirkungen oder genetische Defekte. Je nach Annahmen über Selbst- oder Fremdverschuldung wird das Bild über die Person mit Behinderung emotional getönt. Auch das Rechtssystem spiegelt diese Prinzipien wieder. Erst seit 1974 hat sich das „Schwerbehindertengesetz" – jetzt integriert im SGB IX – vom Kausal- zum Finalprinzip bekannt, also zur Auffassung, dass allein die Tatsache der Behinderung und nicht die Ursache Voraussetzung für die Hilfen der Gemeinschaft sein muss.

Tabelle 2: Schwerbehinderte Menschen (2007) nach Ursachen der Behinderung

Ursache der Behinderung	insgesamt	weiblich	männlich
Angeborene Behinderung	306 641	137 502	169 139
Arbeitsunfall, Berufskrankheit	74 965	10 249	64 716
Verkehrsunfall	40 873	11 244	29 629
Häuslicher Unfall	8 007	2 878	5 129
Sonstiger Unfall	27 626	8 112	19 514
Kriegs-, Wehrdienst- oder Zivildienstbeschädigung	76 989	5 506	71 483
Allgemeine Krankheit	5 696 509	2 813 018	2 883 491
Sonstige Ursachen	686 562	342 413	344 149
Insgesamt	6 918 172	3 330 922	3 587 250

Quelle: Statistisches Bundesamt 2009

Im Gegensatz zu diesen amtlichen Kategorien der Ursachen werden in der „Internationalen Klassifikation der Funktionsfähigkeit, Behinderung und Gesundheit" (ICF) der WHO (2001) behindernde Umweltfaktoren hervorgehoben, die die Beeinträchtigung der Teilhabe in Wechselwirkung mit den personalen Faktoren erst ausmachen, also z.B. Einstellungen und Werte, Rechtssystem, Gesundheits- und Bildungssystem, Technologien usw.). International zeichnet sich eine Abkehr von einem monokausalen, medizinischen Behinderungsverständnis ab. Mit der „Internationalen Klassifikation der Funktionsfähigkeit, Behinderung und Gesundheit" (ICF) wird die Beeinträchtigung der Teilhabe (Partizipation) an unterschiedlichen Lebensbereichen infolge negativer Wechselwirkung zwischen Personen- und Umweltfaktoren in den Mittelpunkt gestellt und damit eine „Generalisierung" des Verständnisses von Behinderung zwischen „behindert sein und behindert werden" vorangetrieben. Das ICF-System selbst nennt keine Schwellenwerte, um zu definieren, wer behindert ist und wer nicht; „statt dessen werden in der gesamten Bevölkerung Aspekte von Behinderung und Behinderungsgrade ausgemacht" (Europäische Kommission 2002: 28). Insofern impliziert dieser Ansatz „Maßnahmen, die eher auf die Beseitigung von Barrieren ausgerichtet sind, die eine uneingeschränkte Partizipation (Teilhabe) behinderter

Menschen verhindern, als auf die „Problematisierung" des behinderten Menschen. Das legt nahe, dass sich die Politik mehr darauf konzentrieren sollte, behindernde Situationen zu ermitteln, als behinderte Menschen" (Europäische Kommission 2002: 21).

3   Identifikation behindernder Situationen für Kinder, Frauen, Ältere und Migranten als zukünftige Herausforderung

Im deutschen Sozialrecht ist Behinderung als Tatbestand verankert, der besondere Rechte, Nachteilsausgleiche und Sozialleistungen auslöst (vgl.Welti 2005). Mit dem In-Kraft-Treten des Sozialgesetzbuchs (SGB IX im Jahr 2001 wurde ein Paradigmenwechsel in der Behindertenhilfe verordnet, der im ersten Paragraphen „Selbstbestimmung und Teilhabe am Leben in der Gesellschaft" (SGB IX § 1) zum Ausdruck kommt:

> „Behinderte und von Behinderung bedrohte Menschen erhalten Leistungen nach diesem Buch und den für die Rehabilitationsträger geltenden Leistungsgesetzen, um ihre Selbstbestimmung und gleichberechtigte Teilhabe am Leben in der Gesellschaft zu fördern, Benachteiligungen zu vermeiden oder ihnen entgegenzuwirken. Dabei wird den besonderen Bedürfnissen behinderter und von Behinderung bedrohter Frauen und Kinder Rechnung getragen."

Mit der Gesetzesnovellierung wird den gesellschaftlichen Veränderungsprozessen von der Nachkriegsgesellschaft bis heute Rechnung getragen. In der Gesetzgebung zur Rehabilitation waren früher vorwiegend Männer, die durch Kriegseinwirkungen oder im Arbeitsleben gesundheitlich geschädigt wurden, sogenannte „Kriegs- und Arbeitsopfer", als Zielgruppe bedacht und waren somit rechtlich legitimiert, Hilfen und Schutz des Staates in Anspruch zu nehmen. Die besonderen Bedürfnisse von Kindern und Frauen waren in dieser Art der Ableitung gesellschaftlich anerkannter Anspruchsberechtigungen nicht stringent berücksichtigt. Die historisch bedingte Legitimation zur staatlichen Unterstützung vorwiegend für Menschen, die ihre Gesundheit durch den Krieg oder im Arbeitsprozess eingebüßt haben, ist überholt. Mit dem neunten Sozialgesetzbuch soll in Deutschland von dieser Tradition Abschied genommen und ein Bewusstseinswandel hin zu Selbstbestimmung und gleichberechtigter Teilhabe ausgedrückt werden (Haines 2002). Dass Frauen und Kinder in diesem neuen Gesetzbuch zur Rehabilitation und Teilhabe behinderter Menschen besonders hervorgehoben werden, ist Ausdruck dieses sozialen Wandels. Die amtliche Behindertenstatistik (entsprechend § 131 SGB IX) allerdings drückt den Paradigmenwechsel noch nicht aus.

Eine regelmäßige Gesundheitsberichterstattung, die die gesundheitliche Gesamtverfassung von Kindern und Jugendlichen mit Behinderung ermittelt, wird schon seit Jahren angemahnt (vgl. Beck 2002). Wünschenswert ist eine Orientierung an der „ICF für Kinder und Jugendliche" der WHO (2007). Im Dreizehnten Kinder- und Jugendbericht wird beklagt, dass die Art der Behinderung eines jungen Menschen über die Zuordnung zu einem Hilfesystem entscheidet und damit erhebliche „Definitions- und Abgrenzungsprobleme [entstehen], aus denen letztlich ,Verschiebebahnhöfe' bzw. ,schwarze Löcher' in der Hilfegewährung für die Betroffenen resultieren" (BMFSFJ 2009: 13). Herausforderungen für die Zukunft werden in einem inklusiven Hilfesystem gesehen.

Auch bei erwachsenen Menschen mit Behinderung kann die Etikettierung als „schwerbehindert" und damit verbundene staatliche Hilfe eine Barriere sein. Als große Hindernisse der Erwerbsbeteiligung von Menschen mit Behinderung werden seitens der Kommission der Europäischen Gemeinschaft (2004) neben Diskriminierungen und negativen sozialen Einstellungen bei der betrieblichen Rekrutierung insbesondere Sozialleistungsfallen gewertet. Als solche wird die Gefahr bezeichnet, dass bei einer Arbeitsaufnahme Sozialleistungen verloren gehen und Menschen mit Behinderung lediglich die Wahl bleibt zwischen Arbeitslosigkeit, Armut oder Inaktivität. Zusammenhänge zwischen niedriger Arbeitsplatzqualität, sozialer Ausgrenzung und Armut werden deutlich. Bei flexibilisierten Beschäftigungsverhältnissen erhöht sich „die Wahrscheinlichkeit der – vielfach permanenten – Arbeitslosigkeit und Arbeitsmarktausgrenzung. Auch der Status der Nichterwerbstätigkeit verringert die Wahrscheinlichkeit der Rückkehr auf den Arbeitsmarkt erheblich, insbesondere für Frauen und ältere Arbeitskräfte" (Kommission der Europäischen Gemeinschaft 2003: 8). Im Mikrozensus 2005 wird deutlich, dass Frauen mit Behinderung häufiger als behinderte Männer in Teilzeitarbeitsverhältnissen arbeiten. Die Beschäftigungssituation und geringe Erwerbsbeteiligung der Frauen mit Behinderung geht mit einer schlechten finanziellen Situation einher. Ihr Einkommen ist geringer als das der behinderten Männer und der Nichtbehinderten.

Unter dem Stichwort der zunehmenden „Feminisierung der Gesellschaft" verweist die Kommission der Europäischen Gemeinschaft (2002: 7) auf die Notwendigkeit der Berücksichtigung geschlechtsspezifischer Präventionskonzepte:

> „Bei den Präventionsmaßnahmen, aber auch bei den Messinstrumenten und Entschädigungsvorschriften müssen die wachsende Beteiligung der Frauen an der Arbeitswelt und die Risiken, von denen sie besonders betroffen sind, ausdrücklich berücksichtigt werden. Diese auf die Frauen ausgerichteten Maßnahmen müssen sich auf Forschungen stützen, die die ergonomischen Aspekte, die Gestaltung der Arbeitsplätze, die Auswirkungen der Belastung durch physikalische, chemische und

biologische Agenzien sowie die physiologischen und psychologischen Unterschiede der Arbeitsorganisation untersuchen."

Die Situation von Frauen mit Behinderung sichtbar zu machen und damit Ansätze zur Gesundheitsförderung zu benennen, wird aus Perspektive der Betroffenen und der Rehabilitationswissenschaften angemahnt.

Darüber hinaus werden die Anforderungen der Arbeitswelt mit eintretendem Arbeitskräftemangel zukünftig von älteren (durch Erhöhung des Rentenalters) und vielfältiger zusammengesetzten Belegschaften, insbesondere mehr Menschen mit Migrationserfahrungen zu bewältigen sein. Diese veränderte Zusammensetzung (mehr Ältere, mehr Frauen, mehr Zuwanderer) wird sich auch in der Inzidenzrate von Behinderungen widerspiegeln und muss somit zukünftig für die Gesundheitsberichterstattung und Entwicklung passgenauer Angebote zur Gesundheitsförderung bedacht werden.

Im Kontext der Behindertenhilfe und Rehabilitation verweist das Bundesministerium für Arbeit und Soziales (2009) mit dem aktuellen Behindertenbericht 2009 auf Verfahrensoptimierungen für die Zielgruppen der Frauen, Älteren und Migranten mit Behinderung. Obwohl im Behindertenbericht 2009 weder von Gesundheitsberichterstattung oder Public Health die Rede ist, ist er mit der zentralen Thematisierung von Gleichbehandlung und Förderung von Chancengleichheit als eine Voraussetzung für Selbstbestimmung und Teilhabe behinderter Menschen anschlussfähig an Ansätze von Public Health. Insgesamt wird deutlich, dass eine zukünftige Aufgabe der Public Health ist, die unterschiedlichen Politik-, Hilfe- und Berichtssysteme unter der gemeinsamen Perspektive der Gesundheitsförderung und Beseitigung benachteiligender Bedingungen zu integrieren.

Literatur

Beck, I. (2002): Die Lebenslagen von Kindern und Jugendlichen mit Behinderung und ihre Familien in Deutschland: soziale und strukturelle Dimensionen. In: Sachverständigenkommission Elfter Kinder- und Jugendbericht (Hrsg.): Gesundheit und Behinderung im Leben von Kindern und Jugendlichen. München: Verlag Deutsches Jugendinstitut: 175-304.

Bundesministerium für Arbeit und Soziales (Hrsg.) (2009): Behindertenbericht 2009: Bericht der Bundesregierung über die Lage von Menschen mit Behinderungen für die 16. Legislaturperiode. Bonn.

BMFSFJ - Bundesministerium für Familie, Senioren, Frauen und Jugend (Hrsg.) (2009): Dreizehnter Kinder- und Jugendbericht: Bericht über die Lebenssituation junger Menschen und die Leistungen der Kinder- und Jugendhilfe in Deutschland. Berlin.

Europäische Kommission, Generaldirektion Beschäftigung und Soziales (Hrsg.) (2001): Europäer und das Thema Behinderung. Eurobarometer 54.2. Brüssel.

Europäische Kommission, Generaldirektion Beschäftigung und Soziales (Hrsg.) (2002): Definition des Begriffs „Behinderung" in Europa: Eine vergleichende Analyse. Brüssel.

Frick, B., Hammerschmidt, M., Niehaus, M., Walger, M. (1992): Schwerbehinderte und Arbeitswelt: Aufbau und Funktionsweise eines sozialpolitischen Berichtssystems. In: Laaser, U. & Schwartz, F.W. (Hrsg.): Gesundheitsberichterstattung und Public Health in Deutschland. Berlin: Springer Verlag: 340-350.

Haines, H. (2002): Einleitung. In: Dau, D.H., Düwell, F.J., Haines, H. (Hrsg.): Rehabilitation und Teilhabe behinderter Menschen. Lehr- und Praxiskommentar (LPK-SGB IX). Baden-Baden: 1-22.

Kommission der Europäischen Gemeinschaft (2002): Mitteilung der Kommission: Anpassung an den Wandel von Arbeitswelt und Gesellschaft: eine neue Gemeinschaftsstrategie für Gesundheit und Sicherheit am Arbeitsplatz 2002-2006. KOM(2002) 118 endgültig.

Kommission der Europäischen Gemeinschaft (2003): Mitteilung der Kommission an den Rat, das Europäische Parlament, den Europäischen Wirtschafts- und Sozialausschuss und den Ausschuss der Regionen: Die jüngsten Fortschritte in der Verbesserung der Arbeitsplatzqualität. KOM(2003) 728 endgültig.

Kommission der Europäischen Gemeinschaft (2004): Sozialsysteme und ihre Interaktionen mit den Arbeitsmarktpolitiken. Zusammenfassung des Endberichts Beschäftigungsstrategie. Generaldirektion Beschäftigung und Soziales, Referat EMPL/A/2.

Laaser, U. & Schwartz, F.W. (Hrsg.) (1991): Gesundheitsberichterstattung und Public Health in Deutschland. Berlin: Springer Verlag.

Maschke, M. (2007): Behindertenpolitik in der Europäischen Union: Lebenssituation behinderter Menschen und nationale Behindertenpolitik in 15 Mitgliedsstaaten. Wiesbaden: VS Verlag für Sozialwissenschaften.

Niehaus, M. (1993): Behinderung und sozialer Rückhalt. Zur sozialen Unterstützung behinderter Frauen. Trierer Schriften zu Sozialpolitik und Sozialverwaltung; Bd. 11. Frankfurt: Campus Verlag.

Niehaus, M. (2007): Arbeiten unter erschwerten Bedingungen – Frauen mit Behinderung. In. Cloerkes, G. & Kastl, J.M. (Hrsg.): Leben und Arbeiten unter erschwerten Bedingungen. Menschen mit Behinderungen im Netz der Institutionen. Materialien zur Soziologie der Behinderten, Band 3. Heidelberg: Universitätsverlag Winter: 171-185.

Sachverständigenrat für die Konzertierte Aktion im Gesundheitswesen (1987): Jahresgutachten 1987. Medizinische und ökonomische Orientierung. Baden-Baden.

Statistisches Bundesamt (2009). Statistik der schwerbehinderten Menschen 2007. Wiesbaden.

Welti, F. (2005). Behinderung und Rehabilitation im sozialen Rechtsstaat. Tübingen: Mohr Siebeck Verlag.

World Health Organization (2001): International Classification of Functioning, Disability, and Health (ICF). Genf.

World Health Organization (2007): International Classification of Functioning, Disability and Health - Children and Youth Version. ICF-CY. Genf.

Migration und Gesundheit

Oliver Razum, Jacob Spallek, Hajo Zeeb

1 Einführung: „Wir riefen Arbeitskräfte, und es kamen Menschen"

„Deutschland ist ein Zuwanderungsland" – diese Aussage hätte vor zwanzig Jahren noch zu Protesten aus Politik und Bevölkerung geführt. Und das, obwohl Deutschland und seine Vorläuferstaaten durch die zentrale Lage in Europa schon immer Durchwanderungs- und Zuzugsgebiete waren. Nach dem Ende des 2. Weltkriegs zogen 17 Mio. Menschen nach Westdeutschland zu, sie kamen als Flüchtlinge aus ehemals deutsch besiedelten Gebieten Osteuropas (Münz & Reiterer 2007). Mit dem Begriff „Migration" verbinden die meisten Menschen aber immer noch die Anwerbung von Arbeitskräften aus Südeuropa und der Türkei seit der Mitte der 1950er Jahre. Ein Blick in die Bilddatenbank der Deutschen Pressagentur (dpa) zeigt Fotografien, die geradezu Ikonen dieser Epoche der „Gastarbeiter"-Zuwanderung geworden sind: die Unterzeichnung des ersten Abkommens zur Entsendung von Arbeitskräften mit Italien 1955, übermüdete Männer aus Anatolien, die nach einer mehrtägigen Bahnfahrt auf einem deutschen Bahnhof dem Zug entsteigen, der einmillionste Gastarbeiter, der bei seiner Ankunft 1964 zu seiner verständlichen Überraschung ein Moped als Geschenk erhält.

Wenn die Ankommenden als „Gastarbeiter"[1] bezeichnet wurden, dann waren damit auch Erwartungen verbunden, die einen direkten oder indirekten Bezug zur Gesundheit dieser Menschen hatten und haben. Viele dieser Erwartungen erwiesen sich als nur teilweise richtig oder sogar als gänzlich falsch. So gingen Arbeitgeber und Arbeitnehmer zunächst davon aus, der Zuzug nach Deutschland sei nur vorübergehend (für 3-5 Jahre). Dies stellte sich als für beide Seiten nicht praktikabel heraus. Viele „Gastarbeiter" wurden zu Zuwanderern, die Jahrzehnte oder sogar ihr ganzes Leben in Deutschland blieben und dementsprechend guten Zugang zu den Gesundheitsdiensten benötigten. Der Satz „Wir riefen Arbeitskräfte, und es kamen Menschen", der dem Schriftsteller Max Frisch zugeschrieben wird, beschreibt das Dilemma, dem sich die Gesellschaften aufnehmender Länder gegenübersahen.

---

[1] Gemeint sind hier und auch im Folgenden, wenn von „Migranten" die Rede ist, immer Männer und Frauen.

Daneben bestand die Erwartung, dass junge, gesunde Arbeiter nach Deutschland kämen. Dies sollte durch bereits in den Anwerbeländern durchgeführte – allerdings eher oberflächliche – Gesundheitsuntersuchungen sichergestellt werden. Viele Zuwanderer kamen aber auch ohne diese Untersuchungen nach Deutschland. Zudem lassen sich mit medizinischen Untersuchungen vor allem akute Krankheiten und Beeinträchtigungen der Arbeitsfähigkeit finden. Das Auftreten chronischer Gesundheitsprobleme im höheren Alter, etwa durch berufliche Belastungen, lässt sich so aber kaum vorhersagen.

Wenn sich das Gesundheitssystem zu Beginn der Arbeitsmigration mit den „Gastarbeitern" befasste, dann zunächst mit einem stark eingeengten Blick: Für lange Zeit bestand eine weitgehende Fixierung auf körperliche Gesundheitsprobleme; psychische Erkrankungen wurden vernachlässigt, vermutlich wegen echter oder angenommener Schwierigkeiten bei Diagnose und Therapie (Koch & Pfeiffer 2000, Knipper & Bilgin 2010).

Heute ist Deutschland auch in der Sprache der Politiker ein Zuwanderungsland. Es ist eine sehr gemischte Gruppe von Menschen, die in den letzten Jahrzehnten nach Deutschland kam – neben den „Gastarbeitern" beispielsweise auch (Spät-)Aussiedler, Flüchtlinge und gut ausgebildete Spezialisten. Sie alle sind ein Teil der deutschen Gesellschaft geworden. Hiermit einher gehen zumindest einige positive Konnotationen: Die Arbeitsmigration hat zum Wohlstand Deutschlands beigetragen. Ohne Zuwanderung wäre unsere Gesellschaft in noch stärkerem Maße überaltert und hätte noch größere Probleme, für Rentenzahlungen aufzukommen. Und ohne den kulturellen Einfluss Südeuropas wären unsere Wahlmöglichkeiten in kultureller Hinsicht– um es mit einem kulinarischen Bild auszudrücken – in viel stärkerem Maße auf die Extreme „Bockwurst" und „Hamburger" beschränkt.

Leider sind die Konnotationen aber keineswegs durchgehend positiv. In den 1990er Jahren benutzten die deutsche Politik und die Boulevardpresse häufig eine sogenannte „Deichgrafensprache", deren Bilder suggerierten, dass Zuwanderung zu Katastrophen von sintflutartigen Ausmaßen führe. Erschwert würden die Probleme durch eine „Asylantenschwemme", zusammengenommen resultiere daraus eine drohende „Überfremdung". Dem entgegengesetzt wurden ergreifend schlichte Lösungsvorschläge wie der eines bekannten Politikers, der mehr „Kinder statt Inder"[2] forderte. In dieser Atmosphäre wurde den Migranten vorgehalten, sie stellten eine Belastung des deutschen Gesundheits- und Sozialsystems dar. Solches Denken berief sich (auch) auf Forschungsergebnisse aus den

---

[2] Jürgen Rüttgers, der im März 2000 zu einer Initiative von Bundeskanzler Gerhard Schröder, welche die Zuwanderung indischer IT-Experten erleichtern sollte, erklärte: "Statt Inder an die Computer müssen unsere Kinder an die Computer."
(http://www.spiegel.de/politik/deutschland/0,1518,68369,00.html, letzter Zugriff 20.04.2010)

1980er Jahren, nach denen Migranten aufgrund ihrer sozialen Lage und den Belastungen am Arbeitsplatz häufiger krank seien als die Allgemeinbevölkerung (Oppen 1985), also auf ein ganz anderes Bild als das des gesunden jungen Arbeiters, der dem Zug aus Südeuropa entsteigt und aktiv zum deutschen Wirtschaftswachstum beiträgt.

Im Folgenden berichten wir über Migration nach Deutschland, über die Gesundheit von Migranten und über die Herausforderungen, die wir für die epidemiologisch orientierte Gesundheitsforschung in Zukunft sehen. Ganz im Vordergrund steht dabei die Zunahme der Diversität der Bevölkerung in Deutschland – ein Prozess, der sich fortsetzen wird und dem sich kaum eine Industriegesellschaft entziehen kann.

2 Migration und Gesundheit

Migration wird meist wie folgt definiert: „Von Migration spricht man, wenn eine Person ihren Lebensmittelpunkt über eine sozial bedeutsame Entfernung verlegt, von internationaler Migration, wenn dies über Staatsgrenzen hinweg geschieht" (Bundesamt für Migration und Flüchtlinge 2005). Die vorliegende Darstellung bezieht sich auf internationale Migration. Eingeschlossen sind aber nicht nur Menschen, die selbst migriert sind, sondern auch ihre Kinder – zusammenfassend als „Personen mit Migrationshintergrund" bezeichnet.

Migranten machen in westeuropäischen Ländern einen zunehmenden Anteil an der Bevölkerung aus. In Deutschland haben laut dem Mikrozensus 2005 fast ein Fünftel (19%) aller Menschen in der Wohnbevölkerung einen Migrationshintergrund, das sind rund 15 Mio. Personen (Duschek et al. 2006). Sie sind entweder selbst zugewandert oder mindestens ein Elternteil ist migriert. Abbildung 1 zeigt die Größe der verschiedenen Untergruppen.

Diese Zahlen zeigen zwar die zahlenmäßige Größe des Phänomens „Migration", aber nicht, dass Migration ein dynamischer Prozess ist: Im Jahr 2007 wanderten rund 575.000 ausländische Staatsangehörige nach Deutschland zu (rund 140.000 von ihnen aus Polen, rund 27.000 aus der Türkei). Im gleichen Zeitraum verließen rund 476.000 Auswanderer mit ausländischer Staatsangehörigkeit das Land (Statistisches Bundesamt 2009). Die vergleichsweise stabile Gesamtzahl der Migranten lässt nicht erkennen, dass fortlaufend erhebliche Bevölkerungsbewegungen stattfinden.

Abbildung 1:   Anteil der Menschen mit Migrationshintergrund in Deutschland, insgesamt ca. 15,3 Mio. Eigene Darstellung basierend auf den Zahlen des Mikrozensus 2005 (Duschek et al. 2006).

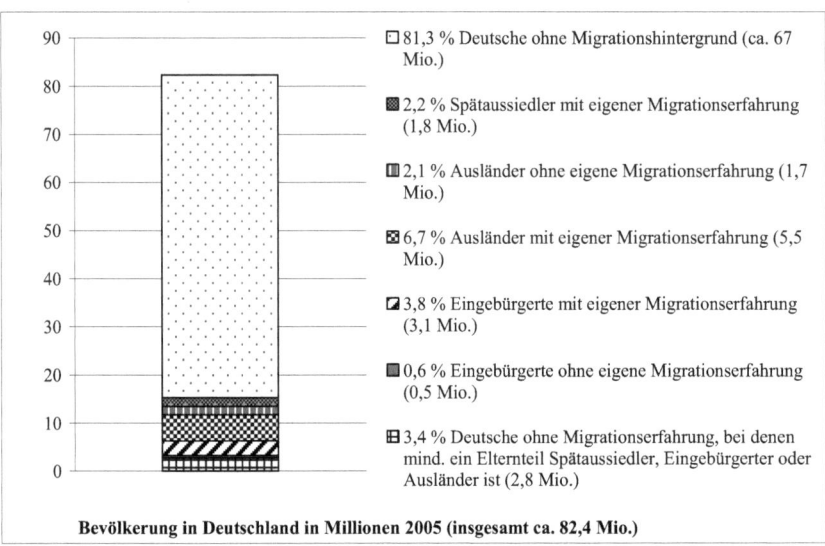

90 ┐

□ 81,3 % Deutsche ohne Migrationshintergrund (ca. 67 Mio.)

▒ 2,2 % Spätaussiedler mit eigener Migrationserfahrung (1,8 Mio.)

▥ 2,1 % Ausländer ohne eigene Migrationserfahrung (1,7 Mio.)

⊠ 6,7 % Ausländer mit eigener Migrationserfahrung (5,5 Mio.)

▧ 3,8 % Eingebürgerte mit eigener Migrationserfahrung (3,1 Mio.)

▨ 0,6 % Eingebürgerte ohne eigene Migrationserfahrung (0,5 Mio.)

⊞ 3,4 % Deutsche ohne Migrationserfahrung, bei denen mind. ein Elternteil Spätaussiedler, Eingebürgerter oder Ausländer ist (2,8 Mio.)

Bevölkerung in Deutschland in Millionen 2005 (insgesamt ca. 82,4 Mio.)

Migranten stellen in den meisten Gesellschaften eine Minorität dar; sie sind zudem wirtschaftlich oft weniger erfolgreich als die Mehrheitsbevölkerung. Aus vielen Studien ist bekannt, dass eine sozioökonomische Benachteiligung mit einem schlechten Gesundheitszustand einhergeht. Dies steht auch für Migrantinnen und Migranten in Deutschland zu vermuten. Ein weiteres Problem entsteht aus kulturell unterschiedlichem Krankheitserleben und -verhalten von Zuwanderern, verstärkt durch Probleme mit der deutschen Sprache. Schließlich haben neu zugewanderte Migranten oft geringere Kenntnisse des deutschen Gesundheitssystems und daher größere Schwierigkeiten, Leistungen rechtzeitig und in angemessener Form in Anspruch zu nehmen (Knipper & Bilgin 2009, Razum et al. 2008a).

Die Datenlage zur Gesundheit von Menschen mit Migrationshintergrund ist in Deutschland bislang unzureichend. Dies hat zum Teil methodische Gründe, die in einem folgenden Abschnitt dargestellt werden. Für den 2008 erschienenen Schwerpunktbericht „Migration und Gesundheit" im Auftrag des Robert Koch-Instituts wurden umfangreiche Auswertungen der vorhandenen Datenquellen vorgenommen (Razum et al. 2008a). Sie zeigen, dass das Krankheitsspektrum der Menschen mit Migrationshintergrund dem der nicht migrierten Bevölkerung weitgehend ähnelt (mit Ausnahme einiger seltener erblicher hämatologischer und Stoffwechselkrankheiten bei Migranten). In vielen Bereichen bestehen aber Unterschiede hinsichtlich des Ausmaßes und der relativen Bedeutung bestimmter Gesundheitsrisiken. Ausgewählte Beispiele aus den Bereichen übertragbare Krankheiten, Mutter-Kind-Gesundheit, Gesundheit am Arbeitsplatz sowie chronische Erkrankungen und ihre Risikofaktoren zeigen, wie vielschichtig die gesundheitliche Lage von Migranten ist (Razum et al. 2008b).

2.1 Infektionskrankheiten

Infektionskrankheiten bei Migranten spiegeln zum Zeitpunkt der Zuwanderung die epidemiologische Situation im Herkunftsland wider (z.B. die dortige größere Häufigkeit von Infektionskrankheiten wie Tuberkulose). Mit steigender Aufenthaltsdauer werden die Häufigkeit und die Schwere des Verlaufs zunehmend durch die Lebensbedingungen im Zuzugsland und den Zugang zu medizinischer Versorgung bestimmt.

- Ausländische Staatsangehörige haben mit 24,4 neuen Fällen je 100.000 Einwohner eine mehr als 5-mal so hohe Tuberkulose-Inzidenz wie Deutsche. Die Fälle treten auch in deutlich jüngerem Alter auf (medianes Alter 34 Jahre vs. 56 Jahre; Datenquelle: Robert Koch-Institut).

2.2 Müttersterblichkeit

Die Müttersterblichkeit ist ein empfindlicher Indikator für Ungleichheiten hinsichtlich Zugang zu und Nutzung von Gesundheitsdiensten. Da mütterliche Todesfälle weitestgehend vermeidbar sind, weisen Unterschiede auf gesundheitliche Ungerechtigkeiten hin.

- Die Müttersterblichkeit unter ausländischen Frauen lag bis Mitte der 1990er Jahre rund 1,5-mal so hoch wie unter deutschen Frauen. Seitdem haben sich die – insgesamt rückläufigen – Werte angeglichen (Datenbasis: Statistisches Bundesamt).

2.3 Kindergesundheit

Die Lebensweise der Familie, ihr sozioökonomischer Status sowie möglicherweise genetische Faktoren bestimmen die Häufigkeit bestimmter Erkrankungen und Risikofaktoren.

- Bei Kindern und Jugendlichen mit Migrationshintergrund wird statistisch signifikant seltener die ärztliche Diagnose einer atopischen Erkrankung gestellt als bei Kindern und Jugendlichen ohne Migrationshintergrund (17,7% vs. 23,9%; Alter: 0-17 Jahre. Datenbasis: Kinder- und Jugendgesundheitssurvey)
- Übergewicht ist bei Kindern mit Migrationshintergrund deutlich häufiger als bei Kindern ohne Migrationshintergrund anzutreffen (19,5% vs. 14,1%; Alter: 3-17 Jahre. Datenbasis: Kinder- und Jugendgesundheitssurvey).

2.4 Unfall- und Schwerbehindertenquoten

Diese Indikatoren können Hinweise u. a. auf die Arbeitssituation geben. Bei Vergleichen der Unfallhäufigkeit zwischen Deutschen und Migranten ist zu beachten, dass Migranten häufiger körperliche Tätigkeiten mit einem erhöhten Unfallrisiko ausüben.

- Deutsche und nichtdeutsche Männer weisen ähnliche (und insgesamt rückläufige) Unfallquoten auf. Arbeitsunfälle, auch solche mit tödlichem Ausgang, sind unter türkischen Staatsangehörigen aber rund 1,5-mal so häufig wie unter deutschen Staatsangehörigen (1995-2003 bzw. 2005; Datenquellen: Mikrozensus, Statistisches Bundesamt, Bundesministerium für Arbeit und Soziales).
- Die Schwerbehindertenquote liegt in der Altersgruppe 18-54 Jahre unter ausländischen Männern und Frauen nur rund halb bis zwei drittel so hoch wie unter Deutschen. In den jüngeren und älteren Altersgruppen erreicht sie hingegen ähnliche Werte wie bei Deutschen (2003; Datenbasis: Statistisches Bundesamt).

2.5 Gesundheitszufriedenheit

Die Zufriedenheit mit der eigenen Gesundheit ist ein subjektives Maß, das den Gesundheitszustand aber recht gut abbildet.

- Mit steigendem Alter nimmt die Zufriedenheit mit der eigenen Gesundheit bei Deutschen und Zuwanderern ab. Bei türkischen Zuwanderern ist die Abnahme aber stärker ausgeprägt als bei Deutschen und Zuwanderern aus anderen Herkunftsländern (Quelle: Sozio-oekonomisches Panel).

2.6 Risikofaktoren für Herz-Kreislauferkrankungen

Die Prävalenz von Risikofaktoren wie Rauchen wird durch Gewohnheiten im Herkunftsland, Anpassungsprozesse in Deutschland sowie durch psychosoziale Belastungen beeinflusst.

- In allen Altersgruppen raucht ein größerer Teil der ausländischen Männer, verglichen mit deutschen Männern (36,3% vs. 27,1 %. 2005; Datenbasis Mikrozensus).
- Unter türkischen Zuwanderern ist das Rauchverhalten stark von Geschlecht und sozialem Status beeinflusst. Anders als in der Mehrheitsbevölkerung rauchen türkische Frauen mit hoher Bildung häufiger als Frauen mit niedriger Bildung (Reeske et al. 2009).

Erkrankungen durch psychosoziale Belastungen infolge der Trennung von der Familie oder politischer Verfolgung im Herkunftsland sind noch weniger gut dokumentiert und schwer zu quantifizieren (Lindert et al. 2008). Eine besonders vulnerable Gruppe, über deren gesundheitliche Situation fast keine belastbaren Daten verfügbar sind, stellen Personen ohne rechtlich gesicherten Aufenthaltsstatus – sogenannte irreguläre Migranten – dar. Bislang unterschätzt werden ferner die gesundheitlichen Probleme und der Pflegebedarf von älteren Menschen mit Migrationshintergrund, einer stark wachsenden Bevölkerungsgruppe (Okken et al. 2008).

3 Gesundheitsbezogene Forschung zu Migranten

Migrantinnen und Migranten wurden in Deutschland lange Zeit nicht in gesundheitsbezogene Forschung und in die routinemäßige Gesundheitsberichterstattung (GBE) einbezogen. Die Datenlage zur Gesundheit von Menschen mit Migrationshintergrund ist in Deutschland bis heute unzureichend. In den ersten Jahren der Arbeitsmigration stand die Behandlung von erkrankten Arbeitsmigranten im Vordergrund. Unter den beteiligten Medizinern (und bald auch Forschern) setzte eine Diskussion über vermeintlich „typische" Leiden ein – etwa Magenprobleme unter türkischen Migranten. Sehr bald folgten Diskussionen, ob Migranten Symptome anders präsentieren als die deutsche Mehrheitsbevölkerung (gestärkt durch entsprechende Studien in den USA, etwa von Arthur Kleinman) (Petersen 1995). Ganz im Vordergrund stand also die klinische Versorgung von Migranten mit körperlichen Erkrankungen – getragen von der impliziten Annahme, dass Arbeitsmigranten sich nur vorübergehend und in der Lebensphase relativ guter Gesundheit in Deutschland aufhalten. Chronische Krankheit, psychische Erkrankungen und Pflegebedarf im Alter wurden weitgehend ausgeblendet oder als ein Problem der Zeit nach einer Rückkehr ins Herkunftsland gesehen (Koch & Pfeiffer 2000, Razum et al. 2008a).

Auch Public Health in Deutschland wurde erst spät und in Wellen auf Migranten als Zielgruppe aufmerksam. Dazu trug bei, dass sich Migranten in vielen Routine-Datensätzen aus dem Gesundheits- und Sozialbereich nur schwer oder gar nicht identifizieren lassen. Die wenigen verfügbaren Daten sind verstreut und nur schwer auffindbar. Detaillierte Informationen, beispielsweise aufgeschlüsselt nach Herkunftsländern oder Altersgruppen, fehlen für Migranten nach wie vor oft ganz. Vielfach differenzieren amtliche Statistiken nur zwischen deutscher und nichtdeutscher Staatsangehörigkeit. Damit können keine Aussagen über eingebürgerte Migranten und Aussiedler getroffen werden, da beide Gruppen über eine deutsche Staatsangehörigkeit verfügen.

Bis heute stellt sich in der Praxis der Gesundheitsforschung für Migranten die Frage, wie die Zielgruppe zu definieren ist: nach Nationalität (die aber keine Auskunft über Migration gibt), nach Geburtsort (der aber einen Migrationshintergrund nicht abbildet) oder nach einer Kombination verschiedener Merkmale (die in routinemäßig erhobenen Datensätzen nicht verfügbar ist). Lösungsversuche wie ein namensbasierter Algorithmus zur Identifizierung von Personen mit türkischem Migrationshintergrund in Registerdatensätzen sind spezifisch und stoßen an Grenzen (Razum et al. 2000); sie erlauben es in vielen Situationen aber erstmals, zielgruppenspezifische Analysen zu betreiben (Beispiele siehe unten).

Eine weitere Herausforderung ergibt sich bei der Dateninterpretation. Wo Daten zur Gesundheit von Migrantinnen und Migranten erhoben wurden, zeigen sich oft widersprüchliche und unerwartete Ergebnisse, neben klaren Belegen für eine Benachteiligung etwa auch gesundheitliche Vorteile der Migranten gegenüber der Allgemeinbevölkerung (siehe Abschnitt Erklärungsmodelle). In Studien mit Migranten treten viele zusätzliche methodische Herausforderungen und Besonderheiten auf, die in gängigen Methodenwerken nicht oder nur am Rande abgehandelt werden. Beispiele sind:

- Verständigungsschwierigkeiten
- unzureichend adaptierte Forschungswerkzeuge wie Fragebögen etc.
- Probleme bei der Nachverfolgung von Studienteilnehmern (*„Loss-to-follow-up"*) durch Rückkehr ins Herkunftsland
- Schwierigkeiten, die Zielgruppe zu definieren (betrifft gleichermaßen Gesundheitsberichterstattung und Krankheitsursachenforschung für Migranten)
- besonders niedrige Teilnahmeraten an empirischen Untersuchungen (als Folge).

3.1 Definition der Zielgruppe „Migranten" in Studien und Statistik

Die meisten verfügbaren gesundheitsbezogenen Statistiken sind nur nach Staatsangehörigkeit aufgegliedert und enthalten keine Informationen über das eigentliche Migrieren. Dass eine solche Definition nicht zufriedenstellend ist, zeigt Tabelle 1. Viele Menschen, die über eine nationale Grenze nach Deutschland gekommen sind, haben zeitnah die deutsche Staatsangehörigkeit erhalten – wie z.B. Spätaussiedlerinnen und Spätaussiedler. Zudem haben sich zwischen 1970 und 2005 mehr als 1,5 Mio. Ausländer in Deutschland einbürgern lassen. Sie alle lassen sich in Datensätzen, die nur die Staatsangehörigkeit erfassen, nicht identifizieren.

Für die Beschreibung von gesundheitlichen Phänomenen nutzt die Epidemiologie (z.B. im Rahmen der Gesundheitsberichterstattung) oft Häufigkeitsmaße wie Prävalenz, Inzidenz- oder Mortalitätsraten. Die für die Bildung der entsprechenden Raten notwendigen Bezugsbevölkerungen (Nenner der Rate) müssen klar umschrieben werden und auf die gleiche Weise definiert werden wie die Bevölkerungsgruppe im Zähler. Die oben erläuterte Vielschichtigkeit der Definition von Migranten erschwert allerdings oft eine präzise Festlegung der Bezugsbevölkerung, zudem liegen nur für sehr wenige definierte Gruppenmerkmale offizielle statistische Daten vor.

In Zukunft wird das Merkmal „Staatsangehörigkeit" durch die weiter wachsenden Anteile eingebürgerter Migranten sowie von Nachfahren der Migranten (die häufig – wenn auch sachlich nicht korrekt – so genannten „Migranten der zweiten und dritten Generation") immer weniger geeignet sein, die heterogene Zielgruppe der Menschen mit Migrationshintergrund abzubilden. Es besteht also eine hohe Dringlichkeit, Konzepte zu entwickeln, die den Migrationshintergrund anhand anderer Merkmale erfassen (Schenk & Neuhauser 2005). Folgende Eigenschaften könnten zusätzlich zu Angaben der Staatsangehörigkeit genutzt werden:

- Staatsangehörigkeit der Eltern („deutsch", „türkisch" etc.)
- Ethnie („deutsch", „türkisch", „kurdisch" etc.)
- gesprochene Sprache(n)/Muttersprache
- Geburtsland/-region (Land/Region: Europa, Afrika, Türkei, etc.)
- Generation (selbst migriert, Kind oder Enkel von Migranten - „Migrant der 2. oder 3. Generation")
- Zeitpunkt der Migration („Vor wie vielen Jahren zugewandert?")
- Grund der Migration (Arbeitssuche, Flucht vor Krieg/Hunger/Verfolgung, Wirtschaftsmigration etc.)

Tabelle 1:   Staatsangehörigkeit als Differenzierungsmerkmal für einen Migrationshintergrund in Prozess- und Routinedaten, Vor- und Nachteile (adaptiert aus Spallek & Razum 2006)

Staatsangehörigkeit	
Unterscheidet:	Aber nicht:
▪ Menschen nach ihrer Staatsangehörigkeit	▪ ob die Menschen ihren Lebensmittelpunkt über nationale Grenzen nach Deutschland verlegt haben ▪ ob es Nachkommen von solchen Menschen sind, also Migranten der 2. und 3. Generation
Staatsangehörigkeit als Variable in Forschungsdaten	
Vorteile:	Nachteile:
▪ gut verfügbar	▪ Mischform aus Staats- und „ethnischer" Zugehörigkeit ▪ veränderlich über Zeit (Gesetzesänderungen, individuelle Veränderungen, veränderte Staatsgrenzen etc.) ▪ weder sensitiv noch spezifisch für einen Migrationshintergrund, denn sie ▪ erfasst keine Migranten mit deutscher Staatsangehörigkeit ▪ erfasst fälschlicherweise Ausländer ohne Migrationshintergrund

Welche Merkmale in der Gesundheitsforschung zu Migranten letztendlich genutzt werden, hängt stets von der jeweiligen Zielsetzung und der Verfügbarkeit der Daten ab. Neben den oben angeführten Differenzierungskriterien können je nach Fragestellung weitere migrationsbezogene Merkmale wie Aufenthalts-, Sozialstatus oder andere rechtliche bzw. soziale Merkmale wichtig sein oder müssen als potenzielle Störfaktoren berücksichtigt werden. Die meisten der oben angeführten Merkmale liegen nicht routinemäßig vor, sondern müssen meistens aktiv, mit einem teilweise erheblichen Aufwand, nachträglich erhoben werden. Für die Zukunft wäre es daher wünschenswert, wenn sich immer mehr Datenhalter auf einen einheitlichen Indikatorensatz für die Abbildung des Migrationshintergrundes einigen könnten und diesen auch prospektiv in ihre Datenerhebung und -speicherung aufnehmen würden (Schenk et al. 2006). Zwei Beispiele aus der Praxis zeigen, welche Entwicklungsmöglichkeiten bestehen:

- *Mikrozensusgesetz von 2005.* Damit wurde erstmals in einer amtlichen repräsentativen Erhebung der Bevölkerung in Deutschland nicht nur die Staatsangehörigkeit erfragt, sondern gegebenenfalls bei einer Einbürgerung auch die vorherige Staatsangehörigkeit und das Jahr der Einbürgerung. Zusätzlich werden alle vier Jahre die Staatsangehörigkeit, das Zuzugsjahr und gegebenenfalls das Jahr der Einbürgerung und die vorherige Staatsangehörigkeit der Eltern erhoben, wenn diese sich seit 1960 dauerhaft in Deutschland aufhalten. Diese Informationen ermöglichen eine genaue Definition der Migranten und Nicht-Migranten für die Auswertung der Daten (weitere Informationen siehe www.destatis.de).
- *Kinder- und Jugendgesundheitssurvey (KiGGS).* In diesem vom Robert Koch-Institut durchgeführten Survey wurden zur Bestimmung des Migrationshintergrundes folgende Merkmale benutzt: Staatsangehörigkeit, Geburtsland sowie Einreisejahr von Mutter und Vater, eigenes Geburtsland, zu Hause gesprochene Sprache und die selbst angegebene Zugehörigkeit zu einer bestimmten Zuwanderergruppe (Schenk et al. 2008).

Wenn auch nicht alle der genannten Merkmale in Prozessdaten erhebbar sind, so zeigen sie doch beispielhaft die erforderlichen Schritte in Richtung einer genaueren Bestimmung des Migrationshintergrundes. Auch Datenhalter großer Prozessdatensätze in Deutschland könnten den Migrationsstatus in Zukunft z.B. auf Basis des Geburtslandes und des Geburtslandes der Eltern erheben.

3.2 Gesundheitsbezogene Daten zu Migranten in Routine-Datenquellen

Trotz der geschilderten Schwierigkeiten hat sich die Anzahl und Qualität empirischer Untersuchungen zur Gesundheit von Migranten in den vergangenen zwei Jahrzehnten deutlich erhöht. Im Folgenden finden sich beispielhafte Datenquellen und Auswertungen.

Sekundäranalyse von Registerdaten
Ein schon seit Jahren in Deutschland genutzter Ansatz ist die gezielte Auswertung vorhandener gesundheitsbezogener Routinedaten (Todesursachenstatistik, Krebsregister etc.) in Bezug auf Migranten. Zunächst bot sich hier die offizielle Todesursachenstatistik an, in der das routinemäßig erfasste Merkmal Nationalität erlaubt, die Sterblichkeit für einzelne in Deutschland lebende Ausländergruppen zu beschreiben und in Vergleich zur deutschen Gesamtbevölkerung zu setzen (Razum et al. 1998). Differenziertere Auswertungen werden derzeit mit Daten der Rentenversicherung durchgeführt (Kibele et al. 2008, Kohls 2008).

In den bevölkerungsbezogenen epidemiologischen Krebsregistern sind für die gemeldeten Krebsfälle teilweise nur sehr lückenhaft Angaben zur Nationalität vorhanden. Für die türkische Bevölkerung wurde in dieser Situation ein namensbezogener Ansatz (Namensalgorithmus) entwickelt, anhand dessen sich registrierte Personen mit Krebsneuerkrankungen und einem türkischem Vor- und/oder Nachnamen in Krebsregistern (z.B. im Saarland, Deutsches Kinderkrebsregister) identifizieren lassen (Razum et al. 2000, Spallek et al. 2006). Für die Bildung von Krebsinzidenzraten muss allerdings auch die Wohnbevölkerung gemäß dem namensbasierten Ansatz ausgewertet werden, diese Daten liegen nicht routinemäßig vor und müssen mit erheblichem Aufwand geschätzt werden, was bislang nur in Hamburg durchgeführt werden konnte (Spallek et al. 2009).

Gesundheitsberichterstattung für Migranten
Die Gesundheitsberichterstattung (GBE) der Kommunen, Länder und des Bundes stellt wesentliche Daten zur Beschreibung des Gesundheitszustandes und von wichtigen Einflussfaktoren einschließlich der Nutzung von gesundheitsbezogenen Diensten zusammen. Sie ist eine entscheidende Grundlage für sozialpolitische Ansätze zur Verminderung gesundheitlicher Ungleichheit und hilft bei der Priorisierung von Interventionen. Die migrantenbezogene GBE wurde in den vergangenen Jahren deutlich intensiviert, so dass insbesondere für die größeren Migrantengruppen wie Menschen aus der Türkei und (Spät-)Aussiedler zunehmend Informationen vorliegen. Die Heterogenität der Migranten in Deutschland wird dabei allerdings nicht immer ausreichend abgebildet, u.a. auch wegen fehlender Möglichkeiten zur Identifizierung z.B. ethnischer Gruppen. Ein bundes-

weiter Schwerpunktbericht zu Migration und Gesundheit liegt seit 2008 vor (Razum et al. 2008a).

Gesundheitssurveys
Über die Nutzung vorhandener Routinedaten hinaus sind spezifische Gesundheitssurveys in Deutschland und anderen Ländern durchgeführt worden, um gesundheitsbezogene Informationen in den Zielgruppen zu erfassen. Bei diesen Untersuchungen werden die Studienteilnehmer nach definierten Kriterien (z.B. repräsentative Stichprobe) für die Teilnahme rekrutiert und individuell befragt bzw. medizinisch untersucht. Im Kinder- und Jugendgesundheitssurvey KiGGS des RKI wurde ein besonderes Gewicht auf die Einbeziehung von Kindern und Jugendlichen mit Migrationshintergrund gelegt; entsprechend liegen nunmehr aussagekräftige und aktuelle Gesundheitsdaten für diese Altersgruppe vor (Schenk et al. 2008).

Im Bundesgesundheitssurvey von 1998 dagegen befanden sich in der Gesamtstichprobe von 7.124 Probanden nur 568 mit ausländischer Staatsangehörigkeit. Von diesen mussten 266 (47%) wegen mangelnder deutscher Sprachkenntnisse ausgeschlossen werden, so dass nur eine sehr kleine und selektive Auswahl der Migranten in Deutschland in der Stichprobe enthalten ist. Repräsentative Aussagen waren daher aus diesem Datensatz kaum möglich. Aus diesen Erfahrungen heraus konnten beim Telefonischen Gesundheitssurvey des RKI solche Probleme vermieden werden.

Nicht gesundheitsspezifische Surveys und Panel
Bei nicht gesundheitsspezifischen Surveys ist die Datenlage bedingt besser. So wurde im Sozio-oekonomischen Panel (SOEP) bereits 1984/1985 die sogenannte Zuwanderer-Stichprobe eingeführt (SOEP Group 2001). Im Mikrozensus werden seit dem Mikrozensusgesetz 2005 Angaben zur Einwanderung, Herkunftsland und alle vier Jahre auch zur Einwanderung und Herkunftsland beider Elternteile erhoben (Duschek et al. 2006). Beide Datenquellen haben aber gemeinsam, dass gesundheitsbezogene Informationen nur sehr begrenzt und auf Selbstangaben beruhend erfragt werden.

3.3 Erklärungsansatz für gesundheitliche Unterschiede

Gesundheitsdaten für Migranten sollen zeigen, ob Menschen allein aufgrund ihrer Herkunft aus einem anderen Land Nachteile (oder Vorteile) gegenüber der autochthonen Bevölkerung haben. Solche Erkenntnisse sind wichtig, um eine gerechte Versorgung sicherzustellen. Allerdings kann man nicht generell davon ausgehen, dass Menschen mit Migrationshintergrund benachteiligt sind oder dass es ihnen gesundheitlich schlechter geht – angesichts der Heterogenität dieser Gruppe beinhaltet diese Annahme eine Diskriminierung. Auch die Darstellung der Abwesenheit von Ungleichheit sowie von besonderen Chancen oder Potenzialen der Menschen mit Migrationshintergrund ist daher die Aufgabe von Public Health.

Der Healthy-migrant-Effekt: Migration als gesundheitlicher Übergang
Migranten sind oftmals gesünder, als es ihr niedriger sozioökonomischer Status vermuten ließe – verglichen mit der Bevölkerung des Ziellandes der Migration. Als Ursache wurde lange Zeit ein Auswahleffekt bei der Migration vermutet. Ein solcher Auswahleffekt müsste aber in erster Linie einen gesundheitlichen Vorteil gegenüber der *Herkunfts*bevölkerung mit sich bringen, aus der die Migranten stammen. Allerdings lässt sich ein solcher Vorteil methodisch nur sehr schwer nachweisen (Razum 2006a). Ein alternatives Modell des *Healthy-migrant-*Effektes interpretiert Migration als gesundheitlichen Übergang (Razum 2006b). Migranten, die aus einem weniger wohlhabenden Land in ein reiches Industrieland zuwandern, bringen niedrige Risiken, z.B. für Herz-Kreislauferkrankungen, mit und behalten diese aufgrund der langen Latenzzeit solcher Erkrankungen auch über viele Jahre. Bestimmte Risikoerhöhungen, etwa für Infektionen oder bezüglich der Mütter- und Säuglingssterblichkeit, werden im Lauf der Migration quasi im Herkunftsland „zurückgelassen" oder im Zielland zügig minimiert (Razum & Twardella 2002). Dies betrifft besonders solche gesundheitlichen Risiken, die stark von hygienischen Umständen sowie der Güte der präventiven und medizinischen Versorgung (Müttersterblichkeit) abhängen. Für manche chronischen Erkrankungen haben Migranten aus ärmeren Gesellschaften auch ein erhöhtes Risiko. Ein Beispiel ist Magenkrebs, der gehäuft bei Menschen auftritt, die sich in der Kindheit unter schlechten hygienischen Bedingungen mit dem Keim *Helicobacter pylori* infiziert haben.

Die im Vergleich zur nicht migrierten Mehrheitsbevölkerung unterschiedlichen lebensgeschichtlichen Expositionen von Migranten können also zu unerwartet anderen Mustern des Auftretens chronischer Krankheiten führen. Um diese besser verstehen zu können, ist eine Betrachtung des gesamten Lebenslaufes der Migranten erforderlich – eine Momentaufnahme zu einem Zeitpunkt nach der Migration reicht hierzu nicht aus. Erforderlich ist vielmehr eine *Life course epidemiology*, also eine Epidemiologie, die Expositionen während des gesamten Lebenslaufes einbezieht (Lynch & Davey Smith 2005, Spallek & Razum 2008).

4   Forschungsdesiderata

Abschließend benennen wir einige Forschungsdesiderata für die zukünftige epidemiologische Gesundheitsforschung für Migranten.

4.1 Entwicklung neuer Studiendesigns

In Studien zum Gesundheitszustand von Migranten ist es schwierig, geeignete Vergleichsgruppen zu identifizieren. Die Unterschiede, beispielsweise in der Mortalität zwischen Migranten und der Mehrheitsbevölkerung, ergeben sich teilweise durch Faktoren aus der Lebensgeschichte im Herkunftsland. Will man zwischen genetischer Prädisposition und Lebensstileinflüssen unterscheiden, so ist vor allem der Vergleich mit der Bevölkerung des Herkunftslandes aussagekräftig. Will man dagegen Aussagen über den Zugang zur Gesundheitsversorgung treffen, sind Vergleiche mit der Bevölkerung im Zielland der Migration sinnvoll. In Zukunft müssen Studien entwickelt werden, die Vergleiche mit diesen beiden Bevölkerungen (Herkunftsland und Zielland) erlauben und eine Lebenslaufperspektive einschließen, also auch Expositionen vor der Einwanderung beachten (Razum 2006a, Spallek & Razum 2008).

4.2 Versorgungsforschung

Nicht zuletzt aufgrund der steigenden Zahl älterer Migranten erlangen Menschen mit Migrationshintergrund zunehmende Bedeutung als Nutzer der Gesundheitsdienste in Deutschland. Eine verbesserte Datenlage im Bereich Versorgungsforschung könnte dazu beitragen, Menschen aus dieser Zielgruppe beim Erhalt ihrer Gesundheit zu unterstützen und ihnen im Falle einer Erkrankung gleiche Zugangschancen zur Gesundheitsversorgung wie der Mehrheitsbevölkerung zu sichern. Zwei Fragen stehen dabei im Vordergrund:

- Haben Migranten den gleichen Zugang zu Gesundheitseinrichtungen und -dienstleistungen wie die Mehrheitsbevölkerung?
- Gibt es Unterschiede in der Nutzung?
- Gibt es Unterschiede in der Compliance, die neue Ansätze der Gesundheitsinformation und Gesundheitskommunikation notwendig machen?
- Sind die gesundheitlichen Outcomes von Therapien und präventiven Interventionen die gleichen wie in der Mehrheitsbevölkerung?

4.3   Sozioökonomischer Status und gesundheitliche Benachteiligung

Ein grundlegendes Problem der Migrationsforschung in Deutschland ist das weitgehende Fehlen detaillierter Informationen zum sozioökonomischen Status in Routinedatensätzen. Das erschwert es, mögliche Ursachen gesundheitlicher Benachteiligungen zu analysieren und gezielte Strategien zu deren Überwindung aufzuzeigen. Wenn Menschen mit Migrationshintergrund im Durchschnitt schlechtere gesundheitliche Befunde aufweisen als die Mehrheitsbevölkerung, dann könnte dies zumindest teilweise auch auf ihre soziale Benachteiligung zurückzuführen sein, wie das innerhalb der nicht migrierten deutschen Bevölkerung in ähnlicher Weise zu beobachten ist. Inwieweit gesundheitliche Unterschiede zwischen Menschen mit Migrationshintergrund und jenen ohne Migrationshintergrund kulturell, migrationsbedingt oder sozial zu erklären sind, bedarf weiterer Forschung (Razum et al. 2008a, Knipper & Bilgin 2009).

In der Gesundheitsforschung für Migranten schafft der Einsatz von Proxy-Variablen besondere Probleme. So wird häufig der Migrationsstatus mit einem niedrigen sozioökonomischen Status gleichgesetzt („Migrant" wird so zum Proxy für „sozioökonomisch benachteiligt"). Zum einen wird das den Leistungen vieler Migranten nicht gerecht, die wirtschaftlich durchaus erfolgreich sind. Zum anderen verhindert eine solche Gleichsetzung die Klärung der Frage, ob Migranten im Vergleich zu Deutschen in einer ähnlichen sozialen Lage zusätzlich benachteiligt sind.

Innerhalb der Zielgruppe der Migranten gibt es jedoch Untergruppen, die nach derzeitigem Kenntnisstand auch unabhängig vom Sozialstatus besonders benachteiligt, schwer erreichbar oder in der Gesundheitsforschung bislang wenig berücksichtigt sind (Razum et al. 2008a). Dazu gehören:

- Frauen mit Migrationshintergrund
- Jugendliche Migranten mit niedrigem Bildungsniveau
- Ältere Migranten.

4.4   Das geeignete „Mind Set"

Keine Forschung ist „objektiv". Vorgefasste Meinungen der Forscherinnen und Forscher – englisch als „Mind set" bezeichnet – nehmen Einfluss auf die Formulierung der Fragestellung, die Auswahl der Forschungsmethode, die Analyse der Daten und die Interpretation der Ergebnisse. Auch mit großen Bemühungen und sorgfältigem Vorgehen lassen sich solche Einflüsse nicht vollständig vermeiden.

Wichtig ist es daher, dass sich Migrationsforscherinnen und -forscher vorab über ihr „*Mind set*" klar werden. Gerade im Bereich der Migration und der Forschung mit Minoritäten können positive wie negative Vorurteile eine große Rolle spielen. Migrantinnen und Migranten können als besonders hilfsbedürftig eingeschätzt werden, noch bevor entsprechende Daten vorliegen. Oder es wird das Verhältnis zwischen Frauen und Männern in bestimmten Migrantengruppen als von systematischen Benachteiligungen geprägt gewertet, ohne dass entsprechende Informationen und Belege vorliegen.

Führen sich Migrationsforscher ihr eigenes „*Mind set*" nicht kritisch vor Augen, so laufen sie in Gefahr, Ergebnisse entlang der eigenen Einschätzung statt entlang der tatsächlichen Sachverhalte zu produzieren. Sie finden also, was sie schon im Vorhinein vermutet haben – und nicht das, was tatsächlich vorgeht. Bei einem emotional „geladenen" Thema wie der Gesundheit von Minderheiten ist diese Gefahr besonders groß. Im schlechtesten Falle führt sie zu Konflikten zwischen um Objektivität bemühten Forschern und emotional für ihre Zielgruppe engagierten Umsetzern. Sie kann zudem zu einer unbeabsichtigten Diskriminierung von Migranten führen, wenn diese generell als hilfsbedürftig und benachteiligt dargestellt werden. Ziel ist also, sich in allen Phasen des Forschungsprozesses mögliche „*Mind sets*" – sowohl eigene als auch die der anderen – bewusst zu machen.

4.5 „Good Practice" in der Gesundheitsforschung für Migranten

Weitere, methodisch hochwertige Gesundheitsforschung für Migranten ist heute unabdingbar. Ihr Ziel ist einerseits zu klären, in welchen Bereichen Migranten gesundheitlich benachteiligt sind, um solche Benachteiligungen zu beheben. Hier steht vor allem die Frage des Zugangs zu Gesundheits- und Sozialdiensten im Vordergrund. Andererseits ist Ursachenforschung erforderlich, um Risikofaktoren für einen schlechteren Gesundheitszustand zu ermitteln: Handelt es sich um die Folge spezifischer Expositionen oder von sozioökonomischer Benachteiligung? An diese und ähnliche Fragestellungen müssen die beteiligten Forscher mit einer offenen Haltung herangehen. Migranten können auch einen besseren Gesundheitszustand aufweisen als die Mehrheitsbevölkerung. In diesem Falle würden sie von Interventionen profitieren, die sie dabei unterstützen, diesen Vorteil aufrecht zu erhalten.

Es fehlt bis heute in Deutschland an Richtlinien für eine gute Praxis in der Gesundheitsforschung mit Migranten und insgesamt in der Public-Health-Forschung für den Umgang mit der steigenden Diversität der deutschen Bevölkerung. Solche *Good-Practice*-Leitlinien gibt es bereits in der Epidemiologie, für die Sekundärdatenanalyse und in anderen Bereichen.[3] Eine Richtlinie für gute Praxis in der Migrationsforschung müsste neben methodischer Qualitätssicherung auch Fragen zur Identifizierung der Zielgruppe sowie ethische Aspekte berücksichtigen.

Abschließend ist an eine Gefahr zu erinnern, die bei jeder Art von gruppenbezogener Forschung auftreten kann: Durch eine trennende Identifikation von Menschen mit Migrationshintergrund besteht auch bei mit besten Intentionen durchgeführten wissenschaftlichen Untersuchungen eine Gefahr der Stigmatisierung der untersuchten Gruppe, beispielsweise, wenn es zu einer Assoziation sozial unerwünschter Merkmale mit Gruppencharakteristika kommt (Bhopal 1997). Gute Praxis in der epidemiologischen (und natürlich auch in der sozialwissenschaftlichen) Migrationsforschung bedeutet auch die immer wieder neue kritische Reflexion dieses Potentials und die Abwendung möglicher negativer Folgen für die untersuchten Gruppen.

Literatur

Bhopal, R. (1997): Is research into ethnicity and health racist, unsound, or important science? In: British Medical Journal 314: 1751-1756.

Bundesamt für Migration und Flüchtlinge (2005): Migrationsbericht 2005. Nürnberg: Bundesministerium des Innern, BAMF - Bundesamt für Migration und Flüchtlinge.

Duschek, K.J., Weinmann, J., Böhm, K., Laue, E., Brückner G. (2006): Leben in Deutschland - Haushalte, Familien und Gesundheit - Ergebnisse des Mikrozensus 2005. Wiesbaden: Statistisches Bundesamt.

Kibele, E., Scholz, R., Shkolnikov, V.M. (2008): Low migrant mortality in Germany for men aged 65 and older: fact or artifact? In: European Journal of Epidemiology 23: 389-393.

Knipper, M. & Bilgin, Y. (2009): Migration und Gesundheit. Sankt Augustin, Berlin: Konrad-Adenauer-Stiftung, Türkisch-deutsche Gesundheitsstiftung.

Knipper, M. & Bilgin, Y. (2010): Medizin und ethnisch-kulturelle Vielfalt: Migration und andere Hintergründe. In: Deutsches Ärzteblatt 107: C64-C67.

Koch, E. & Pfeiffer, W. (2000): Migration und transkulturelle Psychiatrie. In: Curare 23: 133-139.

Kohls, M. (2008): Leben Migranten wirklich länger? Working Paper der Forschungsgruppe des Bundesamtes 16. Nürnberg: Bundesamt für Migration und Flüchtlinge.

Lindert, J., Schouler-Ocak, M., Heinz, A., Priebe, S. (2008): Mental health, health care utilisation of migrants in Europe. In: European Psychiatry 23 (Suppl 1).

Lynch, J. & Davey Smith, G. (2005): A life course approach to chronic disease epidemiology. In: Annual Reviews in Public Health 26: 1-35.

---

[3] Die jeweils aktuellen Versionen finden sich beispielsweise auf der Website der Deutschen Gesellschaft für Epidemiologie (DGEpi): http://www.dgepi.de/infoboard/leitlinien.htm

Münz, R. & Reiterer, A.F. (2007): Wie schnell wächst die Zahl der Menschen? Weltbe-völkerung und weltweite Migration. Frankfurt am Main: Fischer Taschenbuch Ver-lag.

Okken, P.K., Spallek, J., Razum, O. (2008): Pflege türkischer Migranten. In: Bauer, U. & Büscher, A. (Hrsg.): Soziale Ungleichheit und Pflege. Befunde sozialwissenschaft-lich orientierter Pflegeforschung. Wiesbaden: VS-Verlag für Sozialwissenschaften: 396-422.

Oppen, M. (1985): Ausländerbeschäftigung, Gesundheitsverschleiss und Krankenstand. In: Collatz, J., Kürsat-Ahlers, E., Korporal, J. (Hrsg.): Gesundheit für alle. Die me-dizinische Versorgung türkischer Familien in der Bundesrepublik. Rissen: EB-Verlag: 196-212.

Petersen, A. (1995): Somatisieren die Türken oder psychologisieren wir? Gedanken zur angeblichen Neigung der Türken zum Somatisieren. In: Curare 18: 531-540.

Razum, O., Zeeb, H., Akgün, H.S., Yilmaz, S. (1998): Low overall mortality of Turkish residents in Germany persists and extends into second generation: merely a healthy migrant effect? In: Tropical Medicine and International Health 3: 297-303.

Razum, O., Zeeb, H., Beck, K., Becher, H., Ziegler, H., Stegmaier, C. (2000): Combining a name algorithm with a capture-recapture method to retrieve cases of Turkish de-scent from a German population-based cancer registry. In: European Journal of Can-cer 36: 2380-2384.

Razum, O. & Twardella, D. (2002): Time travel with Oliver Twist - towards an explana-tion for a paradoxically low mortality among recent immigrants. In: Tropical Medi-cine and International Health 7: 4-10.

Razum, O. (2006a): Commentary: Of salmon and time travellers - musing on the mystery of migrant mortality. In: International Journal of Epidemiology 35: 919-921.

Razum, O. (2006b): Migration, Mortalität und der Healthy-migrant-Effekt. In: Richter, M. & Hurrelmann, K. (Hrsg.): Gesundheitliche Ungleichheit. Grundlagen, Probleme, Perspektiven. Wiesbaden: VS Verlag für Sozialwissenschaften: 255-270.

Razum, O., Zeeb, H., Meesmann, U., Schenk, L., Bredehorst, M., Brzoska, P., Dercks, T., Glodny, S. Menkhaus, B., Salman, R., Saß, A.-C., Ulrich, R. (2008a): Migration und Gesundheit. Schwerpunktbericht der Gesundheitsberichterstattung des Bundes. Berlin: Robert Koch-Institut.

Razum, O., Zeeb, H., Schenk, L. (2008b): Migration und Gesundheit: Ähnliche Krankhei-ten, unterschiedliche Risiken. In: Deutsches Ärzteblatt 105: A2520-A2522.

Reeske, A., Spallek, J., Razum, O. (2009): Changes in smoking prevalence among first- and second-generation Turkish migrants in Germany - an analysis of the 2005 Mi-crocensus. In: International Journal of Equity in Health 8: 26.

Schenk, L., Bau, A.M., Borde, T., Butler, J., Lampert, T. , Neuhauser, H., Razum, O., Weilandt, C. (2006): Mindestindikatorensatz zur Erfassung des Migrationsstatus. Empfehlungen für die epidemiologische Praxis. In: Bundesgesundheitsblatt Gesund-heitsforschung Gesundheitsschutz 49: 853-860.

Schenk, L., Neuhauser, H., Ellert, U. (Hrsg.) (2008): Kinder- und Jugendgesundheitssur-vey (KiGGS) 2003-2006: Kinder und Jugendliche mit Migrationshintergrund. Ber-lin: Robert Koch-Institut.

SOEP Group (2001): The German Socio-Economic Panel (GSOEP) after more than 15 years - overview. In: Vierteljahreshefte zur Wirtschaftsforschung 70: 7-14.

Spallek, J., Kaatsch, P., Spix, C., Ulusoy, N., Zeeb, H., Razum, O. (2006): Namensbasierte Identifizierung von Fällen mit türkischer Herkunft im Kinderkrebsregister Mainz. In: Das Gesundheitswesen 68: 643-649.

Spallek, J. & Razum, O. (2006): Migrationssensible Studiendesigns in der Epidemiologie - das deutschsprachige Konzept "Staatsangehörigkeit". In: Migrationssensible Studiendesigns zur Repräsentation des Migrationsstatus in der Gesundheitsforschung. Berlin: Robert Koch-Institut: 23-29.

Spallek, J. & Razum, O. (2008): Erklärungsmodelle für die gesundheitliche Situation von Migrantinnen und Migranten. In: Bauer, U., Bittlingmayer, U.H., Richter, M. (Hrsg.): Health Inequalities – Determinanten und Mechanismen gesundheitlicher Ungleichheit. Wiesbaden: VS Verlag für Sozialwissenschaften: 271-288.

Spallek, J., Arnold, M., Hentschel, S., Razum, O. (2009): Cancer incidence rate ratios of Turkish immigrants in Hamburg, Germany: A registry based study. In: Cancer Epidemiology 33: 413-418.

Statistisches Bundesamt (Hrsg.) (2009): Statistisches Jahrbuch 2009. Wiesbaden: Statistisches Bundesamt.

Armut und Gesundheit

Thomas Lampert

1 Einleitung

Armut stellt auch für einen Wohlfahrtsstaat wie die Bundesrepublik Deutschland eine große Herausforderung dar. Die allgemeinen Wohlstandszuwächse und der Ausbau der sozialen Sicherungssysteme haben entgegen früheren Erwartungen nicht zu einer Angleichung der Lebensverhältnisse geführt (Leibfried & Voges 1992). Vielmehr haben sich gesellschaftliche Problemlagen und Verteilungsungleichheiten verfestigt und zum Teil noch verschärft. Armut bedroht zunehmend auch die ehemals gut situierten und gesicherten gesellschaftlichen Mittellagen. Die Erosion des Normalarbeitsverhältnisses, die Zunahme prekärer Arbeitsmarktanbindung und die hohe Arbeitslosigkeit sind Ursachen dafür, dass immer mehr Menschen zumindest zeitweise durch Armut bedroht sind. Die demografische Alterung und die daraus resultierende Destabilisierung des sozialstaatlichen Fundaments, das in Deutschland durch die in die Erwerbsarbeit einbezogenen Beitragszahler gebildet wird, spitzen die Situation weiter zu. Zusätzliche Belastungen ergaben sich durch die Wiedervereinigung Deutschlands und die damit verbundenen gesellschaftlichen Transformationsprozesse, die den politischen Handlungsspielraum lange Zeit eingeschränkt haben (Ludwig-Mayerhofer & Barlösius 2001).

Armut wird heute zumeist nicht absolut im Sinne einer am Subsistenzminimum orientierten Mangellage, sondern in Relation zum mittleren gesellschaftlichen Lebensstandard bestimmt. Zumindest in den Wohlfahrtsstaaten ist Armut kaum noch eine Frage des physischen Überlebens, sondern vor allem der sozialen Integration und angemessenen Teilhabe am gesellschaftlichen Leben. Nach einem Beschluss des Ministerrats der Europäischen Gemeinschaften aus dem Jahr 1984, der nach wie vor Gültigkeit hat, werden innerhalb der Europäischen Union (EU) die Personen, Familien und Gruppen als arm angesehen, „die über so geringe (materielle, kulturelle und soziale) Mittel verfügen, dass sie von der Lebensweise ausgeschlossen sind, die in dem Mitgliedstaat, in dem sie leben, als Minimum annehmbar ist" (Rat der Europäischen Gemeinschaften 1985: 24).

Die Armutsforschung und -berichterstattung orientierte sich lange Zeit vorwiegend am sogenannten Ressourcenansatz, der von der Ausstattung mit ökonomischen Mitteln als wesentlicher Voraussetzung für die Befriedigung von

Grundbedürfnissen und der Teilhabe am gesellschaftlichen Wohlstand ausgeht. Im Mittelpunkt steht das verfügbare Einkommen, d.h. das um Steuern, Sozialabgaben und Unterhaltsverpflichtungen bereinigte Nettoeinkommen, das in einer funktionierenden Marktwirtschaft den Zugang zu den meisten Bedarfs- und Gebrauchsgütern eröffnet und darüber hinaus eine wichtige Grundlage für die Vermögensbildung und den Besitzerwerb ist. Arm ist in diesem Sinne, wer aus seinem verfügbaren Einkommen nicht die erforderlichen Mittel zur Erreichung des durchschnittlichen gesellschaftlichen Wohlfahrtsniveaus schöpfen kann (Hauser 1997).

In den letzten Jahren wurden die konzeptionellen Grundlagen zur Erfassung und Beschreibung von Armut sukzessive erweitert. Beispielsweise stützt sich die Armuts- und Reichtumsberichterstattung der Bundesregierung neben dem Ressourcenansatz auch auf den Lebenslagenansatz und das Konzept der Verwirklichungschancen, die sich auf die soziale Teilhabe und Versorgung bzw. die Verwirklichung eigener Interessen und Ziele in den als zentral erachteten Lebensbereichen beziehen. Außer dem Einkommen werden dazu vor allem die Bildung, Erwerbstätigkeit, Wohnsituation, Familie sowie die politische und gesellschaftliche Partizipation gezählt (BMAS 2008).

Der vorliegende Beitrag befasst sich mit dem Zusammenhang zwischen Armut und Gesundheit und greift damit ein Thema auf, zu dem es in Deutschland eine lange, allerdings nicht kontinuierliche Forschungstradition gibt. Im Grunde reicht diese bis zu Rudolf Virchow und Salomon Neumann zurück, die bereits Mitte des 19. Jahrhunderts auf die gesellschaftlichen Ursachen von Krankheit und vorzeitiger Sterblichkeit hingewiesen und staatliche Maßnahmen zum Schutz der Gesundheit gefordert haben. Nach dem zweiten Weltkrieg rückte das Thema erst wieder in den 1990er Jahren in den Mittelpunkt der Forschung, wenngleich auch vorher schon einige bemerkenswerte, bis heute rege zitierte Publikationen erschienen sind, z.B. das Buch „Wenn Du arm bist, musst Du früher sterben" von Alfred Oppolzer (Oppolzer 1986). In den letzten Jahren hat sich mit der Sozialepidemiologie eine eigenständige Forschungsdisziplin unter dem Dach der Public-Health-Forschung und der Gesundheitswissenschaften etabliert, die den Schwerpunkt auf sozioökonomische Unterschiede im Krankheits- und Sterbegeschehen legt (Mielck & Bloomfield 2001). Im Zuge dessen sind unter anderem zahlreiche Untersuchungen zum Zusammenhang zwischen Armut und Gesundheit durchgeführt worden, auf die im Folgenden Bezug genommen wird. Ergänzend werden Ergebnisse eigener Analysen dargestellt, die überwiegend auf Daten der Gesundheitssurveys des Robert Koch-Instituts basieren und unter anderem im Rahmen der Gesundheitsberichterstattung des Bundes veröffentlicht wurden. Dass Armut dabei entsprechend dem Ressourcenansatz am Einkommen festgemacht wird, hängt mit den Schwierigkeiten der Operationalisierung des Lebenslagenansatzes, des Konzeptes der Verwirklichungschancen und anderer Armutskonzepte zusammen. Zwar wurden in den letzten Jahren wiederholt Vorschläge hierzu gemacht, umsetzen lassen sich diese aber allenfalls mit Daten sozialwissenschaftlicher Erhebungen, die keine oder nur wenige Informationen zur Gesundheit bereitstellen. Die Ergebnisdarstellung zum Zusammenhang zwischen Armut und Gesundheit bezieht sich sowohl auf Erwachsene als auch auf Kinder und Jugendliche. Vorab wird auf die Entwicklung der Armut in Deutschland und die unterschiedliche Betroffenheit in verschiedenen Bevölkerungsgruppen eingegangen. Der Beitrag schließt mit der Einordnung und Bewertung der dargestellten Ergebnisse und der Diskussion weiterführender Forschungsperspektiven.

2 Entwicklung und Verbreitung des Armutsrisikos in Deutschland

Für die empirische Armutsforschung und -berichterstattung stellt gegenwärtig das Armutsrisiko bzw. die Armutsgefährdung die zentrale Kenngröße dar. Von einem Armutsrisiko wird nach einer auf EU-Ebene erzielten Vereinbarung aus dem Jahr 2001 bei Personen ausgegangen, deren Netto-Äquivalenzeinkommen weniger als 60% des Medians der Einkommen aller Personen beträgt (BMAS 2008). Das Netto-Äquivalenzeinkommen wird ausgehend vom Haushaltsnettoeinkommen (Summe der Erwerbs-, Kapital-, Transfer- und sonstiger Einkommen der Haushaltsmitglieder) berechnet und dabei eine Bedarfsgewichtung (Division durch die Summe der Bedarfsgewichte der Haushaltsmitglieder) vorgenommen. Auf diese Weise werden Einsparungen durch gemeinsames Wirtschaften in einem Mehr-Personen-Haushalt und die altersspezifisch variierenden Einkommensbedarfe berücksichtigt. Für die Bedarfsgewichtung wird zumeist auf die neue OECD-Äquivalenzskala zurückgegriffen, die dem Haushaltsvorstand ein Gewicht von 1, jeder weiteren Person im Alter von mindestens 14 Jahren ein Gewicht von 0,5 und jeder weiteren Person, die jünger als 14 Jahre ist, ein Gewicht von 0,3 zuweist. Für einen Haushalt mit zwei Erwachsenen und zwei Kindern unter 14 Jahren ergibt sich folglich als Summe der Bedarfsgewichte ein Quotient von 2,1 und bei einem Haushaltsnettoeinkommen von 2.100 EURO ein Netto-Äquivalenzeinkommen von 1.000 EURO.

Um die Entwicklung und die Verbreitung des Armutsrisikos in Deutschland zu beschreiben, wird im Folgenden auf Daten des Sozio-oekonomischen Panels (SOEP) zurückgegriffen. Beim SOEP handelt es sich um eine jährlich durchgeführte Längsschnittbefragung des Deutschen Instituts für Wirtschaftsforschung (DIW), die der zeitnahen Erfassung des politischen und gesellschaftlichen Wandels in Deutschland dient und an der aktuell ungefähr 28.000 Personen in 11.500

Haushalten teilnehmen (SOEP Group 2001). Nach den SOEP-Daten lag der Median des monatlichen Netto-Äquivalenzeinkommens im Jahr 2008 bei 1.542 EURO. Einem Armutsrisiko, das sich folglich an einem Netto-Äquivalenzeinkommen unter 925 Euro im Monat bemisst, sind in Deutschland rund 11,5 Mio. Menschen bzw. 14% der Gesamtbevölkerung ausgesetzt (Grabka & Frick 2010). In Ostdeutschland liegt die Armutsrisikoquote mit 19% deutlich höher als in Westdeutschland mit 13%. Die Entwicklung des Armutsrisikos seit Anfang der 1990er Jahre lässt sich in zwei Etappen beschreiben. Bis etwa zur Jahrtausendwende hat die Armutsrisikoquote leicht abgenommen, insbesondere aufgrund eines deutlichen Rückgangs in Ostdeutschland. In den letzten zehn Jahren ist aber eine erhebliche Ausweitung des Armutsrisikos zu beobachten, wobei sich auch diese Entwicklung in Ostdeutschland stärker abzeichnet als in Westdeutschland (Abbildung 1).

Abbildung 1:   Entwicklung der Armutsrisikoquoten im Zeitraum 1992 bis 2008; Datenbasis: Sozio-oekonomisches Panel 1992-2008 (Grabka & Frick 2010)

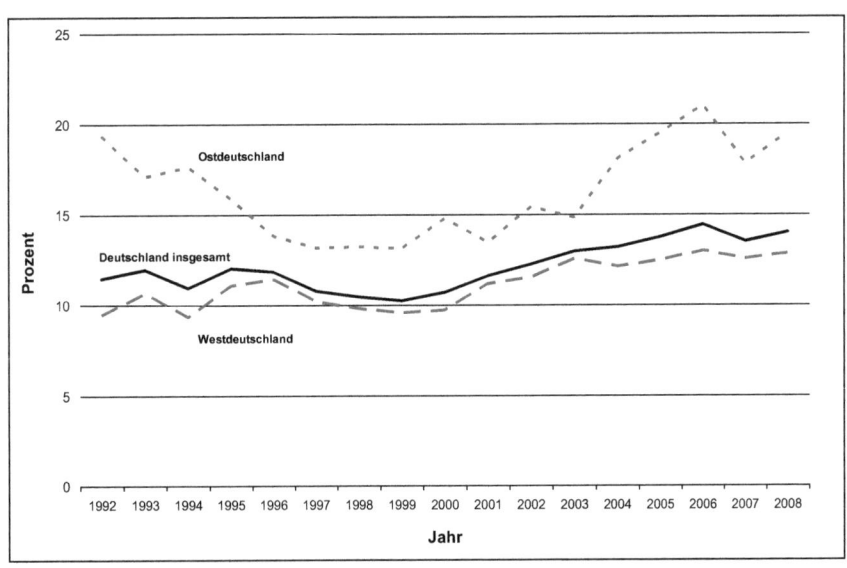

Eine altersdifferenzierte Betrachtung zeigt, dass Kinder und Jugendliche sowie junge Erwachsene überproportional stark durch Armut bedroht sind. Bei Kindern und Jugendlichen liegt die Armutsrisikoquote je nach Alter zwischen 15% und

21%, bei jungen Erwachsenen im Alter von 19 bis 25 Jahren sogar bei 24%. In den jüngeren Altersgruppen zeichnet sich auch die Zunahme des Armutsrisikos im Laufe der letzten zehn Jahre am deutlichsten ab. Die niedrigsten Armutsrisikoquoten finden sich mit etwa 11% im Altersbereich von 36 bis 65 Jahren. Im höheren Lebensalter nimmt die Armutsgefährdung wieder zu, bis auf 14% bei den 76-Jährigen und Älteren.

Bezogen auf die Haushaltsform sind kinderreiche Familien und Alleinerziehende einem besonders hohen Armutsrisiko ausgesetzt. Bei Familienhaushalten von Paaren mit drei Kindern betrug die Armutsrisikoquote knapp 22%, bei vier und mehr Kindern erreichte diese sogar 36%. Von den Alleinerziehenden mit minderjährigen Kindern sind über 40% durch Armut bedroht. Sind die Kinder noch sehr jung oder sind mehrere Kinder zu versorgen, liegt die Armutsrisikoquote bei Alleinerziehenden deutlich über 50%. Sowohl für kinderreiche Familien als auch für Alleinerziehende gilt, dass sich in den letzten zehn Jahren ihr Armutsrisiko im Vergleich zu anderen Haushaltsformen überproportional ausgeweitet hat.

Die Hauptursache für eine Armutsgefährdung ist Arbeitslosigkeit. Der Anteil der Arbeitslosen, die einem Armutsrisiko ausgesetzt sind, ist mit über 50% entsprechend hoch, wobei das Armutsrisiko mit der Dauer der Arbeitslosigkeit kontinuierlich zunimmt. Rückblickend lässt sich feststellen, dass die Armutsrisikoquote bei Arbeitslosen in den letzten Jahren deutlich angestiegen ist. Eine Erwerbstätigkeit schützt aber nicht immer vor Armut. Infolge der Zunahme geringfügiger Beschäftigungen und unsicherer Arbeitsverhältnisse hat der Anteil der Erwerbstätigen mit einem Armutsrisiko in den Jahren 1999 bis 2006 von 5% auf 7% zugenommen. Im Jahr 2005 lag diese Quote sogar bei 9%. Selbst von den Vollzeitbeschäftigten sind 5% einer Armutsgefährdung ausgesetzt (Rhein 2009).

Im europäischen Vergleich gehört Deutschland zu den Ländern mit der niedrigsten Armutsrisikoquote. Zurückzuführen ist dies, ähnlich wie z.B. in den skandinavischen Wohlfahrtsstaaten, auf die vergleichsweise umfangreichen Sozialtransfers. Die höchsten Armutsrisikoquoten finden sich in Ländern, die geringere Sozialtransfers leisten, z.B. Portugal, Italien, Spanien, Griechenland und Großbritannien (BMAS 2008). Bezüglich der Entwicklung des Armutsrisikos in den letzten zehn Jahren und der überproportionalen Ausweitung des Armutsrisikos bei den Gruppen, die bereits am stärksten durch Armut bedroht waren, stellt sich die Situation in Deutschland allerdings nicht günstiger als im Durchschnitt der übrigen Länder der EU dar.

3 Empirische Ergebnisse zum Zusammenhang zwischen Armut und Gesundheit bei Erwachsenen

Eine aktuelle Datenbasis für Analysen des Zusammenhangs zwischen Armut und Gesundheit bei Erwachsenen wird durch die Studie „Gesundheit in Deutschland aktuell (GEDA)" bereitgestellt. Bei der GEDA-Studie handelt es sich um eine telefonische Befragung von mehr als 25.000 Männern und Frauen, die künftig jährlich durchgeführt wird und die für die 18-jährige und ältere Wohnbevölkerung Deutschlands repräsentativ ist (Kurth et al. 2009). Das Armutsrisiko wird in der Studie entsprechend der europäischen Konvention an einem Netto-Äquivalenzeinkommen von weniger als 60% des Medians der Einkommensverteilung festgemacht. Daneben wird ein mittlerer und höherer Einkommensbereich abgegrenzt (60% bis unter 150% bzw. 150% und mehr des Medianeinkommens). Die Ergebnisse der GEDA-Studie zeigen unter anderem, dass Personen, die einem Armutsrisiko ausgesetzt sind, ihren allgemeinen Gesundheitszustand auf einer fünfstufigen Skala häufiger als nur mittelmäßig, schlecht oder sehr schlecht bewerten. Allerdings bestehen in dieser Hinsicht auch Unterschiede zwischen den Angehörigen der mittleren und höheren Einkommensgruppe, so dass von einem Einkommensgradienten in der Selbsteinschätzung des allgemeinen Gesundheitszustandes gesprochen werden kann. Bei Männern und Frauen zeichnet sich dieser im mittleren Lebensalter am deutlichsten ab, er findet aber auch im jüngeren und höheren Lebensalter einen signifikanten Ausdruck (Abbildung 2).

Eine mögliche Grundlage für Aussagen zu chronischen Krankheiten stellen Krankenkassendaten dar, wenngleich die meisten Krankenkassen eine selektive Mitgliederstruktur aufweisen und die Ergebnisse deshalb nicht als bevölkerungsrepräsentativ zu erachten sind. Mit Daten der AOK Mettmann aus den Jahren 1987 bis 1996 konnte beispielsweise gezeigt werden, dass 35- bis 70-jährige Versicherte aus dem niedrigsten im Vergleich zum höchsten Einkommensquintil eine um den Faktor 7 erhöhte Neuerkrankungsrate für Lungenkrebs und eine um den Faktor 5,3 erhöhte Neuerkrankungsrate für Magenkrebs haben (Geyer 2008). Auf der gleichen Datenbasis wurde für Versicherte im Alter von 25 bis 64 Jahren, die dem untersten Einkommensquintil zuzurechnen sind, ein 1,3-fach erhöhtes Risiko für Diabetes mellitus Typ 2 und ein 2,4-fach erhöhtes Risiko für einen Myokardinfarkt ermittelt (Geyer et al. 2006).

Auch Daten der Gmünder Ersatzkasse aus den Jahren 1990 bis 2003 deuten auf eine höhere Krankheitslast der Versicherten mit niedrigem Einkommen hin. Am Ende des Beobachtungszeitraums hatten in der Altersgruppe der 60- bis 69-Jährigen männliche Versicherte mit niedrigem Einkommen im Vergleich zu ökonomisch besser gestellten Versicherten eine 1,3-fach erhöhte kumulierte

Herzinfarktrate. Bei weiblichen Versicherten betrug dieses Verhältnis sogar 3:1. Für Männer konnten zudem Einkommensunterschiede im Auftreten von Lungenkrebs und Leberzirrhose beobachtet werden (Voges et al. 2004).

Abbildung 2: Selbsteinschätzung des allgemeinen Gesundheitszustandes („mittelmäßig" bis „sehr schlecht") in verschiedenen Einkommensgruppen; Datenbasis: Studie „Gesundheit in Deutschland aktuell" 2009

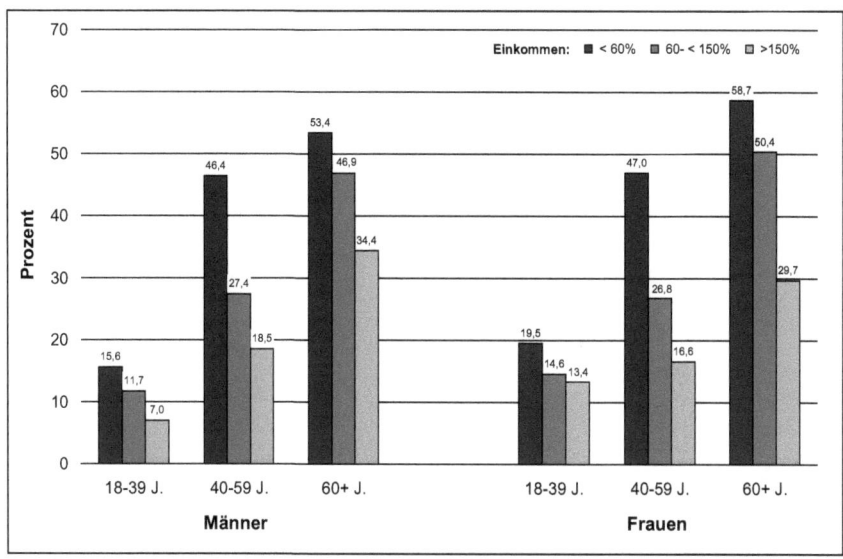

Aufschlussreich sind in diesem Zusammenhang auch Daten der Betriebskrankenkassen (BKK), die Unterschiede in der Krankheitshäufigkeit zwischen pflicht- und freiwillig versicherten Beschäftigten aufzeigen. Für das Jahr 2005, in dem die Beitragsbemessungsgrenze bei 46.000 EURO lag, ist festzustellen, dass in der Altersgruppe der 15- bis 64-Jährigen pflichtversicherte Männer mit im Durchschnitt 13 Tagen deutlich häufiger arbeitsunfähig waren als freiwillig versicherte Männer mit 6 Tagen. Bei Frauen fiel die Differenz mit 12 Tagen gegenüber 6 Tagen nur etwas geringer aus. Deutliche Unterschiede zeigten sich unter anderem bei Arbeitsunfähigkeit infolge von Muskel- und Skeletterkrankungen, psychischen Störungen, Krankheiten der Verdauungsorgane sowie Verletzungen und Vergiftungen (Tabelle 1) (BKK Bundesverband 2006).

Tabelle 1: Durchschnittliche Arbeitsunfähigkeitstage je 100 Mitglieder
aufgrund von Diagnosen nach ICD-Hauptgruppen bei pflicht- und
freiwillig versicherten Beschäftigten im Alter von 15 bis 64 Jahren;
Datenbasis: BKK-Statistik 2005 (BKK-Bundesverband 2006)

	Pflichtversichert Beschäftigte	Freiwillig versicherte Beschäftigte	Relatives Risiko[1]
Muskel-, Skeletterkrankungen	325	113	2,88
Erkrankungen des Atmungssystems	223	113	1,97
Verletzungen, Vergiftungen	188	70	2,69
Psychische Störungen	107	49	2,18
Krankheiten des Verdauungssystems	80	38	2,11
Krankheiten des Kreislaufsystems	56	37	1,51
Abnorme klinische Laborbefunde	50	22	2,27
Infektiöse und parasitäre Krankheiten	50	25	2,00
Neubildungen	41	32	1,28
Schwangerschaft, Geburt	34	20	1,70
Krankheiten des Nervensystems	30	13	2,31
Krankheiten des Urogenitalsystems	26	10	2,60
Krankheiten der Haut/ Unterhaut	19	6	3,17
Ernährungsbedingte Erkrankungen, Stoffwechselerkrankungen	9	5	1,80

[1] Relatives Risiko: Risiko der Pflichtversicherten im Verhältnis zu den freiwillig Versicherten

Viele chronische Krankheiten können auf Risikofaktoren zurückgeführt werden, die mit dem Gesundheitsverhalten in Zusammenhang stehen, z.B. Rauchen, Bewegungsmangel und Adipositas. Insofern verwundert es nicht, dass auch in der Verbreitung dieser Risikofaktoren deutliche Einkommensunterschiede festzustellen sind. Die GEDA-Daten aus dem Jahr 2009 zeigen hierzu, dass 18-

jährige und ältere Männer und Frauen aus der Armutsrisikogruppe etwa 1,3-mal häufiger rauchen als gleichaltrige Männer und Frauen aus der höchsten Einkommensgruppe. Dass sie in den letzten drei Monaten vor der Befragung keinen Sport getrieben haben, wird von ihnen sogar mehr als zweimal so oft angegeben. Ein signifikanter Geschlechtsunterschied zeigt sich beim Zusammenhang zwischen Einkommen und Adipositas. Bei Männern aus der niedrigsten Einkommensgruppe ist das Risiko für Adipositas im Vergleich zu denjenigen aus der höchsten Einkommensgruppe um den Faktor 1,6 erhöht. Bei Frauen beträgt dieses Verhältnis sogar 3,3:1 (Tabelle 2).

Tabelle 2: Risiko für Tabakkonsum, sportliche Inaktivität und Adipositas in der niedrigsten und mittleren im Verhältnis zur höchsten Einkommensgruppe bei 18-jährigen und älteren Männern und Frauen (Odds ratios mit 95%-Konfidenzintervallen); Datenbasis: Studie „Gesundheit in Deutschland aktuell" 2009

	Tabakkonsum	Sportliche Inaktivität	Adipositas
Männer			
Einkommen < 60%	1,35 (1,17-1,57)	2,20 (1,89-2,55)	1,55 (1,28-1,89)
Einkommen 60 - < 150%	1,14 (1,02-1,28)	1,54 (1,37-1,73)	1,41 (1,22-1,65)
Einkommen ≥ 150%	Ref.	Ref.	Ref.
Frauen			
Einkommen < 60%	1,30 (1,10-1,53)	2,44 (1,09-2,84)	3,25 (2,58-4,09)
Einkommen 60 - < 150%	1,21 (1,05-1,40)	1,54 (1,34-1,76)	1,83 (1,47-2,27)
Einkommen ≥ 150%	Ref.	Ref.	Ref.

Auch für andere Aspekte des Gesundheitsverhaltens finden sich Hinweise auf Einkommensunterschiede. So kann angenommen werden, dass sich Personen, die einem Armutsrisiko ausgesetzt sind, ungesünder ernähren. Festmachen lässt sich dies z.B. an einem häufigeren Verzehr von Lebensmitteln mit einem günstigen Preis-Mengen-Verhältnis, z.B. Brot, fetthaltige Kartoffelerzeugnisse oder Wurstwaren. Mageres Fleisch, Fisch sowie Obst und Gemüse stehen in Familien mit niedrigem Einkommen hingegen seltener auf dem Speiseplan (Heindl 2007). Unterschiede zu Ungunsten der armutsgefährdeten Bevölkerungsgruppen lassen sich zudem im Mundgesundheitsverhalten, der Unfallprävention, der Teilnahme an Vorsorgeuntersuchungen und anderen präventiven Angeboten sowie der Nutzung von Gesundheitsinformationen festmachen (Mielck 2000, Lampert et al. 2005).

Abbildung 3:   Relatives Mortalitätsrisiko von Männern und Frauen ab 18 Jahren nach Einkommen (Referenzgruppe: Personen mit einem Netto-Äquivalenzeinkommen von 150% und mehr des gesellschaftlichen Medians); Datenbasis: Sozio-oekonomisches Panel 1995-2005 (Lampert et al. 2007)

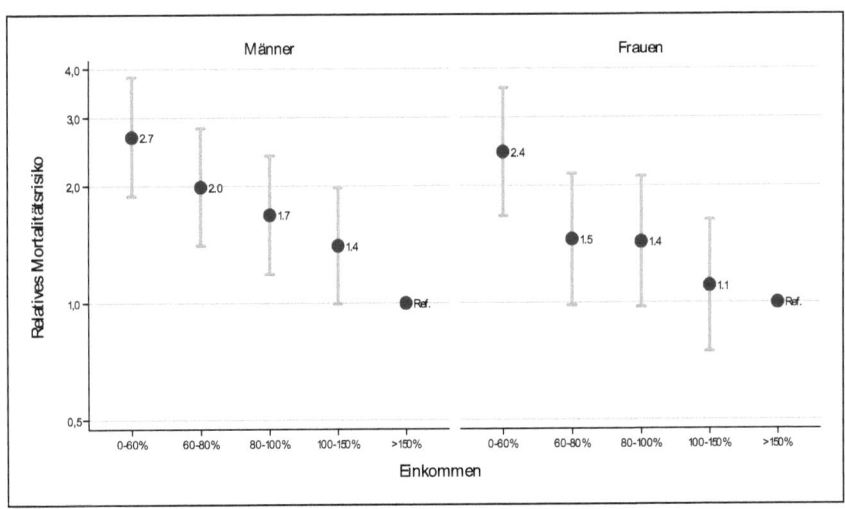

Das verstärkte Auftreten von Krankheiten und Risikofaktoren kumuliert letztlich in einer höheren Mortalität in den niedrigen Einkommensgruppen (Lampert et al. 2007). Mit Daten des Sozio-oekonomischen Panels für die Jahre 1995 bis 2005 konnte gezeigt werden, dass bei Männern das Mortalitätsrisiko in der Armutsrisikogruppe im Verhältnis zur höchsten Einkommensgruppe um das 2,7-fache erhöht ist (Abbildung 3). Bei Frauen der niedrigsten Einkommensgruppe beträgt das relative Mortalitätsrisiko 2,4. Bezogen auf die mittlere Lebenserwartung bei Geburt bedeutet dies einen Unterschied von 10,8 Jahren bei Männern (80,9 gegenüber 70,1 Jahre) und 8,4 Jahren bei Frauen (85,3 gegenüber 76,9 Jahre).

Werden nur die bei guter oder sehr guter Gesundheit verbrachten Lebensjahre betrachtet, fallen die Unterschiede zwischen den Einkommensgruppen noch größer aus. Während Männer und Frauen der höchsten Einkommensgruppe erwarten können, rund 71 gesunde Lebensjahre zu verbringen, sind dies bei Männern und Frauen der Armutsrisikogruppe lediglich 57 bzw. 61 Jahre (Lampert et al. 2007).

Abbildung 4: Zusammenhang zwischen mittlerer Lebenserwartung bei Geburt und Armutsrisikoquote auf Ebene der Bundesländer; Datenbasis: INKAR 2007 (BBR 2007), Der Paritätische 2009

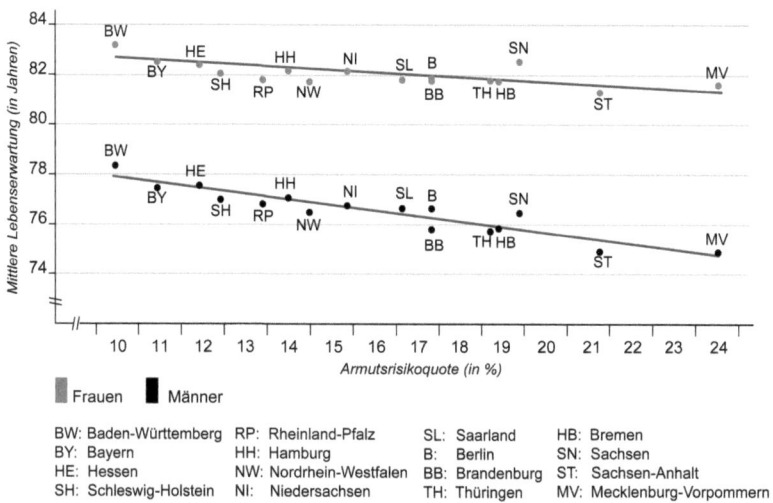

Dass Armut mit einer verringerten Lebenserwartung einhergeht, ist nicht nur auf der Individualebene, sondern auch auf sozialräumlicher Ebene zu beobachten. Beispielsweise lässt sich zeigen, dass die mittlere Lebenserwartung bei Geburt in den Bundesländern am höchsten ist, in denen ein vergleichsweise geringer Anteil an Personen durch Armut bedroht ist, z.B. Baden-Württemberg, Bayern und Hessen (Abbildung 4). Entsprechend findet sich die niedrigste Lebenserwartung in Ländern mit einer relativ hohen Armutsrisikoquote, z.B. Mecklenburg-Vorpommern und Sachsen-Anhalt. Eine bemerkenswerte Ausnahme stellt Sachsen dar, weil die Lebenserwartung deutlich höher liegt als angesichts der Armutsrisikoquote zu erwarten wäre. Dabei ist zu berücksichtigen, dass der Zusammenhang zwischen der Armutsrisikoquote und der mittleren Lebenserwartung bei Männern stärker ausgeprägt ist als bei Frauen. Für Männer lässt sich auf Basis der statistischen Auswertung die Aussage treffen, dass sich mit einem Anstieg der Armutsrisikoquote um einen Prozentpunkt die mittlere Lebenserwartung bei Geburt um 0,22 Jahre verringert. Bei Frauen liegt dieser Wert mit 0,08 Jahren niedriger, er ist aber wie bei Männern statistisch signifikant. Auch innerhalb der einzelnen Bundesländer sind zum Teil erhebliche regionale Unterschiede in der Lebenserwartung festzustellen, die sich mit der Variation der Armutsrisikoquote in Einklang bringen lassen (siehe hierzu RKI 2009).

4   Empirische Ergebnisse zum Zusammenhang zwischen Armut und Gesundheit bei Kindern und Jugendlichen

Eine belastbare Grundlage für Analysen zum Zusammenhang zwischen Armut und Gesundheit in der heranwachsenden Generation stellen die Daten des Kinder- und Jugendgesundheitssurveys (KiGGS) dar. An der KiGGS-Studie, die vom Robert Koch-Institut in den Jahren 2003 bis 2006 durchgeführt wurde, haben mehr als 17.600 Kinder und Jugendliche im Alter bis 17 Jahre teilgenommen (Kurth 2007). Die Ergebnisse der Studie sprechen dafür, dass sich ein Aufwachsen in Armut auf viele Bereiche der gesundheitlichen Entwicklung im Kindes- und Jugendalter auswirkt. Sehr eindrücklich zeigt sich dies bei perinatalen Einflussfaktoren, wie z.B. dem mütterlichen Rauchen während der Schwangerschaft. Während 26% der Mütter aus der Armutsrisikogruppe angaben, trotz der Schwangerschaft geraucht zu haben, waren es in der mittleren und höheren Einkommensgruppe 14% bzw. 8%. Außerdem werden Kinder aus armutsgefährdeten Familien deutlich seltener gestillt. Dass sie zu keinem Zeitpunkt voll gestillt haben, trifft auf 40% der Mütter aus der Armutsrisikogruppe im Vergleich zu 31% bzw. 22% der Mütter aus der mittleren und höheren Einkommensgruppe zu. Auch hinsichtlich der Teilnahme an den Krankheitsfrüherkennungsuntersuchungen (U-Untersuchungen) zeigen sich deutliche Unterschiede zu Ungunsten von Kindern aus Familien mit niedrigem Einkommen, obwohl diese Untersuchungen zu den Regelleistungen der Gesetzlichen Krankenversicherung gehören und ohne zusätzliche Kosten in Anspruch genommen werden können (Abbildung 5).

Abbildung 5: Frühkindliche Einflussfaktoren der Gesundheit in verschiedenen Einkommensgruppen; Datenbasis: Kinder- und Jugendgesundheitssurvey 2003-06

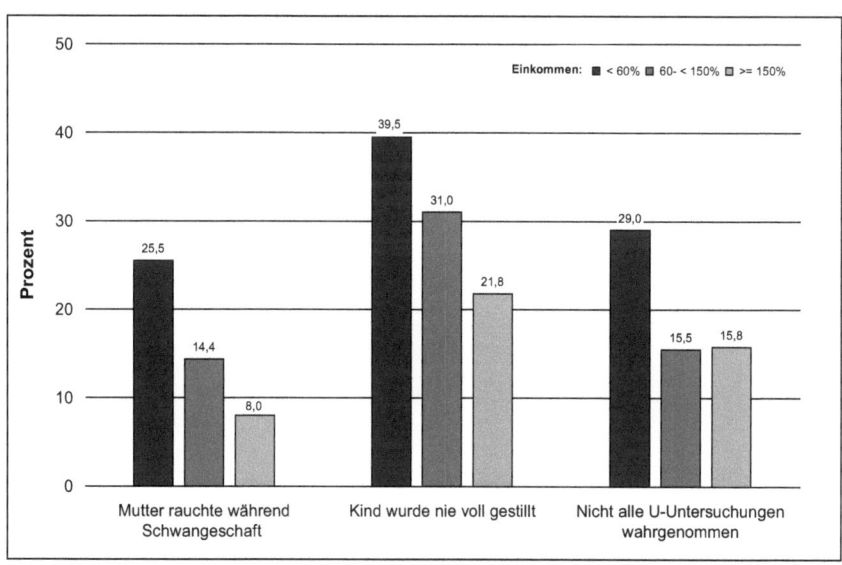

Den allgemeinen Gesundheitszustand ihrer 3- bis 17-jährigen Kinder schätzen 93% aller Eltern als sehr gut oder gut ein. Nur 7% der Eltern beurteilen die Gesundheit ihrer Kinder als mittelmäßig, schlecht oder sogar sehr schlecht. Bei Kindern und Jugendlichen aus Familien mit einem Armutsrisiko liegt dieser Anteil aber mehr als doppelt so hoch im Vergleich zu den Gleichaltrigen aus Familien mit hohen Einkommen. Noch deutlicher sind die Unterschiede im Auftreten von Verhaltensauffälligkeiten. Legt man eine Gesamtbeurteilung zugrunde, die Angaben zu Verhaltensproblemen, emotionalen Problemen, Aufmerksamkeitsstörung/Hyperaktivität und Problemen im Umgang mit Gleichaltrigen einbezieht (Hölling et al. 2007), sind in der Armutsrisikogruppe 14% der 3- bis 17-jährigen Jungen und 9% der gleichaltrigen Mädchen als verhaltsauffällig einzustufen. In der hohen Einkommensgruppe trifft dies lediglich auf 5% der Jungen und 2% der Mädchen zu (Abbildung 6).

Abbildung 6:   Anteil der 3- bis 17-jährigen Kinder- und Jugendlichen mit
               einem mittelmäßigen bis sehr schlechten allgemeinen
               Gesundheitszustand und mit Verhaltensauffälligkeiten;
               Datenbasis: Kinder- und Jugendgesundheitssurvey 2003-06

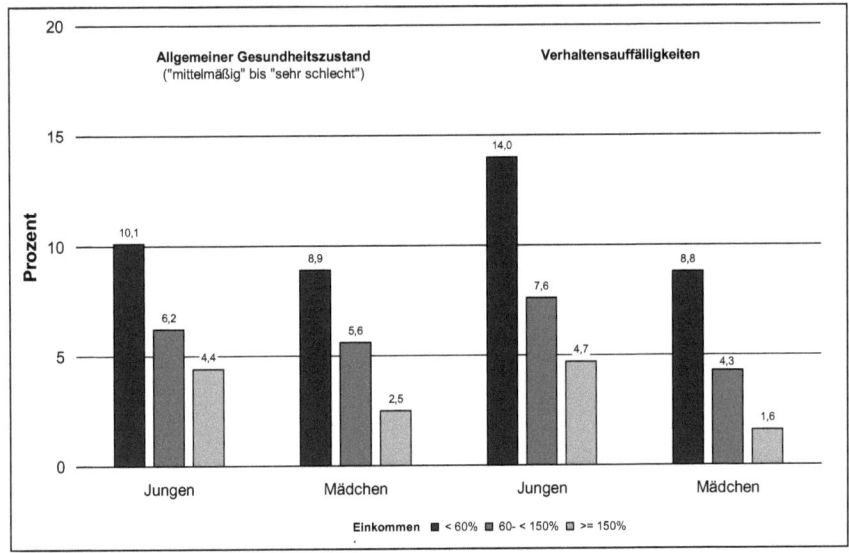

Darüber hinaus besteht für die Armutsrisikogruppe vermehrt der Verdacht auf Essstörungen, Adipositas und körperliche Inaktivität. Vergleichsweise gering sind die Unterschiede bei akuten und chronischen Krankheiten des Kindesalters, einschließlich typischer Kinderkrankheiten wie Windpocken, Masern und Scharlach. Neurodermitis gehört zu den wenigen Krankheiten und Gesundheitsproblemen, die bei Kindern und Jugendlichen aus den höheren Einkommensgruppen häufiger auftreten. Auch in anderen Studien wurde gezeigt, dass Neurodermitis und weitere atopische Erkrankungen, wie z.B. Heuschnupfen, Pseudokrupp und Asthma, vermehrt Heranwachsende aus sozial besser gestellten Bevölkerungsgruppen treffen und damit bezüglich des sozialen Verteilungsmusters eine bemerkenswerte Ausnahme darstellen (Heinrich et al. 1998).

Tabelle 3: Gesundheitsverhalten von 11- bis 15-jährigen Jugendlichen nach familiärem Wohlstand; Datenbasis: Health Behaviour in School-aged Children-Studie 2006

	Jungen			Mädchen		
	Familiärer Wohlstand			Familiärer Wohlstand		
	Niedrig	Mittel	Hoch	Niedrig	Mittel	Hoch
Tabakkonsum *Mindestens einmal pro Woche*	9,0	7,9	7,7	13,5	10,9	8,1 ***
Alkohol trinken *Mindestens wöchentlich*	9,8	11,3	13,6 *	6,3	8,0	6,4
Cannabiskonsum *Mindestens einmal im Leben*	16,2	18,7	17,7	16,7	13,3	11,8
Körperliche Aktivität *Jeden Tag in der Woche*	20,6	19,1	20,4	14,1	12,8	14,3
Fernsehen, Videos schauen *Zwei Stunden oder mehr am Tag*	69,8	60,4	55,9 ***	68,3	57,4	52,7 ***
Obst, Früchte *Täglich*	28,5	28,6	34,1 **	37,9	42,1	43,6 **
Gemüse, Salat *Täglich*	17,0	18,1	20,8	26,6	29,6	30,7
Cola, Süßgetränke *Täglich*	24,9	21,7	20,3 *	22,6	16,1	12,0 ***
Frühstück an Schultagen *Nie*	24,5	18,2	13,4 ***	31,0	24,0	20,0 ***
Zähneputzen *Mehr als einmal täglich*	63,7	73,4	80,9 ***	77,6	85,3	87,4 ***

Signifikanzniveau: * p< 0,05 ** p < 0,01 *** p< 0,001

Ergänzende Betrachtungen zum Zusammenhang zwischen Armut und Gesundheit bei Kindern und Jugendlichen sind mit Daten der internationalen Health Behaviour in School-aged Children-Studie (HBSC) möglich. An der letzten Er–

hebung im Jahr 2006 haben in Deutschland mehr als 11.500 Jugendliche im Alter von 11 bis 15 Jahren teilgenommen (Richter et al. 2008). Da in der HBSC-Studie nur die Jugendlichen und nicht ihre Eltern befragt werden, stehen keine Angaben zur Einkommenssituation des Haushaltes zur Verfügung. Um Aussagen über die materielle Lage treffen zu können, wird der familiäre Wohlstand gemessen und dazu auf Angaben der Jugendlichen zur Anzahl der Autos in der Familie, der Urlaubsreisen in den letzten 12 Monaten, der Anzahl der Computer im Haushalt und zum eigenen Zimmer zurückgegriffen (Richter 2005).

Die HBSC-Studie liefert unter Anderem aussagekräftige Daten zum Gesundheitsverhalten von Jugendlichen. Ein Zusammenhang zum familiären Wohlstand lässt sich z.b. für das Ernährungsverhalten feststellen (Tabelle 3). Der Speiseplan von Jugendlichen aus sozial schlechter gestellten Familien umfasst seltener frisches Obst und ein regelmäßiges Frühstück an Schultagen. Cola und andere gezuckerte Getränke hingegen werden von ihnen häufiger konsumiert. Bedeutsame Unterschiede zu Ungunsten der Jugendlichen aus Familien mit geringem Wohlstand sind außerdem in Bezug auf das regelmäßige Zähneputzen und die starke TV- und Video-Nutzung festzustellen. Keine Unterschiede zeigen sich bei der körperlichen Aktivität, da in allen Wohlstandsgruppen mit etwa einem Fünftel der Jungen und einem Siebtel der Mädchen nur ein geringer Anteil das eigentlich gewünschte Niveau einer täglichen körperlichen Betätigung erreicht. Eine differenzierte Bewertung legen die Ergebnisse zum Tabak-, Alkohol- und Drogenkonsum nahe. Während Mädchen aus der niedrigen Wohlstandsgruppe häufiger rauchen, zeigen sich bei Jungen keine Unterschiede nach dem familiären Wohlstand. Dafür sind bei Jungen anders als bei Mädchen Wohlstandsunterschiede im Alkoholkonsum festzustellen, allerdings mit einem höheren Anteil der regelmäßigen Konsumenten in der hohen Wohlstandsgruppe. In Bezug auf die Lebenszeitprävalenz des Cannabiskonsums treten weder bei Jungen noch bei Mädchen signifikante Unterschiede zutage.

5 Diskussion

Angesichts der vorgestellten empirischen Ergebnisse, die überwiegend anhand aktueller Daten gewonnen wurden, kann festgehalten werden, dass eine Armutsgefährdung mit einem schlechteren Gesundheitszustand und gesundheitsriskanterem Verhalten einhergeht und das Krankheits- und vorzeitige Sterberisiko erhöht. Die Ergebnisse bestätigen damit frühere Untersuchungen, z.B. der Deutschen Herz-Kreislauf-Präventionsstudie (DHP), die bereits in den 1980er Jahren den Zusammenhang zwischen Armut und Gesundheit belegten (Helmert et al. 1997, DHP Forschungsverbund 1998). Wie sich dieser Zusammenhang über die

Zeit entwickelt hat, lässt sich nicht mit letzter Sicherheit sagen, da bislang nur wenige Untersuchungen zu dieser Thematik durchgeführt wurden. Es deutet aber nichts darauf hin, dass sich das Ausmaß der Gesundheitsunterschiede zwischen der durch Armut bedrohten und den einkommensstärkeren Bevölkerungsgruppen wesentlich verringert hat. Der in den letzten Jahren zu beobachtende Trend, dass das Armutsrisiko vor allem in den Bevölkerungsgruppen zunimmt, die ohnehin am stärksten durch Armut bedroht sind, legt eher eine Ausweitung der armutsbedingten Gesundheitsunterschiede nahe (Kroll & Lampert 2010). Dafür sprechen auch Ergebnisse aus anderen europäischen Ländern, in denen vor dem Hintergrund einer zunehmenden Ungleichverteilung der Einkommen eine Vergrößerung der Gesundheitsunterschiede zwischen den ökonomisch benachteiligten und begünstigten Bevölkerungsgruppen beobachtet werden konnte (Mackenbach 2006).

Bei der Einordnung und Bewertung der vorgestellten Ergebnisse zum Zusammenhang zwischen Armut und Gesundheit ist zu berücksichtigen, dass das Einkommen nur eine, wenngleich sehr wichtige Determinante der Lebensbedingungen und sozialen Teilhabechancen ist. Aus diesem Grund kann nicht ausgeschlossen werden, dass die beschriebenen Gesundheitsunterschiede zwischen der Armutsrisikogruppe und den höheren Einkommensgruppen auf Unterschiede z.B. im Bildungsniveau und in der beruflichen Stellung zurückgehen. Allerdings zeigen viele Studien, dass im Zuge des gesellschaftlichen Wandels, z.B. der Erhöhung der Bildungsbeteiligung und Veränderungen auf dem Arbeitsmarkt, Statusinkonsistenzen zugenommen haben und die Zusammenhänge zwischen Bildung, Berufsstatus und Einkommen heute bei weitem nicht mehr so stark ausgeprägt sind wie noch vor 30 oder 40 Jahren. Statistisch lassen sich zwischen diesen drei Merkmale häufig nur noch Korrelationen zwischen r=0,3 und r=0,5 ermitteln (Geyer et al. 2006). Außerdem spricht vieles dafür, dass die Merkmale unterschiedliche Aspekte der gesundheitsrelevanten Lebensbedingungen, Teilhabechancen, Verhaltensweisen und Einstellungen abbilden. Belegen lässt sich dies mit den bereits angeführten Analysen auf Basis der Daten der AOK Mettmann, bei denen sich der Einkommenseffekt auf das Risiko für einen Myokardinfarkt und für Diabetes mellitus Typ 2 bei statistischer Kontrolle des Einflusses der Bildung und des Berufsstatus nicht wesentlich verringerte (Geyer et al. 2006).

Während der Zusammenhang zwischen Armut und Gesundheit mittlerweile als empirisch gesichert angesehen werden kann, stellt dessen Erklärung nach wie vor eine große Herausforderung dar. Aktuell werden vor allem drei Erklärungsansätze verfolgt, die sich auf die gesundheitsbezogenen Konsequenzen materieller Nachteile, psychosozialer Belastungen und des Gesundheitsverhaltens beziehen. Materielle Nachteile lassen sich unter anderem an verminderten Konsum- und Partizipationsmöglichkeiten festmachen. Zum Teil betreffen die notwendi-

gen Einsparungen auch Güter, die für die Gesundheit unmittelbare Bedeutung
haben, wie z.b. Nahrungsmittel, Kleidung und Hygieneartikel. Im weiteren Sinne lassen sich auch der Wohnraum und die Wohnumgebung dazu zählen. Ebenso
kann sich der Verzicht auf Urlaubsreisen, Sportausübung oder den Besuch kultureller Veranstaltungen auf das Wohlbefinden und die Gesundheit auswirken.
Materielle Nachteile ergeben sich außerdem durch die eingeschränkten Möglichkeiten der privaten sozialen Absicherung, z.b. Altersvorsorge, Unfall- und Le-
bensversicherung. Ob auch Nachteile in Bezug auf die medizinische Versorgung
bestehen, wird zurzeit kontrovers diskutiert. Zwar hat die Bedeutung von Zuzahlungen und privaten Käufen medizinischer Güter und Leistungen zugenommen,
bislang finden sich aber zumindest in Deutschland keine konkreten Anhaltspunk-
te dafür, dass eine adäquate Versorgung von Personen mit niedrigem Einkommen nicht mehr gewährleistet wird (Janßen et al. 2006).

Psychosoziale Belastungen resultieren unter anderem aus Ausgrenzungser-
fahrungen und sozialen Vergleichsprozessen. Personen mit einem Armutsrisiko
können sich viele Dinge und Aktivitäten nicht leisten, die für weite Bevölke-
rungskreise selbstverständlich sind und für den Lebensstandard und die Lebensqualität als wichtig erachtet werden. Der Vergleich mit sozial besser gestellten
Bevölkerungsgruppen führt bisweilen auch zu einem „freiwilligen" Rückzug aus
sozialen Bezügen, z.b. aufgrund von Schamgefühlen oder einem verminderten
Selbstwertgefühl. Von besonders hohen psychosozialen Belastungen ist auszugehen, wenn die Armutslage mit einer Diskriminierung und Stigmatisierung
einhergeht. Diese kann unmittelbar im näheren sozialen Umfeld erlebt werden,
auch im Kreise der eigenen Familie, oder aber als öffentliche, häufig über die
Massenmedien verbreitete Meinung. Eine weitere Ursache dafür, dass Armut mit
psychosozialen Belastungen verbunden ist, stellt die Sorge und das Bemühen um
die Sicherung des Lebensunterhaltes dar. Für die Gesundheit relevant sind vor
allem lang andauernde Stressreaktionen, die bei langfristiger Armut und einer
ausweglos erscheinenden Lebenssituation zu erwarten sind. Zusätzliche Belastungen können sich durch Krankheiten und Gesundheitsprobleme oder eine
Suchtverstrickung ergeben.

Welche Bedeutung dem Gesundheitsverhalten für die Erklärung des höheren Krankheits- und Sterberisikos der armutsgefährdeten Bevölkerungsgruppen
zukommen könnte, verdeutlichen die dargestellten empirischen Befunde zum
Tabakkonsum, zur sportlichen Inaktivität und zur Adipositas. Dabei ist zu berücksichtigen, dass diese und andere verhaltenskorrelierte Risikofaktoren häufig
gemeinsam auftreten und sich dadurch die Auswirkungen auf die Gesundheit
kumulativ verstärken können. Für das Gesundheitsverhalten sind zwar individuelle Entscheidungen ausschlaggebend, diese hängen aber stark von Einstellungen, Wahrnehmungen und Wertorientierungen ab, die durch die Lebensumstände

geprägt werden. Neben den materiellen Nachteilen und verminderten sozialen Teilhabechancen sind es gerade die aus der Armutslage resultierenden psychosozialen Belastungen, die eine gesundheitsförderliche Lebensführung erschweren.

Die Erklärung des Zusammenhangs zwischen Armut und Gesundheit setzt bislang zumeist bei Erwachsenen an. Dass dieser Zugang zu kurz greift, zeigen die präsentierten Ergebnisse zu den Auswirkungen des Armutsrisikos auf die Gesundheit von Kindern und Jugendlichen. Auch die Erkenntnisse der epidemiologischen Lebenslaufforschung, die sich in den letzten Jahren als eigenständige Forschungsdisziplin etabliert hat, sprechen für eine Erweiterung der Erklärungsansätze. Anknüpfungspunkte zeigen vor allem zwei Forschungsperspektiven auf, die sich auf die Bedeutung von kritischen Perioden der gesundheitlichen Entwicklung im Kindes- und Jugendalter bzw. die Kumulation von Risikofaktoren und Gesundheitsproblemen über den gesamten Lebenslauf beziehen (Kuh & Ben Shlomo 2004, Dragano & Siegrist 2006). Als kritische Perioden werden bestimmte Phasen der physiologischen Entwicklung verstanden, die mit einer erhöhten organischen Vulnerabilität einhergehen. Schädigungen während dieser Phasen können sich nachhaltig auf die Gesundheit auswirken und das Risiko für bestimmte chronische Krankheiten im späteren Leben erhöhen. Armut wird dabei als eine Ursache für frühe organische Schädigungen angesehen. Hingewiesen wird z.B. darauf, dass Mütter, die einem Armutsrisiko ausgesetzt sind, weitaus häufiger während der Schwangerschaft rauchen und die daraus resultierenden Schädigungen des Fötus zu einem erhöhten Risiko für z.B. Atemwegs- und Herz-Kreislauf-Erkrankungen im mittleren und höheren Lebensalter führen (Kuh & Ben Shlomo 2004, Power & Kuh 2008). Bezüglich der Kumulation von Risikofaktoren wird unter anderem angenommen, dass bei Personen in einer armutsgefährdeten Lebenslage häufiger mehrere Risikofaktoren gleichzeitig auftreten, dass die Risikoexposition früher einsetzt und länger andauert und die Intensität bzw. Stärke der Exposition erhöht ist. Für den Tabakkonsum konnte z.B. gezeigt werden, dass Personen mit einem Armutsrisiko früher mit dem Rauchen beginnen, häufiger zu den starken und nikotinabhängigen Rauchern zählen und seltener oder später mit dem Rauchen aufhören (Lampert & Burger 2005).

Durch die Erweiterung des Blickwinkels auf den gesamten Lebenslauf stellt sich auch die Frage nach der Bedeutung krankheitsbedingter sozialer Selektionsprozesse. Zahlreiche internationale Studien weisen darauf hin, dass schwerwiegende, lang andauernde Krankheiten ein Grund für Arbeitslosigkeit und Armut sein können (Blane 1985, RKI 2003). Ebenso kann angenommen werden, dass Kinder und Jugendliche, die von chronischen Krankheiten und Behinderungen betroffen sind, geringere Bildungs- und Ausbildungschancen und später schlechtere Aussichten auf dem Arbeitsmarkt haben. Dies dürfte zum Teil auch für Deutschland gelten, trotz der spezifischen Förderprogramme zur Ausbildung und

Integration für Menschen mit gesundheitlichen Beeinträchtigungen und Behinderungen und der weitreichenden Absicherung im Krankheitsfall. Welche Bedeutung krankheitsbedingten Selektionsprozessen für die Erklärung des Zusammenhangs zwischen Armut und Gesundheit zukommt, wurde bislang nur vereinzelt untersucht. Die Ergebnisse einer Studie auf Basis der Längsschnittdaten des SOEP zeigen hierzu, dass sich eine Verschlechterung des Gesundheitszustandes in den Folgejahren in Einkommensverlusten niederschlägt, der umgekehrte Einfluss, also die Auswirkung von Einkommenseinbußen auf die Gesundheit, aber deutlich stärker zutage tritt (Thiede & Straub 1997).

Mit Blick auf die Public-Health-Forschung in Deutschland lässt sich festhalten, dass der Zusammenhang zwischen Armut und Gesundheit empirisch gut belegt ist. Neben zahlreichen Forschungsprojekten und Einzelstudien ist dies der Gesundheitsberichterstattung auf Bundes- und Länderebene zu verdanken, die regelmäßig aktuelle Daten und Informationen zum Thema bereitstellt. Auch in anderen Berichtswesen, z.B. der Armuts- und Reichtumsberichterstattung der Bundesregierung oder der Kinder- und Jugendberichterstattung, wird dem Zusammenhang zwischen Armut und Gesundheit mittlerweile ein hoher Stellenwert eingeräumt. Für die weiteren Forschungsbemühungen lassen sich angesichts des bisherigen Forschungs- und Erkenntnisstandes mehrere Schwerpunkte ausmachen, die zum Teil bereits angesprochen wurden. Dazu zählt die Analyse zeitlicher Entwicklungen und Trends, für die künftig auf eine bessere Datenlage zurückgegriffen werden kann, unter anderem auf die im Rahmen des Gesundheitsmonitorings des RKI durchgeführte GEDA-Studie. Auch mit den Daten des SOEP, des Mikrozensus und der HBSC-Studie sind Trendanalysen möglich.

Daneben erscheinen lebenslaufbezogene Betrachtungen lohnenswert, da sie die langfristigen gesundheitlichen Folgen von Armutserfahrungen verdeutlichen und zudem Aufschluss über die Bedeutung krankheitsbedingter Selektionsprozesse geben können. Eine wichtige Datengrundlage für derartige Analysen stellt die KiGGS-Studie bereit, die inzwischen als Kohortenstudie weitergeführt wird. Perspektivisch könnten sich auch über die geplante Helmholtz-Kohorte, an der mehr als 200.000 Personen teilnehmen sollen, sowie das Nationale Bildungspanel, das mit etwa 60.000 Personen durchgeführt wird, interessante Analysemöglichkeiten ergeben.

Ebenso stellt die Erklärung des Zusammenhangs zwischen Armut und Gesundheit ein wichtiges Forschungsfeld dar. Dazu sind Analysen erforderlich, die zeigen, über welche Mechanismen und Prozesse sich Armut auf die Gesundheit auswirkt. Wichtig sind zudem Untersuchungen zur Bedeutung der Dauer von Armutserfahrungen, da zunehmend mehr Menschen nur für einen begrenzten Zeitraum in Armut leben. Eine Voraussetzung sind wiederum längsschnittliche

Daten, die Verläufe kenntlich machen und Aussagen über langfristige gesundheitliche Folgen erlauben.

Nicht zuletzt sollten sich die Bemühungen auf den Praxis- und Politiktransfer der vorhandenen Forschungsbefunde und Erkenntnisse richten. Dies erfordert eine Abstimmung der Forschungsbemühungen mit den Informationsbedarfen der entsprechenden Akteure, die sich sowohl auf die Datenerhebung und -auswertung als auch auf die Darstellung und Bewertung der Ergebnisse erstreckt. Allerdings ist diese Abstimmung nur eine notwendige und keine hinreichende Voraussetzung für den Praxis- und Politiktransfer, der letztlich von den in den jeweiligen Feldern zuständigen Akteuren geleistet werden muss.

Literatur

BBR – Bundesinstitut für Bau-, Stadt- und Raumforschung (2007): Indikatoren, Karten und Grafiken zur Raum- und Stadtentwicklung in Deutschland und Europa. Wiesbaden: BBR.

BKK Bundesverband (2006): BKK Gesundheitsreport 2006. Essen: BKK Bundesverband.

Blane, D. (1985): An assessment of the Black Report's explanations of health inequalities. In: Sociology of Health & Illness 7: 423-445.

BMAS – Bundesministerium für Arbeit und Soziales (2008): Lebenslagen in Deutschland. Der dritte Armuts- und Reichtumsbericht der Bundesregierung. Berlin: BMAS.

Der PARITÄTISCHE (2009): Unter unseren Verhältnissen... Der erste Armutsatlas für Regionen in Deutschland. Berlin: Deutscher Paritätischer Wohlfahrtsverband Gesamtverband e.V.

DHP-Forschungsverbund (1998): Die Deutsche Herz-Kreislauf-Präventionsstudie. Bern: Verlag Hans Huber.

Dragano, N. & Siegrist, J. (2006): Die Lebenslaufsperspektive gesundheitlicher Ungleichheit: Konzepte und Forschungsergebnisse. In: Richter, M. & Hurrelmann, K. (Hrsg.): Gesundheitliche Ungleichheit. Grundlagen, Probleme, Perspektiven. Wiesbaden: VS Verlag für Sozialwissenschaften: 181-208.

Geyer, S. (2008): Social inequalities in the incidence and case fatality of cancers of the lung, the stomach, the bowels, and the breast. In: Cancer Causes Control 19: 965-972.

Geyer, S., Hemström, Ö., Peter, R., Vagerö, D. (2006): Education, income, and occupational class cannot be used interchangeably in social epidemiology. Empirical evidence against a common practice. In: Journal of Epidemiology and Community Health 60: 804-810.

Grabka, M.M. & Frick, J.R. (2010): Weiterhin hohes Armutsrisiko in Deutschland: Kinder und junge Erwachsene sind besonders betroffen. In: Wochenbericht des DIW 77: 2-11.

Hauser, R. (1997): Vergleichende Analyse der Einkommensverteilung und der Einkommensarmut in den alten und neuen Bundesländern. In: Becker, I. & Hauser, R.

(Hrsg.): Einkommensverteilung und Armut: Deutschland auf dem Weg zur Vier-fünftel-Gesellschaft? Frankfurt am Main: Campus Verlag: 63-82.

Heindl, I. (2007): Ernährung, Gesundheit und soziale Ungleichheit. In: Aus Politik und Zeitgeschichte 42: 32-38.

Heinrich, J., Popescu, M., Wjst, M. et al. (1998): Atopy in children and parental social class. In: American Journal of Public Health 88: 1319-1324.

Helmert, U., Mielck, A., Shea, S. (1997): Poverty and health in Western Germany. In: Sozial- und Präventivmedizin 42: 276-285.

Hölling, H., Erhart, M., Ravens-Sieberer, U., Schlack, R. (2007): Verhaltensauffälligkei-ten bei Kindern und Jugendlichen: Erste Ergebnisse aus dem Kinder- und Jugendge-sundheitssurvey (KiGGS). In: Bundesgesundheitsblatt – Gesundheitsforschung – Gesundheitsschutz 50: 784-793.

Janßen, C., Grosse Frie, K., Ommen, O. (2006): Der Einfluss sozialer Ungleichheit auf die medizinische und gesundheitsbezogene Versorgung in Deutschland. In: Richter, M. & Hurrelmann, K. (Hrsg.): Gesundheitliche Ungleichheit – Theorien, Konzepte und Methoden. Wiesbaden: VS Verlag für Sozialwissenschaften: 141-155.

Kroll, L.E. & Lampert, T. (2010): Zunehmende Unterschiede im subjektiven Gesund-heitszustand zwischen den Einkommensschichten. Analysen zu einem Aspekt der gesundheitlichen Ungleichheit. In: Informationsdienst Soziale Indikatoren (ISI) 43: 5-8.

Kuh, D. & Ben Shlomo, Y. (Hrsg.) (2004): A life course approach to chronic disease epidemiology. Oxford: Oxford University Press.

Kurth, B.-M. (2007): Der Kinder- und Jugendgesundheitssurvey (KiGGS): Ein Überblick über Planung, Durchführung und Ergebnisse unter Berücksichtigung von Aspekten eines Qualitätsmanagements. In: Bundesgesundheitsblatt – Gesundheitsforschung – Gesundheitsschutz 50: 533-546.

Kurth, B.-M., Lange, C., Kamtsiuris, P., Hölling, H. (2009): Gesundheitsmonitoring am Robert Koch-Institut. Sachstand und Perspektiven. In: Bundesgesundheitsblatt – Ge-sundheitsforschung – Gesundheitsschutz 52: 557-570.

Lampert, T. & Burger, M. (2005): Verbreitung und Strukturen des Tabakkonsums in Deutschland. In: Bundesgesundheitsblatt – Gesundheitsforschung – Gesundheits-schutz 48: 1231-1241.

Lampert, T., Saß, A.-C., Häfelinger, M., Ziese, T. (2005): Armut, soziale Ungleichheit und Gesundheit. Expertise des Robert Koch-Instituts zum 2. Armuts- und Reich-tumsbericht der Bundesregierung. Berlin: Robert Koch-Institut.

Lampert, T., Kroll, L.E., Dunkelberg, A. (2007): Soziale Ungleichheit der Lebenserwar-tung in Deutschland. In: Aus Politik und Zeitgeschichte 42: 11-18.

Leibfried, S. & Voges, W. (1992): Armut im modernen Wohlfahrtsstaat. Sonderheft 32 der Kölner Zeitschrift für Soziologie und Sozialpsychologie, Opladen: Westdeut-scher Verlag.

Ludwig-Mayerhofer, W. & Barlösius, E. (2001): Die Armut der Gesellschaft. In: Barlösi-us, E. & Ludwig-Mayerhofer, W. (Hrsg.): Die Armut der Gesellschaft. Opladen: Le-ske+Budrich: 11-67.

Mackenbach, J. (2006): Health inequalities: Europe in Profile. An independent expert report commissioned by the UK Presidency of the EU. London: Department of Health.

Mielck, A. (2000): Soziale Ungleichheit und Gesundheit. Empirische Ergebnisse, Erklärungsansätze, Interventionsmöglichkeiten. Bern: Verlag Hans Huber.

Mielck, A. & Bloomfield, K. (Hrsg.) (2001): Sozial-Epidemiologie. Eine Einführung in die Grundlagen, Ergebnisse und Umsetzungsmöglichkeiten. Weinheim: Juventa.

Oppolzer, A. (1986): Wenn du arm bist, musst du früher sterben. Soziale Unterschiede in Gesundheit und Sterblichkeit. Hamburg: VSA-Verlag.

Power, C. & Kuh, D. (2008): Die Entwicklung gesundheitlicher Ungleichheiten im Lebenslauf. In: Siegrist, J. & Marmot, M. (Hrsg.): Soziale Ungleichheit und Gesundheit: Erklärungsansätze und gesundheitspolitische Folgerungen. Bern: Verlag Hans Huber: 45-76.

Rat der Europäischen Gemeinschaften (1985): Beschluss des Rates vom 19. Dezember 1984 über gezielte Maßnahmen zur Bekämpfung der Armut auf Gemeinschaftsebene. In: Amtsblatt der Europäischen Gemeinschaft L2: 24-25.

Rhein, T. (2009): „Working poor" in Deutschland und den USA. Arbeit und Armut im transatlantischen Vergleich. IAB-Kurzbericht 1/2009. Online unter: http://doku.iab.de/kurzber/2009/kb0109.pdf (Letzter Abruf: 04.03.2010).

Richter, M. (2005): Gesundheit und Gesundheitsverhalten im Jugendalter – Der Einfluss sozialer Ungleichheit. Wiesbaden: VS Verlag für Sozialwissenschaften.

Richter, M., Hurrelmann, K., Klocke, A., Melzer, W., Ravens-Sieberer, U. (Hrsg.) (2008): Gesundheit, Ungleichheit und jugendliche Lebenswelten. Ergebnisse der zweiten internationalen Vergleichsstudie im Auftrag der Weltgesundheitsorganisation WHO. Weinheim: Juventa.

RKI – Robert Koch-Institut (2003): Arbeitslosigkeit und Gesundheit. Gesundheitsberichterstattung des Bundes, Heft 13. Berlin: RKI.

RKI – Robert Koch-Institut (2009): 20 Jahre Mauerfall: Wie hat sich die Gesundheit in Deutschland entwickelt? Berlin: RKI.

Sell, S. (2002): Armutsforschung und Armutsberichterstattung aus Sicht einer lebenslagenorientierten Sozialpolitik. In: Sell, S. (Hrsg.): Armut als Herausforderung. Bestandsaufnahme und Perspektiven der Armutsforschung und Armutsberichterstattung. Berlin: Duncker & Humblot: 11-42.

SOEP Group (2001): The German Socio-economic Panel (GSOEP) after more than 15 years – Overview. In: DIW Vierteljahreszeitschrift 70: 7-14.

Thiede, M. & Straub, S. (1997): Mutual influences of health and poverty. Evidence from the German Panel Data. In: Social Science and Medicine 45: 867-877.

Voges, W., Helmert, U., Timm, A., Müller, R. (2004): Soziale Einflussfaktoren von Morbidität und Mortalität. Sonderauswertung von Daten der Gmünder Ersatzkasse. Bremen: Zentrum für Sozialpolitik.

Gesundheitsförderung und Prävention in Settings: Elternarbeit in Kitas, Schule und Familienhilfe

Susanne Hartung, Sabine Kluwe, Diana Sahrai

1 Einleitung

Jedes fünfte Kind in Deutschland wächst mit erheblichen psychosozialen Belastungen auf. Für ein Viertel dieser Kinder ist das Risiko, im Verlauf ihrer Entwicklung unter physischer und psychischer Vernachlässigung zu leiden, besonders hoch. Ungünstige Startbedingungen hängen zum größten Teil mit der sozialen Lage der Eltern zusammen. Arbeitslosigkeit, geringe formale Bildung, der Status der Alleinerziehenden, Migrationshintergrund und auch die hohe Belastung von Familien mit mehreren Kindern können eine Erklärung für Benachteiligung sein (Sachverständigenrat zur Begutachtung der Entwicklung im Gesundheitswesen 2009: 45). Für Sozialpolitik, die darauf abzielt sozial schwache Familien zu unterstützen, leitet sich hieraus ein Handlungsbedarf ab. Dieser besteht aber auch für familienbezogene Gesundheitspolitik. Materielle Not, niedrige Bildung und fehlende unterstützende Sozialbeziehungen einer Familie können sich nicht nur im sozialen sondern auch im gesundheitlichen Sinne negativ auf die Entwicklung der Kinder auswirken und legen damit bereits im frühesten Lebensalter den Grundstein für eine ungünstige gesundheitliche Biografie (Davey Smith 2008).

Priorität der Gesundheitspolitik sollte es deshalb sein, diese Nachteile für die Kinder durch Präventions- und Gesundheitsförderungsprogramme abzumildern. Gelingen kann dies durch eine gezielte Verbesserung der familiären Bedingungen. Innerhalb dieses Ansatzes ist der Zugang zu gesundheitsförderlichen Maßnahmen und Programmen gerade für sozial benachteiligte Eltern wichtig, den diese über die Anbindung an Settings wie Schule, Kita oder die Strukturen der Familienhilfe erhalten (Rosenbrock & Geene 2004: 195). Denn die Durchführung von unspezifischen Präventionsprogrammen für alle Bevölkerungsgruppen allein trägt nur geringfügig zur Verbesserung der sozialen und gesundheitlichen Chancengleichheit bei. Gerade diejenigen, die Angebote der Prävention und Gesundheitsförderung am wenigsten nötig haben, nutzen die Programme in größerem Maße als sozial Benachteiligte.

Sozial benachteiligte Eltern, Kinder und Jugendliche sind also erstens auf Gesundheitsförderungs- und Präventionsprogramme angewiesen und zweitens über die Settings relativ gut erreichbar. Außerdem unterliegen die an Kitas und Schulen angebundenen Programme kaum dem Problem, die Zielgruppe zu klein zu halten und eine damit eventuell einhergehende Stigmatisierung zu begünstigen, die kontraproduktive Effekte und möglicherweise Abwehr- und Trotzhaltungen nach sich ziehen könnte (Walter & Schwartz 2003: 200).

Im vorliegenden Beitrag wollen wir drei Settings beschreiben, die für die Gesundheitsförderung insbesondere sozial benachteiligter Familien relevant sind. Schule, Kita und nicht zuletzt die Familienhilfe mit ihren teils zugehenden Strukturen bieten einen niedrigschwelligen Zugang und machen ein Vorgehen mit relativ hoher Treffsicherheit möglich.

> „Die Fokussierung auf definierte *Sozialräume* [Herv. im Original], sei es das Quartier, der Betrieb, die Schule oder das Krankenhaus, ermöglicht es, die Zielgruppen und Akteure genauer zu bestimmen, adäquate Zugangswege zu definieren und die vorhandenen Ressourcen zu nutzen" (Altgeld & Kolip 2007: 45).

Im nachfolgenden Abschnitt 2 gehen wir zunächst genauer auf den Settingbegriff und seine Entwicklung seit 1986 ein. Der dritte Abschnitt beschäftigt sich mit den Settings Schule und Kita sowie der über ein einzelnes Setting hinausgehenden Familienhilfe und stellt die jeweils handlungsleitenden Probleme für Gesundheitsförderung dar. Hierbei wird auch auf mögliche Belastungen und Ressourcen der professionellen Akteure eingegangen, deren Mitarbeit für die Durchführung von Schülerpräventionsprogrammen oder für die Elternarbeit in den Settings eine große Rolle spielen. Abschließend gibt der Beitrag einen Ausblick auf die noch verbleibenden Herausforderungen, die zukünftig mit der Konzeption und Durchführung von Gesundheitsförderungsprogrammen in diesen Settings verbunden sind.

2   Gesundheitsförderung – Prävention – Setting

Prävention und Gesundheitsförderung sind zwei zentrale Begriffe von New Public Health, die in einem nicht ganz geklärten Zusammenhang stehen. Denn einerseits ist Gesundheitsförderung seit der Deklaration der Ottawa-Charta von 1986 durch die WHO (WHO 1986) zu *dem* zentralen Begriff avanciert, der für *New Public Health* gewissermaßen identitätsstiftend gewirkt hat und die Bestimmung „New" überhaupt erst rechtfertigt. Andererseits ist trotz über zwanzigjähriger Forschung und Praxis in den Gesundheitswissenschaften bislang keine Einigkeit darüber erzielt worden, wie die Begriffe Prävention und Gesundheitsförderung unterschieden werden sollen. So sieht zum Beispiel Peter-Ernst Schnabel in Prävention und Gesundheitsförderung zwei vollständig differente und sich gar widersprechende Konzepte. Er betont, dass die (Krankheits-)Prävention dem medizinisch-pathogenen Paradigma verpflichtet sei, während die Logik der Gesundheitsförderung gerade hiervon zu unterscheiden wäre, da sie mit dem salutogenetischen Paradigma auf ein nicht-medizinisches Verständnis von Gesundheit abziele (Schnabel 2008, 2009). Andere Autoren konzeptionalisieren (Krankheits-)Prävention als Teilbereich von Gesundheitsförderung (z.b. Hurrelmann 2006, Hurrelmann & Laaser 2006). Wieder andere betonen, dass Präventionspraktiken und -programme sich stärker auf die Veränderung des Verhaltens von Individuen beziehen, Gesundheitsförderung dagegen stärker auf die Veränderung von Strukturen, Rahmenbedingungen und Verhältnissen ausgerichtet sei (Rosenbrock 2005). In der Mehrzahl der Publikationen wird jedoch kaum eine Differenzierung zwischen diesen beiden Begriffen und Paradigmen vorgenommen. Gerade Stakeholder in diesem Bereich verwenden die beiden Begriffe fast synonym und in einem Atemzug (z.b. Präventionsbericht der Krankenkassen, siehe Medizinischer Dienst 2008).

Zur Konfusion zwischen diesen beiden Begriffen dürfte die Spezifizierung der Skill- bzw. Kompetenzförderung beigetragen haben. In der Ottawa-Charta wird Kompetenzförderung als eine von fünf Handlungsebenen der Gesundheitsförderung benannt. Diese Förderung richtet sich zwar an Individuen, ist aber Teil von Gesundheitsförderung. Sie ist gleichzeitig die Ebene, auf der Gesundheitsförderung am stärksten, wenn nicht gar ausschließlich in der Praxis und politisch implementiert wird, wohl aus dem Grund, weil sie dem verbreiteten Konzept der Verhaltensänderung am leichtesten angepasst werden kann (Gerlinger & Stegmüller 2009, Kühn & Rosenbrock 2009).

Für die Umsetzung von Konzepten der Prävention und Gesundheitsförderung, die die Vermeidung von Krankheiten, die Verbesserung der allgemeinen Gesundheit der Bevölkerung bzw. die Verringerung gesundheitlicher Ungleichheiten zum Ziel haben, ist in den letzten Jahren der Ansatz des Settings als zentrale Strategie bekannt geworden. Seinen Ursprung nimmt der in Forschung und Praxis von Public Health verwendete Settingansatz ebenfalls in der Ottawa-Charta zur Gesundheitsförderung (WHO 1986). Konzeptionell war der Ansatz zunächst kaum mit Prävention, sondern nur mit der Gesundheitsförderung verbunden. Das Innovative der Erklärung der Ottawa-Charta zur Gesundheitsförderung war *erstens*, dass sich Maßnahmen für Gesundheit nicht mehr, wie bis dahin üblich, in der Gesundheitserziehung erschöpfen sollten. Vielmehr sollten nun die gesellschaftlichen Strukturen und Rahmenbedingungen dahingehend geändert werden, dass sie Gesundheit und gesundheitsförderliches Verhalten begünstigen, nach dem Motto: „Making the healthier way the easier choice!" In einem *zweiten* Aspekt sollte sich die Gesundheitsförderung von der klassischen Gesundheitserziehung unterscheiden: Bei der Implementierung von Gesundheitsförderung seien die Lebenswelten der Menschen zu berücksichtigen, in denen sie leben, lieben und arbeiten und diese mit einzubeziehen (WHO 1986).

Der Settingansatz nach dem Verständnis der WHO postuliert ferner, dass Gesundheitsförderung nur gelingen könne, wenn ganzheitlich vorgegangen werde. Demnach hätten Bemühungen und Aktivitäten sowohl auf der Ebene der Individuen (Mikroebene) also auch von Organisationen und Institutionen (Mesoebene) und schließlich auch auf gesamtgesellschaftlicher/politischer Ebene (Makroebene) anzusetzen.

War das Setting-Konzept in der Ottawa-Charta eher abstrakt formuliert, wurde in dem anschließend initiierten „Gesunde-Städte-Netzwerk" nach Wegen der Konkretisierung und Umsetzung gesucht. Hervorgehoben wurden Settings wie etwa Betrieb, Krankenhaus, Schule, Stadtteil und Gefängnis. Dabei hat sich das Konzept am stärksten und schnellsten in Betrieben durchgesetzt, allerdings ohne dass hier begrifflich auf das Setting zurückgegriffen wurde. Vielmehr laufen Bemühungen der Gesundheitsförderung und Prävention in Betrieben nach wie vor zumeist unter dem Label betriebliches Gesundheitsmanagement (Faller 2010). Inzwischen werden auch andere soziale Kontexte und Institutionen im Gesundheitsbereich als Settings bezeichnet, so z.B. Familien, Kindertagesstätten, Freizeit, Familien- und Jugendhilfe oder Kirchen.

Sprachlich durchgesetzt hat sich der Settingbegriff v.a. für die beiden Institutionen Schule und Kindertagesstätte. Über die Ursachen dieser selektiven Verwendung des Settingbegriffs lässt sich nur spekulieren. Die begriffliche Häufung bedeutet jedoch nicht, dass settingbezogene Interventionen und Programme in diesen beiden Institutionen bzw. Handlungsfeldern „originalgetreuer umgesetzt" werden. Vielmehr haben sich für alle Settings, im Besonderen aber für Schulen und Kindergärten, unterschiedliche Auslegungen des Settingansatzes herausgebildet, die die Implementierungspraxis in diesen Institutionen beeinflussen.

Rolf Rosenbrock unterscheidet in diesem Zusammenhang zwischen „Prävention und Gesundheitsförderung im Setting" und „gesundheitsförderndem Setting". In der ersten Variante wird das Setting dazu genutzt, um Programme der Verhaltensänderung dort zu platzieren, wo die jeweiligen Zielgruppen sich aufhalten und somit durch solche Programme leichter erreicht werden, wie etwa Kinder und Jugendliche oder Eltern und ihre Kinder in den Settings Schule und Kita (Rosenbrock 2005). Beim gesundheitsförderlichen Setting stehen hingegen „Partizipation und der Prozess der Organisationsentwicklung konzeptionell im Mittelpunkt" (ebd.: 63).

Wirft man einen Blick auf jene inzwischen sehr gut dokumentierten und vernetzten Programme, die sich in ihrer Selbstbeschreibung am Settingansatz orientieren, dann ist festzustellen, dass der allergrößte Teil dieser Programme das Setting eher dazu nutzt, um verhaltenspräventive Programme durchzuführen (siehe hierzu etwa die Sammlung settingbezogener Projekte und Interventionen auf dem Internet-Portal: www.gesundheitliche-chancengleichheit.de). So sind die meisten Programme an Schulen allgemeine Skillförderprogramme oder Programme zur Gewalt- oder Drogenprävention. In Kindertagesstätten werden die meisten Programme für die Themen Ernährung, Bewegung und Stressbewältigung angeboten (Sachverständigenrat 2009, Richter & Utermark 2004). Programme, die tatsächlich Organisationsabläufe und Organisationsstrukturen modifizieren möchten, sind dagegen selten. Insofern hat das Settingkonzept im Laufe seiner Geschichte einen starken Bedeutungswandel erfahren. Während in den Anfängen das Konzept deshalb so viel Erfolg hatte, weil es einen verhältnisorientierten, ganzheitlichen und salutogenetischen Zugang zur Gesundheit anbot, ist heute zu beobachten, dass sich bestenfalls ein „Settingkonzept light" durchgesetzt hat, in dem Setting eben nicht Lebensweltorientierung, Strukturveränderung und Partizipation impliziert, sondern lediglich als ein „Ort" verstanden wird, in dem verhaltensorientierte Präventionsprogramme angeboten werden.

3 Gesundheitsförderung aus der Perspektive von Schule, Kita und Familienhilfe

Wie sind die aktuellen Umsetzungsmöglichkeiten settingbezogener Interventionen in den genannten Handlungsfeldern beschaffen? Sozial benachteiligte Kinder, Jugendliche und ihre Familien lassen sich in diesen Settings zu einem für die Heranwachsenden verhältnismäßig frühen Zeitpunkt der persönlichen Entwicklung erreichen. In den weiteren Ausführungen nehmen wir Bezug auf Ergebnisse eines an der Universität Bielefeld von 2006-2009 durchgeführten Projekts zur Evaluation von Elternedukationsprogrammen (BEEP).[1]

---

[1] Das Projekt „Bielefelder Evaluation von Elternedukationsprogrammen" (BEEP) wurde zwischen 2006-2009 in der Fakultät für Gesundheitswissenschaften der Universität Bielefeld, Arbeitsgruppe Prävention und Gesundheitsförderung durchgeführt und untersuchte insbesondere die Erreichbarkeit sozial benachteiligter Eltern in drei unterschiedliche Settings. Gefördert wurde das Projekt vom BMBF. Die Projektleitung hatte Klaus Hurrelmann. Weitere Informationen s. der Endbericht (Hartung et al. 2010 sowie unter: www.knp.de).

3.1 Gesundheitsförderung im Setting Schule

Die Institution Schule ist in den letzten Jahren sowohl in positiver als auch negativer Weise in den Fokus der Gesundheits- und Präventionspolitik getreten. *Einerseits* wird Schule als Problemfeld gesehen, welches durch eine Zunahme an Mobbing, Gewalt und Aggressivität gekennzeichnet ist, in dem v.a. aber Strukturen sozialer Ungleichheit durch systemimmanente Selektionsmechanismen gefestigt werden. Das deutsche drei- (mit der Förderschule vier-) gliedrige Schulsystem ist besonders in diesem Zusammenhang kritisch zu beurteilen, denn es stellt frühzeitig und in oft stigmatisierender Weise die Weichen für eine negative kindliche Entwicklung. Die Beurteilung der Kompetenzen der Schüler erfolgt häufig aufgrund des familiären Hintergrunds, also der milieuspezifischen Herkunft der Kinder, und konzentriert sich auf die sozial vererbten Verhaltens-, Umgangs-, Einstellungs- und Wissensformen. Diese Ergebnisse wurden bereits in PISA 2000 festgestellt und wiederholten sich in PISA 2006 (Prenzel 2007). Es ist eben nicht nur die individuelle Leistung des Schülers, sondern vor allem seine soziale Herkunft ausschlaggebend für die Bildungsempfehlung des Lehrpersonals.[2] *Andererseits* gilt Schule seit der Ottawa-Charta als vielversprechendes Setting zur Gesundheitsförderung. Mit der Aufwertung der Settingansätze in den letzten Jahren ist Schule damit vermehrt in den Blick der Prävention und Gesundheitsförderung gerückt (zur kritischen Betrachtung der Gesundheitsförderung im schulischen Setting siehe Bittlingmayer 2009).

Zwei zentrale Einsichten haben sich für Gesundheitsförderung im schulischen Setting durchgesetzt: *Erstens* ist die Wirksamkeit einzelner, isolierter Maßnahmen sehr begrenzt, weshalb mit Sicht auf die Nachhaltigkeit von Veränderungen vermehrt auf integrierte und integrative Angebote gesetzt wird. Dabei wird darauf geachtet, möglichst viele Akteure (Lehrpersonal, Eltern, Schüler) in gesundheitsförderliche Programme im schulischen Setting einzubeziehen. *Zweitens* gelingt es durch die bisherigen Angebote nicht, Strukturen sozialer Ungleichheit und deren Reproduktion zu durchbrechen. Bauer etwa kommt in einer Untersuchung zu dem Schluss, dass die Bereitschaft von Institutionen und Akteuren, Prävention und Gesundheitsförderung durchzuführen, umgekehrt proportional zum Bedarf daran ausgebildet ist. Diesen Zusammenhang bezeichnet er als Präventionsdilemma (Bauer 2005). Es lässt sich also feststellen, dass das Setting Schule aktuell noch nicht in der Lage ist, das ihm zugeschriebene Potenzial zur

---

[2] Eine von Hradil durchgeführte Untersuchung (idw 2008) vierter Klassen in Wiesbaden zeigte, dass Kinder mit einer Durchschnittsnote von 2,0 nur mit einer Wahrscheinlichkeit von 76 Prozent eine Empfehlung für das Gymnasium erhalten, wenn sie aus der niedrigsten Bildungs- und Einkommensgruppen kommen. Stammen sie allerdings aus einer Familie der höchsten Bildungs- und Einkommensgruppe, erhalten hingegen mit 97% fast alle eine Gymnasialempfehlung.

Reduzierung sozialer und gesundheitlicher Ungleichheit zufriedenstellend auszuschöpfen.

Skillförderung für Kinder – als Steigerung der persönlichen und sozialen Lebenskompetenzen und derzeit gängigste Form der schulischen Gesundheitsförderung – wird an Schulen angloamerikanischer Länder bereits seit drei Jahrzehnten durchgeführt. In Deutschland hingegen kommen diese Konzepte schulischer Gesundheitsförderung erst seit Mitte der 1990er Jahre zum Tragen. An den Leitsätzen des 1991 von der WHO initiierten „Europäischen Netzwerks Gesundheitsfördernder Schulen" orientiert, beruhen diese Umsetzungsformen schulischer Gesundheitsförderung auf der Annahme, dass es bestimmter psychosozialer und interpersoneller Kompetenzen bedarf, um z.B. Entscheidungen treffen, Probleme lösen oder gute Beziehungen pflegen zu können. Solche Kompetenzen, so wird weiterhin angenommen, tragen zur Verringerung des Belastungspotentials für Kinder und Jugendliche bei (Bauer & Hurrelmann 2005: 401).

Schulische Gesundheitsförderung wird, wie das Schülerkompetenzprogramm von Lions Quest „Erwachsen werden", meist unterrichtsbegleitend durchgeführt. „Erwachsen werden" und andere Programme – wie „Don't start be smart" oder „Klasse 2000", die bspw. dem Tabakrauchen entgegenwirken sollen – verwenden für die Wissens- und Kompetenzvermittlung vor allem partizipative Konzepte. So geht es in den Modulen des Schülerkompetenztrainings „Erwachsen werden" um die Vermittlung und Einübung von Fähigkeiten, wie z.B. den Umgang mit eigenen Gefühlen und auftretenden Konflikten.

Neben den Schülern sind im schulischen Setting unbedingt auch die Eltern einzubeziehen. Einerseits können Eltern dabei in ihrer Erziehung unterstützt werden – denn natürlich bilden sich Life-Skills nicht nur in der Schule aus –, und andererseits bietet eine enge Zusammenarbeit zwischen Eltern und pädagogischem Personal für beide Seiten die Möglichkeit, sich besser kennenzulernen und die Entwicklungschancen der Kinder zu verbessern. Dabei kann die Diagnose des Präventionsdilemmas auch für den Bereich der Elternpartizipation Geltung beanspruchen, denn bei sozial benachteiligten Eltern ist es besonders schwierig sie einzubeziehen. Und so sind es denn insbesondere Lehrer an Hauptschulen, die über ein zu geringes Interesse der Eltern an schulischer Beteiligung klagen.

Im Rahmen des BEEP-Projekts wurde die Beteiligung der Eltern an schulischer Elternarbeit schulformspezifisch untersucht; dabei wurden die Gründe für die Nichtbeteiligung insbesondere von sozial benachteiligten Eltern erfragt. *Erstens* zeigen unsere Ergebnisse, dass die „Beteiligungsformen" der Eltern differenziert erfasst werden müssen (z.B. unterschieden nach Elternabend/ Elternsprechtag). *Zweitens*, dass die Beteiligung von Hauptschuleltern keineswegs bei jeder Gelegenheit schwach – oder im Vergleich zu Gymnasialeltern – geringer ausfällt. Das deckt sich *drittens* mit dem Ergebnis, dass nicht grundsätzlich mangelndes Interesse das Beteiligungsverhalten von Hauptschuleltern steuert, sondern ihre Überzeugung, in der Schule nichts bewirken zu können.

Doch gerade die elterliche Beteiligung im Setting ist relevant für die Entwicklung der Kinder, denn so erhalten Eltern nicht nur emotionale und psychosoziale Unterstützung von anderen Eltern und durch die Lehrer, sondern das Schulpersonal ist auch besser in der Lage, sich ein objektives Bild von den Familien zu machen und die Kinder optimal zu fördern. Der herkunftsabhängigen Benachteiligung vieler Kinder im Schulsystem könnte damit etwas entgegengesetzt und zusätzlich das soziale Kapital, also die Voraussetzungen für Unterstützung der Eltern, insbesondere durch das schulische Personal, gestärkt werden.[3]

Ohne die Einbeziehung des pädagogischen Personals ist die Durchführung solcher Projekte und Programme ebenso wenig denkbar. Es trägt, zusammen mit den Familien, eine hohe Verantwortung für die Entwicklung der Kinder. Und so gehört zu einem gesundheitsförderlichen Setting Schule nicht zuletzt auch die Gesundheitsförderung für das pädagogische Personal. Eine nachhaltige Veränderung kann sich nicht auf das überdurchschnittliche Engagement einzelner Lehrer stützen – selbst wenn es viele sind. Bereits jetzt sind die Belastungen, denen Lehrer ausgesetzt sind, beachtlich und ihre unterstützenden Ressourcen in Form von praxisnaher Ausbildung, Coaching oder entsprechenden politischen Rahmenbedingungen gering. Ein großer Belastungsfaktor stellt für Lehrkräfte aller Schulformen aktuellen Studien zufolge das problematische Schülerverhalten dar, gefolgt von Faktoren wie großen Klassen und hohen Stundenzahlen (Schaarschmidt 2008, Unterbrink et al. 2008). Der Mangel an strukturellen Ressourcen verbessert die individuellen Perspektiven von Schülern nicht, sondern signalisiert gerade sozial benachteiligten Schülern, dass es auf sie nicht ankomme. Resignation nistet sich deshalb früh bei ihnen ein.

An den bisher durchgeführten Konzepten schulischer Gesundheitsförderung wird deutlich, dass sie sich nicht auf interne Veränderungen einer Schule – z.B. durch Schulfeste für einen intensiveren Elternkontakt oder durch Schülerkompetenztrainings – beschränken kann. Denn Schule ist nicht nur ein Hort der Bildungsförderung, sondern in Deutschland auch das Instrument einer diskriminierenden selektierenden Gesellschaftsstruktur (vgl. Berger & Kahlert 2008, Dravenau & Groh-Samberg 2008). Will Gesundheitsförderung im Setting Schule wirkungsvoll sein, muss sie in diesen Zusammenhang eingreifen.

---

[3] Siehe dazu die in den Berichten dargestellten Projektergebnisse (Hartung & Bittlingmayer 2008, Hartung et al. 2010).

3.2 Prävention und Gesundheitsförderung im Setting Kindertagesstätte

Die Betreuung von Kindern im Vorschulalter besteht in der Bundesrepublik in unterschiedlichen Formen bereits seit etwa 200 Jahren. Während in der ehemaligen DDR Krippen- und Kindergartenplätze für alle Kinder zur Verfügung standen, gewinnt der Ausbau von Kindergärten und Kindertagesstätten im vereinten Deutschland erst in den letzten Jahren größere Aufmerksamkeit: Erst seit 1997 besteht ein Rechtsanspruch auf einen Kindergartenplatz für jedes Kind ab drei Jahren. Krippenplätze für unter Dreijährige sind bislang eher die Ausnahme, sie sind sehr schwer zu bekommen und zudem mit sehr langen Wartezeiten verbunden. Krippenplätze sollen jedoch – so verspricht es die politische Agenda – in den nächsten Jahren stark ausgebaut werden, sodass nach Zielvorgaben der amtierenden Bundesregierung im Jahr 2012 jedes Kind unter drei Jahren ein Anspruch auf einen Krippenplatz haben soll.

Seit den Streiks von Erzieherinnen in der erste Hälfte 2009 erfahren Kitas verstärkt öffentliche und mediale Aufmerksamkeit. Tatsächlich aber stehen sie schon seit einigen Jahren vermehrt im Rampenlicht von Politik und Öffentlichkeit. Allerdings wurden Kitas, wie oben erwähnt, bei der Auflistung der Settings im Zuge der Ottawa-Deklaration noch nicht benannt. Erst seit Beginn des neuen Jahrtausends wurden Kitas als Setting zur Gesundheitsförderung entdeckt und gelten heute häufig als das „Schlüsselsetting" (Altgeld 2003, Medizinischer Dienst des Spitzenverbandes des Bundes deutscher Krankenkassen 2008).

Die in den letzten Jahren so stark zunehmende Popularität von Kindergärten und Kindertagesstätten in Politik, Öffentlichkeit und in den verschiedenen wissenschaftlichen Disziplinen kann auf unterschiedliche Ursachen zurück geführt werden. Als eine der bedeutendsten Ursachen können auch hier sicherlich die bereits erwähnten schlechten Ergebnisse deutscher Schülerinnen und Schüler in der Pisa-Studie genannt werden und die Erkenntnis, dass das deutsche Schulsystem eines der sozial selektivsten Schulsysteme der Welt ist. Neben dem Ausbau von Ganztagsschulen rückt seitdem in diesem Zusammenhang die Frühförderung durch Kindergärten in den Blick bildungspolitischer Akteure. Vor allem Kinder mit Migrationshintergrund, die in den Pisa-Tests besonders schlechte Ergebnisse erzielt hatten, sollen nun durch die frühere Förderung der Sprachkompetenzen in der Kita intensiver gefördert werden. Zudem soll die Kita der häufig beklagten mangelnden Integration von Kindern mit Migrationshintergrund entgegenwirken.

Etwa gleichzeitig wurde die Kita ebenfalls als Setting der Prävention und Gesundheitsförderung entdeckt, wie die hohe Zahl an Gesundheitsprojekten, die in Kitas durchgeführt werden, verdeutlicht (s. z. B. die Auflistung der Projekte auf der Homepage gesundheitliche-chancengleichheit.de). Hintergrund hierfür bilden neben der stärkeren öffentlichen Sensibilisierung für Gesundheitsthemen

die skandalträchtigen Nachrichten von übergewichtigen, motorisch einge-
schränkten, in ihrer Entwicklung verzögerten oder vernachlässigten Kindern.
Ähnlich wie im Bildungsbereich spielt auch hier das Potenzial der Kitas zur
Frühförderung eine zentrale Rolle.

Ferner werden Kitas dazu angehalten, die Elternarbeit zu verstärken. Denn
gerade von Eltern aus sozial benachteiligten sozialen Gruppen ist bekannt, dass
sie sehr wenig am Kita-Alltag partizipieren. Gleichzeitig wird die Bedeutung von
Elternarbeit für eine gelingende Arbeit in der Kita und für die gesunde Entwicklung von Kindern als besonders relevant erachtet. Deshalb sind Kitas dazu angehalten, gleichzeitig Familienzentren zu werden, um auch diesem Anspruch
gerecht zu werden. Und schließlich werden Kitas mit einer kulturell zunehmend
heterogenen Elternschaft konfrontiert, die ganz unterschiedliche Erwartungen
haben und die Kitas als Möglichkeit der Verwirklichung ihrer hohen Bildungs-
aspirationen sehen (Sahrai 2009).

Diese gestiegenen Anforderungen und Erwartungen an die Kitas werden
zurzeit in den einzelnen Bundesländern durch Gesetzesänderungen umgesetzt.
So wurde im Jahr 2008 trotz großer Proteste von Seiten der Kitas und der Eltern
das neue KiBiz-Gesetz in Nordrhein-Westfalen verabschiedet sowie in anderen
Bundesländern ähnliche Gesetzesänderungen vorgenommen. Der Institution Kita
werden, so lassen sich die jüngeren Entwicklungen zusammenfassen, immer
mehr Aufgabenfelder angetragen: Sie stehen in der Schnittmenge gesundheits-,
bildungs- und integrationspolitischer Zielsetzungen und Interventionen.

Die beschriebenen Entwicklungen im Allgemeinen und die neuen Gesetzes-
grundlagen im Besonderen gehen für Erzieherinnen mit enormen Veränderungen
ihrer Arbeit einher. In einer Erzieherinnen-Befragung, die im Rahmen des Projekts BEEP durchgeführt wurde, zeigte sich, dass für die meisten Erzieherinnen
das KiBiz-Gesetz starke Beeinträchtigungen ihrer Arbeit bedeutet. So müssen
nach dem neuen Gesetz neben dem erweiterten Aufgabenkatalog und den gestiegenen Anforderungen zusätzliche Dokumentations-, Verwaltungs- und Manage-
mentaufgaben übernommen werden. Problematisch an diesen Änderungen ist
nun, dass die gestiegenen Anforderungen und Aufgabenerweiterung einher gehen mit einer gleichzeitigen Ressourcenverknappung sowie der Prekarisierung
der Arbeitsverhältnisse der Erzieherinnen[4]. Die meisten Befragten sehen in dem
Gesetz ein „Spargesetz" oder ein Ökonomisierungsgesetz. Eine Leiterin formulierte die Veränderungen durch das neue Gesetz treffend: „Ich muss jetzt be-

---

[4] Dies hängt in erster Linie mit dem neuen Abrechnungssystem zusammen, nach der nicht mehr nach
den Anzahl der Kinder pauschal, sondern nach den Stunden, die für jedes Kind reserviert wird,
abgerechnet werden. So besteht die Gefahr, dass falls Eltern nicht genügend Stunden für ihre Kinder
reservieren, die Stelle einzelner Erzieherinnen damit in Gefahr gerät (genaueres zu dem neuen Gesetz
s. MGFFI 2008, s. auch Sahrai 2009).

triebswirtschaftlich denken. Das musste ich sonst nicht, sonst durfte ich pädagogisch denken."

Die Ergebnisse unserer Erzieherinneninterviews decken sich mit den Reaktionen, die in Form von Streiks der Erzieherinnen im ersten Halbjahr 2009 bundesweit gelaufen sind. Kindertagesstätten befinden sich in einer widersprüchlichen Situation: Auf der einen Seite sind Kitas mit erweiterten Aufgaben und zunehmenden Anforderungen konfrontiert. Auf der anderen Seite jedoch werden personelle Ressourcen verknappt und Arbeitsverhältnisse prekarisiert (durch Befristung, außertarifliche Entlohnung). Beides zusammen führt zu einer immensen Arbeitsverdichtung und in der Folge zu extrem belastenden Arbeitsbedingungen. Diese erschwerten Rahmen- und Arbeitsbedingungen fordern nicht zuletzt gesundheitlichen Tribut von Erzieherinnen.

Führt man sich noch einmal die normativen Ansprüche eines Settingansatzes zur Gesundheitsförderung vor Augen, dann wird schnell ersichtlich, dass unter diesen Rahmenbedingungen Gesundheitsförderung kaum betrieben werden kann. Gerade die Arbeit mit sozial benachteiligten Kindern und deren Eltern erfordert sehr viel pädagogisches Geschick und vor allem Zeit, damit auch nur in Ansätzen „lebensweltorientiert" gearbeitet werden kann. Die aktuellen Rahmenbedingungen der Kitas und die neuen gesetzlichen Änderungen, z. B. im Rahmen des Kibiz-Gesetzes, sollen vor allem sozial ausgleichend und kompensierend wirken (MGFFI 2008). Sozial bedingte Bildungsungleichheit soll – das ist der Anspruch – eingedämmt werden, Kitas sollen, auch durch die stärkere Sensibilisierung für Gesundheitsthemen, Entwicklungsnachteile für Kinder, die von Armut betroffen sind, kompensieren.

Unter den aktuellen, vornehmlich auf betriebswirtschaftliche Logik hin orientierten Rahmenbedingungen zum Ersten und der damit einhergehenden Gefährdung der Gesundheit von Erzieherinnen zum Zweiten haben allerdings gerade die sozial benachteiligten Gruppen am stärksten zu leiden – aller Rhetorik aus Bildungs- und Gesundheitsministerien zum Trotz.

3.3 Gesundheitsförderung im Kontext „Jugend- und Familienhilfe"

Elternprogramme wie STEP, Triple-P oder Starke Eltern-Starke Kinder sind ein anschauliches Beispiel für den privat-gewerblichen Zweig, der sich in den letzten 20 Jahren im Bereich sozialer Dienstleistungen herausgebildet hat. Die Elternprogramme stellen einen Ansatz der Gesundheitsförderung dar, da sie über die Schulung der Mütter und Väter die Entwicklungsressourcen für Kinder und Jugendliche in der Familie stärken. Über den „freien Markt" erreichen die Programme jedoch nicht die Breite der Bevölkerung und schon gar nicht arme oder sozial isolierte Familien (Bauer & Bittlingmayer 2005, Marzinzik & Kluwe 2007). Wenn hingegen freie oder öffentliche Träger der *Jugend- und Familienhilfe* Elternkurse in ihre Dienstleistungs-Palette („Hilfen zur Erziehung") aufnehmen, so zeigen die BEEP-Ergebnisse, dann ist die Teilhabe sozial benachteiligter Bevölkerungsgruppen stärker als in jedem anderen Setting (Hartung et al. 2009). Für den relativen Erfolg solcher Maßnahmen dürfte die Einbindung von Elternkursen in die Arbeitsweise Sozialer Arbeit verantwortlich sein, zu deren Kernaufgaben und Selbstverständnis es gehört, marginalisierte Individuen und Gruppen zu erreichen. Dieses entscheidende Strukturmerkmal fehlt bei den beiden anderen bisher diskutierten Settings Schule und Kindertagesstätte.

Nicht nur die niedrigschwellige Ausrichtung der Sozialen Dienste ist für die settingorientierte Gesundheitsförderung hochinteressant, sondern auch die Vielfalt ihrer Handlungsfelder. Aus ihrem systemischen Verständnis heraus („Sozialraumorientierung", „Lebensweltbezug") begreift Soziale Arbeit (und auch die Gesundheitswissenschaften) das Quartier oder den Stadtteil, eine Schule oder die Familie als *Setting.* Zudem schaffen die öffentlichen und freien Träger der Jugend- und Familienhilfe inselförmige soziale Lebensräume, wie z.B. ein Elterncafe, ein Freizeit- und Beratungszentrum oder ein Stadtteilprojekt. Auch diese kleinräumigen Settings eignen sich als Anknüpfungspunkt für gesundheitsfördernde Programme, stehen aber wegen ihres Nischendaseins in der öffentlichen Wahrnehmung hinter Kitas, Schulen oder Betrieben zurück. Der Schutz- und Förderauftrag für Kinder bezeichnet jedoch die Familie als primäre Lebenswelt und damit als das zentrale Setting für die fallorientierte Beratung und Hilfe der Sozialen Dienste. Jugend- und Familienhilfe-Träger sind per Gesetz aufgefordert, die Eltern bei der Familienerziehung zu unterstützen (SGB VIII KJHG §16). Dazu gehört es, Mütter und Väter in ihrer Erziehungsfähigkeit aktiv zu fördern („Hilfe zur Selbsthilfe"). In diesem Befähigungsauftrag treffen die Handlungsziele der Familienhilfe und der Gesundheitsförderung zusammen (Handlungsebene „Förderung persönlicher Kompetenzen"; vgl. Franzkowiak & Sabo 1993). Die Umsetzung dieses Auftrages durch *präventive Elternkurse* hat das Forschungsprojekt BEEP am Beispiel des STEP Elternprogramms untersucht. Hier zeigte sich, dass Elternkurse für die Klientinnen und Klienten der Jugendhilfe hilfreich sind, wenn sie mit einer ambulanten Betreuung durch FamilienhelferInnen („sozialpädagogische Familienhilfe") kombiniert werden. Offensichtlich ergänzen sich die Entlastung und Unterstützung im Alltag durch die FamilienhelferInnen und die gezielte Stärkung der Eltern durch das Elterntraining so, dass sich die positiven Wirkungen beider Maßnahmen wechselseitig verstärken.[5]

---

[5] Keinesfalls können oder sollen Elternprogramme eine breit angelegte sozialpädagogische Unterstützung von Kindern, Jugendlichen und Familien kostengünstig ersetzen (Winkler 2008).

Damit diese neue Qualität der Unterstützung entstehen kann, ist es zum einen notwendig, ein universell-präventives Programm wie STEP, d.h. ein auf alle Elterngruppen ausgerichtetes Programm, auf die Bedürfnisse der besonderen Zielgruppe, (hohe familiale Belastung, schwierige soziale Lage) abzustimmen. Zum anderen ist ein solches Projekt auf die enge Zusammenarbeit mit den Akteuren im Hilfesystem angewiesen, um den neuen Baustein einzufügen, in der Praxis weiterzuentwickeln und wirksam umzusetzen (Ahrens & Marzinzik 2007). Ein erhebliches Hindernis für die erfolgreiche Koordination bildet die schlechte Ressourcenlage eines sozialen Hilfesystems, in dem die Mittel vielerorts kaum ausreichen, um den Bedarf einer ständig wachsenden Anzahl hilfebedürftiger Familien zu decken. Die individuelle Betreuung von Familien durch Hausbesuche („sozialpädagogische Familienhilfe"), welche nur eines von vielen Hilfeangeboten darstellt, gehört zu den besonders personal- und kostenintensiven Bereichen in der Jugend- und Familienhilfe. Die Betreuungsstunden der FamilienhelferInnen werden darum äußerst knapp bemessen. Dies lässt kaum Raum, um zusätzliche Aufgaben zu übernehmen.

Der Wirkungsnachweis von Gesundheitsförderung im Kontext Sozialer Arbeit stellt eine weitere Schwierigkeit dar. Das Beispiel „Elternkurs und Familienhilfe als verknüpfte Maßnahmen in einem Setting" ist typisch für den, seit 20 Jahren währenden Streit, um den Wirksamkeitsbegriff von Gesundheitsförderung (Schmacke 2007, Rosenbrock 2004). Eigenständige Kriterien, die dem komplexen langfristigen Wirkungsgeschehen im Zusammenspiel sozialer Beziehungen, Lebenswelten und Biografien gerecht werden, beschäftigen die Soziale Arbeit und die Gesundheitswissenschaften gleichermaßen (Heiner et al. 2007, Wright 2006). Da der Legitimationsdruck wächst, bleibt die Entwicklung einer evidenzbasierten Praxis eine der wichtigsten gemeinsamen Zukunftsaufgaben für diese beiden Disziplinen.

4   Zwanzig Jahre Gesundheitsförderung und Prävention – ein Fazit

Seit den 1990er Jahren ist immer wieder darauf hingewiesen worden, dass Gesundheitsförderung sich insgesamt zu einseitig auf Maßnahmen ausrichte, die am Individuum ansetzen, während die gesundheitsförderliche Umgestaltung sozialer Kontextfaktoren und struktureller Rahmenbedingungen dahinter zurückstehe (z.B. Kühn & Rosenbrock 1994, Bauer et al. 2008). Man habe somit den „Weg des geringsten Widerstandes" eingeschlagen und folge dem „Mainstream", wie Kühn et al. (2009) anmerken. Bevorzugt worden seien einfache Rezepte, die schnell und kostengünstig umzusetzen sind (z.B. Entspannungskurse für Lehrer statt der Einrichtung kleinerer Klassen; Kühn et al. 2009). Auch in Schulen und

Kitas wird hauptsächlich auf verhaltenspräventive Programme gesetzt; das gilt in zunehmendem Maße auch für die Settings der Jugend- und Familienhilfe. Eine nachhaltige und umfassende Gesundheitswirkung kann jedoch nur erwartet werden, wenn Arbeitsstrukturen und Sozialkontakte aller Beteiligten in diesen Einrichtungen „salutogen" entwickelt werden. Maßnahmen wie ein verbesserter Personalschlüssel, der strukturierte Austausch zwischen oder die Fortbildung von MitarbeiterInnen erfordern zusätzliche Ressourcen (Franzkowiak & Sabo 1993) und entsprechende gesetzliche Rahmenbedingungen, über die auf politischer Ebene entschieden wird. In den öffentlichen Erziehungs- und Bildungseinrichtungen und für die Träger der Jugend- und Familienhilfe haben sich diese Voraussetzungen allerdings nicht erfüllt. Arbeitsbedingungen haben sich in den letzten 20 Jahren eher verschlechtert und die finanziellen Spielräume verengt. Diese Entwicklungen reihen sich in den fortschreitenden Abbau des Sozialstaates ein, der seit den 1980er Jahren von einer neoliberalen (Butterwegge 2006) bzw. neosozialen (Lessenich 2008) Politik betrieben wird; aus einer gesundheitswissenschaftlichen Perspektive sind diese Entwicklungen in mehrfacher Hinsicht fatal. Denn *erstens* müssen Präventionsprogramme und gesundheitsförderliche Settingentwicklung[6] innerhalb dieses politischen Rahmens unter erschwerten Arbeitsbedingungen umgesetzt werden, was nicht selten zu Lasten der Gesundheit der MitarbeiterInnen und engagierter Einzelner geht. Und *zweitens* sind Kitas, Schulen und Familienhilfe ihrem Selbstverständnis nach – und zwar unabhängig von präventiven Programmen, Projekten und Aktionen – mit Gesundheitsförderung in Form von Befähigung und Empowerment befasst, sei es durch Bildung und Erziehung der Kinder (Kitas, Schulen) oder die sozial-pädagogische Unterstützung von Familien (Jugend- und Familienhilfe). Wenn MitarbeiterInnen dieser Einrichtungen nur unter hohen gesundheitlichen Belastungen Programme durchführen und ihren alltäglichen beruflichen Aufgaben nachkommen können, geht das langfristig auch zu Lasten der Gesundheit von Kindern, Jugendlichen und Familien.

Im Rahmen des „Nationalen Aktionsplans für ein kindgerechtes Deutschland" (BMFSFJ 2005) werden seit 2005 gezielt Kitas und Schulen als Settings zur Prävention und Gesundheitsförderung genutzt, um insbesondere die Bildungs- und Gesundheitschancen sozial benachteiligter Kinder zu verbessern. Die sich verschlechternden familialen und sozial-ökologischen Entwicklungsbedingungen von Kindern können diese Settings allenfalls nur bedingt kompensieren, denn deren gesellschaftliche Ursachen – Armut, Perspektivlosigkeit, soziale Isolation, Massenarbeitslosigkeit und die zunehmenden strukturellen sozialen

---

[6] Unter der Annahme, dass *überhaupt* ausreichend Ressourcen dazu vorhanden sind, können vielversprechende (Pilot-)Programme mangels finanzieller Mittel oftmals nicht langfristig weitergeführt werden.

Ungleichheiten – werden durch Settingarbeit nicht angetastet (Rosenbrock & Geene 2004: 195).

Als der Nationale Aktionsplan entstand, wurde in etwa zeitgleich der Abbau des Sozialstaates fortgesetzt (Agenda 2010, Hartz-Gesetze, Gesundheitsreform). Während also der Aktionsplan Ziele für die Verbesserung der Entwicklungschancen von Kindern formuliert hat, sind auf anderer Ebene Rahmenbedingungen geschaffen worden, welche eine körperliche und psycho-sozial gesunde Entwicklung von Kindern erschweren oder gar behindern, weil sie gerade die Notlagen von Familien und somit auch der Kinder verschärft haben.

Bei der Gesundheitsförderung von Kindern und Jugendlichen liegt die wichtigste Aufgabe für Public Health darin, konsequent für eine sozial gerechte Verteilung von Gesundheitschancen einzutreten und sich dabei ebenso konsequent auf die Zielsetzungen der Ottawa-Charta zu besinnen.

Demnach kann der Settingansatz nicht einseitig durch „verhaltenspräventive Programme in Settings" erfüllt werden. Gesundheitsförderung greift nur, wenn die Strukturen, Bedingungen und Verhältnisse in sozialen Lebenswelten nachhaltig verbessert werden. Ohne diese verhältnispräventive Seite wird Gesundheitsförderung den Ideen von Ottawa nicht gerecht, sondern erweckt den Anschein von Aktionismus. Gesundheitsförderung muss auf der Ebene einer „Gesundheitsförderlichen Gesamtpolitik" ansetzen, will sie gesundheitsförderliche Lebenswelten für Kinder und Jugendliche schaffen sowie günstige Rahmenbedingungen, die für Settingarbeit unerlässlich sind. Dies bedeutet *zum einen*, dass der Staat sehr viel mehr in Bildung, Erziehung und Soziales zu investieren hätte, damit sich die so wichtigen öffentlichen Sozialräume auch entwickeln können; dazu gehört dringend eine Aufstockung sowohl der Vergütung der MitarbeiterInnen als auch des Personalschlüssels in den genannten Bereichen. *Zum anderen* muss Gesundheitsförderung über einzelne Settings (Mesoebene) hinaus konzeptualisiert werden. Der Bekämpfung von Kinderarmut als dem „wichtigsten erklärenden Faktor für Gesundheits- und Entwicklungsdefizite" räumt der Sachverständigenrat zur Begutachtung der Entwicklung im Gesundheitswesen „auch gesundheitspolitisch höchste Priorität" ein (2009: 49). Von Kitas, Schulen oder Familienhilfe die Kompensation sozialer Missstände zu erwarten, kann kaum die einzige Antwort auf die gesundheitliche Benachteiligung von Kindern bleiben. Die „gesundheitshinderlichen" Lebensbedingungen von Kindern beginnen schließlich in einer von Armut betroffenen Familie, die wahrscheinlich in einer benachteiligten Wohngegend lebt, und setzen sich in einem selektiven Schulsystem fort.

Literatur

Ahrens, D. & Marzinzik, K. (2007): Stärkung der Gesundheitsförderung durch die Verschränkung von Gesundheitswissenschaften und Sozialer Arbeit. In: Schmidt, B. & Kolip, P. (Hrsg.): Gesundheitsförderung im aktivierenden Sozialstaat. Weinheim, München: Juventa: 143-153.

Altgeld, T. (2003): Kindertagesstätten – Ein vernachlässigtes Setting mit Handlungsbedarf und Zukunftspotential! In: HAG (Hamburgische Arbeitsgemeinschaft für Gesundheitsförderung. Ressourcen stärken- Benachteiligungen ausgleichen. Gesundheitsförderung in Kindertagesstätten unter Berücksichtigung besonderer Lebenslagen.

Altgeld, T. & Kolip, P. (2007): Konzepte und Strategien der Gesundheitsförderung. In: Hurrelmann, K., Klotz, T., Haisch, J. (Hrsg.): Lehrbuch Prävention und Gesundheitsförderung. 2. überarbeitete Auflage. Weinheim, München: Juventa Verlag: 41-50.

Bauer, U. (2005): Das Präventionsdilemma. Potenziale schulischer Kompetenzförderung im Spiegel sozialer Polarisierung. Wiesbaden: VS Verlag für Sozialwissenschaften.

Bauer, U. & Bittlingmayer, U.H. (2005): Wer profitiert von Elternbildung? Who Benefits from Parental Training? In: Zeitschrift für Soziologie der Erziehung und Sozialisation 25 (3): 263-280.

Bauer, U. & Hurrelmann, K. (2005): Preaching to the saved? Chancen schulischer Gesundheitsförderung. In: Pädiatrische Praxis 67: 401-411.

Berger, P.A. & Kahlert, H. (2008): Bildung als Institution: (Re-)Produktionsmechanismen sozialer Ungleichheit. In: Berger, P.A. & Kahlert, H. (Hrsg.): Institutionalisierte Ungleichheiten. Wie das Bildungswesen Chancen blockiert. 2. Aufl. Weinheim, München: Juventa Verlag: 7-16.

Bittlingmayer, U.H. (2009): Gesundheitsförderung im Setting Schule. In: Bittlingmayer, U.H., Sahrai, D., Schnabel, P.-E. (Hrsg.): Normativität und Public Health. Vergessene Dimension gesundheitlicher Ungleichheit. Wiesbaden: VS Verlag für Sozialwissenschaften: 269-299.

BMFSFJ – Bundesministerium für Familie, Senioren, Frauen und Jugend (2005): Nationaler Aktionsplan „Für ein Kindergerechtes Deutschland 2005-2010". Berlin: BMFSFJ.

Butterwegge, C. (2006): Krise und Zukunft des Sozialstaates. Wiesbaden: VS Verlag für Sozialwissenschaften.

Davey Smith, G (2008): Die Bedeutung einer Lebenslaufperspektive für die Erklärung gesundheitlicher Ungleichheit. In: Bauer, U., Bittlingmayer, U.H., Richter, M. (Hrsg.): Health Inequalities. Determinanten und Mechanismen gesundheitlicher Ungleichheit. Wiesbaden: VS Verlag für Sozialwissenschaften: 291-330.

Dravenau, D. & Groh-Samberg, O. (2008): Bildungsbenachteiligung als Institutioneneffekt. Zur Verschränkung kultureller und institutioneller Diskriminierung. In: Berger, P.A. & Kahlert, H. (Hrsg.): Institutionalisierte Ungleichheiten. Wie das Bildungswesen Chancen blockiert. 2. Aufl. Weinheim, München: Juventa Verlag: 103-129.

Faller, G. (Hrsg.) (2010): Lehrbuch Betriebliche Gesundheitsförderung. Bern: Verlag Hans Huber.

Franzkowiak, P. & Sabo, P. (Hrsg.) (1993): Dokumente der Gesundheitsförderung. Mainz: Verlag Peter Sabo.

Gerlinger, T. & Stegmüller, K. (2009): Ökonomisch-rationales Handeln als Leitbild der Gesundheitspolitik. In: Bittlingmayer, U.H., Sahrai, D., Schnabel, P.-E. (Hrsg.): Normativität und Public Health. Vergessene Dimension gesundheitlicher Ungleichheit. Wiesbaden: VS Verlag für Sozialwissenschaften: 135-161.

Hartung, S. & Bittlingmayer, U.H. (2008): Schulische Elternedukation im Spannungsfeld zwischen Gesundheitsförderung und Präventionsdilemma. Eine empirische Studie zur integrierten schulischen Elternedukation von „Erwachsen werden". Zwischenbericht des BMBF-geförderten Forschungsprojekts „Vergleichende Evaluation von Elternedukationsangeboten für Eltern" – Projektteil Elternedukation im schulischen Setting.

Hartung, S., Kluwe, S., Sahrai, D. (2009): Neue Wege in der Elternarbeit. Evaluation von Elternbildungsprogrammen und weiterführende Ergebnisse zur präventiven Elternarbeit. Kurzbericht des BMBF-geförderten Projekts: Bielefelder Evaluation von Elternedukationsprogrammen und weiterführende Ergebnisse zur präventiven Elternarbeit. Bielefeld.

Hartung, S., Kluwe, S., Sahrai, D. (2010): Elternbildung und Elternpartizipation in Settings. Eine programmspezifische und vergleichende Analyse von Interventionsprogrammen in Kita, Schule und Kommune. Abschlussbericht der Bielefelder Evaluation von Elternedukationsprogrammen (BEEP).

Heiner, M., Bolay, E., Walter, A. (2007): Zur Forschungsbasierung (fach-)politischer Entscheidungen. In: Sommerfeld, P. & Hüttemann, M. (Hrsg.): Evidenzbasierte Soziale Arbeit. Nutzung von Forschung in der Praxis. Baltmannsweiler: Schneider Verlag Hohengehren: 172-188.

Hurrelmann, K. (2006): Gesundheitssoziologie. Eine Einführung in sozialwissenschaftliche Theorien von Krankheitsprävention und Gesundheitsförderung. 6., völlig überarb. Aufl. Weinheim: Juventa Verlag (Grundlagentexte Soziologie).

Hurrelmann, K. & Laaser, U. (2006): Gesundheitsförderung und Krankheitsprävention. In: Hurrelmann, K., Laaser, U., Razum, O. (Hrsg.): Handbuch Gesundheitswissenschaften. 4., vollständig überarbeitete Auflage. Weinheim, München: Juventa Verlag: 749-780.

Idw – Informationsdienst Wissenschaft (2008): Schulübergang: Kinder weniger gebildeter und einkommensschwächerer Eltern werden diskriminiert. Online unter: http://idw-online.de/pages/de/news277479 (eingestellt 10.09.2008; Letzter Abruf: 22.07.2009)

Kühn, H. & Rosenbrock, R. (1994): Präventionspolitik und Gesundheitswissenschaften. Eine Problemskizze. In: Wissenschaftszentrum Berlin für Sozialforschung; Rosenbrock, R.; Kühn, H., Köhler, B.M. (Hrsg.): Präventionspolitik. Gesellschaftliche Strategien der Gesundheitssicherung. Berlin: edition sigma, Rainer Bohn Verlag: 29-53.

Kühn, H. & Rosenbrock, R. (2009): Präventionspolitik und Gesundheitswissenschaften. Eine Problemskizze. In: Bittlingmayer, U.H.; Sahrai, D., Schnabel, P.-E. (Hrsg.):

Normativität und Public Health. Vergessene Dimension gesundheitlicher Ungleichheit. Wiesbaden: VS Verlag für Sozialwissenschaften: 47-71.

Lessenich, S. (2008): Die Neuerfindung des Sozialen. Der Sozialstaat im flexiblen Kapitalismus. Bielefeld: transcript.

Marzinzik, K. & Kluwe, S. (2007): Stärkung der Erziehungskompetenz durch Elternkurse. In: Prävention 03/2007: 79-82.

Medizinischer Dienst des Spitzenverbandes des Bundes deutscher Krankenkassen (Hrsg.) (2008): Präventionsbericht 2008. Leistungen der gesetzlichen Krankenversicherungen in der Primärprävention und der betrieblichen Gesundheitsförderung. Berichtsjahr 2007. Essen.

MGFFI – Ministerium für Gesundheit, Familie, Frauen und Integration des Landes Nordrhein-Westfalen (MGFFI) (2008): Gesetz zur frühen Bildung und Förderung von Kindern (Kinderbildungsgesetz – KiBiz). Düsseldorf. Online unter: http://www.mgffi.nrw.de/pdf/kinder-jugend/KiBiz_Volltext.pdf (Letzter Abruf: 25.03.2009).

Prenzel, M. (2007): PISA 2006. Die Ergebnisse der dritten internationalen Vergleichsstudie. Münster: Waxmann.

Richter, A. & Utermark, K. (2004): Gesund in allen Lebenslagen. Recherche zu Modellen und Konzepten einer settingbezogenen Gesundheitsförderung für sozial benachteiligte Kinder. Landesvereinigung für Gesundheit Niedersachsen e.V. Online unter: http://www.gesundheit-nds.de/downloads/recherche/netzwerk.kita.pdf (Letzter Abruf: 05.03.2008).

Rosenbrock, R. & Geene, R. (2004): Soziallagenbezogene Gesundheitsförderung im Setting. Sozialräumliche Orientierung in der Planung von Gesundheitsförderungsmaßnahmen. In: Senatsverwaltung für Gesundheit, Soziales und Verbraucherschutz (Hrsg.): Sozialstrukturatlas Berlin 2003. Ein Instrument der quantitativen, interregionalen und intertemporalen Sozialraumanalyse und -planung. Berlin (Spezialbericht 2004-1): 193-206.

Rosenbrock, R. (2004): Qualitätssicherung und Evidenzbasierung – Herausforderungen und Chancen für die Gesundheitsförderung. In: Luber E. & Geene, R. (Hrsg.): Qualitätssicherung und Evidenzbasierung in der Gesundheitsförderung. Frankfurt a.M.: Mabuse Verlag: 59-73.

Rosenbrock, R. (2005): Public Health – Politische Anforderungen zur Überwindung sozial bedingter Ungleichheit von Gesundheitschancen bei Kindern und Jugendlichen. E&C Konferenz: „Sozialraumorientierte Präventionsarbeit mit Kindern und Jugendlichen in benachteiligten Stadtteilen". Dokumentation der Veranstaltung vom 17. und 18. Oktober 2005 in Berlin.

Sachverständigenrat zur Begutachtung der Entwicklung im Gesundheitswesen (2009): Koordination und Integration – Gesundheitsversorgung in einer Gesellschaft des längeren Lebens. Sondergutachten. Kurzfassung. Bonn. Online unter http://www.svr-gesundheit.de/Gutachten/Gutacht09/Kurzfassung09.pdf (Letzter Abruf: 16.07.2010).

Sahrai, D. (2009): Die Kindertagesstätte als gesundheitsförderndes Setting: Zwischen normativen Idealen und alltagspraktischen Zwängen. In: Bittlingmayer, U.H., Sahrai, D., Schnabel, P.-E. (Hrsg.): Normativität und Public Health. Vergessene Dimension gesundheitlicher Ungleichheit. Wiesbaden: VS Verlag für Sozialwissenschaften: 235-267.

Schaarschmidt, U. (2008): Wie belastet sind Lehrer? Zur psychischen Gesundheit an Schulen. In: Die Grundschulzeitschrift 22 (220): 4-8.

Schmacke, N. (2007): Evaluation von Gesundheitsförderung – Mission Impossible? In: Schmidt, B. & Kolip, P. (Hrsg.). Gesundheitsförderung im aktivierenden Sozialstaat. Weinheim,München: Juventa: 57-67.

Schnabel, P.-E. (2008): Ungleichheitsverstärkende Prävention vs. ungleichheitsverringernde Gesundheitsförderung – Plädoyer für eine konzeptionelle und durchsetzungspraktische Unterscheidung. In: Bauer, U., Bittlingmayer, U.H., Richter, M. (Hrsg.): Health Inequalities. Determinanten und Mechanismen gesundheitlicher Ungleichheit. Wiesbaden: VS Verlag für Sozialwissenschaften: 480-510.

Schnabel, P.-E. (2009): Zur Kritik medizin-paradigmatischer Normativitäten in der aktuellen „Präventions"-Politik. In: Bittlingmayer, U. H.; Sahrai, D., Schnabel, P.-E. (Hrsg.): Normativität und Public Health. Dimensionen gesundheitlicher Ungleichheit. 1. Aufl. Wiesbaden: VS Verlag für Sozialwissenschaften: 183-208.

Unterbrink, T., Zimmermann, L., Pfeifer, R., Wirsching, M., Brähler, E., Bauer, J. (2008): Parameters influencing health variables in a sample of 949 German teachers. In: International Archives of Occupational and Environmental Health 82 (1): 117-123.

Walter, U. & Schwartz, F.W. (2003): Prävention. In: Schwartz, F.W., Badura, B., Busse, R., Leidl, R., Raspe, H., Siegrist, J., Walter, U. (Hrsg.): Das Public Health Buch. Gesundheit und Gesundheitswesen (2. Auflage). München: Urban & Fischer: 189-214.

WHO – World Health Organization (1986): Ottawa Charter: Charter adopted at an international conference on health promotion. Genf: WHO.

Winkler, M. (2008): Sozialpädagogische Zauberformel oder kostengünstige Programme – wohin steuert die Jugendhilfe? In: Bundesarbeitsgemeinschaft der Kinderschutz-Zentren e.V. (Hrsg.): Entmutigte Familien bewegen (sich). Konzepte für den Alltag der Jugendhilfe bei Kindeswohlgefährdung. 3. Aufl., Köln: 155-172.

Wright, M.T. (2006): Auf dem Weg zu einer theoriegeleiteten, evidenzbasierten, qualitätsgesicherten Primärprävention in Settings. In: Jahrbuch für Kritische Medizin 43: 55-73.

Gesundheitsförderung und Prävention in Settings: Betriebliches Gesundheitsmanagement

Wolfgang Slesina, Stefanie Bohley

1 Ausgangspunkte und Notwendigkeit des betrieblichen Gesundheitsmanagements

Menschen im erwerbsfähigen Alter verbringen durchgängig oder abschnittsweise einen großen Teil ihres Lebens im Beruf. Hier vollziehen sich Leistungsabforderung, Leistungseinsatz und Leistungserbringung, Prozesse der Vergesellschaftung und Vergemeinschaftung (G. Simmel, M. Weber), ergeben sich Chancen der Lebensgestaltung und Sinnstiftung wie auch Risiken des Gesundheitsverschleißes und sinnentleerter Arbeit.

Dem Schutz der Gesundheit und der Chancenherstellung für ein Arbeitsleben in Gesundheit – kurzum, den Bemühungen um gute Qualität der Arbeitsbedingungen, um gesundheitsgerechte und gesundheitsförderliche Arbeit – kommt daher ein hoher Stellenwert zu. Dabei stellen die Rahmenbedingungen der globalisierten Wirtschaft mit hohem internationalem Konkurrenzdruck für die Betriebe und ihre Belegschaften wie auch der demografische Wandel mit seinen Implikationen für die Lebensarbeitszeit und die Belastungsfähigkeit älterer Arbeitnehmer besondere Herausforderungen dar.

Die Arbeitswelt bildet einen herausgehobenen Bereich der Lebensgestaltung und der Gesundheitschancen der Menschen. Daher wurden, mit ersten Anfängen im 19. Jahrhundert, schrittweise rechtliche Vorgaben zum Gesundheitsschutz in Betrieben und seit den 1970/80er Jahren Entwicklungen zum erweiterten betrieblichen Gesundheitsschutz und zur betrieblichen Gesundheitsförderung eingeleitet.

Zunächst einige Begriffsklärungen. „Betriebliche Prävention" umfasst alle Maßnahmen der Krankheitsverhütung in Betrieben. Ihre Grundlage bilden insbesondere Rechtsvorschriften wie z.B. das Arbeitssicherheitsgesetz, Arbeitsschutzgesetz, die Arbeitsstättenverordnung. „Betriebliche Gesundheitsförderung (BGF)" bezeichnet die betrieblichen Aktivitäten, die auf die Verbesserung der psychischen und körperlichen Gesundheit der Beschäftigten durch Stärkung ihrer persönlichen und sozialen Gesundheitsressourcen einerseits und auf die Entwicklung gesundheitspositiver betrieblicher Rahmenbedingungen andererseits zielen.

Die gedanklichen und gesundheitspolitischen Wurzeln der betrieblichen Gesundheitsförderung liegen insbesondere in der Ottawa-Charta (WHO 1986), der
Luxemburg Deklaration (ENBGF 1993) und dem Salutogenesekonzept von Antonovsky (1987).

Die wesentlich von B. Badura mitgeprägte Kategorie des „betrieblichen Gesundheitsmanagements (BGM)" steht als Chiffre für die organisierten Aktivitäten in Betrieben, die auf die Abwehr von Gesundheitsgefahren und auf die Stärkung der Gesundheitspotenziale und des Gesundheitsstatus der Mitarbeiter zielen. Es geht um „die Entwicklung betrieblicher Rahmenbedingungen, betrieblicher Strukturen und Prozesse, die die gesundheitsförderliche Gestaltung von
Arbeit und Organisation und die Befähigung zum gesundheitsförderlichen Verhalten der Mitarbeiterinnen und Mitarbeiter zum Ziel haben" (Badura & Hehlmann 2003: 19).

Die Organisationswissenschaft unterscheidet an Produktions- und Dienst-
leistungsbetrieben drei Kernkomponenten: Technik, Organisation und Personal.
Betriebliche Effektivität und Effizienz resultieren aus der Qualität der Verbindung dieser Dimensionen. Betriebliches Gesundheitsmanagement bezieht sich
auf alle drei Bereiche. Es stellt die Synthese dar aus betrieblichem Arbeitsschutz
und betrieblicher Gesundheitsförderung zum gesundheitlichen Nutzen der Beschäftigten (Gefährdungsvermeidung, Fitness, Vitalität, Wohlbefinden) und zum
Nutzen des Unternehmens (leistungsfähige, motivierte Mitarbeiter, Kran-
kenstandssenkung). Betriebswirtschaftlich gesehen ist BGM ein Teil der Wert-
schöpfungskette. Für die menschengerechte, gesundheitsförderliche Arbeitsgestaltung bildet BGM einen Eckpfeiler.

In der erwerbstätigen Bevölkerung sind Muskel-Skelett-, Herzkreislauf-,
psychische sowie Ernährungs-/Stoffwechselerkrankungen stark verbreitet. Sie
stehen an vorderen Stellen bei betrieblichen Krankenständen, der Langzeit-
Arbeitsunfähigkeit, medizinischen Rehabilitationsmaßnahmen und vorzeitigen
Berentungen (Tab. 1). Die Erkrankungen beruhen überwiegend auf einer multi-
faktoriellen Genese, an der neben der persönlichen Disposition vor allem Lebensweisen und oft auch Arbeitsbedingungen beteiligt sind. Zu einem beträchtlichen Teil handelt es sich um chronische Erkrankungsformen. Ein starker Zuwachs ist in den vergangenen Jahren bei psychischen Erkrankungen zu verzeichnen.

Tabelle 1: Anteile ausgewählter Krankheitsarten an Arbeitsunfähigkeit (AU) im Jahr 2007 (AOK-Versicherte) und an medizinischer Rehabilitation und vorzeitiger Berentung im Jahr 2008

Krankheits-arten	AU-Fälle[1] (in %)	AU-Tage[1] (in %)	Langzeit[a]-AU-Tage[1] (in %)	Med. Reha[2] (%)	Vorzei-tige Be-rentung[2] (%)
Mus-kel/Skelett/ Bindegew.	17,7	24,2	25	33,9	16,0
Herz/Kreislauf	4,4	6,9	10	8,5	10,4
Psych./Verhal-tensstörungen	4,2	8,2	11	18,4	35,6
Ernährung/ Stoffwechsel	2,0[3]	3,8[3]	6	2,5	2,2

[a] > 6 Wochen. – [1] Heyde et al. 2009. – [2] DRV-Bund 2009 a, b. – [3] GBE 2010.

Die genannten Krankheitsarten zählen zu den vordringlichen Aufgabenfeldern des betrieblichen Gesundheitsmanagements. Dessen Aufgabe ist es, im Sinne des Handlungszyklus von Public Health,

- Daten zu beschaffen, um die prioritären Gesundheitsprobleme im Betrieb zu identifizieren und mögliche betriebliche Einflüsse zu erkennen,
- geeignete Verbesserungsmaßnahmen zu recherchieren und auszuwählen,
- die Umsetzung der beschlossenen Änderungsmaßnahmen zu veranlassen,
- anhand von Datenerhebungen über die durchgeführten Maßnahmen deren Effekte zu prüfen und ggf. weitere Schritte vorzusehen.

BGM begrenzt sich nicht allein auf betriebliche Bedingungen und Chancen für Gesundheit, sondern umfasst auch Angebote zur gesundheitsförderlichen Lebensweise allgemein und zum außerbetrieblichen Belastungsausgleich, da die in den Betrieben verbreiteten gesundheitlichen Beschwerden und Erkrankungen mehr oder minder auch mit lebenswelt- und lebensweisebezogenen Gesundheitsrisiken zusammenhängen.

Psychosoziale Arbeitsbedingungen wie Führungsverhalten, betriebliche Kommunikations- und Informationspolitik, Handlungs- und Entscheidungsspielräume, Anerkennung der Mitarbeiterleistung, Betriebs- und Gruppenklima, Mobbing bilden aufgrund ihrer Bedeutsamkeit für die Mitarbeitergesundheit, die Mitarbeitermotivation, den Krankenstand und die betriebliche Effizienz ein zentrales Gestaltungsfeld des BGM neben den nach wie vor bedeutsamen und z.t. gewandelten Umgebungsbelastungen und körperlichen Belastungen (vgl. Kentner 2007).

Für Dienstleistungs- und Industrieunternehmen steht die Erbringung bzw. Erzeugung qualitativ hochwertiger Dienstleistungen und Produkte im Vordergrund des Organisationsaufbaus und -ablaufs. Ein betriebliches Gesundheitsmanagement erfordert, die Verhütung arbeitsbedingter Gesundheitsgefahren und arbeitsbedingter Erkrankungen sowie die Gesundheitsförderung in die betriebliche Aufbau- und Ablauforganisation wirkungsvoll zu integrieren. Dies impliziert u.a.,

- die betrieblichen Gesundheitsziele zu definieren, z.b. in einem Unternehmensleitbild, einer Betriebsvereinbarung o.a.,
- aus den Gesundheitszielen Aufgabenbereiche abzuleiten und spezifische Zuständigkeiten zu schaffen,
- eine hierarchische Zuordnung bzw. Einbindung dieser Aufgabenbereiche in die Organisationsstrukturen vorzunehmen, üblicherweise im Rahmen des betrieblichen Personal- und Sozialwesens,
- die Informations-, Berichtswege, Berichtspflichten als Regelkommunikation festzulegen.

Die Ausgestaltungen des Gesundheitsmanagements in Betrieben unterscheiden sich nach Anspruch, Themenbreite und Komplexität erheblich. Sie reichen von dem um einige Komponenten der Gesundheitsförderung erweiterten Arbeitsschutzmanagement bis hin zu stärker ausdifferenzierten, breitbandigen BGM-Systemen, die das AU-Management, die Themenbereiche Bewegung/Sport, arbeitsplatznahe Physiotherapie, Ernährung, Stressbewältigung, Rauchen, Alkohol, Disability Management, betriebliches Eingliederungsmanagement u.a. umfassen (Bertelsmann Stiftung & Hans-Böckler-Stiftung 2000, Brandenburg et al. 2000, Busch & AOK Berlin 2004, Kesting & Meifert 2004, DNBGF 2008, Rasselstein 2009). Die Institutionalisierung von BGM in Betrieben und die Themenvielfalt und Komplexität korrelieren mit der Betriebsgröße (Zok 2009). Für klein- und mittelbetriebliche Organisationen bestehen größere Realisierungsschwellen in zeitlicher, finanzieller und personeller/qualifikatorischer Hinsicht.

2 Grundlagen und Entwicklungen

Wenden wir uns im Folgenden einigen Grundlagen, Methoden/Verfahren und Ergebnissen des BGM zu.

2.1 Sozialrechtliche Grundlagen

Wichtige Anstöße kamen aus der Sozialgesetzgebung. Seit Anfang der 1970er Jahre wurde der Arbeitsschutz schrittweise in Richtung eines Gesundheitsschutzes erweitert, der über die Berufskrankheiten- und Unfallverhütung hinaus auch arbeitsbedingte Erkrankungen (ASiG 1973) und arbeitsbedingte Gesundheitsgefahren (ArbSchG, SGB V, SGB VII) in die Gesundheitssicherung der Beschäftigten einbezieht.

Der Begriff der Gesundheitsförderung fand 1989 Eingang in das Sozialrecht. Den gesetzlichen Krankenkassen wurde in § 20 SGB V („Gesundheitsförderung") die Möglichkeit eröffnet, bei der „Verhütung arbeitsbedingter Gesundheitsgefahren mitzuwirken" sowie „Ermessensleistungen zur Förderung der Gesundheit und zur Verhütung von Krankheiten vorzusehen". Einige Jahre später (1996/97) erfolgte durch Gesetzesänderung eine erhebliche Einschränkung dieses Handlungsfeldes der GKV. Wenige Jahre danach (2000) erhielten mit einer erneuten Gesetzesnovellierung die Krankenkassen die Möglichkeit, „den Arbeitsschutz ergänzende Maßnahmen der betrieblichen Gesundheitsförderung durchzuführen" sowie den Auftrag, „bei der Verhütung arbeitsbedingter Gesundheitsgefahren mit den Trägern der gesetzlichen Unfallversicherung" zusammenzuarbeiten.

Mit einer nochmaligen Gesetzesänderung im Jahr 2007 (Wettbewerbsstärkungsgesetz) wurden in § 20a SGB V wichtige Möglichkeiten der Kooperation und Partnerschaft zwischen gesetzlicher Krankenversicherung und Betrieben für die betriebliche Gesundheitsförderung und das betriebliche Gesundheitsmanagement geschaffen. Die gesetzlichen Krankenkassen sind nunmehr verpflichtet, „Leistungen zur Gesundheitsförderung in Betrieben (zu erbringen), um unter Beteiligung der Versicherten und der Verantwortlichen für den Betrieb die gesundheitliche Situation einschließlich ihrer Risiken und Potenziale zu erheben und Vorschläge zur Verbesserung der gesundheitlichen Situation sowie zur Stärkung der gesundheitlichen Ressourcen und Fähigkeiten zu entwickeln und deren Umsetzung zu unterstützen" (s. auch MDS 2009). Diese Formulierung atmet den Geist der Ottawa-Charta mit ihrer Betonung der Bedeutung von objektiven und subjektiven Gesundheitsressourcen.

Der Forderung des Gesetzgebers an die Spitzenverbände der Krankenkassen, zur Gewährleistung der Qualität und Effektivität der Primärprävention und der betrieblichen Gesundheitsförderung prioritäre Handlungsfelder und Kriterien festzulegen, kam die GKV mit inzwischen mehrfach aktualisierten Leitfäden nach. Der Leitfaden der Spitzenverbände (Arbeitsgemeinschaft 2008) benennt zur betrieblichen Gesundheitsförderung vier prioritäre Handlungsfelder und z.T. mehrere Präventionsprinzipien:

- Arbeitsbedingte körperliche Belastungen: Vorbeugung und Reduzierung arbeitsbedingter Belastungen des Bewegungsapparates
- Betriebsverpflegung: gesundheitsgerechte Verpflegung am Arbeitplatz
- Psychosoziale Belastungen (Stress): Förderung individueller Kompetenzen zur Stressbewältigung am Arbeitsplatz, gesundheitsgerechte Mitarbeiterführung
- Suchtmittelkonsum: rauchfrei im Betrieb, „Punktnüchternheit" (null Promille am Arbeitsplatz) bei der Arbeit.

Dieser Katalog trägt zum einen dem großen Anteil von Muskel-Skelett-, Herzkreislauf- und zunehmend psychischen Erkrankungen an den Ursachen von Arbeitsunfähigkeit, Reha-Leistungen und vorzeitiger Berentung Rechnung. Zum anderen greift er sozialepidemiologisch bedeutsame Gesundheitsrisiken in Form von Fehlernährung, Rauchen und Alkoholkonsum in der Erwerbs- und Allgemeinbevölkerung, ferner die Bedeutung des Führungsverhaltens in Betrieben für die psychische Gesundheit und Mitarbeitermotivation auf.

2.2 Wissenschaftliche Grundlagen und Beiträge

Seit den 1970er Jahren wurden in der Stressforschung, der Sozialepidemiologie und den Arbeitswissenschaften kumulativ neue Erkenntnisse gewonnen über arbeitsbedingte Gesundheitsrisiken sowie gesundheitsrelevante Schutzfaktoren. Des Weiteren wurden soziologisch und psychologisch basierte Konzepte und Verfahren für die gesundheitsgerechte und gesundheitsförderliche Arbeitsgestaltung entwickelt:

- *Bedeutsame Erkenntnisse* über arbeitsbedingte psychosoziale Gesundheitsrisiken und Ressourcen wurden z.B. in Form des Anforderungs-Kontroll-Modells (Karasek/Theorell 1990), des Gratifikationskrisenkonzepts (Siegrist 1996), des Konstrukts der sozialen Unterstützung (Badura et al. 1987) gewonnen.

- Für die *praktische Umsetzung* des erweiterten Gesundheitsschutzes und der Gesundheitsförderung in Betrieben wurden methodische Grundlagen geschaffen (vgl. Müller 2001, Slesina 2008). Hierzu zählen Verfahrensentwicklungen wie: Mitarbeiterbefragungen über Arbeit und Gesundheit, Gesundheitszirkel, betriebliche Arbeitsunfähigkeits(AU)-Berichte, Arbeitskreis Gesundheit. Hierauf wird im Folgenden etwas näher eingegangen, weil es sich um Standardinstrumente der betrieblichen Gesundheitsförderung und des betrieblichen Gesundheitsmanagements handelt. Weitere Methoden und Verfahren sind z.B. Betriebsbegehungen, Screenings, Balanced Scorecard (Horváth et al. 2009).

Partizipative Methoden

Der erweiterte Gesundheitsschutz, die betriebliche Gesundheitsförderung, das betriebliche Gesundheitsmanagement erfordern die aktive Mitarbeit der Beschäftigten. Mehrere der folgenden Standardverfahren des BGM beziehen die Beschäftigten aktiv ein. Hierdurch wird zum einen das Erfahrungswissen der Mitarbeiter über gesundheitlich bedeutsame Arbeitsaspekte und Verbesserungsmöglichkeiten für das BGM nutzbar gemacht. Zum andern wird damit die Motivation der Mitarbeiter für Angebote/Maßnahmen der Gesundheitsförderung und für Veränderungsprozesse einschließlich Verhaltensänderungen erhöht.

- *Mitarbeiterbefragungen:* Mitarbeiterbefragungen erbringen insbesondere Informationen über psychosoziale, aber auch muskuläre Arbeitsbelastungen und eine Reihe von Umgebungseinflüssen sowie über damit verbundene gesundheitliche Beschwerden. Anhand der Befragungsergebnisse können Schwerpunkte von Arbeitsbelastungen und gesundheitlichen Beschwerden in den betrieblichen Abteilungen oder in betrieblichen Berufsgruppen identifiziert werden. Die Daten der Mitarbeiterbefragung bilden eine Grundlage für die Konzipierung konkreter Gesundheitsförderungsmaßnahmen im Arbeitskreis Gesundheit oder einem anderen zuständigen Gremium. Standardinstrumente für Mitarbeiterbefragungen liegen vor (z.B. Toolbox der BAuA). Über eine sinnvolle Auswahl beraten z.B. die Krankenkassen. Informationen über gesundheitliche Aspekte der Belegschaft werden in Großbetrieben zunehmend auch in routinemäßigen Mitarbeiterbefragungen zur Unternehmens- und Führungskultur erhoben, die u.a. der Analyse und Steigerung der Leistungsfähigkeit und Produktivität dienen.
- *Gesundheitszirkel:* Unter der Bezeichnung Gesundheitszirkel finden sich etwas unterschiedliche Struktur- und Prozesskonzepte. Gesundheitszirkel sind Projektgruppen mit in der Regel 6-7 Teilnehmern zur Unterstützung des Gesundheitsschutzes und der Gesundheitsförderung in Betrieben. Bisher

noch nicht erkannte oder bearbeitete Arbeitsbelastungen sowie defizitäre oder ungenutzte Gesundheitsressourcen sollen identifiziert und Lösungsansätze bzw. -vorschläge entwickelt werden. Im Mittelpunkt der Erörterungen des Gesundheitszirkels steht das Erfahrungswissen der Beschäftigten über belastende Arbeitsaspekte, das mit dem Expertenwissen der anderen Zirkelteilnehmer (Arbeitsschutzexperten, Vorgesetztem, Betriebs-/Personalrat) verknüpft wird (Slesina 1987, Slesina et al. 1998, Westermayer & Bähr 2004). Kommunikationsregeln in moderierten Zirkeltreffen dienen der themen- und sachoffenen, sanktionsfreien Problemerörterung. Adressat der Verbesserungsvorschläge des Gesundheitszirkels ist der Arbeitskreis Gesundheit bzw. das zuständige Management.

Betriebliche AU-Berichte und Gesundheitsberichte

Arbeitsunfähigkeits-Berichte von Krankenkassen für Betriebe beruhen auf den anonymisierten, in den Krankenkassen gespeicherten AU-Diagnosen der Versicherten. Der AU-Bericht informiert über die Häufigkeit von Krankheiten (ICD-Hauptgruppen) im Betrieb, in den Betriebsabteilungen und betrieblichen Berufsgruppen, soweit eine hinreichende Probandenzahl gegeben ist. Integrierte AU-Berichte (=Gesundheitsberichte) verbinden die Daten über Krankheitsprävalenzen mit Daten über Arbeitsbelastungen und ggf. gesundheitliche Beschwerden der Beschäftigten in diesen Betriebsbereichen. Als Datenquellen für die Belastungs- und Beschwerdeninformationen kommen eine Mitarbeiterbefragung oder Dokumentationen der betrieblichen Gesundheitsexperten in Betracht. AU-Berichte und Gesundheitsberichte dienen dem Erkennen von Gesundheits- und Belastungsproblemen im Betrieb, von gesundheitsbezogenen Handlungsbedarfen und der Ableitung von Maßnahmen der betrieblichen Gesundheitsförderung.

Arbeitskreis Gesundheit

Betriebliche Gesundheitsförderung bedarf einer organisatorischen Zuständigkeit und Infrastruktur im Unternehmen. Von einer gewissen Betriebsgröße an bildet ein „Arbeitskreis Gesundheit", öfter auch als „Steuerkreis" bezeichnet, eine bewährte organisatorische Querschnittstruktur, alternativ auch ein entsprechend aufgabenerweiterter Arbeitsschutzausschuss. Ein Arbeitskreis Gesundheit führt unter dem Ziel der „Gesundheitsförderung" sektorenübergreifend Vertreter der dafür relevanten betrieblichen Gruppen und Positionen mit ihren Kompetenzen, Erfahrung und Interessen zusammen: Repräsentanten der Geschäfts- oder Personalleitung, des Betriebs-/Personalrats, den Betriebsarzt, die Fachkraft für Arbeitssicherheit, einen externen BGF-Experten (meist aus der den AU-Bericht erstellenden Krankenkasse). Die Hinzuziehung weiterer betriebsinterner und -externer Personen ist möglich. Der Arbeitskreis nimmt Aufgaben der Vorbereitung und Steuerung des Gesundheitsförderungsprozesses wahr: datengestützte Identifizierung von Belastungs-/Gesundheitsproblemen und von Maßnahmebedarf, konsensuale Auswahl von Gesundheitsförderungsmaßnahmen, Bewertung der Maßnahmeergebnisse.

2.3 Grenzen von BGF-Projekten

Zahlreiche Projekte der betrieblichen Gesundheitsförderung wandten erfolgreich die o.g. Methoden und Handlungsmaximen an. Doch kamen auch Grenzen und Schwachpunkte in den Blick:

- BGF hatte typischerweise die Form zeitlich begrenzter Projekte. Mit dem Abschluss der Projektdurchführung lösten sich geschaffene Strukturen wieder auf oder verfielen in Agonie. Kurzum, es fehlte die Nachhaltigkeit.
- Ansätze zur gesundheitsförderlichen Organisationsentwicklung, z.B. durch Einrichtung von Gesundheitszirkeln, blieben meist auf einige Betriebsbereiche begrenzt. Daraus konnten sich u.a. Probleme mit vor- und nachgelagerten Betriebsbereichen ergeben, die wie bisher weitermachten.
- Eine weitere Achillesferse bestand in der unzureichenden Einbindung der BGF in die Unternehmens- und Managementstrukturen. Die Änderungsvorschläge von Gesundheitszirkeln z.B. haben Empfehlungscharakter und bedürfen zu ihrer Umsetzung der kongenialen Unterstützung durch Fachabteilungen und Management. Aufgrund der zeitlichen Begrenzung der Projekte blieben die geschaffenen Verfahrenswege für die Vorschlagsprüfung und -umsetzung oft unzulänglich. Oft genug entwickelte sich gegen die Änderungsvorschläge sogar passiver Widerstand in Fachabteilungen und bei Entscheidungsträgern.
- Vor dem Hintergrund der befristeten Projektform konnten sich keine stabilen Motivationen, kein Commitment im Unternehmen und Management für die Sache bilden. Allen Beteiligten war der passagere Charakter der Projekte bekannt. Notfalls konnte man das Projekt „aussitzen" oder vorübergehend „gute Miene" machen.

3 Betriebliches Gesundheitsmanagement

Der zündende Gedanke des betrieblichen Gesundheitsmanagements lag und liegt in der Vision,

- die Gesundheitsförderung im Unternehmen auf Dauer zu stellen, d.h. zu institutionalisieren,
- zu diesem Zweck die BGF in der Aufbau- und Ablauforganisation des Unternehmens zu verankern, d.h. mit dem strategischen Management zu verknüpfen,
- die grundlegenden Ziele des Gesundheitsschutzes und der Gesundheitsförderung in das Unternehmensleitbild und in die Unternehmenskultur zu integrieren,
- unter dem Ziel „Management für Gesundheit" die betriebliche Gesundheitsförderung mit anderen Aktionsbereichen wie dem betrieblichen Arbeitsschutz, mit Personal- und Organisationsentwicklung und Qualitätssicherung zu vernetzen,
- durch Qualifizierungsarbeit das methodische Know-how für Gesundheitsförderung und betriebliches Gesundheitsmanagement im Unternehmen personell zu verankern und darüber zugleich Motivation/Commitment bei den Akteuren zu erzeugen. Die Weiterbildungsangebote der Universität Bielefeld zum BGM dienen der Vermittlung und Dispersion solcher Qualifikationen in die Praxis.

Eine Reihe von Voraussetzungen für ein erfolgreiches betriebliches Gesundheitsmanagement wurden von Badura und seinem Team induktiv ermittelt und in einem Handlungsleitfaden beschrieben (Badura et al. 1999, Walter 2003). Die darin formulierten Erkenntnisse sind in mehrerer Hinsicht kongruent mit Erfahrungen und Erkenntnissen aus Studien zur betrieblichen Gesundheitsförderung der 1980er/1990er Jahre. Als einige grundlegende Kriterien für die erfolgreiche Implementierung eines betrieblichen Gesundheitsmanagements werden von Badura et al. genannt:

- klare und überprüfbare inhaltliche Zielsetzung für betriebliches Gesundheitsmanagement,
- Wahrnehmung von BGM als dauerhafte Führungsaufgabe sowie aktive Unterstützung durch das Topmanagement und die Arbeitnehmervertretung,
- klare personelle Zuständigkeiten und Verantwortlichkeiten für BGM,
- Bereitstellung ausreichender Ressourcen (finanziell, personell, zeitlich, räumlich etc.),
- Verknüpfung des BGM mit anderen Managementansätzen,
- Fort- und Weiterbildung von Führungskräften, Mitarbeitern und internen Gesundheitsexperten für BGM,
- regelmäßige betriebsinterne Öffentlichkeitsarbeit,
- Erfolgsbewertung der BGM-Maßnahmen (s. auch Pfaff 2001).

4   Wirksamkeit und Nutzen des betrieblichen Gesundheitsmanagements

Die Wirksamkeit mehrerer Formen und Programme der BGF wurde in Evaluationsstudien belegt (Kramer et al. 2009).

Es besteht starke Evidenz dafür, dass körperliche Übungsprogramme die körperliche Aktivität der Beschäftigten erhöhen und Muskel-Skelett-Erkrankungen vorbeugen können. Insbesondere intensive, theoretisch basierte Schulungen zum Bewegungsverhalten, aber auch betriebliche Bewegungs- und Fitnessangebote sowie umfassend konzipierte Programme erwiesen sich zur Steigerung der körperlichen Aktivität als geeignet.

Verhaltenspräventive Programme im Betrieb zur gesünderen Ernährung und betriebliche verhältnispräventive Maßnahmen zu gesünderen Ernährungsangeboten bzw. -bedingungen gingen mit positiven Effekten, jedoch mit begrenzter Nachhaltigkeit, einher (ebd.: 67).

Maßnahmen zur Nikotinentwöhnung und Tabakkontrolle in Form bestimmter Gruppeninterventionen, aber auch manche professionellen, intensiven personenbezogenen Beratungsangebote konnten Raucherprävalenzen und Abstinenzquoten deutlich bessern, während andere Interventionen wenig erfolgreich waren (ebd.: 68).

Kognitiv-verhaltensbezogene Maßnahmen haben sich als wirksam für die Verringerung von Stresssyndromen, zur Verbesserung des psychischen Befindens sowie zur Absentismusreduktion erwiesen, wobei die Nachhaltigkeit begrenzt erscheint. Kombinationen aus individuellen und organisatorischen Interventionen scheinen die Wirksamkeit der Maßnahmen positiv zu beeinflussen (ebd.: 70).

Bei der Prävention von Muskel-Skelett-Erkrankungen liegen die deutlichsten Wirksamkeitsbelege „für Programme zur Steigerung der physischen Belastbarkeit, zur Verbesserung der Beweglichkeit und Erhöhung der Fitness der Mitarbeiter vor". Für Mehrkomponenten-Programme aus verhaltens- und verhältnispräventiven Maßnahmen fand sich eine deutliche Evidenz ihres protektiven Effekts gegenüber Muskel-Skelett-Erkrankungen (ebd.: 72). Eine wichtige Rolle wird dabei in der Partizipation der Mitarbeiter bei der Implementierung solcher Programme gesehen.

Gesundheitszirkel können einen „erheblichen Beitrag zu ergonomischen, technischen, organisatorischen", kulturellen Verbesserungen im Unternehmen leisten und insbesondere psychosoziale Stressoren verringern, Arbeitszufriedenheit erhöhen und Krankenstände senken (ebd.: 68, Slesina 2001).

Systematische Reviews zum ökonomischen Nutzen (Kosteneffektivität) von betrieblicher Gesundheitsförderung zeigten zumeist deutlich verringerte krankheitsbedingte Fehlzeiten und eine deutliche Reduktion der Krankheitskosten (Kramer et al. 2009: 72).

Als Return on Investment (ROI) der durchgeführten Gesundheitsförderungsmaßnahmen errechnete sich ein ROI zwischen 1:2,5 bis zu 1:10 bei den krankheitsbedingten Fehlzeiten und eine Relation von 1:2,3 bis 1:5,9 bei den betrieblichen Krankheitskosten. Einen positiven ROI erzeugten insbesondere „Mehrkomponenten-Programme, die auf Beschäftigte mit hohen Gesundheitsrisiken" ausgerichtet waren (ebd.: 73).

Aus einer Befragung von 212 Unternehmen mit eingeführtem BGM oder mit Erfahrungen in der BGF ergaben sich die folgenden Bewertungen des betrieblich-wirtschaftlichen Nutzens durch BGM (Lück et al. 2009). Als hoher, sehr bedeutender Nutzen für ihr Unternehmen wurden insbesondere (von 65% bis 51% der Unternehmen) „die Ergänzung und Optimierung von Arbeitsschutzmaßnahmen und Arbeitsschutzstrukturen", die „Senkung der Entgeltfortzahlung", die „praxisrelevante externe Beratung" (durch die Krankenkasse) sowie „Produktivitätssteigerungen" genannt. Als weitere mitgeteilte Nutzeneffekte folgten: die Optimierung von Organisations- und Arbeitsabläufen, ein geringerer Personalausfall, eine verbesserte Kundenzufriedenheit, eine verringerte Fehlerquote u.a. Dies stand in Zusammenhang mit einer verbesserten Kooperation und Kommunikation im Unternehmen und einer verbesserten Arbeitsplatzgestaltung im Sinne der Belastungsverringerung. Jene Unternehmen, die einen ROI ihrer BGF-Maßnahmen angaben, bezifferten ihn auf 1:3 oder 1:4.

Die in ihrer Dimension bisher wohl einmalige Bertelsmann-Studie hat die Bedeutsamkeit eines Grundprinzips der betrieblichen Gesundheitsförderung und des betrieblichen Gesundheitsmanagements für den Unternehmenserfolg bestätigt: den Stellenwert einer partnerschaftlichen Mitarbeiterführung und Unternehmenskultur (Netta 2009). Die Studie belegt zum einen den Einfluss von *Autonomiegraden* bei der Arbeit auf die *Identifikation* der Beschäftigten mit dem Unternehmen und zum anderen den gemeinsamen erheblichen Einfluss des *Identifikationsgrads* der Beschäftigten sowie einer *partnerschaftlichen Führung* auf den wirtschaftlichen *Unternehmenserfolg*.

5   Ausblick

Die dramatisch raschen Veränderungen in der Wirtschaft durch die Globalisierung, die demografische Verknappung der erwerbsfähigen Bevölkerung im jüngeren und mittleren Lebensalter und der zunehmende Anteil älterer Arbeitnehmer innerhalb der nächsten 10 Jahre in der Bundesrepublik Deutschland machen betriebliche Gesundheitsförderung und betriebliches Gesundheitsmanagement zu einer dringlichen Form der erfolgreichen wirtschaftlichen Zukunftssicherung durch Erhaltung der Arbeitskraft sowie der Erhaltung und Förderung von Arbeitsmotivation und -identifikation der Beschäftigten. Bernhard Badura gebührt das Verdienst, in diesem Sinne konsequent Akzente gesetzt zu haben.

Literatur

Antonovsky, A. (1987): Unraveling the mystery of health. San Francisco: Jossey – Bass Incorporated.

Arbeitsgemeinschaft der Spitzenverbände der Krankenkassen (2008): Leitfaden Prävention. Gemeinsame und einheitliche Handlungsfelder und Kriterien der Spitzenverbände der Krankenkassen zur Umsetzung von §§ 20 und 20a SGB V vom 21. Juni 2000 in der Fassung vom 2. Juni 2008, Bonn.

Badura, B., Kaufhold, G., Lehmann, H., Pfaff, H., Schott, T., Waltz, M. (1987): Leben mit dem Herzinfarkt. Eine sozialepidemiologische Studie. Berlin: Springer Verlag.

Badura, B., Ritter, W., Scherf, M. (1999): Betriebliches Gesundheitsmanagement. Ein Leitfaden für die Praxis. Berlin: Sigma Verlag.

Badura, B. & Hehlmann, T. (2003): Betriebliche Gesundheitspolitik. Der Weg zur gesunden Organisation. Berlin: Springer Verlag.

Bertelsmann Stiftung & Hans-Böckler-Stiftung (Hrsg.) (2000): Erfolgreich durch Gesundheitsmanagement. Beispiele aus der Arbeitswelt. Gütersloh.

Brandenburg, U., Nieder, P., Susen, B. (2000): Gesundheitsmanagement im Unternehmen. Weinheim: Juventa Verlag.

Busch, R. & AOK Berlin (2004): Unternehmensziel Gesundheit. Betriebliches Gesundheitsmanagement in der Praxis – Bilanz und Perspektiven. Band 22. München.

DNBGF – Deutsches Netzwerk für Betriebliche Gesundheitsförderung (2008): Leuchttürme der Betrieblichen Gesundheitsförderung. Beispiele guter Praxis im Öffentlichen Dienst. Essen

DRV – Deutsche Rentenversicherung Bund (2009a): Abgeschlossene Leistungen zur medizinischen Rehabilitation im Berichtsjahr 2008. Berlin.

DRV – Deutsche Rentenversicherung Bund (2009b): Rentenzugänge 2008. Renten nach SGB VI wegen verminderter Erwerbsfähigkeit. Berlin.

ENBGF – Europäisches Netzwerk für betriebliche Gesundheitsförderung (1997): Luxemburger Deklaration zur betrieblichen Gesundheitsförderung in der Europäischen Union.

GBE – Gesundheitsberichterstattung des Bundes (2010): Arbeitsunfähigkeit bei erwerbstätigen AOK-Mitgliedern. Online unter: http://www.gbe-bund.de (Letzter Abruf: 08.06.2010).

Heyde, K., Macco, K., Vetter, C. (2009): Krankheitsbedingte Fehlzeiten in der deutschen Wirtschaft im Jahr 2007. In: Badura, B., Schröder, H., Vetter, C. (Hrsg.): Fehlzeiten-Report 2008. Heidelberg: Springer Verlag: 205-470.

Horváth, P., Gamm, N., Isensee, J. (2009): Einsatz der Balanced Scorecard bei der Strategieumsetzung im Betrieblichen Gesundheitsmanagement. In: Badura, B., Schröder,

H., Vetter, C. (Hrsg.): Fehlzeiten-Report 2008. Betriebliches Gesundheitsmanagement: Kosten und Nutzen. Heidelberg: Springer Verlag: 127-137.

Kentner, M. (2007): Betriebliches Gesundheitsmanagement. In: Weber, A., Hörmann, G. (Hrsg.): Psychosoziale Gesundheit im Beruf. Mensch, Arbeitswelt, Gesellschaft. Stuttgart: Gentner Verlag: 537-547.

Kesting, M. & Meifert, M.T. (2004): Strategien zur Implementierung des Gesundheitsmanagements im Unternehmen. In: Meifert, M.T., Kesting, M. (Hrsg.): Gesundheitsmanagement im Unternehmen. Konzepte – Praxis – Perspektiven. Heidelberg: Springer Verlag: 29-39.

Kramer, I., Sockoll, I., Bödeker, W. (2009): Die Evidenzbasis für betriebliche Gesundheitsförderung und Prävention – Eine Synopse des wissenschaftlichen Kenntnisstandes. In: Badura, B., Schröder, H., Vetter, C. (Hrsg.): Fehlzeiten-Report 2008. Betriebliches Gesundheitsmanagement: Kosten und Nutzen. Heidelberg: Springer Verlag: 65-76.

Lück, P., Eberle, G., Bonitz, D. (2009): Der Nutzen des betrieblichen Gesundheitsmanagements aus der Sicht von Unternehmen. In: Badura, B., Schröder, H., Vetter, C. (Hrsg.): Fehlzeiten-Report 2008. Betriebliches Gesundheitsmanagement: Kosten und Nutzen. Heidelberg: Springer Verlag: 77-84.

MDS – Medizinischer Dienst des Spitzenverbandes Bund der Krankenkassen e.V. (2009): Präventionsbericht 2009. Leistungen der gesetzlichen Krankenversicherung: Primärprävention und betriebliche Gesundheitsförderung, Essen.

Müller, R. (2001): Arbeitsbedingte Gesundheitsgefahren und arbeitsbedingte Erkrankungen als Aufgaben des Arbeitsschutzes. Schriftenreihe Gesundheit – Arbeit – Medizin. Band 25. Bremerhaven: Wirtschaftsverlag NW.

Netta, F. (2009): Gezielte Schwachstellenanalyse bis auf die untersten Führungsebenen. In: HR Today. Das Schweizer Human Resource Management-Journal 5.

Pfaff, H. (2001): Evaluation und Qualitätssicherung des betrieblichen Gesundheitsmanagements. In: Pfaff, H., Slesina, W. (Hrsg.): Effektive betriebliche Gesundheitsförderung. Weinheim: Juventa Verlag: 27-49.

Rasselstein GmbH Andernach (2009): Der gesunderhaltende Betrieb. Online unter: http://www .dergesunderhaltendebetrieb.de/projekt/p_organisation.html.

Slesina, W. (1987): Gesundheitszirkel – eine präventive Strategie in Betrieben. In: Drogalkohol 11: 203-222.

Slesina, W. (2001): Evaluation von Gesundheitszirkeln. In: Badura, B., Litsch, M., Vetter, C. (Hrsg.): Fehlzeiten-Report 2000. Berlin: Springer Verlag: 199-212.

Slesina, W. (2008): Betriebliche Gesundheitsförderung in der Bundesrepublik Deutschland. In: Bundesgesundheitsblatt – Gesundheitsforschung – Gesundheitsschutz 3: 296-304.

Slesina, W., Beuels, F.R., Sochert, R. (1998): Betriebliche Gesundheitsförderung. Entwicklung und Evaluation von Gesundheitszirkeln zur Prävention arbeitsbedingter Erkrankungen. Weinheim: Juventa Verlag.

Walter, U. (2003): Vorgehensweisen und Erfolgsfaktoren. In: Badura, B., Hehlmann, T. (Hrsg.): Betriebliche Gesundheitspolitik. Berlin: Springer Verlag: 73-108.

Westermayer, G. & Bähr, B. (1994): Betriebliche Gesundheitszirkel. Göttingen: Hogrefe Verlag.

WHO – World Health Organization (1986): Ottawa Charter for Health Promotion. Online unter: http://www.who.int/healthpromotion/conferences/previous/ottawa/en/ (Letzter Abruf: 25.05 .2010).

Zok, K. (2009): Stellenwert und Nutzen betrieblicher Gesundheitsförderung aus Sicht der Arbeitnehmer. In: Badura, B., Schröder, H., Vetter, C. (Hrsg.): Fehlzeiten-Report 2008. Betriebliches Gesundheitsmanagement: Kosten und Nutzen. Heidelberg: Springer Verlag: 85-100.

Vernetzung im Stadtteil als Motor settingbezogener Gesundheitsförderung im Alter

Josefine Heusinger

1 Einleitung

Im Alter hat sich die Individualität eines Menschen über lange Jahre ausdifferenziert. Das Leben im Alter kann deshalb als besonders vielfältig gelten und verdient eine differenzierte Betrachtung. Heutzutage ist der Alltag im Alter für die meisten älteren und alten Menschen von mehr freier Zeit, überwiegend geringen Existenzsorgen und weniger festgelegten Rollenerwartungen als noch vor hundert Jahren gekennzeichnet. Aus dem Blickwinkel der Gesundheitswissenschaften stellt sich das Alter als Lebensphase mit zunehmenden Gesundheitsrisiken dar, denen jedoch bis ins höchste Alter durch Gesundheitsförderung, Prävention und Rehabilitation entgegengewirkt werden kann (Backes & Clemens 2008: 331f).

Je älter ein Mensch wird, desto größer ist die Wahrscheinlichkeit, an einer oder mehreren Krankheiten zu leiden. Daraus kann resultieren, zunehmend auf Unterstützung bis hin zur Pflege angewiesen zu sein. Je nachdem, welche Hilfen oder Barrieren in der räumlichen und sozialen Umwelt vorhanden sind, nehmen damit die Chancen auf einen selbstbestimmten Alltag und soziale Teilhabe ab. 70-75-Jährige sind zu 5%, über 90-95-Jährige zu 61% pflegebedürftig (Statistisches Bundesamt 2005: 5).

In Verbindung mit der zunehmenden Zahl alter und sehr alter Menschen erwachsen aus diesen Gesundheitsrisiken zwei große Herausforderungen an die Gesundheits- und Versorgungssysteme ebenso wie an die ganze Gesellschaft: (Alters-)Krankheiten vorzubeugen und zu heilen bzw. ihre Symptome zu kontrollieren auf der einen Seite, ein selbstbestimmtes und zufriedenes Leben trotz Einschränkungen zu sichern auf der anderen Seite. In diesem Kontext stellen sich deshalb sowohl Fragen nach den protektiven Ressourcen und Risikofaktoren für Gesundheit als auch nach den Anforderungen an eine auf die Bedürfnisse älterer Menschen ausgerichtete Gestaltung der Versorgungsangebote und der sozialen und räumlichen Umwelt. Im Folgenden werden einige Erkenntnisse und Überlegungen zur Beantwortung dieser Fragen dargelegt, bevor am Beispiel des stadtteilbezogenen „Netzwerkes Märkisches Viertel", einem Zusammenschluss von AkteurInnen aus Seniorenberatung, Wohnungswirtschaft, Gesundheitswirtschaft, Handwerk, Bildung und Kultur, ein praktischer Versuch vorgestellt wird, den komplexen Anforderungen gerecht zu werden.

2   Was sind Risiken und Ressourcen für Gesundheit im Alter?

Verlässliche Zahlen über Krankheit im hohen und höchsten Alter wurden erst in jüngerer Zeit systematisch erhoben und ausgewertet (vgl. Böhm et al. 2009). Das im höheren Alter typische Auftreten von mehreren, sich gegenseitig beeinflussenden und häufig chronifizierten Erkrankungen (Multimorbidität) mit komplexen Wirkungen ist bislang empirisch und theoretisch unzureichend bearbeitet (Saß et al. 2009: 56). Lebenslang kumulierende Effekte ganz unterschiedlicher Biografien und Lebensgewohnheiten, von Kohortenschicksalen und gesellschaftlichen Veränderungen, sozialen Lagen und Bewältigungsstrategien sind in ihrer Wirkung auf die Gesundheitschancen im Alter zu berücksichtigen. Der Forschungsstand zu diesen komplexen Zusammenhängen ist noch unzureichend (v.d. Knesebeck et al. 2006: 252, Lampert 2009: 121). Belegt ist jedoch, dass auch bei der älteren Bevölkerung „sowohl im Hinblick auf Krankheiten, Beschwerden und Risikofaktoren als auch in Bezug auf die subjektive Gesundheit, gesundheitsbezogene Lebensqualität und ferne Lebenserwartung" ein enger Zusammenhang zwischen der sozialen und gesundheitlichen Lage besteht (Lampert 2009: 131), ein niedriger sozioökonomischer Status also mit schlechterer Gesundheit einhergeht.[1] Dies setzt sich im gebrechlichen Alter und bei Pflegebedarf fort. Auch auf die Pflege- und Alltagsorganisation alter pflegebedürftiger Menschen wirkt sich die Verfügbarkeit und Nutzung sozialer, kultureller und ökonomischer Ressourcen in Abhängigkeit von ihrer Zugehörigkeit zu verschiedenen sozialen Milieus aus (Heusinger & Klünder 2005). Die Ergänzung der sozioökonomischen Faktoren durch die auf milieutypische Einstellungsmuster abhebenden sozialen Milieus[2] zeigt darüber hinaus, wie die Handlungsspielräume und Selbstbestimmungschancen von Menschen dadurch beeinflusst werden. In diesem Verständnis beschränkt sich Armut nicht auf Einkommensfragen, vielmehr sind ebenso die soziale Vernetzung sowie Wissen und Zugang zu Informationen bedeutsam für Benachteiligung. Diese Faktoren beeinflussen wie-

---

[1] Erst im höchsten Alter nivellieren sich die Unterschiede tendenziell, widersprüchliche Gründe werden dafür diskutiert, vgl. ebenda.
[2] Die Differenzierung der sozialen Milieus orientiert sich nicht nur an der sozioökonomischen Lage, also der Verfügbarkeit von ökonomischem (Einkommen, Vermögen) und kulturellem Kapital (Bildung, Wissen), sondern bezieht auch das soziale Kapital (unterstützende soziale Beziehungen) sowie Einstellungen und Werte ein (vgl. z. B. Vester et al. 2001).

derum in hohem Maße den Zugang zum Versorgungssystem und die Fähigkeit, rechtliche Ansprüche geltend zu machen.[3]

Aktuelle empirische Befunde zur Erklärung der Zusammenhänge von sozialer und gesundheitlicher Ungleichheit belegen ebenfalls den großen Einfluss sozialer Beziehungen auf die Gesundheit (Berkman & Melchior 2008, Siegrist et al. 2006). Auch hier sind noch viele Details ungeklärt, immer wieder bestätigt sich jedoch, dass sozial gut integrierte Menschen (Items hierfür z. B.: Leben in Partnerbeziehung, mit regelmäßigen Kontakten zu Familienangehörigen und Bekannten, in Vereinen etc. engagiert) ein geringeres Morbiditäts- und Mortalitätsrisiko haben. Zugleich ist es für Menschen mit geringem Einkommen schwieriger, hilfreiche soziale Kontakte zu knüpfen und zu pflegen, da zum einen viele Anlässe für soziale Teilhabe mit Kosten verbunden sind, zum anderen ein Leben an der Armutsgrenze und der Verlust grundlegender Sicherheiten soziale Beziehungen stark belasten können. Diese Risiken für die sozialen Netzwerke werden im Alter tendenziell verstärkt, weil immer mehr Freunde, Bekannte und Verwandte der gleichen Generation sterben, weil nach der Erwerbsphase die Arbeitsstelle als Ort sozialer Interaktion wegfällt und weil die Gelegenheiten für neue Bekanntschaften für viele seltener werden, ganz besonders wenn zu sozialer Benachteiligung zunehmende Gebrechlichkeit und Mobilitätseinschränkungen hinzukommen.

Weiterhin beeinflussen psychische Faktoren die Gesundheit. Die Chancen auf eine gute Gesundheit bzw. erfolgreiche Bewältigung von Krankheit erhöhen sich mit der Stärke des Selbstbewusstseins, der Kontrollüberzeugungen und Selbstwirksamkeit (Tesch-Römer & Wurm 2009: 16). Antonosky (1997) führt hierfür den Begriff des Kohärenzgefühls ein[4]. Menschen, die sich selbst als einflussreich auf ihre Lebensgestaltung wahrnehmen, unterliegen demzufolge einem geringeren Morbiditäts- und Mortalitätsrisiko als Menschen mit weniger ausgeprägter Selbstwirksamkeit. Der Zusammenhang zur sozioökonomischen Lage liegt auch hier auf der Hand: Wiederholte Erfahrungen von minimalen Handlungsspielräumen oder Ohnmacht, wie sie sozial Benachteiligte häufiger machen müssen, führen vermehrt zu schwächeren Kontrollüberzeugungen (Bosma 2008: 197f.). Schwache Kontrollüberzeugungen wiederum erschweren positive Veränderungen des Gesundheitsverhaltens.

---

[3] Zur Notwendigkeit der Zielgruppenspezifik von Angeboten vgl. auch Blüher & Dräger in diesem Band.
[4] Zum Zusammenhang von sozialer Unterstützung und Kohärenzgefühl vgl. auch den Beitrag von Susanne Hartung in diesem Band.

3   Wie kann eine wirksame Gesundheitsförderung im Alter aussehen?

So sehr sich die knapp formulierte Erkenntnis „Armut macht krank" auch im
Alter bestätigt, so muss für die Frage nach praktischen Konsequenzen für die
Gesundheitsförderung doch geklärt werden, an welche Ressourcen anzuknüpfen
ist, an welchen es besonders mangelt und mit welchen Strategien den verschiedenen Arten von Ressourcenarmut begegnet werden kann. Neben dem Zugang
zu finanziellen Mitteln geht es offensichtlich - auch im Alter – darum, Selbstbewusstsein und Kontrollüberzeugungen zu stärken und hilfreiche soziale Netzwerke aufzubauen bzw. zu stabilisieren, wenn Gesundheit nachhaltig gefördert
werden soll. Schließlich ist ein Netzwerk hilfreicher sozialer Beziehungen auch
im pflegebedürftigen Alter der beste Garant für einen selbstbestimmten Alltag,
verbessert es doch neben emotionaler und praktischer Unterstützung auch den
Zugang zu Informationen. Die Zeit nach dem Eintritt in den Ruhestand ist für die
Bildung und Stabilisierung solcher Netzwerke noch einmal eine wichtige Phase.

Auf der Suche nach erfolgreichen Wegen der Gesundheitsförderung hat sich
erwiesen, dass Information und Aufklärung allein kaum Verhaltensänderungen
bewirken. Dies trifft auch auf alte Menschen zu. Deshalb gilt es, Rahmenbedingungen zu schaffen, die gesundheitsförderliches Verhalten bis ins Alter ermöglichen und unterstützen, Rahmenbedingungen, die geeignet sind, der Ressourcenarmut wirksam zu begegnen und nicht nur körperliche, sondern auch psychische
und soziale Gesundheit zu erhalten.

In der Ottawa-Charta hat die WHO 1986 die Forderung aufgestellt, mit der
Gesundheitsförderung im Alltag der Menschen, in den Settings anzusetzen,
„where health is created and lived by people within the settings of everyday life,
where they learn, play, and love." Wie Engelmann und Halkow (2008: 55) zusammenfassen, fokussiert der Setting-Ansatz Sozialräume und soziale Systeme,
in denen Menschen interagieren, und nicht die gesundheitlichen Probleme selbst.
Information und Aufklärung sollen damit nicht ausgeschlossen, sondern in den
Settingalltag integriert werden. Großer Stellenwert wird der aktiven Partizipation
der Betroffenen an der Entwicklung von Strategien und Maßnahmen im jeweiligen Setting beigemessen, weil ernstgemeinte Partizipation die Bedarfsgerechtigkeit von Veränderungen verbessert und die Selbstwirksamkeitsüberzeugungen
stärkt. Im Kontext der Gesundheitsförderung im Alter stellt sich also die Frage,
wo sich der Alltag der Alten – und aus den dargestellten Gründen besonders der
der sozial benachteiligten unter ihnen – abspielt, wo sie Gesundheit reproduzie-
ren, wo sie leben und lieben (können).

Das Leben der meisten Menschen konzentriert sich mit zunehmendem Alter
und abnehmender Gesundheit weitgehend auf die Wohnung und den umliegen-
den Stadtteil, wo Alltagswege beschritten, Besorgungen gemacht, soziale Kon-

takte geknüpft und gepflegt werden (Friedrich 2001, Marbach 2005). Der Stadtteil und die Nachbarschaft haben zudem einen eigenen Effekt auf die Gesundheit, wie beispielsweise die Daten zur Lebenserwartung in den verschiedenen
Berliner Bezirken belegen (Meinlschmidt 2009: 198f., Richter & Wächter 2009).
Deshalb werden im Stadtteil und der Nachbarschaft große Potenziale nicht nur
für Gesundheitsförderung und Prävention (vgl. Richter & Wächter 2009), sondern auch in der Entwicklung quartiersbezogener Versorgungskonzepte bei
Krankheit und Pflegebedarf verortet (Dörner 2007). Diese Potenziale sind bei
vielen verschiedenen Professionen, Institutionen, AkteurInnen und Betroffenen
lokalisiert, die für erfolgreiche Veränderungsprozesse aktiviert und vernetzt
werden müssen. Für alte Menschen mit gesundheitlichen Beeinträchtigungen
zeigt sich die Qualität ihres Stadtquartiers in der Existenz und (räumlichen, soziokulturellen, finanziellen) Zugänglichkeit von Angeboten in der Wohnumgebung, in Beteiligungsmöglichkeiten und in einer guten, zielgerichteten Kooperation und Vernetzung der Anbieter zur Vermeidung von Schnittstellenproblemen
und Aufdeckung von Versorgungslücken.

Zusammengefasst lassen sich folgende Anforderungen an eine wirksame
Gesundheitsförderung und Prävention für Ältere formulieren:

- Gesundheitsförderung sollte nicht nur auf Verhaltensänderungen der Alten
  selbst zielen, sondern auch auf Veränderungen in den Settings Nachbarschaft und Stadtteil, die für diese Zielgruppe besonders relevant sind.
- Bestandteil der Gesundheitsförderung sollten die Vernetzung lokaler Akteure, die Aktivierung der Potenziale im Stadtteil sowie das Knüpfen von Verbindungen nach außerhalb sein.
- Gesundheitsförderung sollte die Ressourcen, besonders die sozialen Netzwerke, der alten Menschen stärken.
- Bei der Gesundheitsförderung sollten die Alten selbst an der Auswahl und
  Bewertung der Aktivitäten beteiligt sein (Partizipation).
- Die Einbeziehung von sozial und gesundheitlich besonders benachteiligten
  alten Menschen sollte aktiv angestrebt werden.

Vor dem Hintergrund dieser Anforderungen werden nachfolgend zunächst ein
Stadtteil und die Bedarfe seiner alten BewohnerInnen dargestellt und die Aktivitäten eines stadtteilbezogenen Netzwerkes beschrieben.

4 Das Netzwerk Märkisches Viertel: Eine gesundheitsförderliche Struktur im Setting Stadtteil?[5]

Im Jahr 2003 gründete sich in einem Stadtteil des Berliner Bezirks Reinickendorf ein Netzwerk von AkteurInnen aus Seniorenberatung, Wohnungswirtschaft, Gesundheitswirtschaft, Kommunalverwaltung, Handwerk, Bildung, Kultur u. a., das sich ehrenamtlich dafür engagiert, den älteren und alten QuartiersbewohnerInnen den Verbleib in der eigenen Wohnung und im Stadtteil zu ermöglichen. Die Arbeitsweise dieses Netzwerkes und die - im Selbstverständnis der AkteurInnen zunächst nicht explizit intendierten - gesundheitsförderlichen Wirkungen seiner Aktivitäten werden in einem Forschungsprojekt untersucht, dessen Ergebnisse im Folgenden vorgestellt werden.[6] Zwei Fragestellungen leiteten die Untersuchung: Zum einen, worauf Zustandekommen, Überleben und Entwicklung des Netzwerkes zurückzuführen sind, zum anderen, ob und welche gesundheitsförderlichen Wirkungen die Netzwerkarbeit auf die älteren BewohnerInnen und das Setting Märkisches Viertel entfaltet.

Die Arbeit des Netzwerkes selbst wurde mit Hilfe von teilnehmenden Beobachtungen bei Netzwerkgremien und zwanzig leitfadengestützten Interviews mit Netzwerkmitgliedern sowie Dokumentenanalysen untersucht. Alle Ergebnisse wurden auf Netzwerkversammlungen diskutiert. Die über 60-jährigen BewohnerInnen des Stadtteils wurden mittels einer Repräsentativerhebung und in fünf Gruppendiskussionen befragt: Zwei Gruppen setzten sich aus einkommensarmen deutschen SeniorInnen zusammen, zwei aus zugewanderten SeniorInnen aus den ehemaligen GUS-Staaten, und eine bestand aus türkeistämmigen EinwanderInnen.[7]

4.1 Das „Märkische Viertel" in Berlin

Das Märkische Viertel ist eine Großwohnsiedlung, die zwischen 1960 und 1974 für etwa 40.000 Menschen am nördlichen Rand von Westberlin errichtet wurde. Bis 2007 sind mehr als 80% der etwa 17.000 Wohnungen im Rahmen des sozialen Wohnungsbaus gefördert worden. Die Siedlung besteht weitgehend aus 8- bis 15-geschossigen Wohnhäusern in offener, durchgrünter Bauweise sowie einzel-

---

[5] Die folgenden Ausführungen beruhen auf gemeinsamen Diskussionen und Publikationen der Autorin mit Birgit Wolter, Maja Schuster und Kerstin Kammerer.
[6] Das Projekt wird vom Institut für Gerontologische Forschung e. V., Berlin von 2007-2010 durchgeführt und vom BMBF im Rahmen der Gesundheitsforschung, FKz. 01EL0710, gefördert. Es wird also aus einem laufenden Projekt berichtet. Die Ergebnisse sind daher teils noch vorläufig.
[7] Eine ausführliche Darstellung des Forschungsvorhabens und der Methoden findet sich bei Heusinger et al. 2009.

nen, von Einfamilienhäusern und Kleingärten geprägten Straßenzügen. In der Mitte des Märkischen Viertels befindet sich das „Märkische Zentrum", das aus einer großen Einkaufspassage, Ärztehäusern, Kirchen, sozialen Einrichtungen sowie verschiedenen Sport- und Freizeitstätten besteht. Das Märkische Viertel wird durch mehrere Buslinien erschlossen, die die Randbereiche der Siedlung mit dem Zentrum verbinden.

Die Einwohnerschaft des Märkischen Viertels ist heterogen. Viele Alteingesessene sind mit der Siedlung gealtert und identifizieren sich stark mit dem Quartier. Der Anteil der BewohnerInnen über 65 Jahre liegt mit etwa 21% deutlich über dem Berliner Durchschnitt. Das durchschnittliche Haushaltseinkommen ist relativ niedrig. Durch eine stete Mieterfluktuation ändert sich die Zusammensetzung der Bewohnerschaft zunehmend, überdurchschnittlich viele Familien mit Kindern ziehen zu. Zurzeit haben ungefähr 30% der BewohnerInnen im Märkischen Viertel einen Migrationshintergrund, unter den Kindern und Jugendlichen beträgt der Anteil über 50%. Dagegen stammt nur etwa 10% der Bevölkerung über 65 Jahre aus anderen Herkunftsländern. Die größte Gruppe unter ihnen ist aus der ehemaligen Sowjetunion und Polen zugewandert, gefolgt von alten Menschen aus der Türkei.[8] Die gegenwärtige Entwicklung im Setting ist von einer zum Teil einkommensschwachen, alternden Bewohnerschaft, Generationskonflikten, die auch interkulturelle Konflikte sind und punktuellem Wohnungsleerstand gekennzeichnet. Unter den neuen BewohnerInnen nimmt der Anteil derer zu, die als Bezieher von Hartz-IV-Leistungen gezwungen sind, angestammten Wohnraum gegen kleineren und billigeren einzutauschen. Als Reaktion auf diese Tendenzen wurden in den letzten Jahren verschiedene Projekte initiiert, die unmittelbar auf eine Stärkung des Quartiers abzielen, wie umfangreiche Sanierungsmaßnahmen im Wohnungsbestand und die Verbesserung von Infrastruktur und öffentlichen Flächen im Programm „Stadtumbau West". Diese Strategien zielen primär auf eine Aufwertung der baulichen Struktur und weniger auf eine Verbesserung der sozialräumlichen Angebote.

Das Quartier bietet durch seine Baustruktur gute Vorraussetzungen für das Leben im Alter: kleine Wohnungen, Barrierefreiheit, zumindest in Zentrumsnähe kurze Wege und eine gute Infrastruktur. Das Leben in einer Großwohnsiedlung kann aber gerade im Alter und bei geringen finanziellen Mitteln auch Einsamkeit bedeuten.

---

[8] Alle Angaben: Amt für Statistik Berlin-Brandenburg, Stand 31.12.2007

Bedürfnisse der BewohnerInnen

Aus den Ergebnissen der Repräsentativbefragung und der Gruppendiskussionen geht hervor, dass die meisten älteren BewohnerInnen das Märkische Viertel als Wohnort im Alter schätzen. Vor allem typische strukturelle Eigenschaften der 70er-Jahre-Siedlung, wie die durchgängige Erschließung der Miethäuser mit Fahrstühlen, die relativ kleinen Grundflächen der Wohnungen und Ausstattungsmerkmale wie Balkone und Müllschlucker, erleichtern den Wohnalltag im Alter. Auch die hohe Durchgrünung und die vergleichsweise wenigen räumlichen Barrieren des Quartiers kommen den Bedürfnissen älterer Menschen entgegen, denn das Spazierengehen im Wohnumfeld stellt, den Befragungen zufolge, mit Abstand die beliebteste Freizeitaktivität dar. Allerdings bilden sich in der Siedlungsstruktur der Großwohnsiedlung auch leicht Angsträume, die die Mobilität vor allem der älteren Frauen bei Dunkelheit erheblich einschränken.

Die Konzentration vieler Einzelhandels- und Dienstleistungsangebote im Zentrum der Siedlung erleichtert den älteren Menschen, die zentrumsnah wohnen, die eigenständige Versorgung bis ins hohe Alter. Allerdings klagen BewohnerInnen, die am Rande des Viertels leben und für ihre alltäglichen Besorgungen auf öffentliche Verkehrsmittel angewiesen sind, teilweise über Versorgungsprobleme. Die Nutzung von Bussen und Bahnen bereitet vor allem Menschen mit Mobilitäts- oder Wahrnehmungseinschränkungen Probleme. Darüber hinaus führt die für den Siedlungstyp charakteristische Ausweisung von eher großen Gewerbeflächen dazu, dass sich vor allem Discounter und Einzelhandelsketten ansiedeln. BewohnerInnen, die hochwertige oder internationale Produkte suchen, decken daher - solange sie mobil genug sind - ihre Bedürfnisse weitgehend außerhalb des Viertels. Der Aktionsradius der befragten SeniorInnen mit und ohne Migrationshintergrund unterscheidet sich daher erheblich: Um türkische oder russische Geschäfte, ÄrztInnen oder Angebote der Geselligkeit aufzusuchen, die es im Märkischen Viertel kaum gibt, nehmen sie weite Wege in Kauf. Bei eingeschränkter Mobilität besteht für sie daher verstärkt die Gefahr von Versorgungsproblemen und Isolierung.

Unterstützung im Alltag

Familienangehörige sind für die Mehrheit der Befragten in allen Fokusgruppen die wichtigste Ressource, um die Herausforderungen des Alltags zu meistern. Während die jüngeren Alten häufig selbst eine wichtige Rolle als Unterstützer in ihren Familien spielen, indem sie die Enkelkinder betreuen oder in Notlagen ihre Kinder unterstützen, wandelt sich das Unterstützungsverhältnis innerhalb der Familie mit zunehmendem Alter. Die Unterstützungsstrukturen unterscheiden sich in den einzelnen Fokusgruppen nicht wesentlich, allerdings leben die befragten älteren Menschen mit Migrationshintergrund öfter in direkter Nachbarschaft mit ihren Angehörigen als die deutschen Teilnehmenden. Die Familien der alten Menschen, die aus der ehemaligen Sowjetunion zugewandert sind, sind teilweise dort geblieben, wodurch wichtige informelle Hilfestrukturen fehlen. Für alle ist die nachbarschaftliche Unterstützung wichtig „Man ist in so einem großen Haus verloren, wenn man nicht ein, zwei Bekannte hat, mit denen man sich gut versteht".[9] Nahezu alle TeilnehmerInnen sind innerhalb ihrer Nachbarschaft oder ethnischen Gruppe gut vernetzt und verfügen über zahlreiche Kontakte, die sie in nachbarschaftlichen Treffen regelmäßig pflegen. Unterstützung innerhalb der Nachbarschaft erfolgt häufig auf Gegenseitigkeit: „Wir helfen uns untereinander. Dann schreit einer (…) und schon geht es los."[10]

Gut informierte NachbarInnen, die selbst über bessere Ressourcen verfügen, d.h. bei besserer Gesundheit sind, einen Führerschein besitzen, besser gebildet oder zweisprachig sind, werden als zentrale Anlaufstellen bei Hilfebedürftigkeit und auf der Suche nach Rat benannt: „Sie (die Nachbarinnen, Anm. d. Verf.) werden mir doch schon sagen, wo hier die Ärzte sind…"[11] Das Wissen dieser Personen bestimmt folglich erkennbar den Grad an Informiertheit der Ratsuchenden. Obwohl bei manchen Themen große Unwissenheit besteht, werden nur selten weitere Informationen gesucht. Von den TeilnehmerInnen mit Migrationshintergrund wurde mehrfach der Wunsch nach muttersprachlichen Beratungsangeboten im Quartier geäußert, denn gegenwärtig besteht für sie im Beratungsfall eine starke Abhängigkeit von ihren Kindern und Enkelkindern, die ihnen als ÜbersetzerInnen dienen müssen. Bei organisierten Freizeit- oder Geselligkeitsaktivitäten fühlen sie sich immer wieder direkt ausgegrenzt und vermissen Angebote, bei denen sie wirklich willkommen sind.

Gesundheitsförderliche Aktivitäten

Gesundheitsförderliche Angebote in der unmittelbaren Wohnumgebung werden von den älteren Menschen eher angenommen als Angebote in entfernter liegenden Seniorenfreizeitstätten. Die Teilnahme an öffentlichen Angeboten hängt dabei nicht nur von finanziellen Ressourcen, Mobilität oder Informiertheit ab, sondern auch von sozialen Faktoren. Vor allem die Menschen, die in ihrer Nachbarschaft gut vernetzt und anerkannt sind, fühlen sich von den Angeboten angesprochen. Andere äußern die Befürchtung, in bestehenden Gruppen nicht erwünscht zu sein: „Ich kenn hier ja niemanden. Da wird man direkt ausge-

---

[9] Protokoll Fokusgruppe 1, Auswertung „Alltagbewältigung" v. 12.3.2008, S. 7, Zeile 47
[10] Protokoll Fokusgruppe 1, Auswertung „Alltagbewältigung" v. 12.3.2008, S. 1, Zeile 28
[11] Protokoll Fokusgruppe 1, Auswertung „Alltagbewältigung" v. 12.3.2008, S. 1, Zeile 25

grenzt."[12] Besonders die Älteren mit russischem, weniger die mit türkischem Migrationshintergrund nennen Erfahrungen von Diskriminierung und Ausgrenzung als „Ausländer" durch NachbarInnen und AnwohnerInnen als Grund, nicht an Angeboten in der Nachbarschaft teilzunehmen.

Von großer Bedeutung für die gesundheitsförderliche Alltagsgestaltung aller TeilnehmerInnen der Fokusgruppen sind private, nicht organisierte Aktivitäten, über öffentliche Angebote sind sie nur punktuell und eher zufällig informiert. Die meisten von ihnen unternehmen regelmäßige und ausgedehnte Spaziergänge in den Grünanlagen des Märkischen Viertels und seiner Umgebung. Auch für Menschen, die in ihrer Mobilität eingeschränkt und auf Rollator oder Rollstuhl angewiesen sind, stellen die täglichen Spaziergänge, die häufig mit kleinen Erledigungen verbunden werden, eine wichtige Aktivität und Teilhabe am öffentlichen Leben dar.

In allen Fokusgruppen wurde kritisiert, dass bestimmte Angebote wie Tanzen, Schwimmen etc., die auch direkt präventiv wirken, im Quartier fehlen oder mit so hohen Kosten verbunden sind, dass sie für viele unerschwinglich bleiben. Die TeilnehmerInnen erleben sich diesen Mängeln gegenüber jedoch als wenig einflussreich. Auch in ihren Schilderungen von Konfliktsituationen, z. B. mit ÄrztInnen oder der Wohnungsbaugesellschaft spielen Handlungsmöglichkeiten und Gegenstrategien eine geringe Rolle. Die wichtigste Quelle für Unterstützung und hilfreiche Tipps sind auch hier wieder gut informierte NachbarInnen.

Das Netzwerk Märkisches Viertel ist den Befragten kaum bekannt. In den Fokusgruppen mit den sozial benachteiligten Alten wussten nur wenige TeilnehmerInnen von seinen Angeboten. Häufig fehlt auch das Wissen über andere öffentliche Beratungsstellen. Im Vergleich dazu gaben in der Repräsentativbefragung ca. 20% an, das Netzwerk zu kennen oder an Angeboten des Netzwerkes teilgenommen zu haben. Die Mehrheit der alten Menschen und besonders die sozial benachteiligten unter ihnen werden offensichtlich bislang von der Öffentlichkeitsarbeit des Netzwerkes kaum erreicht.

Die Diskussion der Forschungsergebnisse auf den Mitgliederversammlungen des Netzwerkes hat zu Bestrebungen geführt, die direkte Partizipation der Alten an den Aktivitäten des Netzwerkes zu stärken. Dazu wurde die Gründung eines Beirates beschlossen, für den besonders die informellen MultiplikatorInnen aus verschiedenen Gruppen, also vor allem gut vernetzte NachbarInnen, gewonnen werden sollen. Dadurch verbessern sich die Chancen für weitere Angebote und Anpassungen im Setting, die gezielt die Ressourcen der älteren Menschen stärken und ihre Bedarfe berücksichtigen.

---

[12] Protokoll Fokusgruppe 1-4, Auswertung „Sozialraum" v. 12.3.2008, S. 8, Zeile 3

4.2 Das Netzwerk Märkisches Viertel

Für die InitiatorInnen des Netzwerks waren die Probleme vieler alter Menschen, mit denen sie in ihren verschiedenen Arbeitsgebieten konfrontiert sind, der Grund für ihren ehrenamtlichen Zusammenschluss. Die ersten Schritte organisierten im Jahr 2003 Mitarbeiterinnen der Reinickendorfer „Koordinierungsstelle Rund ums Alter"[13] und der örtlichen, landeseigenen Wohnbaugesellschaft, der der größte Teil der Wohnungen im Quartier gehört. Inzwischen beteiligten sich Mitglieder aus verschiedenen gewerblichen und sozialen Branchen: Pflegedienste, eine Apotheke, Seniorenheime, eine geriatrische Klinik, Ärzte, soziale Träger, Handwerksbetriebe, Schulen, die Seniorenvertretung, Beratungsstellen und weitere Dienstleister. Die kommunalpolitischen Interessen werden durch das Bezirksamt Reinickendorf repräsentiert.[14] Unter dem Motto „Hier will ich bleiben" haben sich die Netzwerkmitglieder die Anpassung des Märkischen Viertels an die Bedürfnisse der älteren Bevölkerung zum Ziel gesetzt, damit diese so lange wie möglich selbstständig in eigenen Wohnungen leben kann – und so zur langfristigen Stabilisierung des Quartiers beiträgt.

Die Mitgliedschaft im Netzwerk, das 2008 als Verein eingetragen wurde, steht allen Einrichtungen und Unternehmen offen, die ihren Arbeitsschwerpunkt im Märkischen Viertel haben. Bedingung für eine Beteiligung am Netzwerk ist die Bereitschaft, einen jährlichen Mitgliedsbeitrag zu zahlen und sich aktiv an der Netzwerkarbeit zu beteiligen. In Arbeits- und Projektgruppen befassen sich die Netzwerkmitglieder mit unterschiedlichen Themen im Quartier, z. B. der Wohnraumanpassung, der Angebotsstruktur sowie der gemeinsamen Öffentlichkeitsarbeit, und verändern so das Setting.

Etwa viermal im Jahr finden Mitgliederversammlungen statt, auf denen alle wesentlichen Entscheidungen basisdemokratisch getroffen werden und VertreterInnen der Arbeitsgruppen über ihre Projekte berichten. Die Mitgliederversammlung wählt für jeweils zwei Jahre einen Vorstand, der das Netzwerk nach außen repräsentiert und die Netzwerkaktivitäten koordiniert.

Motive der Netzwerkmitglieder

Die Untersuchung des Netzwerkes selbst zeigte, dass die Heterogenität der Partner und der permanente, durch die Offenheit des Netzwerkes bedingte Wechsel der Mitglieder ein ständiges Abwägen und Ausloten der verschiedenen Bedürfnisse und Ansprüche der Netzwerkpartner und immer wieder neue Aushandlungsprozesse erforderlich macht. Dadurch wird die Netzwerkarbeit komplizier-

---

[13] Heute Pflegestützpunkt.
[14] Eine vollständige Liste der Netzwerkpartner findet sich unter: www.netzwerkmv.de

ter und langwieriger als es eine hierarchische, geschlossene Struktur wäre.
Zugleich wird die Unterschiedlichkeit der Partner aber als ein Vorteil wahrgenommen: „Die unterschiedlichen Interessen der Netzwerkpartner finde ich gut,
alle zusammen kann es vielleicht was werden."[15]

Besonders viel Verantwortung für die Netzwerkaktivitäten übernimmt eine
Kerngruppe, die weitgehend deckungsgleich mit dem gewählten Vereinsvorstand
ist. Diese Personen investieren vergleichsweise viel Zeit für die Netzwerkarbeit
und sind persönlich motiviert, sich für die Ziele einzusetzen. Einen Großteil der
Verantwortung für die langfristige Planung und Gestaltung von Netzwerkprozes-
sen geben die meisten Netzwerkmitglieder an diese Kerngruppe ab. So hat sich
neben den offiziellen Netzwerkstrukturen eine informelle Hierarchie gebildet,
die auf persönlichen Kontakten, gegenseitigem Wohlwollen und Insiderwissen
beruht. Der große Einfluss dieser Mitglieder ist allgemein bekannt, wird jedoch
nicht als ausschließend beklagt. Vielmehr wird die Kommunikation im Netzwerk
insgesamt als gut funktionierend gelobt, auch die weniger aktiven Befragten
fühlen sich gut über die Diskussionsprozesse informiert. Knappe Protokolle aller
Treffen, die gezielt per E-Mail verschickt werden, erleichtern die punktuelle
Mitarbeit je nach Zeitbudget und Interessenlage. Auch ist die Kerngruppe keine
geschlossene Gruppe, sondern hat sich im steten Austausch mit anderen Netzwerkmitgliedern immer wieder verändert. Durch die professionelle Organisation
des Netzwerkes ist eine dichte Kommunikationsstruktur und ein stabiles Netzwerkmanagement aufgebaut worden, so dass Mitgliederwechsel und netzwerkinterne Konflikte bisher gut bewältigt werden konnten.

Aus der Befragung der Netzwerkpartner über ihre Motive für die Beteiligung am Netzwerk kristallisierten sich zwei Hauptgründe heraus: Zahlreiche
Partner, unter ihnen besonders die sozialen Einrichtungen, sind primär an einer
Verbesserung der Versorgungsstruktur im Quartier interessiert. Andere Mitglieder, vor allem gewerbliche Unternehmen, hoffen auf neue Aufträge und eine
Erweiterung ihres Kundenstammes. Diejenigen unter ihnen, die ausschließlich
einen schnellen ökonomischen Profit erwarten, äußern sich überwiegend ent-
täuscht von der Netzwerkarbeit. Diejenigen, die regelmäßig und engagiert in
Gremien mitarbeiten und für diese Arbeit auch Personal freistellen, nehmen die
positiven Effekte der Vernetzung wahr. Diese eher langfristig wirksamen Impulse zeigen sich in der gemeinsamen Entwicklung neuer Angebote oder dem Aufbau von kurzen Wegen zwischen Einrichtungen und Institutionen vor Ort.

Große Bedeutung für die erfolgreiche Netzwerkarbeit hat die Einbindung
wichtiger AkteurInnen aus dem Quartier, wie der Wohnungsbaugesellschaft, des
Bezirksamtes oder zentraler Beratungsstellen. Diese Mitglieder verfügen über

---

[15] Interviews Netzwerkpartner, Auswertung „Netzwerkpartner" v. 15.01.2008, S. 2, Zeile 19

personelle und organisatorische Ressourcen, Einfluss und Wissen und können damit die Netzwerkaktivitäten hilfreich fördern. Eine weitere wesentliche Bedingung ist eine gute Kommunikation über die Netzwerkarbeit innerhalb der Unternehmen und eine positive Rückkoppelung mit den jeweiligen Vorgesetzten. Die Vernetzung mit den zentralen AkteurInnen im Quartier ist wiederum für kleinere Netzwerkmitglieder von großem Interesse. Deren Engagement muss vor allem vor dem Hintergrund gewürdigt werden, dass sie nur selten Personal und Mittel für die Netzwerkarbeit freistellen können. Zugleich arbeiten sie aber häufig nah an der Zielgruppe und können ohne aufwendige betriebsinterne Abstimmungsprozesse schnell auf neue Bedürfnisse oder Defizite im Quartier reagieren. Daher ist die Vernetzung von großen und kleinen Partnern aus unterschiedlichen Handlungsfeldern und mit verschiedenen Organisationsstrukturen eine Kooperationsform, die vielfältige Handlungsoptionen bietet.

Schließlich hat die Auswertung der Interviews mit Netzwerkmitgliedern ergeben, dass zwar eine große Bereitschaft besteht, Versorgungslücken im Quartier zu schließen und auf Defizite zu reagieren. Trotzdem haben die Befragten insgesamt nur unsystematische und lückenhafte Kenntnisse über die Wirkungen ihrer Netzwerkarbeit und den Alltag der alten BewohnerInnen.

Arbeits- und Projektgruppen

Die von allen Mitgliedern erwartete Mitarbeit in einer Arbeits- oder Projektgruppe wird trotz des Arbeitsaufwandes als sinnvoll eingeschätzt. Die Arbeitsgruppe „Wohnen" setzt sich beispielsweise mit Themen wie „Altersgerechte Wohnungsanpassung" und „Wohnformen im Alter" auseinander. Ein Projekt dieser Arbeitsgruppe war die Einrichtung einer altersgerecht angepassten Musterwohnung in Kooperation mit der örtlichen Wohnungsbaugesellschaft, in der regelmäßig gut besuchte Tage der offenen Tür stattfinden. Der Ausbau der Wohnung erfolgte durch dem Netzwerk angehörige Handwerksfirmen unter fachlicher Beratung der „Koordinierungsstelle Rund ums Alter".

Im Zentrum der AG „Fallkonferenz" steht der fachliche Austausch über alte Menschen im Quartier, die sich in besonders schwierigen Lebenslagen befinden. Die Zusammenarbeit von Netzwerkmitgliedern aus verschiedenen Arbeitsbereichen hilft dabei, Lösungswege zu finden. Ein Mitglied äußerte sich zu dem Nutzen der Arbeitsgruppe: „Der Austausch in der Fallkonferenz und der Kontakt zu anderen Netzwerkpartnern sind für uns sehr wichtig. Ich hatte schon Fälle, in denen ich nicht weiter wusste und da war es gut … sich gemeinsam zu beratschlagen."[16]

---

[16] Interview vom 22.11.2007, S.2, Zeile 37

Die Arbeitsgruppe „Qualifizierung" organisiert und evaluiert das Fortbildungsangebot des Netzwerkes für seine Mitglieder und deren Belegschaften. Die Fortbildungen zu medizinischen und psychosozialen Themen rund ums Alter finden monatlich statt und können unentgeltlich genutzt werden. Darüber hinaus arbeiten Projektgruppen zeitlich befristet an einzelnen Themen, darunter die neue Vereinssatzung, der Netzwerk-Rundbrief oder die im Jahr 2008 erfolgte Einrichtung einer Servicestelle. Einen Höhepunkt der Öffentlichkeitsarbeit des Netzwerkes stellen seine jährlichen Feste im Märkischen Viertel dar. Hier können sich die BewohnerInnen über aktuelle Gesundheitsthemen informieren. Außerdem bietet sich Gelegenheit, mit der Bevölkerung ins Gespräch zu kommen.

Weiterentwicklung der Angebotsstruktur

Durch ihre Zusammenarbeit konnten die Netzwerkmitglieder bereits einige Versorgungslücken identifizieren und durch Netzwerkangebote schließen. So konstatierten die Beratungsstellen und Pflegedienste die Isolierung mancher älterer Menschen im Märkischen Viertel, woraufhin beispielsweise ein ehrenamtlicher Besuchsdienst gegründet wurde. Gegenwärtig werden Informationsveranstaltungen zu Themen der Gesundheitsförderung oder zu rechtlichen Fragen im Alter angeboten. Die Einführung von kostenlosen, ehrenamtlich geleiteten Computerkursen für SeniorInnen in den Räumen der Schule reagierte ebenfalls direkt auf einen Bedarf. Diese Kurse sind nicht nur ein Weiterbildungsangebot; mit ihrer Ansiedelung in der Hauptschule wird darüber hinaus ein Gegengewicht für die im öffentlichen Raum potenziell konfliktträchtige Begegnung zwischen jungen und alten Menschen geschaffen und die Schule in Richtung Quartier geöffnet. Solche komplexen Verknüpfungen unterschiedlicher Lebenswelten, Erfahrungen und Kompetenzen sowohl von Netzwerkpartnern als auch von Zielgruppen lassen wieder neue Anknüpfungspunkte für Netzwerkaktivitäten entstehen und halten das Netzwerk lebendig.

Die im Jahr 2008 neu eingerichtete Servicestelle dient als Kontakt- und Anlaufstelle sowohl für Netzwerkmitglieder als auch für die Bevölkerung des Märkischen Viertels. Sie hat die Aufgabe, für die Angebote des Netzwerkes zu werben, Anfragen und Hilfegesuche an die zuständigen Netzwerkpartner weiterzuleiten und die Gremiensitzungen des Netzwerkes vorzubereiten. Durch die Präsenz der Servicestelle in den Büroräumen einer öffentlich zugänglichen Nachbarschaftsetage im Märkischen Viertel wird den älteren Menschen der Zugang zu Netzwerkangeboten erleichtert. Mit der stundenweisen Anstellung einer Bürokraft wurde die netzwerkinterne Organisation professionalisiert und für eine Kontinuität der internen und externen Kommunikation gesorgt.

2007 führte das Netzwerk außerdem Workshops durch, in denen mit alten BewohnerInnen des Märkischen Viertels über ihre Sorgen und Bedürfnisse diskutiert wurde, um mehr darüber zu erfahren, welche Angebote fehlen. Das Projekt war ein erster Schritt zur Partizipation und zielgruppenorientierten Weiterentwicklung des Netzwerkes und trägt dazu bei, das Wissen über die Bedarfe der Zielgruppe bei den Netzwerkpartnern weiter zu verbessern.

Aktuell wird die Kooperation mit einem regionalen Turnverein aufgebaut, der bereits viele Angebote für SeniorInnen hat, die sich nicht auf sportliche Betätigung beschränken, sondern auch sozialen Kontakt fördern. Diskutiert werden außerdem die Vor- und Nachteile verschiedener Modelle für Hausgemeinschaften für SeniorInnen, die in einigen Häusern erprobt werden sollen. Das Netzwerk mit seinen vielen kompetenten Mitgliedern ist bei diesen Planungen ein wichtiger Diskussions- und Kooperationspartner für die Wohnungsbaugesellschaft.

5 Fazit und Ausblick

Das Netzwerk Märkisches Viertel zeigt, dass ein ehrenamtlicher Zusammenschluss von AkteurInnen mit unterschiedlichen Anliegen im Setting gesundheitsförderliche Wirkungen entfalten kann, weil verschiedene Ressourcen, Sichtweisen und Ideen Synergieeffekte ermöglichen. Der Arbeit für die gemeinsam festgelegten Ziele sollte eine von allen anerkannte Struktur zugrunde liegen. Die gut funktionierende Kommunikation und die stets auf konstruktive Lösungen zielenden Aushandlungsprozesse „auf Augenhöhe" haben das Netzwerk über die Jahre stabilisiert und Verbesserungen für die alten Menschen gebracht.

Die breite und heterogene Zusammensetzung des Netzwerkes fördert die Bekanntheit und ist besonders geeignet, um im Setting sinnvolle Veränderungen anzustoßen. Durch die gemeinsame Arbeit entstehen neue Kooperationen von AkteurInnen im Quartier, die ohne Netzwerk nur mit großem Aufwand zu initiieren wären. Die fachübergreifende Vernetzung setzt ein erhebliches kreatives Potential frei, von dem vor allem aktive Mitglieder profitieren. Damit wirkt das Netzwerk wie eine Ideenbörse für die Entwicklung von neuen gesundheitsförderlichen Projekten, die das Setting nachhaltig positiv verändern können. Die Begrenzung des Netzwerkes auf das Quartier ist wichtig, weil es auf diese Weise lokal verortet bleibt und sich die Arbeitsfelder und Interessen der Mitglieder überlagern. Diese Strukturmerkmale können Vorbildfunktion für die Entwicklung ähnlicher Netzwerke haben.

Insgesamt sind das Netzwerk und seine Angebote bei den alten BewohnerInnen des Märkischen Viertels und ganz besonders bei den sozial benachteiligten unter ihnen jedoch noch wenig bekannt. Die alten Menschen profitieren zwar dennoch von der verbesserten Kooperation der Akteure z. B. durch ein besseres Schnittstellenmanagement, neue Angebote, verbessertes Wissen und größere Sensibilität für Seniorenfragen im Quartier. Trotzdem ist die kontinuierliche und systematische Einbeziehung der Wünsche und Bedarfe der alten BewohnerInnen des Stadtteils entwicklungsbedürftig. Dadurch könnte das Setting zielgerichteter weiterentwickelt werden. Die Erfahrung, ernst genommen und einbezogen zu werden, könnte die SeniorInnen weiter aktivieren und ermutigen, sich stärker einzubringen. Eine besondere Entwicklungschance bildet dafür die Einbeziehung von informellen MultiplikatorInnen aus der Nachbarschaft in die Netzwerkarbeit, wie sie derzeit mit dem Beirat erprobt wird. Diese ExpertInnen des Alltags können den Zugang zu schwer zugänglichen Bevölkerungsgruppen erleichtern und gleichzeitig Bedarfe und Angebote z. B. der Gesundheitsförderung kommunizieren. Darüber hinaus wurde in den Fokusgruppen deutlich, dass vor allem zugehende, niedrigschwellige und in der Lebenswelt verankerte Angebote von der Zielgruppe angenommen werden. Die Schaffung solcher Angebote, aber auch die derzeitigen Überlegungen zur Schaffung von Hausgemeinschaften und Patenschaften der Netzwerkpartner für einzelne Häuser erleichtern und stärken die sozialen Beziehungen älterer Menschen. Sie sind zukunftsweisende Ansätze, nicht nur für die Gesundheitsförderung und Prävention, sondern auch für den Aufbau lebensweltorientierter, quartiersbezogener Versorgungskonzepte für das gebrechliche Alter.

Literatur

Antonovsky, A. (1997): Salutogenese. Zur Entmystifizierung der Gesundheit. Tübingen: DGVT Verlag.
Backes, G. & Clemens, W. (2008): Lebensphase Alter. Weinheim: Juventa Verlag.
Berkmann, L. & Melchior, M. (2008): Ein Modell für zukünftige Entwicklungen – wie Sozialpolitik durch Beeinflussung von gesellschaftlicher Integration und Familienstruktur die Gesundheit fördert. In: Siegrist, J. & Marmot, M. (Hrsg.) : Soziale Ungleichheit und Gesundheit: Erklärungsansätze und gesundheitspolitische Folgerungen. Bern: Hans Huber Verlag: 77-98.
Bosma, H. (2008): Sozioökonomische Gesundheitsunterschiede und die Rolle der Kontrollüberzeugungen. In: Siegrist, J. & Marmot, M. (Hrsg.) : Soziale Ungleichheit und Gesundheit: Erklärungsansätze und gesundheitspolitische Folgerungen. Bern: Hans Huber Verlag: 195-211.
Dörner, K. (2007): Leben und Sterben, wo ich hingehöre. Neumünster: Paranus Verlag.
Engelmann, F. & Halkow, A. (2008): Der Setting-Ansatz in der Gesundheitsförderung. WZB-Discussion-Paper. Berlin: Wissenschaftszentrum Berlin für Sozialforschung.

Friedrich, K. (2001): Altengerechte Wohnumgebungen. In: Flade, A., Limbourg, M., Schlag, B. (Hrsg.): Mobilität älterer Menschen. Opladen: Verlag Leske & Budrich: 155-169.

Heusinger, J. & Klünder, M. (2005): Ich lass mir nicht die Butter vom Brot nehmen – Aushandlungsprozesse in häuslichen Pflegearrangements. Frankfurt am Main: Mabuse Verlag.

Heusinger, J., Kammerer, K., Schuster, M., Wolter, B. (2009): Netzwerkarbeit in der Großwohnsiedlung. Ein Beitrag zur Gesundheitsförderung im Alter? In: Zeitschrift Prävention und Gesundheitsförderung Vol. 4, 3/2009: 158-166.

Knesebeck, v. d. O. & Schäfer, I. (2006): Gesundheitliche Ungleichheit im höheren Lebensalter. In: Richter, M. & Hurrelmann, K. (Hrsg.): Gesundheitliche Ungleichheit. Wiesbaden: VS Verlag für Sozialwissenschaften: 241-253.

Lampert, T. (2009): Soziale Ungleichheit und Gesundheit im höheren Lebensalter. In: Böhm, K., Tesch-Römer, C., Ziese, T. (Hrsg.): Gesundheit und Krankheit im Alter. Berlin: Robert Koch-Institut: 121-133.

Marbach, J. H. (2005): Der Aktionsraum im höheren Lebensalter und Optionen der Netzwerkhilfe: Theoretische Konzepte und empirische Befunde. In: Otto U. & Bauer, P. (Hrsg.): Mit Netzwerken professionell zusammenarbeiten. Band I. Tübingen: DGVT Verlag: 515-551.

Meinlschmidt, G. (2009): Sozialstrukturatlas Berlin 2008. Berlin: Senatsverwaltung für Gesundheit, Umwelt und Verbraucherschutz Berlin.

Richter, A. & Wächter, M. (2009): Zum Zusammenhang von Nachbarschaft und Gesundheit. Köln: BZgA - Bundeszentrale für gesundheitliche Aufklärung.

Saß, A.-C., Wurm, S., Ziese, T. (2009): Somatische und psychische Gesundheit. In: Böhm, K., Tesch-Römer, C., Ziese, T. (Hrsg.): Gesundheit und Krankheit im Alter. Berlin: Robert Koch-Institut: 31-61.

Siegrist, J., Dragano, N., Knesebeck, v. d. O. (2006): Soziales Kapital, soziale Ungleichheit und Gesundheit. In: Richter, M. & Hurrelmann, K. (Hrsg.): Gesundheitliche Ungleichheit. Wiesbaden: VS Verlag für Sozialwissenschaften: 157-170.

Statistisches Bundesamt (2007): Pflegestatistik 2005. Wiesbaden.

Tesch-Römer, C. & Wurm, S. (2009): Theoretische Positionen zu Gesundheit und Alter. In: Böhm, K., Tesch-Römer, C., Ziese, T. (Hrsg.) (2009): Gesundheit und Krankheit im Alter. Berlin: Robert Koch-Institut: 7-20.

Vester, M., Oertzen, P., Geiling, H., Hermann, T., Müller, D. (Hrsg.) (2001): Soziale Milieus im gesellschaftlichen Strukturwandel. Zwischen Integration und Ausgrenzung. Köln: Bund-Verlag.

WHO – World Health Organization (1986): Ottawa Charter for Health Promotion, First International Conference on Health Promotion, Ottawa, 21. November 1986.

Ältere Menschen als Pflegende: Zielgruppenspezifische Gesundheitsförderung und Prävention

Stefan Blüher, Dagmar Dräger

Gesundheitsförderung und Prävention im Sinne eines komplementären planvollen Vorgehens zur Stärkung von gesundheitsbezogenen Ressourcen einerseits und einer Reduktion von Risiken andererseits sind klassische Kernbereiche von Public Health. Wird der Auftrag von Public Health darin gesehen, den bestmöglichen Gesundheitszustand für die größtmögliche Anzahl von Individuen zu erreichen bzw. zu erhalten, kommen nur Strategien und Maßnahmen in Betracht, die soziodemografische und Merkmale der Sozialstruktur berücksichtigen. Denn bekanntlich hängen soziale und gesundheitliche Ungleichheit eng miteinander zusammen. Für die Gruppe älterer Menschen gilt es, sowohl horizontale als auch vertikale Dimensionen sozialer Ungleichheit einzubeziehen (vgl. für einen kurzen Abriss zu Public Health auch in Bezug auf den Altersstrukturwandel: Kolominsky-Rabas 2006).

Zielgruppen*übergreifend* gibt es grundlegende Wissensbestände über gesundheitsförderliches Verhalten – wie etwa ausgewogene Ernährung oder körperliche und soziale Aktivität. Angesichts ungleicher materieller und immaterieller Lebenslagen muss jedoch letztlich jede Strategie der Ressourcenstärkung oder Risikoreduktion zielgruppen*spezifisch* sein. Bei den Ansätzen zur Gesundheitsförderung und Prävention bei älteren Menschen verdienen vor allem drei Aspekte besondere Aufmerksamkeit: Erstens nimmt die Relevanz von Gesundheitsförderung und (primärer, sekundärer und tertiärer) Prävention in alternden Gesellschaften generell zu. Zweitens ist die Problematik der Zielgruppenspezifität von Maßnahmen zu berücksichtigen, und drittens stellt sich die – damit verbundene – Frage der Inanspruchnahme von Angeboten. Diese Aspekte werden im Weiteren näher ausgeführt, um Besonderheiten und Herausforderungen gesundheitsförderlicher und präventiver Strategien für ältere Menschen darzustellen. Die Begriffe Gesundheitsförderung und Prävention sind dabei insofern voneinander abzugrenzen, als Ersterer auf die Stärkung gesundheitsrelevanter Ressourcen zielt, während Letzterer auf die Reduktion von gesundheitlichen Risiken gerichtet ist.

1 Relevanz von Gesundheitsförderung und Prävention in alternden Gesellschaften

Fries hat bereits 1980 auf die prinzipielle Möglichkeit einer „Kompression der Morbidität" durch geeignete Veränderungen und Optimierung der Lebensweise hingewiesen. Unter der Annahme, dass Alter und Krankheit nicht zwangsläufig zusammen auftreten, könne die durch Krankheit und Behinderung gekennzeichnete Lebensphase verkürzt werden. Vor dem Hintergrund einer biologisch festgelegten Lebensspanne geht es Fries weniger um Heilung als um das Hinausschieben der manifesten Phasen chronischer Erkrankungen. Weitere, sich daraus ableitende Grundsätze sind: Lebensqualität statt Lebensdauer zu fördern, die maximal erreichbare Lebensspanne möglichst gesund zu erleben und relativ unvermeidliche therapieresistente chronische Erkrankungen in einer vorsymptomatischen Phase zu halten. Ein längeres Leben erscheint nur dann erstrebenswert, wenn der Vitalitätsverlust erst kurz vor dem Ende des Lebens eintritt und so eine längere Lebensspanne in Gesundheit und Wohlbefinden ermöglicht. Über die damit angesprochene individuelle Perspektive hinaus wird hierin nicht zuletzt auch die gesundheitsökonomische Bedeutung gesundheitsförderlicher und präventiver Strategien für alternde Gesellschaften deutlich: Angesichts zu erwartender weiterer Belastungen der Versorgungssysteme gerade auch durch alterskorrelierte chronische Erkrankungen besteht eine zentrale gesundheits- und gesellschaftspolitische Herausforderung darin, die Chancen für eine „compression of morbidity" zu verbessern. Gesundheitsförderung und Prävention sind hierfür unverzichtbare Bausteine. Das Modell der „compression of morbidity" würde damit das Modell der „expansion of morbidity" (vgl. Abbildung 1) ablösen.

Die mit der „expansion of morbidity" einhergehende „Medikalisierungsthese" (Krämer 1992, 1997) besagt, dass die Wahrscheinlichkeit von Morbidität angesichts steigender Lebenserwartung zunimmt, verbunden mit funktionellen Einschränkungen und der Gefahr von Pflegebedürftigkeit. Sie steht als pessimistische Gegeneinschätzung zur Annahme von Fries. Als Synthese beider Modelle wird das Konzept der Bi-Modalität betrachtet. Die langfristige Verbesserung des Gesundheitszustandes künftiger Altersgenerationen führt einerseits zur Zunahme gesunder, aktiver älterer Menschen. Andererseits nimmt jedoch der Anteil behinderter, gesundheitlich eingeschränkter und pflegebedürftiger Menschen zu, wenn sich das Gesundheitsverhalten nicht entscheidend verändert (Deutscher Bundestag 1994, 2002). Im Modell der Bi-Modalität wie auch in dem der „compression of morbidity" ist eine Reduzierung bzw. zeitliche Verkürzung von Morbidität vor dem Tod eine wesentliche Zielsetzung optimierender Interventionen und der Prävention.

Abbildung 1:   Chancen auf ein gesünderes Altern (eigene Darstellung)

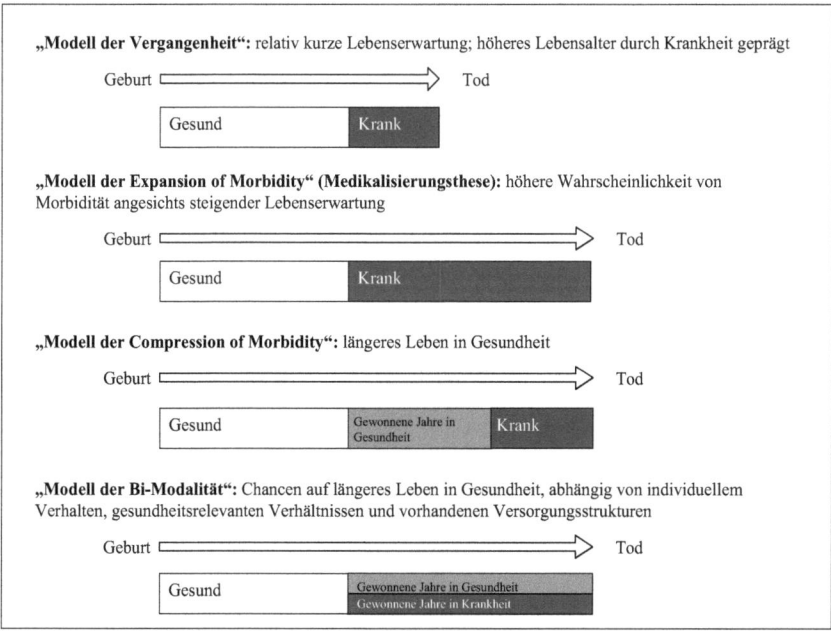

Das Modell der Bi-Modalität und die Heterogenität der Lebensphase Alter
Ausgehend von der Überlegung, wonach gesundheitsrelevante Verhältnisse, individuelles Verhalten und Versorgungsstrukturen entscheidenden Einfluss auf die ungleiche Verteilung von Morbidität und Mortalität haben, zeigt das Modell der Bi-Modalität am deutlichsten, dass Risiken und Ressourcen bis zum Lebensende ungleich verteilt sind und eine sozial heterogene Lebensphase Alter erwarten lassen. Ob „gewonnene Jahre" in Gesundheit oder Krankheit verbracht werden können, hängt nicht in erster Linie vom (kalendarischen) Alter, sondern ganz entscheidend von lebenslang beeinflussbaren Verhältnis-, Verhaltens- und Versorgungsaspekten ab, die sich in unterscheidbaren Risiko- und Ressourcenkonstellationen manifestieren. Ansätze von Gesundheitsförderung und Prävention können somit nicht einfach *eine* Zielgruppe „ältere Menschen" – z.B. über 50-Jährige – in den Blick nehmen, sondern müssen unterschiedlichste Zielgruppen innerhalb der Lebensphase Alter berücksichtigen. Backes und Clemens (2003) verweisen angesichts der Vielfalt von Alternsprozessen darauf, dass sogar der Begriff der „Lebensphase" zu kurz greift, und vielmehr von unterschiedlichen

„Lebensphasen und Lebenslagen im Alter" zu sprechen sei (ebd.: 24f.). Angesichts der damit angesprochenen Pluralität muss konstatiert werden, dass es keine spezifische Gesundheitsförderung und Prävention für ältere Menschen schlechthin geben kann, sondern zielgruppenspezifische Ansätze innerhalb der größeren Zielgruppe älterer Menschen vonnöten sind.

2   Zielgruppen für Gesundheitsförderung und Prävention im höheren Lebensalter

Gesundheitsförderung und Prävention bei älteren Menschen können angesichts der Heterogenität von Lebenslagen auch im höheren Lebensalter sinnvollerweise nur anhand von Zielgruppen diskutiert werden, die sich durch je spezifische Kumulationen von Risiken und Ressourcen konstituieren. Beispiele für entsprechende Zielgruppen können sein: „junge Alte", mehrfach erkrankte alte Menschen in Institutionen, Hochaltrige oder ältere Menschen mit besonderen Belastungen.

Beispielsweise hat eine Hamburger Forschungsgruppe (Dapp et al. 2006) im Rahmen „aktiver Gesundheitsförderung für selbständig lebende ältere Menschen" ein Präventionsprogramm für Senioren entwickelt, das sehr erfolgreich auf Bedarfs- und Bedürfnislagen einer Zielgruppe überwiegend aktiver älterer Menschen mit entsprechend höheren Ressourcen fokussiert. Für den Zugang zu besonders vulnerablen und belasteten Gruppen mit deutlicher Risikokumulation stellen sich andere, sehr spezifische Probleme, die eine Anpassung der Zugangs- und Angebotsstruktur an die Zielgruppe erforderlich machen..

Pflegende Angehörige, die die häusliche Pflege und Versorgung eines – zumeist nahen – Verwandten ganz oder teilweise übernehmen, stellen in diesem Zusammenhang eine vulnerable und hoch belastete Zielgruppe dar. Im Folgenden sollen Probleme dargelegt werden, die bei der Anpassung von Angeboten für die spezifische Zielgruppe älterer pflegender Angehöriger auftreten können. Anschließend werden Kriterien der Zugänglichkeit und Angebotsstruktur im Bereich der Gesundheitsförderung und Prävention diskutiert.

2.1 *Ältere pflegende Angehörige – eine relevante Zielgruppe*

Pflegende Angehörige stellen nicht nur eine besonders vulnerable, sondern auch eine im Hinblick auf die Altersstruktur relevante Zielgruppe für Gesundheitsförderung und Prävention dar. Wie Abbildung 2 zeigt, ist die Angehörigenpflege ganz überwiegend ein Phänomen des höheren Lebensalters: 60 % der Pflegenden sind demnach über 55 Jahre alt, immerhin 7 % davon sogar hochaltrig.

Abbildung 2:   Altersstruktur pflegender Angehöriger (Quelle: Schneekloth & Wahl 2005: 77)

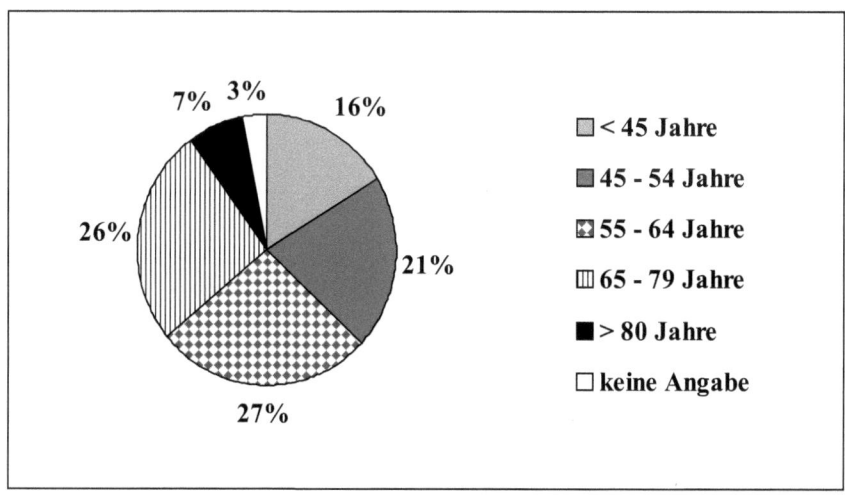

Nahezu 90 % aller Pflegebedürftigen und chronisch kranken älteren Menschen in Privathaushalten werden von ihren Angehörigen aus dem engeren Familienkreis betreut. Bei einem Drittel der Betreuten ist die Hauptpflegeperson die Partnerin (20 %) oder der Partner (12 %), bei einem weiteren Drittel eine Tochter (23 %) oder Schwiegertochter (10 %). Gut die Hälfte der Pflegepersonen ist zwischen 40 und 64 Jahre alt, ein Drittel 65 Jahre und älter (Schneekloth & Wahl 2005). Familiäre Pflege beginnt gewöhnlich mit der Partnerpflege. Mit zunehmendem Alter kommt es zu einer Verlagerung der Hilfen von den Ehegatten zu den Kindern. Trotz der soziodemografischen Veränderungen scheint die „lebenslange Solidarität" (Szydlik 2000) von erwachsenen Kindern gegenüber ihren alternden Eltern ungebrochen (Blinkert & Klie 1999, Szydlik 2000, BMFSFJ 2001). Nicht erst seit Einführung der Pflegeversicherung, die die Bedeutung der Angehörigenpflege durch den Grundsatz „ambulant vor stationär" noch einmal unterstrichen hat, stellt die häusliche Versorgung Pflegebedürftiger durch nahe Verwandte eine zentrale Ressource im Rahmen pflegerischer Versorgungsstrukturen dar, für die die betroffenen Angehörigen allerdings vielfach mit – im Vergleich zur Gesamtbevölkerung – höheren Gesundheitsrisiken bezahlen.

So beschäftigten sich in den letzten zwanzig Jahren immer mehr Studien mit den vielfältigen Konsequenzen der Pflegesituation für pflegende Angehörige. Insbesondere die unterschiedlichen Belastungsfaktoren und das Belastungserleben pflegender Angehöriger sind Thema zahlreicher Untersuchungen (vgl. z.B. Gunzelmann 1991, Kruse 1994, Gräßel 1998, Martinez-Martin et al. 2005); hierbei wird immer wieder der – im Hinblick auf eine ganze Reihe von Erkrankungen – signifikant schlechtere Gesundheitszustand der Pflegenden beschrieben. Unterschiedliche Angebote sollen pflegende Angehörige daher im Sinne einer „Pflege der Pflegenden" individuell unterstützen (vgl. Dräger et al. 2003).

2.2 Physische, psychische und soziale Belastungen pflegender Angehöriger

Studien sind sich darin einig, dass allein der zeitliche Aufwand für Hauptpflegepersonen beträchtlich ist. Durchschnittlich stehen 80 % von ihnen rund um die Uhr zur Verfügung. Bei Pflegebedürftigen mit ständigem Pflegebedarf sind es sogar 92 %. Die reine Pflegezeit beträgt zwischen drei und sechs Stunden täglich. Etwa die Hälfte der Pflegenden muss den Nachtschlaf wegen Hilfs- und Pflegetätigkeiten unterbrechen, 76 % von ihnen sogar mehr als einmal pro Nacht (Boerger & Pickartz 1998, Gräßel 1998).

Wesentliche Belastungsfaktoren werden in einer mittlerweile über 20-jährigen Forschung immer wieder benannt (z.B. Articus & Karolus 1985, Hedtke-Becker & Schmidtke 1985, Wand 1986, Bracker et al. 1988, Hedtke-Becker 1990, Adler et al. 1996, BMFSFJ 1996, Boerger & Pickartz 1998, Aarsland et al. 1999, Shewchuk et al. 2004).

Die mit der Pflege verbundenen Belastungen stellen zudem in der Regel keine einmaligen Ereignisse, sondern vielmehr einen sich ständig verändernden Prozess mit wechselnden gesundheitsbezogenen Risiko- und Ressourcenkonstellationen und unterschiedlichen Bedarfs- und Bedürfnislagen dar.

Gesundheitszustand

Die aus der Pflegesituation resultierenden körperlichen und seelischen Anstrengungen belasten in hohem Maße die Gesundheit der Pflegenden. Im Verhältnis zur Gesamtbevölkerung haben pflegende Angehörige auffallend mehr oder ausgeprägtere körperliche Beschwerden. So belegten Studien mit Untersuchungs- und Kontrollgruppendesign beispielsweise einen herabgesetzten Immunstatus bei pflegenden Angehörigen (Kiecolt-Glaser et al. 1996, Vedhara et al. 1999). Drei Viertel aller pflegenden Frauen ist von mindestens einer Krankheit betroffen. Dabei handelt es sich häufig um Rückenschmerzen, Bandscheibenschäden, Schilddrüsenerkrankungen und Osteoporose, 40 % aller Pflegenden leidet an

Krankheiten des Herz-/Kreislauf- und des Muskel-/Skelettsystems. Besonders ausgeprägt sind weiterhin Symptome allgemeiner Erschöpfung, Magenbeschwerden, Gliederschmerzen und Herzbeschwerden (z.B. Adler et al. 1996, Gräßel 1998). Allgemeine Erschöpfung äußert sich zudem in psychosomatischen Beschwerden wie Schlafstörungen, Nervosität, Kopfschmerzen und depressiven Verstimmungen.

Zu Beginn der Pflegetätigkeit nimmt nach einer Studie von Bruce et al. (2005) der selbst eingeschätzte physische Gesundheitszustand der pflegenden Angehörigen signifikanten Einfluss auf den wahrgenommenen Stress in der Pflege. Insgesamt wird bei pflegenden Angehörigen nach dem Beginn der Pflegesituation vielfach ein erhöhter Medikamentenkonsum beobachtet. Dazu zählen vorwiegend Schlafmittel, Beruhigungsmittel und Schmerzmittel. Zwei Drittel aller pflegenden Frauen nehmen somatotrope Medikamente, zudem greifen Frauen häufiger zu Psychopharmaka als Männer (Adler et al. 1996, Gräßel 1998). Negative Emotionen beeinträchtigen vielfach die physische, psychische und soziale Befindlichkeit der Pflegenden und beeinflussen dadurch auch generell Krankheitsverläufe negativ. Das Wohlbefinden des Angehörigen steht zudem in deutlichem Zusammenhang mit den wahrgenommenen physischen und kognitiven Einschränkungen des Pflegebedürftigen (Haley et al. 2003).

3   Zugangsproblematik

Gerade ältere pflegende Angehörige bilden eine Zielgruppe, die – angesichts der beschriebenen erheblichen Belastungen und gesundheitlichen Risiken – einerseits in hohem Maße Bedarf an Gesundheitsförderung und Prävention aufweist, andererseits aber von Angeboten offenbar besonders schwer erreicht wird. Studien, die auf eine geringe Inanspruchnahme unterschiedlicher Angebote durch pflegende Angehörige verweisen, beziehen sich allerdings auf Unterstützungsangebote, die im Wesentlichen auf die Versorgung des Pflegebedürftigen – wie beispielsweise Pflegekurse – und weniger auf das Gesundheitsverhalten des Pflegenden selbst gerichtet sind. Laut einer Studie des Deutschen Instituts für angewandte Pflegeforschung (Dörpinghaus & Weidner 2006) sind u.a. folgende angebotsbezogenen Defizite hinsichtlich der Inanspruchnahme von Pflegekursen durch die Zielgruppe auszumachen:

- die Zugangswege zur Zielgruppe scheinen wenig geeignet zu sein;
- Angebote orientieren sich nicht ausreichend an Bedarf und Bedürfnissen der Zielgruppe.

Vor diesem Hintergrund müssen Fragen geeigneter Zugangswege und optimaler Bedarfsorientierung von Angeboten auch im Zusammenhang mit Gesundheitsförderung und Prävention diskutiert werden.[1] Dazu folgende Überlegungen:

Eine möglichst differenzierte Bedarfsorientierung von Angeboten stellt unseres Erachtens den Ausgangspunkt für zielgruppenadäquate Gesundheitsförderung und Prävention dar. Es gilt also zunächst, den Bedarf der Zielgruppe ältere pflegende Angehörige überhaupt zu ermitteln. Welche individuellen Risiko- und Ressourcenkonstellationen zeichnen diese Gruppe aus? Erst mit diesem Wissen können entsprechend bedarfsgerechte Angebote der Gesundheitsförderung und Primärprävention unterbreitet werden.

Für die Bedarfsermittlung ist an ein möglichst einfach anwendbares Assessment-Instrument zu denken, das gesundheitsrelevante – physische, psychische und soziale – Dimensionen erfasst und in Form von individuellen Risiko- und Ressourcenprofilen abbildet. Die so ermittelten Profile müssen ihrerseits mit konkreten Angeboten der Gesundheitsförderung und Prävention verknüpft sein und den pflegenden Angehörigen in zugehender Form unterbreitet werden.

Was die Frage geeigneter Zugänge und Zeitpunkte für die Bedarfsermittlung betrifft, so müssen unterschiedliche Möglichkeiten („Settings") in Betracht gezogen und gegeneinander abgewogen werden. Dies veranschaulicht die folgende Übersichtstabelle.

---

[1] Diese Fragen stehen im Mittelpunkt der Arbeit einer Forschungsgruppe am Institut für Medizinische Soziologie der Charité – Universitätsmedizin Berlin im Rahmen des vom Bundesministerium für Bildung und Forschung geförderten Projektes: „Gesundheitsförderung für ältere pflegende Angehörige: Entwicklung, Implementierung und Evaluation eines Assessments zur Primärprävention in vernetzten Strukturen".

Tabelle 1:   Mögliche Settings, mögliche Anwender eines Assessment-Instruments sowie Vor- und Nachteile

Setting / Zugangsweg / Zeitpunkt	mögliche Anwender des Assessments	mögliche Vorteile	mögliche Nachteile
(1) *Bei Antragstellung auf eine Pflegestufe*; persönliches Assessment während Beratungssituation bei Pflegekasse oder postalische/telefonische Befragung	Mitarbeiter einer Pflegekasse	sehr frühzeitiger Zugang zur Zielgruppe; standardisierte Situation / strukturelle Nachhaltigkeit	mögliche Vorbehalte der Angehörigen gegenüber den Motiven der Pflegekasse
(2) *Im Rahmen der MDK-Begutachtung*	Gutachter des MDK	frühzeitiger Zugang zur Zielgruppe; standardisierte Situation / strukturelle Nachhaltigkeit; nur ein Begutachtungstermin; Assessment wird nicht als zusätzliche Prüfung, sondern als Teil einer umfassenden Begutachtungssituation wahrgenommen; fachliche Expertise und gutachterliche Kompetenz der Anwender	„Überfrachtung" der Begutachtungssituation; mögliche Überforderung von Angehörigen; zusätzlicher Aufwand für Gutachter
(3) *Beratungsbesuch nach § 37 SGB XI* (bei Inanspruchnahme von Pflegegeld) bzw. im Rahmen der Erbringung pflegerischer Leistungen bei Inanspruchnahme von Kombinations- oder Sachleistung	Pflegekräfte; Mitarbeiter einer Pflegekasse	pflegerische Expertise der Anwender; teilweise Vertrauensverhältnis zu Angehörigen	Angebote der Primärprävention können nicht mit dem Bewilligungsbescheid erfolgen; zusätzlicher – nicht refinanzierter – Aufwand für Pflegekräfte; Vielzahl von Anwendern erschwert Schulung im Umgang mit Assessment
(4) *Hausarztpraxen*; im Rahmen der hausärztlichen Konsultation beim Pflegebedürftigen	Hausärzte	medizinische Expertise der Anwender; teilweise Vertrauensverhältnis zu Angehörigen	fehlender Behandlungsauftrag; Eingeschränkte Erreichbarkeit der Zielgruppe; zusätzlicher Aufwand für Hausärzte; Angebote der Primärprävention können nicht mit dem Bewilligungsbescheid erfolgen

Einige grundsätzliche Aspekte sollen hier hervorgehoben werden, ohne die Übersicht an dieser Stelle im Einzelnen diskutieren zu können:

1. Bevor bedarfsorientierte Angebote der Gesundheitsförderung und Prävention unterbreitet werden können, ist eine umfassende Analyse von denkbaren Zugangswegen und Zugangszeitpunkten sowie sämtlicher Akteure, die für die Ermittlung von Bedarf infrage kommen, notwendig.
2. Die Abwägung möglicher Vor- und Nachteile von unterschiedlichen Zugangswegen, Zugangszeitpunkten und Akteuren geschieht vor dem Hintergrund einer Priorisierung von Kriterien, die je nach Zielgruppe unterschiedlich ausfallen kann. Für pflegende Angehörige könnten solche Prioritäten etwa sein:

- Erreichbarkeit der Zielgruppe
- Frühzeitigkeit des Zugangs
- strukturelle Nachhaltigkeit des Zugangs
- Kompetenz der Akteure in der Bedarfsermittlung

Wird die beschriebene Priorisierung zugrunde gelegt, so scheinen die beiden in der Übersicht grau markierten Settings am ehesten geeignet, die Zielgruppe frühzeitig und strukturell nachhaltig zu erreichen und gleichzeitig eine kompetente Ermittlung gesundheitsförderlicher und präventiver Bedarfe zu gewährleisten:

- Das Setting (1), wonach möglicher Bedarf an präventiven Maßnahmen für den Pflegenden bereits *bei Antragstellung* auf Leistungen aus SGB XI zu ermitteln wäre, weist drei wesentliche Vorteile auf: Zum einen wäre hiermit ein sehr frühzeitiger Zugang zur Zielgruppe gewährleistet, zum anderen könnte an eine standardisierte Situation in vorhandenen Strukturen der Prüfung, Leistungsgewährung und -erbringung im Rahmen des SGB XI angeknüpft werden. Darüber hinaus wird strukturelle Nachhaltigkeit erreicht – im Sinne einer Einbettung des Assessments in bleibende Strukturen –, indem etwa Mitarbeiter einer Pflegekasse das Assessment nach Eingang eines Antrags auf Leistungen aus SGB XI routinemäßig – sei es persönlich, postalisch oder telefonisch – durchführen können.
- Das Setting (2), wonach möglicher Bedarf an präventiven Maßnahmen für den Pflegenden *im Rahmen* der Prüfung des Pflegebedarfs durch den Medizinischen Dienst zu ermitteln wäre, weist ebenso eine Reihe von Vorteilen auf: Wie auch im oben beschriebenen Setting wäre dies ein frühzeitiger Zugang zur Zielgruppe, der standardisiert und strukturell nachhaltig implementierbar wäre. Eine Einbettung des Assessments in das standardisierte

Begutachtungsverfahren des Medizinischen Dienstes würde insofern die größtmögliche Nachhaltigkeit versprechen, als keine zusätzliche Begutachtungssituation geschaffen würde, sondern die ohnehin bestehenden Strukturen sinnvoll erweitert würden. Im Unterschied zu obigem Setting läge damit ein weiterer Vorteil darin, dass die Angehörigen das Assessment nicht als eine zusätzliche Prüfung im Rahmen des Antrags auf Leistungen aus der Pflegeversicherung wahrnehmen, sondern als Teil einer umfassenden Begutachtung begreifen würden, die sowohl die Situation des Pflegebedürftigen als auch eigene Bedarfslagen in den Blick nimmt. Die vom Medizinischen Dienst eingesetzten Begutachtungsbögen enthalten bereits heute einige wichtige Fragen, die auf den Pflegenden fokussieren; daraus werden bisher jedoch keine präventiven Leistungen abgeleitet. Pflegende und Gepflegte könnten zudem von der fachlichen Expertise und der gutachterlichen Kompetenz der Mitarbeiter des Medizinischen Dienstes als Anwender des Assessments profitieren.

In Abwägung der beiden beschriebenen Settings ist mit Blick auf eine frühzeitige und strukturell nachhaltige Ermittlung von individuellen Bedarfslagen in der Zielgruppe – trotz der genannten Vorteile von Setting (2) – letztendlich insgesamt Setting (1) der Vorzug zu geben: Zum einen sind Krankenkassen die originären Akteure für den Bereich der Prävention und werden von den Adressaten auch als solche wahrgenommen. Angesichts dieser Zuständigkeit ist es sinnvoll, dass die Kassen auch selbst die Ermittlung etwaiger Bedarfslagen für Prävention durchführen und nicht an einen weiteren Akteur (MDK) delegieren. Auf diese Weise bleiben Bedarfsermittlung, Angebotsunterbreitung und Finanzierung in einer Hand. Zum anderen ist die Begutachtung durch den MDK vielfach mit eher negativen Konnotationen seitens der Antragsteller und deren Angehörigen assoziiert. Es bestünde somit die Gefahr, dass die Bedarfsermittlung im Rahmen der MDK-Begutachtung, die vielfach als „Prüfungssituation" wahrgenommen wird, in unerwünschter Weise beeinflusst würde. Dies wäre zum Beispiel der Fall, wenn sich Angehörige dem MDK-Gutachter gegenüber als besonders leistungsfähig darstellen und entsprechend jeden eigenen Bedarf – fälschlicherweise – verneinen würden. Insgesamt spricht viel dafür, die ohnehin oftmals mit starken Emotionen der Betroffenen verbundene MDK-Begutachtung nicht weiter zu „überfrachten", sondern den gesamten Verlauf in Händen der Kasse zu belassen.

4   Fazit und Ausblick

Die hier in knapper Form dargestellte Diskussion über geeignete Zugangswege zu einer besonders vulnerablen Zielgruppe macht zwei zentrale Herausforderungen in Bezug auf gesundheitsförderliche und präventive Strategien als Kernbereiche von Public Health deutlich:

▪ Um notwendige Bedingungen für eine möglichst breite Inanspruchnahme von Angeboten der Gesundheitsförderung und Prävention zu schaffen, ist eine differenzierte Anpassung an die jeweiligen Zielgruppen unumgänglich. Zielgruppen müssen dabei wesentlich enger definiert werden als etwa die Zielgruppe „ältere Menschen". Die anhand von Risiko- und Ressourcenkonstellationen identifizierten Zielgruppen müssen im Rahmen einer umfassenden Abwägung von möglichen Settings, Zugangswegen und beteiligten Akteuren genau beschrieben werden. Welches geeignete Setting letztendlich gewählt wird, hängt ab von einer zuvor festgelegten Prioritätensetzung von Kriterien, wie etwa „Erreichbarkeit der Zielgruppe" oder „Frühzeitigkeit des Zugangs".

▪ Mit Blick auf eine möglichst hohe Inanspruchnahme durch die Adressaten ist im Rahmen zielgruppenadäquater Strategien der Gesundheitsförderung und Prävention eine konsequente *Bedarfsorientierung* von Angeboten notwendig. Dies setzt die Ermittlung von etwaigen Bedarfslagen in einer identifizierten Zielgruppe voraus. Hierfür wird der Einsatz von zielgruppenspezifischen Assessment-Instrumenten vorgeschlagen, mit deren Hilfe sich – über die Ermittlung von Risiko- und Ressourcenprofilen – individuelle Bedarfslagen in der Zielgruppe abbilden und in entsprechend bedarfsorientierte Angebote übersetzen lassen.

Probleme einer differenzierten Anpassung an Zielgruppen und einer konsequenten Bedarfsorientierung von Angeboten, die als zentrale Herausforderungen für Strategien der Gesundheitsförderung und Prävention beschrieben worden sind, stellen sich gerade für Zielgruppen im höheren Lebensalter besonders komplex dar (Walter 2008, Bauer 2008). Der Rückgriff auf das kalendarische Alter allein greift hier viel zu kurz. Ohne die strikte Beachtung der höchst heterogenen Lebenswelten älterer Menschen (vgl. Dräger & Blüher in diesem Buch) mit je unterschiedlichen gesundheitsrelevanten Lebenslagen, materiellen Ressourcen, sozialer Integration und Partizipation (vgl. Tesch-Römer & Wurm 2009) sowie unterschiedlichen subjektiven Konzeptionen von Gesundheit und Krankheit bleiben Strategien der Gesundheitsförderung und Prävention stets hinter ihren Möglichkeiten zurück. Die Ermittlung von individuellen Risiko- und Ressourcenprofilen mit Hilfe von geeigneten zielgruppenangepassten Assessment-Instrumenten kann in diesem Sinne als angemessene Antwort auf heterogene Lebensphasen und Lebenslagen im höheren Alter verstanden werden. Ein solches Vorgehen ist somit nicht nur im Sinne der Betroffenen selbst, sondern liegt auch im Interesse der Bemühungen von Public Health, die vielfach hinterfragte Effektivität und Effizienz von Gesundheitsförderung und Prävention gerade bei älteren Menschen zu stärken.

Literatur

Aarsland, D., Larsen, J.P., Karisen, K., Tandberg, E. (1999): Mental symptoms in Parkinson's disease are important contributors to caregiver distress. In: International Journal of Geriatric Psychiatry 14: 866-874.

Adler, C., Wilz, G., Gunzelmann, T. (1996): „Frei fühle ich mich nie" – Frauen pflegen ihren an Demenz erkrankten Ehemann, Vater oder Mutter. In: Gesundheitswesen 58, Sonderheft 2: 125-131.

Articus, S. & Karolus, S. (1985): Pflegebedürftige alte Menschen in der Familie. Probleme und Belastungen pflegender Angehöriger und die Möglichkeiten ihrer Unterstützung im Rahmen kommunaler Sozialpolitik. In: Nachrichtendienst des Deutschen Vereins für öffentliche und private Fürsorge 65 (2): 41-48.

Backes, G.M. & Clemens, W. (2003): Lebensphase Alter. Weinheim, München: Juventa Verlag.

Bauer, U. (2008): Erfordernisse zielgruppenspezifischer Prävention im Alter. In: Kuhlmey, A. & Schaeffer, D. (Hrsg.): Alter, Gesundheit und Krankheit. Bern: Verlag Hans Huber: 276-293.

Blinkert, B. & Klie, T. (1999): Pflege im sozialen Wandel. Studie zur Situation häuslich versorgter Pflegebedürftiger im Auftrag des Sozialministeriums Baden-Württemberg. Hannover: Vincentz.

BMFSFJ – Bundesministerium für Familie, Senioren, Frauen und Jugend (Hrsg.) (1996): Erster Altenbericht. Die Lebenssituation älterer Menschen in Deutschland. Bundestags-Drucksache 12/5897

BMFSFJ – Bundesministerium für Familie, Senioren, Frauen und Jugend (Hrsg.) (2001): Dritter Bericht zur Lage der älteren Generation in Deutschland. Alter und Gesellschaft. Bundestags-Drucksache 14/5130.

Boerger, A. & Pickartz, A. (1998): Die Pflege chronisch Kranker in der Familie. Psychosoziale Beeinträchtigungen und Wohlbefinden bei pflegenden Frauen. In: Pflege 11: 319-323.

Bracker, M., Dallinger, U., Karden, G., Tegethoff, U. (1988): Die Pflegebereitschaft der Töchter. Zwischen Pflichterfüllung und eigenen Lebensansprüchen. Wiesbaden.

Bruce, D.G., Paley, G.A., Nichols, P., Roberts, D., Underwood, P.J., Schaper, F. (2005): Physical disability contributes to caregiver stress in dementia caregivers. In: Journal of Gerontology: Medical Sciences 60A (3): 345-349.

Dapp, U., Anders, J., Meier-Baumgärtner, H.P. (2006): Aktive Gesundheitsförderung im Alter. Stuttgart: Kohlhammer.

Deutscher Bundestag (Hrsg.) (1994): Demographischer Wandel – Herausforderungen unserer älter werdenden Gesellschaft an den Einzelnen und die Politik. Zwischenbericht der Enquête-Kommission. Bonn.

Deutscher Bundestag (Hrsg.) (2002): Enquête-Kommission Demographischer Wandel. Herausforderungen unserer älter werdenden Gesellschaft an den Einzelnen und die Politik. Berlin.

Dörpinghaus, S. & Weidner, F. (2006): Pflegekurse im Blickpunkt: Strukturen – Konzepte – Erfahrungen. Hannover: Schlüterscher Verlag.

Dräger, D., Geister, C., Kuhlmey, A. (2003): Auswirkungen der Pflegeversicherung auf die Situation pflegender Töchter – Die Rolle der professionellen Pflegedienste. In: Pflege 16 (6): 342-348.

Fries, J. (1980): Aging, natural death, and the compression of morbidity. In: New England Journal of Medicine 303: 130-135.

Gräßel, E. (1998): Häusliche Pflege dementiell und nicht dementiell Erkrankter. Teil I: Inanspruchnahme professioneller Pflegehilfe. In: Zeitschrift für Gerontologie und Geriatrie, Teil II: Gesundheit und Belastung der Pflegenden 31 (1): 52-62.

Gunzelmann, T. (1991): Problemsituation und Beratung von Angehörigen dementiell erkrankter älterer Menschen. Stand der Forschung und Praxis. In: Zeitschrift für Gerontopsychologie und -psychiatrie 4 (1): 41-56.

Haley, W.E., LaMonde, L.A., Han, B., Burton, A.M., Schonwetter, R. (2003): Predictors of depression and life satisfaction among spousal caregivers in hospice: Application of stress process model. In: Journal of Palliative Medicine 6 (2): 215-224.

Hedtke-Becker, A. & Schmidtke, C. (1985): Frauen pflegen ihre Mütter. Eine Studie zu Bedingungen häuslicher Altenpflege. Deutscher Verein für öffentliche und private Fürsorge. Frankfurt am Main: Eigenverlag des Deutschen Vereins für öffentliche und private Fürsorge.

Hedtke-Becker, A. (1990): Die Pflegenden pflegen. Gruppen für Angehörige pflegebedürftiger alter Menschen. Eine Arbeitshilfe. Freiburg: Lambertus.

Kiecolt-Glaser, J.K., Glaser, R., Gravenstein, S., Malarkey, W.B., Sheridan, J. (1996): Chronic stress alters the immune response to influenza virus vaccine in older adults. In: Proceedings of the National Academy of Sciences of the United States of America 93: 3043-3047.

Kolominsky-Rabas, P.L. (2006): Public Health. In: Oswald, W.D., Lehr, U., Sieber, C., Kornhuber, J. (Hrsg.): Gerontologie – Medizinische, psychologische und sozialwissenschaftliche Grundbegriffe. Stuttgart: Kohlhammer: 302-306.

Krämer, W. (1992): Altern und Gesundheitswesen: Probleme und Lösungen aus der Sicht der Gesundheitsökonomie. In: Baltes, P. B. & Mittelstraß, J. (Hrsg.): Zukunft des Alterns und gesellschaftliche Entwicklung. Berlin: de Gruyter: 563-580.

Krämer, W. (1997): Hippocrates und Sisyphus – die moderne Medizin als das Opfer ihres eigenen Erfolges. In: Kirch, W. & Kliemt, H. (Hrsg.): Rationierung im Gesundheitswesen. Regensburg: S. Roderer: 7-19.

Kruse, A. (1994): Die psychische und soziale Situation pflegender Frauen – Beiträge aus empirischen Untersuchungen. In: Zeitschrift für Gerontologie 27 (1): 42-51.

Martinez-Martin, P., Benito-Leon, J., Alonso, F., Catalan, M.J., Pondal, M., Tobias, A., Zamarbide, I. (2005): Quality of life of caregivers in Parkinson's disease. In: Quality of Life Research 14 (2): 463-472.

Schneekloth, U. & Wahl, H.W. (2005): Möglichkeiten und Grenzen selbständiger Lebensführung in privaten Haushalten (MuG III). München: TNS Infratest Sozialforschung.

Shewchuk, R.M., Rivera, P.A., Elliott, T.R., Adams, A.M. (2004): Using cognitive mapping to understand problems experienced by family caregivers of persons with severe physical disabilities. In: Journal of Clinical Psychology in Medical Settings 11: 141-150.

Szydlik, M. (2000): Lebenslange Solidarität? Generationenbeziehungen zwischen erwachsenen Kindern und ihren Eltern. Opladen: Leske & Budrich.

Tesch-Römer, C. & Wurm, S. (2009): Wer sind die Alten? Theoretische Positionen zum Alter und Altern. In: Böhm, K., Tesch-Römer, C., Ziese, T. (Hrsg.): Gesundheit und Krankheit im Alter. Berlin: RKI: 7-21.

Vedhara, K., Cox, N.K., Wilcock, G.K., Perks, P., Hunt, M., Anderson, S., Lightman, S.L., Shanks, N.M. (1999): Chronic stress in elderly carers of dementia patients and antibody response to influenza vaccination. In: The Lancet 353: 627-631.

Walter, U. (2008): Möglichkeiten der Gesundheitsförderung und Prävention im Alter. In: Kuhlmey, A. & Schaeffer, D. (Hrsg.): Alter, Gesundheit und Krankheit. Bern: Verlag Hans Huber: 245-263.

Wand, E. (1986): Ältere Töchter alter Eltern. Zur Situation von Töchtern im 6. und 7. Lebensjahrzehnt. Stuttgart: Kohlhammer.

Verzeichnis der Autorinnen und Autoren

Badura, Bernhard, geb. 1943, Soziologe, Prof. em. Dr. rer. soc., Emeritus der Fakultät für Gesundheitswissenschaften der Universität Bielefeld und ehemaliger Leiter der Arbeitsgruppe „Sozialepidemiologie und Gesundheitssystemgestaltung". *Arbeitsschwerpunkte*: Gesundheitssystemforschung, Vergleichende Organisationsforschung, Gestaltung und Bewertung von Gesundheitsmanagementsystemen. *Anschrift*: Universität Bielefeld, Fakultät für Gesundheitswissenschaften, Universitätsstr. 25, 33615 Bielefeld, E-Mail: bernhard.badura@uni-bielefeld.de

Bardehle, Doris, geb. 1941, Medizinische Statistikerin und Fachärztin für Sozialhygiene, apl. Prof., Dr. med., Abteilung Epidemiologie und International Public Health der Fakultät für Gesundheitswissenschaften/Universität Bielefeld. *Arbeitsschwerpunkte*: Gesundheitsberichterstattung, Gesundheitsindikatoren, Klassifikation von Krankheiten und verwandter Gesundheitsprobleme, Nationale und internationale Indikatorensätze, Statistische Methoden zur Vereinheitlichung von Indikatorensätzen. *Anschrift*: Universität Bielefeld, Fakultät für Gesundheitswissenschaften, Universitätsstr. 25, 33615 Bielefeld, E-Mail: doris.bardehle @uni-bielefeld.de

Blüher, Stefan, geb. 1969, Sozialwissenschaftler, Dr. rer. pol., Dipl.-Sozw., Koordinator des Graduiertenkollegs und wissenschaftlicher Mitarbeiter beim Institut für Medizinische Soziologie der Charité - Universitätsmedizin Berlin. *Arbeitsschwerpunkte*: Allgemeine Soziologie, Medizinische Soziologie, Prävention im höheren Lebensalter, Gerontosoziologie. *Anschrift*: Charité Universitätsmedizin Berlin, Institut für Medizinische Soziologie, Geschäftsstelle Graduiertenkolleg „Multimorbidität im Alter", Luisenstr. 13, 10117 Berlin, E-Mail: gradmap@ charite.de

Bohley, Stefanie, geb. 1978, Soziologin und Sportwissenschaftlerin, Dipl.-Soz./Dipl.-Sportl., Wissenschaftliche Mitarbeiterin an der Sektion Medizinische Soziologie der Medizinischen Fakultät der Martin-Luther-Universität Halle-Wittenberg. *Arbeitsschwerpunkte*: Betriebliche Gesundheitsförderung, Evaluationsforschung im Gesundheitssystem, Soziologie des abweichenden Verhaltens. *Anschrift*: Institut für Medizinische Epidemiologie, Biometrie und Informatik, Sektion Medizinische Soziologie, Harz 42a, 06097 Halle/Saale, E-Mail: stefanie. bohley@medizin.uni-halle.de

Bohn, Verena, geb. 1986, Gesundheitswissenschaftlerin, BSc., Wissenschaftliche Hilfskraft in der Abteilung Epidemiologie und International Public Health der Fakultät für Gesundheitswissenschaften/Universität Bielefeld. *Arbeitsschwerpunkte*: Gesundheitliche Ungleichheit, Kinder- und Jugendgesundheit *Anschrift*: Universität Bielefeld, Fakultät für Gesundheitswissenschaften, Universitätsstr. 25, 33615 Bielefeld, E-Mail: verena.bohn@uni-bielefeld.de

Borgetto, Bernhard, geb. 1963, Soziologe und Gesundheitswissenschaftler, Prof. Dr. phil. habil., Professur für Gesundheitsförderung und Prävention am Fachbereich Soziale Arbeit und Gesundheit der Hochschule für angewandte Wissenschaft und Kunst (HAWK), Fachhochschule Hildesheim/Holzminden/Göttingen, Leiter des Studiengangs Master of Science Ergotherapie, Logopädie, Physiotherapie und der Arbeitsgruppe Forschung Ergotherapie, Logopädie, Physiotherapie. *Arbeitsschwerpunkte*: Medizin- und Gesundheitssoziologie, Gesundheitsförderung und Prävention, Versorgungsforschung, Selbsthilfeforschung, quantitative und qualitative Methoden der Gesundheits- und Sozialforschung, Evidenzbasierte Praxis, Gesundheitswissenschaften. *Anschrift*: Hochschule für angewandte Wissenschaft und Kunst (HAWK), Fakultät für Soziale Arbeit und Gesundheit, Studiengänge ELP, Goschentor 1, 31134 Hildesheim, E-Mail: borgetto@hawk-hhg.de

Breckenkamp, Jürgen, geb. 1958, Gesundheitswissenschaftler, Dr., MPH, M.Sc., Wissenschaftlicher Mitarbeiter in der Abteilung Epidemiologie und International Public Health der Fakultät für Gesundheitswissenschaften/Universität Bielefeld. *Arbeitsschwerpunkte*: Evidence-based Public Health, Umweltepidemiologie (gesundheitliche Risiken hochfrequenter elektromagnetischer Felder). *Anschrift*: Universität Bielefeld, Fakultät für Gesundheitswissenschaften, Universitätsstr. 25, 33615 Bielefeld, E-Mail: juergen.breckenkamp@uni-bielefeld.de

Brüggemann, Silke, geb. 1965, Ärztin, Dr. med., MSc, Mitarbeiterin im Geschäftsbereich Sozialmedizin und Rehabilitation der Deutschen Rentenversicherung Bund. *Arbeitsschwerpunkte*: Weiterentwicklung der Rehabilitation, Evidenzbasierung, Entwicklung von Reha-Konzepten. *Anschrift*: Deutsche Rentenversicherung Bund, Geschäftsbereich Sozialmedizin und Rehabilitation, Bereich Reha-Wissenschaften (0420), Raum 4004, 10704 Berlin, E-Mail: silke.brueggemann@drv-bund.de

Brzoska, Patrick, geb. 1983, Gesundheitswissenschaftler, MPH, BSc, Wissenschaftlicher Mitarbeiter in der Abteilung Epidemiologie & International Public Health der Fakultät für Gesundheitswissenschaften/Universität Bielefeld. *Ar-*

beitsschwerpunkte: Migration und Gesundheit, Kultur und chronische Krankheiten, International Public Health, Methodenforschung. Anschrift: Universität Bielefeld, Fakultät für Gesundheitswissenschaften, Universitätsstr. 25, 33615 Bielefeld, E-Mail: patrick.brzoska@uni-bielefeld.de

Buschmann-Steinhage, Rolf, geb. 1954, Psychologe, Dr. rer. nat., Leiter des Bereichs Reha-Wissenschaften im Geschäftsbereich Sozialmedizin und Rehabilitation der Deutschen Rentenversicherung Bund. *Arbeitsschwerpunkte*: Forschungsmanagement, Rehabilitationsforschung, Patientenorientierung. *Anschrift*: Deutsche Rentenversicherung Bund, Geschäftsbereich Sozialmedizin und Rehabilitation, Bereich 0420 / R 4003, 10704 Berlin, E-Mail: rolf.buschmannsteinhage@drv-bund.de

Dräger, Dagmar, geb. 1959, Dr. rer. medic., Forschungsbereichsleitung und Forschungsbeauftragte am Institut für Medizinische Soziologie der Charité - Universitätsmedizin Berlin. Forschungsbereich: Altersforschung. *Arbeitsschwerpunkte*: Gesundheitsverhalten, Prävention und Gesundheitsversorgung im Alter; medizinische und pflegerische Versorgung in häuslichen Pflegearrangements, in der stationären Versorgung und in der geriatrischen Rehabilitation; Entwicklung von Instrumenten zur Erfassung gesundheitsbezogener Bedarfslagen; Studien zur Erfassung von Schmerzen und Autonomie bei mehrfacherkrankten älteren Pflegeheimbewohnern. *Anschrift*: Charité Universitätsmedizin Berlin, Institut für Medizinische Soziologie CC1, Luisenstr. 13, 10117 Berlin, E-Mail: dagmar.draeger@charite.de

Driller, Elke, geb. 1974, Sozialwissenschaftlerin, Dr. rer. medic., Wissenschaftliche Mitarbeiterin in der Abteilung „Qualitätsentwicklung und Evaluation in der Rehabilitation" des Instituts für Medizinsoziologie, Versorgungsforschung und Rehabilitationswissenschaft (IMVR) der Humanwissenschaftlichen und der Medizinischen Fakultät der Universität zu Köln. *Arbeitsschwerpunkte*: Lebenswelten von Menschen mit lebenslanger Behinderung, Alter und Behinderung, Technikeinführung in der Behindertenhilfe, Arbeit und Gesundheit, Quantitative Methoden in der Versorgungsforschung. *Anschrift*: Institut für Medizinsoziologie, Versorgungsforschung und Rehabilitationswissenschaft (IMVR) der Humanwissenschaftlichen Fakultät und der Medizinischen Fakultät der Universität zu Köln, Eupener Str. 129, 50933 Köln, E-Mail: elke.driller@uk-koeln.de

Drupp, Michael, geb. 1959, Dipl. Sozialwissenschaftler, Dr., Leiter des AOK-Instituts für Gesundheitsconsulting. *Arbeitsschwerpunke*: Alters- und alternsbezogenes Gesundheitsmanagement, BGM und Versorgungsmanagement, Netzwerkmanagement. *Anschrift*: AOK-Institut für Gesundheitsconsulting, Hildesheimer Str. 273, 30519 Hannover, E-Mail: michael.drupp@nds.aok.de

Ernstmann, Nicole, geb. 1975, Psychologin, Dr., Leiterin der Abteilung „Qualitätsentwicklung und Evaluation in der Rehabilitation" des Instituts für Medizinsoziologie, Versorgungsforschung und Rehabilitationswissenschaft (IMVR) der Humanwissenschaftlichen und der Medizinischen Fakultät der Universität zu Köln. *Arbeitsschwerpunkte*: Organisationsbezogene Versorgungsforschung, Qualitätsentwicklung und Evaluation, empirische Forschungsmethoden, psychosoziale Onkologie, palliativmedizinische Versorgungsforschung. *Anschrift*: Institut für Medizinsoziologie, Versorgungsforschung und Rehabilitationswissenschaft (IMVR) der Humanwissenschaftlichen Fakultät und der Medizinischen Fakultät der Universität zu Köln, Eupener Str. 129, 50933 Köln, E-Mail: nicole.ernstmann@uk-koeln.de

Faltermaier, Toni, geb. 1952, Psychologe, Prof. Dr. phil., Professor für Gesundheitsbildung am Institut für Psychologie der Universität Flensburg. *Arbeitsschwerpunkte*: Gesundheitspsychologie und Gesundheitswissenschaften (Public Health), Subjektive Konzepte/Theorien von Gesundheit und Krankheit, Salutogenese, Stress und Stressbewältigung, Grundlagen der Gesundheitsförderung, Psychologische Beratung und Gesundheitsberatung, Entwicklungspsychologie des Erwachsenenalters, Qualitative Sozialforschung. *Anschrift*: Universität Flensburg, Institut für Psychologie, Abteilung für Gesundheitspsychologie und Gesundheitsbildung, Auf dem Campus 1, 24943 Flensburg, E-Mail: faltermaier@uni-flensburg.de

Feuerstein, Günter, geb. 1951, Soziologe und Gesundheitswissenschaftler, PD Dr. phil., Wissenschaftler in der Forschungsgruppe Medizin/Neurowissenschaften am Forschungsschwerpunkt Biotechnik, Gesellschaft und Umwelt der Universität Hamburg. *Arbeitsschwerpunkte*: Medizin- und Techniksoziologie, Gesundheitssystemanalyse, Innovations- und Diffusionsforschung, Technikfolgenforschung, Soziologie der biomedizinischen Ethik. *Anschrift*: Universität Hamburg, FSP BIOGUM / FG Medizin, Lottestr. 55, 22529 Hamburg, E-Mail: feuerstein@uni-hamburg.de

Gerlinger, Thomas, geb. 1959, Gesundheits- und Sozialwissenschaftler, Prof. Dr. Dr., Wissenschaftler an der Fakultät für Gesundheitswissenschaften/Universität Bielefeld und Leiter der Arbeitsgruppe „Gesundheitssysteme, Gesundheitspolitik und Gesundheitssoziologie". *Arbeitsschwerpunkte*: Gesundheitssystemforschung, Gesundheitspolitik, internationaler Vergleich von Gesundheitssystemen,

Versorgungsforschung. *Anschrift*: Universität Bielefeld, Fakultät für Gesundheitswissenschaften, Universitätsstr. 25, 33615 Bielefeld, E-Mail: thomas.gerlinger@uni-bielefeld.de

Greiner, Wolfgang, geb. 1965, Gesundheitsökonom, Prof. Dr., Inhaber des Lehrstuhls für „Gesundheitsökonomie und Gesundheitsmanagement" an der Fakultät für Gesundheitswissenschaften/Universität Bielefeld und damit Leiter der gleichnamigen Arbeitsgruppe, Mitglied im Sachverständigenrat zur Begutachtung der Entwicklung im Gesundheitswesen des Bundesgesundheitsministeriums. *Arbeitsschwerpunkte*: Gesetzliche Krankenversicherung, Private Krankenversicherung, Gesundheitsökonomie, Lebensqualitätsforschung, Disease Management, Health Technology Assessment. *Anschrift*: Universität Bielefeld, Fakultät für Gesundheitswissenschaften, Universitätsstr. 25, 33615 Bielefeld, E-Mail: wolfgang.greiner@uni-bielefeld.de

Hannack, Elke, geb. 1961, Mitglied im Bundesvorstand der Vereinten Dienstleistungsgewerkschaft (ver.di), Leiterin des Ressorts Sozialpolitik. *Arbeitsschwerpunkte*: Sozialpolitik, Rente, Gesundheit, Arbeitsmarktpolitik, Erwerbslosenarbeit, Migration, Schwerbehindertenpolitik. *Anschrift*: ver.di – Vereinte Dienstleistungsgewerkschaft, Paula-Thiede-Ufer 10, 10179 Berlin, E-Mail: elke.hannack@verdi.de

Hartung, Susanne, geb. 1977, Diplomsoziologin und Gesundheitswissenschaftlerin, M.A., Wissenschaftliche Mitarbeiterin der Forschungsgruppe Public Health am Wissenschaftszentrum Berlin. *Arbeitsschwerpunkte*: Sozialkapital, Soziale und gesundheitliche Ungleichheiten, Partizipation und Gesundheit, Gesundheitsförderung in Settings, Public Health, Sozial- und Gesundheitspolitik. *Anschrift*: Wissenschaftszentrum Berlin für Sozialforschung gGmbH (WZB), Forschungsgruppe Public Health, Reichpietschufer 50, 10785 Berlin, E-Mail: hartung@wzb.eu

Heusinger, Josefine, geb. 1965, Diplomsoziologin, Dr. phil., Wissenschaftlerin und Vorstandsmitglied am Institut für Gerontologische Forschung e. V. in Berlin. *Arbeitsschwerpunkte*: Soziale Ungleichheit, Soziale Gerontologie, Pflege- und Versorgungsforschung, Gesundheitsförderung, Casemanagement. *Anschrift*: Institut für Gerontologische Forschung e. V., Torstraße 178, 10115 Berlin, E-Mail: heusinger@igfberlin.de

Hornberg, Claudia, Medizinerin und Biologin, Prof. Dr., Dipl.-Biol., Dipl.-Okol., Wissenschaftlerin an der Fakultät für Gesundheitswissenschaften/Universität Bielefeld und Leiterin der Arbeitsgruppe „Umwelt und Gesundheit". *Arbeitsschwerpunkte*: Umwelt, Gesunheit und soziale Lebenslagen, Umwelttoxikologische/-epidemiologische Gesundheitsforschung, Klimaschutz und Klimaanpassung unter besonderer Berücksichtigung von Genderaspekten, Versorgungsforschung mit dem Schwerpunkt auf multiresistenten Erregern an der Schnittstelle zwischen verschiedenen Versorgungsebenen, Frauen- und Geschlechterforschung im Kontext Gewalt, Gesundheit und Behinderung. *Anschrift*: Universität Bielefeld, Fakultät für Gesundheitswissenschaften, Universitätsstr. 25, 33615 Bielefeld, E-Mail: claudia.hornberg@uni-bielefeld.de

Jung, Julia, geb. 1980, Gesundheitswissenschaftlerin, M.Sc. und Diplom-Pflegewirtin, Wissenschaftliche Mitarbeiterin am Institut für Medizinsoziologie, Versorgungsforschung und Rehabilitationswissenschaft (IMVR) der Humanwissenschaftlichen und der Medizinischen Fakultät der Universität zu Köln. *Arbeitsschwerpunkte*: Arbeit und Gesundheit, Prävention und Gesundheitsförderung, Organisationsforschung, gesundheitsbezogene Versorgungsforschung, Methoden, Fragebogenentwicklung. *Anschrift*: Institut für Medizinsoziologie, Versorgungsforschung und Rehabilitationswissenschaft (IMVR) der Humanwissenschaftlichen Fakultät und der Medizinischen Fakultät der Universität zu Köln, Eupener Str. 129, 50933 Köln, E-Mail: julia.jung@uk-koeln.de

Karbach, Ute, geb. 1968, Diplom-Sozialwissenschaftlerin, Dr. rer. pol., Wissenschaftliche Mitarbeiterin in der Abteilung „Qualitätsentwicklung und Evaluation in der Rehabilitation" des Instituts für Medizinsoziologie, Versorgungsforschung und Rehabilitationswissenschaft (IMVR) der Humanwissenschaftlichen und der Medizinischen Fakultät der Universität zu Köln. *Arbeitsschwerpunkte*: Organisationsbezogene Versorgungsforschung, Implementierung neuer Versorgungskonzepte, Instrumentenentwicklung, Qualitative Methoden in der Versorgungsforschung. *Anschrift*: Institut für Medizinsoziologie, Versorgungsforschung und Rehabilitationswissenschaft (IMVR) der Humanwissenschaftlichen Fakultät und der Medizinischen Fakultät der Universität zu Köln, Eupener Str. 129, 50933 Köln, E-Mail: ute.karbach@uk-koeln.de

Kluwe, Sabine, geb. 1973, Psychologin, Dipl.-Psych., Wissenschaftliche Mitarbeiterin in der Arbeitsgruppe „Prävention und Gesundheitsförderung" an der Fakultät für Gesundheitswissenschaften/Universität Bielefeld. *Arbeitsschwerpunkte*: Evaluation und Qualitätssicherung im Bereich Erziehung, Familie und Elternbildung, Gesundheitsförderung von Kindern und Jugendlichen mit Schwerpunkt psychosoziale Gesundheit, Partizipative Forschungsansätze. *An-*

schrift: Universität Bielefeld, Fakultät für Gesundheitswissenschaften, Universitätsstr. 25, 33615 Bielefeld, E-Mail: sabine.kluwe@uni-bielefeld.de

Kolip, Petra, geb. 1961, Psychologin und Gesundheitswissenschaftlerin, Prof. Dr., Wissenschaftlerin an der Fakultät für Gesundheitswissenschaften/Universität Bielefeld und Leiterin der Arbeitsgruppe „Prävention und Gesundheitsförderung". *Arbeitsschwerpunkte*: Evaluation und Qualitätsentwicklung in Prävention und Gesundheitsförderung, Frauen- und Gendergesundheit, Kinder- und Jugendgesundheitsforschung. *Anschrift*: Universität Bielefeld, Fakultät für Gesundheitswissenschaften, Universitätsstr. 25, 33615 Bielefeld, E-Mail: petra.kolip@uni-bielefeld.de

Kowalski, Christoph, geb. 1980, Soziologe, Dr., M.A., Wissenschaftlicher Mitarbeiter am Institut für Medizinsoziologie, Versorgungsforschung und Rehabilitationswissenschaft (IMVR) der Humanwissenschaftlichen und der Medizinischen Fakultät der Universität zu Köln. *Arbeitsschwerpunkte*: Versorgungsepidemiologie: Auswirkungen der Versorgungsstrukturen und -prozesse auf die Gesundheit, Personal-Patient-Interaktion, Arbeit und Gesundheit: Auswirkungen der Arbeitswelt auf die Gesundheit, Methoden der organisationsbezogenen Versorgungsforschung. *Anschrift*: Institut für Medizinsoziologie, Versorgungsforschung und Rehabilitationswissenschaft (IMVR) der Humanwissenschaftlichen Fakultät und der Medizinischen Fakultät der Universität zu Köln, Eupener Str. 129, 50933 Köln, E-Mail: christoph.kowalski@uk-koeln.de

Kuntz, Benjamin, geb. 1985, Gesundheitswissenschaftler, M.Sc., B.Sc., Projektassistent an der Fakultät für Gesundheitswissenschaften/Universität Bielefeld, AG „Gesundheitssysteme, Gesundheitspolitik und Gesundheitssoziologie". *Arbeitsschwerpunkte*: Bildung und Gesundheit, gesundheitsbezogene Lebenslaufforschung, soziale Determinanten gesundheitsrelevanten Verhaltens, Kinder- und Jugendgesundheit. *Anschrift*: Universität Bielefeld, Fakultät für Gesundheitswissenschaften, Universitätsstr. 25, 33615 Bielefeld, E-Mail: benjamin.kuntz@uni-bielefeld.de

Lampert, Thomas, geb. 1970, Sozial- und Gesundheitswissenschaftler, Dr. PH, Dipl.-Soz., Stv. Leiter des Fachgebiets Gesundheitsberichterstattung am Robert Koch-Institut. *Arbeitsschwerpunkte*: Soziale und gesundheitliche Ungleichheiten, Kinder- und Jugendgesundheit, Gesundheitsverhalten und gesundheitsbezogene Lebensstile, Gesundheitsberichterstattung. *Anschrift*: Robert Koch-Institut, FG Gesundheitsberichterstattung, General-Pape-Str. 62-64, 12101 Berlin, E-Mail: t.lampert@rki.de

Lempert-Horstkotte, Jürgen, geb. 1949, Dipl. Soziologe, Betrieblicher Gesundheitsmanager, Supervisor. *Arbeitsschwerpunkte*: Sozialmanagement, Betriebliche Gesundheitsförderung, Forschungstätigkeit; seit 2010 freiberuflich als Berater tätig: Lempert-Horstkotte – Gesunde Arbeit und Betriebliches Gesundheitsmanagement – www.lemperthorstkotte.de. *Anschrift*: Jürgen Lempert-Horstkotte, Kampheide 5a, 33619 Bielefeld, E-Mail: lempert.horstkotte@web.de

Mezger, Erika, geb. 1957, Diplom-Verwaltungswissenschaftlerin, Dr., Stellvertretende Direktorin der Europäischen Stiftung zur Verbesserung der Lebens- und Arbeitsbedingungen (Eurofound); von 1994 bis 2009 Leiterin der Abteilung Forschungsförderung bei der Hans-Böckler-Stiftung in Düsseldorf. *Arbeitsschwerpunkte*: Vergleichende Gesundheits- und Sozialpolitikforschung, Mitbestimmungs- und Organisationssoziologie, Public Administration. *Anschrift*: European Foundation for the Improvement of Living and Working Conditions (Eurofound) Wyattville Road, Loughlinstown Dublin 18, Ireland, E-Mail: Erika.Mezger@eurofound.europa.eu

Niehaus, Mathilde, geb. 1960, Psychologin, Prof. Dr. rer. nat. Dr. phil. habil., Professorin für den Bereich „Arbeit und berufliche Rehabilitation" an der Humanwissenschaftlichen Fakultät der Universität zu Köln. *Arbeitsschwerpunkte*: Teilhabe von Menschen mit Behinderung am Arbeitsleben, Transitionsforschung, Älterwerdende Mitarbeiterschaften und Rehabilitation, Betriebliches Gesundheits-/Reha-Management, partizipative Evaluationsforschung. *Anschrift*: Universität Köln, Humanwissenschaftliche Fakultät, Department für Heilpädagogik und Rehabilitation, Herbert-Lewin-Straße 2, 50931 Köln, E-Mail: mathilde.niehaus@uni-koeln.de

Nitzsche, Anika, geb. 1980, Diplomsoziologin, Wissenschaftliche Mitarbeitern am Institut für Medizinsoziologie, Versorgungsforschung und Rehabilitationswissenschaft (IMVR) der Humanwissenschaftlichen und der Medizinischen Fakultät der Universität zu Köln. *Arbeitsschwerpunkte*: Arbeit und Gesundheit, betriebliche Prävention und Gesundheitsförderung, Burnout, Verhältnis zwischen Arbeits- und Privatleben (Work-Life-Balance). *Anschrift*: Institut für Medizinsoziologie, Versorgungsforschung und Rehabilitationswissenschaft (IMVR) der Humanwissenschaftlichen Fakultät und der Medizinischen Fakultät der Universität zu Köln, Eupener Str. 129, 50933 Köln, E-Mail: anika.nitzsche@uk-koeln.de

Ommen, Oliver, geb. 1974, Mediziner und Gesundheitswissenschaftler, Dr. med, MPH, Wissenschaftlicher Koordinator und stellvertretender Direktor am Institut für Medizinsoziologie, Versorgungsforschung und Rehabilitationswissenschaft (IMVR) der Humanwissenschaftlichen Fakultät und der Medizinischen Fakultät der Universität zu Köln. *Arbeitsschwerpunkte*: Formative und summative Evaluation neuer Versorgungsmodelle/ -projekte, Methoden der Versorgungsforschung, Schnittstellen und Netzwerke im Gesundheitssystem, Qualitätsmanagement im Krankenhaus, Arzt-Patient-Kommunikation, Psychosoziale Einflussfaktoren auf Krankheitsentstehung und Gesundheitserhaltung, Arbeit und Gesundheit. *Anschrift*: Institut für Medizinsoziologie, Versorgungsforschung und Rehabilitationswissenschaft (IMVR) der Humanwissenschaftlichen Fakultät und der Medizinischen Fakultät der Universität zu Köln, Eupener Str. 129, 50933 Köln, E-Mail: oliver.ommen@uk-koeln.de

Pauli, Andrea, Sozialpädagogin und Gesundheitswissenschaftlerin, Dipl. Soz. Päd, MPH, Wissenschaftliche Mitarbeiterin in der Arbeitsgruppe Umwelt und Gesundheit an der Fakultät für Gesundheitswissenschaften/Universität Bielefeld. *Arbeitsschwerpunkte:* Gesundheit und Krankheit unter den Bedingungen räumlicher Konzentration sozial benachteiligter Lebensumwelten, Methodenentwicklung im Kontext Umwelt, Gesundheit und soziale Lage, Klimaschutz und Klimaanpassung unter besonderer Berücksichtigung von Genderaspekten, Versorgungsforschung mit dem Schwerpunkt Gender und Gewalt. *Anschrift*: Universität Bielefeld, Fakultät für Gesundheitswissenschaften, Universitätsstr. 25, 33615 Bielefeld, E-Mail: andrea.pauli@uni-bielefeld.de

Pfaff, Holger, geb. 1956, Medizinsoziologe, Prof. Dr., Direktor des Instituts für Medizinsoziologie, Versorgungsforschung und Rehabilitationswissenschaft der Humanwissenschaftlichen Fakultät und der Medizinischen Fakultät der Universität zu Köln (IMVR), Leiter des Zentrums für Versorgungsforschung Köln (ZVFK), 1. Vorsitzender des Deutschen Netzwerks Versorgungsforschung e.V. (DNVF). *Arbeitsschwerpunkte*: Versorgungsforschung, Sozial- und Versorgungsepidemiologie, Gestaltung und Interventionen in soziale Systeme. *Anschrift*: IMVR, Eupener Str. 129, 50933 Köln, E-Mail: holger.pfaff@uk-koeln.de

Pimmer, Verena, geb. 1970, Diplom-Psychologin, Gesundheitswissenschaftlerin (MPH), Referentin im Geschäftsbereich Sozialmedizin und Rehabilitation der Deutschen Rentenversicherung Bund. *Arbeitsschwerpunkte*: Rehabilitationsforschung, Versorgungsforschung, Forschungsmanagement, Öffentlichkeitsarbeit. *Anschrift*: Deutsche Rentenversicherung Bund, Geschäftsbereich Sozialmedizin und Rehabilitation, Bereich Reha-Wissenschaften (0420), Raum 4016B, 10704 Berlin, E-Mail: verena.pimmer@drv-bund.de

Räbiger, Jutta, geb. 1948, Volkswirtin und Gesundheitsökonomin, Prof. Dr. rer. oec., Leiterin der gesundheitswissenschaftlichen Studiengänge an der Alice Salomon Hochschule Berlin; 2. Vorsitzende des Hochschulverbundes Gesundheitsfachberufe (HVG) e.v.. *Arbeitsschwerpunkte*: Qualitätstransparenz und Verbraucherinformationen im Gesundheitswesen, neue Versorgungs- und Vergütungsformen, Akademisierung der Gesundheitsfachberufe und Neuverteilung von Aufgaben im Gesundheitswesen, Anrechnung von Lernleistungen im Bildungswesen. *Anschrift*: Alice Salomon Hochschule Berlin, Alice-Salomon-Platz 5, 12627 Berlin, E-Mail: raebiger@ash-berlin.eu

Räder, Evelyn, geb. 1968, Assessorin und Personalökonomin, Referatsleiterin Arbeitsmarktpolitik und Betriebliche Gesundheitspolitik beim Bundesvorstand der Vereinten Dienstleistungsgewerkschaft (ver.di). *Arbeitsschwerpunkte*: Arbeitsmarktpolitik im Kontext von nationaler und europäischer Beschäftigungspolitik, Wirkung von arbeitsmarktpolitischen Instrumenten und Leistungen, Strategien zur Verbesserung der Beschäftigungsfähigkeit, betriebliche Gesundheitspolitik und alter(n)sgerechtes Arbeiten im Sinne von „Guter Arbeit". *Anschrift*: ver.di -Vereinte Dienstleistungsgesellschaft, Paula-Thiede-Ufer 10, 10179 Berlin, E-Mail: evelyn.raeder@verdi.de

Razum, Oliver, geb. 1960, Arzt und Epidemiologe, Prof. Dr. med., Professor für Epidemiologie und International Public Health an der Fakultät für Gesundheitswissenschaften der Universität Bielefeld. *Arbeitsschwerpunkte*: Migration und Gesundheit, Sozialepidemiologie, Gesundheitsversorgung in Entwicklungsländern. *Anschrift*: Universität Bielefeld, Fakultät für Gesundheitswissenschaften, Universitätsstr. 25, 33615 Bielefeld, E-Mail: oliver.razum@uni-bielefeld.de

Richenhagen, Gottfried, geb. 1954, Diplom-Mathematiker und Arbeitswissenschaftler, Dr., Leiter des Referats „Arbeit und Gesundheit" und stellvertretender Leiter der Gruppe „Beschäftigungsfähigkeit und berufliche Bildung" im Ministerium für Arbeit, Integration und Soziales des Landes Nordrhein-Westfalen. *Arbeitsschwerpunkte*: Demografischer Wandel in der Arbeitswelt, Arbeits- und Beschäftigungsfähigkeit, Gesundheit bei der Arbeit. *Anschrift*: Ministerium für Arbeit, Integration und Soziales des Landes Nordrhein-Westfalen, Fürstenwall 25, 40219 Düsseldorf, E-Mail: richenhagen@mais.nrw.de

Richter, Matthias, geb. 1971, Medizin- und Gesundheitssoziologe, Prof. Dr. rer. soc., Assistenzprofessor am Institut für Sozial- und Präventivmedizin der Universität Bern. *Arbeitsschwerpunkte*: Gesundheit und Gesundheitsverhalten im Kindes- und Jugendalter, Determinanten und Mechanismen gesundheitlicher

Ungleichheit, Sozialepidemiologie, Prävention und Gesundheitsförderung, Methoden der empirischen Sozialforschung. *Anschrift*: Universität Bern, Institut für Sozial- und Präventivmedizin, Gesellschaftsstraße 2, CH-3012 Bern, E-Mail: mrichter@ispm.unibe.ch

Sahrai, Diana, geb. 1973, Soziologin, M.A., Wissenschaftliche Mitarbeiterin in der Fakultät für Bildungswissenschaften, Arbeitsgruppe Sozialisationsforschung an der Universität Duisburg-Essen. *Arbeitsschwerpunkte*: Empirische Bildungsforschung, Sozialisationsforschung in Zusammenhang mit kulturellen Differenzen und sozialer Ungleichheit, Migrations- und Ungleichheitsforschung, Wechselwirkung von Ethnizität, Migration, soziale Ungleichheit und Gesundheit, Prävention und Gesundheitsförderung bei sozialen Gruppen mit Migrationshintergrund. *Anschrift*: Universität Duisburg-Essen. Fakultät für Bildungswissenschaften. Campus Essen, Weststadttürme. 45117 Essen. E-Mail: diana.sahrai@uni-due.de

Schmacke, Norbert, geb. 1948, Mediziner und Gesundheitswissenschaftler, Prof. Dr. med., Hochschullehrer im Fachbereich Gesundheitswissenschaften der Universität Bremen und Leiter der Arbeits- und Koordinierungsstelle Gesundheitsversorgungsforschung. *Arbeitsschwerpunkte*: Qualitative Forschung zu Arzt- und Patientenperspektive in der Versorgung, Health Technology Assessment. *Anschrift*: Arbeits- und Koordinierungsstelle Gesundheitsversorgungsforschung, Universität Bremen, Wilhelm-Herbst-Str. 7, 28359 Bremen, E-Mail: schmacke@uni-bremen.de

Schmucker, Rolf, geb. 1969, Gesundheits- und Sozialwissenschaftler, Dr.phil., Wissenschaftlicher Mitarbeiter an der Fakultät für Gesundheitswissenschaften/Universität Bielefeld, Arbeitsgruppe „Gesundheitssysteme, Gesundheitspolitik und Gesundheitssoziologie". *Arbeitsschwerpunkte*: Gesundheitssystemforschung, Gesundheitspolitik, Europäische Integration. *Anschrift*: Universität Bielefeld, Fakultät für Gesundheitswissenschaften, Universitätsstr. 25, 33615 Bielefeld, E-Mail: rolf.schmucker@uni-bielefeld.de

Schnabel, Peter-Ernst, geb. 1943, Soziologe und Gesundheitswissenschaftler, Dr., Professor a.D. an der Fakultät für Gesundheitswissenschaften/Universität Bielefeld. *Arbeitsschwerpunkte*: Wissenschaftstheorie/-geschichte, Sozialisations-, Kommunikations- und Gesundheitsforschung, Theorie und Praxis vorbeugenden Versorgungshandelns, Evaluationsforschung. *Anschrift*: Universität Bielefeld, Fakultät für Gesundheitswissenschaften, Universitätsstr. 25, 33615 Bielefeld, E-Mail: peter-ernst.schnabel@uni-bielefeld.de

Schott, Thomas, geb. 1949, Sozial- und Gesundheitswissenschaftler, Dr. PH, Wissenschaftlicher Mitarbeiter an der Fakultät für Gesundheitswissenschaften/Universität Bielefeld, AG „Gesundheitssysteme, Gesundheitspolitik und Gesundheitssoziologie". *Arbeitsschwerpunkte*: Sozialepidemiologie, Soziale Ungleichheit und Gesundheit, Versorgungs- und Evaluationsforschung, Rehabilitation, Sozial- und Gesundheitspolitik. *Anschrift*: Universität Bielefeld, Fakultät für Gesundheitswissenschaften, Universitätsstr. 25, 33615 Bielefeld, E-Mail: thomas.schott@ uni-bielefeld.de

Schröder-Bäck, Peter, geb. 1975, Philosoph und Gesundheitswissenschaftler, Dr., Wissenschaftler und Programmdirektor „European Public Health" (BSc & MSc) am Department of International Health, Faculty of Health, Medicine and Life Sciences/Universität Maastricht. *Arbeitsschwerpunkte*: Angewandte Ethik (spez. Bio- und Public-Health-Ethik), European Health, Global Health, Lehrmethoden in Gesundheitswissenschaften. *Anschrift*: Maastricht University, Department of International Health, Faculty of Health, Medicine and Life Sciences, Postbus 616, NL-6200 Maastricht, E-Mail: peter.schroder@inthealth.unimaas.nl

Slesina, Wolfgang, geb. 1943, Medizinsoziologe, Prof. Dr., Leiter der Sektion Medizinische Soziologie der Medizinischen Fakultät der Martin-Luther-Universität Halle-Wittenberg. *Arbeitsschwerpunkte*: Evaluationsforschung, medizinische und berufliche Rehabilitation, Gesundheitsförderung im Betrieb, Gesundheitsselbsthilfe. *Anschrift*: Institut für Medizinische Epidemiologie, Biometrie und Informatik, Sektion Medizinische Soziologie, Harz 42a, 06097 Halle/Saale, E-Mail: wolfgang.slesina@medizin.uni-halle.de

Spallek, Jacob, geb. 1978, Gesundheitswissenschaftler und Epidemiologe, Dr. PH, Leiter der Fachgruppe Sozialepidemiologie am Bremer Institut für Präventionsforschung und Sozialmedizin. *Arbeitsschwerpunkte*: Sozialepidemiologie, Migration und Gesundheit, Krebsepidemiologie, Epidemiologische Methoden. *Anschrift*: Bremer Institut für Präventionsforschung und Sozialmedizin (BIPS), Linzer Str. 10, 28359 Bremen, E-Mail: spallek@bips.uni-bremen.de

Staender, Johannes, geb. 1954, Soziologe und Gesundheitswissenschaftler, Dr. PH, Wissenschaftler an der Fakultät für Gesundheitswissenschaften/Universität Bielefeld, AG „Gesundheitssysteme, Gesundheitspolitik und Gesundheitssoziologie". *Arbeitsschwerpunkte*: Gesundheitspolitik, Versorgungsforschung, Gesundheitssystemforschung, Krankenhaussoziologie/Rehabilitation. *Anschrift*: Universität Bielefeld, Fakultät für Gesundheitswissenschaften, Universitätsstr. 25, 33615 Bielefeld, E-Mail: johannes.staender@uni-bielefeld.de

Tacke, Linda Friederike, geb. 1983, Gesundheitswissenschaftlerin, M.Sc., B.Sc., Wissenschaftliche Mitarbeiterin beim Landesinstitut für Gesundheit und Arbeit des Landes Nordrhein-Westfalen (LIGA.NRW) in der Fachgruppe 4.2 „Innovation in der Gesundheit", *Arbeitsschwerpunkte*: Health in all policies, Gesundheitsmonitoring und Gesundheitsindikatoren auf europäischer Ebene. *Anschrift*: Landesinstitut für Gesundheit und Arbeit des Landes Nordrhein-Westfalen (LIGA.NRW), Ulenbergstraße 127-131, 40225 Düsseldorf, E-Mail: linda.tacke@liga.nrw.de

Trojan, Alf, geb. 1944, Medizinsoziologe, Prof. Dr. med., Dr. phil., M.Sc., Ehemaliger Direktor des Instituts für Medizin-Soziologie am Zentrum für Psychosoziale Medizin des Universitätsklinikums Hamburg-Eppendorf. *Arbeitsschwerpunkte*: Selbsthilfe und Patientenorientierung, Kommunale Gesundheitsförderung, Prävention, Patientenbefragungen. *Anschrift*: Universitätsklinikum Hamburg-Eppendorf, Zentrum für Psychosoziale Medizin, Institut für Medizin-Soziologie, Martinistraße 52, 20246 Hamburg, E-Mail: trojan@uke.uni-hamburg.de

Wendt, Claus, geb. 1968, Soziologe und Politikwissenschaftler, Professor für Soziologie der Gesundheit und des Gesundheitssystems an der Universität Siegen und External Fellow am Mannheimer Zentrum für europäische Sozialforschung (MZES). *Arbeitsschwerpunkte*: Institutionentheorie, Politische Soziologie, International vergleichende Wohlfahrtsstaatsforschung und Gesundheitssystemforschung, Gesundheits- und Medizinsoziologie. *Anschrift*: Universität Siegen, Fachbereich 1/Soziologie, Adolf-Reichwein-Straße 2, 57068 Siegen, E-Mail: wendt@soziologie.uni-siegen.de

Wihofszky, Petra, geb. 1967, Sozialpädagogin/ -arbeiterin und Gesundheitswissenschaftlerin, Dr. PH, Akademische Rätin in der Abteilung für Gesundheitspsychologie und Gesundheitsbildung der Universität Flensburg. *Arbeitsschwerpunkte*: Settingansätze in der Prävention und Gesundheitsförderung, Kommunale Gesundheitsförderung und gemeindenahe Ansätze, Empowerment, Qualitative Methoden mit dem Schwerpunkt Gruppendiskussion. *Anschrift*: Universität Flensburg, Institut für Psychologie, Abteilung für Gesundheitspsychologie und Gesundheitsbildung, Auf dem Campus 1, 24943 Flensburg, E-Mail: petra.wihofszky@uni-flensburg.de

Wolters, Paul, geb. 1929, Soziologe und Gesundheitswissenschaftler, Dr. phil., Dr. PH h.c., Akad. Direktor a. D., ehem. Geschäftsführer der Fakultät für Gesundheitswissenschaften, Mitarbeiter am Zentrum für Innovation in der Gesundheitswirtschaft Ostwestfalen-Lippe (ZIG). *Arbeitsschwerpunkte*: Gesundheits-wirtschaft, Regionale Versorgung, Zukunft der Rehabilitation, Weiterbildung für Senioren. *Anschrift*: Zentrum für Innovation in der Gesundheitswirtschaft Ost-westfalen-Lippe, Jahnplatz 5, 33602 Bielefeld, E-Mail: wolters@zig-owl.de

Zeeb, Hajo, geb. 1963, Mediziner und Epidemiologe, Prof. Dr. med., MSc Com-munity Health and Health Management, Leiter der Abteilung Prävention und Evaluation am Bremer Institut für Präventionsforschung und Sozialmedizin (BIPS). *Arbeitsschwerpunkte*: Evidenzbasierung in Public Health, evidenzbasier-te Prävention und Evaluation chronischer Erkrankungen, Strahlenepidemiologie, epidemiologische Forschung zur Gesundheit von Migranten. *Anschrift*: Bremer Institut für Präventionsforschung und Sozialmedizin (BIPS), Achterstraße 30, 28359 Bremen, E-Mail: zeeb@bips.uni-bremen.de

If you have any concerns about our products,
you can contact us on
ProductSafety@springernature.com

In case Publisher is established outside the EU,
the EU authorized representative is:
Springer Nature Customer Service Center GmbH
Europaplatz 3, 69115 Heidelberg, Germany

Printed by Libri Plureos GmbH
in Hamburg, Germany